리빌딩 마일로

REBUILDING MILO

흔히 일어나는 부상을 고치고 퍼포먼스 향상을 위한
강력한 기반을 구축하고 싶어하는 리프터들의 안내서

DR. 아론 호스히그, DR. 케빈 손타나 지음
KSCPA 박진우, 전용주, 정재화, 차민기 옮김
김재걸 감수

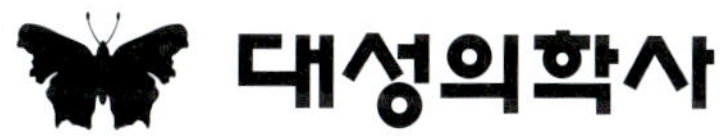

리빌딩 마일로

『리빌딩 마일로』는 세계 최고 수준의 물리치료 전문가이자 코치인 인물의 전문 지식에 접근할 수 있는 기회를 제공한다. 비록 이 책은 스트렝스 운동선수를 위해 설계되었지만 체육관에서 자신을 밀어붙이는 것을 즐기는 모든 사람에게 자신의 몸을 통제할 수 있는 방법을 알려줄 것이다. 아론 호스히그 박사는 당신이 끈질긴 요통에 시달리고 있든, 무릎이나 어깨 부상에서 회복 중이든 간에, 몸을 재활하고 통증 없이 좋아하는 스포츠와 활동으로 돌아갈 수 있는 단계별 계획을 제시해 줄 것이다.

통증이 의학적 문제라는 일반적 믿음은 잘못된 것이다. 통증의 원인을 해결하지 않고, 단순히 진통제와 소염제로는 문제가 해결되지 않는다. 대신 움직임 패턴을 수정하고 문제를 해결해야 한다. 가동성 제한을 제거하고 안전하고 효과적인 방법으로 스트렝스를 재건하라. 이 책은 그 방법을 제시한다.

이 책의 각 챕터는 특정 통증 부위에 중점을 두어 부상 유형과 관련된 정보를 바로 찾을 수 있게 도와준다. 아론 박사는 관련된 해부학을 설명하고 신체의 해당 부위에 영향을 미치는 일반적인 부상을 분해하는 것으로 시작한다. 그런 다음 정확히 무엇을 해야 하는지 보여주는 상세한 사진과 함께 부상의 특성을 정확히 찾아내는 데 도움이 되는 스크린 테스트를 제시한 후 점진적으로 신체를 재건하기 위한 재활 운동을 알려준다. 『리빌딩 마일로』는 굳건하면서도 통증 없는 기반을 다져 줄 것이다.

역자 서문

풍요 속의 빈곤이라고 했던가. 현대사회의 과잉된 공급 속에서 역설적으로 정작 필요한 것들은 부족한 상황을 표현하기에 이보다 적절한 문장이 있을까.

마트에 가서 어마어마한 칼로리의 음식을 손쉽게 구할 수 있지만 정작 필요한 영양소는 빠져있는 상황, 손 안에 쥐고 있는 작은 스마트폰으로 접할 수 있는 무한한 정보 속에서 편협하게 선택된 정보들, 이것이 바로 풍요 속의 빈곤이 아닌가.

이런 상황에서 조금 더 올바른 선택을 할 수 있도록 돕는 것이 바로 전문가의 역할이다.

그럼 또 다른 벽에 부딪히게 된다. 진짜 도움이 될 전문가는 어떻게 구별할 수 있는가? (이렇게 부정적인 시각이 삶에 도움이 되는지 우리도 사실 잘 모른다. 하지만 문제를 찾는 데 있어서 삐딱한 시선은 언제나 필요하다.)

특히 인체를 다루는 영역에 있어서 다양한 전문가가 존재하고 각자 자신의 전문 영역에서 만이 효과적인 답을 제공해 줄 수 있다. 그렇기에 우리는 각 분야의 다양한 전문가들이 가진 관점들에 대해 알 필요가 있다.

이 책의 저자는 위대한 이론가는 아니다. 하지만 오랜 기간 동안 사용되고 검증된 방법론들을 여러분이 즐겁게 받아들일 수 있게 아주 멋지고 간결하게 가공하는 자신만의 노하우를 갖췄다. 현재 우리가 필요로 하는 전문가라고 말할 수 있겠다.

이 책을 읽을 대다수의 대한민국의 독자는 피트니스나 건강과 관련된 직업에 종사하는 분들로 생각된다. 그런 여러분들에게 이 책은 정보의 필수 영양소를 알려줄 좋은 지침서가 될 것이다.

역자 약력

김재걸

- MADMAX S&C FOUNDER
- WSBB special strength choach
- WSBB PTAC
- CSCS
- KSCPA 한국 체력훈련 실무자 협회 KSCPA co-founder

박진우

- 칸쥬게이트 코리아 대표 -Westside
- WSBB special strength choach
- WSBB PTAC
- Powerlifting
- KSCPA 한국 체력 실무자 협회 교육이사

전용주

- Functional Range Assessment
- Functional Range Conditioning Mobility Specialist(FRCms)
- Functional Range Release Spine Provider(FRspine)
- Kinstretch Instructor
- SFG
- IPF
- WSBB PTAC
- WSBB special strength choach
- LEO fitness 대표
- KSCPA 한국 체력 실무자 협회 교육이사

정재화

- 물리치료사
- 닥터바디 재활센터
- 동주대학 의료공학과 겸임 교수
- KSCPA 한국 체력훈련 실무자 협회 교육이사

차민기

- 한의사
- (현) 미올 한방병원 체형/재활 센터상
- KSCPA 한국 체력 훈련 실무자 협회 KSCPA co-founder

CONTENTS

서문

"우리는 정보의 바다에서 허우적거리면서, 지혜를 갖추기를 갈망합니다. 우리는 지혜를 갈망하면서 정보에 빠져들고 있습니다. 앞으로의 세상은 신디사이저synthesizer들에 의해 굴러갈 것입니다. 신디사이저들은 적절한 시기에 적절한 정보를 모으고 비판적으로 생각하고 중요한 선택을 하는 현명한 사람들을 말합니다."
— E. O. Wilson

아론 호스히그Aaron Horschig는 신화 속의 유니콘과 같이 쉽게 볼 수 없는 사람이다. 그는 실천가이면서, 교육자, 그리고 신디사이저의 역할을 동시에 수행할 수 있는 흔치 않은 사람이기 때문이다. 오늘날 쉽게 보이는 인터넷 '전문가'들은 실상에서 본인들이 겪어보지도 않는 문제들에 대해서 너무나도 쉽게 이야기하는 것 같다. 이러한 일들이 나쁘다는 것은 아니다. 약간 뒤로 물러나서 문제들을 분석하는 것이 훨씬 효과적이다. 그저 전 세계의 다른 전문가들이 해 온 작업들에 대해 비판적인 시각을 더하면 되기 때문이다. 굳이 독창적인 작업을 창조해 내거나, 문제를 당장 실시간으로 해결해야 하거나, 전문적이고 뛰어난 환경에서 작업하거나, 당신만의 작업을 있는 그대로 드러낼 필요까지는 없다. 이와 같은 일의 표본을 제시하라면, 그는 바로 아론일 것이다.

당신이 들고 있는 이 책은 Squat University를 운영하고 있는 남자에게는 그다지 놀라운 업적이라고 할 수는 없다. 내 말을 오해하지 말기 바란다. 이 책이 담고 있는 내용과 그 패러다임적 변화는 모두 주목할 만한 것이다. 그러나 아론에게 있어, 사람들의 통증과 움직임 문제의 복잡함을 해결하는 데 도움을 준 자신의 뛰어난 성공을 공유한다는 것은 그다지 특별한 일이 아닐 것이다.

우리의 멘토들과 사상적 시도자들이 우리에게 가르침을 주는 방식일 수도 있으나, "테스트하고, 다시 테스트하고, 공유하라"는 말은 태초부터 모든 위대한 사상가들이 외치던 구호였다. 이 글 앞에서 소개한 윌슨의 이야기는 내가 가장 좋아하는 인용문 중 하나이지만, 윌슨 박사는 과학의 궁극적인 목표는 바로 인간적인 가치를 드높이는 것이라는 것을 지적한다. 이제 잠시 생각해 보자. 당신의 인스타그램을 실행시켜 보라. 거기에 교육자들이 올리는 내용들을 살펴보라. 내가 사용하는 필터를 통해 그들의 피드들을 검토해 보길 바란다. 그들이 올리는 내용 중에 당신이 마주친 일이 왜 그런지 설명해 주는 것이 있는가? 미래의 움직임 행동을 예측하는 내용이 있는가? 그들의 생각이 재현 가능하고 전달 가능한 것인가? 이러한 요소들은 모든 훌륭한 모델(식견)들이 가진 특징이다. 훌륭한 모델은 소셜 미디어 광고를 위한 함정이 아니다. 그러한 식견들이 항상 섹시한 것은 아니지만 효과가 있다. 그리고 이러한 모델들은 이를 사용하는 사람들의 삶을 향상시킨다.

아론이 세상에 내놓은 많은 가르침을 보면, 그 중심에는 통합을 볼 수 있을 것이다. 이는 인간 움직임에 대해 선두적인 역할을 하는 모든 리더들과 공유하는 특성이다. 아론은 물리치료사로서 전형적인 교육과정을 밟았지만 코치의 면모를 보이고 있다. 이러한 점이야말로 그의 슈퍼 파워를 보여주는 것이다. 그는 운동에 대해 천재적인 모습을 보이지만 부상, 병리, 인간의 내구성에 대한 모든 공통적인 문제를 이해하고 있는 전문가로 훈련받았다. 아론이 가르칠 때, 그의 한쪽 눈은 더 빠르고 더 무거운 것을 지향하고 다른 한쪽 눈은 지속가능성에 대한 문제에 대해 충실하게 임한다. 때로는 부딪히는 이러한 요소들을 통합하려면 인간과 관련한 복잡한 문제들을 다루는 모든 분야들에 대한 지식들과 정돈하기 힘든 경험들을 소화시킬 수 있는 능력이 필요하다.

움직임 문제의 핵심들을 간단히 발견해 내는 아론을 보고 그것이 쉬운 일이라고 속지 말라. 그의 가르침을 따르다 보면, 당신은 움직이게 될 것이다. 이것은 결국 움직임에 대한 문제이다. 그는 오직 그가 약속한 두 가지를 당신이 달성해야 만족할 것이다. 즉 그가 보고 있는 것을 당신과 공유하고 당신이 그것을 볼 수 있어야 하는 것이다.

당신은 그의 약속을 손에 쥐고 있다. 테스트하고 다시 테스트하라. 그리고 무엇을 찾았는지 우리에게 알려줘라.

캘리 스타렛

도입부

많은 전설 속 이야기들 뒤에는 배워야 할 교훈들이 숨겨져 있다. 체격이나 스트렝스, 또는 파워를 키우기 위해 웨이트 트레이닝을 하는 이들은 크로톤의 밀로 이야기를 살펴봐야 한다.

밀로는 고대 그리스의 올림픽 선수였고, 그 시대의 우수한 운동선수의 상징이었다. 전설에 따르면 밀로는 어릴 적부터 작은 송아지를 매일 어깨에 메고 스트렝스를 키우는 여정을 시작했다고 한다. 해가 거듭하여 송아지가 커져 다 자란 황소가 되어 감에 따라 밀로의 스트렝스도 함께 발전하게 되었다! 물론 그가 1500파운드짜리 황소를 어깨에 메고 다녔을 것 같지는 않지만, 이러한 전설의 시작은 작디작은 송아지에서 싹이 튼 것이다.

2500년 전부터 내려오던 밀로가 그의 영웅적인 스트렝스를 키웠던 이야기는 모든 선수들이 고수하고 있는 한 가지 훈련 원리를 제시하고 있다. 그 원리는 현재 '점진적 과부하'로 불리고 있다. 밀로의 이야기 속에는 고된 훈련과 일관성을 결합하면 전설적인 스트렝스 위업과 경외심을 불러일으키는 퍼포먼스를 달성할 수 있다는 생각이 담겨있다.

우리 모두의 마음속 깊은 곳에는 밀로와 같이 되고 싶다는 내재된 욕망이 자리 잡고 있다. 믿기 힘든 스트렝스를 만들고 신체적 목표들을 달성하려는 욕망은 많은 사람들이 매일 노력하는 이유이다. 표면적으로 보면 밀로의 이야기가 단순해 보일 수도 있지만, 남다른 스트렝스를 키우는 과정에는 과학적 사실 못지않게 강인함과 근면함, 결단력이 필요하다는 현실을 보여준다.

당신도 알다시피, 우리의 몸은 과학적인 '코드'를 따르고 있다. 이 코드는 생물학 및 생리학적 원리에 의해 지배되는 단순한 규칙 체계이다. 이 코드는 간단한다. 스트렝스를 키우기 위해서는 스트레스와 회복의 균형을 맞춰야 한다는 것이다. 스쿼트를 한 세트 하거나, 고중량 데드리프트를 뽑거나, 바벨을 머리 위로 들 때마다, 당신은 몸에 스트레스를 가한다. 훈련 세션이 힘들어질수록 더 많은 스트레스가 축적된다. 점점 더 큰 스트렝스를 발달시키기 위해서는 훈련에 대한 요구도가 몸의 적응 능력을 초과해서는 안 된다. 그러므로 훈련과 회복의 균형이 이루어져야 몸이 적응 반응을 일으키고, 신체를 재건하고, 스트렝스를 얻을 수 있다. 이 코드를 따르면 퍼포먼스의 한계는 없을 것이다.

간단한 이야기 아닌가?

하지만 그렇게 단순하지 않다.

스트렝스 축적이라는 목적을 위해 우리는 한계를 넘으려 한다. 우리 안에 있는 경쟁심은 한 번이라도 더 반복하려 하고, 바벨에 10파운드를 더 추가하며, 개인 기록을 달성하기 위해 한 번 더 리프팅을 시도한다. 스트렝스 선수로서 뛰어남을 보이고 싶다면 이러한 결단력은 필수적이다. 하지만 한편으로는 순식간에 양날의 검이 되어 돌아올 수 있다.

우리가 스스로 신체의 한계까지 몰아붙이고 코드를 무시하면, 결국에는 후퇴하게 된다. 나는 스트렝스 선수 중 커리어 어느 시점에서도 부상을 당하지 않았다는 사람을 본 적이 없다. 이러한 부상은 때때로 그들의 훈련에 장애물이 된다. 우리가 몸을 최대한으로 밀어붙이기만 하고 충분한 회복에 집중하지 않거나 이상적인 기술이 부족할 때, 부상이 발생할 것이다. 이는 운명과도 같은 것이다. 결국 밀로가 되고자 하는 여정에서 결국 목적지까지 도달하지 못하게 되는 것이다.

두 가지 이야기를 여러분과 나누고 싶다.

조시아 오브라이언Josiah O'Brien은 다른 많은 파워리프터들과 같았다. 그는 친구들과 가족들에게 충실하고 열심히 노력하는 사람이었고, 체육관에서는 고중량으로 훈련하는 것을 좋아했다. 그는 폼롤러 따위는 사용하지 않았고 가동성에 대한 작업은 시간 낭비라고 생각했다. 신체의 어떤 부분들에서 통증이 느껴져도 이를 무시했다. 그는 "고통 없이는 얻는 것도 없다"라는 말을 실천하였다. 불행하게도, 이러한 생활방식은 결국 그의 발을 붙잡았다.

2016년 10월 22일, 조시아는 아이오와주 디모인의 22nd Street Barbell에서 열린 대회에 참가했다. 대회는 여느 때와 마찬가지로 진행되었다. 세 차례의 스쿼트 시도 중, 두 번째 시도에서 638파운드 스쿼트를 성공적으로 마친 후, 그는 655파운드로 세 번째 시도를 하기로 결심했다. 이는 당시 자신의 최고 기록보다 5파운드 더 무거운 기록이었다.

그 엄청난 중량을 언랙한 후, 그는 몇 걸음 뒤로 물러서고 자세를 잡았다. 놀랍게도 그는 등에서 '가벼운' 느낌을 느꼈다. 그러나 몸을 낮추자 재앙이 닥쳤다. 그는 양 다리가 부서지는 소리와 감각을 느꼈다. 바벨에 깔리면서 그의 다리는 몸 뒤쪽으로 돌아가 버렸다.

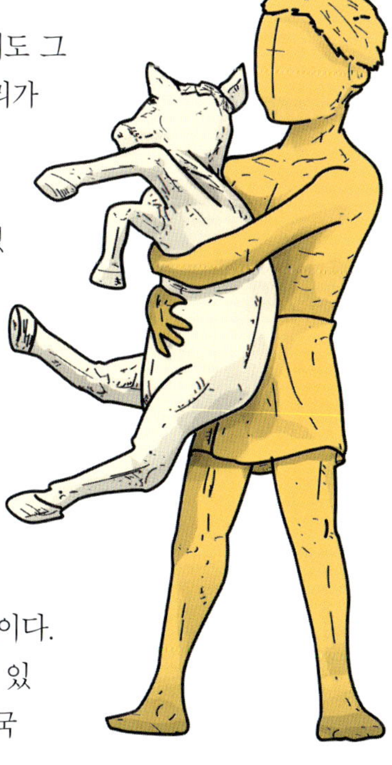

그날 조시아의 양쪽 무릎의 모든 인대들과 힘줄(대퇴와 슬개골의)은 다 찢겨져버렸다. 엄청난 부종과 통증으로 무릎을 구부릴 수 없어, 친구의 트럭 뒷자리에 누워 가장 가까운 병원으로 후송됐다. 이는 재앙의 시작에 불과했다. 조시아는 결국 횡문근융해증Rabdomyolysis이 발병했는데, 이는 신체의 근육 손상이 너무 심해 신장이 망가지기 시작하는 심각한 질환이다.

조시아의 몸이 안정되고 난 다음 주, 그는 찢어진 인대와 힘줄을 고치기 위해 광범위한 수술을 받았다. 그 후 그는 12주 동안 무릎을 움직일 수 없게 하는 교정기를 착용했다. 결국 2017년 초, 그는 물리치료를 받기 위해 나를 찾아왔다.

내가 지금까지 본 케이스 중 가장 힘든 경우였다고 말하는 것은 절제된 표현일 것이다. 나는 당시 반월상연골 복구에서 ACL 재건까지 수백 명의 선수들의 무릎 부상을 돕고 있었다. 하지만 2016년 10월 그날 조시아의 몸에 닥친 손상은 전혀 다른 수준이었다. 결국 그의 몸을 재건하는 데 9개월에 걸쳐 100번 이상의 물리치료를 받아야 했다. 그는 걷고, 점프하고, 뛰는 법을 완전히 다시 배워야 했다.

그는 그날 나의 클리닉에 절뚝거리며 들어왔고, 정상적으로 걸을 수 없었다. 결국 600파운드가 넘는 데드리프트, 24인치 허들을 뛰어넘기, 그리고 아무 문제없이 달릴 수 있게 된 후 그는 치료 과정을 졸업하고 떠났다. 부상 후 1년도 채 되지 않은 2017년 8월 12일 그는 대회로 복귀해 195파운드의 스쿼트에 성공했다. 그가 다룬 무게는 이전에 익숙하게 다루었던 600파운드 이상의 무게와는 거리가 멀었지만, 그는 부상으로부터 회복하여 자신이 누구인지를 스스로 증명하였다. 그는 파워리프터였고 파워리프터는 절대 포기하지 않는다.

두 번째 이야기는 나 자신의 이야기이다. 역도 선수 지망생이었던 나는 항상 미국 최고의 선수들과 같은 무대에서 경쟁할 수 있는 날을 꿈꿨다. 비록 나의 야망이 나의 재능과 스트렝스보다 컸지만, 2011년 미국 역도 시니어 전국 선수권 대회 85kg(187파운드)급에 출전할 수 있었다.

대회를 앞두고 나는 준비에 열을 올리기로 했다. 나는 하루에 두 차례 훈련을 하기 시작했다. 아침 6시에 일어나 스쿼트를 하고 차를 몰고 대학원 수업을 들었다. 수업을 마치고는 체육관으로 돌아와서 준비한 프로그램대로 스내치, 클린, 또는 저크를 하였다. 전국 대회에서 최선을 다할 수 있는 기회를 놓치고 싶지 않았다.

그런데 대회를 몇 주 앞두고 왼쪽 무릎에 심한 통증이 생겼다. 딥 스쿼트로 들어갈 때마다 슬개건에서 칼에 찔리는 듯한 느낌이 들었다. 그래서 나는 모든 물리치료 학생들이 하는 일을 했다. 지도 교수들을 찾아간 것이다. 내가 받은 조언은 나와 같은 처지의 많은 선수들이 받는 것과 같은 불행한 조언이었다. "그저 그렇게 자주 리프팅하는 것을 멈추세요." 진짜로? 그들은 내가 곧 큰 대회가 있다는 것을 알았다. 리프팅하는 것을 마냥 멈출 수는 없는 노릇이었다.

그래서 나는 대부분의 선수들이 하는 것과 같은 일에 의지하였다. 훈련을 하기 전 매번 서너 개의 진통 소염제를 먹고 바르는 파스를 무릎 전체에 발랐다. 그리고 매일 저녁 아이스팩을 하였다. 추가적인 부상 없이 남은 훈련 사이클을 버텨낼 수 있었지만 대회는 제대로 수행하지 못했다. 나의 체급에서 6위를 했지만 이번 부상으로 인해 훈련이 방해되지 않았다면 더 잘할 수 있었을 것이라는 것을 알았다.

이러한 이야기들을 당신에게 들려주는 이유는 운동선수들은 모두 고통을 버텨내고 있다는 것을 상기시켜 주기 위해서이다. 조시아의 생명을 위협한 부상은 다소 예외적인 부분이 있긴 하지만, 내가 두 이야기에서 근본적으로 하고픈 주제는 포함하고 있다. 열심히 훈련하고 몸이 회복될 수 있는 충분한 시간을 주지 않을 때, 훈련에 대한 스트레스가 쌓이기 시작한다. 완벽하지 않은 리프팅 기술이 여기에 섞이면 스트레스는 더 빨리 쌓인다. 결국, 이러한 스트레스는 부상으로 귀결된다. 99%의 경우, 스트렝스 운동선수로서 경험하는 고통은 조시아처럼 심각한 의학적인 응급 상황이 아니라, 훈련에 지장을 주고 경기력을 제한하는 나 같은 가벼운 통증과 고통이다.

안타깝게도, 대부분의 선수들은 자신의 몸을 간단하게나마 관리하는 방법에 대한 기본적인 지식도 가지고 있지 않다. 어린 나이 때부터, 선수들은 통증은 훈련의 일부분이라는 이야기를 듣고 자란다. 이러한 사고방식은 선수들로 하여금 말 그대로 부러질 때까지 계속 리프팅하게 하고 통증은 견디고 나아가는 순환 구조에 빠지게끔 만들었다. 통증이 퍼포먼스에 영향을 미치고 나서야 그들은 마침내 도움을 구한다. 우리는 이 리프팅, 리프팅, 그리고 부상의 순환고리를 멈춰야 한다. 웨이트 트레이닝으로 인한 모든 고통과 통증을 없애는 것은 불가능하지만, 하지 않는 것보다는 더 잘 통제할 수 있다.

오늘날의 사회는 통증은 의학적인 문제라고 말한다. 하지만 나는 이는 틀린 말이라고 생각한다. 의학계의 많은 이들이 통증을 다루는 방식은 통증 증상을 치료하는 것이지 원인을 다루진 않는다. 진통제와 소염제라는 빠른 '해결책'이 당장의 힘듦을 해소시켜 줄지는 모르지만, 장기적으로 당신에게 도움이 되는 방법은 아니다. 반면, 스트렝스, 가동성, 협응력들의 미묘한 개선을 통해 최적의 움직임을 복원하는 것이야말로 통증을 해소하고 높은 수준의 퍼포먼스를 되찾는 핵심이다.

통증을 해결하기 위해 임시로 빠른 해결책을 사용하는 것은 펑크가 난 자동차 타이어를 테이프로 때우는 것과 같은 것이다. 하지만 이러한 해결책이 전혀 의미가 없다는 것은 아니다. 하지만 구멍을 테이프로 덮는다고 해서 타이어에 구멍이 났다는 사실이 바뀌는 것은 아니다.

이 책을 다 읽고 그 내용을 적용해 본 후에도 통증이 남아 있다면 전문적인 치료를 받을 것을 추천한다. 나는 이 책을 가지고 당신의 재활 전문가와 함께 당신의 회복과 통증의 원인을 그냥 덮지 말고 바로잡을 수 있도록 계획을 세울 것을 권한다.

통증에는 항상 이유가 있다. 통증은 갑자기 생겨나는 것이 아니다. 통증은 퍼포먼스를 떨어뜨릴 뿐만 아니라, 당신이 움직이는 방식을 변화시킨다. 통증은 당신의 협응력과 기술의 효율성에 영향을 미친다. 이는 가동성을 제한하고 스트렝스를 감소시킨다. 통증으로 인한 이러한 영향은 부상으로부터 당신을 보호하기 위해 신체가 보이는 노력의 결과이다.

당신이 이 책을 읽기로 했다면 내가 무슨 말을 하는지 짐작할 것이다. 이러한 문제들을 이미 경험해 보았을 것이다. 통증 없이 원하는 리프팅을 할 수 없다는 것은 좌절스럽고 짜증나는 일이다. 나를 믿어라. 나도 겪어 보았다. 당신을 잘 이해한다.

나는 희망이 있다는 것을 말해 주려 한다. 데이비드 비스콧David Viscott은 "삶의 목적은 당신의 재능을 발견하는 것에 있다. 인생을 살아간다는 것은 이를 발전시키는 것이다. 인생이란 선물을 받는 것이다"라고 말했다. 나는 체육관에 들어오는 모든 사람들이 통증 없이 그들이 좋아하는 일을 다시 할 수 있도록 돕는 것을 삶의 목표로 삼았다. 이 책에 담긴 정보는 퍼포먼스 물리치료사로서 내 인생의 정수를 담은 것이며, 나는 이를 당신과 나누고 싶다.

이 책에 제시된 아이디어들은 통증을 다루는 방법에 대한 당신의 믿음에 도움을 줄 것이다. 당신이 다시 신체를 통제하고 신체의 감각을 정상적으로 느끼게 돕고 싶다. 우리가 경험하는 대부분의 통증들은 의학적으로 심각한 문제는 아니다. 이러한 정도의 문제를 고치는 것은 병원에 방문하거나 비싼 수술을 필요로 하지 않는다. 물리치료사 켈리 스타렛이 말하듯이, "타이어에 공기를 넣기 위해 정비소를 찾아가거나 집의 전구를 교체하기 위해 전기기사를 부르지는 않을 것이다." 간단히 말해서, 당신은 당신의 몸에 기본적인 유지 보수를 할 수 있는 능력을 갖추어야 한다.

이 책을 통해, 당신의 부상 이면에 숨겨진 이유를 확인할 수 있는 길을 안내받을 수 있을 것이다. 책의 각 챕터는 특정 통증 부위(허리, 엉덩이, 무릎 등)를 중심으로 기술되었다. 당신은 통증의 구체적인 원인에 대해서 알게 될 것이다. 디스크 팽륜부터 슬개건염에 이르기까지. 그리고 간단한 테스트 및 평가를 통해 자신의 강점과 약점을 평가하는 방법을 배울 수 있다. 통증의 정확한 원인을 알아내면 즉시 제안된 운동과 전략을 훈련에 적용하여 통증을 줄이고 향후 퍼포먼스를 향상시킬 수 있는 탄탄한 기반을 구축할 수 있을 것이다.

이 책의 효과를 극대화하기 위해, 읽고자 하는 챕터를 선택하고 그 챕터 전체를 읽기를 권한다. 부상들 간의 차이를 이해하기 위해 전체적인 내용들을 공부하라. 이 책에는 부상과 재활에 관한 최신 연구 결과를 기술하였지만, 누구나 이해할 수 있게끔 설명하고자 했다. 증상 이면에 숨겨진 이유를 더 잘 이해할수록, 당신은 회복을 통제하고 권장하는 재활 계획을 일관되게 유지할 수 있는 힘을 느끼게 될 것이다.

그다음으로 각 챕터에 소개된 진단 테스트와 제안된 재활 운동을 수행해 본다. 한 동작 한 동작 천천히 수행해 보고, 당신의 몸이 들려주는 소리에 집중하라. 통증 없는 여정을 지속하려면 규칙과 헌신이 필요하다.

1997년 애플은 아이팟을 출시했다. 역사상 처음으로, "1,000곡이 넘는 음악들을 주머니 속에 넣을 수 있게 되었다." 이 멋진 물건을 통해 좋아하는 모든 아티스트와 음악을 즉시 이용할 수 있다. 나는 이와 비슷한 방식으로 엘리트 물리치료사와 퍼포먼스 코치가 가지고 있는 지식을 당신이 직접 접할 수 있도록 하기 위해 이 책을 디자인했다.

당신이 힘든 시기를 겪고 있는 세계적인 파워리프터이든 친구들과 훈련에 복귀하고 싶어 하는 35세의 열렬한 크로스 피터이든 간에, 이 책을 통해 찾을 수 있는 교훈은 당신을 오늘날의 밀로로 다시 재건하는 올바른 길로 가게 할 것이다.

자, 이제 시작하자.

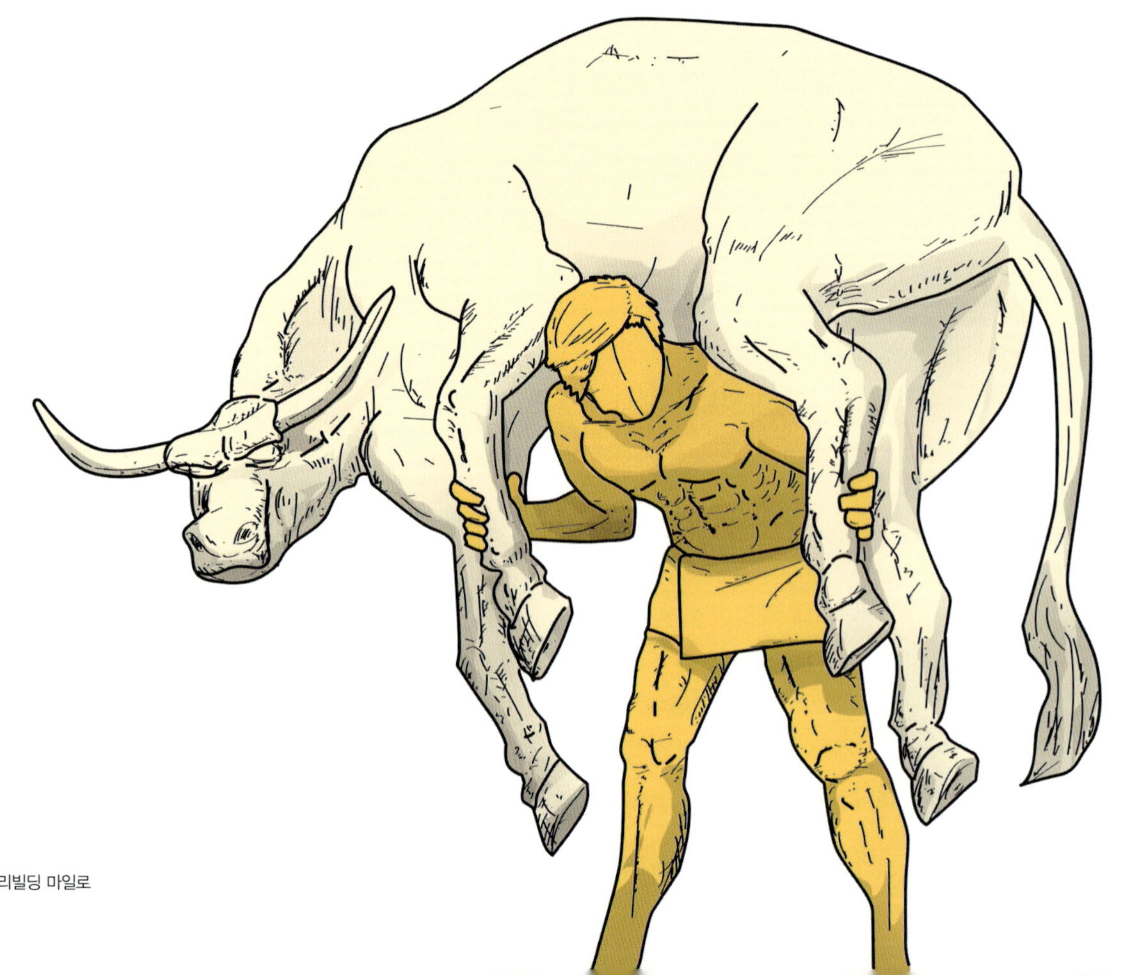

이 책에서 사용되는 도구들

이 책에 설명된 재활 운동들을 수행하기 위해서 다음과 같은 간단한 장비들이 필요하다.

- 바벨
- 이중 라크로스볼 '땅콩볼'
  → 대체품: 테니스공 두 개를 테이프로 연결해 사용한다(259쪽 참조).
- 덤벨
- 폼롤러
  → 대체품: 3~4인치 PVC 파이프
- MarkBellSlingShot.com의 힙 서클 밴드
  → Orange Grippy Hip Circle®
  → Hip Circle®스포츠 팩
- 케틀벨
- PVC 파이프
  → 대체품: 빗자루
- Rogue Monster Bands
  → #4 검은색(1.75인치 폭/100파운드 저항) 관절 모빌리제이션용
  → #5 보라색(2.5인치 폭/140파운드 저항) 스패니시 스쿼트 운동용(207쪽 참조)
- 단일 라크로스볼
- 서스펜션 훈련 도구
- TheraBand 저항밴드
  → 가벼운 루프 밴드로 대체 가능

부종과 관련된 통증을 다뤄야 하는 경우, 추가적으로 신경근 전기 자극(NMES neuromuscular electrical stimulation) 장비를 고려하는 것이 좋다. 수동 림프계 passive lymphatic system를 통해 부상 부위에서 과다한 체액/폐기물을 배출시키고 혈관을 확장시켜 영양소와 기타 도움이 되는 백혈구를 가져와 치유 과정을 강화한다. 개인적으로 선호하는 장비는 Marc Pro, PowerDot, 그리고 Compex이다(NMES 장치에 대한 자세한 내용은 377~378쪽 참조).

CHAPTER 1

허리 통증

스트렝스 선수가 입을 수 있는 모든 부상들 중,
허리 부상은 가장 좌절에 빠지게 하고
쇠약하게 만드는 경우가 많다.
허리 부상은 스트렝스와 파워를 빼앗을 뿐만 아니라,
심리적으로도 무력감에 빠지게 한다.

허리를 다쳐본 적이 있다면, 다음 이야기가 익숙하게 들리지 않는지 생각해 보라.

라이언은 24세의 크로스피터이다. 그는 최근 대회에서 135파운드로 30회 클린 & 저크 라운드를 마치면서 허리에서 작게 "퍽" 하는 소리를 느꼈다. 그는 남은 대회를 치르는 동안 고군분투하였고, 그 뒤로 몸을 구부릴 때마다 무력감을 느끼게 하는 통증을 겪게 되었다. 바닥에 떨어진 양말을 줍거나 신발끈을 매는 등의 사소한 일을 하기도 매우 어려워졌다.

그후 두 달 동안 심각해지고 있는 통증과 이로 인해 훈련이 정체되고 줄어들기 시작한다는 좌절감을 느낀 후, 라이언은 이 문제에 대해 누군가와 상담을 해야겠다고 결심하였다. 병원에 가니 척추의 MRI 스캔이 필요하다는 이야기를 들었고, 라이언은 약속 날짜를 잡고 자신의 통증이 끝나기만을 바라며 인내심을 가지고 기다렸다.

하지만 불행히도, 그의 여정은 이제 막 시작되었을 뿐이었다.

불안한 마음으로 2주를 기다린 후, 마침내 다음 병원 예약일이 되었다. 6분간의 짧은 진료 동안 의사는 라이언의 척추 스캔 결과를 보고 '디스크 팽륜bulging disc'이라는 진단을 내렸다. 담당의는 강도 높은 진통제를 처방하고 앞으로 몇 주 동안 웨이트 트레이닝을 쉬라고 덧붙였다.

6주간 휴식을 취하자 통증이 줄어들기 시작하였고 라이언은 같은 상황에서 모든 선수들이 하는 일을 했다. 그는 다시 체육관으로 돌아갔다. 하지만 통증은 일주일 만에 다시 찾아왔다. 절망감을 가지고 그는 다시 병원으로 찾아갔고, 의사는 그에게 수술만이 최선의 선택이라는 판결을 내렸다.

당신도 이와 비슷한 상황에 처해 본 적이 있는가? 만약 그렇다면 당신 혼자만 그런 것이 아니다. 해마다 전 세계 수백만 명의 사람들이 허리 통증에 시달리고 있다. 연구에 따르면 80%의 성인이 일생 중 어느 시점에 허리 통증을 경험하게 될 것이라고 한다.[1] 더 심각한 통계는 그들 중 다수가 반복되는 허리 통증을 경험한다는 것이다.[2]

스쿼트, 데드리프트, 역도와 같은 리프팅 운동은 허리에 엄청난 힘을 가한다.[3] 라이언이 비싼 대가를 치르고 경험한 것처럼, 허리 부상은 스트렝스 선수들이 가장 많이 입는 부상 중 하나라는 것은 그리 놀라운 일이 아니다.[4]

안타깝게도, 오늘날의 의학이 허리 통증에 접근하는 방식은 많은 운동선수들과 환자들이 진통제에 중독되게 한다. 설상가상으로, 어떤 사람들은 그들의 부상이 훨씬 더 보수적인 방법으로도 해결될 수 있는데도 불구하고 여러 번의 허리 수술을 받는다. 심각한 허리 부상에 대한 해결책을 찾는 것은 까다로울 수 있지만, 분명히 말하자면 주사나 중독성이 높은 진통제, 수술 없이도 관리가 가능하다.

다음은 라이언이 경험한 모든 단계들에 대해서 안내할 것이다. 그 과정에 있던 문제들을 드러내고, 현대의 의료계가 허리 통증에 대해 어떻게 잘못 치료하는지 보여주고자 한다. 그런 다음 단계별 계획을 통해 통증을 잘 이해하고 허리 통증을 잘 치료할 수 있는 능력을 갖추는 법에 대해서 알려줄 것이다.

라이언의 이야기에서 생긴 가장 첫 문제에서부터 시작하자. 의사가 MRI만 보아도 환자의 허리 통증의 원인을 알 수 있다는 생각이 바로 그것이다.

의료 영상 자료가 항상 문제를 밝힐 수 있는 것은 아니다

"천 마디의 말보다 한 번 보는 것이 더 가치가 있다"라는 말을 들어 본 적이 있는가? 긴 설명보다는 하나의 이미지가 어떤 것을 더 잘 표현할 수 있다는 뜻이다. 하지만 이 표현은 허리 통증 진단에 있어서는 예외일 것이다.

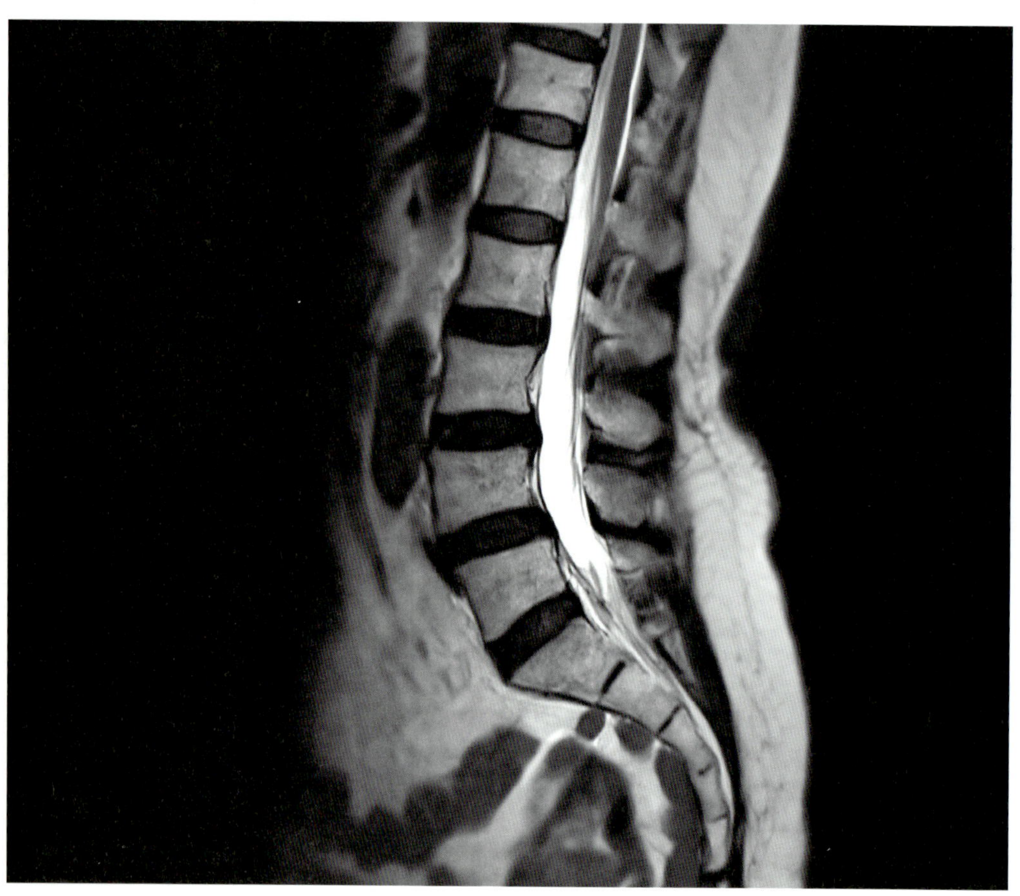

MRI만로는 우리가 알아야 할 모든 것을 알 수 없다.

라이언의 주치의는 값비싼 척추 MRI 영상만 보고 '디스크 팽륜으로 인한 허리 통증'이라는 진단을 내렸다. 많은 의사들은 MRI 스캔을 통해 (디스크 팽륜과 같은) 정상에서 벗어난 발견을 찾고, 이 문제가 최근 진행된 것으로 해석하며, 이러한 특정 조직이 통증의 원인이 될 것으로 추정한다. 기본적으로, 영상에서 무언가 잘못된 게 보이면 이것이 바로 새로 생긴 통증에 대한 정확한 원인으로 추정한다. 영상에서의 '비정상'이 통증의 직접적인 원인이 될 수 있다는 가정은 다음과 같은 이유로 결함이 있는 의견이다.

- 영상 촬영의 결과와 임상적 통증 증상 사이의 연관성이 떨어진다.[5]
- MRI 영상에서 보이는 손상이 새롭게 생긴 '상처'인지, 오래된 '흉터'인지 구분하기 힘들다.
- 병리학적인 소견이 치료 효과를 반드시 높이는 것은 아니다.
- MRI로는 해부학적인 것만 알 수 있지 기능적인 부분을 알 수 없다.

만약 디스크 팽륜은 꽤 흔하게 나타나고 허리 MRI 스캔에서 자주 볼 수 있다고 말한다면 믿겠는가? 사실이다! 허리에 통증이 없음에도 불구하고 MRI상으로 디스크 팽륜이 보이는 경우는 많다.

연구에 따르면, 건강하고 통증을 호소하지 않는 20대의 약 1/3이 디스크 팽륜을 가지고 있는 것으로 추정되고 있다.[6] 이 수치는 10년 단위로 10%씩 늘어나, 40대 중 절반이 허리 통증이 없으나 디스크 팽륜을 가지고 있는 것으로 나타난다.

2006년, 한 연구진이 허리 통증 이력이 없는 200명을 대상으로 MRI 영상을 수집하였다.[7] 연구가 진행되는 도중 심한 통증이 발생한 사람들은 새로 MRI를 찍었고, 이전에 찍은 영상과 비교하였다. 당신은 통증이 발생된 사람의 84%에서는 통증이 없었을 때의 영상과 차이가 전혀 없었다는 사실을 들으면 놀랄 것이다. 심지어 어떤 사람들의 경우에는 첫 MRI에 비해서 더 좋아 보이는 영상이 나오기도 했다! MRI에서 '비정상' 소견이 포착되었다고 해서 반드시 통증의 근본 원인이 아니라는 연구 결과도 나왔다.[8]

방사선 전문의가 MRI를 통해 디스크가 튀어나온 것을 본 것으로는 그 결과가 최근 발생한 사건(상처) 때문인지, 20년 된 오래된 흉터 때문인지 알 길이 없다. 디스크 팽륜은 MRI상으로 보인다고 해도, 시간이 지나면 아물게 되어 더 이상 통증을 유발하지 않기 때문이다.

척추의 부상은 무릎이나 고관절의 부상과는 다르다는 것을 이해하는 것 또한 중요하다. 척추의 부상은 연속적인 사건들을 일으킨다.[9] 예를 들어 척추에 부하가 가해지면, 건강한 디스크는 이러한 부하를 척추뼈 전체에 고르게 분산시킨다. 만약 디스크 팽륜(돌출)이 발생하면 하중은 더 이상 고르게 분산되지 않고 척추의 뒤쪽(후관절)으로 이동한다. 마치 자동차 타이어에 펑크가 났을 때처럼, 손상된 디스크는 강성과 압력을 잃게 되어 차는 도로에서 불규칙하게 주행하게 된다.

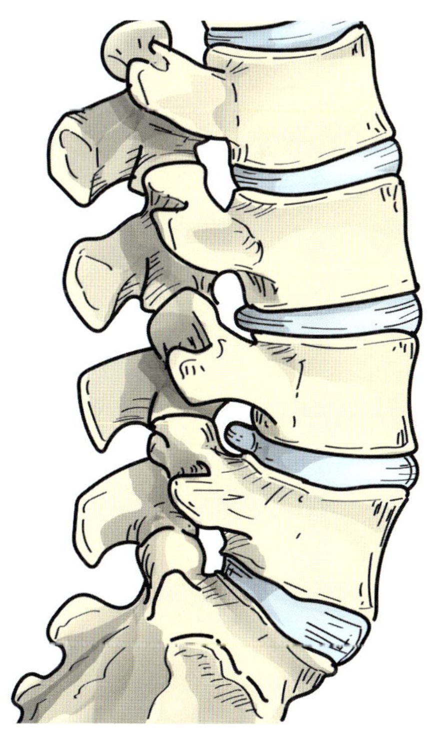

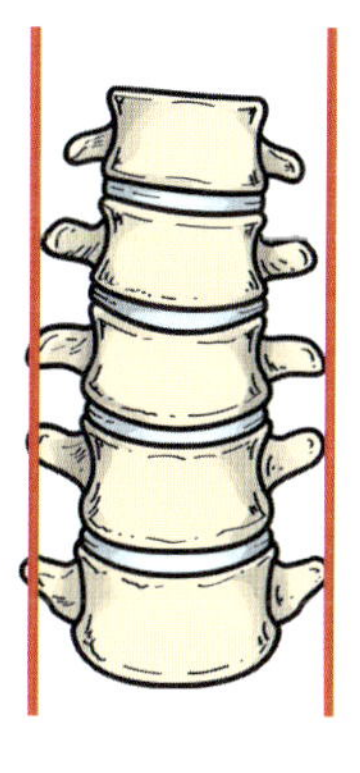

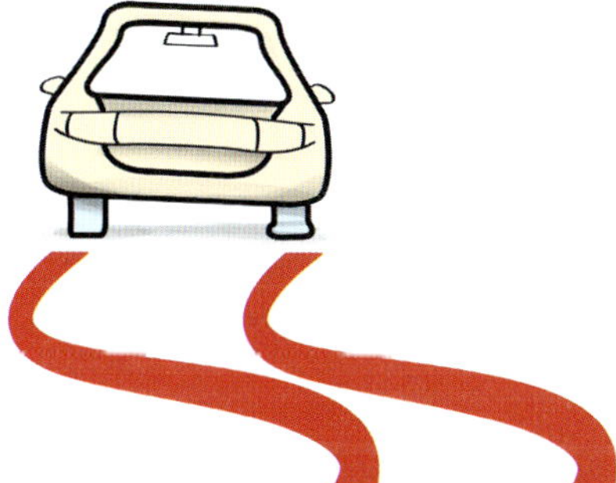

디스크 팽륜(돌출)으로 인한 통증은 몇 주 또는 몇 달이 걸려 '사라질' 수 있지만, 척추의 역학은 즉각적으로 바뀌게 된다. 디스크의 형태가 바뀌면 척추에 하중이 전달되는 방법은 특정한 척추 분절에 영향을 받으며, 척추에 가해지는 힘은 후관절로 이동한다. 따라서 허리 통증이 있는 사람이 MRI를 찍었다고 했을 때 방사선 전문의가 관찰된 디스크 돌출 부위가 새롭게 '상처난' 증상인지 아닌지 판단할 수 있는 방법이 없다. '비정상'으로 나온 부위는 더 이상 통증을 유발하지 않는 '흉터'일 가능성이 매우 높고, 진정한 통증의 근원은 후관절 문제일 수 있다. 점진적으로 충분한 코어 안정성을 키워 주는 적절한 재활은 이와 같은 연속적으로 벌어지는 사건을 멈춰준다.

심지어 통증을 유발하는 해부학적인 구조가 밝혀진다 하더라도, 이러한 지식은 임상의가 재활을 위한 가장 적합한 치료법을 찾는 데에는 거의 도움이 되지 않는다.[10] 디스크 돌출(팽륜)과 같은 문제는 여러 원인들 때문일 수 있다. 이러한 이유 때문에, '디스크 돌출에 가장 좋은 5가지 운동'과 같은 것을 구글에서 검색하는 것은 아무런 도움이 되지 않을 것이다. 결국 이러한 해부학적 사실의 혜택을 받는 유일한 사람은 추정되는 통증 원인을 '고치'려는 외과의사이다.

게다가 MRI 사진은 오직 한 가지 특정 자세로 당신의 해부학적 모습을 찍은 사진일 뿐이다. 레이싱 카의 사진을 보고 정비사가 시속 100km에서 3단에서 4단으로 기어를 올릴 때 왜 이상한 소리가 나는지 정확히 알 수 있을 것이라고 생각하는 것은 너무 순진한 생각이다. 이런 식으로 자동차 고장을 진단하려는 정비사에게 문제를 지적하는 것은 쉽겠지만, 이상하게도 MRI 결과를 같은 방식으로 해석하려는 의사들에게 문제를 지적하는 것에 대해서는 주저한다.

자동차 문제를 정확하게 진단하기 위해서는 숙련된 정비사가 자동차를 작동시키고 엔진을 회전시키면서 차량의 기능을 테스트해야 한다. 즉, 차량을 수리하기 위해서는 정비사는 문제를 일으키는 것에 대한 맥락을 정립해야 하는 것이다. 이는 인간의 몸도 마찬가지이다. 어떤 특정한 움직임, 부하, 자세가 통증을 유발하는지 알기 위해선 철저한 테스트를 통한 맥락 정립이 필요하다. 이러한 과정을 마친 후에만 문제의 원인을 더 깊게 알고 싶고, 어떤 특정 조직이 증상을 유발하는지를 알기 위해 영상 촬영으로 눈을 돌릴 수 있는 것이다.

그렇다면, MRI 결과는 어떻게 사용해야 하는지 예를 들어 보자. 라이언의 이야기로 돌아가서, 그는 데드리프트 하단 자세에서만 통증이 있다고 가정해 보자. 추가적으로 관찰을 해 본 결과, 그의 허리는 하단 자세에서 완전히 굴곡되거나 둥글게 말리는 것이 명백해 보였다. 또한 라이언은 똑바로 서거나 걸을 때에는 통증이 없다고 이야기했다. 허리가 지나치게 굴곡되고 말리는 것을 제한하도록 하여 데드리프트를 시켜 보니 통증이 감소하였다. 이제 우리는 부하를 받는 척추 굴곡 움직임이 통증을 일으키는 방아쇠라는 것을 알 수 있게 되었다.

그다음으로 라이언의 MRI 사진에서 디스크 팽륜이 확인되었다면, 우리는 라이언의 허리 통증을 일으키는 요추 굴곡 움직임이 MRI 사진의 발견과 일치한다고 더 확신할 수 있게 될 것이다. 라이언이 허리를 지나치게 둥글게 말면 힘이 불균등하게 분산되어 디스크 섬유륜으로 디스크 수핵이 스며들어 통증이 유발되는 것이다. 하지만 위에서 수행한 테스트를 통한 맥락이 없었다면 이 MRI 테스트 결과가 통증 원인의 진실인지 판단할 방법이 없었을 것이다.

라이언의 경우, 몇 가지 질문과 MRI 처방을 하는 것이 유일한 평가 방식이었던 의사를 만난 순간 불행이 시작된 것이었다. 허리 통증을 고치는 데 가장 중요한 부분은 평가 과정이다. 전체 치료 계획의 토대를 마련하기 때문이다. 라이언의 평가는 사진 한 장이 천 마디의 가치가 있다는 암울한 가정에 기초해 만들어진 것이다.

허리 부상 해부학 101

나의 가장 큰 불만거리 중 하나는 의사나 다른 건강관리 전문가들이 시간을 들여 환자들에게 기초적인 해부학적 사실이나 부상이 발생한 기전에 대해 알려주는 것을 소홀히 한다는 것이다. 허리 해부학에 대해 간단히 살펴보고 허리에서 가장 흔히 발생하는 부상들에 대해서 알아보자.

척추

척추는 뼈들이 그냥 쌓인 것이 아니다. 척추는 디스크(추간판)로 구분되는 척추뼈vertebrae라는 작은 뼈들로 이루어진 약간 구부러진 '탑'이다. 척추의 디스크들은 척추뼈가 움직일 때 에어백처럼 쿠션 작용을 한다. 각 척추뼈들은 후관절facet이라는 척추뼈 뒤쪽에 자리 잡은 작은 관절들을 통해 다른 척추뼈들과 연결되어 있다. 후관절은 척추에 엄청난 움직임 옵션들을 제공한다. 당신은 신발 끈을 묶기 위해 몸을 구부리는 동작에서 척추를 구부리고, 높은 선반 위에 상자를 올릴 때는 척추를 신전시키며, 골프공을 페어웨이 위로 올리기 위한 스윙에서는 척추를 비틀고, 또는 최신 춤 동작을 추기 위해 굉장히 다양한 조합을 사용해 척추를 움직인다.

중립 척추

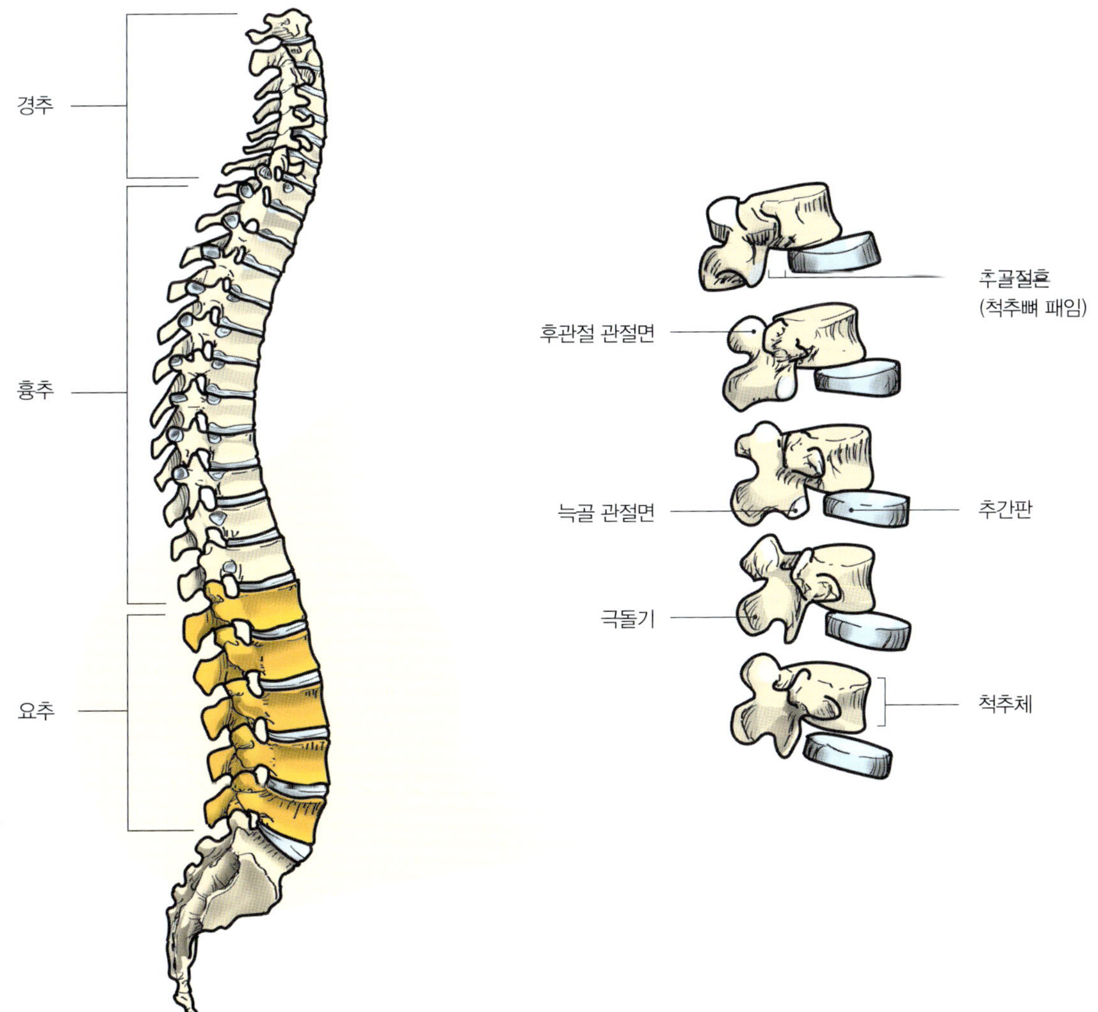

바른 자세로 서 있다는 것은 척추가 '중립' 정렬을 이루고 있다는 뜻이다. 하지만 척추가 중립 정렬을 이루고 있다는 것이 척추가 똑바르게 세워져 있다는 뜻은 아니다. 척추 그림에서 보이듯, 척추의 경추(상부), 흉추(중부) 및 요추(하부) 부위에는 세 개의 뚜렷한 커브가 있다. 일반적인 생각과는 달리, 중립 정렬이란 것은 어떤 단일한 정적인 해부학적 위치를 의미하지 않는다. 중립적인 자세 내에서 약간의 작은 움직임이나 위치 범위까지도 중립 정렬에 포함된다.[11] 이러한 범위 내에서, 신체에 가해지는 하중(바벨을 들고 하는 스쿼트와 같은)은 디스크와 척추에 걸쳐 균등하게 분포된다. 그러나 척추가 이 중립 영역을 벗어나면 힘이 균일하지 않게 분산되고 부상 위험이 증가한다.[12] 이제 이러한 부상이 어떻게 발생할 수 있는지에 대해 자세히 살펴보자.

허리 통증이 발생하는 이유

Squat University 팟캐스트를 시작한 이후, 나는 세계에서 가장 유명한 요통 전문가 중 한 사람인 스튜어트 맥길과 이야기를 나눌 기회가 몇 차례 있었다. 물리치료사로서 나의 경력에 있어 맥길 박사만큼 허리 부상 치료에 더 큰 영향을 미친 사람은 없을 것이라고 자신있게 말할 수 있다. 그는 평생을 척추 연구에 바쳤고, 『Ultimate Back Fitness and Performance』[13]와 『허리 치료와 역학』과 같은 허리 부상과 코어 안정성에 대한 전문성 있는 책을 쓰고 전문 저널들에 수많은 논문들을 게재하였다. 그의 웹사이트 www.backfitpro.com을 방문해 보길 강력히 추천한다.

맥길 박사는 척추 부상들이 어떻게 발생하는지를 알기 위한 간단한 방법을 제시했다. 이는 다음과 같은 간단한 방정식으로 귀결된다.

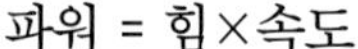

파워 = 힘×속도

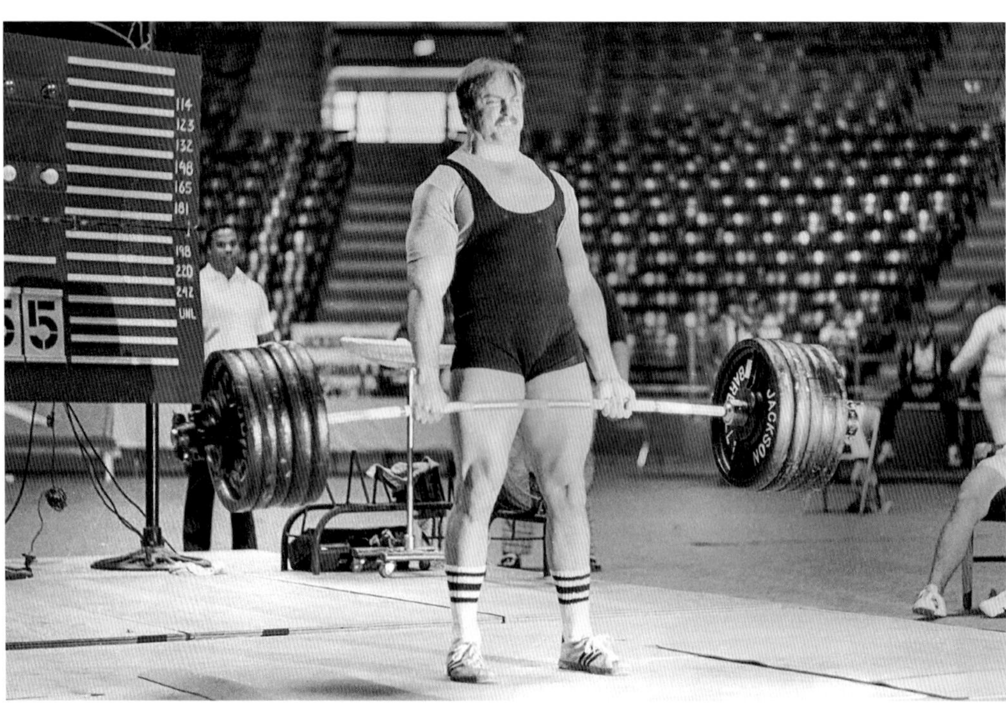

고중량 데드리프트

John Kuc, © Bruce Klemens.

이 방정식의 첫 부분은 꽤나 직관적이다. '힘Force'은 노력이나 행위를 나타내는 에너지이다. 당신의 척추에는 100파운드보다 600파운드로 데드리프트 할 때 더 많은 힘이 가해진다.

'속도Velocity'는 단순히 무언가가 움직이는 스피드를 나타낸다. 척추는 움직일 때마다 일정한 속도로 움직인다. 골프채를 휘두를 때 타이거 우즈가 몸통을 회전시키는 속도와 비교하면, 당신으로부터 오른쪽 테이블 위에 놓인 물컵을 잡기 위해 천천히 몸을 비트는 것은 속도가 거의 나지 않는다고 볼 수 있다.

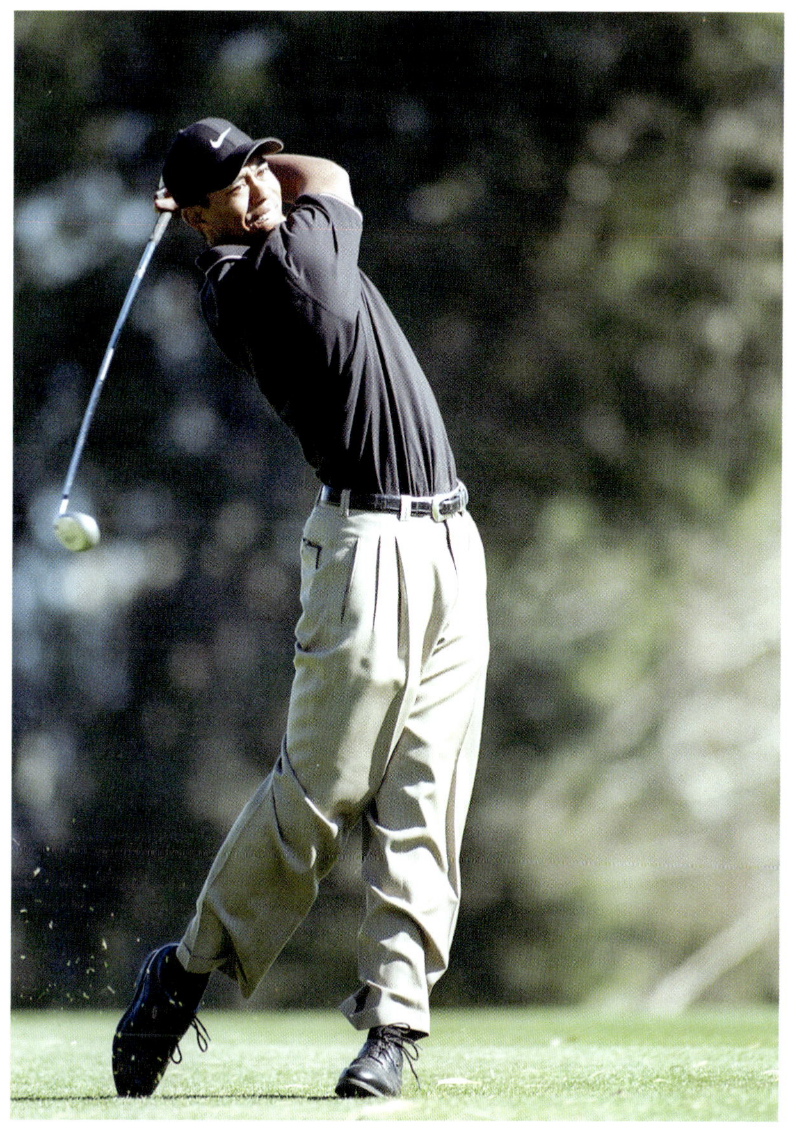

골프 클럽은 가볍기 때문에, 타이거 우즈와 같은 골퍼들은 엄청난 속도로도 안전하게 척추를 비틀 수 있다.

© Jerry Coli | Dreamstime.com

척추에서 발생하는 파워가 낮게 유지될 때에는 당신의 몸은 부상에 회복탄성resilient을 가진다. 스스로에게 다음과 같은 간단한 질문을 해 보라.

"당신이 하려는 동작은 척추 움직임이 요구되는가?"

(골프 클럽을 휘두르는 경우와 같이) "예"라고 답해야 한다면, 척추에 많은 파워를 발생시키고 싶지는 않을 것이다.

다음과 같이 생각해 보자. 골프클럽은 상당히 가벼운 편이다. 때문에 골프클럽을 휘두를 때에는 매우 적은 힘이 들기에 큰 부상 위험 없이 엄청난 속도로 척추를 계속해서 비틀 수 있는 것이다. 하지만 만약 10파운드짜리 골프클럽을 계속해서 휘두르려고 한다면 당신의 허리에서는 어떤 느낌이 날지 상상해 보라!

이 방정식에 부하를 더하는 순간, 상황은 변한다. 어떤 파워리프터가 600파운드 데드리프트를 한다고 생각해 보자. 분명, 이때 발생하는 부하는 매우 높기 때문에 데드리프트 움직임을 완수하는 데 요구되는 힘은 골프클럽을 휘두르는 데 필요한 힘보다 훨씬 높을 것이다. 만약 이 선수가 자신의 척추를 잠그고 리프팅을 할 때 척추에 움직임을 만들지 않도록 노력한다면 척추에 발생하는 파워는 상대적으로 낮은 상태를 유지할 수 있을 것이다.

신체에 중량(부하)를 실은 뒤에 허리를 움직이면, 척추에서 발생하는 파워가 높아져 부상 위험이 높아진다.[14] 따라서 여기에 따르는 생각은 매우 간단하다. 척추를 움직이게 하려면 최소한의 부하 아래에서 움직여야 한다. 이것이 바로 댄서, MMA 파이터, 골퍼들이 자신들의 스포츠에서 안전하게 움직일 수 있는 방법이다. 마찬가지로, 고중량을 리프팅하고 싶다면, 척추를 많이 움직이지 말고 척추 중립 범위 내에서 척추를 움직이는 것이 가장 좋다. 고관절(엉덩이)로 움직이는 동안 척추를 고정시키고 단단하게 유지하라.

부상이 언제 일어나는지에 대해 영향을 미치는 변수는 많다. 이론상으론 앞에서 설명한 방정식처럼 단순해 보이긴 하지만, 현실은 더 복잡하다. 특정 부하 아래에서 '몇 번 움직여도' 디스크 탈출은 일어나지 않는다는 식의 숫자는 없다. 하지만 부상에 대한 메커니즘은 있다. 이러한 점을 염두하고, 스트렝스 선수들이 흔히 겪는 허리 부상에 대해 조금 더 깊이 살펴보자.

디스크 팽륜과 디스크 탈출증

디스크 팽륜(혹은 디스크 돌출disc bulge)은 정확히 어떤 것인가? 많은 건강관리 전문가들은 이 증상에 대해 설명하기 위해 잼 도넛의 비유를 사용한다.

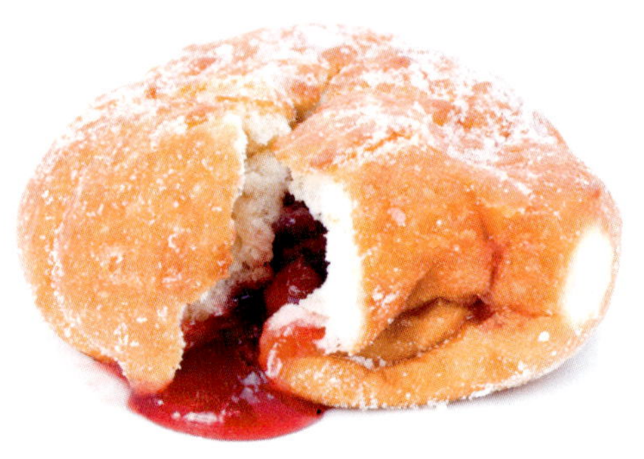

수핵(척추 디스크 가운데 있는 잼과 비슷한 형태의 물질)은 도너츠 속에 있는 잼에 비유할 수 있다.

디스크(추간판)은 두 척추뼈 사이에 위치한다. 잼 도넛처럼, 척추의 각 디스크의 가운데에는 수핵nucleus pulposus이라고 불리는 물질이 들어 있다. 척추에 가해지는 압박이 너무 높으면 척추뼈들은 찌부러지고 잼 도넛을 짓누를 때 잼이 삐져나오는 것처럼, 디스크 속에서 수핵이 튀어나게 된다.

하지만 이러한 비유는 많은 사람들이 생각하는 것만큼 좋은 비유는 아니다. 그 이유는 다음과 같다.

바벨 훈련은 척추에 상당한 압박력을 가하지만, 사실 그 압박력의 대부분은 등허리 근육에서 온다. 예를 들면 바벨을 바닥에서부터 당겨 올리면 척추 주변의 근육들이 수축하여 당신의 척추 '탑'이 비틀리지 않도록 충분한 강성을 만든다. 이러한 근육들의 수축은 들어올리는 중량으로 인한 힘과 함께 척추를 압박한다.

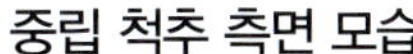

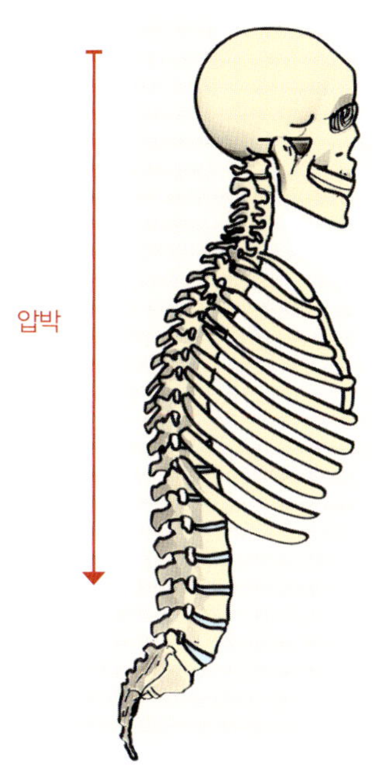

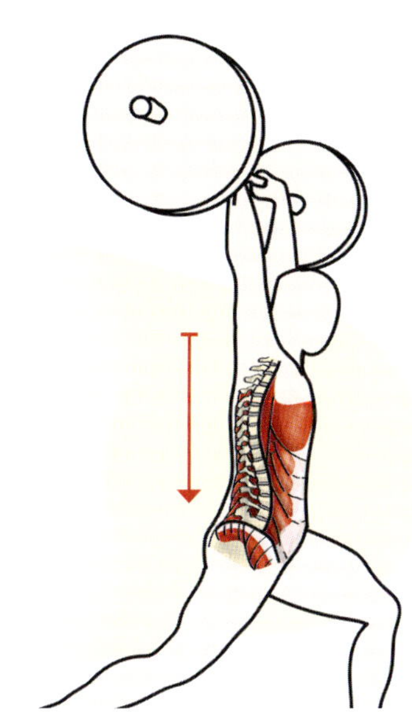

수핵은 콜라겐이라는 강력한 물질에 고리(링) 형태로 여러 겹 둘러싸여 있다. 잼 도넛의 경우 손으로 짓누르면 그 안에 잼이 쉽게 삐져나오게 되지만, 척추 디스크 수핵을 둘러싼 이러한 콜라겐 고리들은 매우 질기고 튼튼하다. 부하에 의해 디스크 속의 수핵에 압력이 가해지더라도, 이 강한 콜라겐 고리들이 수핵을 잘 간수한다. 이러한 이유에서 척추가 중립 위치에 있으면 압박이 가해져도 디스크 팽륜(돌출)이 잘 발생하지 않는 것이다. 높은 힘이 가해지지만 속도가 느리다면 척추에 발생하는 파워는 상대적으로 낮게 유지된다.[15]

건강한 추간판(디스크)

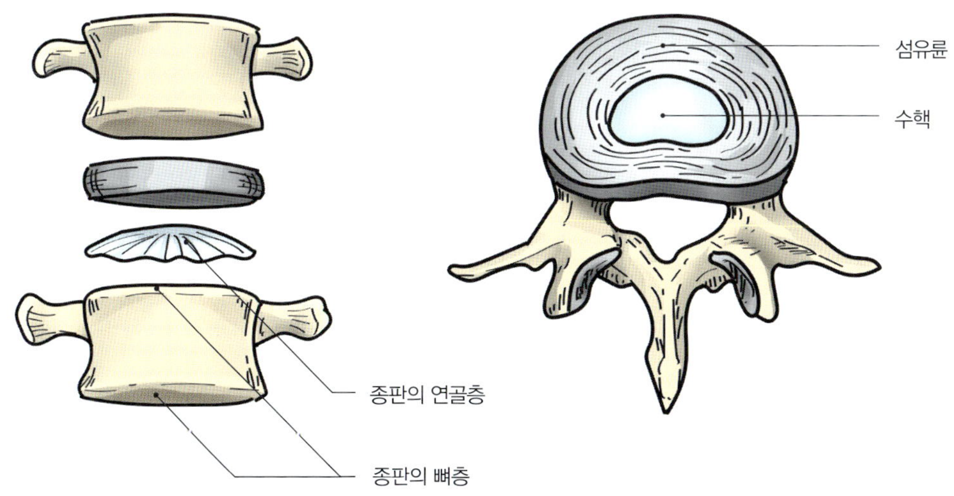

그러나 척추에 부하가 가해진 후, 움직임을 더하면 이야기는 달라진다. 척추에서 발생하는 파워가 증가하여 (부하와 굴곡/신전 움직임이 조합되어) 디스크의 콜라겐 층들은 서서히 균열이 생기고 부서지기 시작한다. 이러한 과정을 박리Delamination라고 한다.[16]

굴곡된 요추

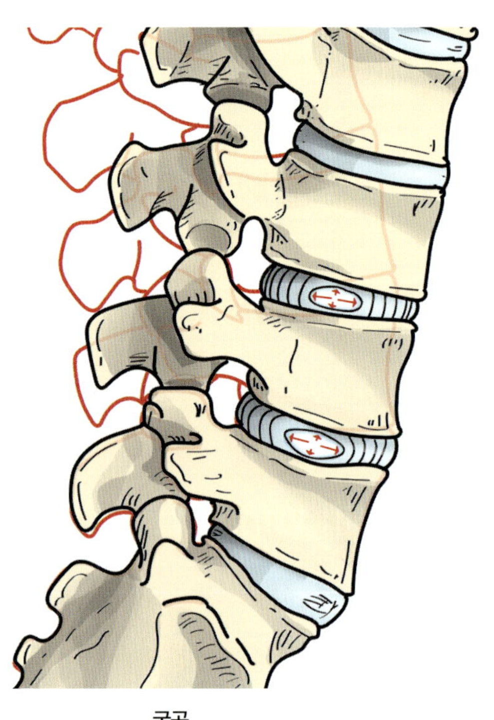

굴곡
(앞으로 구부림)

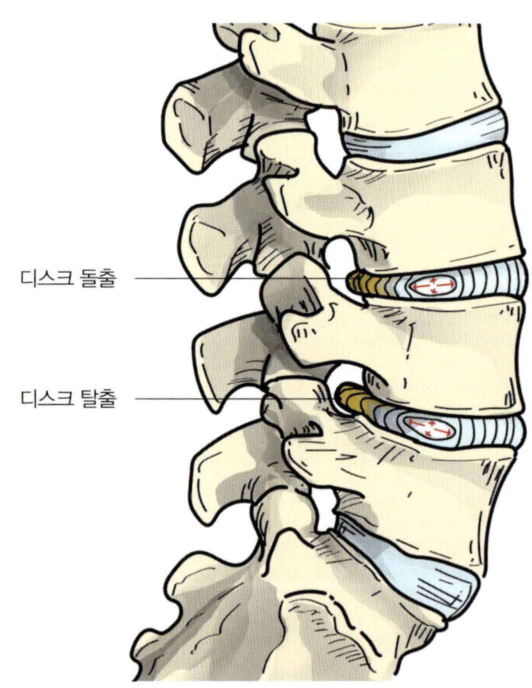

박리가 동반된 중립 척추

디스크 박리

건강한 디스크

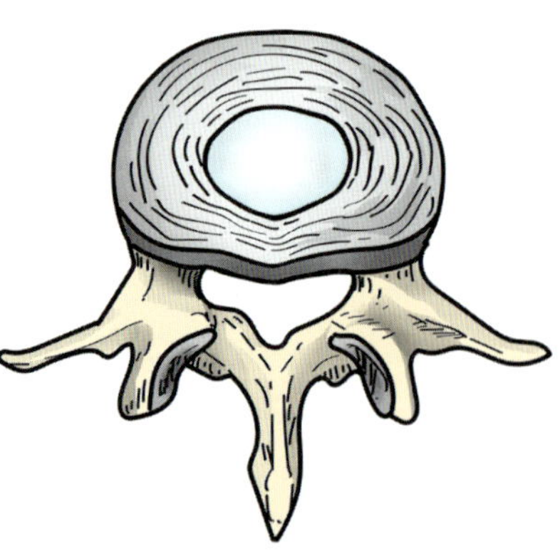

디스크 팽륜

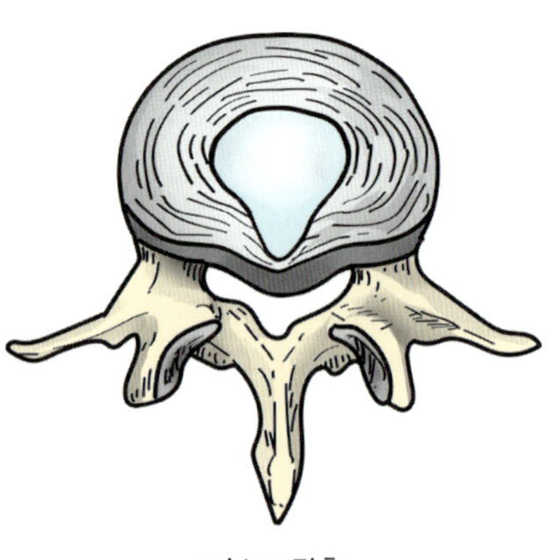

디스크 탈출

디스크의 콜라겐 고리들이 분리되거나 '박리'되면 디스크는 부하를 견딜 수 있는 능력을 잃게 된다. 척추에 부하가 가해진 채 움직임이 계속되면 가압된 디스크 속의 젤(젤리)이 주변 콜라겐 부분에 새로 형성된 균열을 통해 강제로 흐르게 된다.[17] 이렇게 디스크 내부 젤이 빠져나오기 시작하는 것을 팽륜bulge이라고 하며, 이 상태가 충분히 심해지면 쇠약함을 동반한 허리 통증과 신경 자극이 발생할 수 있으며, 한쪽 혹은 양쪽 다리로 방사통이 발생할 수 있다.

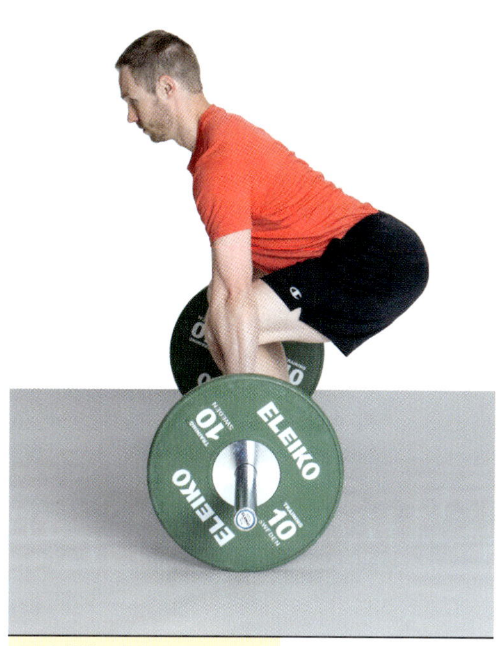

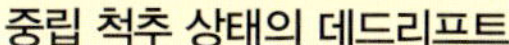
중립 척추 상태의 데드리프트

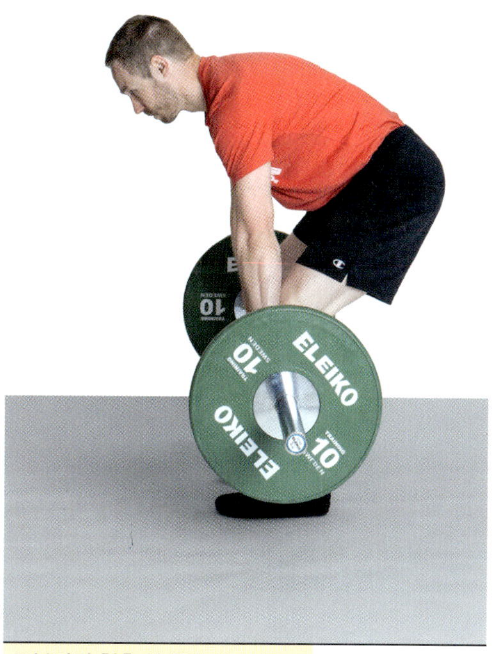

구부러진 척추 상태의 데드리프트

체육관에서 부하와 움직임의 조합이 일어나는 경우는 데드리프트를 할 때 허리를 움직이거나, 스쿼트 하단 자세에서 요추를 둥글게 말았을 때(벗 윙크butt wink라고 불린다) 일어난다. 인터넷상에서 사람들이 "벗 윙크는 위험하지 않다!"라는 주장에 대한 논쟁을 자주 벌이는데, 만약 척추가 고관절, 어깨 관절과 같이 볼-소켓 관절로 구성되어 있다면, 나도 그 말에 동의했을 것이다. 하지만 척추 관절은 위의 두 관절과 다르다. 고관절은 전체 움직임 범위를 통해 파워를 만들도록 설계되어 있지만, 척추는 그렇지 않다.

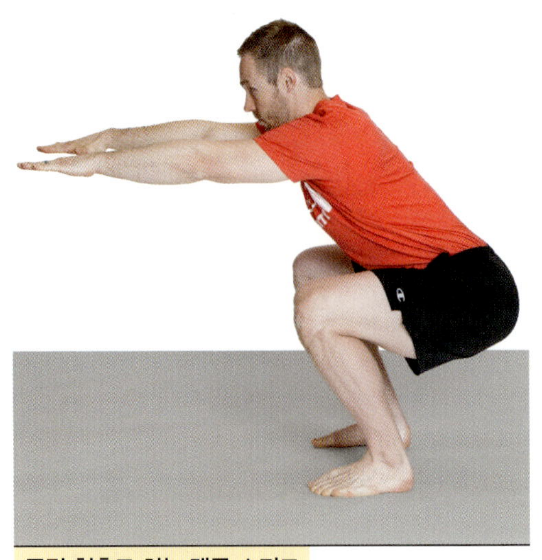
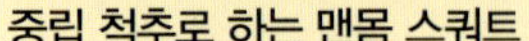
중립 척추로 하는 맨몸 스쿼트

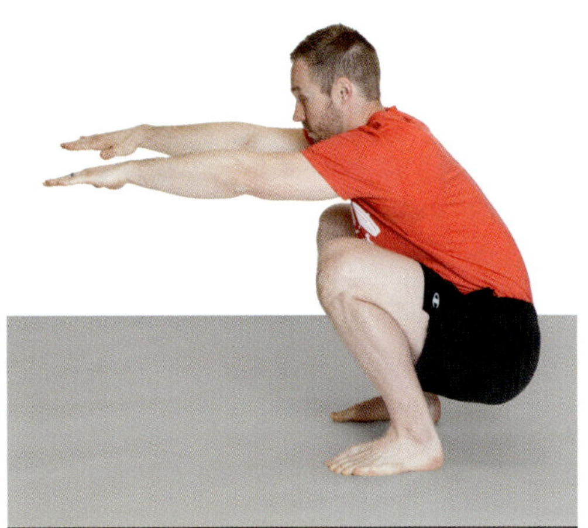
벗 윙크가 나오는 맨몸 스쿼트

단지, 맨몸 스쿼트를 몇 번 하고 이때 벗 윙크가 나타난다면 이 경우에는 별 문제가 안 될 것이다. 일반적인 템포의 에어 스쿼트를 하는 동안, 척추에는 최소한의 파워만 발생한다. 하지만 여기에 바벨을 추가하는 순간 상황은 달라진다. 부하가 실린 상태에서 벗 윙크가 계속되면 척추에 발생하는 파워는 요추의 한 개 또는 두 개의 특정 관절(일반적으로 L4/5 및 L5/S1)에서 증가한다. 따라서 하나 또는 두 개의 허리 부분에 파워 스트레스가 집중될수록 부상 위험 역시 증가한다. 부하가 많이 실릴수록, 그리고 반복 횟수가 많을수록 부상 위험도는 높아진다.

그렇다고 해서 이 말이 척추를 구부리고 하는 모든 리프팅rounded-spine lift을 할 때 디스크 팽륜이 발생한다는 것을 의미할까? 반드시 그렇다고 할 수는 없다. 이와 같은 논의에는 여러 요인이 작용한다. 척추를 구부리는 힘을 버틸 수 있는 능력은 선수들마다 제각각이다. 엘리트 체조 선수들은 수없이 몸을 반으로 접을 수 있지만, 같은 동작을 엘리트 헤비급 파워리프터가 시도한다고 하면 재앙으로 다가올 수밖에 없다. 다음과 같은 설명을 보면 이러한 원리를 이해하기 쉬울 것이다.

어떤 나뭇가지들은 가늘고 구부러지기 쉽다. 어떤 나뭇가지들은 더 두껍지만 몇 번만 구부리면 두 동강 나버린다. 모든 신체들은 다 다르다. 해부학적이 요인, 유전적인 요인, 리프팅 중량, 그리고 다양한 수준의 기술 부족 등의 여러 요인에 따라 디스크 팽륜에 대한 당신 신체의 회복력은 클 수도 작을 수도 있다.[18]

그렇다고 해서 척추를 구부리는 것을 두려워해야 한다는 뜻은 아니다. 다만, 디스크 팽륜을 만드는 메커니즘에 척추의 굴곡이 포함된다는 것을 이해해야 한다는 뜻이다. 척추를 구부릴 때 적용되는 힘이 낮으면 척추에 발생하는 파워 생성도 낮게 유지되고, 따라서 부상 위험도 낮아진다. 이것이 바로 캣 카멜 운동(낮은 부하로 허리 굴곡 신전을 완전한 가동범위로 움직일 수 있는 운동)이 많은 사람들에게 좋은 옵션이 되는 이유이다. 부상에 대한 힘과 속도, 파워의 방정식을 이해해야 한다. 굴곡 자체가 문제가 아니다.

이것이 바로 피로를 유발할 정도로 반복수가 높게 역도 동작을 하면 부상으로 이어질 수 있는 이유 중 하나이다. 자세만 무너뜨리지 않는다면 스내치와 클린 & 저크는 놀라운 리프팅이다. 엘리트 역도 선수들은 종종 반복수가 적은 세트(한 세트당 1~3회)를 사용해 기술을 완성하며 수년의 시간을 보낸다. 한편, 피로한 상태에서 30회 이상 스내치를 최대한 빠르게 수행해야 하는 크로스 피터의 경우를 생각해 보라. 처음 몇 번의 반복은 좋은 자세를 유지할 수 있겠지만 반복이 거듭될수록 서서히 자세는 악화될 것이다. 등허리는 약간씩 구부리게 될 것이며 이는 디스크에 대한 스트레스를 증가시키고 잠재적인 디스크 돌출 경로를 만들 것이다. 모든 척추에는 한계점이 있는데, 이를 가장 빨리 찾을 수 있는 방법은 척추에 엄청난 양의 압박 부하를 싣고 나쁜 기술로 고반복으로 움직이는 것이다.

한편, 엘리트 파워리프터들이 하는 라운디드 백rounded back 데드리프트는 어떠한가?

프로 파워리프터들의 목표는 가장 많은 중량을 리프팅하는 것이기 때문에, 최대 노력 데드리프트를 하는 동안 약간의 등/허리 말림 현상은 흔히 볼 수 있다.[19] 이러한 모습은 스모 스타일 데드리프트보다 컨벤셔널 방식의 데드리프트에서 더 자주 나타난다(스모 스타일 데드리프트에 사용되는 와이드 스탠스는 상대적으로 몸을 더 세울 수 있기 때문이다). 한편, 일부 엘리트 파워리프터들은 목적성을 가지고 등을 구부리거나 굽히는 것으로 알려져 있다.[20]

하지만 이는 우리가 방금 배운 모든 내용과 어긋나는 게 아니다? 단순하게 답할 수 있는 문제는 아니다. 우선, 이 기술(라운디드 백)을 사용하는 엘리트 파워리프터들은 보통 처음에는 등허리를 구부리지만, 데드리프트를 하는 동안에는 그 이상으로 구부러지는 것을 허용치 않는다. 대신 그들은 척추의 커브를 유지하면서 척추를 브레이싱하거나 또는 '잠그고' 고관절을 사용하여 데드리프트 동작을 완수한다. 콘스탄틴 콘스탄티노프Konstantin Konstantinov가 좋은 예이다. 그의 전설적인 리프팅 모습은 YouTube에서 찾아 볼 수 있을 것이다.

맥길 박사와의 대화에서 그는 다음과 같이 말했다. "척추에 가해지는 스트레스와 회복력에 대해 이야기하자면, 중립적 자세에서 척추를 잠그고 고관절을 중심으로 움직이는 것이 척추의 회복탄성력 측면에서 가장 좋을 것이다. 하지만 역학적으로 바벨을 무릎 근처까지 당길 수 있게 몸을 구부릴 수 있을 것이다. 단, 이때는 스트레스를 어느 한 부위에 집중시키지 않으면서도 어느 정도의 커브는 유지할 수는 있어야 한다(훌륭한 파워리프터들은 흉추에서 좀 더 많은 굴곡을 만들어낼 수 있다). 이렇게 하면 척추에 약간의 굴곡이 발생하긴 하지만, 그 상태에서 척추를 잠궈야 한다. 이때 움직임을 분석해 보면, 움직임은 여전히 고관절 주변에서

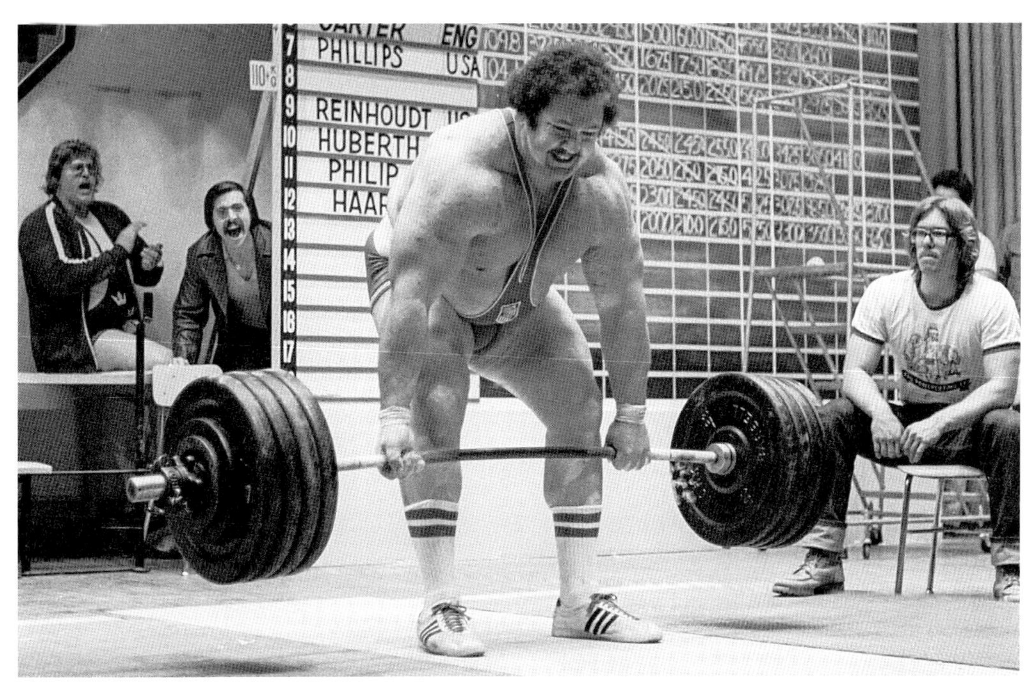

라운디드 백을 사용하는 엘리트 파워리프터의 데드리프트
Don Reinhoudt, © Bruce Klemens.

나온다. 이러한 방식으로 움직이는 것이 척추의 스트레스와 부상 회복탄성 측면에서 두 번째로 좋은 방법이다. 일부 리프터의 경우 이러한 방식을 사용하여 역학적인 이점을 갖게 된다."[21]

척추가 굴곡되면 될수록 척추로 전달되는 집중된 스트레스 양은 엄청나게 되는데, 파워 리프터들은 등/허리의 움직임을 허용하지 않음으로써 이런 스트레스 양을 제한할 수 있는 것이다.[22] 또한 척추를 약간 굴곡시킨 상태에서 리프팅을 시작하는 것은 데드리프트 움직임을 수행할 때 필요한 허리 신전근육들이 만드는 힘의 양을 줄일 수도 있다. 그 이유에 대해 과학적으로 접근하자면, 라운디드 백은 어깨와 허리 관절 사이의 모멘트 암moment arm을 줄여 주기 때문이다.[23] 리프팅 역학에서 모멘트 암은 바벨을 아래로 당기는 중력의 수직선과 특정 관절 사이의 거리를 의미한다. 이론적으로 모멘트 암이 짧으면 바닥에서 중량을 들어올릴 때 필요한 힘이 줄어든다.

스트롱맨들이 거대한 아틀라스 스톤을 안전하게 들어올릴 수 있게 해 주는 것도 이와 같은 논리가 적용된다. 스톤 위로 척추를 단단하게 굳히고 척추를 그 자리에 고정시킨 후 고중량 리프팅 움직임 대부분을 고관절에 집중시켜 척추에 발생하는 파워를 상대적으로 낮게 유지할 수 있다.

몇 파운드 정도 더 데드리프트를 하기 위해 등/허리를 구부리는 기법을 사용하려 할 때는 매우 주의를 기울여야 한다. 일부 리프터들은 이런 이상적이라고 하기는 힘든 기술을 어떻게든 사용할 수도 있겠지만, 대부분의 리프터들을 쉽게 적응하지 못하고 디스크 돌출 부상의 희생양이 될 것이다. 따라서 이 기술을 사용하려 한다면 리프팅의 위험성과 보상 사이를 저울질해야 할 것이다.

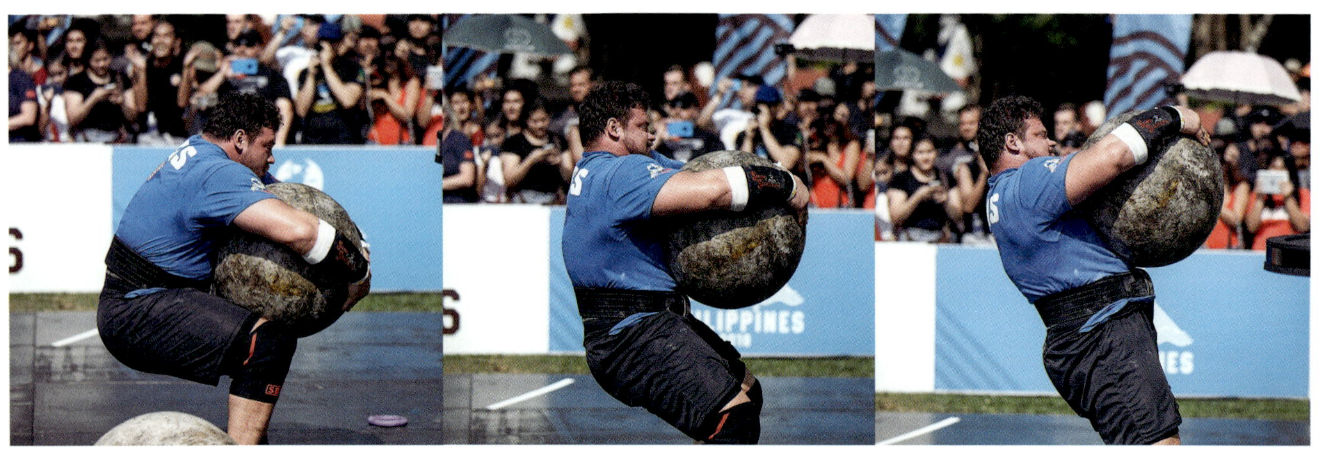

아틀라스 스톤 리프팅
Martins Licis, © SBD

척추 종판 골절

척추뼈는 단단하지 않다. 척추뼈를 반으로 갈라 보면, 섬유주라 불리는 뼈 기둥들이 이리저리 가지가 쳐져 있고 연결되어 있는 스펀지 모양을 확인할 수 있을 것이다.[24] 이와 같은 복잡한 배열은 뼈를 지탱하기 위한 단단한 구조를 만들고, 압박 부하를 견딜 수 있게 한다.[25]

당신의 근육과 마찬가지로, 뼈 역시 부하의 크기와 빈도에 대해 긍정적/부정적 반응을 한다. 우주에서 오랜 시간 무중력 상태에 있는 우주비행사들은 지구로 돌아오면 골밀도가 떨어진다는 것을 알게 된다. 만약 신체에 부하가 가해지지 않는다면, 뼈는 부정적인 반응을 보

척추뼈의 소주골trabecular bone

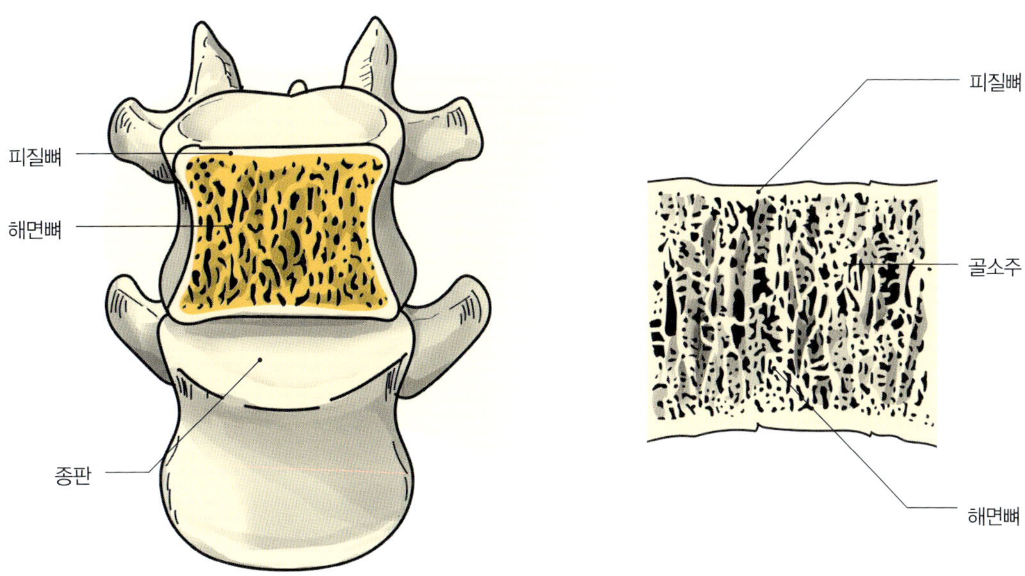

이고 강도가 줄어든다.

하지만 고중량 리프팅은 당신의 척추에 적응반응을 일으키고 그러한 시간이 흘러감에 따라 척추뼈 속의 섬유주 구조들을 두껍게 만들 것이다.[26] 이러한 이유에서 엘리트 파워리프트들의 척추뼈가 가장 밀도 있다는 연구들이 나오는 것이다.[27] 하지만 그렇다고 해서 모든 종류의 부하가 좋다고 가정해서는 안 된다.

뼈의 세포들은 부하에 의한 자극으로 더 많은 뼈를 생성하는 반응을 보인다(이러한 과정을 골신생이라고 한다).[28] 하지만 이 과정은 "많을수록 좋다"는 원칙을 따르지 않는다. 만약 고중량 훈련으로 당신의 척추에 계속해서 부하를 싣게 된다면 결국 리프팅에 대한 반응이 정체되기 시작하는 이득 감소 단계에 도달하게 된다. 이 지점을 지나 계속 밀어붙이면 뼈는 부서지기 시작한다.

이런 일이 발생하면, 척추에는 미세한 골절들이 생기기도 한다. 매년 격렬한 훈련으로 몸을 최대로 밀어붙이는 스트렝스 선수들에게, 이러한 미세 골절은 흔히 발생한다. 스튜어트 맥길은 자신의 저서 『부상이 가져다준 선물』에서 척추에 미세골절 징후가 없는 엘리트 파워리프터를 본 적이 없다고 기술하였다.[29]

이러한 골절들은 보통 뼈와 연골의 일부인 조직층에서 시작되며 종판end-plate라고 불리는 구조를 척추체로부터 분리시킨다. 종판은 두 가지 임무를 가지고 있다. 첫째, 척추에 가해지는 압박을 완화하고 디스크 내부의 젤이 뼈를 뚫고 튀어나오지 않게 막을 정도로 강해야 한다. 둘째, 종판 근처에 있는 디스크와 영양분과 혈액이 원활하게 들고 나올 수 있도록 투과성이 있고 부드러워야 한다.

척추 종판

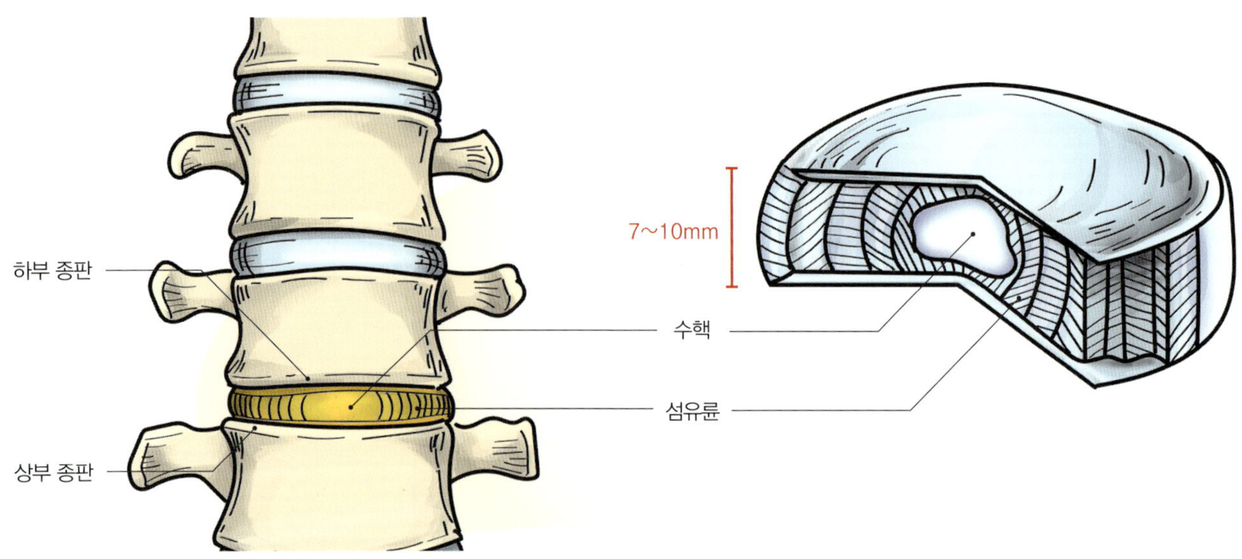

척추에 많은 압박이 가해질 때, 종판은 마치 플라스틱 랩이 그릇을 감싸는 것처럼 척추뼈 전체에 걸쳐 늘어난다.[30] 하지만 과도하게 압박이 가해지면 결국 종판의 내구도를 초과하고 척추체의 소주골과 함께 균열이 발생하게 된다.

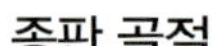

종판 골절

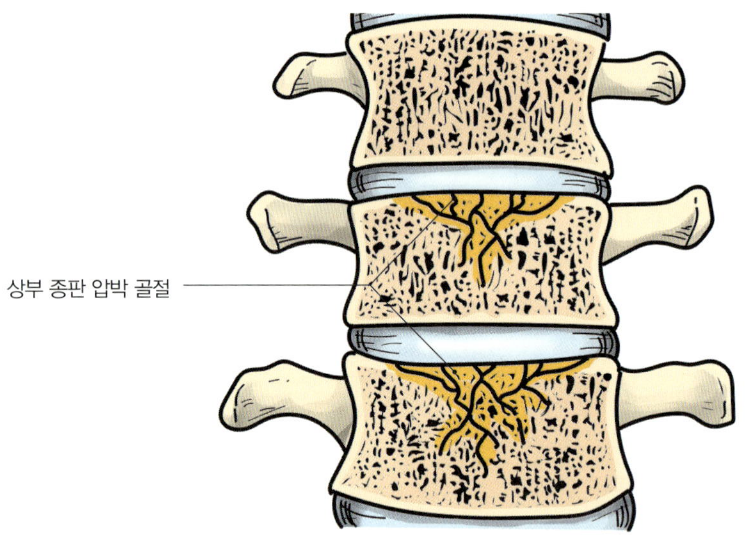

고중량 훈련 주기 동안 과부하를 받은 후, 적절히 회복한 시간을 주면 신체는 이에 적응하여 미세골절 부위는 더 강한 뼈로 대체될 수 있다. 이러한 과정은 마치 손에 굳은살이 붙어 바벨을 잡는 데 더 강하고 도움이 되는 것과 비슷하다고 생각하라. 하지만 회복이 불충분할 경우(1~2주 간의 디로딩 기간 없이 바로 훈련을 지속하는 경우처럼) 척추에 가해지는 압력이 누적되어 역치값을 지나 뼈를 짓누르게 될 것이다. 이때는 한 번의 작은 골절들도 큰 문제를 일으키게 된다.[31]

후관절 손상

허리 통증이 발생할 수 있는 또 다른 이유는 후관절Facet이라고 불리는 척추뼈 뒤쪽에 있는 작은 관절들에 문제가 생기는 것이다.[32] 실제로 만성 요통의 15~40%가 후관절 손상 때문이라는 연구 결과도 있다.[33]

후관절의 가동성

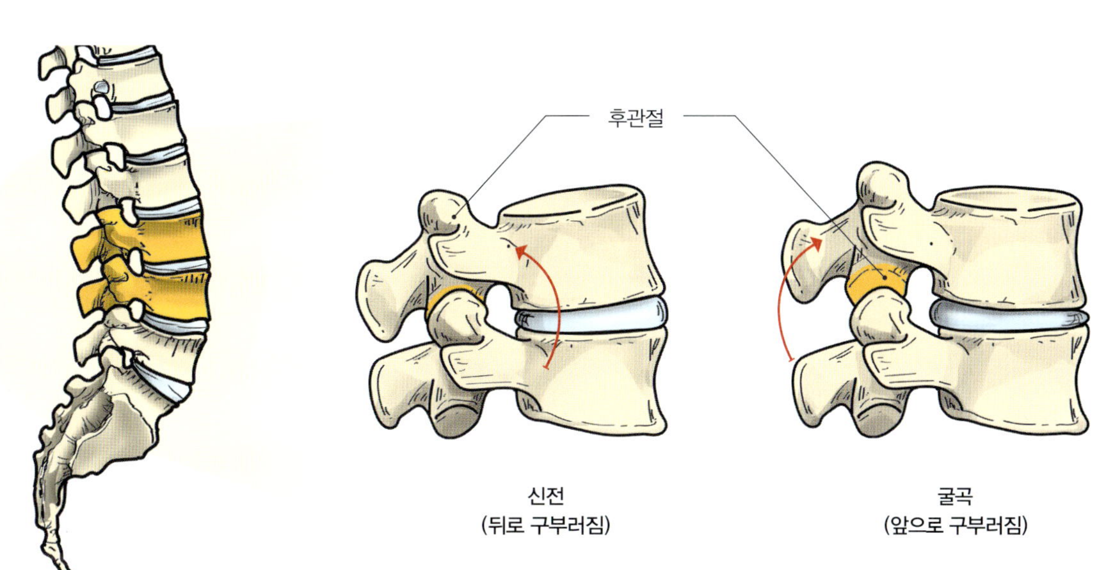

후관절 손상은 몇 가지 이유들로 발생한다.

손에 꼭 끼는 장갑처럼, 각각의 후관절들은 강한 관절낭에 둘러싸여 있다. 이 관절낭에는 많은 신경들이 분포되어 있는데, 이 덕분에 척추의 위치, 움직임, 통증을 감지할 수 있는 것이다.[34] 디스크 팽륜(돌출)과 마찬가지로, 후관절 손상 역시 어떤 한 가지 사건 때문이라기보다는 오랜 시간에 걸친 반복적인 손상이나 미세손상들의 축적들 때문에 발생한다고 볼 수 있다.[35]

후관절의 흥미로운 특징은 어느 척추 부위인가에 따라 다양한 형태를 가지고 있다는 것이다. 어떤 후관절은 척추의 과도한 회전을 막고, 어떤 후관절은 굴곡/신전에 적합한 형태를 띠고 있다.

이러한 이유에서, 후관절들은 여러 다양한 움직임 도중에 손상을 입을 수 있다. 예를 들면 척추가 극단적인 범위로 신전되면(바벨 오버헤드 프레스를 하는 중 허리를 과도하게 뒤로 꺾는 것처럼) 많은 양의 압력이 요추의 후관절로 이동하며, 후관절 관절낭들을 늘린다.[36] 만약 신체가 이와 같은 위치를 너무 자주 취하게 되면, 자극을 주게 되어 통증을 발생시키고 결국에는 관절염으로 이어지게 된다.

연구 결과에 따르면, 후관절 자극은 척추의 신전/굴곡이 회전 움직임과 결합되었을 때 발생할 수 있다고 한다.[37] 양 고관절의 가동성에 차이가 있는 역도 선수를 예로 들어 보자. 만약 그가 고중량 클린을 하기 위해, 바벨 밑으로 움직일 때, 고관절 가동성의 비대칭으로 인해 골반에는 작은 비틀림이 발생할 수 있다. 그 결과 이 리프터의 요추 후관절에는 과도한 스트레칭이 발생한다. 이와 같은 비대칭 문제를 해결하지 않으면 시간이 지남에 따라 작은 기술적 문제가 후관절/관절낭의 자극을 초래하고 최종적으로 통증을 발생시키는 것이다.

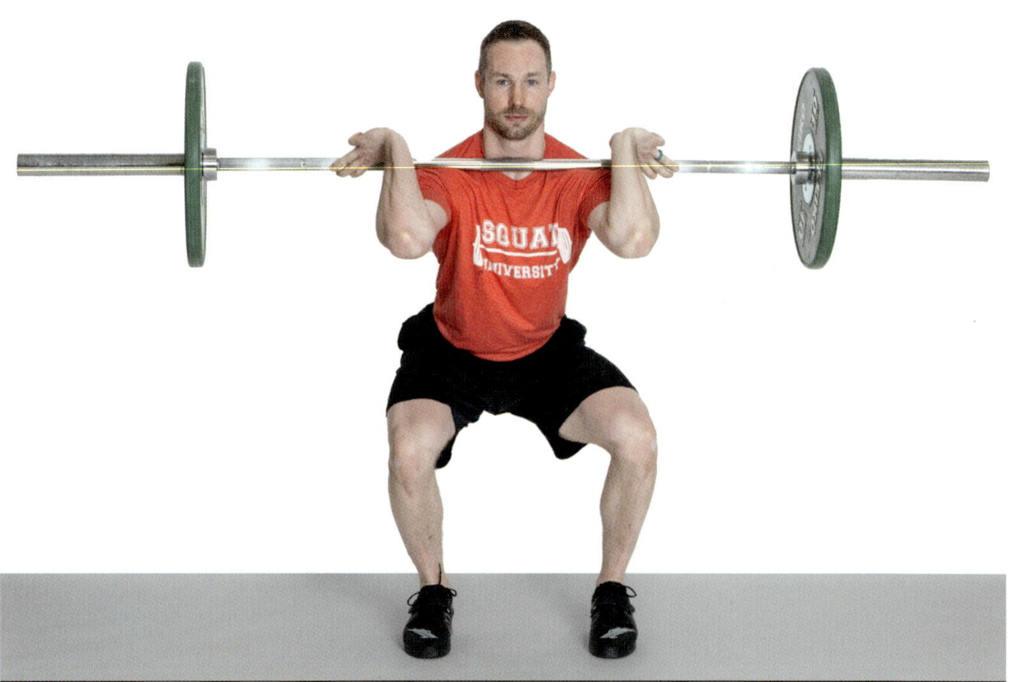

고관절이 비틀린 상태에서의 바벨 클린

앞서 논의한 바와 같이, 척추 한 부분에 대한 부상은 종종 연쇄적인 사건을 일으킨다. 선수가 디스크 돌출 병력이 있는 경우, 더 이상 하중은 척추 전체에 고르게 분포되지 않을 것이다. 즉, 척추에 부하가 실릴 때 그 디스크 돌출이 있는 척추관절에 걸리는 힘은 후측면(후관절)으로 이동할 것이다. 시간이 지남에 따라, 이 후관절에 걸리는 과부하는 관절염과 통증을 발생시킬 것이다. 후관절은 다양한 방식으로 다칠 수 있다.

척추분리증

척추 뒤쪽 구조물에서 발생할 수 있는 또 다른 심각한 부상에는 척추분리증Spondylolysis이 있다. 역사적으로 척추분리증은 스트렝스 선수들에게 있어 가장 심각한 허리 부상 중 하나이다. 척추분리증은 척추에 생기는 피로 골절이다. 척추의 아주 작은 부위인 관절간부Pars

척추분리증

관절간부
(Pars interarticularis)

손상(골절)

척추가
전방으로
밀려남

척추분리증

전방전위증

interarticularis에서 발생하는데, 이 부위는 후관절 바로 옆에 위치한다.

해부학적으로 보면, 이 부위는 상당한 양의 힘을 흡수하며, 특히 허리가 지나치게 신전되거나, 아치를 만들게 되면(척추 전만) 그 경향은 더 심해진다. 척추분리증의 주요 원인은 후관절 손상과 마찬가지로 척추신전을 동반한 반복적인 부하 실림의 축적이라고 여겨진다. 이와 같은 피로 골절을 방치하면 척추가 전방으로 미끄러지는 전방전위증spondylolisthesis이라는 더 심각한 문제로 이어질 수 있다. 척추분리증은 척추 L5에서 가장 흔히 발견된다.

척추분리증은 한때 스트렝스 선수들에게 많이 발생한다고 여겨졌다. 역도 선수와 파워리프팅 선수가 이런 유형의 골절을 입을 위험이 높다는 연구들도 제시되었다.[38] 예를 들면 일본 역도 선수 26명을 몇 년 동안 추적한 결과, 연구자들은 그들 중 24명이 반복되는 요통을 호소한다는 점을 발견하였다. 이 선수들 중 8명(31%)에게서 척추분리증이 발견되었다.[39] 또 다른 연구에서는 27명의 역도 선수들과 20명의 파워리프터 등을 조사해 보니 21명(44%)이 척추분리증을 가지고 있다고 밝혔다.[40] 이 연구에서는 역도 선수와 파워리프터 사이에는 유의한 차이는 발견되지 않았다.

그러나 이러한 수치들을 볼 때에는 몇 가지 고려해야 할 사항들이 있다. 첫째, 연구에 따르면 척추분리증은 유전적 요인에 강한 영향을 받는다.[41] 이는 (불행하지만) 우리 중 어떤 사람들은 이러한 부상을 입기 쉬운 유전적 경향이 있는 것이지, 특정 스포츠 자체가 주범은 아니라는 것을 의미한다.

둘째, 역도 선수들을 대상으로 이러한 부상을 관찰한 모든 연구는 1972년 이전에 행해졌다. 이 시대에는, 클린 & 프레스가 대회의 공식 리프팅으로 다뤄졌다. 1972년에는 이 리프팅은 대회에서 제외되었다. 이 리프팅에서 프레스는 대체로 허리를 상당히 신전한 상태에서 수행되었다(즉 척추 '중립 구역'을 벗어난 상태에서 수행됨). 엄청난 부하를 밀어내면서 이러한 동작을 반복적으로 수행하면 척추분리증의 발생 비율이 높아진다.[42]

이러한 이유들을 생각해 보면, 척추분리증이 과거 연구들에서처럼 스트렝스 선수들 사이에서 생각보다 만연하지 않을 수도 있다. 그럼에도 불구하고 만약 당신이 어떤 운동(스쿼트, 푸시 프레스, 또는 심지어 행잉 포지션에서 스내치를 하는 등)을 하는 동안 허리를 반복적으로

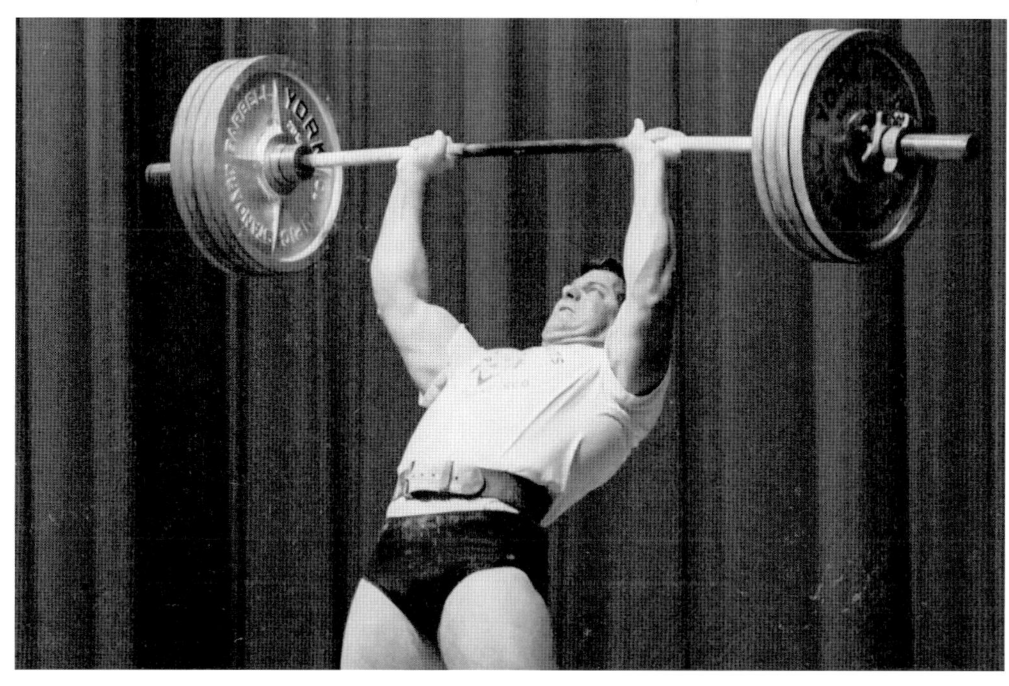

척추가 신전된 상태에서의 바벨 푸시 프레스.
Bob Kemper, © Bruce Klemens.

과도하게 신전한다면, 이 척추 스트레스 골절은 발생할 수 있다.

신경 통증

다리를 타고 내려오는 따갑거나 타는 듯한 통증을 느껴 본 적이 있는가? 허벅지나 발에 감각이 떨어지거나 없는 경우는 어떤가? 이러한 증상들은 신경 자극에 의해 발생한다.

우리의 척수spinal cord는 주요 고속도로와 비슷하다. 자세히 비유하자면, 주요 고속도로에서 작은 도로들이 갈라져 나오는 것과 비슷한데, 척주spinal column에서 작은 구멍들을 통해 수많은 신경들이 갈라져 나와 전신으로 뻗어나가서 지속적인 정보의 흐름(예: 통증, 촉각 또는 움직임)들이 중앙 정보처리 기관으로 들어오고 이를 처리한다.

척추에 부상이 생겼을 때(디스크 팽륜 또는 후관절의 퇴행성 관절염 등) 근처에 있는 신경들이 집힐 수 있다. 이와 같은 상황에서 통증은 신경의 길이를 따라 내려갈 수 있다.[43]

만약 허벅지 뒤쪽을 타고 내려오는 통증을 경험해 본 적이 있다면 좌골신경이 자극되어 발생했을 가능성이 높다. 이러한 종류의 통증은 디스크 돌출, 척추의 다른 통로가 좁아짐, 또는 고관절 아래에 있는 이상근에 의한 신경 포착 때문일 수도 있다. 허벅지 앞쪽을 타고 내려오는 통증은 대퇴신경이라 불리는 다른 신경이 자극을 받아 발생한다. 어떤 신경에 문제가 생겼든 간에, 신경과 관련된 통증을 줄이는 첫 번째 단계는 증상과 관련된 동작을 피하고 척추 구조를 압박하지 않는 움직임들로 바꾸는 것이다(이 챕터의 뒷부분에서 자세히 다룰 것이다).

근육 통증

'허리 근육의 염좌sprain 또는 좌상strain'이라는 용어를 들어 본 적이 있는가? 급성 요통이 발생한 사람에게 의사가 가장 흔히 내리는 진단 중 하나이다. 하지만 일부 전문가들은 이러한 진단이 허리 부상의 주요 원인이 아니라는 것에 동의하고 있는 추세이다.[44]

허리 부상(디스크 돌출, 종판 골절, 후관절 문제, 또는 척추분리증)은 염증이라는 화학 반응을 일으킨다. 이러한 반응은 부상 부위를 둘러싸고 있는 근육의 이차적인 수축이나 경련으로 이어지는데, 이는 아마도 부상 부위의 안정성을 높이려는 신체의 보상 반응으로 보인다.[45] 근육의 좌상은 신체 다른 부위(예: 햄스트링)에서는 흔히 발생할 수 있지만, 허리 근육에서 느껴지는 통증이나 압통tenderness은 훨씬 더 깊은 곳에 숨겨진 진짜 문제로부터 기인한 연관통증referring pain일 수 있다.[46]

부상의 메커니즘

오직 몇몇 능숙한 전문 임상의만이 어떤 해부학적 구조가 허리 통증을 일으키는지 진단할 수 있는 능력을 가지고 있다. 그리고 이를 위해선 전문적인 진단 기술들과 값비싼 척추 스캔 장비가 필요하다. 설상가상으로, 통증을 발생시키는 구조는 둘 이상인 경우가 많다(예: 허리 통증은 디스크 팽륜과 후관절의 관절염이 함께 작용해서 발생할 수 있다). 하지만 다행히도 통증의 원인을 이해하고 해결하기 위한 첫 단계를 밟기 위해 수백, 수천 달러를 쓸 필요는 없다.

"허리 통증을 일으키는 원인은 무엇인가?"라는 질문에 대한 가장 간단한 대답은 다음 세 가지 요인에 의해 야기되는 허리 구조에 축적된 미세손상의 결과라는 것이다.

- 특정 움직임
- 과도한 훈련 부하(척추를 과도하게 압박하는)
- 지속적으로 유지하는 자세들 또는 신체 부위 위치

작은 뼈들과 관절들에서부터 이들을 가로지르는 큰 근육들에 이르는, 신체의 모든 부분들은 기능을 상실하고 손상되기 전까지 견딜 수 있는 일정량의 힘force이나 부하량loading을 가지고 있다. 이러한 지점까지 무리하지 않고 자신을 밀어붙일 수 있는 선수들은 종종 그들의 스트렝스와 경기력을 향상시키는 데 있어서 엄청난 성공을 거둔다. 그러나 이 임계값을 초과하면 부상이 발생하고 통증이 발생한다.

때로는 상처를 일으키는 메커니즘이 노골적일 때도 있다. 예를 들어 데드리프트 중에 허리가 점점 더 구부러지게 하는 습관을 가진 파워리프터가 갑자기 통증이 느껴진다고 가정해 보자. 육안으로는 쉽게 확인하기 힘든 미세한 움직임들이 수 개월 또는 수년에 걸쳐 서서히 적용되기도 한다.[47]

비록 통증이 한 번의 특정 순간에 발생할 수도 있지만(이전에 이야기한 라이언이 마지막 클린 & 저크를 할 때 허리에서 "빡" 소리가 난 것처럼) 스트렝스 선수들이 겪는 대부분의 부상은 오랜 기간 누적된 결과이다. 증상이 나타나기도 전부터 부상의 징후가 나타나는 경우가 많다. 신발 끈을 묶기 위해 허리를 숙이거나 마지막 클린 & 저크를 수행할 때 '허리가 작살' 나는 느낌이 들 수는 있지만, 부상의 진짜 원인은 오랜 기간에 형성되었을 것이다.

고개를 들어라

지금까지 읽어 보았듯이, 웨이트 트레이닝 중 척추와 그 주변 조직들은 여러 방식으로 손상을 받을 수 있다. 각각의 부상들은 모두 다른 성격을 가졌지만, 그 기저에 깔린 원인은 비슷한 성격을 가졌다. 기술의 질과 훈련 중 부하를 신체에 싣는 방법은 신체가 긍정적으로 적응 반응을 일으키고 강해지는지, 아니면 적응 반응을 일으키지 못하고 결국 부상으로 이어질지에 있어 가장 중요한 요소이다.

이번 섹션에서 설명된 부상 중 하나가 진단되었다는 말을 들었어도 절망하지 마라. 희망은 있다! 지금 당장 통증 때문에 괴로울 수 있으나, 당신의 척추는 수술 없이도 치유될 수 있다!

다음 섹션에서는 허리를 진단하는 방법에 대해 살펴봄으로써 부상 치료 과정을 시작할 것이다. 수천 달러가 드는 MRI 스캔보다 효율적인 스크리닝 과정이 더 가치가 있다.

허리 통증 스크린

허리 통증은 난데없이 나타나는 것도 아니며, '당신의 머릿속에서만 생긴 것'도 아니다. 허리 통증에는 항상 이유가 있다. 통증을 없애려면 먼저 그게 왜 시작되었는지 알아야 한다.

물리치료사로서 나는 나의 커리어 내내 전 세계 전문가들의 방법들과 기술들에 대해 읽고, 연구하며, 이를 수행하는 데 수없이 많은 시간을 들였다. 이번 섹션에서 설명하는 스크린 방법들과 테스트들은 내가 발명해 낸 것이 아니다. 이 스크린들은 그레이 쿡, 스튜어트 맥길 박사, 셜리 셔먼 박사, 켈리 스타렛 박사를 포함한 전문가들의 아이디어와 기술들이 혼합된 것이다. 나는 이 풍부한 정보들을 바탕으로 나만의 환자 평가 및 치료 접근법을 만들어냈다. 내가 당신과 나눌 수 있는 모든 것들은 이 전문가들의 지혜와 노력 덕분이다.

웨이트룸에서 발생하는 대부분의 부상은 나쁜 움직임/기술 또는 부적절한 하중을 몸에 싣는 것에서 온다. 잘못된 움직임 그리고/또는 하중을 싣는 습관들은 시간이 지남에 따라 몸에 작은 상처들을 유발하고 이것이 누적되어 결국 당신을 부상으로 이끌 것이다. 이러한 이론의 틀을 운동병리학적 모델kinesiopathologic model, 줄여서 KPM으로 부른다.[48] 대부분의 사람들은 이처럼 멋진 용어를 기억할 필요가 없겠지만, 이 이론에 깔린 아이디어야말로 당신의 통증을 고치는 열쇠이다. 즉, 어떤 움직임 문제가 부상으로 이어지게 되는지 알아내는 것에서부터 시작하자는 것이다.[49] 꽤나 단순한 이야기이다.

이 모델은 통증 뒤에 있는 이유(일반적으로는 잘못된 움직임이나 과도한 부하를 적용함)에 초점을 맞추고 있기 때문에 기존의 의료적 접근 방식과는 매우 다르다. 기존의 접근 방식은 일반적으로 통증이 있는 척추의 특정 조직 또는 일부 부위를 치료하는 것이다(예: 디스크 돌출부, 후관절 또는 종판 골절).[50] 이 모델의 목표는 기본적으로 현미경이나 MRI만으로 손상 부위를 살피기보다는 머리에서부터 발끝까지 몸이 어떻게 움직이는지 한 걸음 물러서서 보는 것이다. 이와 같은 움직임 모델은 특정 해부학적 문제를 통증의 원인으로 치부하거나 가정하지 않고, 대신 의사결정 과정에서 어떤 특정 결과가 발견되든 간에 '원인의 일부분'으로 취급한다. 한걸음 물러서서 문제를 보면 허리 부상에 대한 좁은 시야에서 벗어날 수 있다. 손상 부위를 치료하려 하지 말고 사람을 치료해야 한다.

이 개념에 대한 적용 예시를 들어 보겠다. 에이미는 21세의 역도 선수로, '허리 통증의 원인은 L5에 발생한 척추분리증'이라는 진단을 받고 물리치료 의뢰가 들어온 환자이다. 척추분리증은 통증에 대한 특정 해부학적인 진단 결과로, 그녀의 정형외과의가 고치고 싶어 하는 진단명이다. 일련의 테스트를 통해 나는 그녀가 허리를 과도하게 신전하지 않고는 행 자세에서 올림픽 리프팅을 하기 어려워 한다는 점을 발견하였다. 그녀가 이러한 방식으로 허리에 아치를 만들 때마다 극심한 허리 통증이 발생하였다. 적절한 코칭과 큐잉을 통해, 그녀는 클린 동작의 행 자세를 하는 동안 요추의 위치를 교정할 수 있었고 증상도 완화되었다.

통증을 유발하는 움직임 문제들(예시의 경우에서는 신전 불내성intolerance)을 기준으로 스크린하고 분류하는 것이 병리해부학적 진단을 기반으로 고치려는 것보다 치료 과정에서 더 유용하다. 에이미가 척추분리증이 있다는 사실에만 집중한다면, 우리는 움직임 기능부전dysfunction 또는 스트렝스/가동성 부족이 문제일 수도 있다는 큰 그림을 놓칠 수 있다. 누군가 척추에 스트레스 골절이 있다는 것을 안다는 사실이 그들의 통증 원인이 무엇인지, 무엇을 교정해야 하는지를 반드시 말해 주는 것은 아니다.

이러한 이유에서 나는 에이미를 척추분리증 부상을 가진 환자로 라벨링 하는 대신, '신전 움직임 불내성으로 인한 허리 통증'으로 분류하는 것이다. 초점을 움직임 기반 진단으로 전환함으로써, 우리는 그녀의 결함을 해결하고 그녀의 기술/움직임을 교정할 수 있을 것이다.

일련의 스크린 과정을 통해, 허리 통증이 다음 중 어느 범주에 속하는 것이 가장 적합한지를 생각해 보길 바란다.

- 굴곡 불내성
- 신전 불내성
- 신전이 동반된 회전 불내성
- 하중 불내성(동적 하중 및/또는 압박 하중으로 인한)

각 스크린에서 단서들을 수집하고 어떤 유형의 자세, 움직임, 또는 하중이 요통을 유발하는지 파악할 수 있을 것이다. 이러한 자가진단을 통해 얻게 되는 이해와 지식은 부상을 통제하고 통증을 완화하는 최고의 도움을 줄 것이다.

1단계: 무엇이 당신의 통증을 유발하는가?

허리 스크린의 첫 번째 단계는 무엇이 통증을 유발하는지에 대한 심층적인 자가 분석을 하는 것이다. 당신은 무엇이 당신의 통증을 야기하는지 정확히 알아내야 한다. 이러한 요인들에는 하루 종일 취하고 있는 활동들, 움직임들, 그리고 당신의 증상을 이끌어 내는 자세들이 있다. '내가 하는 모든 것'이 요인 찾기의 답은 아닐 것이다. 때문에 신중히 생각하고 종이에 목록을 만들어 보라. 또한 통증 없이 수행할 수 있는 활동, 움직임, 그리고 자세들도 적어 보라. 다음은 목록을 작성할 때 참고해야 할 몇 가지 예시를 소개한다.

훈련과 대회 경기장에서 나타나는 허리의 과도한 움직임은 종종 스트렝스 선수들이 겪을 허리 통증의 유형에 대한 중요한 예측 변수가 된다. 체육관에서 하는 반복적인 리프팅이나 동작에 대해 생각해 보라. 리프팅 도중이나 리프팅 후에 통증이 발생하는가?

만약 통증이 나타난다면, 리프팅을 하는 중 통증을 발생시키는 허리의 일반적인 움직임이나 위치를 찾을 수 있는가? 예를 들면 나는 종종 통증을 가진 선수들에게 리프팅 동작을 하는 영상을 찍어 보여 달라는 요청을 한다. 언젠가는 스쿼트 바닥 위치에서 허리 통증이 발생해 나를 찾아온 역도 선수를 진료한 적이 있다. 그의 리프팅 영상을 보면 통증이 나오는 정확한 순간에 그가 과도한 벗 윙크를 하고 있다는 것을 볼 수 있었다. 이 단서에 따라, 스쿼트를 하는 동안 그의 과도한 척추 굴곡 움직임이 통증을 유발시키는 요인일 수 있다고 판단할 수 있었다(즉 이 선수는 굴곡 불내성으로 분류된다).

당신이 시도하는 중량의 양 또한 통증을 유발시킬 수 있다. 1RM의 70% 이상을 들어올릴 때만 통증을 느끼는 선수는 척추에 과도한 압박이나 전단력이 걸리기 때문일 수 있다. 이러한 경우에는 '하중 불내성'으로 분류될 것이다. 만약 이러한 경우가 친숙하게 들린다면 당신이 증상을 느끼기 시작할 때의 중량뿐만 아니라, 그 특정 운동을 하는 동안의 동작과 자세 역시 분석하여 기록해야 한다.

통증을 유발하는 체육관에서의 움직임에 대한 진단과 함께, 하루의 나머지 22~23시간 동안 당신이 취하는 자세와 움직임을 평가하는 것 역시 중요하다. 현재의 허리 통증을 초래한 누적된 미세손상들은 단지 훈련 때문만은 아닐 수도 있기 때문이다.

허리를 둥글게 하거나 혹은 신전시킨 자세가 통증을 완화하는지 유발하는지 스스로 생각해 보라. 예를 들면 내 환자의 대부분은 하루 종일 앉아서 일을 한 후에는 통증을 느끼지만 일어나서 걸을 때는 통증이 없다고 이야기한다(이러한 경우 굴곡 불내성이다). 반면, 어떤 사람들은 15분 정도 걷거나 뛰면 통증을 느끼지만 앉거나 몸을 앞으로 숙이면 통증이 완화됨을 느낀다(이 경향은 신전/하중 불내성인 경우에 흔하다). 이 두 가지 상황 중 더 익숙하게 들리는 것은 어느 쪽인가?

당신의 통증이 재채기나 조깅과 같은 빠른 템포의 움직임과도 관련이 있는가? 그렇다면 척추 불안정으로 인한 하중 불내성을 가지고 있을 수도 있다. 이러한 경우는 종종 척추 안정성 운동을 통해 교정될 수 있다(이와 관련한 내용은 뒤에 설명한다).

자가진단을 통해 통증을 유발하는 동작, 자세, 또는 부하에서 공통적인 부분들이 찾아졌는가? 통증 없이 할 수 있는 특정 움직임들도 발견하였는가? 당신의 통증 패턴을 찾아냈다면, 안도의 한숨을 쉬어도 좋을 것이다. 이제 당신은 통증을 없애기 위한 첫 걸음을 내디뎠다.

2단계: 스크린 테스트

통증의 원인에 대해 더 잘 알기 위해 몇 가지 테스트들을 더 수행해 볼 것이다. 다시 한 번 말하지만, 당신의 통증을 유발하는 자세와 동작들, 그리고 통증 없이 수행할 수 있는 것들을 식별하는 것이 이 스크린의 목표이다.[51] 이러한 문제적인 요소들을 정확히 파악하고 보이지 않는 것들을 가시화함으로써, 당신은 증상을 줄이고 다시 통증 없이 리프팅을 할 수 있게 될 것이다.

자세(혹은 위치) 진단

뉴욕 양키스의 위대한 선수인 요기 베라가 다음과 같이 이야기하였다. "눈으로 봄으로써 많은 것을 관찰할 수 있다." 허리 통증을 가진 환자를 진료할 때 물리치료사로서 내가 가장 먼저 하는 일 중 하나는 그들이 어떻게 움직이는지 지켜보는 것이다. 스크린 과정에서 이 부분을 자세 진단posture assessment이라고 한다.

'자세 진단'이라는 말을 들으면 대부분의 사람들은 임상의가 당신을 서 있게 한 뒤 고개를 갸웃거리며 이리저리 관찰하면서 어깨가 말렸는지, 골반이 앞으로 기울었는지 판단하려는 모습을 떠올린다. 왜냐하면 우리들 중 많은 사람들이 자세를 좋은 자세와 나쁜 자세, 이 두 가지 중 하나로만 평가하도록 배워 왔기 때문이다. 하지만 이는 우리가 지향하는 바가 아니다. 한 발짝 물러서서 다른 시각으로 당신의 몸을 보아야 한다.

켈리 스타렛 박사는 자세posture라는 단어는 위치position에서 기원한다고 말했다. 자세 진단의 목표는 당신 척추의 특정 위치와 증상을 연결할 수 있는지 확인하는 것이다. 이는 척추의 어떤 위치가 당신의 통증을 유발하고 어떤 위치가 통증을 유발하지 않는지에 대한 더 좋은 맥락을 만들 수 있게 한다.

선 자세

서 있을 때 척추의 위치를 평가하는 것부터 시작한다. 마치 마트 계산대에서 줄을 서서 기다릴 때처럼 서 있으면 된다. 친구에게 당신의 측면, 정면, 뒷면 사진을 찍어 달라고 하라.

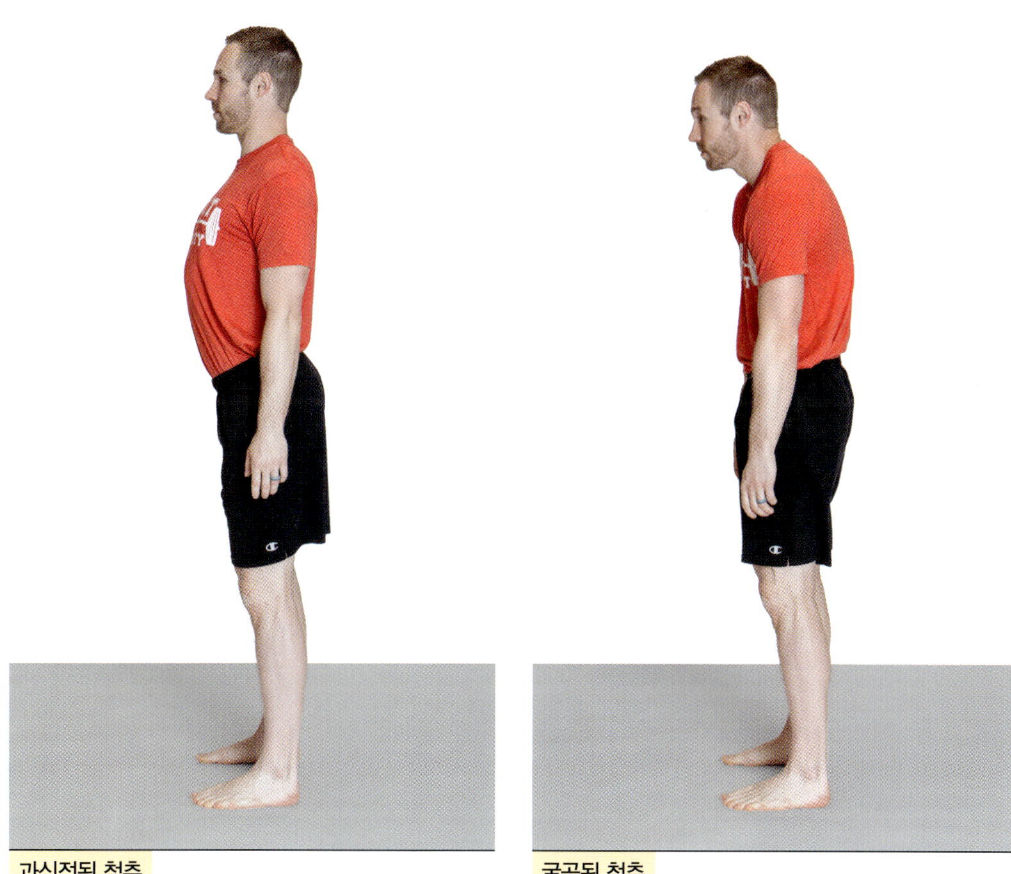

과신전된 척추

굴곡된 척추

그런 다음 스스로에게 질문한다. "이 위치를 취하고 있을 때 통증을 느끼는가?" 대답이 "아니오"라면 이 테스트의 다음으로 이동한다. 하지만 "예"라면 그 이유와 그 증상을 교정할 수 있는지 확인하라.

선 자세에서 어떠한 점이 눈에 띄는가? 어깨가 말렸는가? 턱이 몸 앞으로 빠져나와 있는가? 허리가 평평한가? 아니면 아치를 과도하게 만들고 있는가? 등허리의 특정 근육들이 과도하게 수축하고 힘을 주고 있는 게 느껴지는가?

어깨가 앞으로 말린 자세와 같은, 특정한 선 자세는 낮 동안 어떤 근육들을 '켜진 상태' 그리고 활성화한 상태를 만든다. 서 있는 동안 허리 통증을 호소하는 많은 사람들은 허리 근육을 이완시키지 못한 자세를 취하고 있는 경우가 많다.

만약 당신이 이런 경우에 해당한다면 "키가 길어지는 느낌으로 서라"라는 큐잉을 사용하여 자세를 즉시 바꿔 보고 허리의 뻣뻣한 느낌에 어떤 변화가 생기는지 살펴본다. 달라진 것이 있는가? 우리의 목표는 통증을 없애고 긴장을 완화시키는 새로운 서 있는 방법을 당신의 몸에 가르치는 것이다. 만약 효과가 있는 서 있는 방식으로 바꿀 수 있다면, 당신은 이미 통증 수준을 교정하고 증상을 누그러뜨릴 수 있는 전략을 찾은 것이다!

하중 추가하기

다음으로, 다양한 자세나 척추 위치에서 하중을 가할 때 어떤 반응이 나타나는지를 평가한다. 이 테스트는 스튜어트 맥길 박사의 것을 차용한 것인데, 나의 환자들을 평가할 때 많은 도움을 받았다.

양팔을 몸 옆에 각각 붙이고 의자에 앉는 것으로 시작한다. 척추를 중립으로 만들고 '키를 길게 하려는' 좋은 자세를 취한다. 허리에는 작은 아치가 생길 것이다. 그다음, 의자를 잡고 위로 당겨서 척추에 압박을 가한다. 어떤 느낌이 생기는가? 이와 같은 행동으로 인해 허리에 통증이 발생하는가? 다음으로 허리를 둥글게 말고 같은 방법으로 당기는 동작을 수행한다. 이번엔 어떤 느낌이 드는가? 허리를 만 자세에서 압박을 가하면 허리에 통증이 발생하는가? 이제 테스트를 한 번 더 하되, 허리에 과도한 아치를 만들어 수행한다(척추 신전). 테스트에서 찾은 것을 기록하라.

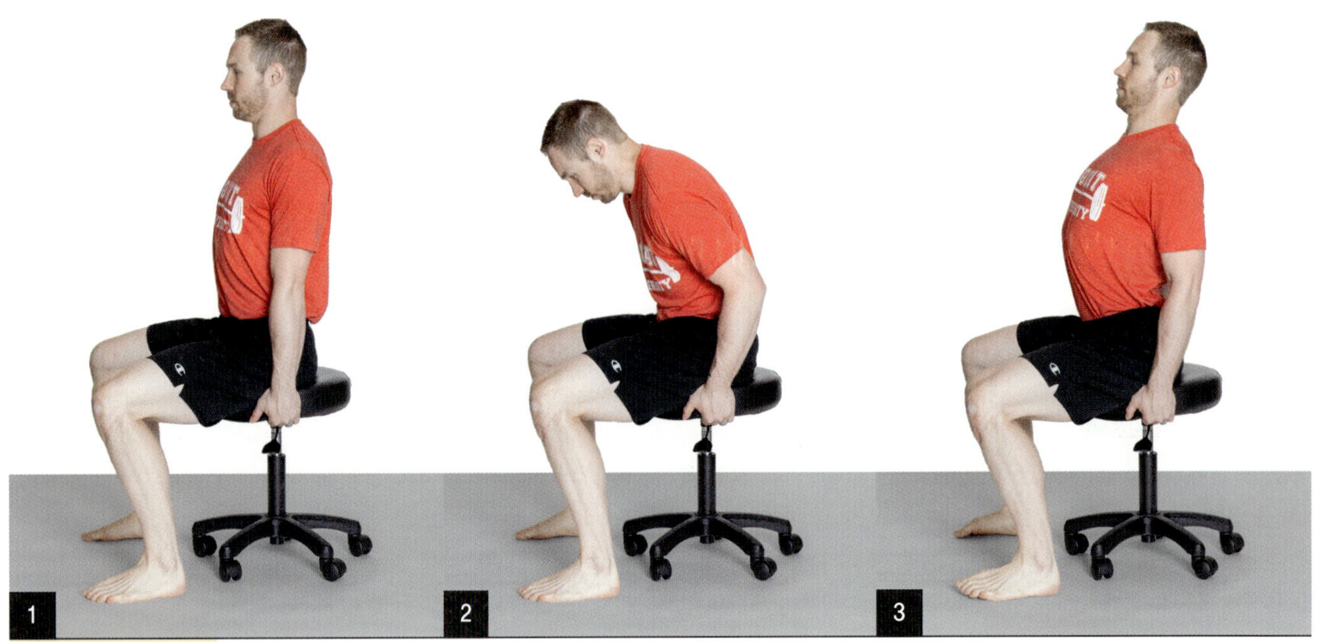

앉아서 당기기 테스트

이 스크린을 할 때, 좋은 자세로 앉은 상태에서 통증이 발생한다면 어떤 하중을 가하는 것이 증상을 유발한다는 결론을 내릴 수 있다. 심지어 좋은 자세로 리프팅을 할 때, 추가된 압박(대부분 근육 수축에서 옴)은 당신의 허리에 지나친 것이므로, 허리를 낫게 하고 싶다면 당분간은 고중량 리프팅을 중단해야 할 것이다.

만약 허리를 굴곡하거나 신전시킨 자세에 압박을 가했을 때 통증이 생긴다면, '중립'을 벗어난 자세가 허리 부상을 유발한다고 가정할 수 있을 것이다. 허리를 굴곡했을 때 통증이 생긴다면 굴곡 불내성이라고 하고 과도하게 아치를 만들었을 때 허리 통증이 발생한다면 신전 불내성이라고 부른다.

다음으로, 침대나 바닥에 배를 대고 1~2분 정도 엎드린다. 만약 이 자세에서 통증이 느껴지기 시작한다면 일어나서 다음 진단을 내린다. 즉 엎드려 누운 자세에 통증을 유발하는 신전 불내성이 있는 것이다. 만약 이 위치에서 통증이 느껴지지 않는다면 몇 분 동안 엎드려 있는다. 그 다음, 몸을 돌려 일어나지 말고 손으로 바닥을 밀어 일어난다.

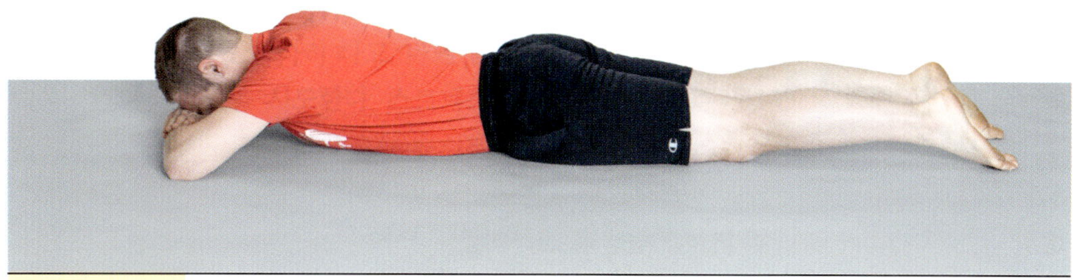

엎드려 누운 자세

뭔가 다른 점이 느껴지지 않는가? 몇 분 동안 엎드린 후 통증이 감소하였다면 굴곡 불내성이 있다고 생각할 수 있다. 엎드린 자세는 하중이 가해지지 않고(중력으로 인한 압박이 제거됨) 약간의 신전 상태가 되므로 좀 더 나은 느낌이 들 수 있다. 만약 그렇다면 통증을 줄이기 위해 매일 몇 분씩 엎드려 있을 것을 추천한다.

다음 테스트는 침대나 바닥에 엎드린 자세에서 한 다리씩 들어올려 보는 것이다. 다리는 완전히 곧게 펴져 있어야 한다. 많은 양의 움직임을 만들 필요는 없다. 대부분 고관절 신전 각도는 10도 정도이다. 좌우 다리를 평가하고 각 고관절에서 얼마나 많은 움직임이 나타나는지, 그리고 그 각 다리의 움직임에서 허리 통증을 일으키는지 비교한다.

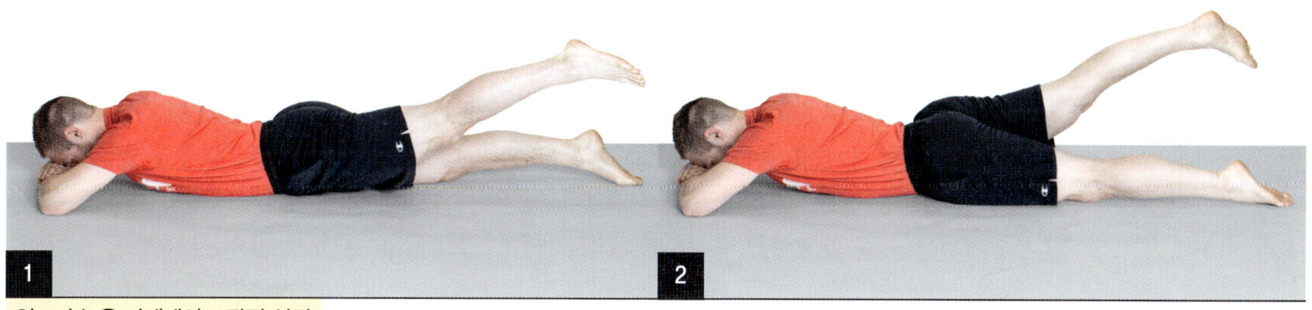

엎드려 누운 자세에서 고관절 신전

만약 침대나 바닥에 엎드려 다리를 신전했을 때(고관절 신전 움직임) 통증이 발생한다면, 배 밑에 베개를 둔다. 그리고 같은 테스트를 다시 수행하되, 이번에는 누군가 복부를 가격하려 할 때 배에 힘을 주는 것처럼 코어 근육들에 브레이싱 기법을 적용하고, 반대쪽 다리(바닥에 놓여 있는 다리)를 바닥/침대 쪽으로 누른다(고관절 굴곡 움직임).

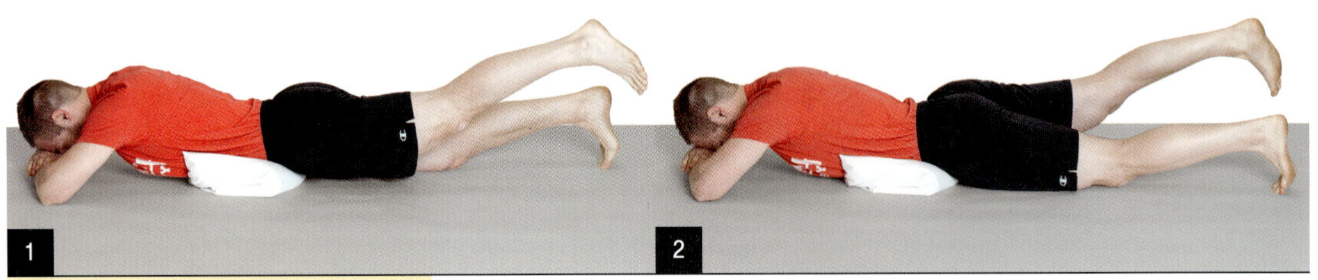

배에 베개를 깔고 엎드린 자세에서 고관절 신전

이번에 다리를 바닥/침대에서 들었을 때, 증상이 바뀌었는가? 만약 그렇다면 이는 회전 요소를 동반한 신전 불내성으로 볼 수 있는데, 이는 한쪽 다리가 뒤로 움직였을 때 허리를 지탱하는 힘이 고르지 않음을 의미한다. 이는 역도의 스플릿 저크 자세나 달리기를 할 때 통증이 생기는 이유에 대한 단서가 될 수 있다.

만약 이 범주에 속할 경우에는 고관절에 밴드를 걸어 고관절 신전 움직임 범위를 개선하는 작업을 해 주는 것이 좋다. 움직임을 개선하려는 쪽 다리로 무릎을 꿇는다. 밴드를 고관절에 두르고 엉덩이 아래에 오게 한다. 밴드의 당겨지는 힘이 전방으로 올 수 있게 고정시킨다. 코어를 단단하게 하고 요추는 중립으로 잠근 다음 고관절을 천천히 앞뒤로 움직이면서 둔근을 꽉 조인다.

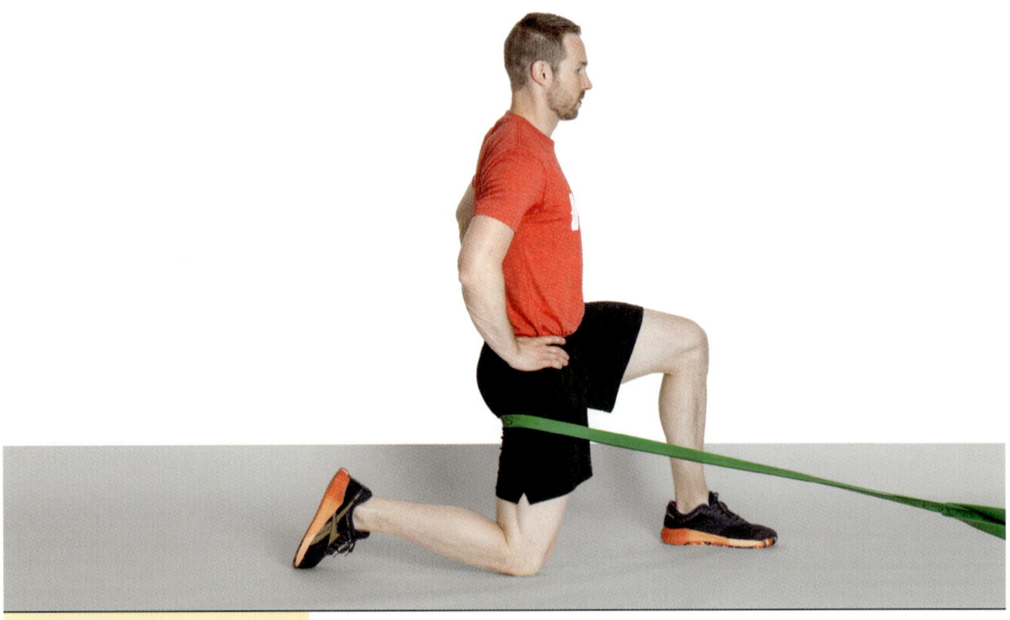

밴드를 활용한 관절 모빌리제이션

이 모빌리제이션은 위와 같은 동작을 통해 관절 움직임을 도우면서 고관절 신전을 제한하는 것들을 풀어 주려는 의도가 있다. 10~20회 정도 반복한 후 엎드리고 다리를 드는 스크린을 다시 수행한 후 변화를 확인한다.

이 모빌리제이션을 통해 움직임이 허리가 아니라 고관절에서 제대로 나오고 고관절 신전이 향상되는 것이 보이는가? 움직임에서 통증은 줄었는가? 만약 그렇다면, 당신의 움직임 문제를 해결하고 통증을 줄이는 데 도움이 되는 도구를 찾은 것이다.

움직임 진단

자세 진단을 수행한 후, 몇 가지 움직임들을 수행해 본다. 맨몸 스쿼트를 하고 바닥 자세에서 몇 초간 멈춘다. 만약 통증이 없다면, 이제 등에 바벨을 올리고 같은 동작을 수행한다. 스쿼트에서 가장 깊은 자세에 도달할 때 허리가 어떤 모습을 보이는지 친구에게 관찰을 부탁한다.

스쿼트의 깊은 위치에서 통증이 발생하는 사람들은 종종 골반의 후방 회전, 즉 허리에서의 과도한 굴곡이 발견되는데, 이른바 벗 윙크가 생기는 것이다. 이러한 동작은 종종 고관절 때문에 발생한다.

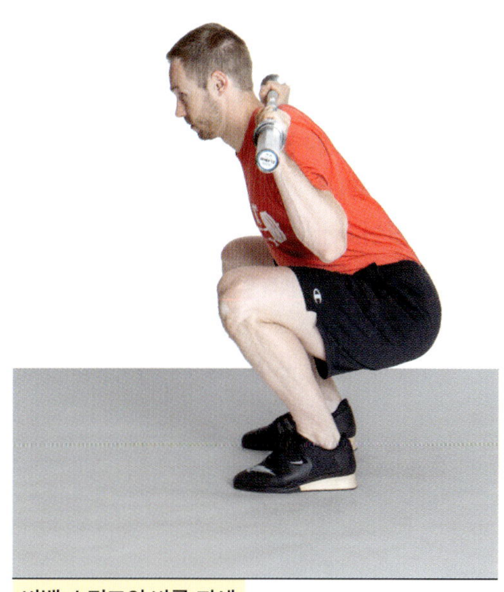

바벨 스쿼트의 바른 자세

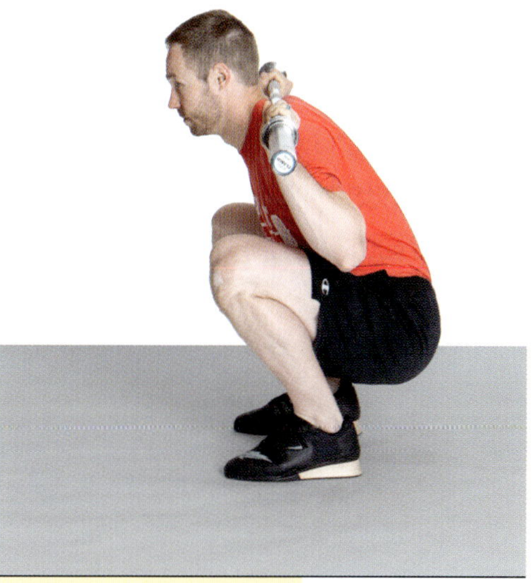

벗 윙크가 나오는 바벨 스쿼트

사진에서 볼 수 있듯이, 스쿼트 동작에서 내려가는 구간에서 대퇴부의 뼈(대퇴골)는 고관절 소켓(관골구)에서 회전한다. 스쿼트의 깊이가 깊어지는 동안, 대퇴골은 결국 관골구 테두리에 부딪히게 된다. 이 타이밍은 관골구 소켓의 깊이(해부학적으로 타고난 부분이다)와 대퇴골의 크기 및 움직이는 방향에 따라 달라진다. 고관절 소켓의 깊이가 깊을수록, 이러한 충돌은 더 빨리 일어난다.

고관절 소켓의 깊이

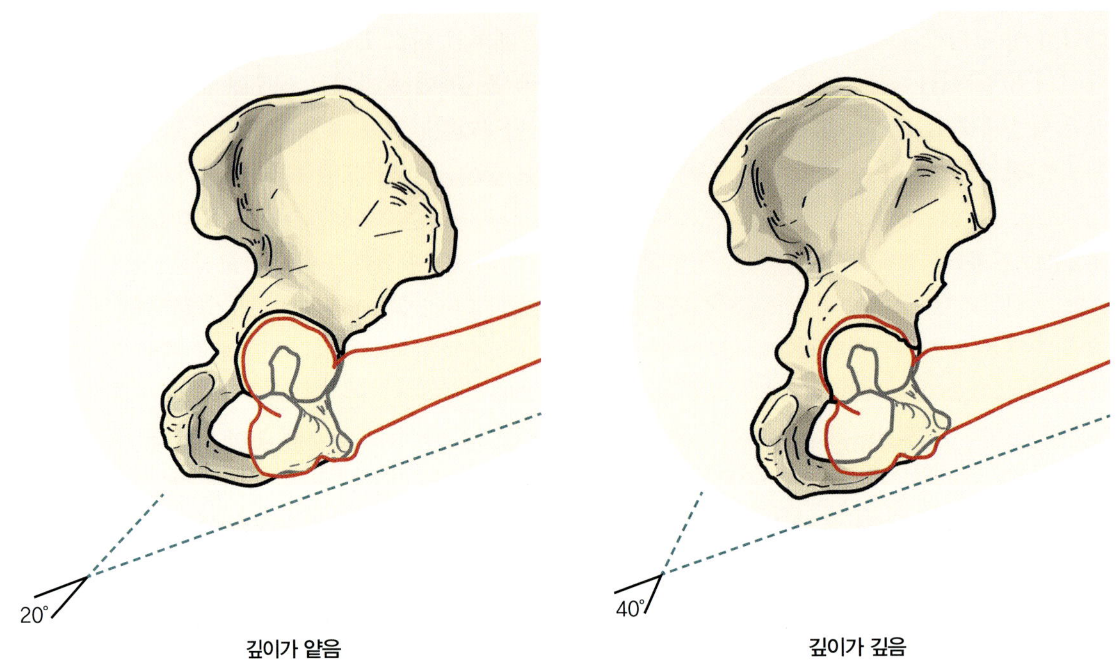

이 시점에서 대퇴골은 더 이상 움직일 수 없기 때문에, 더 깊이 내려가기 위해서는 골반을 반사적으로 회전시켜야 하고 이는 곧 허리를 굴곡시키게 만든다.

벗 윙크

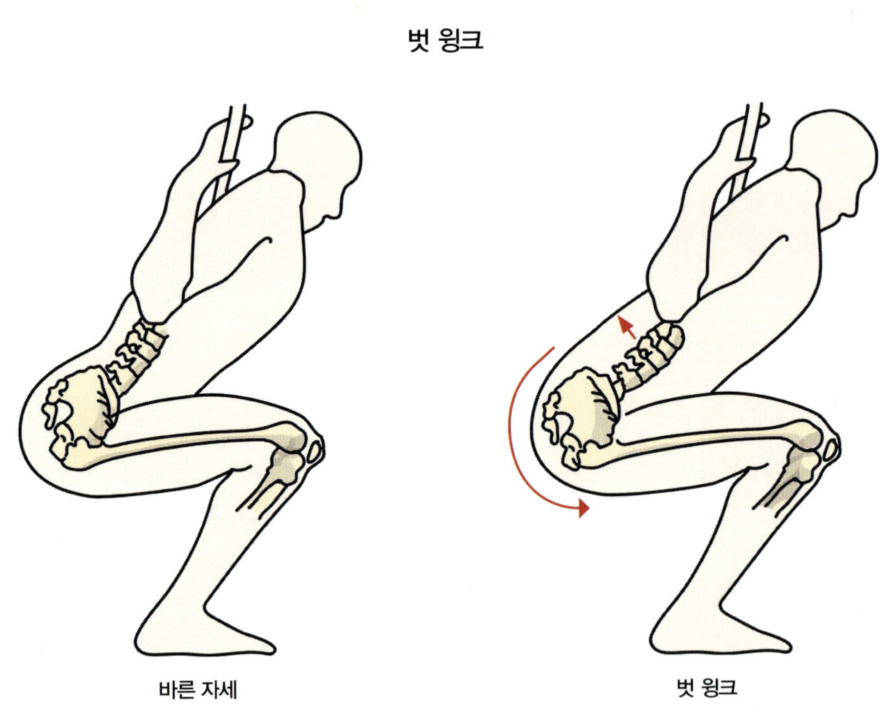

벗 윙크가 곧 허리 통증을 일으키는 직접적인 원인으로 볼 수 있는가? 꼭 그렇지는 않다. 하지만 중량을 리프팅을 할 때에는 권장하지 않는다. 파워=힘×속도라는 공식에 대해 다시 생각해 보라.

고관절은 하중이 실린 상태에서 움직임이 나오는 것이 전제된 관절임에 반해, 척추는 그렇지 않다. 앞서 논의한 바와 같이, 척추를 구성하는 섬유들은 중량이 실린 상태에서 굴곡/신전 움직임이 가해지면 손상을 받기 시작하는데, 이를 박리 과정delamination이라고 부른다. 벗 윙크 움직임이 나오는 동안 요추에서 발생되는 굴곡의 양은 작으면서도 몇 개의 척추들(예: L4/5 및 L5/S1)에서만 발생하기 때문에 스트레스의 집중이 발생한다. 그러므로 벗 윙크 움직임은 척추를 굴곡시킬 뿐만 아니라 리프팅 시 척추 일부분에 하중을 집중시키기도 하는 것이다. 이는 디스크 돌출이 발생하는 것과 정확히 일치하는 메커니즘이다.

만약 벗 윙크가 나와서 통증이 생긴다면, 스탠스와 스쿼트 깊이를 조절하여 벗 윙크를 없애 보라. 증상이 완화되었는가? 만약 그렇다면 당신의 증상과 중량이 실린 상태의 골반 움직임이 연관될 수 있으며 굴곡 불내성 문제가 있는 것으로 추측할 수 있다. 첫 단계는 스쿼트를 할 때나 클린 또는 스내치에서 벗 윙크가 얼마나 나오는지 인식하는 것이다. 그다음 단계는 발목의 가동성을 확인하는 것이어야 한다.

허리 통증과 발목의 가동성은 어떤 관련이 있을까? 만약 발목이 뻣뻣하고 가동성이 떨어진다면(특히 배측굴곡 움직임), 스쿼트 하단 자세에서 무릎이 발가락 위로 나아갈 정도로 충분히 굴곡되지 못할 것이다. 이렇게 된다면 스쿼트를 깊게 만드는 동안 몸의 다른 부분(골반과 허리)이 더 과도하게 움직여야 한다는 것을 의미한다.[52]

5인치 월 테스트는 발목 가동성 문제를 쉽게 가려 낼 수 있는 방법이다.[53] 신발을 벗고 벽에 가까이 가서 그 앞에서 무릎 꿇는다. 줄자를 사용하여 엄지발가락이 벽에서 5인치 떨어진 곳에 올 수 있게 한다. 이 상태에서 무릎을 앞으로 밀어보는데, 뒤꿈치는 바닥에서 떨어지지 않게 한다.

만약 무릎이 벽에 닿지 않는다면 발목 가동성 제한이 있는 것이다. 연부조직 제한이나 관절 가동성 문제가 있을 수 있다. 혹은 두 가지 모두를 가지고 있을 것이다! 발목 통증 챕터에서 소개하는 가동성 운동들(종아리 폼롤링/스트레칭, 또는 관절 모빌리제이션)을 해 본다. 통증 없이 딥 스쿼트를 하고 싶다면, 발목 가동성을 향상시키기 위해 매일 이러한 작업을 하는 것이 최우선이다!

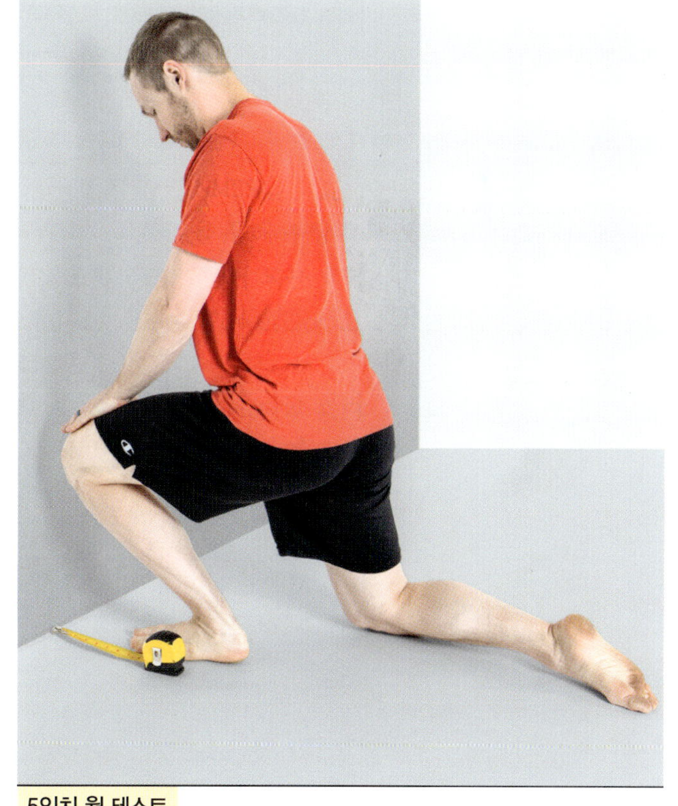

5인치 월 테스트

다음 테스트를 위해 빈 바벨을 등에 올리고 선다. 다음 테스트를 위해, 등에 바벨을 내려놓고 서라. 엉덩이를 뒤로 밀고 골반을 앞으로 기울인다(허리의 아치를 만들고 풀어 본다). 이 움직임이 통증을 유발하는가? 만약 그렇다면 척추 신전 움직임에 대해 불내성이 있는 것으로, 통증을 피하기 위해선 이러한 위치를 제한할 필요가 있을 것이다.

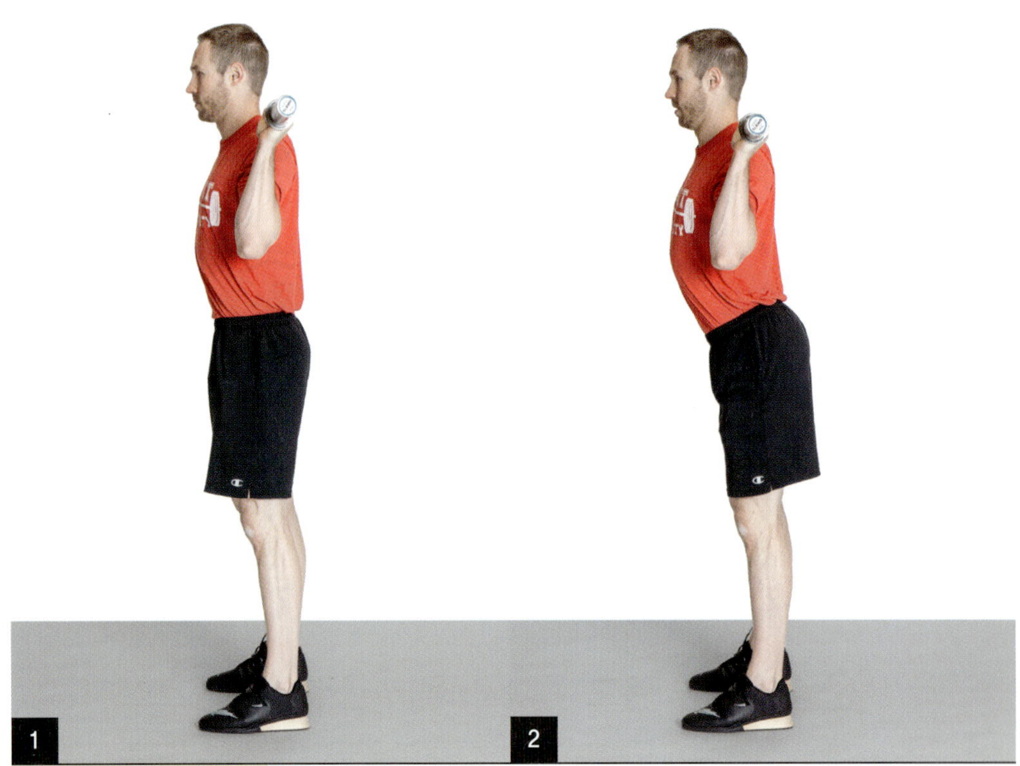

바벨 하중 척추 신전 테스트

바벨을 어깨에서 내리고 허리 높이에서 행 포지션hang position을 취한다. 몸을 앞으로 구부려 마치 루마니안 데드리프트(RDLRomanian deadlift)을 수행하는 것처럼 바벨을 정강이 중앙으로 내린다. 만약 바벨을 구비할 수 없다면(또는 바벨을 몸 앞에 잡고 있는 것만으로도 통증이 유발된다면) 단순히 양손을 밑으로 내려 RDL 동작만 따라 한다.

이 위치를 몇 초간 유지한 다음 다시 시작 위치로 돌아간다. 어떤 느낌이 드는가? 몸을 앞으로 구부릴 때 통증이 느껴지면 동작을 다시 해 보되, 이번에는 코어를 잠그고bracing, 올바른 힙 힌지hip hinge에 더 집중하여 동작을 수행한다. 전적으로 고관절을 중심으로 움직여라. 즉 허리에서는 전혀 움직임이 나오지 않도록 한다. 증상이 바뀌었는가? 그렇다면 굴곡 불내성의 징후가 있다고 추측할 수 있다.

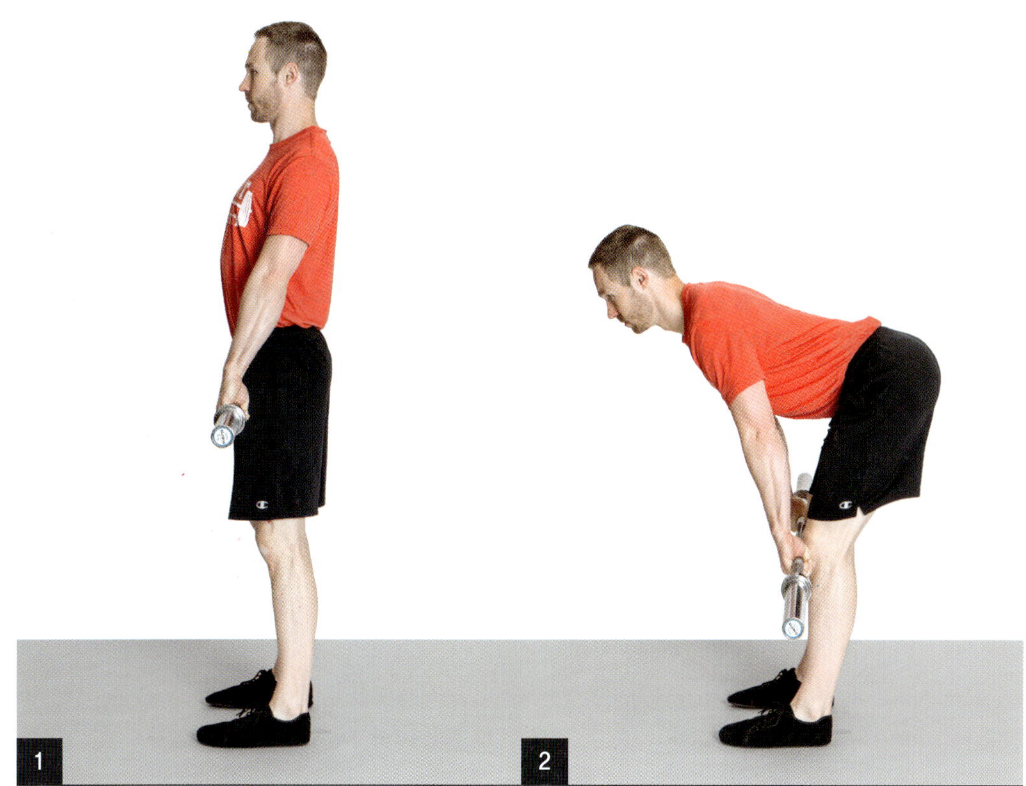

바벨 RDL

만약 허리를 구부릴 때는 통증이 없으나, 다시 선 자세로 돌아갈 때 통증이 발생해도 비슷한 교정법을 시도한다. 이처럼 몸을 구부린 자세에서 되돌아올 때 통증이 발생하는 선수는 허리를 먼저 쓰고 그다음에 고관절을 사용하는 경향이 잦은 것이다(요추 신전 후 고관절 신전). 다시 이 움직임을 시도하되, 이번에는 몸을 일으킬 때 뒤꿈치를 바닥으로 밀어 박으면서 둔근을 쥐어짠다. 고관절을 중심으로 움직이고, 허리에서 아치가 만들어지지 않도록 한다. 이번에는 통증 없이 움직일 수 있는가? 그렇다면 당신에게는 신전 불내성 징후가 있는 것이다.

만약 이러한 교정법들이 허리 통증을 조금이라도 완화시켰다면, 통증을 줄이기 위해서 새롭게 움직이는 방식을 채택해야만 한다. 허리가 아닌 고관절 중심으로 움직여야 한다는 생각은 웨이트룸에서뿐만 아니라 일상생활(예: 바닥에서 빨래 바구니를 들어올리는 것)에서도 적용된다. 이때, 당신의 허리는 특정 움직임에 대해 민감해져 있으므로, 통증 증상을 줄이는 최고의 방법은 자신의 통증 유발 상황을 중심으로 작용하는 새로운 전략을 채택하는 것이다.

다음 테스트는 맨발로 좌우, 싱글 레그 스쿼트를 하는 것이다. 친구에게 좌우 스쿼트 움직임이 어떤지 관찰을 부탁하거나, 휴대폰으로 영상을 촬영해서 살펴본다. 이때 완전하게 깊은 피스톨 스쿼트를 할 수 있는지를 보는 것보다는 싱글 레그 스쿼트를 얼마나 잘 조절할 수 있는지, 이 동작이 통증을 다시 발생시키는지에 대한 좌우 차이를 살펴보는 것이 중요하다.

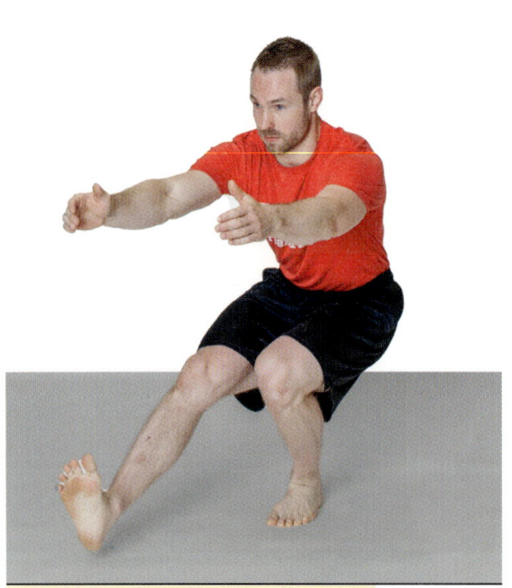

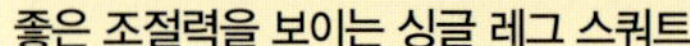

좋은 조절력을 보이는 싱글 레그 스쿼트

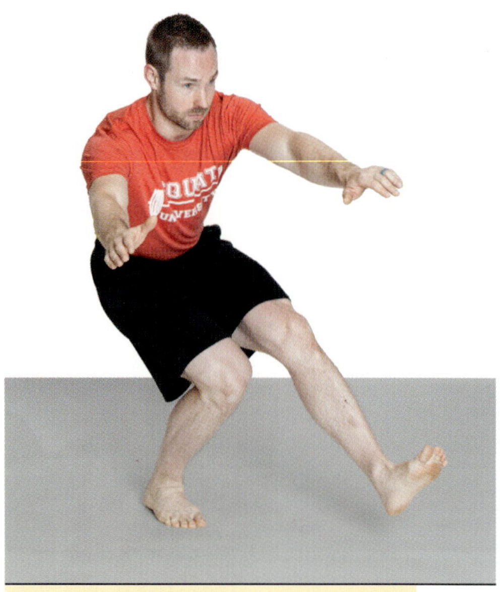

좋지 못한 조절력을 보이는 싱글 레그 스쿼트

당신은 싱글 레그 스쿼트를 훈련에 꼭 필요한 부분으로 여기지 않을 수도 있겠지만, 그래도 적어도 두 가지 이유에서 싱글 레그 스쿼트를 할 수 있는 능력을 갖춰야 한다. 첫째, 당신이 계단에서 내려갈 때 어떤 일이 벌어지는 생각해 보라. 한 다리로 움직일 것이다. 매번 계단을 내려갈 때마다 우리는 몸을 원심성으로 낮춰야 한다(싱글 레그 스쿼트와 비슷하다). 그리고 달리거나 뛸 때에도 같은 일이 벌어진다.

둘째, 싱글 레그 스쿼트에서 보이는 움직임 조절의 불균형은 더블 레그 움직임(스쿼트, 클린, 데드리프트 등)에서도 문제를 일으킬 수 있다. 만약 바벨이 움직이는 동안 하체 조절력이 좌우 균등하지 않으면 척추에까지 힘이 불균일하게 전달된다. 싱글 레그 스쿼트 진단에서는 더블 레그에서는 육안으로는 쉽게 보이지 않는 이러한 미묘한 차이가 쉽게 노출된다.

만약 싱글 레그 스쿼트에서 좌우 중 어느 한쪽에서라도 통증이 재현된다면, 다음과 같은 큐잉으로 증상을 변경할 수 있는지 보라. 한쪽 다리로 서서 코어를 살짝 잠궈 본다. 발로 지면을 움켜쥐고 삼각대 발tripod foot(195쪽 참고)을 만든다. 발뒤꿈치가 아니라, 발 전체로 체중이 고르게 분산되어야 한다! 엉덩이를 뒤로 빼고 가슴을 앞으로 숙이면서 고관절에서 힌지 움직임을 만든다. 정확하게 한다면, 무게중심은 발의 중앙에 머무르게 될 것이다. 무릎이 흔들리지 않게 하면서 천천히 스쿼트 한다.

증상들이 바뀌었는가? 그렇다면 싱글 레그 안정성 드릴들로 적절한 움직임 시퀀싱 작업을 하는 것이 당신의 재활 계획에서 중요한 부분이 될 것이라는 신호이다. 무릎 통증 챕터(200~201쪽 참고)에 있는 터치다운 프로그레션을 확인해 볼 것을 강력하게 추천한다.

부하 테스트

부하가 실리거나 중량을 리프팅하는 것이 통증을 유발하는지에 대한 간단한 방법은 중량을 사용한 프런트 레이즈 테스트를 해 보는 것이다.[54] 가벼운 덤벨이나 케틀벨을 배 앞에 쥔 자세에서 시작한다. 무게가 5~15파운드 사이라면 어떤 도구라도 괜찮다.

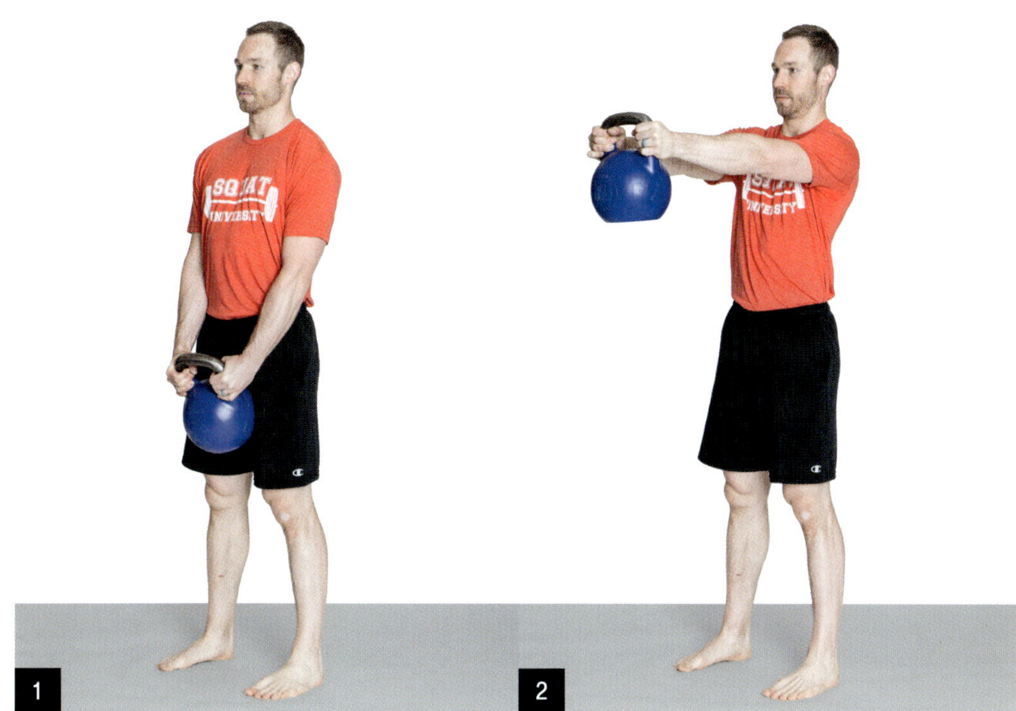

부하 테스트

팔을 구부리지 말고 중량을 몸 앞으로 든다. 이 위치에서 호흡을 몇 차례 들이마시고 내쉰다. 통증 수준이 어떻게 변했는가? 만약 중량을 든 자세가 허리 통증을 유발한다면, 같은 동작을 다시 해 보되, 이번에는 코어 근육들을 잠그고 중량을 움직인다. 다른 점이 생겼는가?

만약 중량을 들기 전에 코어를 잠근 것이 통증을 없애거나 현저히 감소시킨다면, 체육관에서의 리프팅으로 인한 부하들이 당신의 통증에 기여하고 있다고 가정할 수 있다(즉, 부하 불내성이 있는 것이다). 어떤 물건을 옮길 때마다(바닥에서 박스를 들어올리거나 바벨 스쿼트를 하는 등) 몸통을 단단하게 만드는 법을 배우는 것이 우선순위가 되어야 한다. 목적성 있는 코어 운동들을 통한 안정성을 몸에 새기는 것이 당신의 회복 훈련의 핵심이 될 것이다.

하지만 만약 코어를 잠그는 것bracing으로도 통증이 여전히 발생한다면, 당신의 몸은 부하 불내성이 극도로 심하여 어떤 중량을 드는 것에도 민감하게 반응하는 것이다. 이는 당분간 웨이트 트레이닝은 물론이고 체육관 밖에서도 무거운 물건을 드는 것(가구 옮기기, 식료품 구매를 할 때도 한 번에 여러 봉투를 들지 말기 등)을 하지 말아야 허리 증상들을 진정시킬 수 있다는 것을 의미한다.

힐 드롭 테스트heel drop test라고 불리는 마지막 스크린을 통해, 당신의 신체가 빠르게 가해지는 부하를 어떻게 처리하는지 확인해 보라.[55] 복부의 근육들을 완전히 이완시킨 상태로 선 자세로 시작한다. 뒤꿈치를 들어 발끝으로 서고 빠르게 뒤꿈치를 떨어뜨린다. 파워 스내치나 클린을 할 때처럼 발이 강하게 지면에 부딪혀야 한다. 두 다리로 한 번, 한 다리로 한 번씩 수행한다.

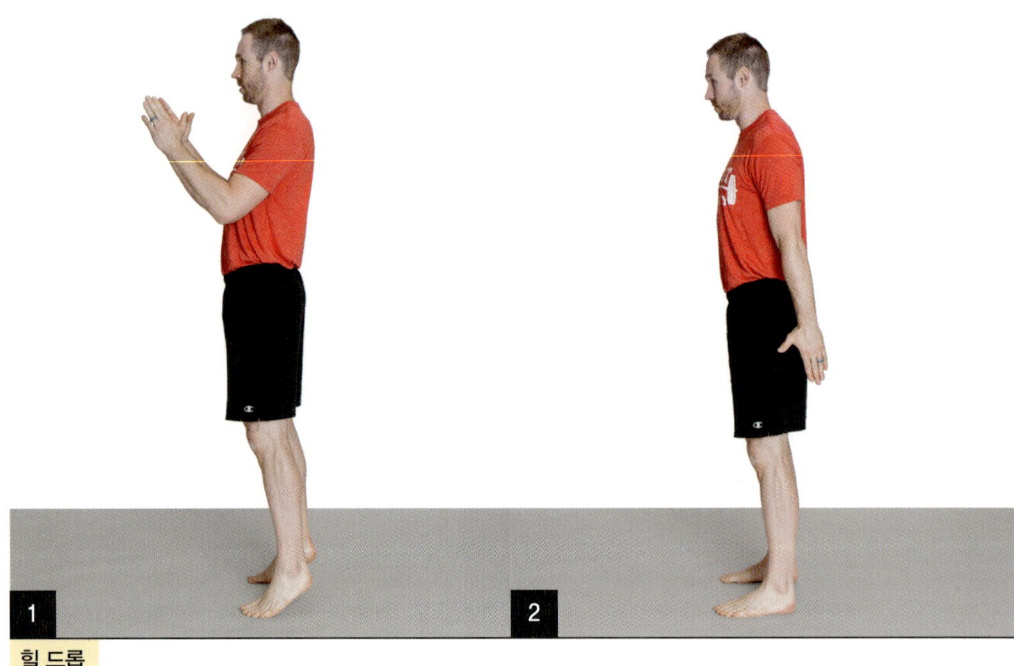

힐 드롭

척추에 충격을 가하는 이러한 동작이 통증을 유발하는가? 그렇다면 하중 불내성을 가지고 있다고 추측할 수 있을 것이다. 즉 척추에 과도한 압박이 가해지거나, 척추의 불안정성(빠르게 가해지는 힘에 대항해 척추 주변 근육들이 효과적으로 안정화를 시키지 못해 척추에 미세한 움직임들이 발생함) 때문에 통증이 유발되는 것이다.

자, 코어에 약간의 브레이싱 기법을 적용한 후 동일한 테스트를 반복해 보라. 변화가 발생하는가?

코어를 단단하게 함으로써 힐드롭 시 발생했던 통증이 제거되었다면, 박스 점프나 클린 혹은 스내치, 그리고 달리기를 할 때 통증이 발생했던 이유를 알 수 있다. 코어 근육은 부하가 빠르게 몸에 가해졌을 때 척추를 안정시키는 일을 제대로 하지 못하고 있는 것이다. 이로 인해 척추에는 미세한 움직임들이 일어나게 되고 통증이 유발되는 것이다. 빠른 템포의 움직임들을 수행할 때는 코어를 잠그고 척추의 안정성을 향상시키는 작업을 우선적으로 해야 한다.

그러나 코어를 잠궈도 힐 드롭 테스트 시 여전히 통증이 증가한다면, 이는 과도한 압박 스트레스에 대한 동적인 하중 불내성을 가지고 있음을 추측할 수 있다. 종판 골절이 있을 수도 있다. 드롭 테스트에서 양성이 나왔다면 바벨 훈련과 달리기, 기타 스포츠 등 역동적인 활동을 없애 척추가 회복되고 치유될 수 있도록 하는 것이 필수적이다. 허리 부상이 있는 채로 훈련을 지속하는 것은 득보다 실이 많다. 통증은 분명 훈련에 대한 일시 정지 버튼을 눌러야 하는 상황들 중 하나이다.

고관절 신전 협응력

엉덩이 기억상실증이라는 말을 들어 보았는가? 과거 블라디미르 얀다라는 유명한 임상의가 허리 통증 환자들에게서 어떤 패턴들을 발견하였다. 특별히 그는 허리 통증 환자들에게 억제되어 약해진 둔근이 흔히 보인다는 것을 알아차렸다. 당시에는 왜 이런 억제 현상이 일어났는지에 대한 그의 이론을 뒷받침할 만한 연구들이 거의 없었지만, 현재의 연구들에 따르면 통증은 둔근 활성화를 억제할 수 있다고 한다.[56]

2013년, 스튜어트 맥길 박사와 그의 연구팀은 이러한 억제 현상을 실시간으로 직접 관찰하였다.[57] 이 연구팀은 연구 참가자들의 브릿지 운동을 할 때의 둔근 활성도를 측정하였다. 그다음 일시적으로 고관절에 통증을 유발시키는 관절조영술을 시행하였다. 조영술 직후 브릿지 운동을 재시험하였을 때, 통증이 있었던 쪽의 대둔근의 활성도가 현저하게 감소하였다. 맥길 박사는 이러한 현상을 엉덩이 기억상실증이라고 불렀다.[58] 엉덩이 기억상실증은 뇌가 신경의 동원력을 줄이고 통증(관절성 신경근 억제arthrogenic neuromuscular inhibition)으로 인해 둔근이 적절하게 작동하는 것을 억제한다는 것을 의미한다.

다음은 엉덩이 기억상실증이 있는지 확인해 보는 테스트이다. 테스트의 목표는 스쿼트에서 일어날 때, 데드리프트를 할 때, 또는 전력질주 중 몸을 앞으로 밀어 낼 때 발생하는 고관절에서의 신전 움직임이 신체와 얼마나 협응을 하는지 보는 것이다. 고중량을 리프팅 할 때 허리를 건강한 상태로 유지하기 위해선, 엉덩이가 적절한 타이밍과 적절한 양의 힘과 근육 동원을 발생시킬 수 있는 능력을 가져야만 한다(이를 최적의 운동 동원 패턴motor recruitment pattern이라고 부른다). 이 스크린은 이러한 능력을 깊이 있게 볼 수 있고 당신의 고관절 주변 근육들(주로 대둔근)이 허리와 어떻게 상호작용하는지 평가한다.

두 무릎을 구부리고 등을 대고 눕는다. 한쪽 다리를 펴고 싱글 레그 브릿지를 수행한다. 10초간 자세를 유지하면서 자세 유지를 위해 어떤 근육들이 작동하고 있는지, 그리고 이 움직임이 허리 통증을 일으키는지 느껴 본다.

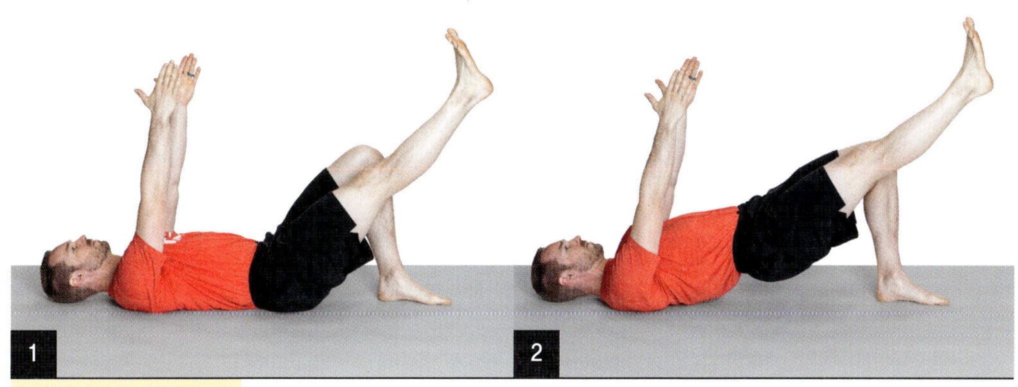

싱글 레그 브릿지 테스트

엉덩이 높이를 유지하기 위해 어떤 근육들이 강하게 작동하는가? 만약 둔근 외의 다른 근육들이 1차적으로 작동한다면, 고관절 신전에 대한 협응력 문제(일명, 엉덩이 기억상실증)가 있는 것이다.

이 테스트를 할 때 통증이 발생하는가? 한쪽 다리로 브릿지를 할 때 통증이 발생하는 것은, 허리에 힘이 고르게 작용되지 못한 것에 대한 반응이다. 이는 적절하게 고관절을 신전하지 못한 둔근의 능력 부족 때문이며, 허리의 신전근들이 그 대신 두 배로 일을 해야 하기 때문이다. 허리의 신전근이 지나치게 활성화되면 척추에 엄청난 양의 힘이 가해지고 통증이 발생하게 된다.

만약 허리 통증이 발생한다면, 더블 레그 브릿지를 해 본다. 두 발을 바닥에 뿌리박고 엉덩이를 들면서 둔근을 쥐어짠다. 허리에서 과신전이 나오지 않도록 주의한다. 즉 엉덩이를 너무 높게 들려고 하지 않는다. 통증이 줄어드는가? 만약 그렇다면 재활 프로그램에 둔근 운동을 적용할 필요가 있다. 적절한 둔근 활성화가 나오는 싱글 레그 브릿지를 할 수 있게 둔근의 강화 및 협응력을 만드는 것이 적절한 근육 동원 패턴을 재정립하는 재활 프로그램의 필수적인 부분이 될 것이다.

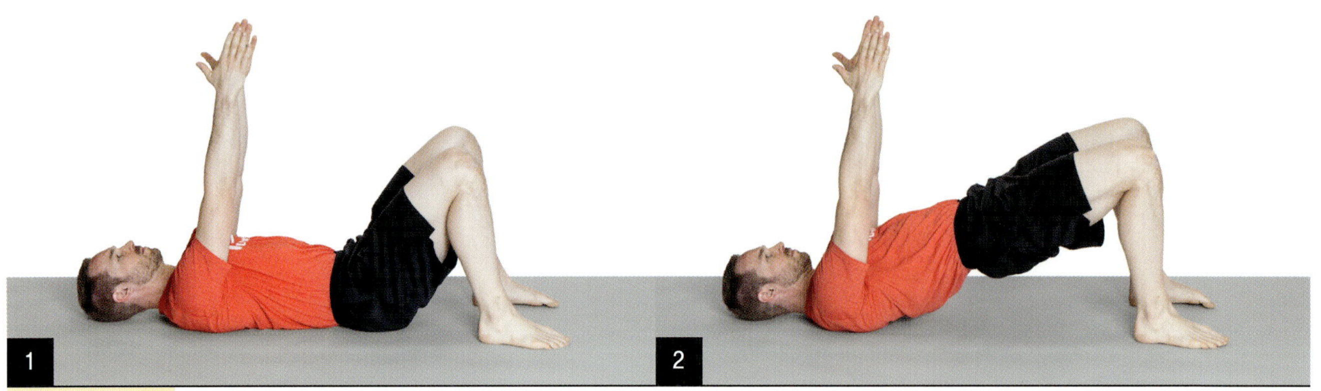

더블 레그 브릿지

고관절 가동성 진단

뻣뻣한 고관절은 신체 관절들의 복합적인 관계 중 바로 윗관절에 직접적인 영향을 미친다. 즉 허리에 영향이 간다는 의미이다. 고관절 가동성에 제한이 생기거나, 좌우 고관절 움직임 사이에 상당한 차이가 생기는 경우, 리프팅 시 허리에 요구되는 중립 척추 정렬이 어긋날 수 있다. 따라서 허리 부상에 대한 평가에 고관절 가동성 평가가 포함되어야 하는 것이다.

연구에 따르면 고관절들의 회전(특히 회전 정도의 부족이나 좌우 차이가 나는 경우)은 허리 통증 발생에 있어 큰 위험 인자로 밝혀졌다.[59] 만약 어떤 선수에게 한쪽 고관절 회전에서 회전 범위가 심각하게 부족한 경우 스쿼트, 클린, 스내치의 하단 자세로 몸을 내릴 때 허리에 불균등한 힘이 지속적으로 가해지게 된다.

고관절의 회전 문제들을 테스트하기 위해서는 등을 바닥에 대고 눕는다. 친구에게 다리를 잡고 바닥 또는 벤치에서 60도로 들어올리게 한다.

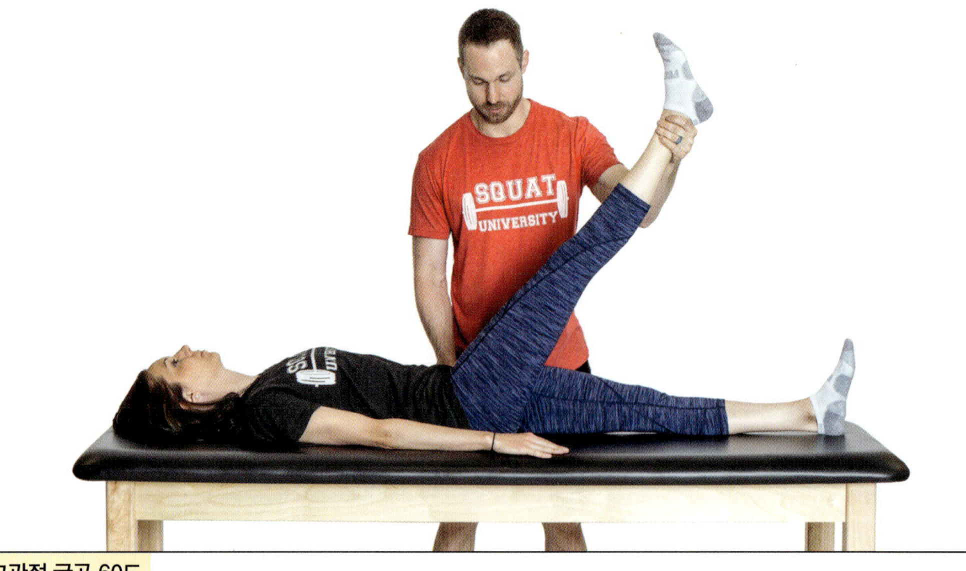

고관절 굴곡 60도

이 위치에서, 무릎을 구부리고 고관절 내회전의 양을 평가하기 위해 몸의 중심선에서 정강이가 바깥을 향하도록 돌려 본다. 그리고 외회전의 양을 평가하기 위해선 몸의 중심선 방향으로 회전시킨다. 두 다리에서 동일한 움직임을 수행한다. 한쪽 다리가 다른 쪽보다 몇 인치 더 움직임다면 좌우 고관절 회전 양이 차이를 크게 하고 있음을 알 수 있다.

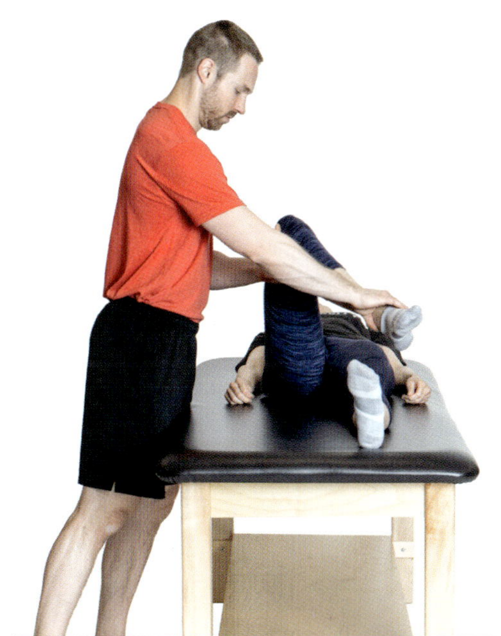

고관절 외회전

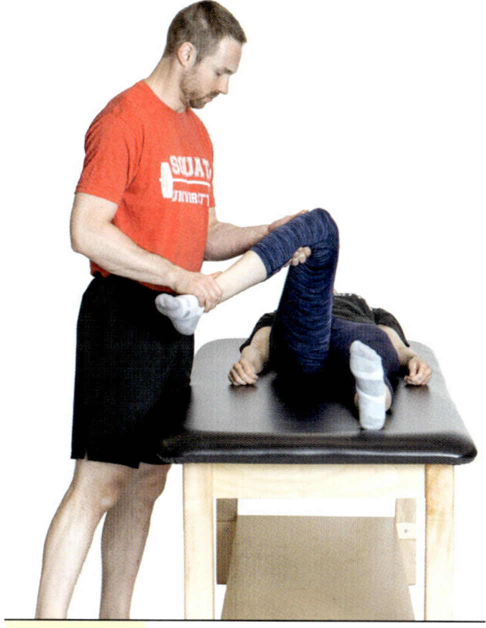

고관절 내회전

불균형이 발견된 경우, 밴드를 사용한 관절 모빌리제이션이 손실된 움직임을 복구하는 데 도움이 될 수 있다. 대퇴부에 긴 저항밴드를 두르고 고관절에 최대한 가깝게 오도록 위치를 조절한다. 하프 닐링 자세를 취하고 작업하고자 하는 고관절을 앞으로 향하게 한다. 밴드가 고관절을 바깥으로 당기게 해야 한다.

하프 닐링 자세에서 손을 사용하여 무릎이 몸을 가로지를 수 있도록 앞으로 당기고 시작 위치로 다시 돌아간다. 몇 초간 자세를 유지한 뒤, 무릎을 바깥으로 벌리고 외측 둔근을 쥐어짠다. 동작을 하는 동안 발은 바닥에 단단히 고정시킨다. 즉 발을 옆으로 굴리면 안 된다!

이와 같은 무릎 당기기 동작을 수행한 후 몇 초 동안 그 위치를 유지한다. 그 뒤 무릎을 바깥으로 밀어내고 둔근을 쥐어짠다. 이를 20회 정도 반복하고 고관절 가동성을 다시 테스트 한다. 당신이 원하는 변화가 효과적으로 일어났는지 확인하기 위해 언제나 다시 테스트 한다.

밴드를 이용한 관절 모빌리제이션(측면 방향 적용)

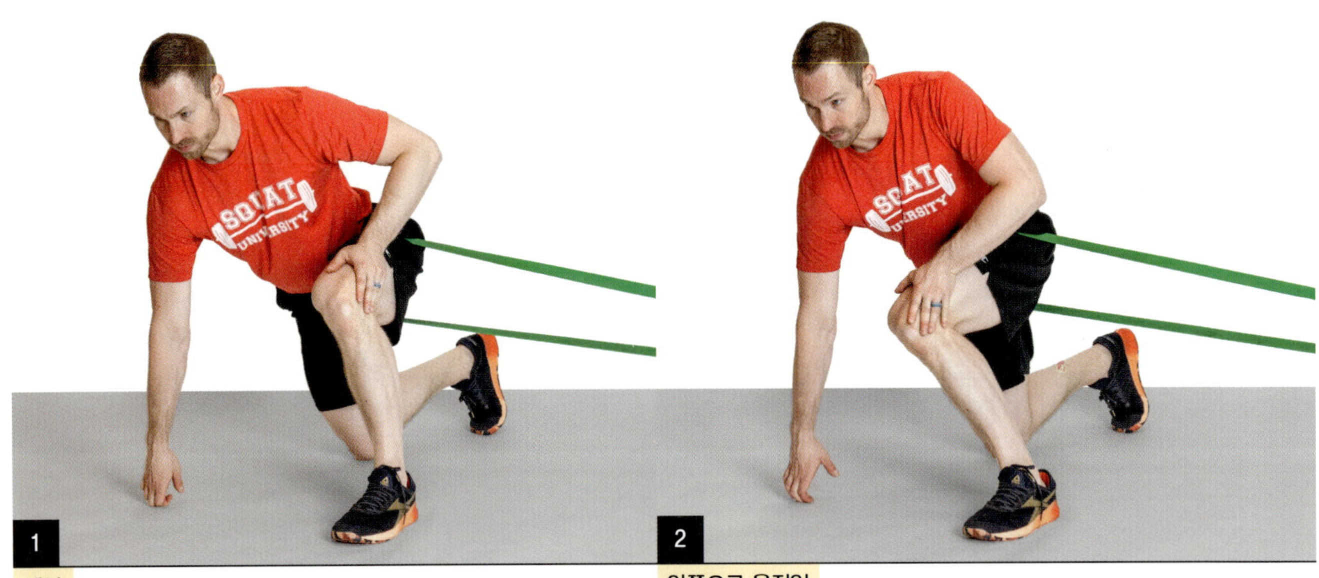

1 셋업

2 안쪽으로 움직임

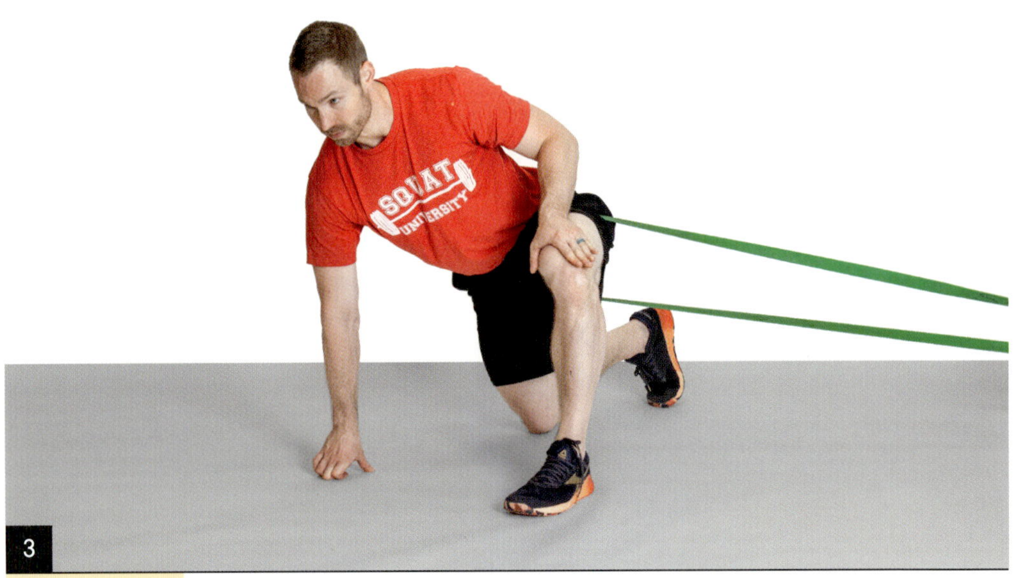

3 바깥쪽으로 움직임

다음으로, 고관절 통증 챕터로 가서 토마스 테스트(139쪽)와 FABER 테스트(138쪽)를 수행해 본다. 포괄적인 재활 프로그램을 위해선 숨겨진 고관절 가동성 제한 문제를 해결해야 한다.

흉추 가동성 진단

제한된 고관절 가동성이 허리에 과도한 스트레스로 이어질 수 있듯이, 흉추(중간 등)나 어깨의 가동선 제한들도 허리에 원치 않는 스트레스를 줄 수 있다. 흉추나 어깨의 가동성이 좋지 못하면 높은 선반에 상자를 올려 놓거나 바벨을 프레스하거나 스내치를 할 때처럼 팔을 위로 올릴 때 보상 작용으로 허리가 과도하게 움직이는 경우가 발생한다. 만약 허리 통증이 '신전 불내성' 범주에 속한다고 생각된다면, 다음 테스트들을 할 것을 권한다.

전문 임상의의 도움 없이 흉추 신전을 평가하는 것은 까다로울 수 있지만, 앉은 자세 회전 스크린은 흉추 부위가 얼마나 잘 움직일 수 있는지 알 수 있는 자가진단 테스트이다.

테이프 두 개를 'X' 자로 교차해 바닥에 붙인다. 두 테이프는 90도를 형성해야 한다. 교차점 가운데, V 자가 몸 앞에 오도록 앉는다. PVC 파이프를 가슴에 대고 최대한 오른쪽으로 돌린 다음 왼쪽으로 돌려 본다. 이상적으로 흉추는 좌우 45도씩 회전할 수 있어야 한다. 그러면 PVC 파이프와 테이프는 정렬을 이룰 것이다.[60] 좌우 각 방향으로 최소 45도 이상 회전할 수 없거나 좌우 어느 쪽에서든 심한 불균형이 보이는 경우 허리 통증의 원인이 될 수 있는 잠재적 요인이 될 수 있다.

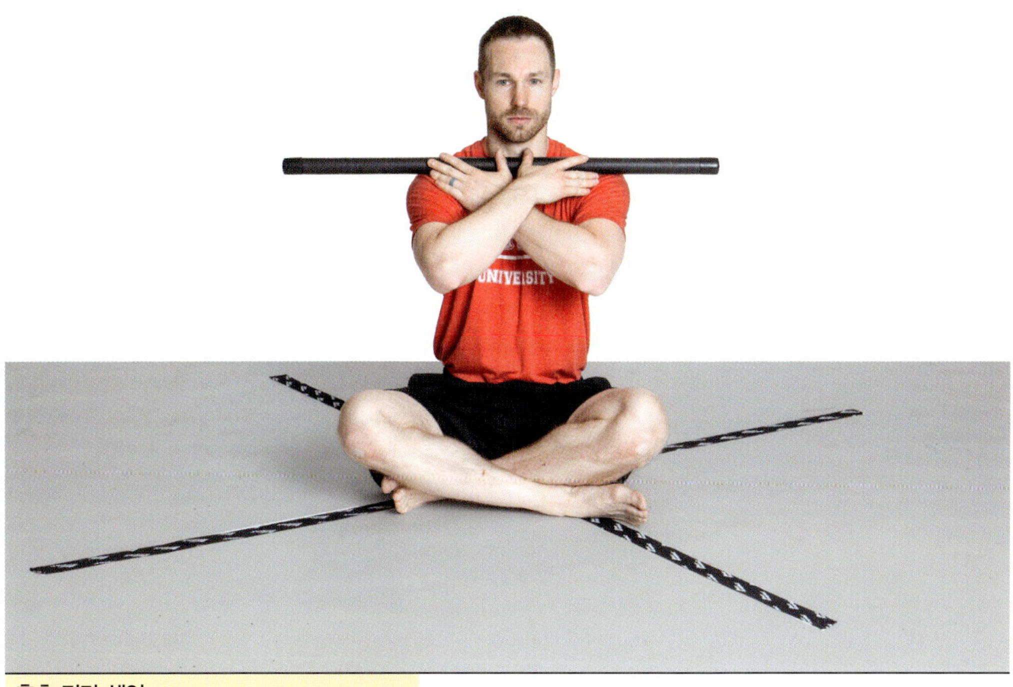

흉추 진단 셋업
PVC 파이프를 가슴 앞에 가로지르게 놓는다

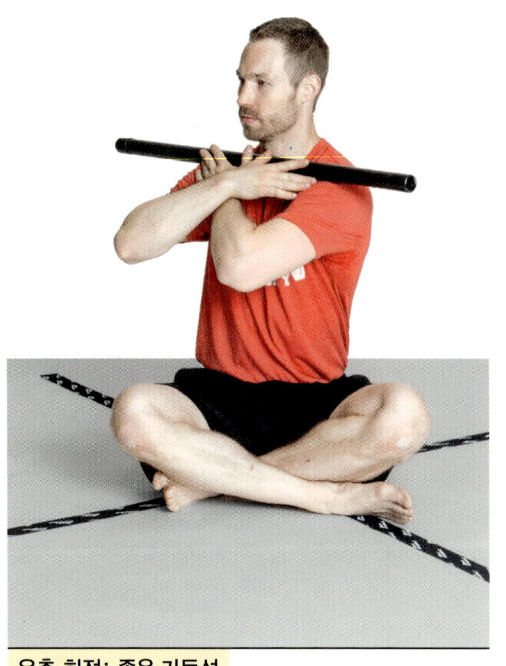

우측 회전: 좋은 가동성

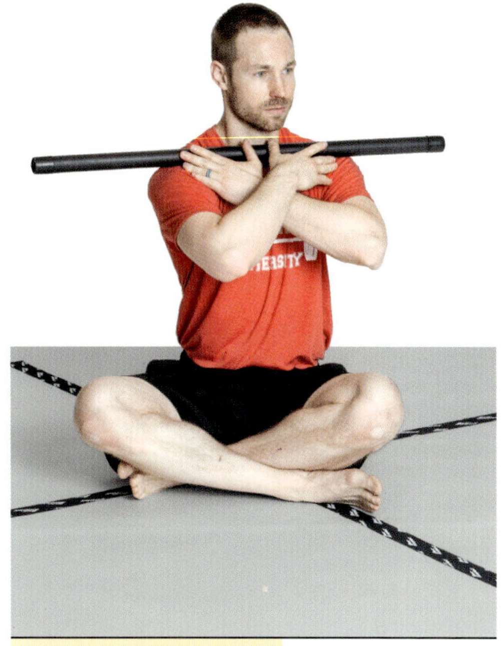

좌측 회전: 좋지 못한 가동성

어깨 가동성을 평가하려면, 벽에 등을 대고 앉는 것으로 시작한다. 머리, 등 윗부분, 그리고 엉덩이와 어깨가 벽에 닿아야 하고 요추는 중립 위치를 만든다. 즉 허리를 벽에 붙일 필요는 없다.

팔을 앞으로 뻗고 손바닥은 바닥을 향하게 한 뒤, 팔을 머리 위로 최대한 높이 들어올린다. 필요하다면, PVC 파이프를 사용해 클린/저크 또는 오버헤드 프레스와 같은 그립을 사용하여 이 테스트를 수행할 수도 있다.

이 움직임을 수행하면서 코어를 단단히 잠그고, 흉곽이 튀어나오지 않도록 주의한다.

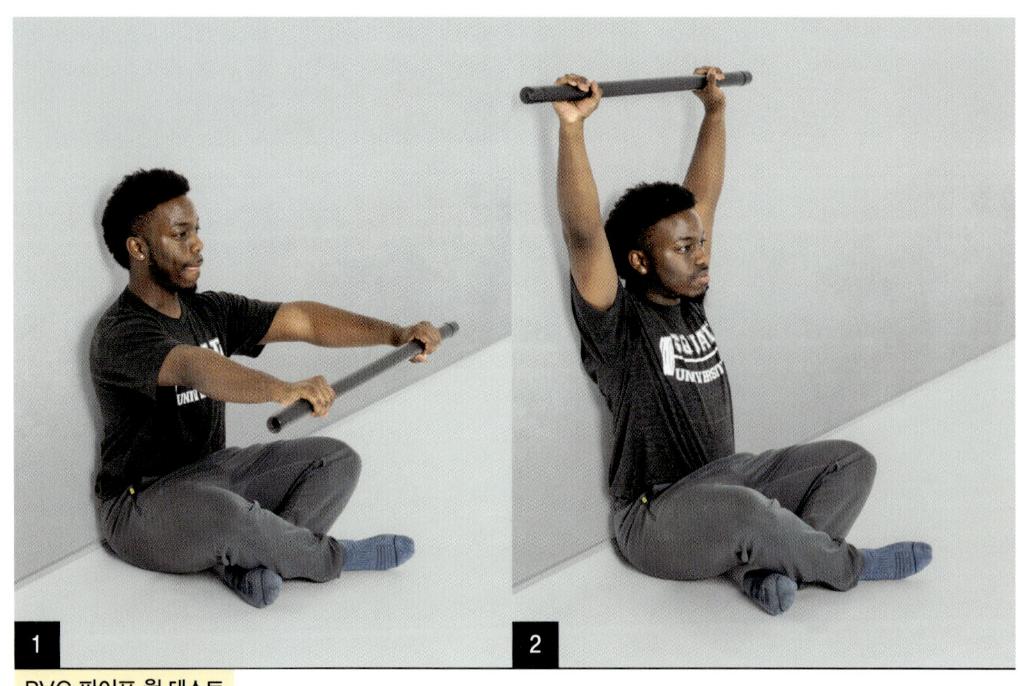

PVC 파이프 월 테스트

내로우 그립 오버헤드 프레스와 비슷한 자세로 동작이 마무리되는 것이 이상적이다. 이 동작은 별다른 노력을 기울이지 않고 할 수 있어야 하며 동작 완수에 많은 힘이 들지 않아야 한다. 만약 테스트를 통과할 수 있었다면 축하한다. 충분한 오버헤드 숄더 모빌리티가 있는 것이다. 만약 통과하지 못한다면 허리 통증의 또 다른 잠재적 요인을 발견한 것이다.

앞선 스크린들 중 하나 이상에서 제한점들을 발견하였다면 폼롤러 프레이어 스트레칭 foam roller prayer stretch이 오버헤드 가동성을 향상시켜 줄 수 있을 것이다. 폼롤러 위에 손을 올리고 무릎을 꿇은 상태에서 시작한다. 엉덩이가 뒤꿈치에 오도록 뒤로 앉고 두 손을 앞으로 밀어낸다(양손이 평행하게 나아갈 수도 있고, 한쪽 손을 다른 쪽 손 위에 올려서 동작을 수행할 수도 있다). 다음으로, 가슴을 바닥으로 떨어뜨린다. 천천히 숨을 내쉬면서 양팔이 벌어지지 않게 하면서 머리 위로 계속 뻗어나간다. 가슴이 바닥으로 가라앉게 하려고 노력하라.

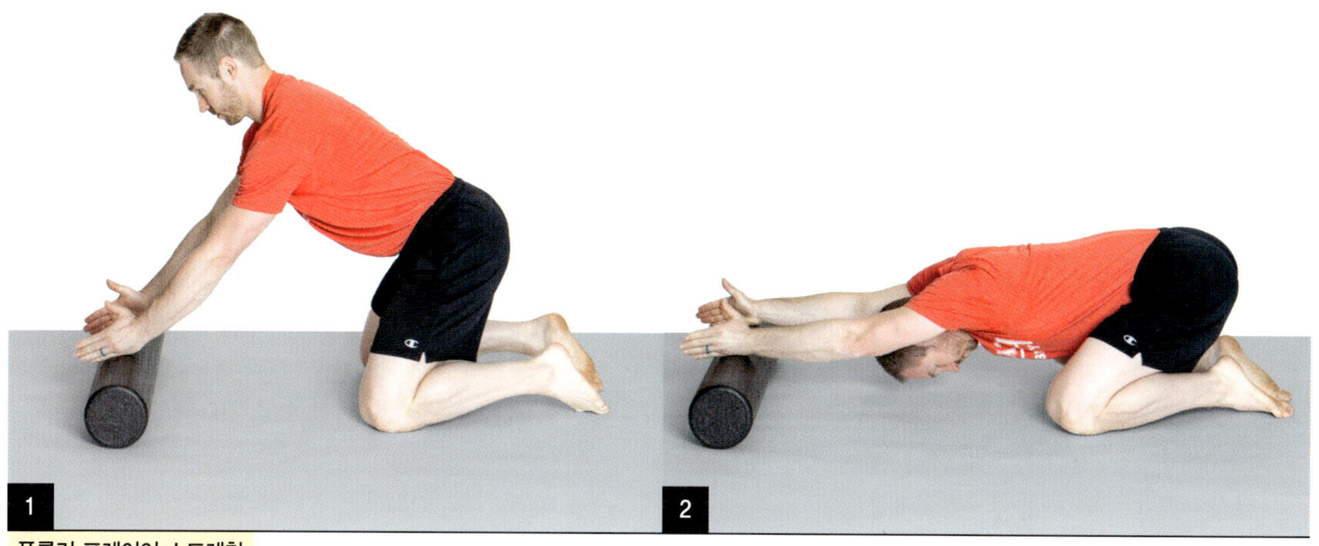

폼롤러 프레이어 스트레칭

만약 등/허리 중간 부위가 뻣뻣하다면, 이 운동이 척추를 잘 스트레칭 해 줄 것이다. 또한 광배근 유연성이 부족했던 사람들의 경우, 이 근육이 붙은 등 쪽 부착부와 겨드랑이 쪽의 팔 부착부에서 좋은 스트레칭 느낌이 들 것이다. 스트레칭 느낌이 든 상태에서 30초간 멈추는 것(5번 정도 깊게 숨을 들이마시고 내쉰다)을 3~4세트 정도 하는 것을 추천한다.

허리 통증 분류하기

의료계에서는 '비특이성 허리 통증'(원인이 분명치 않은 허리 통증)이라는 진단명을 사용하긴 하지만, 사실 원인 없는 허리 통증은 없다. 이제, 당신의 허리 통증을 유발한 원인에 대해서 정확하게 파악했길 바란다. 현재 부상에 대해 이해하는 것은 증상을 줄이기 위해 단기적으로 무엇을 해야 하고 앞으로 무엇을 해야 하는지 알아내는 데 도움이 된다.

거의 모든 허리 통증은 당신이 움직이는 방식을 바꾸면 조절되고 바뀔 수 있다. 하지만 통증을 고치는 데 있어 만능열쇠와 같은 방법은 없다. 통증의 원인에 따라 사람마다 다르게 반응할 것이다. 한 사람의 통증을 감소시킬 수 있는 방법은 다른 사람에게서는 통증을 증가시킬 수도 있다. 하지만 우리는 지금까지의 테스트 과정을 통해 당신의 통증을 악화시키는 특정 자세, 움직임, 그리고 하중을 구별할 수 있는 방법을 익혔다. 이제, 일상의 움직임 습관들에 약간의 작은 조절을 가하여 통증 수준에 대한 민감도를 떨어뜨리고 '감소'시켜야 할 것이다.[61]

예를 들어 만약 척추가 구부러진 상태에서 물건을 들었을 때 통증을 느낀다면(즉 굴곡 불내성), 무언가를 집으려고 몸을 구부릴 때마다 고관절 움직임을 사용하고 심지어는 무릎 꿇기 자세를 사용한다면 일상의 통증을 바꿀 수 있을 것이다. 만약 힐 드롭 테스트를 할 때 코어를 단단히 했을 때 통증이 줄어든다면(코어 불안정성으로 인한 하중 불내성), 일상에서나 체육관에서 움직일 때 충분한 안정성을 유지하는 법을 배우는 것이 통증 수준을 바꾸는 첫 번째 단계가 될 것이다. 요통을 일으키는 이런 특정한 동작, 자세 또는 하중들을 단기적으로 수정하고 제거하며 통증을 고치는 첫 번째 단추이다. 이는 일상의 움직임을 교정해야 하는 문제이다.

결국에는 통증이 없는 시간이 길어지게 되겠지만, 이러한 변화는 하룻밤 사이에 일어나지 않는다는 것을 알아야 한다. 왜냐하면 부상은 종종 뇌의 신경학적인 과민반응을 통해 통증에 대한 민감성을 높이기 때문이다.[62] 발가락을 찧었을 때 어떤 느낌이었는지 떠올려 보라. 그 뒤에 다시 발가락에 힘이 가해지면 훨씬 더 민감하게 되는데, 이 때문에 아주 작은 발걸음에도 미친 듯이 아프게 된다. 만성 요통이 있는 사람들에게서 이런 일이 더 많이 일어나는데, 이것이 바로 장바구니를 들려고 몸을 앞으로 굽히거나 침대에서 몸을 뒤집는 것과 같은 작은 움직임에도 엄청난 통증이 야기되는 이유이다. 통증에 영향을 미치는 유발 요인들을 확인하고 이전 섹션들에서 한 스크린들을 완료하면 통증 해결의 실마리를 찾을 수 있을 것이다.

안타깝게도, 어떤 사람들은 이러한 아이디어가 사람들로 하여금 특정 움직임에 대한 두려움을 유발시킨다고 주장한다. 하지만 이는 사실과는 거리가 멀다! 나는 고객에게 특정한 움직임들이 어떻게 통증에 영향을 미칠 수 있는지 가르치고 보여주는 것이 고객들로 하여금 자신의 몸을 더 잘 이해하고 궁극적으로, 그들의 부상을 통제할 수 있도록 도움을 준다는 사실을 발견하였다. 앞서 소개한 테스트들을 완료하면 통증이 있든 없든 간에 일상에서 몸을 어떻게 사용하고 있었는지 확인할 수 있을 것이다.

언젠가 스튜어트 맥길 박사가 내게 다음과 같은 말을 해준 적이 있다. "회복 과정 중, 하지 말아야 할 것은 하지 않는 것이 종종 해야 하는 것을 하는 것만큼이나 중요합니다." 그의 조언을 기억하여 통증을 없애고 당신이 사랑하는 활동으로 돌아가라. 다음은 당신이 속할 수 있는 움직임 진단에 근거한 몇 가지 제안 사항들이다. 이러한 사항들은 일반적인 지침이고, 절대적인 엄격한 규칙은 아니라는 점을 유념하라.

굴곡 불내성

증후 & 증상

척추가 구부러진 상태나 굴곡되는 움직임에서 통증이 발생한다.

가이드라인

침대에서: 침대에서 일어날 때 곧바로 앉아 일어나지 말라. 몸을 옆으로 굴리고 양팔로 몸을 밀어 일어난다. 만약 배를 아래로 해 엎드린 자세에서 통증이 감소한다면 하루에 2~3회, 몇 분 정도 엎드려 있는 것이 좋다.

앉은 자세: 허리가 둥글게 말리지 않도록 수건을 말아 허리 아래에 둔다. 웅크리지 말고 똑바로 앉아라!

선 자세: 일상에서 허리를 구부리지 말고 똑바로 서 있어야 한다.

물건 줍기: (빨래 바구니에서 옷을 꺼내는 것처럼) 물건을 줍기 위해 몸을 구부리는 대신 무릎을 꿇고 허리가 말리지 않도록 한다. 또한 중립적인 척추를 유지하기 위해 고관절에서 힌지 움직임을 사용하는 방법을 배워라. 이렇게 하면 바닥에서 물건을 들 때 허리가 지나치게 구부러지지 않을 것이다.

신전 불내성

증후 & 증상

척추의 아치가 지나치게 큰 자세나 몸을 신전시킬 때 통증이 발생한다.

가이드라인

침대에서: 만약 당신이 엎드려 자는 것을 좋아하는 사람이라면, 배밑에 베개를 깔아 둬라. 등을 대고 자는 것을 좋아한다면 무릎 밑에 베개를 깔아라. 두 방법을 통해 허리의 신전 정도를 줄여 더 편하게 잠을 잘 수 있게 도와줄 것이다.

앉은 자세: 의자 등받이에 등을 기대고 앉아라. 의자 가장자리에 앉지 않도록 한다. 척추 아치를 지나치게 크게 만들 수도 있기 때문이다.

선 자세: 거울을 보고 자세를 확인한다(측면 모습). 허리가 중립 위치를 지키고 아치가 지나치게 크진 않는지 확인하라.

물건 줍기: 허리보다 고관절에서 움직임을 더 많이 나오게 한다(허리 신전보다 고관절 신전에 중점을 둔다). 바닥에 있는 물건을 줍기 위해 무릎을 꿇거나 쪼그려 앉는 자세를 취하는 것도 도움이 된다.

신전을 동반한 회전 불내성

증후 & 증상

몸을 돌리거나 비트는 동작과 신전 움직임이 동반되면 통증이 발생한다.

가이드라인

침대에서: 만약 당신이 옆으로 누워 자는 것을 선호한다면, 척추와 엉덩이에서 과도한 회전이 나오는 것을 제한하기 위해 베개를 무릎 사이에 둔다. 침대에서 나올 때에는, 다리와 몸통을 함께 굴려 일어난다.
앉은 자세: 다리를 꼬고 앉지 않는다. 또한 한쪽 엉덩이로 지나치게 체중을 실거나 몸을 기울이지 않도록 한다.
선 자세: 정상적인 자세로 서되, 양쪽 다리에 동일하게 무게가 실리도록 자세를 취한다. 한쪽 발을 앞으로 두고 다른 발을 뒤에 둔다면 고관절/척추가 의도치 않게 회전될 수 있다.
물건 줍기: 체간에서 과도하게 회전이 나오지 않게 한다. 허리가 아니라 고관절/다리로 움직여라.

하중 불내성(동적 하중 또는 압박 하중)

증후 & 증상

무거운 물건을 들거나, 역도 또는 달리기와 같이 척추에 빠르게 하중이 실릴 수 있는 신체적인 작업을 할 때 통증이 발생한다.

가이드라인

- 몸에 부하나 충격이 가해지는 그 어떤 일이나 달리기와 같은 활동을 피하라.
- 현재 체육관에서 하는 운동들을 통증 없는 종류로 제한하라! 터프가이처럼 굴거나 통증을 억지로 견디지 말라. 통증이 없어지기까지 걸리는 시간만 늘어날 뿐이다.

허리 통증이 있어도 리프팅을 계속할 수 있을까?

앞으로 몇 주, 어쩌면 몇 달 동안 격렬한 훈련을 제한하고 통증을 유발하지 않는 움직임만으로 운동할 것을 고려해야 한다. 통증은 당신을 방해할 뿐만 아니라 당신이 움직이는 방식을 변화시킨다.[63]

이는 당신이 겪고 있는 허리 통증이 리프팅을 할 때 좋은 기술을 사용하는 능력을 방해한다는 것을 의미한다. 이는 수행능력에 직접적인 영향을 미칠 뿐만 아니라, 통증이 수반된 훈련과 손상된 기술로 신체에 부하를 가하는 것은 부상을 악화시킬 수 있다는 뜻이다.

나는 허리 통증이 있음에도 고중량 훈련을 계속 밀어붙여 왔던 많은 선수들과 함께 일해 왔다. 그들의 끝은 그리 좋지 않았다. 통증을 없애고 수준 높은 수행능력을 발휘하는 리프팅으로 돌아가려면, 통증이 있을 때 이를 유발하는 리프팅은 모두 줄여 나가야 한다. 그렇다고 운동을 완전히 그만두라는 것은 아니다! 단기적으로 리프팅 방법을 바꿔야 허리 통증은 치유 가능하다.

어떤 경우에 의사를 찾아가야 하는가?

만약 이러한 전략들이 아무런 효과가 없거나, 통증이 점차 심해지고 있다면, 숙련된 임상의를 찾아가라. 최근 의도하지 않는 체중 감소가 일어나거나 요실금, 심각한 통증, 저린 증상들이 복부나 골반 기저부에서 느껴진다면 병원 진료를 받아 보는 것이 좋다.

더 리빌딩 프로세스

지금까지의 과정을 통해, 어떤 특정한 유발 요인으로 인해 당신의 통증이 발생하는지 잘 알고 있을 것이다. 또한, 어떤 자세와 움직임들을 통증 없이 수행할 수 있는지에 대해서도 이해하고 있어야 한다. 이제, 거의 모든 경우의 허리 통증에서 공통적인 약점인 코어 불안정 문제를 해결할 시간이 왔다.

의사에게 찾아가 통증을 호소했던 지난 순간을 떠올려 보라. 의사는 다음과 같은 말을 했을 가능성이 높다. "몇 주 동안 운동하지 마세요." 어디서 많이 들어 본 말이 아닌가? 많은 사람들은 이와 같은 권고를 따름으로써 그들의 증상이 단기간 내에 완화되는 경험을 했을 것이다. 상식적인 말인 것 같다. 만약 데드리프트를 해서 허리가 아프다면, 데드리프트는 통증 감소에 도움이 되지 않는 운동인 것이다! 문제 해결! 그렇지 않은가?

틀렸다.

이러한 권고는 애초에 왜 문제가 시작되었는지 설명하지 못하기 때문에, 결국 통증이 돌아올 가능성이 있다.

통증을 유발하는 움직임, 자세 또는 부하를 제거하는 것은 부상 치료에 있어 절반 정도만 기여할 뿐이다. 통증을 유발하는 짓은 하지 말라고 하는 것은 누구나 할 수 있는 말이다. 통증을 제거하고 부상 회복력이 높은 몸을 만들기 위해서는 좀 더 능동적이고 새로운 접근 방식이 필요하다.

이와 같은 능동적 접근 방식을 시작하기 위해선, 코어에 대해서 이해해야 하며, 코어가 허리 부상의 원인과 해결 방법 모두와 어떤 관련이 있는지 알아보아야 한다.

코어 안정성

교향악단이 연주하는 모습을 상상해 보라. 오케스트라의 모든 연주자들은 연주곡의 템포와 음량의 꾸준한 변화에도 불구하고, 모두 단결된 모습으로 자신의 악기를 연주해야 한다. 당신의 몸 역시, 목적과 아름다운 움직임을 이루기 위해 모든 근육들을 이와 같이 조율해야 한다.

척추를 둘러싸고 있는 근육들(전면과 측면의 복근들, 등에 있는 기립근들, 심지어 광배근이나 장요근과 같이 다양한 관절들에 걸쳐 있는 큰 근육들 모두)은 '코어' 근육으로 간주된다. 둔근 역시 코어에서 중요한 역할을 한다는 사실에 놀랄 수도 있을 것이다(이 점에 대해서는 곧 배우게 될 것이다!). 이 근육들은 척추의 안정성을 높이기 위해 함께 작용해야 한다.

맥길 박사는 자신의 연구를 통해 척추 안정성spinal stability에 대해 정의하고 그 정도를 측정해 냈다. 첫째, 근육들은 수축을 하면 힘과 강성force and stiffness을 만들어낸다. 안정성을 위해 중요한 요소는 여기서 강성이다. 척추를 하중을 견디기 위해 뻣뻣해져야 하는 유연한 막대라고 생각해 보라. 이것이 바로 코어 근육들의 역할이다. 맥길 박사는 자신의 연구에서 협응적인 근육들의 활성화에 의한 척추 주변 근육들의 적절한 강성을 가지지 못하고 이에 따라 부상과 통증이 생긴 선수들을 측정하였다.

둘째, 신체는 서로 연결된 시스템으로 기능하며, 원위부의 움직임은 근위부의 안정성을 필요로 한다. 손가락이 재빠르게 움직이기 위해서는 손목이 안정적으로 지탱을 해 주어야 하는데, 그렇지 않으면 손 전체가 휘청거려야 할 것이다. 이와 같은 원리를 걷는 동작에 적용해 보라. 골반은 척추에 대해 안정적이어야 하는데 그렇지 않으면, 왼쪽 다리가 앞으로 스윙될 때마다 왼쪽 엉덩이가 아래로 떨어지게 될 것이다. 보행을 위해서는 이와 같은 코어 강성은 협상의 대상이 아니다. 따라서 몸의 모든 움직임들은 근육들의 적절한 협응 작용이 필요하다. 움직이거나, 뛰거나, 쪼그리고 앉기 위해서는 척추의 강성과 코어의 안정성이 필요하다.

특정 리프팅 중에 신체에 가해지는 안정성 요구를 코어가 충족시키지 못한다면, 척추 일부에는 부상 위험을 높이는 힘들이 과부하가 걸리게 되며 수행능력에도 문제를 일으킨다. 이는 오케스트라에서 다른 연주자들에게 영향을 미치는 엇박자를 연주하는 한 연주자의 연주와 같은 것이다. 척추에 붙거나 그 주변에 있는 각각의 근육은 안전하고 효율적이며, 필요할 때 강력한 움직임을 만들기 위해 다른 근육과 함께 작동해야 한다.

어디서부터 시작해야 하는가?

코어를 다루는 데에는 일반적으로 두 가지 접근법이 있다. 첫 번째는 좀 더 대중적으로 사용되는 방법인데 크런치, 백 익스텐션, 러시아 트위스트와 같은 역동적인 강화 운동이다(이러한 운동들은 전 세계의 피트니스 클럽들에서 볼 수 있다). 전통적으로, 코치와 의료진은 코어가 강하면 강할수록 긴장으로 인해 척추가 뭉개지거나 부러질 가능성을 줄여 줄 것이라는 생각으로 이러한 운동들을 통해 스트렝스를 키우는 방법을 사용해 왔다.

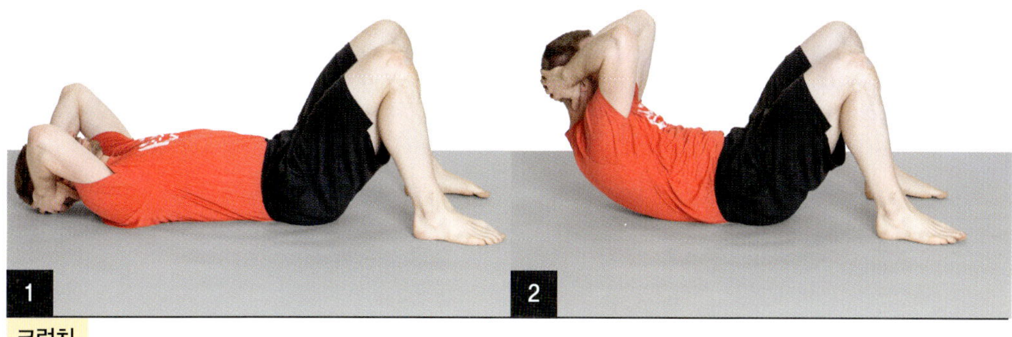

크런치

공을 사용한 러시안 트위스트

이는 어느 정도는 사실이다. 척추를 둘러싸고 있는 각각의 근육들은 수축하고 '작동하기' 위해 충분한 스트렝스가 필요하다. 코어의 근육들이 수축하면 강성이 발생한다. 송신탑에 연결되어 있는 버팀 줄과 마찬가지로 척추를 둘러싸고 있는 각 근육들은 척추 전체의 힘을 유지하고 척추가 좌굴되거나 부상을 입지 않도록 일정량의 장력과 강성을 제공해야 한다.

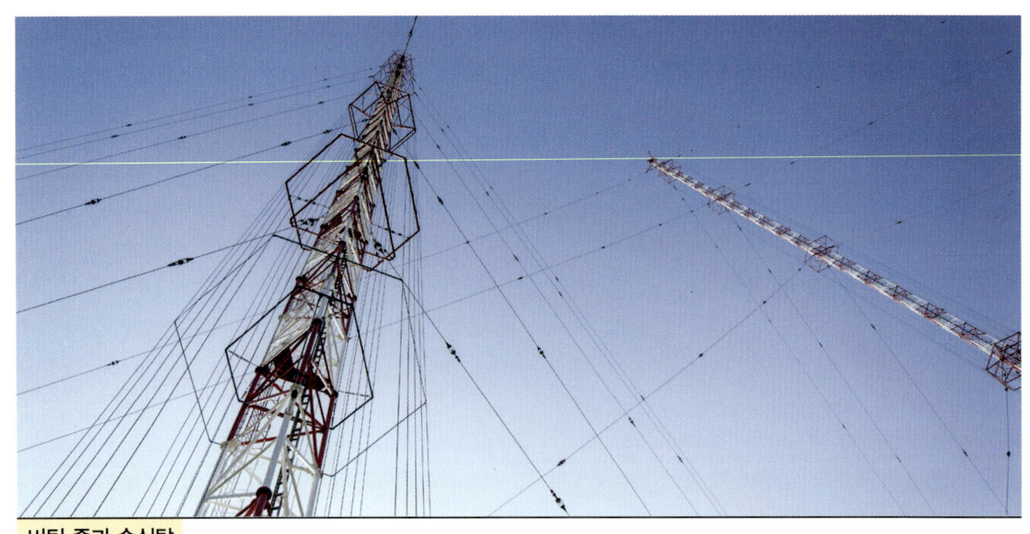

버팀 줄과 송신탑

코어의 해부학

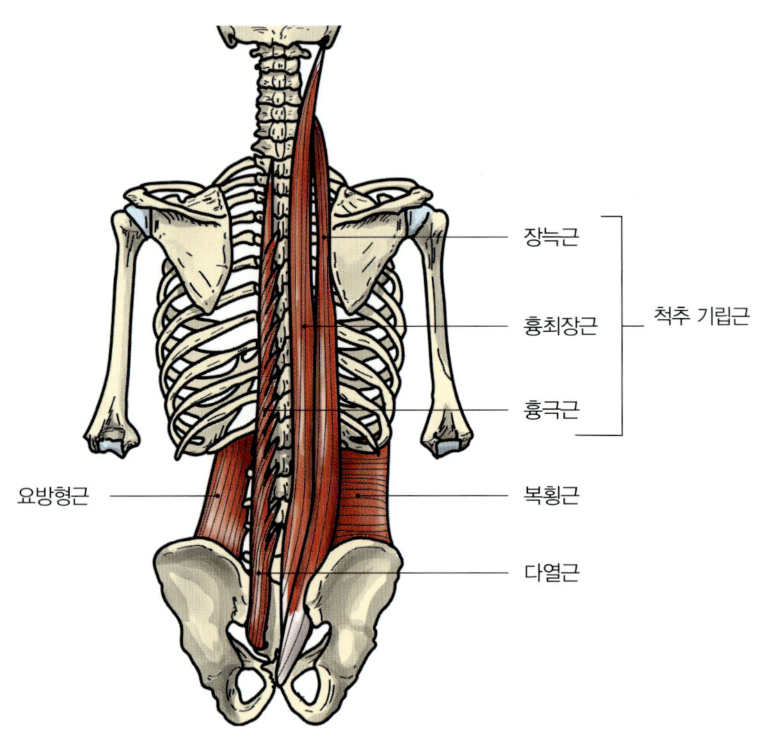

그러나 대부분의 사람들이 이해하지 못하는 부분이 있다. 허리 통증이 있는 많은 사람들은 이미 강한 허리를 가지고 있다![64] 러시안 트위스트, 윗몸일으키기, GHD 머신을 사용한 백 익스텐션과 같은 운동은 스트렝스를 높이는 데 좋을 수 있지만, 코어 강성을 높이는 데는 별 도움이 되지 않는다.[65]

강성의 품질을 향상시키려면 코어를 다르게 훈련해야 한다. 이는 근지구력과 협응력을 강화하기 위해 만들어진 등척성 운동들을 사용하는 두 번째 접근 방식을 통해 이루어진다.

등척성 활성이란 근육이나 근육 그룹이 활성화되고 수축되지만 이 근육들이 지나가는 관절 움직임에는 변화가 없는 경우를 말한다. 예를 들면 사이드 플랭크를 하는 동안, 외복사근 및 요방형근(QL)은 매우 활성도가 높아지지만 척추와 고관절에서는 움직임이 거의 나오지 않는다. 근지구력을 높이기 위한 등척성 운동들은 척추 강성 및 안정성 강화 측면에서 전통적인 동적 운동과 비교했을 때 월등히 우수하다는 연구 결과가 나왔다(또한 허리 부상 재활은 물론 훈련과 수행능력 향상에도 이상적인 운동으로 밝혀졌다).[66]

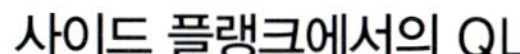

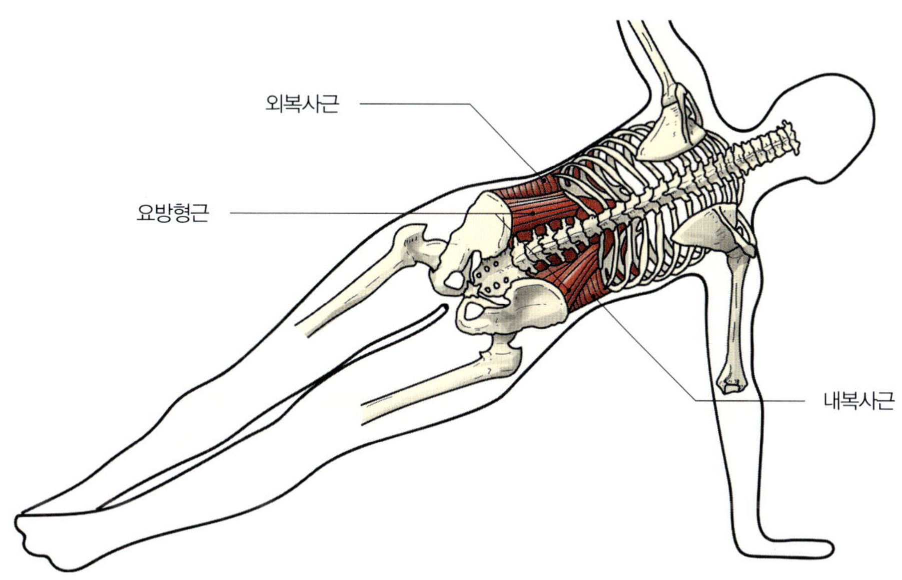

높은 볼륨의 스쿼트 세션을 진행하는 중 한계까지 밀어붙이다 결국 세트를 다 마치지 못한 경험이 있는가? 나는 그러한 경험을 여러 번 했었다. 피곤에 지쳐 있는 상태에서 3번 정도 더 밀어붙이려다 결국 바벨을 바닥으로 떨어뜨리곤 했다. 어디서 많이 들어 본 이야기 같은가? 만약 당신도 같은 경험을 해 보았다면 실패했던 세트를 검토해 보라. 하지만 실패한 마지막 반복이 아니라 그 바로 앞 반복을 분석해야 한다. 종종 '결정적인 단서'는 코어 안정성이 떨어진 것에서 찾을 수 있다. 즉 스쿼트 상승 구간에서 약간 느슨해지거나, 척추가 아주 약간 말렸거나, 엉덩이가 약간 옆으로 기울었을 수도 있다.

뇌는 코어 안정성이 상실되는 것을 감지하자마자, 근육들에 대한 '신경적 드라이브neural drive'를 차단하여 한번 쥐어짜내 동작을 완수하기가 훨씬 더 어려워진다. 코어가 제대로 기능하지 못한다면, 당신의 몸에는 두 가지 선택만이 남는다. 첫 번째는 마지막 반복을 할 때 기술적으로 더 흔들릴 수 있게 용인하는 것이다(척추를 더 구부리거나 엉덩이를 좌우로 이동시키는 것). '마지막 반복을 완수'할 수는 있겠지만, 부상의 위험도는 극적으로 증가하게 된다. 두 번째는 반복을 실패하고, 바벨을 바닥으로 떨어뜨려 하루 더 스쿼트를 할 수 있는 날은 만드는 것이다(부상 없이 실패하는 것).

보다시피 뇌는 신체가 다음 반복을 위해 강하게 밀어붙이는 것을 보호 장치로서 차단한다. 당신의 몸이 이러한 차단 상태를 견뎌 내고 근육에 높은 '신경 드라이브'를 유지하도록 훈련하는 방법은 실패 메커니즘을 정면으로 해결하는 것이다. 즉, 코어 안정성 지구력을 높이는 것이다.

안정성은 과도하거나 원치 않는 움직임을 제한하는 능력이다. 그러므로 수년 동안 헬스장과 재활 시설에서 코어를 다루는 전통적인 방식은 완전히 뒤떨어져 왔던 것이다! 초콜릿처럼 갈라진 식스팩을 가지고 있음에도 데드리프트나 스쿼트를 수행할 때 기술적으로 실패를 쉽게 경험하는 것은 이러한 이유에서이다.

몸통을 단단하게 하고 과도한 움직임을 제한하기 위해서는 코어의 모든 근육들이 동시 수축을 하거나 함께 작용해야 한다. 이러한 작용이 **브레이싱 기법을 통해 올바르게 이루어진다면, 당신의 몸에는 자연스러운 '리프팅 벨트'가 생성된다.** 이는 척추를 단단하게 만들어주고 고중량 리프팅(스쿼트, 데드리프트)을 할 때 안전하게 유지시켜 줄 뿐만 아니라, 신체 전체에 힘을 전달하는 데 도움을 줄 것이다. 예를 들면 저크를 수행하는 역도 선수는 다리에서 발생하는 파워를 코어를 통해 바벨의 위쪽 방향으로 전달하기에 충분한 코어 안정성을 필요로 한다.

하나는 모두를 위해, 모두는 하나를 위해

이전 교향악단의 비유처럼 코어의 모든 근육들은 각각의 역할이 있으나, 어느 하나가 다른 근육보다 더 중요하다고 할 수 없다. 이러한 이유에, 적절한 안정성 훈련을 할 때엔 한 가지 특정 근육에 집중해서는 안 된다. 지난 수십 년 동안, 의료 실무자들은 코어의 안정성을 높이기 위해 복횡근(TA), 다열근Multipidus, 또는 요방형근(QL)과 같은 특정 근육에 초점을 맞춰 분리 훈련을 시키는 실수를 하였다. 이러한 방법은 여러 이유로 잘못된 것이다.

첫째, 연구에 따르면 코어의 특정 근육 하나만 활성화하는 것은 불가능하다. 그럴 수 있다는 물리치료사나 의사의 말에도 불구하고 다열근, QL, 그리고 TA 근육들을 따로 훈련할 수 없다.

몸통의 코어 근육들

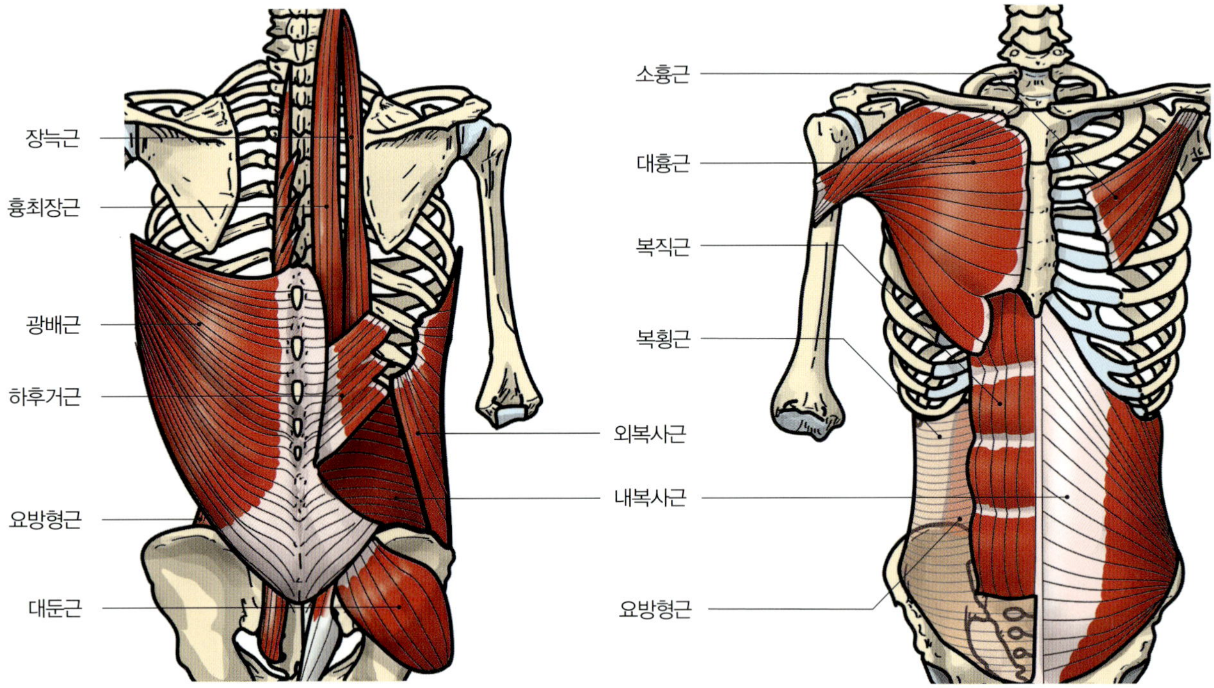

설령, 코어의 특정 근육을 타겟팅하는 것이 가능할지라도(복부 할로잉 기법과 같은 운동을 통해 어떤 사람들은 그게 가능하다고 주장한다), 그러한 방법들은 복부 브레이싱 기법(코어의 모든 근육들을 수축시키는)에 비해 척추 안정성을 만드는 데 훨씬 덜 효율적인 것으로 나타났다.[67]

빅 3

이제 어떤 종류의 운동들이 대부분의 허리 부상 재활에 있어 더 우월한지 알았으니, 정확히 어떤 운동부터 시작할지 논의해 볼 차례이다. 안타깝게도, 코어 운동에 대해 만능으로 적용할 수 있는 접근법은 없다. 왜냐하면 척추를 둘러싸고 있는 모든 근육들에 균등하게 자극을 주는 단 하나의 운동이란 존재하지 않기 때문이다. 이러한 이유에서, 우리는 모든 코어 근육들을 효율적으로 작동시키기 위해 여러 운동들을 활용해야 한다.

기술적으로만 본다면, 어떤 운동이든 척추를 오랜 시간 안정적으로 만들 수 있게 충분한 주의를 기울일 수 있다면 '코어' 운동이 될 수 있다. 모든 것은 운동의 목적성과 개인의 특성에 달려 있다. 부상을 입은 허리를 고치는 비결 중 하나는 안정성을 부여하면서도 척추에는 최소한의 스트레스를 주는 운동을 하는 것이다.

맥길 박사는 수년간 척추에 대해 연구하면서, 부상 입은 허리를 악화시키거나 자극할 수 있는 과도한 스트레스를 주지 않고 허리의 모든 구역을 효율적으로 강화시킬 수 있는 세 가지 운동을 발견하였다. 이 운동 그룹은 '빅 3'로 알려져 있다.

- 컬업
- 사이드 플랭크
- 버드독

가동성을 제일 먼저

코어 안정성 훈련 전에 고관절/흉추의 가동성 제한을 먼저 해결할 것을 권한다.

만약 이 두 부위 중 하나 이상에서 가동성이 제한될 경우 허리에서 움직임 보상 작용으로 이어질 수 있다. 예를 들어 스쿼트 동작 시 고관절의 움직임이 제한되면 골반이 아래 방향으로 당겨져(골반 후방 경사) 스쿼트 하단 자세에서 허리는 중립 위치를 벗어나 말리게 된다.

이러한 이유에서, 만약 코어 안정성 작업만 수행하고 허리의 위 또는 아래의 관절의 가동성 제한을 전혀 건드리지 않는다면 기껏 만든 코어의 안정성은 항상 보상 작용에 시달릴 것이다.

맥길 박사는 고관절과 흉추의 가동성 제한을 해결한 후, 캣 캐멀 운동을 빅 3 운동을 하기 전에 수행하여 허리의 뻣뻣함을 줄이고 척추의 움직임을 향상시킬 것을 권장하였다. 척추에 해로운 스트레스를 줄 수 있는 다른 허리 스트레칭들과는 달리, 캣 캐멀은 척추 친화적인 방식으로 가동성에 집중하는 운동이다.

네 발로 엎드린 자세를 취한다. 천천히 척추 전체에 아치를 만들고 골반을 최대한 말아서 척추 굴곡을 최대한 높게 만든다. 동작은 머리를 바닥 쪽으로 아래를 보게 하여 끝낸다. 이것이 바로 캐멀(낙타 자세) 동작이다. 몇 초간 이 자세를 유지하고, 머리를 위로 향하게 하

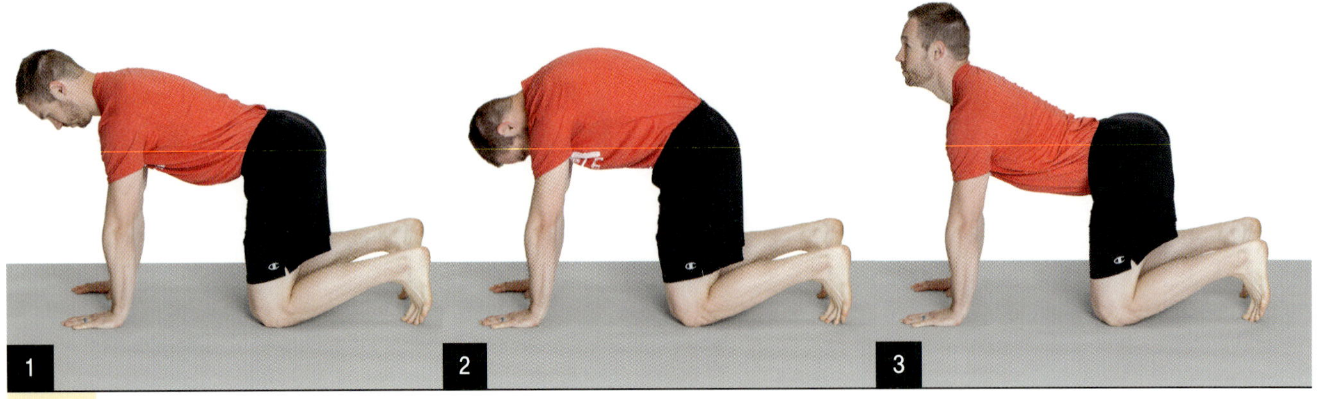

캣 캐멀

고 척추가 신전되어 배가 아래로 떨어지게 하는 자세를 취한다(고양이 자세). 두 자세에서는 가볍게 스트레칭 되는 느낌이 들어야 한다. 척추에 너무 무리가 가지 않도록 한다.

빅 3(컬업을 제일 먼저 한다)를 하기 전에 이러한 동작을 5~6 사이클 수행한다.[68]

컬업

대부분의 사람들이 컬업 동작을 배울 때 척추를 구부리고 가슴을 무릎으로 가져가려고 한다. 이러한 크런치 동작은 코어의 전면에 있는 근육들을 크게 활성화시키긴 하지만(특히, 복직근 즉 식스팩 근육) 몇 가지 이유에서, 특히 허리 통증을 가진 사람들에게는 그다지 좋은 영향을 주진 않는다.

첫째, 고전적인 컬업 움직임은 척추에 많은 양의 압박 부하를 가하며, 이는 '하중 불내성'을 가진 사람들에게는 통증을 유발시킬 수 있다.[69]

둘째, 살짝 아치가 있는 중립 척추를 편평하게 만들고 약간 굴곡되게 한다. 만약 척추를 구부렸을 때 허리 통증이 증가한다면('굴곡 불내성') 당분간 이러한 동작은 피해야 한다.

전통적인 컬업 동작은 몸통을 대퇴 쪽으로 당기기 위해 고관절 앞쪽의 장요근에 크게 의존한다. 따라서 당신이 복근을 고립시켜 조각할 수 있다고 생각하면서 끝없이 크런치를 하는 동안, 실제로는 고관절 굴곡근을 강화하고 있는 것이다.[70]

이러한 이유들을 상기하면서 변형된 컬업을 수행하면 전면 코어의 안정화 능력을 보다 효율적으로 향상시키는 데 집중할 수 있을 것이다.

1단계: 한쪽 무릎은 구부리고 다른 쪽 무릎은 곧게 펴고 눕는다. 만약 어느 한쪽 다리에 방사통이 있었다면 그쪽 다리를 편다. 두 손을 허리 아래에 놓는다(이로 인해 다음 단계 동작을 하는 동안 척추는 약간 아치형을 만들어 중립 위치를 유지할 수 있다).

2단계: 머리를 바닥으로부터 1인치 정도만 들어올리고 그 자세를 10초간 유지한다. 머리에 베개를 대고 쉬고 있지만, 그 밑에 저울을 대면 눈금이 0을 가르킨다고 상상하라.[71] 허리에서는 아무런 움직임이 나오지 않고 컬업을 하는 것이 목표이다! 머리와 어깨를 너무 높게 들면(전통적인 컬업 또는 크런치처럼) 허리가 둥글게 되고 과도한 힘들이 척추로 전달되어 증상을 증가시킬 수도 있다.

3단계: 10초간 자세를 유지한 후, 휴식 위치로 머리를 내려 이완한다.

머리를 움직이기 전에 복부를 잠그거나 팔꿈치를 바닥에서 떨어뜨려 올려 안정성을 떨어뜨려 보는 등의 방법으로 난이도를 올릴 수 있다.[72]

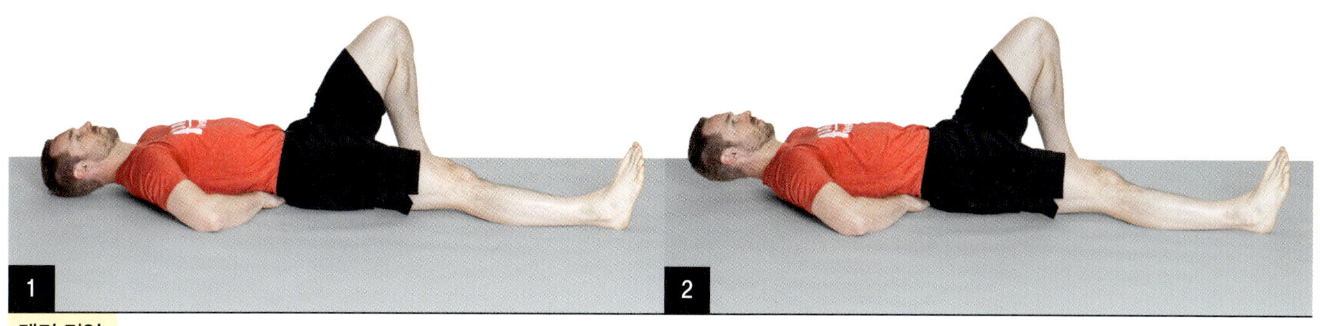

맥길 컬업

순수한 스트렝스나 파워를 위한 훈련과는 달리, 안정성의 지구력 요소를 향상시키기 위해서는 많은 반복수가 필요하다. 맥길 박사는 피로도를 높이거나 무리하지 않고 안정성을 높이기 위해 10초간 등척성으로 동작을 유지하는 하향식 피라미드 방식을 사용하는 것을 권장한다.

예를 들면 5회 반복한 다음 3회를 반복하고, 그다음으로 1회를 반복하는 식으로 수행한다(각각의 반복은 8~10초 동작을 유지한다). 각 세트를 마치면 20~30초간 휴식을 취한다. 이러한 체계가 쉬워질수록 근육 경련을 일으키지 않으면서도 지구력을 향상시키기 위해서 동작 유지 시간을 늘리기보다는 반복 횟수를 늘리도록 한다.[73] 이는 당신의 현재 지구력 수준이나 목표 수준에 맞게 자유롭게 수정될 수 있다. 예를 들면 6-4-2 또는 8-6-4 식의 반복 체계를 사용하는 것이다.

10초간 동작을 유지하는 동안에는 호흡에 집중한다. 천천히 숨을 들이마시고 내쉰다(한 반복당 5차례 정도 호흡한다). 숨을 쉴 때에는 복부 근육의 수축 상태를 유지하는 데 집중한다. "공기를 조금씩 들이마시고 내쉬어라"(마치 빨대를 사용해 숨을 마시는 것처럼)라는 큐잉은 일상에서 움직이는 동안 충분한 코어 안정성을 만드는 방법을 알려준다. 계단을 오를 때나 스쿼트를 10회 반복할 때 숨을 참지 마라! 평소 물건을 들고 움직일 때 호흡을 하는 방법이나 충분한 코어 안정성을 유지하는 방법을 익히는 것은 허리 통증에 대한 초기 재활 과정에서 필수적이다.

내게 허리 물리치료를 받으러 오는 환자들에게 맥길 빅 3 운동을 적용하면서 꽤 좋은 결과들을 보고 있다. 나 스스로도 역도 선수로서 빅 3가 훈련에 긍정적인 효과를 준다는 것을 체감하고 있다. 나는 모든 리프팅 훈련을 하기 전에 이러한 코어 운동들을 수행한다.

사이드 플랭크

앞에서 전면 코어 근육을 강화하는 법에 대해서 알아보았으니, 몸의 측면으로 이동해 보자. 사이드 플랭크는 한쪽 측면의 복사근과 QL 근육을 활성화하여 척추에 최소한의 부하를 가하면서도 안정성의 약점을 해소하는 데 탁월한 운동이다. 또한 고관절/골반 측면의 중요한 안정화근육인 중둔근 역시 관여시키는 운동이다.[74]

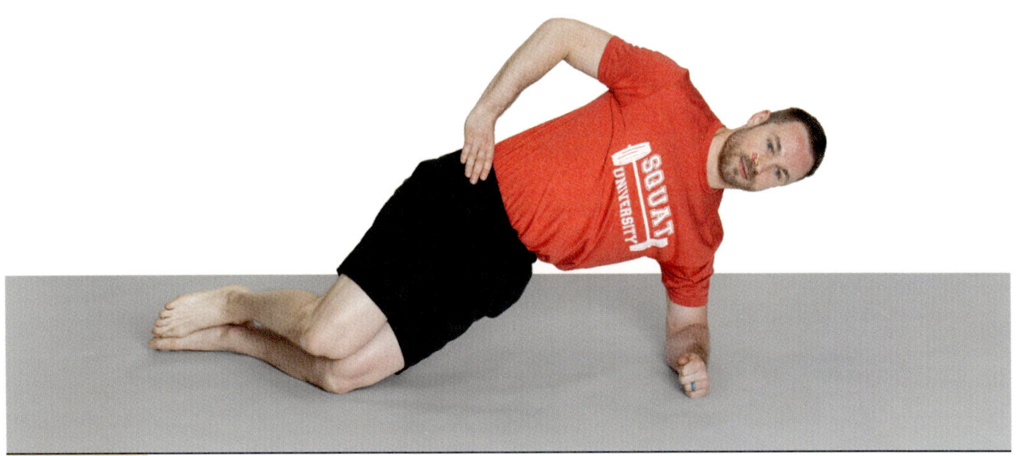

사이드 플랭크

1단계: 무릎을 구부리고 팔꿈치로 상체를 지지하면서 옆으로 눕는다. 다른 쪽 손은 같은 쪽 엉덩이나 지지하는 쪽 어깨에 올려 놓는다.

2단계: 무릎과 팔로만 체중을 지지한 채로 엉덩이를 들어올린다. 몸을 바닥에서 들어올릴 때, "스쿼트 하는 동작으로 엉덩이를 올려라"라는 큐잉을 하면서 엉덩이를 앞으로 밀어준다.

3단계: 이 위치에서 10초간 유지한 후 다시 내려온다. "스쿼트로 내려오면서 엉덩이를 내려라"라는 큐잉을 사용하면서 엉덩이를 뒤로 밀어낸다. 좌우 각각 동일한 하향식 피라미드 반복 체계를 수행한다.

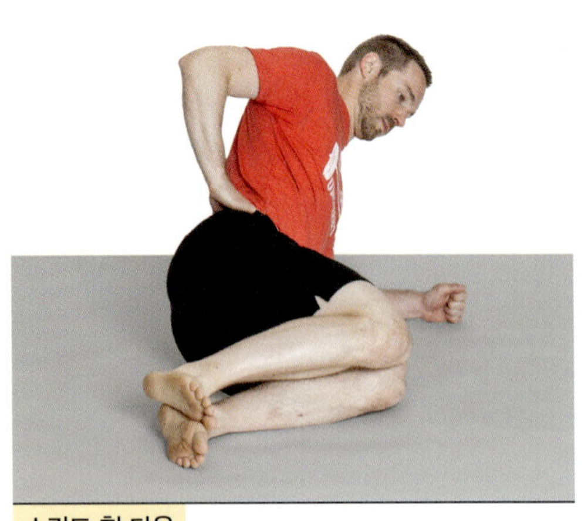

스쿼트 힙 다운

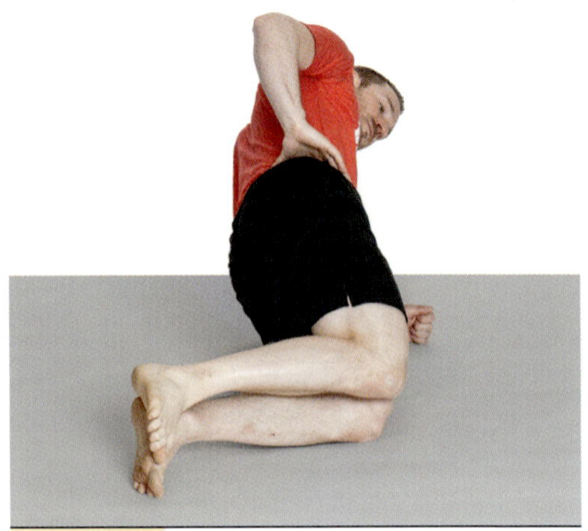

스쿼트 힙 업

이 운동은 여러 방법으로 프로그레션들을 만들 수 있다. 손을 반대쪽 어깨에 올린 상태에서 시작해서 골반에 손을 옮기는 방식으로 수행할 수도 있고, 무릎을 펴는 풀 사이드 플랭크로도 수행할 수 있다.

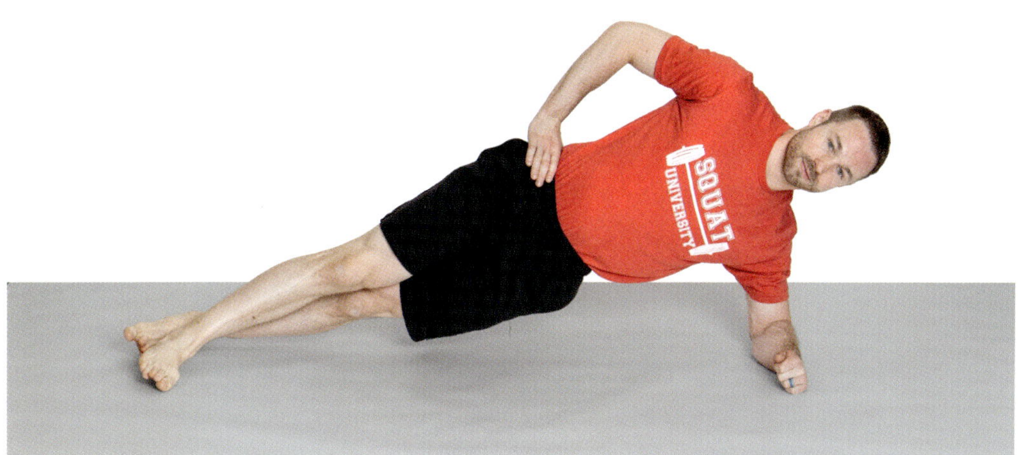

풀 사이드 플랭크

어깨나 팔에 통증이 있어 사이드 플랭크를 할 수 없다면, 사이드 라잉 레그 리프트를 할 수도 있다. 옆으로 누운 후 코어 근육을 적절하게 잠그고, 두 다리를 동시에 바닥에서 몇 인치 들어올린다. 8~10초 정도 이 자세를 유지한다.

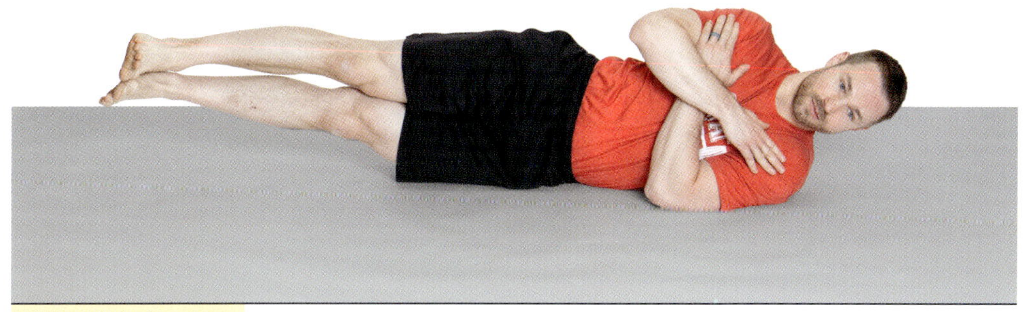

사이드 라잉 레그 리프트

버드독

맥길 빅 3의 마지막은 버드독이다. 이 운동은 팔, 다리가 움직이는 동안 안정적인 코어를 만드는 것을 목적으로 하는 훌륭한 운동이다. 허리를 안정적인 상태로 유지하면서 고관절과 어깨를 움직이는 이 운동의 복합적인 움직임은 일상, 그리고 체육관에서 당신이 수행하는 움직임을 위한 뛰어난 전이 효과를 발휘한다.

1단계: 허리를 중립 위치로 정렬한 상태에서 네발기기 자세를 취한다. 허리의 중립 위치는 완전히 편평한 것이 아니라 약간의 아치를 가진다.

2단계: 허리에서 움직임이 발생하지 않도록 유의하면서 한쪽 다리를 뒤쪽으로 보내는 동시에 반대쪽 팔을 편다. 팔과 다리는 완전히 펴도록 한다. 다리의 움직임 때문에 허리 움직임이 나오지 않게 하기 위해서는 발뒤꿈치를 뒤쪽으로 똑바로 밀어내도록 한다. 주먹을 쥐고 팔 근육들을 수축하는 것으로 코어의 근육, 특히 척추 기립근의 활성화를 높일 수 있다.

팔과 다리를 동시에 움직일 때 통증이 나타나거나 균형을 잃는다면, 다리 움직임만 사용하는 수정된 버전을 사용한다.

3단계: 각 마무리 자세를 10초 동안 유지하고 네발기기 자세로 돌아간다. 또한 동작을 반복하는 사이에 팔과 다리를 몸 아래에서 쓸 듯이 움직일 수도 있다. 동작을 하는 중에는 허리를 둥글게 하지 않고 중립적인 척추를 유지하고 고관절과 어깨에서만 움직임이 일어나도록 한다! 앞의 두 운동과 동일하게 하향식 피라미드 반복 체계로 수행한다. 위로 뻗은 손만 정사각형을 그리거나, 손과 발을 동시에 정사각형을 그리는 식으로 운동 난이도를 높일 수 있다. 뻗은 손만 정사각형을 그리거나 손과 발(손의 반대쪽)로 함께 정사각형을 그리면 이 운동을 진행할 수 있다.

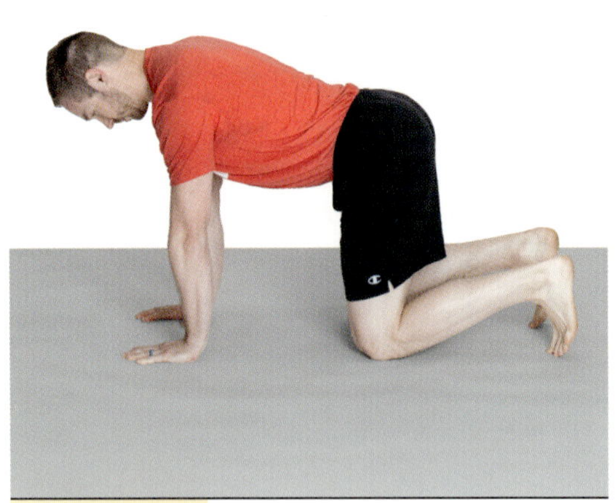

버드독 시작 자세

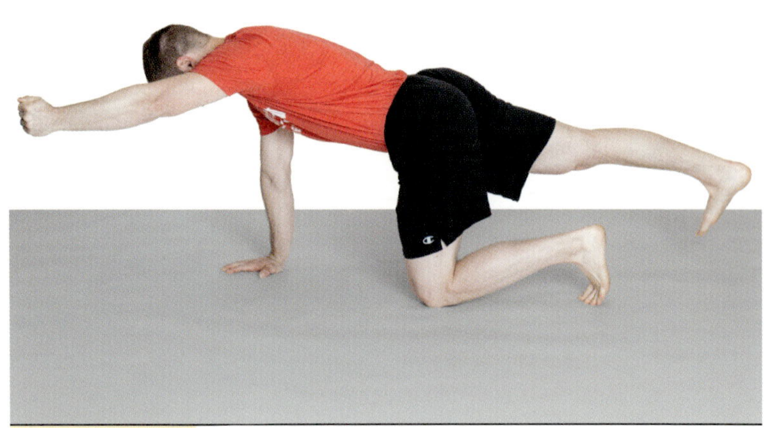

버드독 마무리 자세

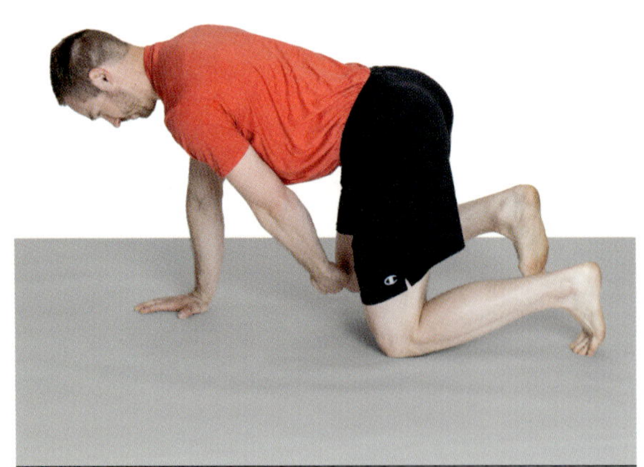

쓸기 & 터치

버드독을 할 때에는 팔과 다리를 움직이는 동안 허리의 위치에 특별히 주의를 기울여야 한다. 허리 통증이 있는 사람들은 척추의 움직임을 감지하는 능력이 저하된다는 연구들이 있다(고유수용성 인지력의 감소).[75] 팔 다리를 움직이기 전에는 항상 코어를 단단하게 만드는 것으로 이 운동을 시작한다. 호흡에 집중하고, 10초 동안 자세 유지와 그 사이의 '쓸기' 동작 동안 충분한 복부 수축을 유지하는 데 집중한다.

허리 스트레칭에 대하여

혹시 앞서 소개한 재활 훈련 프로세스를 시작하는 운동들에 그 어떠한 스트레칭도 포함되어 있지 않다는 사실을 눈치 챘는가? 내가 물리치료사로 활동하던 시기의 초반에는 허리 통증이 있다면 특정 스트레칭을 처방하는 것이 일반적이었다. 특히 누워서 무릎을 가슴까지 당기는 스트레칭을 일반적으로 처방했었다.

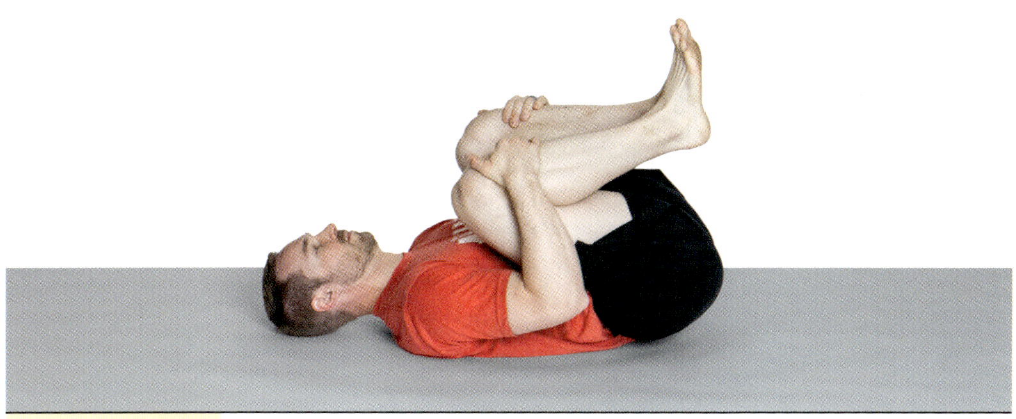

니 투 체스트 스트레칭

그 당시에는 이러한 운동은 이치에 맞는 것 같았다. 오랜 시간 동안 서 있거나 반듯하게 누워 있는 데 어려움을 겪었던 사람들은 종종 몸을 구부린 자세에서 편안함을 느끼곤 했다. 허리 뻣뻣함과 통증을 호소했던 많은 사람들이 이러한 종류의 스트레칭을 몇 번 시도하고 즉각적인 증상 완화를 경험하였다.

하지만 맥길 박사의 책을 읽고 공부한 후, 대부분의 사람들이 느끼는 이러한 편안함은 일시적인 것일 뿐이라는 것을 깨달았다. 허리를 스트레칭 하면 근육 깊은 곳에 위치한 신장 수용체stretch receptors를 자극해 통증이 완화된다는 인식과 뻣뻣함이 덜해진다는 느낌을 주게 만든다.

당신이 허리에서 느끼는 근육의 통증과 경직의 대부분은 척추 깊숙한 곳에 위치한 실제 부상(디스크 돌출, 후관절 증후 등)에서 발생하는 염증이라고 불리는 화학 반응의 결과이다.[76] 이러한 부상들이 주변 근육의 2차 수축이나 경련을 일으키는 것이다.

이러한 이유에서 대다수의 선수들이 허리 부상에 대한 재활에 성공하기 위해서는 코어의 안정과 능숙한 움직임의 회복을 목표로 해야 한다. 허리를 스트레칭 하는 것은 증상을 그 순간에만 감소시킬 뿐이지, 통증의 진정한 원인은 다루지 못한다.

잠자고 있는 둔근들을 다시 깨워라!

허리 통증을 가진 선수들에서 둔근을 적절히 활성화시키고 협응시키는 능력이 보이지 않는 경우는 매우 흔하다. 난순히 밀해, 엉덩이 근육은 잠들 수 있다.[77] 이러한 일이 일어나면, 우리 몸은 고관절 신전을 만들기 위해 (둔근 대신) 햄스트링과 허리의 근육을 더 사용하기 시작한다. 이는 효율적인 움직임을 만드는 데 문제가 생기며 척추에 과도한 스트레스를 가한다.[78]

만약 싱글 레그 브릿지 테스트(51쪽 참조)에서 당신의 신체가 둔근을 협응시키고 작동시키는 데 어려움이 있다면, 다음 운동들이 도움이 될 것이다.

브릿지

1단계: 등을 바닥에 대고 눕고 무릎을 구부린다.
2단계: 먼저 엉덩이 근육을 쥐어짠 다음 엉덩이를 바닥에서부터 들어올린다. 다시 내려오기 전에 둔근을 가능한 최대한 세게 5초간 쥐어짠다. 총 운동 시간은 최종적으로 10초간 쥐어짜는 것으로 진행한다.

만약 이 운동을 할 때 햄스트링에 쥐가 난다면 두 가지 방법이 도움이 될 수 있다. 첫 번째, 발뒤꿈치를 엉덩이에 가깝게 둔다. 이렇게 하면 햄스트링의 길이가 짧게 세팅되어 햄스트링이 이 움직임에 기여하는 데 불리함이 생긴다(이러한 컨셉을 '능동적 불충분active insufficiency'이라고 부른다).[79] 두 번째, 발가락 쪽에 힘을 주면서 발을 고관절과 멀어지는 방향으로 보내는 힘을 사용한다. 이러한 동작은 대퇴사두근을 약간 발화할 것이고, 이어서 햄스트링의 활성을 감소시킬 것이다(이러한 컨셉은 '상호 억제reciprocal inhibition'라고 부른다). 이렇게 햄스트링의 작용을 제거함으로써 고관절을 신전시킬 수 있는 유일한 근육은 짐작했겠지만, 둔근뿐이다!

권장 세트/반복: 5초간 동작 유지한 20회 반복 2세트

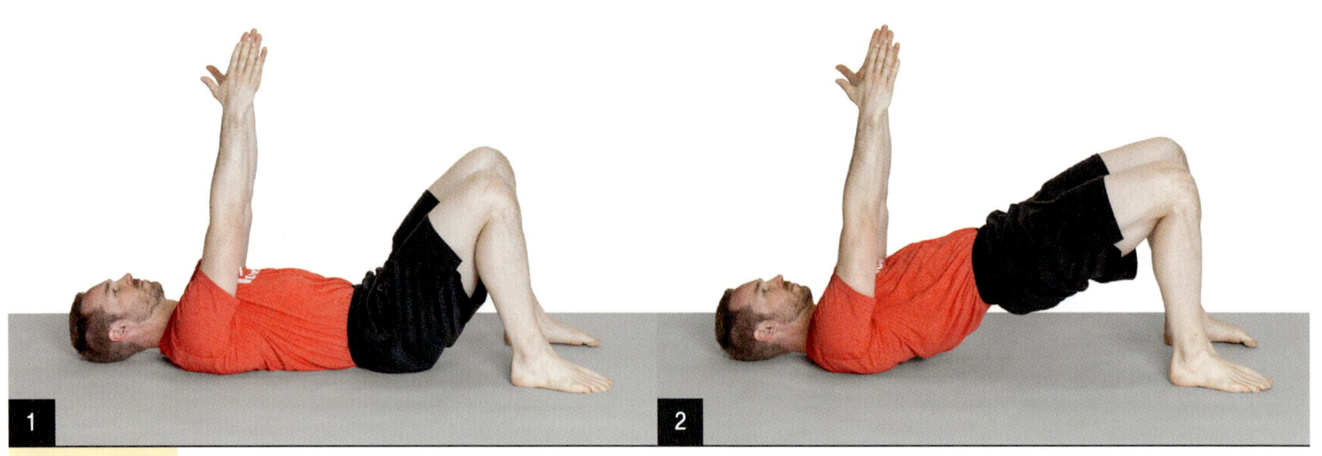

더블 레그 브릿지

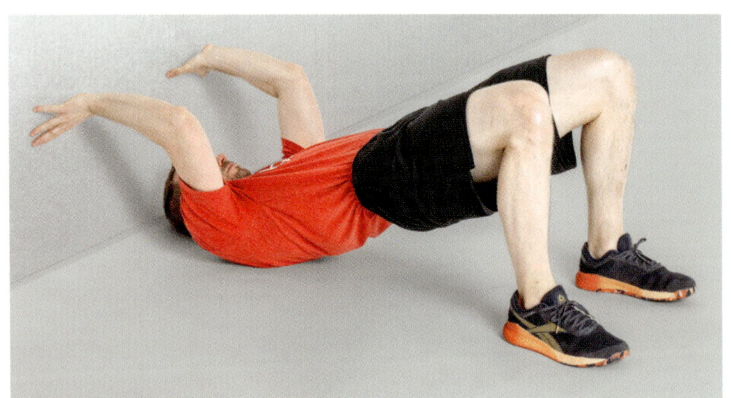
벽 밀기를 동반한 더블 레그 브릿지

앞의 큐잉들을 사용하여도 브릿지를 할 때 여전히 허리 통증이 느껴진다면 다음 방법을 시도해 보라. 머리를 벽에 대고, 브릿지를 하기에 앞서 두 손으로 벽을 밀어라. 벽을 밀어내면 코어가 동원되어 브릿지의 효율이 높아지고 통증이 줄어들 수 있을 것이다.

등척성 홀드를 동반한 딥 스쿼트

1단계: 중량을 몸 앞에 두고, 깊은 고블렛 스쿼트를 한다.

2단계: 고블렛 스쿼트 하단 자세에서 코어를 잠그고 양 무릎을 바깥으로 보낸다. 이때 발의 아치를 유지한다. 이러한 동작은 고관절 바깥쪽(중둔근)을 작동시켜야 한다.

3단계: 몇 인치 정도 몸을 올리고 미친 듯이 둔근을 쥐어짠다. 5초 동안 그 위치를 유지하다 다시 내려온다. 이는 브릿지를 통한 둔근 활성화를 기능적인 방식으로 스쿼트에 전이시킨 것이다. 이 운동은 그 어떠한 허리 통증도 없이 수행할 수 있을 때에만 시도한다.

권장 세트/반복: 5초 동안 동작 유지 5회를 1~2세트

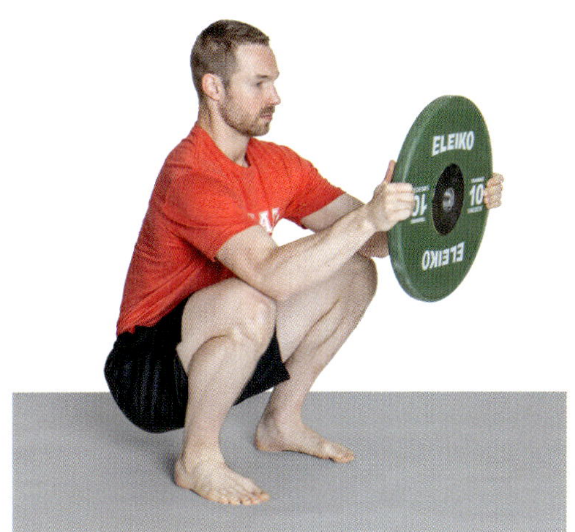

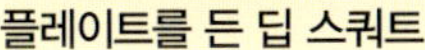
플레이트를 든 딥 스쿼트

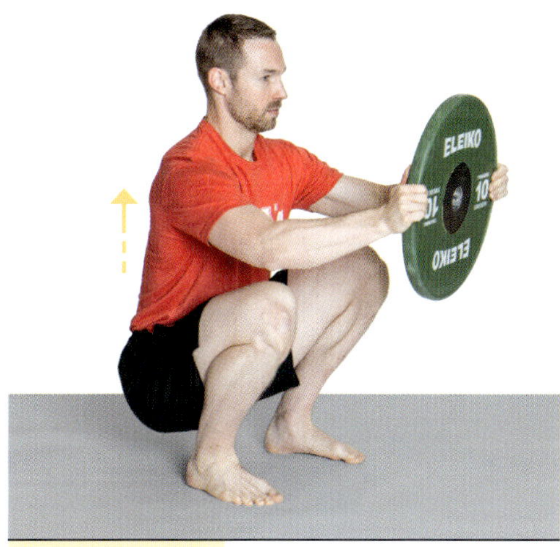

등척성 스쿼트 홀드

이 운동들은 허리 통증에 대한 재활 훈련의 기초로서뿐만 아니라, 증상이 해결된 후 미래의 부상을 예방하기 위한 훈련의 일환으로 사용할 것을 추천한다.[80] 허리 부상으로부터 회복되기 위해서는 이러한 운동들의 조합을 매일 안전하게 수행해야 한다. 하지만 기상 직후에는 하지 말아야 하는데, 척추의 디스크들은 아침에 일어나기 직전에 가장 수분이 많이 차 있으며 이때 운동을 하면 부상이 발생할 확률이 가장 높기 때문이다.[81]

초기 재활 계획

이제 통증의 유발 요인들을 알게 되었고 맥길의 빅 3 운동들에 대해서도 잘 이해하였으니 잘 짜여진 재활 프로그램을 짜맞춰 볼 수 있을 것이다.

맥길 박사는 규칙적인 워킹 프로그램과 빅 3 운동을 매일 병행하여 수행할 것을 권장한다.[82] 자리에서 일어나 걷는 것은 척추 건강을 유지하는 데 엄청난 도움이 되며 허리 부상에서 회복된 이후 기본적인 피트니스 수준을 유지하는 데도 매우 도움이 된다. 이때 팔의 스윙이 유발될 수 있는 빠른 속도로 5~10분 정도 걷는 것으로 시작한다. 최종적으로, 하루에 10~15분 워킹을 3차례 정도하는 것을 목표로 삼는다.

처음 몇 주 동안은 빅 3 운동을 매일 한다. 그런 다음 전체적인 볼륨은 유지하면서 하루

에 두 번 수행하도록 진행한다. 예를 들면 6-4-2 반복 체계를 하루 한 번 수행하는 것으로 시작한다. 그다음 단계에는 하루 두 차례, 10초 유지 3-2-1 반복 체계를 수행한다.

브릿지 더 갭(틈새 메우기): 퍼포먼스를 위한 선제적 재활

어떠한 종류의 통증이던 3단계 접근법을 필요로 한다. 증상을 완화하고 신체의 자연스러운 회복을 촉진하기 위해서 반드시 통증의 원인을 제거해야 한다. 이는 증상의 방아쇠가 되는 것을 어떠한 수를 써서라도 피해야 함을 뜻한다. 이는 보기에 쉬워 보일지라도, 많은 선수들은 이를 실행하는 것에 어려움을 겪는다. 내가 선수에게 스쿼트 혹은 데드리프트를 당분간 그만두기를 조언할 때, "완전히 그만둘 수는 없어. 지금까지 내가 얻은 것들을 잃을 거야"라는 벽에 부딪힌다.

조금 열린 시각을 가지고 자부심을 떨어뜨릴 필요가 있다. 짧은 시간 동안 잠시 뒤 걸음을 한다 할지라도 지금까지 당신이 얻은 모든 걸 잃는 일은 일어나지 않는다. 어떠한 재활도 없거나 운동 프로그램을 수정하지 않는다면 만성적 통증이 발생하고, 통증을 유발하는 훈련 계획에서 벗어나는 것을 고집한다면 회복에 상당한 기간이 걸린다. 만일 특정 리프팅이 통증을 유발한다면, 지금 당장 그것을 그만둬라. 당신이 언젠가 돌아올 수 있고 돌아올 것임을 믿을 필요가 있다.

재활의 두 번째 단계는 신체 중 통증을 가장 먼저 유발하는 약한 사슬을 찾는 것이다. 이는 맥길의 빅 3와 같은 허리에 친화적인 코어 안정성 운동을 포함하고 움직임이 제한된 관절을 위해 가동성/유연성 운동을 하거나, 안 좋은 움직임 패턴을 재훈련시키는 등의 다방면에 입각한 접근법을 필요로 한다.

힙 힌지 배우기

허리 통증의 가장 흔한 원인 중 하나는 고관절을 제대로 사용하지 못하는 것이다.[83] 바닥에 놓인 펜을 잡기 위한 것부터 중량이 실린 바벨을 잡는 것에까지 이르는 동작들을 할 때 허리 통증을 느끼는 사람은 고관절을 사용하는 방법을 잊고 그 대신 요추를 불안정하고 과도하게 사용한다. 따라서 (힙 힌지라 불리는 동작인) 고관절부터 움직이고 척추의 안정성을 유지하는 것은 리빌딩 과정에서 꼭 필요하며, '굴곡 불내성'을 가진 사람에게는 필수적이다.

적절한 힙 힌지를 수행하기 위해 손을 앞으로 뻗고 바로 선다. 발로 바닥을 움켜쥐고(엄지발가락으로 바닥을 눌러라) 체중이 발 전체로 퍼지는 것을 느껴라. 둔근 측면이 개입되도록 무릎을 양옆으로 밀어낸다, 발이 바닥에 단단히 붙은 상태가 유지되어야 한다. 작은 저항밴드를 무릎에 걸면 측면 둔근의 텐션을 만드는 방법을 배우기에 좋을 것이다.

엉덩이를 뒤로 밀고 가슴을 앞으로 내미는 것으로 동작을 시작한다(허리에서는 어떠한 움직임도 일어나서는 안 된다). 팔을 앞으로 밀어 땅과 수평이 되도록 하는 것은 엉덩이가 뒤로 가는 것에 있어 대칭적인 밸런스를 만들어준다. 무릎이 앞으로 나가지 않도록 하여, 몇 인치 정도 앉아서 잠시 이 동작을 유지해라. 만일 당신이 적절히 했다면, 둔근과 대퇴 이두근에 텐션이 느껴져야만 한다.

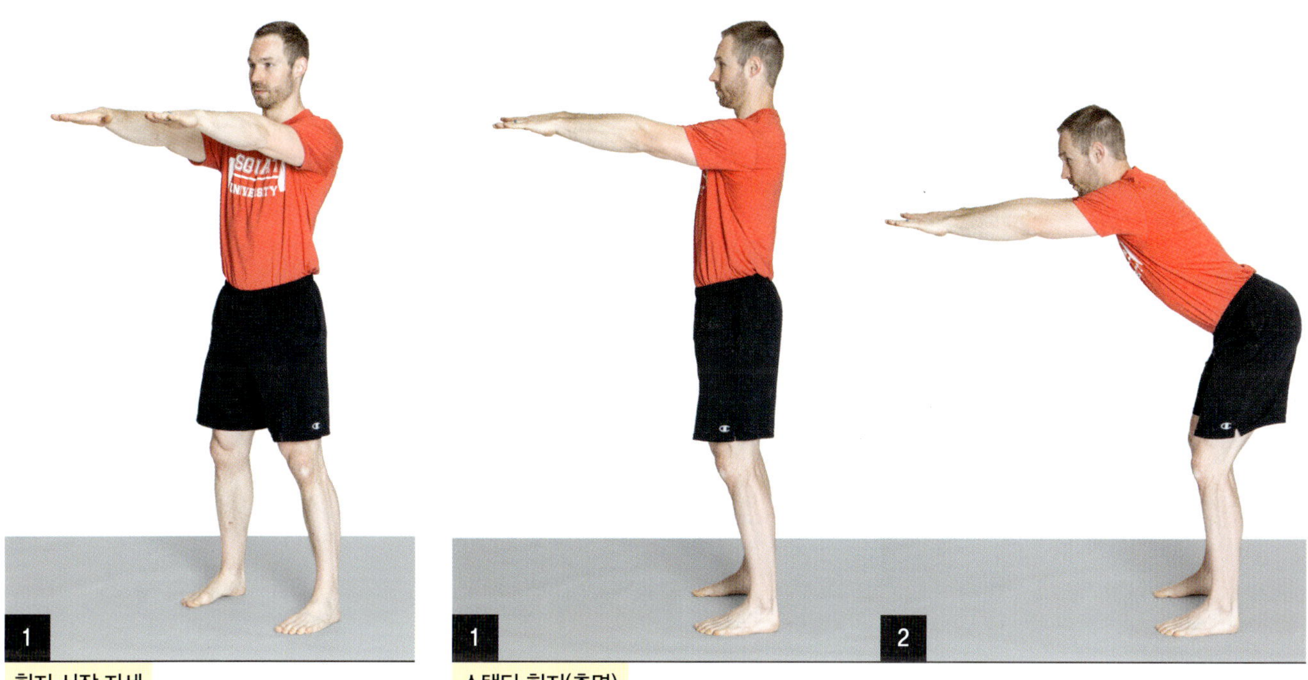

힌지 시작 자세

스탠딩 힌지(측면)

만일 (일반적인 스쿼트를 할 때처럼) 무릎이 앞으로 나가지 않고서는 이 동작을 수행하는 것이 어렵다면, 박스를 발가락 바로 앞에 두어라. 무릎이 박스를 치지 않고선 앞으로 나갈 수 없을 것이므로 적절한 힙 힌지를 하게 된다!

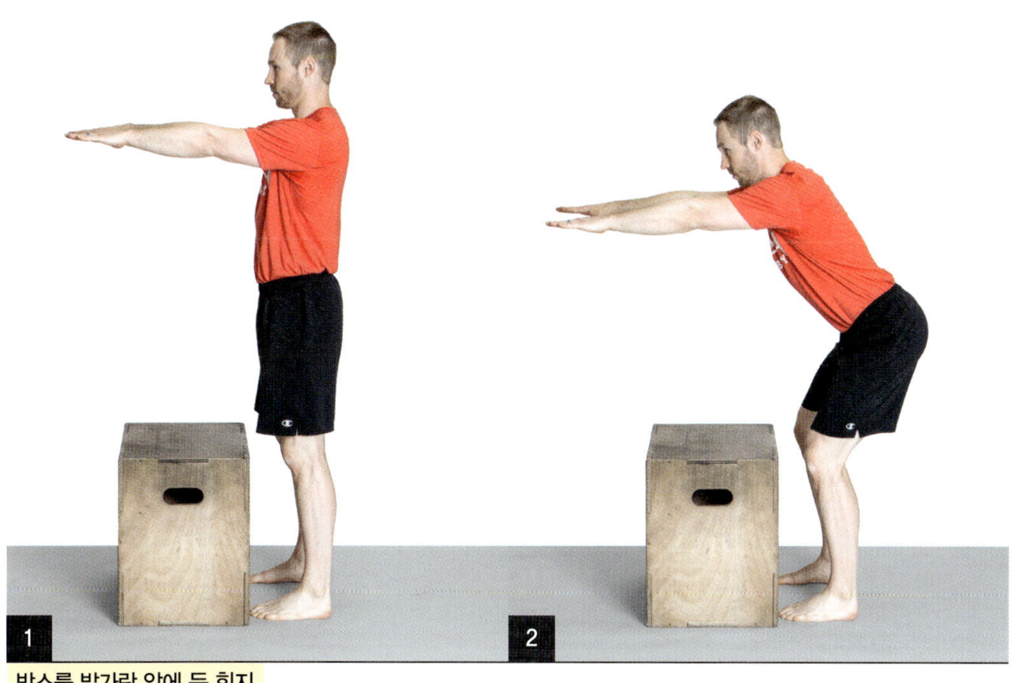

박스를 발가락 앞에 둔 힌지

만일 허리 통증 없이 이 동작을 할 수 없다면, 허벅지 전면을 손으로 잡아라. 엉덩이를 뒤로 밀고 가슴을 정면으로 향할 때, 손이 무릎을 향해 미끄러져야 한다. 손으로 허벅지에 압력을 가하는 것은 흉곽과 상체에 작은 견고함(강성)을 만들어준다. 만일 적절하게 했다면, 더 이상 통증이 느껴지지 않아야 한다.

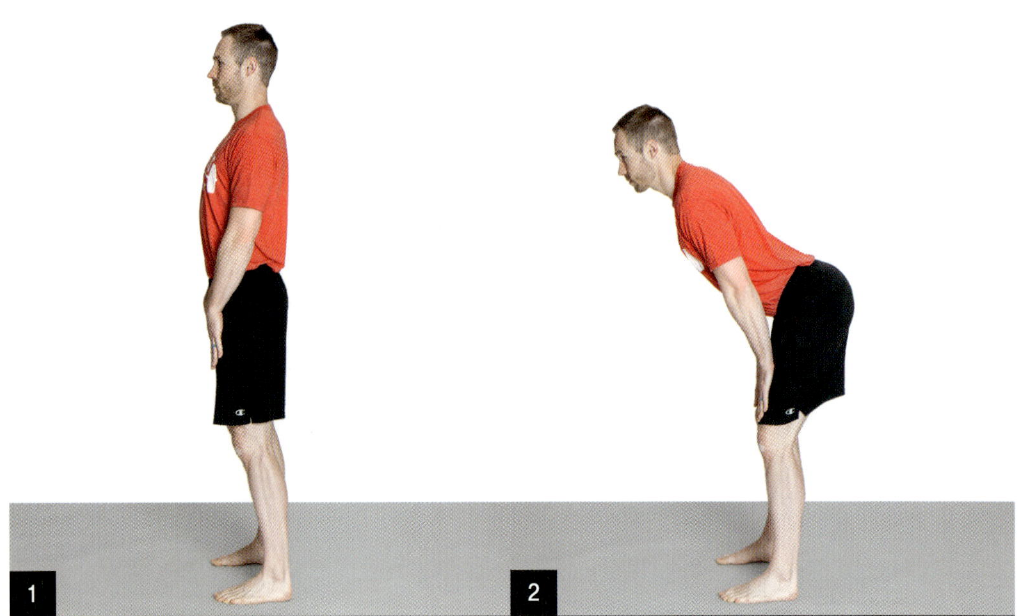

허벅지에 손을 올린 힌지

적절한 힙 힌지를 배우는 데 도움이 될 만한 또 다른 방법은 중량 원판을 사용하는 것이다. 엉덩이 뒤쪽에 원판을 잡아 고정시키는 것으로 시작한다. 무릎은 살짝 구부린 상태를 유지하고, 뒤에 벽이 있다고 상상하며 엉덩이를 뒤로 밀어라. 척추는 반드시 전체 동작에 걸쳐 중립을 유지해야 한다. 만일 당신이 정확히 이 동작을 수행했다면, 대퇴 이두근과 둔근에 텐션이 느껴져야 한다.

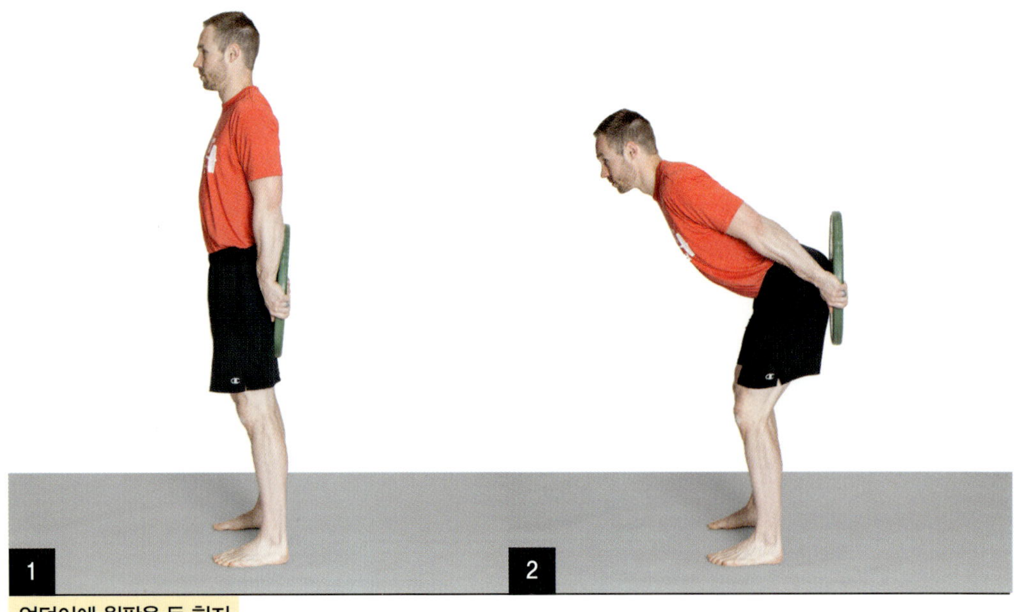

엉덩이에 원판을 둔 힌지

손으로 허벅지를 누른 방법을 쓰든, 아니면 다른 방법을 사용하든 간에 이와 같은 심플한 힙 힌지 동작은 통증 없이 앞으로 몸을 구부릴 수 있게 해 줄 것이다. 이는 냉장고에서 음식을 꺼내는 매 순간 혹은 바닥에서 양말을 집을 때마다, 힙 힌지를 사용해야만 함을 뜻한다!

기초 쌓기

만약 올바른 방향으로 나아가고 싶다면, 어떠한 증상도 느껴서는 안 된다. 어떤 통증도 더 이상 느끼지 않는다면, 이제 세 번째 단계로 나아갈 때이며, 바벨 훈련과 대회에 필요한 높은 요구치를 감당하기 위한 신체의 수용력을 재건축해야 할 것이다. 불행히도, 척추를 둘러싼 모든 근육 혹은 당신의 신체가 요구하는 모든 부위들을 한 번에 충족해 줄 단 하나의 운동이란 존재하지 않는다. 이러한 이유로, 우리는 다양한 움직임 면을 다루는 동작들과 움직임 패턴을 통해 충분한 코어 안정성을 기를 수 있는 전반적 훈련 프로그램을 만들 필요가 있다. 이 세 번째 단계에 해당하는 운동은 4가지 카테고리로 나뉜다.

- **밀기:** 스쿼트, 슬레드 밀기
- **당기기:** 데드리프트, 인버티드 로우
- **캐리:** 슈트케이스 캐리
- **항 회전:** 팰로프 프레스, 원 암 로우

이 카테고리들을 사용하면, 퍼포먼스 훈련 중 자주 인지하지 못한 당신의 '약한 사슬'을 드러내고 찾아내어 신체 재건축을 도와줄 것이다. 예를 들면 파워리프터는 운동 중 밀기, 당기기, 항 회전 카테고리를 자주 수행하지만(스쿼트, 데드리프트, 벤치 프레스와 같은) 캐리와 같은 운동을 전혀 수행하지 않는다면, 전두면의 동작 중 코어 안정성을 자극하지 못하기 때문에 잠재적인 부상의 가능성에 자신을 몰아넣는 것이다.

허리 부상으로부터 돌아오면서 세 번째 재활 단계에서 운동들을 선택할 때, 증상을 재발시킬 수 있는 척추에 과한 부하를 주는 운동을 제외하여야 한다. 예를 들면 항 회전 운동을 수행하기 전 자주 부상을 일으킨 스쿼트를 가벼운 무게로 성공할 수 있어야 한다. 팰로프 프레스와 같은 신체에 비트는 힘을 만드는 운동은 동일한 무게로 굴곡/신전 힘을 만들 때보다 척추 압박이 4배나 높다.[84]

안정성을 만드는 운동들의 논리적인 진행 순서는 처음에는 시상면(굴곡/신전 토크), 그다음으로 전두면(측방향 토크), 마지막으로 횡단면(비틀림 토크)이다. 어느 재활 프로그램이든 딱 맞는 이상적인 운동 구성이란 없으나, 이러한 운동들은 당신의 신체와 목표에 가장 적합한 계획을 만들어주는 출발점이 될 수 있다.

각 운동을 진행할 때, 부하가 빠르게 증가하는 것에 주의해야 한다. 효과적인 재활 프로그램은 천천히 몸에 중량을 적용한다. 부하가 너무 적어서 몸의 적응 과정이 실패한다면 망가진 채로 남을 것이며, 너무 과해서 지나치게 빠른 적응 과정으로 이끌려 한다면 통증이 재발할 수 있다. 당신의 몸에 주의를 기울여야 하며, (재활) 공식에서 자만심을 뺄 필요가 있다.

스쿼트

일단 통증 없이 힙 힌지를 수행할 수 있으면, 스쿼트를 다시 만들 차례이다. 체중(맨몸) 스쿼트부터 시작하여, 통증이 없는 선에서 깊이를 만들어 나가라. 부상의 정도에 따라 무증상으로 체중 스쿼트를 완전한 깊이로 다시 수행하기까지 몇 주가 소요될 수 있다. 이것이 가능해질 때, 부하를 적용할 차례이다.

부하가 위치한 곳에 따라(어깨 앞 vs 등), 그리고 중량의 정도에 따라 척추에 가해지는 힘의 정도가 정해진다. 예를 들면 가슴 앞에 위치한 30파운드의 케틀벨 가블렛 스쿼트는 135파운드의 프론트 스쿼트보다 척추에 더 적은 부하를 줄 것이다. 동일한 원리로, 135파운드의 프론트 스쿼트는 백 스쿼트에 비해 요추에 더 적은 토크를 만든다. 프론트 스쿼트를 하는 동안 몸통은 더 수직에 가깝기에 몸통이 상대적으로 더 기울어진 백 스쿼트보다 더 적은 모멘트 암(바벨을 중력으로 당겨 요추 관절들에 가해지는 수직의 힘선과 척추 사이의 거리)을 가진다.[85]

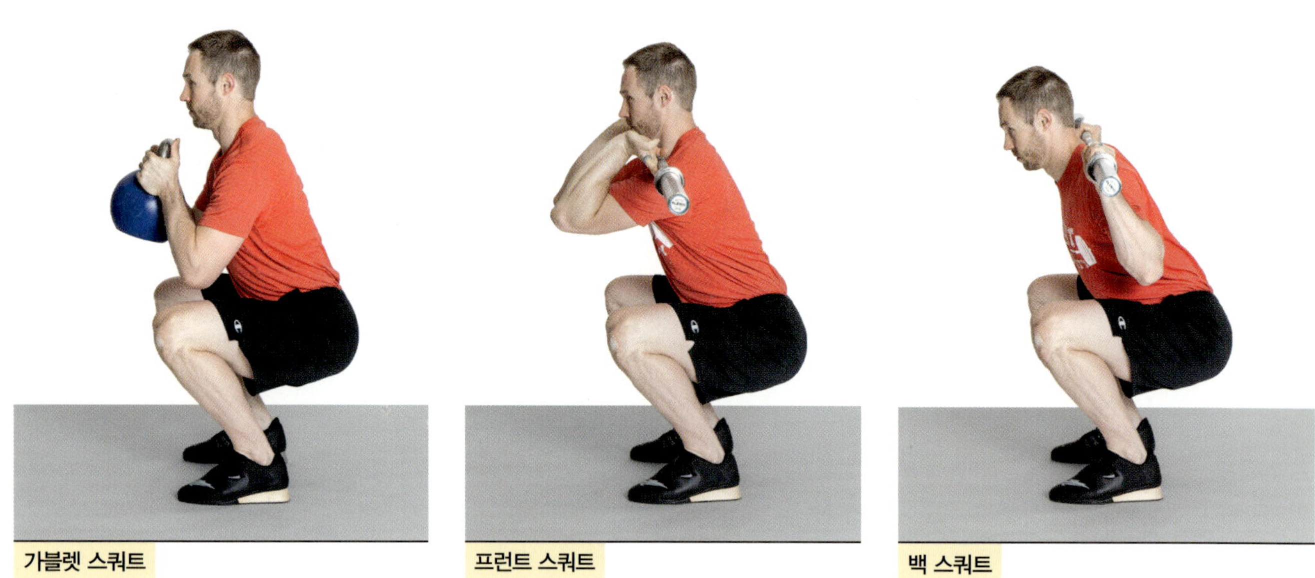

가블렛 스쿼트 프런트 스쿼트 백 스쿼트

최종적으로 백 스쿼트로 들어가기 전, 가블렛 스쿼트(가슴에 중량이 위치한)를 먼저 하고 프론트 스쿼트로 진행, 그다음 백 스쿼트로 들어가길 추천한다. 다음 패턴으로 얼마나 빨리 진행할지 그리고 어느 정도의 중량을 들 것인지 항상 주의해야 한다. 인내심 없이 빠르게 무거운 중량을 드는 사람은 쉽게 부상으로 퇴보한다. 나는 허리 부상에서 복귀하려는 여러 파워리프터들을 만나 보았는데, 몇 주간 30~40파운드 정도의 가벼운 가블렛 스쿼트만을 사용하곤 했다.

일단 이러한 기술들을 적당한 중량으로 다룰 수 있게 되었다면, 이제 호흡에 초점을 맞출 필요가 있다. 고중량을 들 때에는 코어를 잠그는 것만으로는 부족하다.

적절히 호흡하는 법 역시 배울 필요가 있다. 한편, 많은 의료인과 피트니스 전문가가 배운 것처럼, "숨을 들이쉬고 내쉬어라"라는 방침은 무거운 무게를 드는 동안 척추를 안정시키는 것에 도움을 주지 못한다. 엘리트 파워리프터가 1,000파운드를 짊어지고 숨을 완전히 내쉰다고 상상해 보라!

고중량을 리프팅하려 할 때에는, 숨을 크게 들이마신 뒤 호흡을 멈추고 동작을 마칠 때까지 이를 유지할 것을 추천한다. 여기에 코어를 강하게 조이는 것bracing을 더하면, 복부는 곧바로 더 안정적이게 되며 엄청난 무게를 다룰 수 있게 될 것이다. 이것이 당신의 몸이 가진 '웨이트리프팅 벨트'를 작동시키는 방법이다.

이처럼 늘어난 복부의 압력과 척추 안정성을 유지하려면, 숨이 뿜어져 나가는 것을 강제로 막을 필요가 있으며 이것이 바로 발살바 호흡법으로 알려진 방법이다. 소리를 지르거나 입술에 작은 구멍을 만들어 "츠~" 하는 소리로 천천히 숨을 뱉는 것은 코어의 안정성을 유지하고 척추를 안전하게 유지시켜 준다.[86]

숨을 참는 것은 해로운 수준으로 혈압을 올릴 수 있고 블랙아웃(실신)을 유발할 수 있기에 어느 리프팅이든 몇 초 이상 유지하면 안 된다. 만일 심폐 기능에 병력이 있다면, 이 기법을 사용하기 전 의사와 상담이 필요하다. 그러나 건강한 선수라면 잠시 동안 혈압이 조금 오르는 것은 해롭지 않다.

슬레드 밀기

슬레드를 성공적으로 밀기 위해서 다리는 상당한 힘을 내야 하며, 이 힘을 단단한 코어에서 팔로 마지막에는 슬레드로 전달해야 한다. 만일 충분한 안정성을 만들어내지 못한다면, 척추는 이상적인 중립 상태를 벗어나 에너지의 누수를 일으킨다.

슬레드 기둥에 손의 높이는 높게 잡는 것으로 시작하라. 슬레드 밀기 동작을 하기 전에는 먼저 가능한 강하게 슬레드의 기둥을 움켜잡고, 그 뒤에 발로 땅을 밀어라. 코어를 단단히 조였다면bracing, 이러한 동작들은 허리를 안전한 상태로 유지하면서 상당한 파워로 슬레드를 밀어 낼 때 필요한 척추의 강성을 만들어낼 것이다.

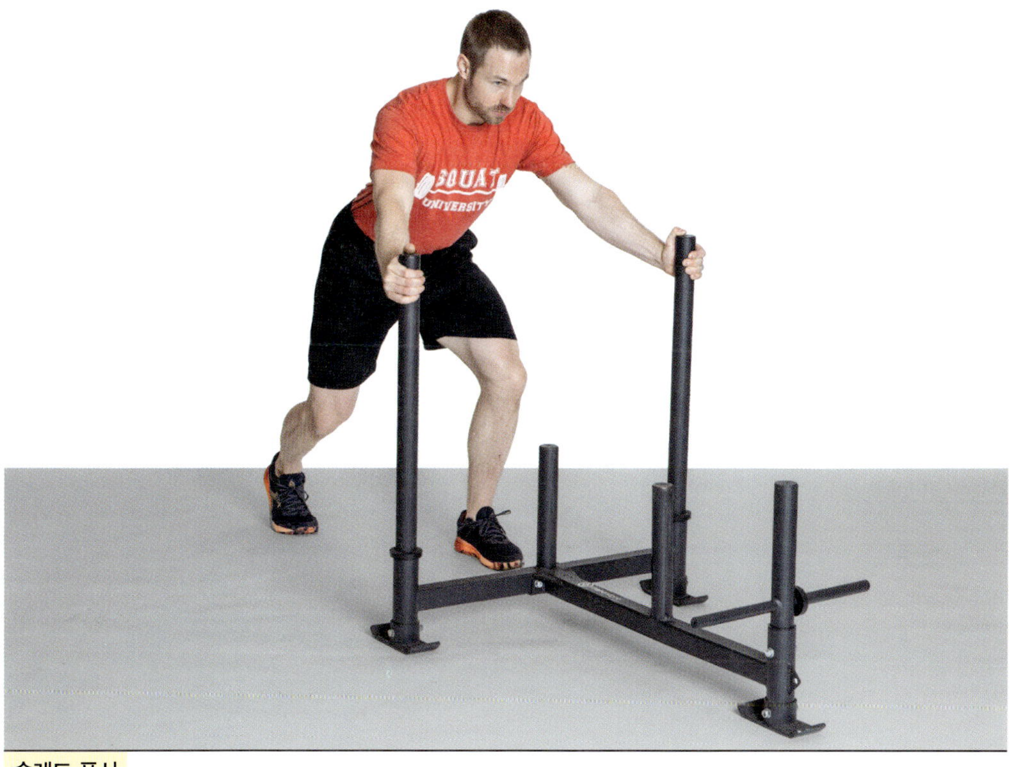

슬레드 푸시

데드리프트

훈련 계획에 데드리프트를 다시 도입할 생각이라면, 척추에 친화적인 방식으로 하길 원할 것이다. 바벨을 블록 혹은 원판들 위에 놓고 하는 것이 바닥에서부터 당기는 것에 비해 허리에 훨씬 더 적은 전단력이 적용된다.

측면에서 데드리프트를 분석해 보면, 당기는 순간 정지된 화면에서 모멘트 암(중력이 바벨을 당기는 수직 거리와 이와 관련되는 관절 사이의 거리. 이 경우 관절은 요추이다)의 길이로부터 생성된 허리 토크 값을 계산할 수 있을 것이다.

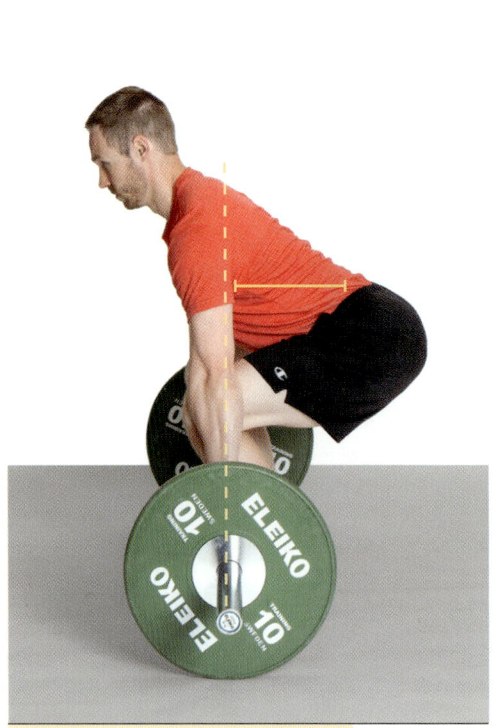

데드리프트 시작 위치에서의 모멘트암

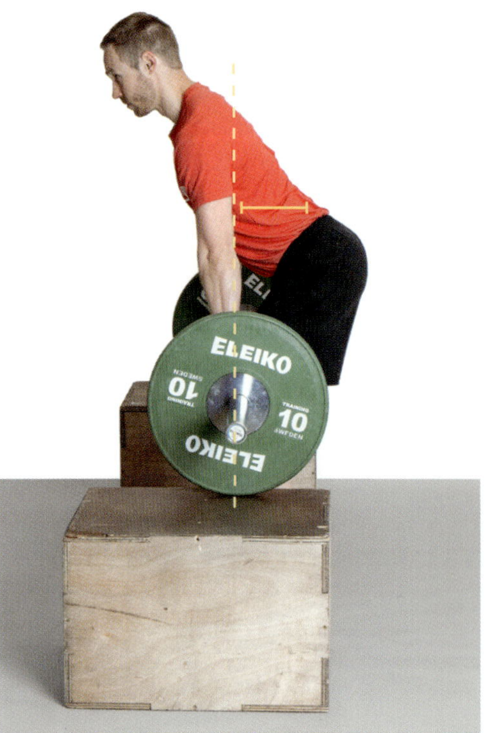

블록 위에서의 데드리프트 모멘트암

바닥에서부터 데드리프트를 시작하는 것이 블록에서 시작하는 것에 비해 몸통의 전방 기울기가 더 큰 것은 자연스러운 일이다. 몸통이 앞으로 기울어져 있을수록 허리부터 모멘트 암은 더 커지고, 따라서 척추에 더 많은 부하가 실린다. 무릎 높이에서 당기거나 그것보다 살짝 더 위에 있도록 바벨을 옮기면 허리에 실리는 부하는 적어진다.

데드리프트를 수행하는 것은 (파워리프터이든 혹은 역도 선수가 하듯 보조 훈련으로 사용하든) 체중을 바닥으로 누르는 것과 바벨을 들어올리는 것 사이의 밸런스에 달려 있다. 데드리프트를 할 때 허리 통증을 느끼는 많은 선수들은 대부분 다리를 효율적으로 사용하지 못하고 허리에 지나치게 의존하는 리프팅을 했기 때문이다. 시작 자세로 스스로 당겨 내려갈 때엔, 팔꿈치를 완전히 펴고 팔로 흉곽을 조여 겨드랑이가 보이지 않도록 해야 한다. 이렇게 하면 강력한 당신의 광배근을 동원하게 하고 엄청난 코어 강성과 상체 안정성을 만들어낼 수 있다.

다음으로, 바벨을 위로 당기면서 상체의 나머지 부분들을 연결하라. 바벨이 아직 플랫폼에서 떠오르진 않지만, 마치 몸이 뒤로 넘어지는 듯한 감각trust fall으로 바벨에 몸을 충분히 끼워 넣는다. 올바르게 수행하면 바벨이 약간 위쪽으로 구부러지는 것을 볼 수 있다. 이를 '바에서 느슨함을 제거하기'라고도 부른다.

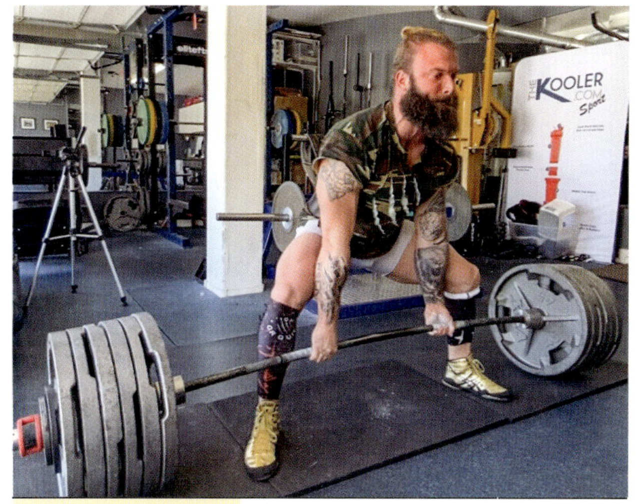

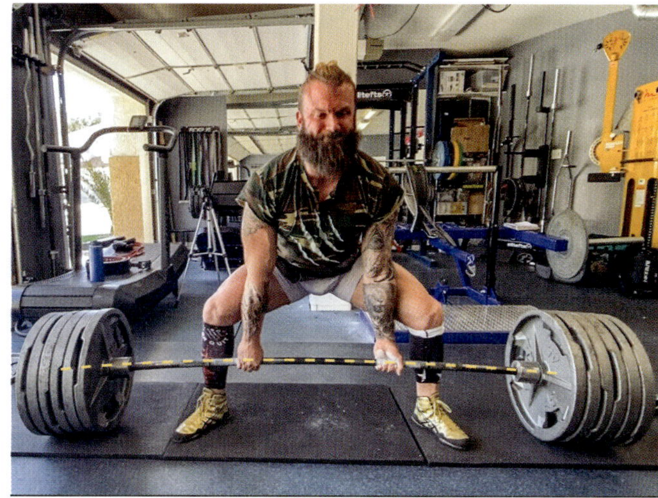

바에서 느슨함 제거하기

Micah Mariano deadlift

상체에서 이러한 긴장을 만들어낼 때, 동시에 하체는 반대의 긴장을 만들어내야 한다. 발로 땅을 강하게 밀수 있도록 둔근들과 햄스트링 근육들에 상당한 긴장을 만들어야 한다. 바벨을 당기는 것과 땅을 미는 것 사이의 바른 밸런스는 허리를 안전하게 유지시켜 준다. 이 단계까지 진행할 수 있었다면, 무게를 늘리거나 블록의 높이를 줄이거나 하는 식으로 변화를 줄 수 있다.

단기간 재활 과정을 수행하는 동안에는 데드리프트 기술을 조정하는 것 또한 도움이 된다. 예를 들면 스모 스타일 데드리프트는 컨벤셔널 데드리프트에 비해 몸통의 각도가 더 허리 친화적이다. 와이드 스탠스의 스모 데드리프트는 바벨에 가까이 붙을 수 있게 하면서도 몸통을 더 세울 수 있게 해 준다. 이 두 가지 요인이 요추에 대한 모멘트 암을 줄이고 결과적으로 허리에 걸리는 총 부하를 줄인다.[87]

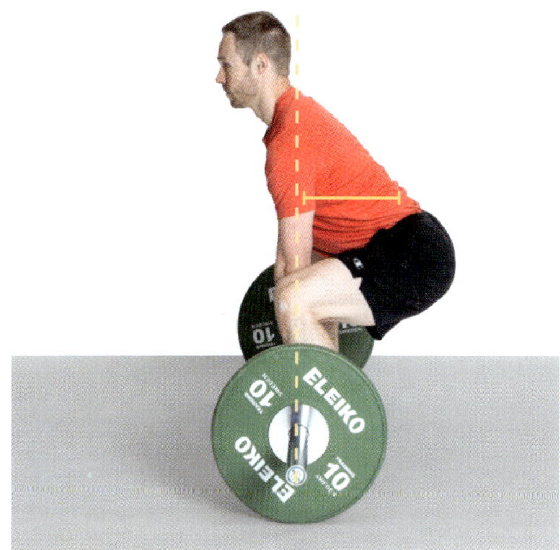

스모 데드리프트

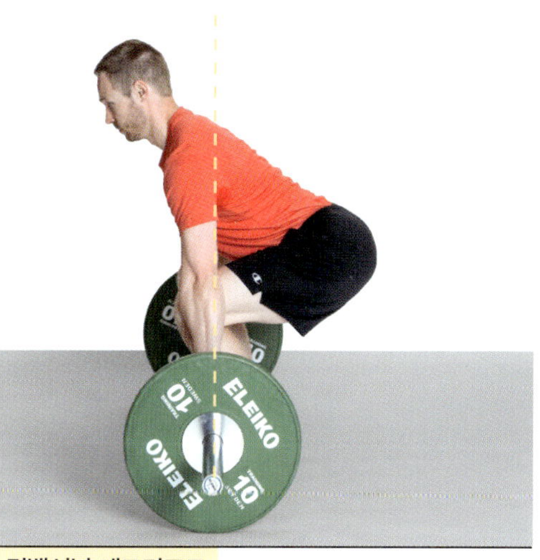

컨벤셔널 데드리프트

인버티드 로우

서스펜션 트레이너 혹은 체조 링을 이용한 인버티드 로우는 척추에 최소한의 스트레스를 적용하는 동시에 등 상부/중부에 있는 근육을 상당히 동원하는 것으로 밝혀졌다.[89] 이러한 종류의 로우 운동은 허리 부상 재활 단계 초기에 있어 훌륭한 선택지이다. 이 운동을 할 때에는 호흡에 초점을 맞춰야 한다. 로우 동작을 시작하기 전, 숨을 크게 들이마시고 코어를 조여야 한다.

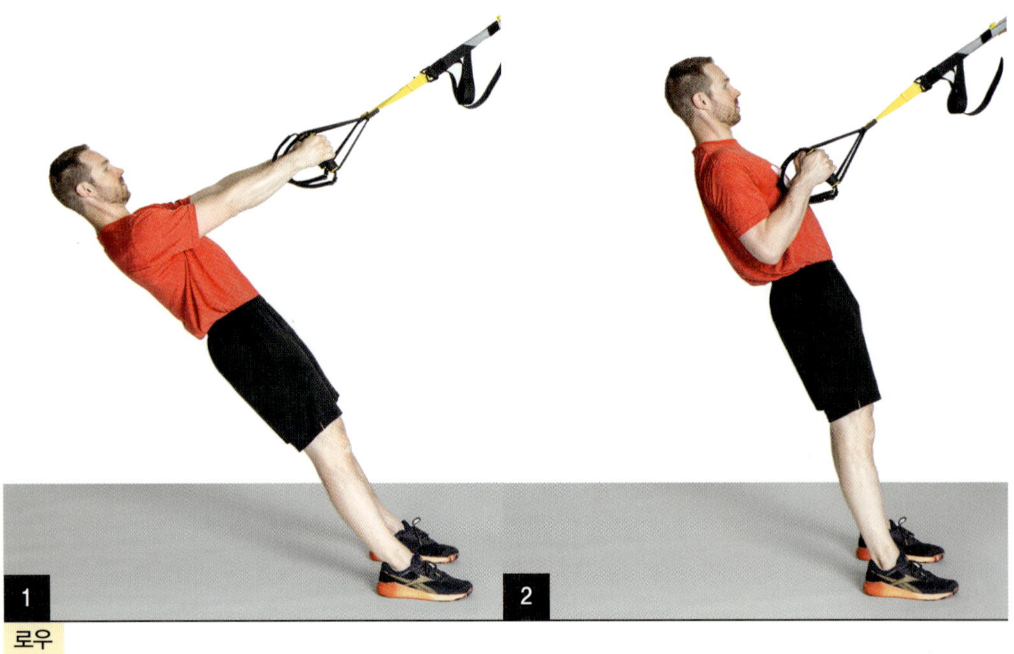

로우

로우를 수행할 때, 전체 동작에 걸쳐 등은 중립 상태여야 한다. 이 운동을 수행하기 쉬워지면, 발을 앞으로 뻗어 몸이 지면에 가깝게 만들어라. 최종 목표는 다음 장의 사진처럼 발을 벤치나 박스에 올려 지면과 수평선을 이루도록 하는 것이다.

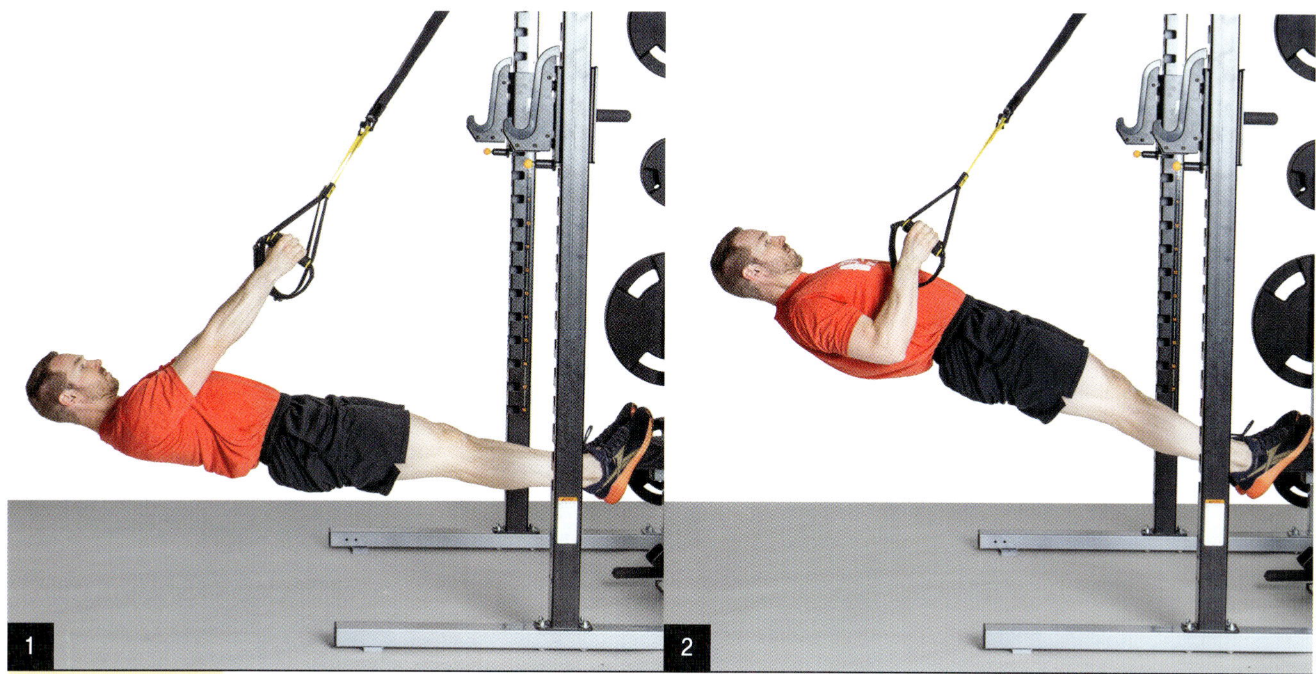

발의 위치를 높인 로우

슈트케이스 캐리

체육관에서 이루어지는 대부분의 리프팅은 시상면에서 이루어진다. 즉 발을 땅에 단단히 고정한 채 바벨을 수직선상으로 움직이게 된다. 선수가 이러한 리프팅에 시간을 쓰면 쓸수록, 그들은 다른 움직임 면에서 스트렝스와 안정성에 약점을 가지게 된다.

예를 들면 코어의 측면(요방형근 그리고 외복사근)은 전통적인 리프팅인 데드리프트와 스쿼트에서 충분히 동원되지 못하며 심지어 이는 더 동적 움직임인 올림픽 스내치도 마찬가지다. 만일 당신이 다른 움직임 면에서 몸을 안정화시키기 위해 이런 근육을 충분히 작동시키지 못한다면, 잠재적 부상에 스스로를 방치하는 것이다.

고중량 스쿼트를 하기 위해, 자세를 잡기 전 랙에서 바벨을 뽑아 걸어 나와야만 한다. 무거운 스내치 혹은 클린을 할 때에, 역도 선수는 놓친 밸런스를 빠르게 다시 잡기 위해 한 발을 헛디딜 수 있다. 위의 모든 경우에서, 앞으로든 뒤로든 걸음을 내딛을 때 전두면에서 움직임이 나온다.

슈트케이스 캐리는 관상면에서 코어를 동원하여 이러한 불균형을 겪는 많은 선수들을 도울 것이다. 이를 위해, 가벼운 케틀벨 혹은 덤벨(시작은 10~20파운드)을 한 손으로 잡아 몸의 측면에 둬라. 코어를 조이고 광배근을 작동시키기 위해 팔을 몸 옆으로 조인다. 이때 "겨드랑이가 보이지 않도록 하라"라는 큐를 사용해라. 시작 전 케틀벨 손잡이를 가능한 강하게 잡아라. 걸을 때, 흉곽이 기울어 뒤뚱거리는 것을 막는 것에 집중해라.

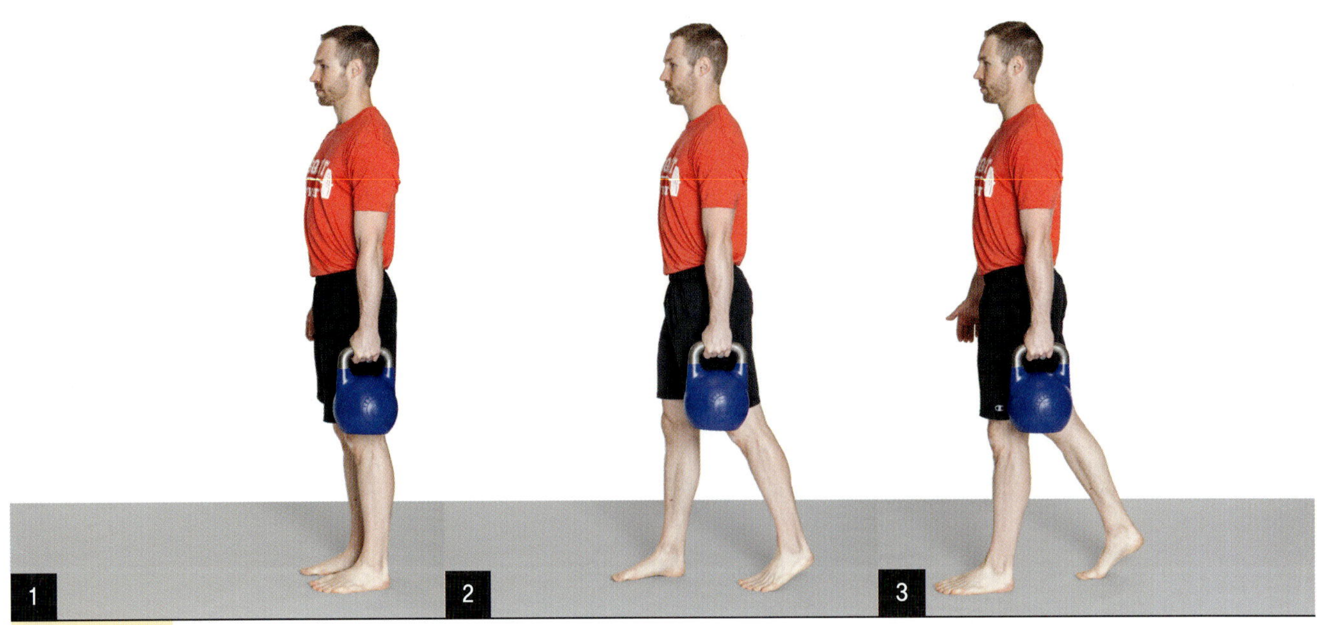

슈트케이스 캐리

한 손으로 슈트케이스 캐리를 하는 것이 양손으로 하는 것보다 훨씬 힘들고 코어에 더 큰 부하를 준다. 사실, 양손으로 중량을 잡고 하는 것이(30kg/66파운드의 케틀벨 두 개를 사용) 30kg/66파운드 케틀벨을 한 손에 잡고 옮기는 것에 비해 훨씬 더 적은 척추 부하를 준다는 것이 밝혀졌다.[90] 한 손으로 중량을 잡는 것이 척추에 고르지 않은 힘을 가하기 때문에, 신체를 안정화시키기 위해 많은 노력을 기울여야 하기 때문이다.

케틀벨 바닥이 위로 올라오게 거꾸로 잡아 수행하면 코어에 요구되는 안정성을 높이게 된다. 코어를 조이고 그 뒤에 걷기 시작한다. 만일 이 훈련을 한 단계 더 높이고 싶다면 몸을 잘 통제하면서 허벅지를 높게 들어올리면서 천천히 행진해 본다.

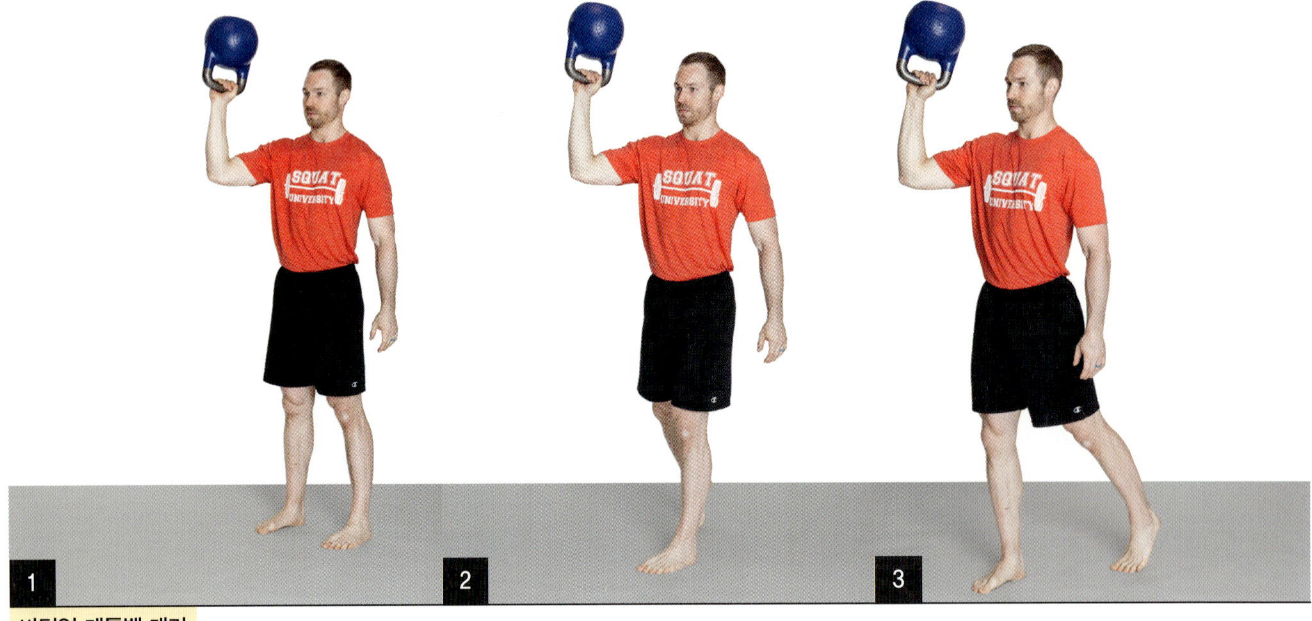

바텀업 케틀벨 캐리

바텀업 케틀벨 캐리는 가장 난이도가 높은 버전이다. 케틀벨이 흔들려서 어려움을 겪는다면, 아마 당신은 당신의 악력을 탓하고 싶을 것이다. 그러나 대부분 충분한 코어 안정성이 없기에 걸을 때 케틀벨이 떨어지려고 하는 것이다.

연구에 따르면 요통은 척추의 위치와 자세 조절 능력을 감소시킨다고 한다.[91] 코어를 더 안정적으로 유지할 수 있다면, 케틀벨이 흔들리지 않도록 유지하는 것이 더 쉬워진다. 그렇기에 케틀벨에 집중하기보다 코어를 단단히 만드는 것에 집중하는 것이 더 나은 선택이다.

팰로프 프레스

측면 밴드 프레스 또는 팰로프 프레스Pallof press를 수행할 때에는 뒤틀림 동작에 대한 저항 능력이 필요하다. 이는 스트렝스 선수에게 일반적인 바벨 훈련에서 거의 경험치 못하는 뒤틀리는 힘을 평가하는 운동이기도 하다.

손을 복부에 가깝게 두고 밴드/케이블을 잡은 채로 서는 것에서 시작해라. 밴드는 반드시 당신 옆의 수평선상에 위치해야 한다. 코어를 잠그고 손이 몸에서 멀어지도록 밀어라. 몸이 뒤틀리지 않도록 5초간 이 자세를 유지해라.

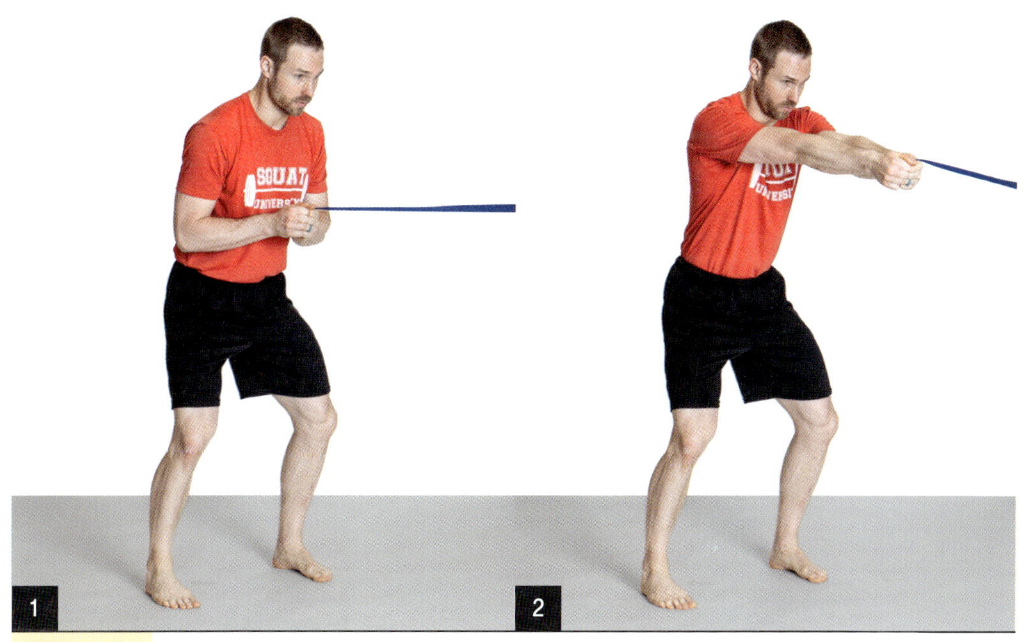

팰로프 프레스

하프 닐링, 톨 닐링 또는 스플릿 스탠스와 같은 다른 자세들로도 훈련을 대체할 수 있다. 처음 팰로프 프레스를 하고 정지hold를 한 뒤에 리프팅을 추가하는 것도 가능하다. 다른 변형 운동으로는 팰로프 프레스를 하면서 스쿼트를 하는 것이다. 코어와 엉덩이에 자극을 주기 위해 여러 각도를 적용할 목적으로 스쿼트 깊이를 다양하게 사용할 수 있다.

권장 세트/반복: 측면 하나당 10회의 2~3세트.

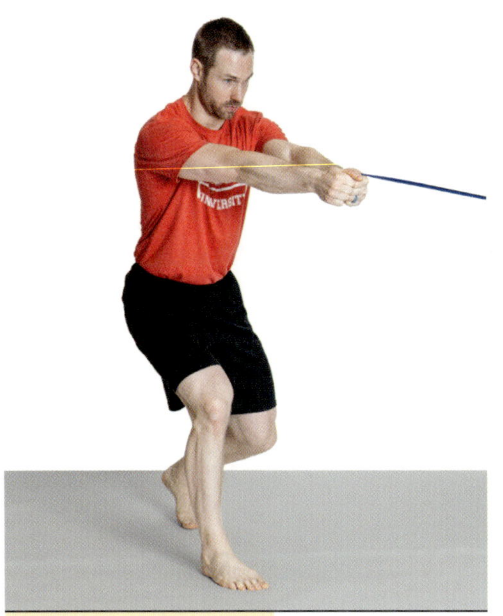

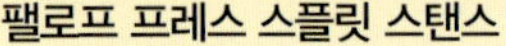

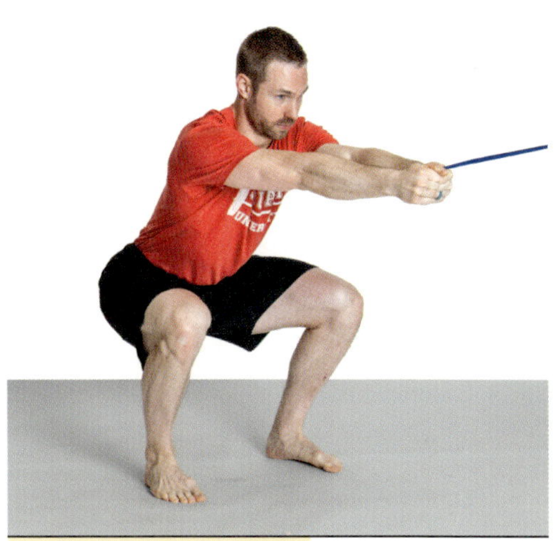

팰로프 프레스 스플릿 스탠스

딥 스쿼트에서 팰로프 프레스

원암 로우

많은 사람들이 원암 로우(저항밴드나 케이블 머신을 사용)를 상부 등과 후면 어깨 근육이 강조된 어깨 안정화 운동으로 분류하기도 한다. 이러한 분류도 정확하다고 할 수 있지만, 원암 로우는 비틀림 저항, 또는 회전 코어 안정성 운동으로도 훌륭한 운동이다.[92]

케이블 머신 앞에 서거나 밴드를 걸어라. 척추가 중립인 상태에서 원암 로우를 수행해라. 절대로 몸이 비틀려서는 안 된다. 2초간의 정지 후, 시작 자세로 팔을 다시 편다.

런지 혹은 닐링 자세와 같은 여러 자세로도 수행 가능하다.

권장 세트/반복: 10회 2~3세트

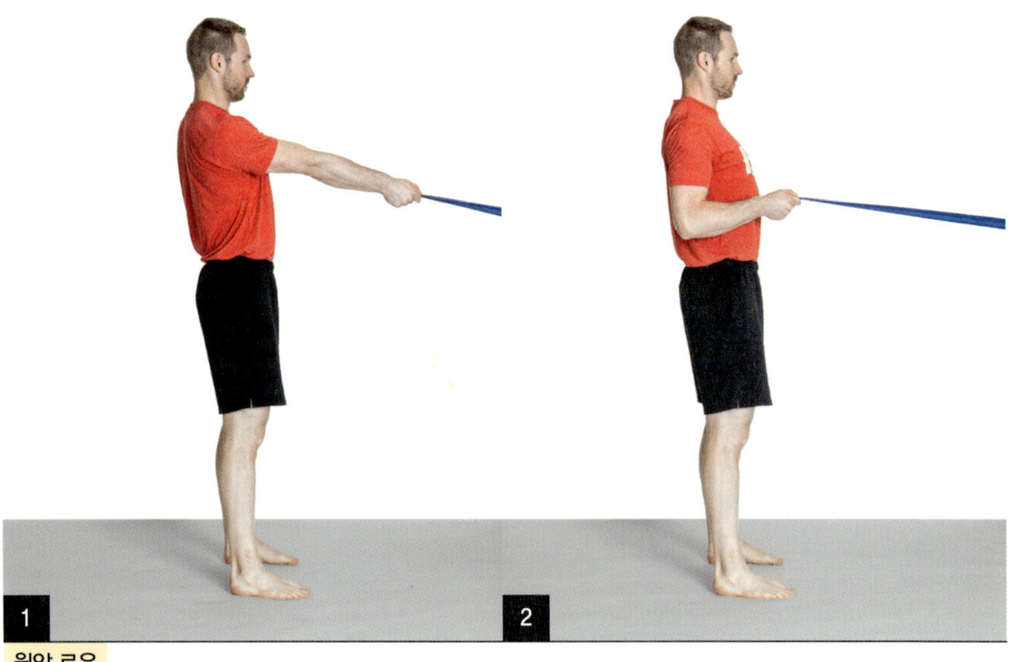

원암 로우

퍼포먼스를 향한 길

일단 당신이 통증을 없애고 이전 수준의 훈련에 복귀했다면, 반드시 새로 얻은 코어 안정성을 유지해야 한다. 이는 앞에서 이야기한 맥길의 빅 3와 다른 코어 안정성 운동들을 주간 훈련 스케줄로 진행해야 함을 의미한다. 어떤 운동을 선택해야 한다는 정답은 없지만, 여러 움직임 면들을 충분히 훈련시킬 수 있는 운동들을 추천한다.

만일 당신이 최고의 수준을 노리는 스트렝스 선수라면, 좀 더 수준 높은 코어 훈련을 할 것과 다음과 같은 운동들을 사용할 것을 권한다.

역도

역도(스내치와 클린 & 저크)는 최종적으로 재활 프로그램에 추가될 수 있다. 그러나 이 운동의 복잡성과 스피드에 대한 요구 때문에, 스쿼트와 데드리프트를 통증 없이 이전 1RM 중량을 쉽게 수행할 수 있기 전까지 추천하지 않는다.

데드리프트를 할 때와 마찬가지로 처음에는 블록 위에서 하는 것이 허리 부담을 줄인다. 처음에 블록의 높이는 허벅지의 중간 혹은 이보다 더 낮은 위치(무릎 위)에 바벨이 올 수 있도록 설정한다. 연구에 따르면 스내치와 클린 & 저크를 수행 시 바벨 궤적을 수직에 가깝게 하면 허리의 부하를 상당히 줄여 준다고 한다(바닥에서 시작하는 풀 리프팅은 척추 부담이 가장 높다).[88]

리프팅을 진척시킴에 따라 중량을 더 하거나, 블록의 높이를 낮추는 등의 다양한 변화를 줄 수 있다.

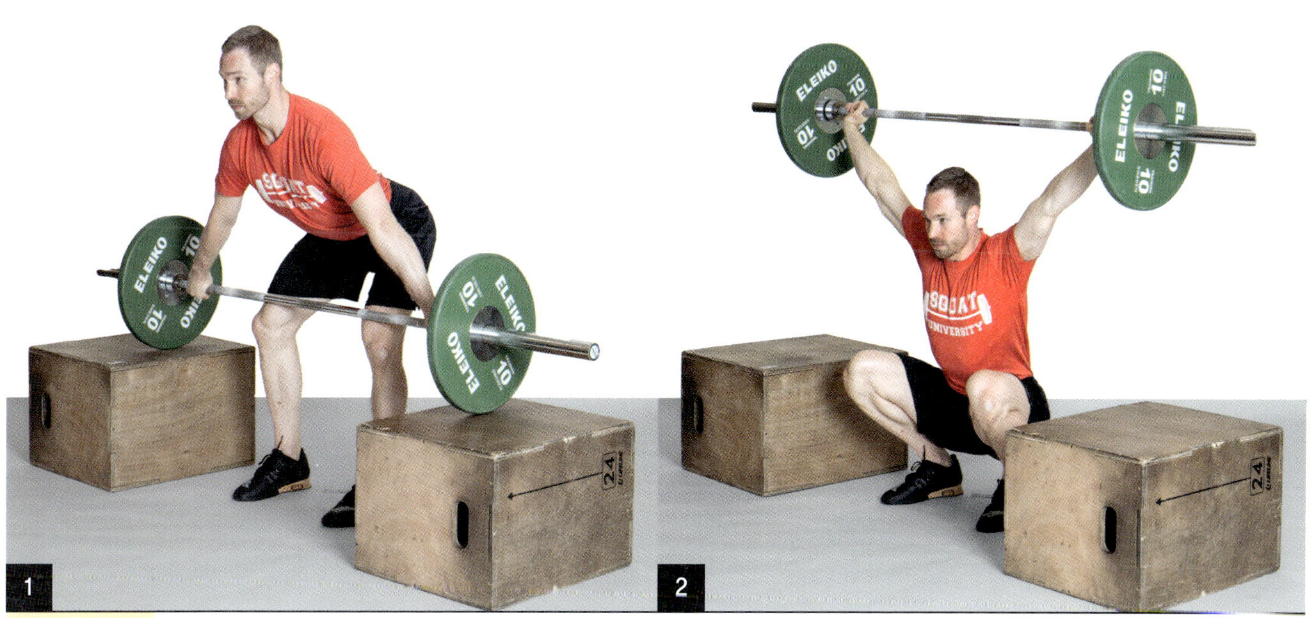

블록 위 스내치

정지 데드리프트

정지 데드리프트는 당기는 리프팅의 기술pulling technique을 강화시키는 훌륭한 변형 운동이다. 일반적인 데드리프트를 할 때와 정확히 같은 접근법으로 동작을 시작한다. 크게 숨을 들이쉬고, 코어를 조이고, 바닥에서부터 천천히 바벨을 당긴다. 정강이 중간, 무릎 바로 아래, 무릎 바로 위 같은 다양한 위치에서 2~5초간 정지한다. 나는 추가적인 난이도를 더하기 위해 올라갔다 무릎에서 한 번 더 멈추는 것도 선호한다.

정지 동작을 하는 동안 다리가 바닥을 강하게 미는 것을 느껴라. 만일 숨을 참고 코어를 조이며 충분한 코어 안정성을 유지하는 중이라면, 허리에서 통증이 다시 느껴져서는 안 된다. 세트당 3회까지 수행하라.

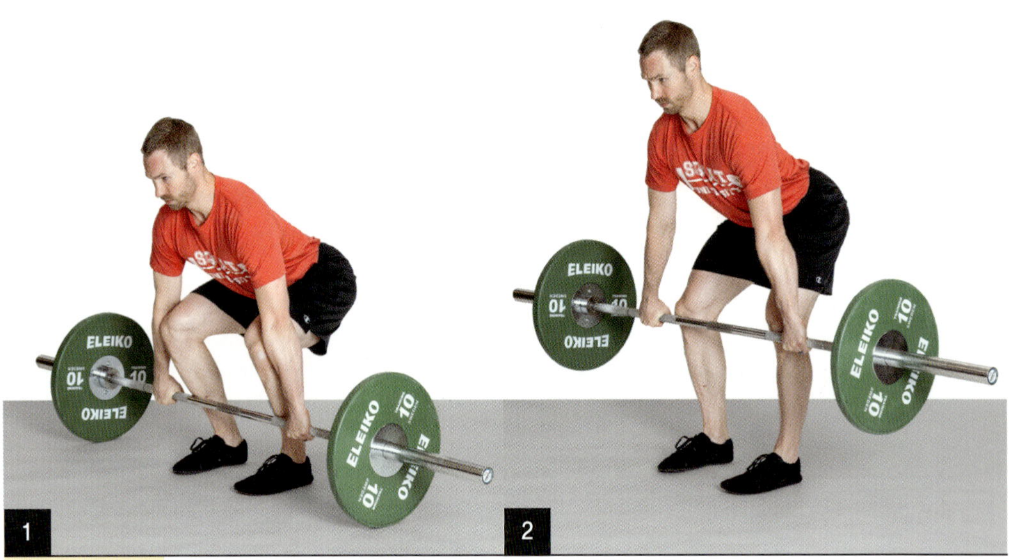

정지 데드리프트

좀비 프론트 스쿼트

프론트 스쿼트 혹은 클린을 수행할 때 가능한 수직 몸통을 유지하고 싶을 것이다. 선수들은 내려가는 동안과 바닥 자세에서는 몸을 적절하게 세우지만, 상승하는 도중에서는 등이 지나치게 구부러져서 몸을 수직으로 유지하는 것에 실패한다. 이때에는 바벨에서 손을 땐 좀비 프론트 스쿼트가 도움이 된다.

마치 프론트 스쿼트를 수행하듯이 바벨을 가슴에 두는 것으로 시작해라. 팔을 앞으로 곧게 뻗고 바벨이 어깨와 가슴 윗면에 놓이도록 해라. 발가락으로 지면을 움켜쥐어 발을 안정적인 자세에 놓이도록 해라. 크게 숨을 들이쉬고, 코어를 조이고, 스쿼트를 시작해라.

가슴에 놓인 바벨이 유지되도록, 바벨이 땅으로 구르지 않도록 반드시 수직의 몸통을 유지해라! 가벼운 무게로 1~3회의 세트로 시작해서 기술을 유지할 수 있을 수준까지만 무게를 올려라.

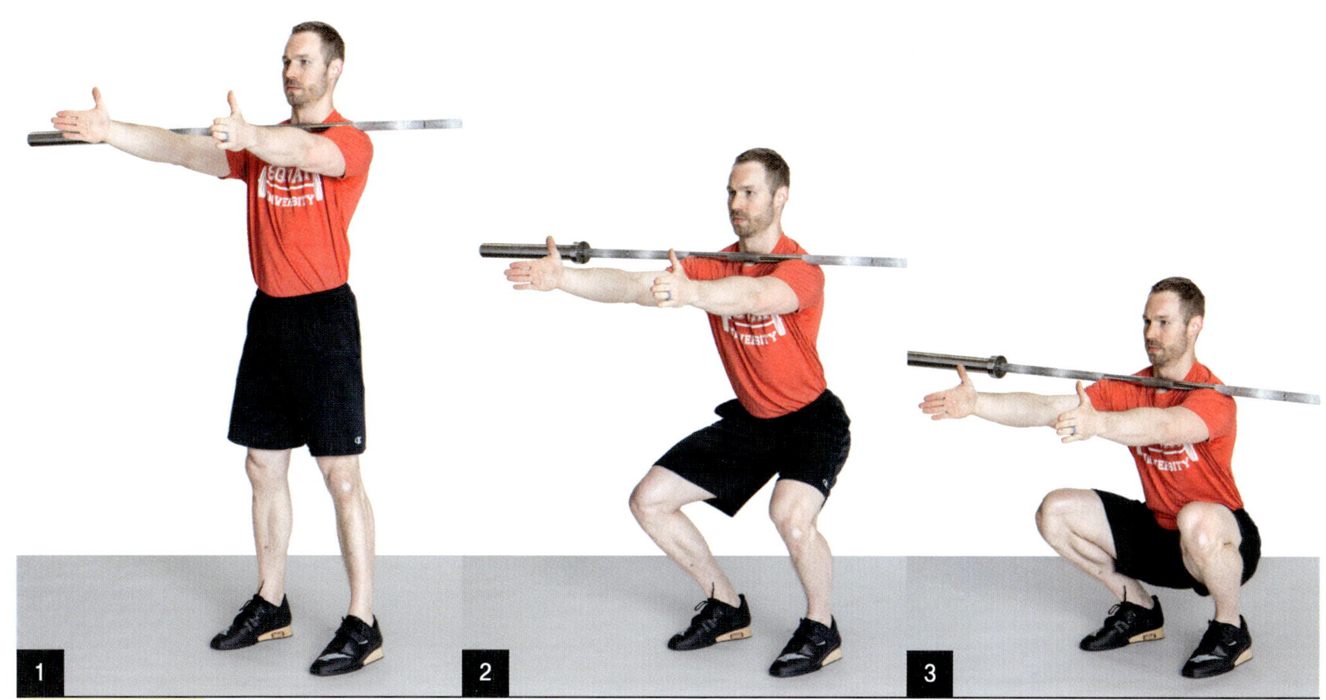

좀비 프론트 스쿼트

체인을 사용한 스쿼트

웨스트사이드 바벨의 루이 시몬스가 소개한 이후 체인을 사용한 방법은 파워리프팅 커뮤니티에서 오랫동안 인기 있는 방법이었다.[93] 체인을 사용하는 이유는 움직이는 중량(체인)에 몸이 자연적으로 반응하는 기전인, 힘-속도 곡선force velocity curve에 대한 적응을 위함이다.

예를 들면 쿼터 스쿼트에서 많은 무게를 들 수 있는 리프터가 최대 깊이에서 같은 무게를 들 수 없다는 것을 모두 알고 있다. 이는 동작 중 하단 자세 위치에 비해 상단 위치에서 더 많은 힘을 생산할 수 있기 때문이다.

한 선수의 최대 스쿼트 무게가 300파운드라고 가정해 보자. 그는 220파운드를 바벨에 꽂고 좌우로 20파운드의 체인을 2쌍씩(총 4쌍) 걸 수 있다. 상단에서 전체 무게는 리프터의 최대 무게인 300파운드이다. 스쿼트 하단으로 가면서, 체인이 바닥을 때리면서 쌓이고 전체 무게를 감소시켜 준다. 그렇기에 상단 부분에서는 300파운드이지만 바닥에서는 220파운드만이 존재한다. 상승하는 중에 무게는 서서히 바벨에 다시 걸리게 된다(이를 가변 저항accommodating resistance이라고 한다).

일반적인 바벨 스쿼트에서 대부분의 사람들에게 가장 약한 지점은 하단이다. 상단 지점에 가까워질수록 동작이 더 쉬워지는 경향이 있다. 체인을 사용하는 것은 스쿼트의 상단에서 무거운 무게를 들 수 있도록 하며 하단에서 실패할 확률을 줄인다. 다음 사진을 참고하라.

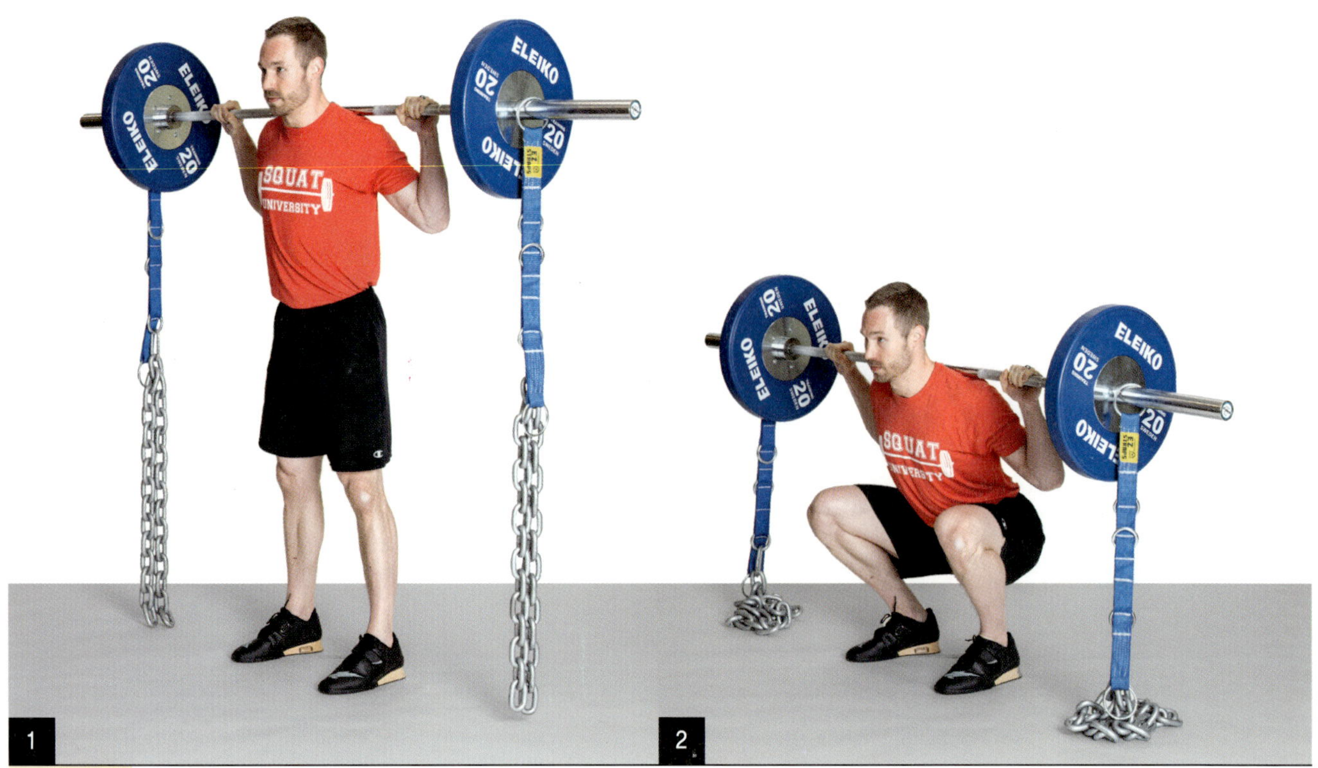

체인 스쿼트

이는 체인을 사용하는 것이 리프팅 중 신체의 자연스러운 힘-속도 곡선에 적응할 수 있도록 함을 뜻한다. 이 방법은 선수가 상승 중의 스티킹 포인트에서 바벨의 스피드와 파워를 상승시킬 수 있도록 돕는다.

스쿼트에 체인을 사용할 때 대부분이 인식하지 못하는 또 다른 장점이자, 내가 허리 통증 이력이 있는 선수들에게 이 방법을 사용하기 좋아하는 이유는 체인을 사용하는 방식이 고유 수용기 감각(척추 부분)을 증가시켜 코어 안정성을 훈련시키기 때문이다. 바벨에 걸린 체인의 가벼운 흔들림은 예상치 못하며 불규칙적인 자극을 리프터에게 준다(운동신경 조절을 강화하기 위해 리드미컬한 안정성 드릴을 사용하는 콘셉트와 비슷하다). 이러한 불안정한 환경을 만들기 위해, 서 있을 때 체인이 반드시 바닥에 몇 인치 떠 있도록 해라.

반드시 리프팅의 모든 부분(바벨을 랙에서 뽑아 걸어 나와 시작 자세로 가기까지)에서 의도성이 있어야 함을 기억해라. 이는 허리 통증으로부터 회복하고 있는 사람들에게 더욱 그러하다. 바벨을 랙에서 뽑아 걸어 나오면, 흔들리는 체인이 조여진 코어에 즉각적인 피드백을 줄 것이다.

웨이트리프팅 벨트를 사용해야만 하는가?

나는 허리 통증이 갑자기 재발하여 회복을 위해 노력하는 파워리프터와 일한 적이 있다. 바벨 백 스쿼트를 다시 시작하려는 세션 중, 그는 자신의 역도 벨트를 사용해도 되는지 물었다. 벨트가 바벨을 잡는 어떠한 순간에도 허리를 안전하게 보호해 줄 것이라는 것이 그의 마음속에 있었다. 벨트는 다음 번의 무거운 스쿼트에서 허리가 갑자기 나가 버리는 것을 막는 보험이었다.

내가 그에게 말한 것을 들으면 아마 당신은 놀랄 것이다. 많은 선수와 코치들이 벨트를 부정확하고 잘못된 목적으로 사용하는 것을 발견했다. 이에 대해 설명하고자 한다.

왜 벨트를 사용하는가?

허리 부상의 맥락에서 벨트를 사용하는 것 이전에, 먼저 벨트를 왜 사용하는가에 대해 이야기해 보자. 연구에 따르면 벨트는 허리에 부가적인 안정성을 준다.[94] 벨트 사용은 코어 근육을 도와주는 것이다.

무거운 바벨 밑에 있을 때, 크게 숨을 들이쉬고 몸통 근육을 조여서 바벨의 무게가 당신을 두 동강 내지 않도록 할 필요가 있다. 이러한 숨쉬기와 조이기는 당신의 복벽에 압력을 주고 상당한 안정성을 만들어낸다. 도움이 될 만한 큐는 "탱크를 채운다"고 생각하며 숨을 배 속으로 밀어 넣는 것이다. 만일 정확히 했다면, 가슴이 아닌 배가 부풀고 배의 아래쪽이 채워지는 것을 느낄 것이다. 이런 호흡은 동작의 1회 반복에 한해 유지되어야 한다.

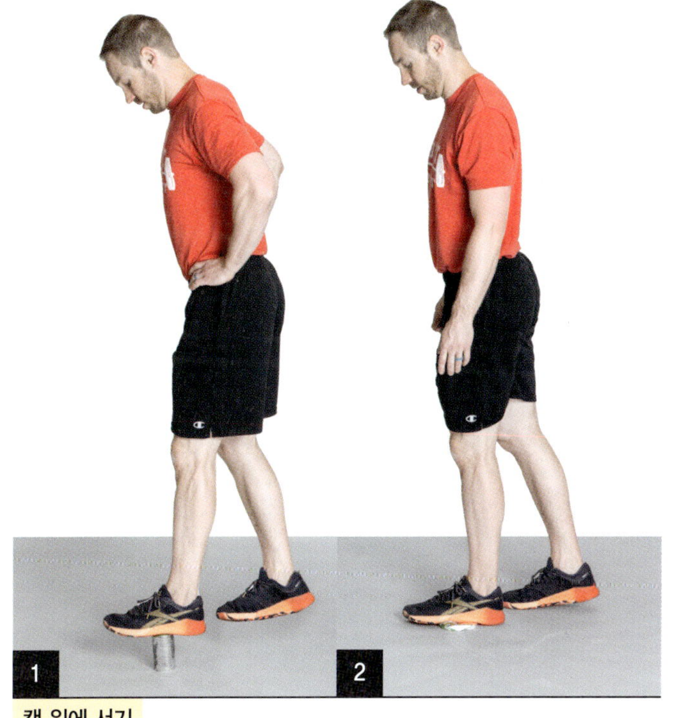

캔 위에 서기

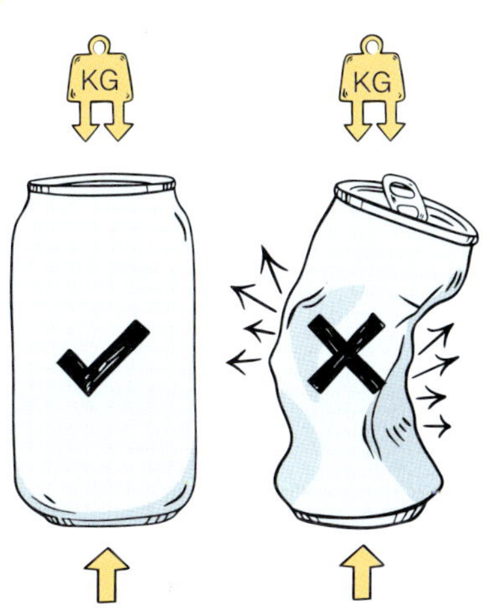

기본적으로, 복벽 크기는 숨을 크게 들이 쉼에 따라 증가한다. 숨을 들이쉬어 늘리는 것과 몸통 근육을 조이는 것을 함께 한다면, 크기가 더 이상 증가하지 못하기 때문에 복벽의 압력이 증가한다. 이것이 복강 내부 압력(IAP)이 만들어지는 방법이다.

밀봉된 음료 캔으로 IAP를 생각해 보라. 밀봉되어 꽉 찬 캔을 땅에 세워 그 위에 올라가면, 음료 캔은 여전히 강하게 버틸 것이며 당신의 체중에 의해 찌그러지지 않을 것이다. 캔 속의 압력이 스트렝스와 안정성을 준 것이다.

코치가 "내려갈 때 들이쉬고 올라갈 때 내쉬어라"라는 호흡 큐를 사용하는 것은 쉽게 들을 수 있는 말이다. 이러한 조언은 무거운 무게를 들고자 할 때 적절치 못하다. 파워리프터가 등에 900파운드를 넘는 무게를 등에

지고 스쿼트 상승 국면에서 숨을 내쉬었을 때 무슨 일이 생길지 상상할 수 있는가? 만일 상승하는 도중 너무 이르게 숨을 내쉰다면(혹은 시작부터 숨을 크게 들이쉬지 않았다면), 이미 '탱크'에서 누수를 시켜 결국에는 안정성을 잃도록 하는 것이다. 이는 음료 캔을 여는 것과 동일하다. 캔을 열고 그 위에 서 보라. 명확히 캔은 압력을 잃은 뒤 당신의 체중에 의해 바로 찌그러질 것이다. 원하던 안정성을 유지하기 위해서는 상승 국면에서 스티킹 포인트(주로 3/4 지점)를 지날 때까지 숨을 참고 이후 천천히 내뱉어라.

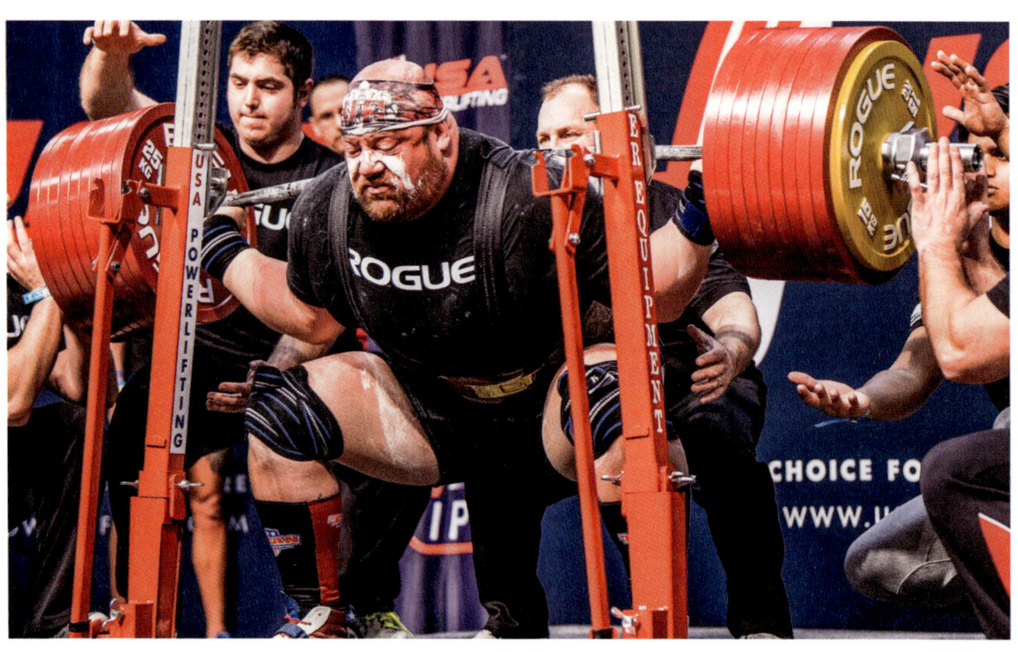

벨트를 차고 하는 스쿼트
Blaine Summner

리프팅 중 바르게 숨을 쉬고 코어 근육을 조이는 것은 당신의 몸이 가진 '타고난 역도 벨트'를 활성화시키는 것이다. 따라서 역도 벨트는 단순히 몸의 '탱크'에 다른 '층'을 추가해 주는 것일 뿐이다. 벨트는 코어 근육을 대체하지 못하지만 추가적인 보강 장치로서 기능한다. 엄청난 고중량을 드는 것을 목표로 할 때 벨트를 차는 것은 상당한 도움이 될 수 있다. 사실은 연구에 따르면 벨트를 차고 정확히 코어를 조이고 숨을 들이쉬면 IAP 값이 20~40%까지 오를 수 있다고 하며, 이는 더 많은 몸통 안정성을 의미한다.[95]

벨트 사용 방법

대부분의 사람들은 역도 벨트를 부정확하게 사용하고 있다. 당신 역시 스스로 반문해 봐야 한다. 스쿼트 랙에서 선수가 마치 18세기 코르셋을 차는 것마냥 최대한 배를 조이도록 벨트를 조이는 데 분투하는 것을 봐라.

벨트를 정확히 사용하는 것은 단순히 꽉 조이는 것 이상이다. 벨트를 제대로 사용하기 위해서는 '벨트 쪽으로' 숨을 불어넣어야 한다. 만일 꽉 조이는 것만 한다면, 벨트가 주는 다른 이점을 잃을 것이다. 언제나 벨트로 팽창하는 배를 동여맨다고 생각해야 한다.

연구에 따르면 벨트를 올바르게 착용하는 선수는 더 무거운 무게를 더 큰 폭발력으로 들어올리는 경향이 있다. 그들은 또한 8RM와 같이 고반복 중량을 더 많이 하면서도 몸통 강

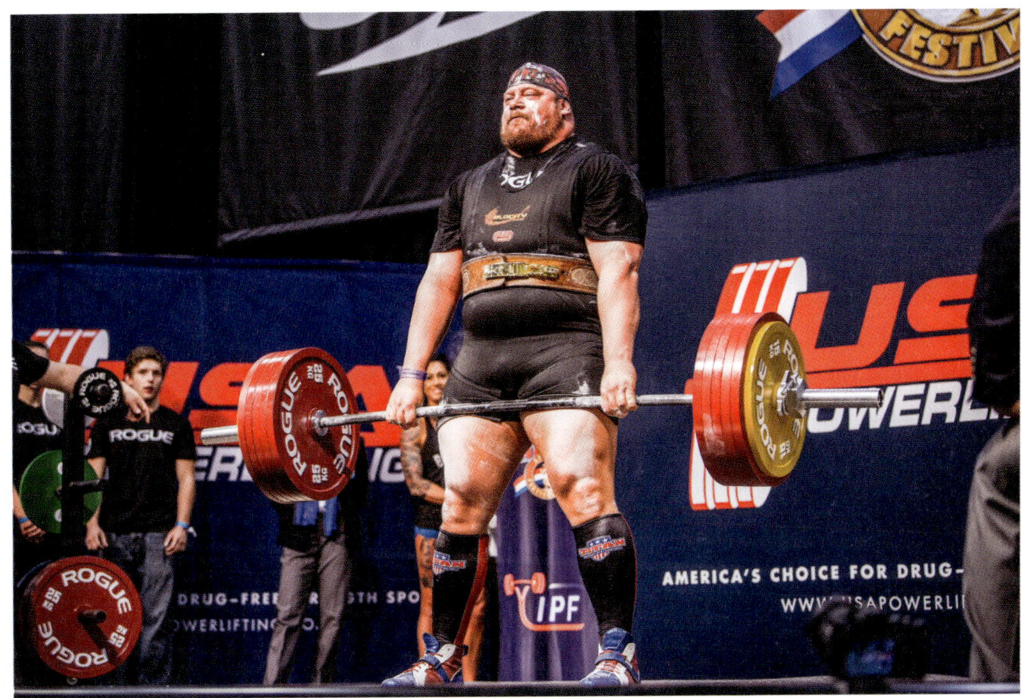

벨트를 사용한 데드리프트
Blaine Sumner

성을 유지할 수 있었다.[96]

벨트를 착용할 때

대부분의 선수는 다음과 같은 이유로 벨트를 착용하기 시작한다.

- 엘리트 선수들이 벨트를 사용하는 것을 봤고 그들 또한 착용하는 것이 필요하다고 생각한다.
- 더 무거운 무게를 들기를 원한다.
- 허리가 뻐근하거나 아프기 시작해서 벨트가 이를 도와줄 것이라 생각한다.

엘리트 선수(수년간 훈련과 대회에 참가를 한)가 역도 벨트를 착용한다고 해서 당신 또한 그렇게 해야 하는 것은 아니다. 첫째, "내가 역도 혹은 파워리프팅 같은 스트렝스 스포츠 대회에 참여하고 있는가?"를 스스로에게 물어 봐라. 만일 그렇다고 대답한다면 나는 당신이 이러한 스포츠를 대비한 훈련의 첫 몇 년 동안은 벨트를 사용하지 않기를 강하게 추천한다. 이 초창기 기간 동안 적절한 기술을 발달시키는 것이 중요하다. 이 시간을 당신의 '타고난 역도 벨트'를 발달시키는 데 사용해라. 이처럼 한다면 안정성의 기초를 쌓는 것을 도우며 언젠가 더 무거운 무게를 들기 위해 벨트를 사용하기로 결심했을 때 더 나은 기술을 사용하도록 도울 것이다.

만일 당신이 역도 혹은 파워리프팅에 참여할 생각이 없고 웨이트룸을 풋볼, 야구, 농구 같은 다른 스포츠를 위해 사용한다면, 나는 벨트를 가능한 적게 사용하길 강하게 추천한다. 이러한 스포츠를 하는 동안 벨트를 사용하지 않기에 웨이트룸에서 이를 사용하는 것 또한 좋은 생각이 아닐 것이다. 대신에 안정된 몸통을 만들고 깔끔한 기술로 리프팅을 하는 것에 시간을 투자해라.

무겁게 드는 것을 바라는 것이 잘못은 아니지만, 기술을 희생하여 이루는 것은 안 된다. 벨트를 사용하는 것은 무거운 리프팅 중 매우 도움이 되지만, 장기간 모든 리프팅에 벨트를 사용하는 것은 해로운 효과를 준다. 만일 벨트를 항상 사용한다면, 신체는 자연스럽게 벨트가 주는 수동적인 지지에 의지하기 시작할 것이다. 목발처럼 벨트에 의지하는 것은 코어를 약하게 할 가능성이 있다. 따라서 우선 가벼운 무게로 어떻게 숨을 쉬고 스스로 안정성을 만드는지 배워라. 리프팅 대회에 참여할 정도로 진지하게 훈련하는 리프터들의 경우에는, 벨트를 사용하는 날과 사용하지 않는 날로 프로그래밍해서 무거운 무게를 드는 중 안정성을 유지하는 능력을 지속적으로 키울 것을 추천한다.

벨트는 허리 통증 혹은 쓰라림을 없애기 위한 목표로 사용되면 절대로 안 된다. 이는 당신의 차 타이어 구멍을 덕트 테이프로 덮는 것과 같다. 이는 짧은 시간 동안 안도감을 주지만, 장기 대책으로는 적절하지 못하다. 쉽게 말해, 허리 통증 재활 과정에 있어 벨트가 차지할 자리는 없다. 적절한 재활로 통증이 완전히 없어진다면, 그리고 중간 정도의 무게로 훈련을 하며 적절한 기술과 안정성을 유지할 수 있다면 그때 다시 벨트를 사용하기 시작해도 된다.

우리는 항상 안전하고 가능한 한 완벽한 기술로 리프팅 할 수 있도록 해야 한다. 특히 무거운 무게일 때 벨트는 이를 가능하게 한다. 몇몇의 선수는 벨트를 사용하지 않으며 심지어 최대 무게를 도전할 때도 그렇다. 좋은 기술을 유지할 수 있으면 괜찮다. 하지만 당신이 벨트를 사용한다면 어떻게 적절히 사용할 수 있는지 확실히 알 필요가 있다.

허리 부상 재활 시 주의할 운동들

특히 허리 부상으로부터 회복 중인 경우, 스트렝스 선수들이 흔히 하고 있는 일반적인 몇몇의 운동들은 주의가 필요하다. 이를 더 잘 이해할 수 있도록 다음 2가지 운동을 검토해 보자.

- 힙 익스텐션 '리버스 하이퍼' 머신
- 백 익스텐션 머신 혹은 로만 체어

힙 익스텐션 '리버스 하이퍼' 머신

힙 익스텐션 혹은 리버스 하이퍼 머신은 웨스트사이드 바벨의 유명한 파워리프팅 코치인 루이 시몬스가 만들었다. 많은 사람들이 그들이 다리를 들고 내림에 따라 동시에 허리가 굴곡되고 신전되게끔 하라고 배운다. 이러한 방법으로 이 운동을 수행한다면 스윙 동작은 햄스트링들과 둔근(고관절을 신전하는 것), 허리 기립근(요추를 신전하는 것)을 통해 만들어진다.

이러한 운동들이 고관절 신전 스트렝스에 훌륭하지만, 이러한 방식으로 운동을 하면 허리에 근육 수축을 발생시키고 척추에 엄청난 후방 전단력을 만들 것이다. 이는 몇몇의 사람들('신전 불내성'을 가진 사람)에게는 허리 통증의 방아쇠가 될 수 있다. 하지만 우리가 이를 태생적으로 모두에게 위험한 운동이거나 모든 경우의 허리 통증에 피해야만 하는 운동이라고 성급히 결론지을 필요는 없다. 대신에 우리는 이 운동을 어떻게 하고 언제 하는지 더 잘 이해할 필요가 있다.

예를 들면 세계 파워리프팅 챔피언인 블레인 섬너Blaine Sumner는 자신의 후면 사슬을 강화하고 허리 부상으로부터 회복하기 위해, 이 기술을 좀 더 '척추 친화적인' 방식으로 조정했다. 머신의 플랫폼에 (배를 수평으로 눕는 것 대신에) 팔꿈치로 스스로 상체를 지지하여, 허리의 움직임을 제한하고 엉덩이만 움직일 수 있도록 하였다.

스스로 플랫폼에서 버티며 핸들을 잡고 가능한 강하게 쥐어짜 손에서부터 어깨에 이르기까지 텐션을 만들어라. 골반은 플랫폼의 끝자락에 위치하여야 하며 척추는 중립 상태여야 한다. 다음으로, 코어를 조이고 몸통 전체를 단단히 만들어 엉덩이만 움직이는 것에 집중할 수 있도록 해라. 다리를 올리고 내리는 동안 몸통이 플랫폼을 지지하여 허리에 해로운 힘이 가해지는 것을 최소화하며 고관절 신전근(둔근과 대퇴 이두근)이 강해지도록 하라. 이 운동은 한 번에 양 다리로 혹은 한 다리로 수행 가능하다.

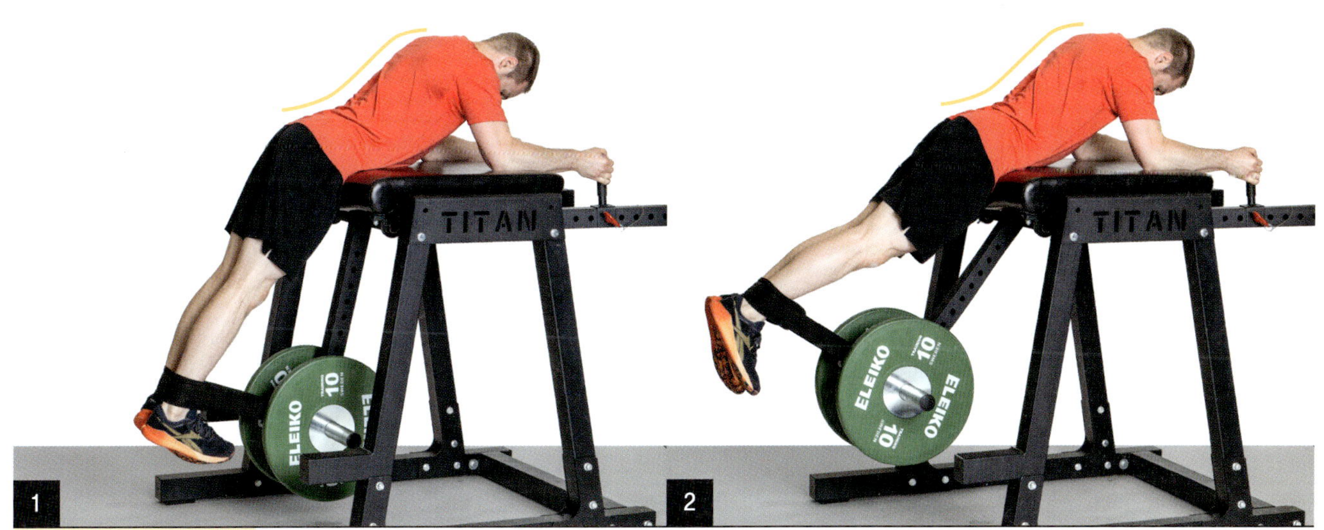

리버스 하이퍼: 좋은 기술

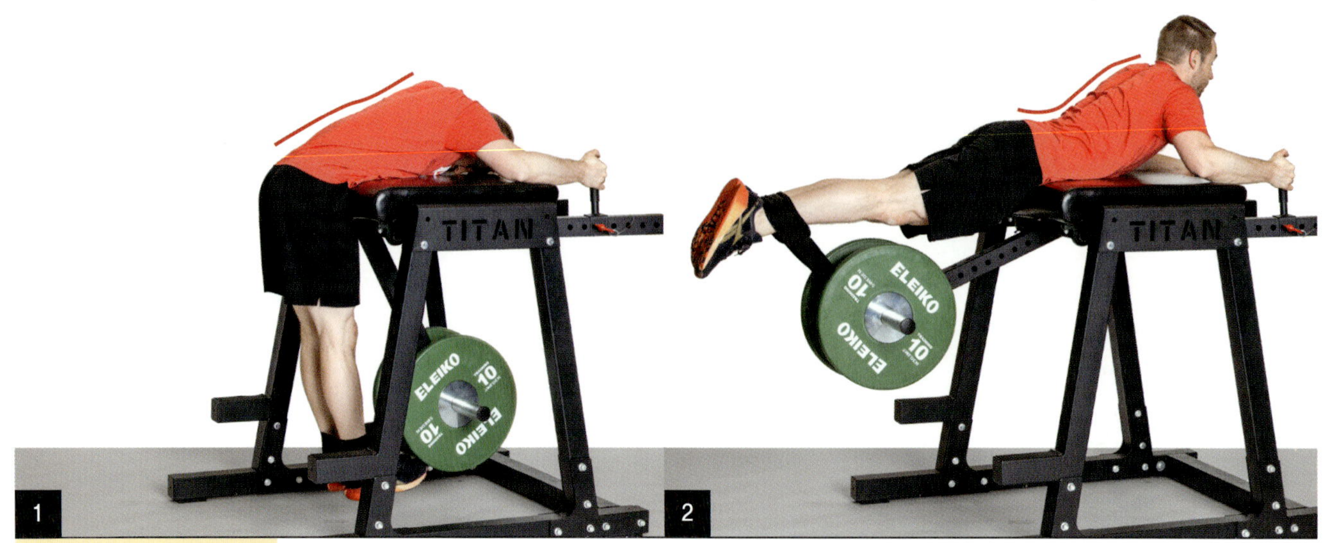

리버스 하이퍼: 잘못된 기술

리버스 하이퍼와 같은 특화된 머신이 없는 경우, 케틀벨 스윙이 재활의 가장 마지막 단계에서 순환적인 동작으로 동적인 고관절 신전 움직임을 강조하고 훈련시킬 수 있는 운동일 것이다. 케틀벨 스윙은 후면 사슬을 훈련할 뿐만 아니라 신체 전체의 협응성을 강화하는 운동이다. 안정적인 발이 지면을 움켜잡는 것에부터 흔들리지 않는 척추와 함께 작동하는 강력한 엉덩이에 이르기까지 신체의 운동 '사슬'에 있는 모든 '연결'들이 조화롭게 작동하여 훌륭한 스윙 패턴을 생성해야 한다.

케틀벨 스윙을 수행하기 위해 발이 어깨너비로 살짝 정면을 향한 좋은 선수의 스탠스athletic stance를 만들어야 한다. 만일 가능하다면 신발과 양말을 벗고 발가락으로 지면을 움켜쥐어라. 이는 상당한 안정성을 만들어주고 발가락 앞이든 발꿈치 뒤든 원치 않은 흔들림을 막아 줄 것이다.

케틀벨은 발가락 조금 앞쪽에 놓고 엉덩이로 힌지(엉덩이는 뒤로 가슴은 앞으로)를 해서 데드리프트를 하듯이 스스로 케틀벨을 향해 내려가라. 어깨는 엉덩이보다 살짝 더 높은 위치에 있고, 케틀벨을 향해 몸을 구부리지 않고 곧게 보여야 한다. 척추 중립 상태에서 코어를 조여라.

다음으로, 어떠한 움직임보다 먼저 땅으로 발을 강하게 딛고 팔을 잠그고 전신에 사전 긴장pre-tension을 만들어라. 이는 바닥에 있는 바벨을 들기 전에 순차적으로 일어나야 하는 과정과 동일하다.

숨을 크게 들이쉬고(풋볼 경기에서 쿼터백에서 하이크패스를 하듯) 케틀벨을 다리 사이로 당긴다. 이렇게 한다면, 둔근과 햄스트링 같은 후면 사슬 근육들에서 고무 밴드가 늘어날 때와 같은 타이트한 느낌이 들어야 한다. 그 뒤 늘어난 '고무 밴드'의 텐션을 쏘아서 파워 있게 폭발적으로 엉덩이를 앞으로 밀어 넣어라. 복싱 선수가 빠른 잽을 던지듯이 케틀벨이 힘차게 앞으로 향하면 강하게 호흡을 뱉어라.

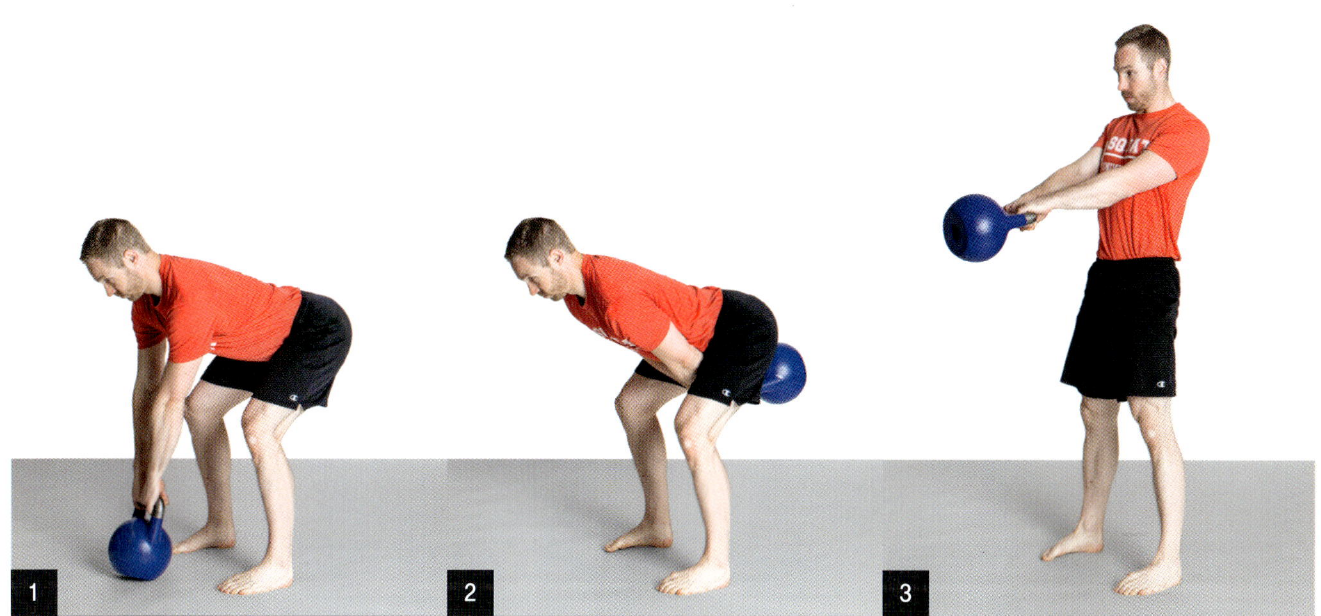

케틀벨 스윙

팔로 무게를 드는 것을 생각하기보다는 하체로 특히 둔근으로 힘을 내는 것에 집중해라. 만일 정확히 한다면 케틀벨은 가슴 높이로 뜰 것이다. 전체 동작 중 코어를 확실히 조여라. 만일 어깨가 피로하다면 스윙을 마무리하기 위해 팔을 잘못 사용하고 있는 것이고 엉덩이 신전을 통해 파워를 생산하는 것이 아니다.

케틀벨이 다시 지면을 향해 내려가기 시작하면 폐를 다시 공기로 채운다. 힙 힌지를 할 때 팔을 잠근 상태로 유지하고 다리 사이에서 스윙이 나오도록 한다. 이때 무릎을 너무 많이 구부리면 동작이 스쿼트가 되기 때문에 조심해야 한다. 올바르게 수행하면 '고무 밴드'가 뒤로 당겨지고 다음 스윙에서 또 다른 격렬한 에너지의 방출을 준비할 때 후방사슬 근육의 긴장도가 높아지는 것을 느낄 것이다.

어깨 높이로 스윙을 하는 것으로 시작하라. 결국 원한다면 더 높은 스윙도 가능할 것이다. 당신의 훈련에 케틀벨을 도입하고 싶다면 파벨 차졸린의 훈련법을 확인해 보길 강력하게 추천한다.

백 익스텐션 머신 혹은 로만 체어

로만 체어 머신으로 하는 백 익스텐션은 허리의 기립근을 강화시킨다. 이 머신을 사용한 지 수십 년은 되었고 역도와 같은 바벨 스포츠에서는 상당한 인기가 있다. 유명한 소련 역도 선수인 바실리 알렉세예브Vasily Alekseyev가 1970년대에서 1980년으로 지나는 시기에 세계 기록을 세울 당시 로만 체어 머신을 자신의 주요 훈련으로 사용했다.

로만 체어와 비슷한 장비는 GHD 혹은 글루트 햄 디벨롭퍼Glute ham developer이다. 사람들은 이 장비의 이름처럼 후면 사슬을 제대로 사용하지 못하고 잘못 사용하여 척추 기립근을 주로 사용하고 있다.

로만 체어를 사용하던, GHD를 사용하든 간에, 특히 허리 통증으로부터 회복 중이라면 주의할 필요가 있다. 백 익스텐션 운동들은 다른 코어 근육들의 동시 수축 작용은 최소화된 채로 척추 기립근 동원만 많이 요구되는 운동이다.[97] 힙 익스텐션 리버스 하이퍼 머신과 같이 어떤 이들에게는 이러한 동작이 허리 통증의 방아쇠가 된다.

백 익스텐션의 이름과 반대로 매우 엉덩이 중심적인 방법으로 이 운동을 해 보길 추천한다. 머신을 골반 끝이 살짝 패드를 넘어서도록 조정하는 것으로 시작하라. 이는 햄스트링/엉덩이가 동적으로 몸통을 위 아래로 움직이는 동안, 전체 동작에 걸쳐 허리의 안정적인 중립 자세(등척성 수축)를 유지하는 것을 도울 것이다.

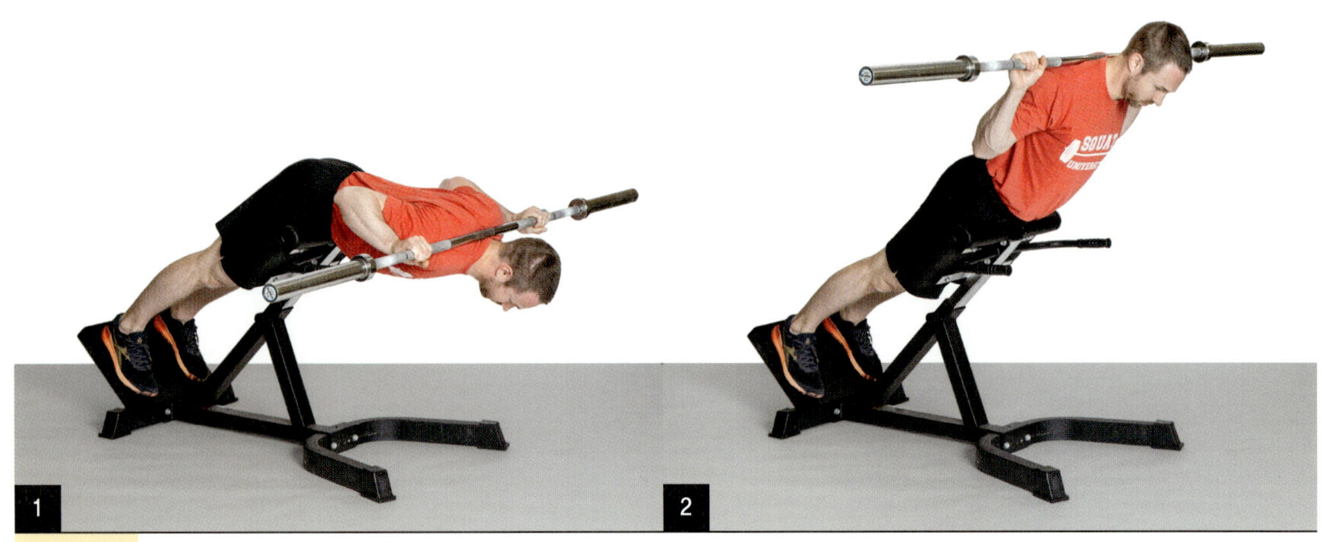

백 익스텐션

이 운동 중에 허리 움직임을 제한하는 것이 왜 중요한가?

연구에 따르면 허리 통증을 가지고 있는 사람은 몸통이 신전되고 굴곡되는 움직임에서 자주 근육 동원 패턴을 바꾸는 결과가 나왔다.[98] 건강한 사람이 토 터치를 하려고 한다면(신전된 자세에서 굴곡), 움직임은 엉덩이에서 대부분 이루어진다.[99] 그러나 허리 통증을 가진 사람은 '몸통에서 주로 움직임을 만드는' 혹은 '척추 지배적' 전략으로 움직이는 경향이 높으며, 이는 몸통 굴곡 움직임을 할 때 허리에 지나치게 의지하는 것을 뜻한다.[100] 따라서 허리 통증을 가진 사람이 신전되었던 척추를 굴곡시키는 것이 포함된 운동을 하는 것은, 그로 인해 문제되는 패턴만을 강화하는 것이므로 현명하지 못하다. 이 운동을 하는 중에 허리 움직임을 제한함으로써 이러한 사이클을 끊는 것을 기대할 수 있으며 신체를 좀 더 '엉덩이 지배적'인 방법으로 움직이도록 재훈련을 할 수 있다.

만일 로만 체어 혹은 GHD 머신이 없다면 RDL(루마니안 데드리프트)이 비슷한 훈련 자극을 줄 것이다. 바벨이나 케틀벨을 고관절 높이로 잡고 선다. 발로 땅을 움켜잡고 몸에 충분한 텐션을 만들기 위해 코어를 조여라. 무릎은 살짝 굽혀져야 한다. 허리의 중립 곡선을 유지한 채로 가능한 많이 내려가라. 동작이 가장 낮은 위치에 달했다면 엉덩이만을 움직여서 시작 자세로 돌아가라.

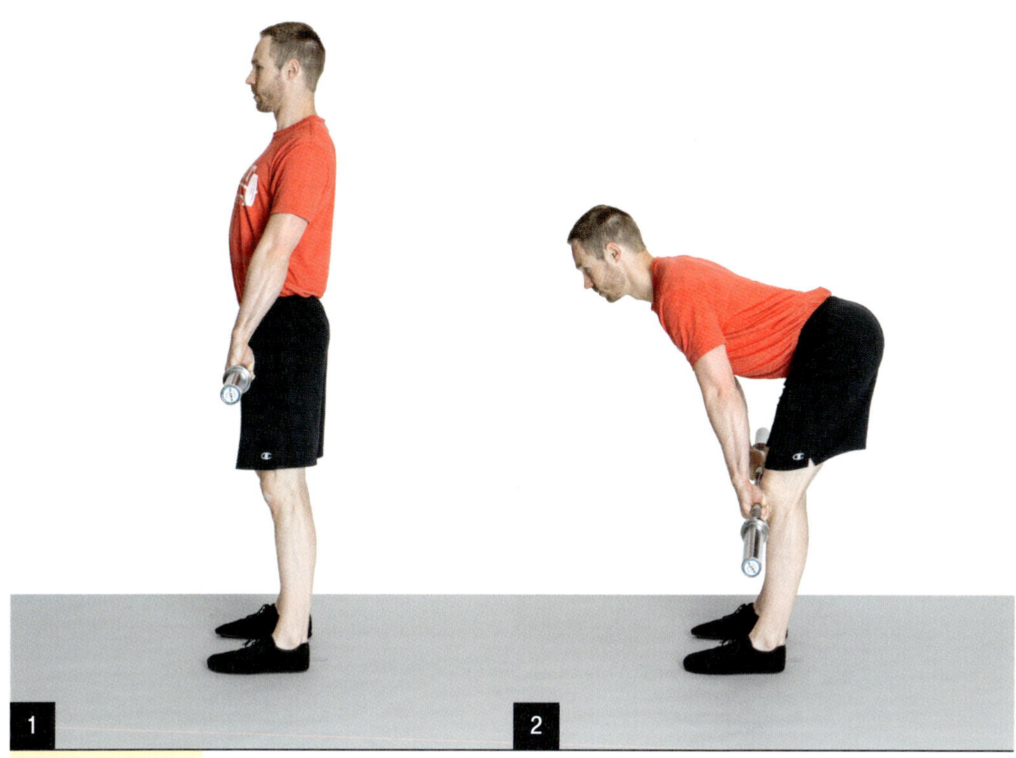

바벨을 사용한 RDL

운동들이야말로 우리의 도구 상자에 들어 있는 유일한 장비이다. 만일 당신이 재활 혹은 퍼포먼스를 위해 훈련을 디자인한다면, 개별적인 목표를 성취하기 위해 가장 좋은 도구를 고를 필요가 있다. 특히 고중량 스트렝스 훈련에 복귀하기 위해 허리 근육이 강해질 필요가 있는 중이라면, 척추에 부하와 움직임을 가하는 운동을 하는 것에 주의해야 한다.

대퇴 햄스트링 스트레칭이 허리 통증을 고쳐 주는가?

나는 환자들로부터 마치 녹음된 것처럼 "햄스트링이 허리 통증의 원인이므로 스트레칭 하라고 의사가 말했어요"라는 말을 반복적으로 들어 왔다. 많은 의료인과 물리치료사는 허리 통증은 타이트한 햄스트링 때문이며 스트레칭을 하는 것이 해결법이라고 생각한다. 연구를 살짝 살펴보면 이러한 이론은 타당한 것 같다. 만일 당신이 간단한 구글 검색을 한다면 '타이트한' 햄스트링과 허리 통증에 대한 많은 연구를 쉽게 찾을 수 있다.[101]

'타이트한' 햄스트링이 허리 통증을 가진 사람들에게서 흔히 보인다고 하지만, 나는 물리치료사로서 많은 환자를 치료하면서 햄스트링이 타이트한 것이 허리 통증의 직접적인 원인은 아니라는 사실을 발견했다. 이러한 이유로 허리 통증을 가진 채로 문을 열고 들어오는 개별적 환자들이 모두 햄스트링을 스트레칭 해야 한다는 생각은 매우 잘못됐음을 알았다. 이번 챕터에서는 그 이유에 대해서 정확히 알려주겠다.

햄스트링의 '타이트함'을 측정하는 방법

의사의 진료실에서 햄스트링의 유연성을 평가하는 가장 일반적인 방법은 수동적으로 곧게 편 다리를 올리는 테스트(SLR$_{\text{passive straight-leg raise test}}$)이다.

등을 바닥에 대고 누운 상태에서, 근육의 긴장을 풀고 무릎이 구부러지지 않는 선에서 친구가 당신의 다리를 가능한 많이 올리게 한다. 만약 다리에 통증이 없이 80도 혹은 그 이상을 올릴 수 있다면, '평범한' 유연성을 가진 것으로 여겨진다.[102] 하지만 허벅지 뒤쪽의 과도한 타이트함이 발생하고 통증이 유발되면서 80도 이상 다리를 올리지 못한다면, 이는 일반적으로 '타이트함' 혹은 비탄력적인 햄스트링을 가진 것으로 여겨진다.

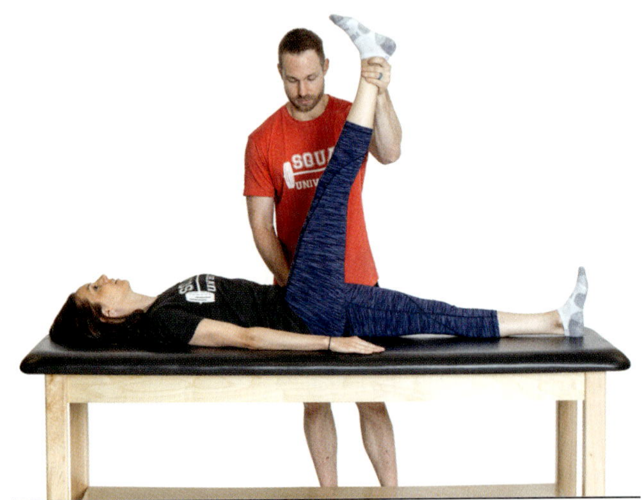
SLR 테스트: 정상적인 햄스트링 유연성

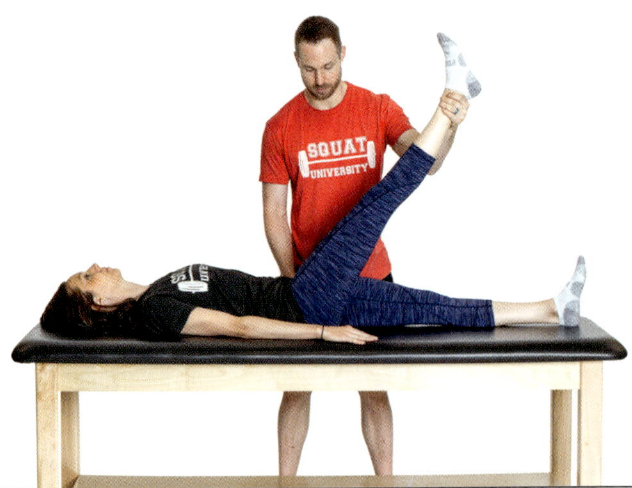

SLR 테스트: '타이트'한 햄스트링

우리는 왜 스트레칭을 하는가?

스트레칭은 유연성을 늘리기 위해 사용된다. 물리치료학 수업에서는 단단하거나 짧은 근육을 정상적인 유연성으로 회복시키기 위해 스트레칭 한다고 배운다. 스트렝스 & 컨디셔닝과 피트니스 세계에서 스트레칭은 더 좋은 움직임과 퍼포먼스 향상, 그리고 부상 위험 방지를 위해 사용된다. 지난 수십 년간, 의학과 스트렝스 & 컨디셔닝 분야에서 스트레칭의 효과에 대한 상당한 양의 연구가 발표되었다.[103] 그런데 스트레칭이 정말 효과가 있는 것일까?

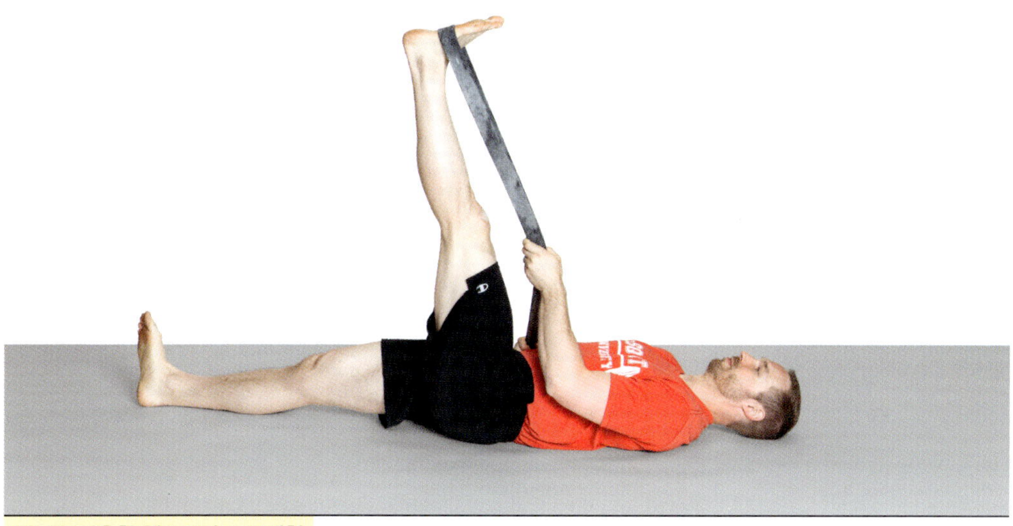

밴드를 이용한 햄스트링 스트레칭

햄스트링과 같은 근육 혹은 근육 그룹이 늘어나게 되면 단기적인 변화(당신이 누워 있는 상태에서 친구가 다리를 올릴 때 범위가 늘어나는 것과 같은)가 일어난다. 스트레칭의 가장 명확한 효과는 유연성이 늘어나는(즉 가동범위가 늘어나고 다음 스트레칭을 할 때 다리를 더 높이 들 수 있다) 것인데, 이러한 효과는 오래 지속되지 못한다.

예를 들면 한 연구에서 5회의 스트레칭 프로토콜에 의해 늘어난 햄스트링의 유연성은 오직 6분만 지속됐다![104] 스트레칭을 멈추고 32분 후에는 근육이 늘어나기 이전의 길이로 돌아왔다. 한편, 더 광범위한 스트레칭 프로토콜은 60~90분의 효과를 보였다.[105] 스트레칭을 적용한 시간과 스트레칭 이후 늘어난 길이의 정도가 향상된 유연성의 지속 시간에 영향을 미친다. 하지만 그럼에도 불구하고 늘어난 가동범위가 원점으로 돌아오는 일은 흔하다.

이론적으로, 유연성을 늘리는 데는 두 가지 방법이 있다. 첫 번째 모델은 만일 가동범위가 스트레칭 뒤에 늘어난다면 이는 근육의 길이가 늘어났거나, 혹은 근육의 뻣뻣함이 줄어들었기 때문이라는 역학적인 이론이다.

근육은 상당히 탄성적인 성질을 가졌는데 이는 힘을 가하면 늘어날 수 있고 힘을 주지 않으면 고무 밴드처럼 본래의 길이로 돌아옴을 뜻한다. 우리는 이 탄성 정도를 2가지 방식으로 측정할 수 있다.

- **신장성**Extensibility은 근육이 늘어나거나 길이가 길어질 수 있는 능력이다. 이는 주로 특정한 끝 지점end point(통증 없이 더 이상 늘어 날 수 없는 것으로 느껴지는 지점)까지 늘어날 수 있는 능력으로 정의된다. SLR 테스트에서의 고관절처럼 어떤 관절이 움직

였는지 각도를 보고 신장성을 측정할 수 있다.

- **강성**Stiffness은 근육을 늘릴 때 얼마만큼의 힘이 필요한가이다. 강성은 얼마나 빠르게 들어나는지와 관절의 각도에 따라 달라지기 때문에 정의하기에 애매하다(일반적으로 흔히 통용되는 의미와 다르기도 하다).

스트레칭에 대해 논하는 대부분의 의학 서적들에서 유연성의 증가는 역학적 모델에 기반했기 때문이라고 하며 스트레칭을 할 때 근육 자체가 늘어난다고 이야기한다. 이 모델에서 유연성은 다음 3가지 이론에 근거해 변화한다고 한다.

- **점탄성 변형**Viscoelastic deformation: 이는 근육이 가진 두 가지 특성인 탄력성(고무 밴드와 같이)과 끈적거림(꿀처럼)을 세련되게 이름 붙인 것이다. 스트레칭이 근육에 적용되면 그 힘은 점탄성을 변화시켜 근육을 이완시키고 유연성을 늘린다고 한다. 하지만 점탄성 변형도 단기간만 유지되었기 때문에 잘못된 이론임이 입증되었다. 예를 들면 한 연구에서는 햄스트링을 45초 동안 스트레칭 하고 그 뒤 다시 30초 정도 스트레칭을 하였는데 두 번째 스트레칭 한 뒤에는 별다른 영향을 보이지 않았다고 밝혔다.[106] 만약 근육이 실제로 변형되고 그대로 유지된다면, 두 스트레칭 사이에 상당한 차이를 보았을 것이다.
- **소성 변형**Plastic deformation: 또 다른 유명한 이론은 스트레칭 뒤 근육을 구성하는 결합조직들이 영구적으로 늘어나는 지점까지 늘어날 수 있기 때문에 유연성이 증가될 수 있다고 말한다. 그러나 이 개념을 뒷받침하는 근거는 빈약하다.[107]
- **근절들의 직렬 배열 증가**Increased sarcomeres in series: 세 번째 이론은 근육을 구성하는 블록(근절이라 불리는)이 스트레칭에 대한 반응으로 증가하는 것을 기반으로 한다. 근절들을 레고 블록들이라고 가정해 보자. 근육은 수천 개의 근육 섬유로 이루어져 있고, 각 섬유들은 근절로 구성된 긴 블록 사슬들로 이루어져 있다. 몇몇의 동물 실험을 기반으로, 만일 오랫동안 지속된 스트레칭(부목 혹은 깁스로 움직이지 못하는 관절로 근육의 길이가 고정된 채 몇 주간)이 있다면, 몸은 근절(레고 벽돌을 더 줄 세워서)을 20%까지도 늘린다고 연구자들은 밝혔다.[108] 기본적으로, 각 근육 섬유 내의 근절 사슬들은 신체가 이전에 지녔던 '정상적인' 균형을 회복해야 할 경우 근절을 추가로 채운다. 근절 사슬이 늘어나는 범위는 이러한 목적까지만 늘어나는 것이다. 그러나 대부분의 사람들이 이 적응적 변화에 대해 이해하지 못하는 부분은 근절이 추가되더라도 근육 길이의 전반적인 변화는 없다는 것이다! 근절 사슬에 더 많은 블록이 있을 수 있지만 각 블록의 길이는 작아진다! 또한 이러한 적응적 변화는 오래 지속되지도 않는다. 근육은 몇 주 이내에 이전의 '정상적인' 근절 수로 돌아간다.[109] 따라서 소수의 동물 연구에서 4주간의 고정 스트레칭 후에 근육 구조에 변화가 있음을 보여주긴 했지만, 대부분의 운동선수가 사용하는 것과 같은 간헐적 스트레칭 프로그램 후에 이러한 동일한 변화가 나타날 것이라고 여기는 것은 다소 터무니없는 생각이다.

한편, 스트레칭이 유연성을 늘리는 이유에 대해 더 설득력이 있는 이론은 감각의 변화이다. 가장 최근의 연구에 따르면 스트레칭 이후 유연성이 단기적으로 늘어나는 것은 근육 길이의 증가가 아니라, 신장 내성(혹은 통증 내성)의 향상으로 인한 것이라고 한다![110] 기본적으로 30초간의 햄스트링 스트레칭을 몇 세트 하고 나면 (감각적으로) 견디기 힘들어 포기했던 범위까지 견딜 수 있는 내성을 가지게 되어서 더 많은 유연성을 보인다는 것이다.

장기간 스트레칭 프로그램이 보이는 효과는 어떤가?

안타깝게도, 대부분의 연구들은 스트레칭의 효과가 오직 3~8주 정도만 지속된다고 밝히고 있다. 이와 같은 단기 프로그램의 개선들은 근육의 신장 내성 증가로 인한 것이다. 연구에 따르면 근육 섬유의 길이가 실제로 증가함은 없는 것으로 나타났다.[111]

이에 따라, 스트레칭의 장기간 효과에 대해 확신하기 힘들게 되었다. 물론 철저하게 구성된 스트레칭 프로그램을 다년간 수행하면 근육의 신장성에 변화를 줄 수 있는 경우들이 있기 때문에 몇 년 이내로 장기간 수행되는 스트레칭(수개월에서 수년간 지속하는 프로그램) 의 효과에 대해 명확한 답을 줄 수 있는 연구들이 생겨날 것이다.

만일 당신이 어떤 근육이나 근육 군에 상당한 유연성의 변화를 원한다면, 스트레칭을 지속적으로 해야 한다. 단지 며칠에 한 번씩 하는 스트레칭을 한다면 뚜렷한 변화를 보기 힘들며 오히려 좌절하기 쉬울 것이다. 이전에 언급했듯이, 한 번의 스트레칭 세션 직후 늘어난 가동범위는 몇 분에서 몇 시간 내에 원래대로 돌아오는 경우가 많다. 상당한 변화를 원한다면 매일 5~10분 정도 자신의 한계 지점을 공략해야 한다.

허리 통증과 햄스트링의 관계

화제를 바꾸어 어째서 허리 통증을 가진 많은 선수들이 햄스트링을 스트레칭 하는 것에 열중하는지에 대해 말해 보자. 다음은 의료계에서 허리 통증을 가진 사람을 진단할 때 가지고 있는 일반적인 생각이다.

> 한 환자의 스트레이트 레그 레이즈를 평가해 보았는데, 70도 이상 다리를 올리지 못했다. 이러한 결과는 '타이트한' 혹은 짧은 햄스트링을 가진 것이라고 학교에서 배웠다. 연구에 따르면 짧은 햄스트링은 허리 통증과 관계가 있다고 한다. 이는 곧 허리 통증을 감소시키는 재활 계획에 햄스트링을 스트레칭 하는 것이 필요함을 의미한다.

익숙한 이야기가 아닌가?

2000년에 네덜란드의 연구자들은 세 집단에 대해 연구를 진행하였다. 유연한 햄스트링을 가진 그룹, '뻣뻣한' 햄스트링을 가진 그룹, 허리 통증을 가진 그룹.[112] 다음은 이 연구자들이 찾은 내용이다.

- 허리 통증을 가진 사람들은 SLR 시험에서 고관절 가동범위가 가장 작았다(심지어 '뻣뻣한' 햄스트링을 가진 사람들보다도). 연구자들은 이와 같이 줄어든 가동범위는 단지 햄스트링 때문이며 골반의 기울기나 허리 가동성 문제와는 관련이 없다고 결론 내렸다.
- 햄스트링이 유연한 그룹과 '뻣뻣한' 그룹의 햄스트링을 늘렸을 때 비슷한 '방어 반

응'을 보였다. 다리를 더 스트레칭시킬수록 모든 햄스트링들에서 더 많은 전기적 활동이 일어났다. 그러나 허리 통증이 있는 사람들은 비정상적인 '방어 반응'을 보였고 모든 햄스트링 근육들에서 동시에 전기적 활동을 보이지 않았다. 또한 이들의 경우 전기적 활동이 통증이 없는 사람들과 같은 점진적인 속도로 증가하는 모습이 보이지 않았다. 이러한 차이는 요통이 있는 사람들에게서 보이는 움직임에 대한 높은 신경 활성각성이나 민감도에 기인한다.

- '타이트한' 햄스트링을 가진 사람들과 허리 통증을 가진 집단을 비교했을 때 근육의 강성은 차이가 없다.
- 허리 통증이 있는 사람들의 햄스트링 유연성은 '타이트한' 햄스트링을 가진 사람들보다 더 나빴지만, 이러한 움직임 제한은 근육의 강성 증가를 동반하지 않았다.

이러한 결과들이 의미하는 바는 다음과 같다. 햄스트링 유연성 제한을 동반한 허리 통증은 보통 신경계의 문제와 얽혀 있다. 이 때문에 햄스트링은 사람마다 다르게 반응을 보이고 작동하는데, 이는 스트레칭에 견디는 능력에 영향을 미칠 수 있다.

치료 계획

허리 통증을 가진 사람의 햄스트링 유연성 제한이 근신경계 문제라는 정보를 알게 되었다. 그리고 그 대책은 수동적인 스트레칭이 아닐 것이다. 그렇다면 대신 무엇을 해야 할까?

허리 통증을 고치는 3단계 과정은 다음과 같다.

1. 통증을 유발하는 움직임, 자세, 부하를 피함으로써 통증 민감도를 낮춰라. 이것은 사람마다 다를 것이며 효율적인 스크린을 수행해야 한다.
2. 통증이 있는 부위의 위아래 관절 복합체의 코어 안정성과 가동성을 증가시킨다.
3. 움직임의 질 향상: 허리와 둔근을 반사적으로 사용하는 대신 고관절을 움직이는 방법을 배운다.[113]

새로운 시선으로 햄스트링을 바라보기

이제 햄스트링이 허리 통증의 원인이 아니라는 것을 알게 되었기에, 햄스트링 유연성을 향상시키는 방법과 시기에 대한 접근 방식을 바꿀 필요가 있다. 먼저 유연성과 가동성의 차이에 대해 논의해야 한다. 102쪽에서 설명한 SLR 테스트를 사용하면 햄스트링의 유연성과 길이를 시험할 수 있다. 가동성은 다르다. 가동성은 움직임 요소를 가지고 있으며 전체 움직임 범위에 걸쳐 유연성, 근육 텐션/질, 그리고 신경계 협응(운동 제어라고도 불리는)을 사용하는 신체 능력이다.

가동성은 항상 유연성보다 먼저 평가되어야 한다. 국가대표 수준의 역도 선수인 '짐'의 예를 들어 보자. 짐은 고관절 가동성이 뛰어나고 코어 안정성과 후면 사슬 근육에 대한 협응력을 가지고 있다. 그는 훌륭한 클린과 스내치 기술을 가지고 있다. 만약 여러분이 그에게 몸을 구부리고 본인의 발가락을 만져 보라고 한다면, 수년간 체육관에서 고관절에 대한 움직임을 올바르게 프로그래밍해 왔기 때문에 손에 아무런 중량이 없어도 바벨 RDL처럼 발가락을 만질 것이다.

하지만 반약 짐의 움직임의 질을 보지 않고 그를 데리고 SLR 테스트를 수행하게 한다면, 아마 당신은 그가 다리를 80도 이상 똑바로 들어올릴 수 없기 때문에 그가 비교적 '타이트한' 햄스트링을 가지고 있다는 것을 발견할 수 있을 것이다. 과연 이것이 햄스트링 스트레칭을 자동적으로 처방해야 함을 의미하는가?

만약 내가 몇몇 운동선수들의 비교적 '뻣뻣한' 햄스트링이 장점이며 늘릴 필요가 있는 문제가 아니라고 말한다면 어떤가? 당신의 근육을 스프링이라 생각해 보라. 근육이 장력으로 가득 차 있을 때, 폭발적 파워와 몸을 가속시킬 능력을 가지게 된다.

20여 년 전에는 연구자들이 훈련 전 혹은 대회 경기에 수행하는 정적인 스트레칭이 근육 염좌의 위험을 줄이는 데 도움이 될 수 있다고 믿었기 때문에, 장시간 하는 스트레칭이 만연하였다.[114] 만약 짐이 그 당시의 물리치료사에게 갔더라면, 그는 등을 바닥에 대고 발을 하늘로 당기면서 햄스트링을 늘리는 정적인 스트레칭을 1분 이상 하는 처방을 받았을 것이다.

근래 흐름이 변하고 있다. 운동 전 스트레칭이 스트렝스, 파워, 그리고 스피드를 떨어뜨려 선수 퍼포먼스를 낮출 수 있다는 새로운 연구 결과가 나오고 있다.[115] 이는 미국 스포츠 의과 대학들과 유럽 스포츠과학 대학들이 웜업의 과정으로 장시간의 정적 스트레칭을 비난하는 이유 중 하나이다![116]

그러면, 이는 우리가 절대 스트레칭을 하지 말아야 한다는 것을 의미하는가? 전혀 아니다. 어떤 선수들은 유연성을 향상시키고, 더 나은 기술적 수준에 진입하고, 훈련과 경기 동안 더 효율적으로 움직이기 위해 일정량의 스트레칭을 하는 것은 좋다. 훈련 시간이나 경기 전에 스트레칭을 하고 싶다면 근육 퍼포먼스에는 전혀 해가 없는 짧은 시간(30초 미만) 스트레칭을 추천한다.[117] 45초 이상 스트레칭을 하면 스트렝스, 파워, 스피드가 감소될 수 있다. 사실, 연구에 따르면 장시간의 스트레칭을(아직 많은 피트니스 트레이너와 코치들이 사용하는) 할 때 힘을 내는 근육의 능력이 최장 30분까지 감소한다.[118]

한편, 장시간의 스트레칭을 필요로 하는 운동선수들이 있을까? 당연하다. 완전히 중단하지는 않겠지만 움직임의 질을 향상시키기 위해 유연성을 증가시켜야 하는 선수들의 경우, 그 사용법을 개인별로 맞춤화해야 한다. 하지만 목적 없이 스트레칭만을 위해 시간을 할당한다면, 이미 당신의 프로그램은 실패한 것이다. 스트레칭을 루틴에 넣고 싶다면 운동 후나 훈련과 별도의 날/시간에 하는 것을 추천한다.

또 다른 사항이 있다. 만약 오랜 시간 리프팅 전에 스트레칭을 해 왔는데도 전혀 퍼포먼스가 떨어진 적이 없었다면, 이는 당신의 루틴을 지속해야 함을 뜻한다. 예를 들면 많은 체조 선수들은 그들의 세션 전에 장시간의 스트레칭을 해도 충분한 파워를 낼 수 있다. 이런 경우 스트레칭이 해당 스포츠에 깊이 관여해 왔기 때문에 웜업 루틴을 바꾸지 않는 것이 좋다.

당신을 놀라게 할 만한 다른 사항도 있다. 스트레칭을 전혀 하지 않아도 유연성을 증가시킬 수 있는 방법이 있다는 것이다! 그렇다, 당신은 바르게 읽은 것이 맞다. 연구에 따르면 동적 워밍업을 통해서도 근육의 뻣뻣함이 감소될 수 있다(따라서 근육 탄성과 유연성이 증가할 수 있다). 가벼운 조깅, 빠른 걷기, 줄넘기, 런지 또는 맨몸 스쿼트와 같은 활동을 통해 근육의 온도를 높임으로써, 우리는 근육을 더 유연하게 만들고 자유롭게 움직이는 능력을 향상시킬 수 있다.[119]

당신이 워밍업을 하는 동안 느껴지는 부드러움은 요변성 효과thixotropic effect라고 부른다. 이 효과는 결합 조직(근육과 같은)이 운동 후에 더 유연해지거나 유동적이게 되고 쉴 때 더 딱딱한 젤과 같은 상태로 되돌아가는 능력이다. 기본적으로, 움직임은 근육의 경직성을 감소시킨다. 그래서 하루 종일 의자에 앉아 있으면 허리나 다리가 뻣뻣하게 느껴지지만 일어나서 몇 분 동안 돌아다니다 보면 상태가 좋아진다.

요구르트 한 통을 여는 것을 생각해 보라. 막 뚜껑을 열었을 때, 요구르트는 덩어리처럼 뭉쳐 있다. 그러나 숟가락을 요구르트 용기에 넣고 요구르트를 휘젓고 나면, 요구르트는 부드러운 젤과 같이 된다. 이것은 요변성 효과의 한 예이다. 숟가락에 의해 휘저어지는 요구르트처럼, 워밍업을 하면 근육은 덜 뻣뻣해지고 움직임에 더 잘 반응하게 된다.

심박수를 높이고 근육으로 가는 혈류를 증가시키는 일반적인 워밍업은 훈련이나 경기 전에 선수들에게 이 요변성 효과를 촉진하기 위해 권장된다. 만약 바벨 선수라면, 워킹 런지, 팔이나 다리를 스윙하기, 심지어 빨리 걷기와 같은 것도 워밍업에 넣을 수 있다.

이런 일반적인 준비 운동 후에는 특정 훈련/스포츠에 적합한 동작을 포함하는 스포츠 특이적 워밍업이 수행되어야 한다. 예를 들면 만약 당신의 운동에 클린과 저크를 포함한다면, 빈 바벨로 시작해서 무게를 추가하기 전에 몇 번의 슈러그를 수행하고 하이 풀을 한 후 몇 번의 최대 깊이 프론트 스쿼트를 할 수 있다. 일반 워밍업과 특이적 워밍업의 조합은 유연성, 가동성 및 움직임의 질을 향상시켜 최대한 안전하게 운동을 수행할 수 있도록 하는 핵심 요소이다.

햄스트링 스트레칭에 대한 최종 결론

훈련이나 재활 프로그램의 모든 측면에는 목적이 있다. 하루의 마지막에, 당신은 왜 스트레칭을 포함한 각각의 운동을 시행하고 있는지 스스로에게 물어 봐야 한다. 지난 수년 동안 우리는 근육이 타이트해지면 교과서들이 우리에게 '정상'이라고 말해 주는 상태로 되돌리기 위해 근육을 늘려야 한다고 배워 왔다.

나는 당신이 이제 통증을 겪고 있는 사람들이 '정상적인' 햄스트링 유연성을 가지고 있지 않다는 것을 이해하였기를 바란다. 그들의 몸은 고통/부상 때문에 다르게 반응하고 있는데, 이 때문에 '근육이 뻣뻣하다'는 허상이 생겨난다.[120] 이러한 허상 때문에, 허리가 아픈 사람은 제한된 햄스트링 유연성을 위한 스트레칭을 그만둘 수 없었던 것이다.

또한 햄스트링이 뻣뻣하다고 해서 요통이 생기는 것도 아니다.[121] 사실, 어떤 선수들은 짧은 혹은 타이트한 햄스트링을 가지는 것에 이유가 있다. 기억하라. 근육 길이 테스트는 최적의 움직임과 안전을 위한 근육 길이의 '정상' 또는 이상적인 범위가 있다는 생각에 기초하여 수년 전에 개발되었다. 단지 책에서 '비정상'으로 분류했다는 이유만으로 선수의 햄스트링 타이트함을 고치기 위해 맹목적으로 장시간 스트레칭을 처방하는 것이 항상 좋은 생각은 아니다. 작은 비밀을 당신과 공유하고자 한다. 대부분의 엘리트 선수들은 대부분의 '정상적인' 사람들이 할 수 없는 비정상적인 능력을 가지고 있다.

대신, 나는 당신이 이런 선수들을 과거와는 다른 방식으로 다루길 권한다. 허리 통증이 있는 사람들을 대할 때, "왜"라는 질문을 언제나 상기하라. '타이트한' 햄스트링이 통증에 대한 반응 결과라는 것을 이해하고, 허리를 안정시키고 작동하지 않는 둔근을 되돌리며, 애초에 부상을 초래한 움직임 패턴을 고치는 방법을 배울 필요가 있다. '타이트한 햄스트링'을 가진 선수의 경우, 가동성과 움직임의 질을 퍼포먼스의 하락 없이 향상시킬 수 있는 동적 움직임과 (필요하다면) 짧은 시간 동안 하는 스트레칭을 포함하는 적절한 워밍업을 통합하는 방법을 배워야 한다. 나는 이 내용을 통해 당신이 앞으로 프로그램에 스트레칭을 포함할 때 더 똑똑한 선택을 하길 바란다.

Notes

1. T. E. Dreisinger and B. Nelson, "Management of back pain in athletes," *Sports Medicine* 21, no. 4 (1996): 313–20.
2. G. B. Andersson, "Epidemiological features of chronic low-back pain," *Lancet* 354, no. 9178 (1999): 581–5.
3. T. J. Chandler and M. H. Stone, "The squat exercise in athletic conditioning: a review of the literature," *National Strength and Conditioning Association Journal* 13, no. 5 (1991): 51–8.
4. G. Calhoon and A. C. Fry, "Injury rates and profiles of elite competitive weightlifters," *Journal of Athletic Training* 34, no. 3 (1999): 232–8; E. W. Brown and R. G. Kimball, "Medical history associated with adolescent powerlifting," *Pediatrics* 72, no. 5 (1983): 636–44; J. Keogh, P. A. Hume, and S. Pearson, "Retrospective injury epidemiology of one hundred one competitive Oceania power lifters: the effects of age, body mass, competitive standard, and gender," *Journal of Strength and Conditioning Research* 20, no. 3 (2006): 672–81; Dreisinger and Nelson, "Management of back pain in athletes" (see note 1 above); J. W. Keogh and P. W. Winwood, "The epidemiology of injuries across the weight training sports: a systematic review," *Sports Medicine* 47, no. 3 (2016): 479–501.
5. A. Babińska, W. Wawrzynek, E. Czech, J. Skupiński, J. Szczygieł, and B. Łabuz-Roszak, "No association between MRI changes in the lumbar spine and intensity of pain, quality of life, depressive and anxiety symptoms in patients with low back pain," *Neurologia I Neurochirurgia Polska* 53, no. 1 (2019): 74–82.
6. W. Brinjikji, P. H. Luetmer, B. Comstock, B. W. Bresnahan, L. E. Chen, R. A. Deyo, S. Halabi, et al., "Systematic literature review of imaging features of spinal degeneration in asymptomatic populations," *American Journal of Neuroradiology* 36, no. 4 (2015): 811–6.
7. E. Carragee, T. Alamin, I. Cheng, T. Franklin, E. van den Haak, and E. L. Hurwitz, "Are first-time episodes of serious LBP associated with new MRI findings?" *Spine* 6, no. 6 (2006): 624–35.
8. M. C. Jensen, M. N. Brant-Zawadzki, N. Obuchowski, M. T. Modic, D. Malkasian, and J. S. Ross, "Magnetic resonance imaging of the lumbar spine in people without back pain," *New England Journal of Medicine* 331, no. 2 (1994): 69–73; Carragee, Alamin, Cheng, Franklin, van den Haak, and Hurwitz, "Are first-time episodes of serious LBP associated with new MRI findings?" (see note 7 above); K. Fukuda and G. Kawakami, "Proper use of MR imaging for evaluation of low back pain (radiologist's view)," *Seminars in Musculoskeletal Radiology* 5, no. 2 (2001): 133–6.
9. K. Singh, D. K. Park, J. Shah, and F. M. Phillips, "The biomechanics and biology of the spinal degenerative cascade," *Seminars in Spine Surgery* 17, no. 3 (2005): 128–36.
10. P. M. Ludewig, D. H. Kamonseki, J. L. Staker, R. L. Lawrence, P. R. Camargo, and J. P. Braman, "Changing our diagnostic paradigm: movement system diagnostic classification," *International Journal of Sports Physical Therapy* 12, no. 6 (2017): 884–93.
11. U. Aasa, V. Bengtsson, L. Berglund, and F. Öhberg, "Variability of lumbar spinal alignment among power- and weightlifters during the deadlift and barbell back squat," *Sports Biomechanics* 13 (2019): 1–17.
12. S. Sahrmann, D. C. Azevedo, and L. Van Dillen, "Diagnosis and treatment of movement system impairment syndromes," *Brazilian Journal of Physical Therapy* 21, no. 6 (2017): 391–9.
13. S. M. McGill, *Ultimate Back Fitness and Performance,* 4th Edition (Waterloo, Canada: Backfitpro Inc., 2009).
14. P. D'Ambrosia, K. King, B. Davidson, B. H. Zhou, Y. Lu, and M. Solomonow, "Pro-inflammatory cytokines expression increases following low- and high-magnitude cyclic loading of lumbar ligaments," *European Spine Journal* 19, no. 8 (2010): 1330–9.
15. S. M. McGill, "The biomechanics of low back injury: implications on current practice in industry and the clinic," *Journal of Biomechanics* 30, no. 5 (1997): 465–75; K. R. Wade, P. A. Robertson, A. Thambyah, and N. D. Broom, "How healthy discs herniate: a biomechanical and microstructural study investigating the combined effects of compression rate and flexion," *Spine* 39, no. 13 (2017): 1018–28; J. P. Callaghan and S. M. McGill, "Intervertebral disc herniation: studies on a porcine model exposed

to highly repetitive flexion/extension motion with compressive force," *Clinical Biomechanics* 16, no. 1 (2001): 28–37.

16. Wade, Robertson, Thambyah, and Broom, "How healthy discs herniate" (see note 15 above); Callaghan and McGill, "Intervertebral disc herniation" (see note 15 above); J. L. Gunning, J. P. Callaghan, and S. M. McGill, "Spinal posture and prior loading history modulate compressive strength and type of failure in the spine: a biomechanical study using a porcine cervical spine model," *Clinical Biomechanics* 16, no. 6 (2001): 471–80.
17. Wade, Robertson, Thambyah, and Broom, "How healthy discs herniate" (see note 15 above); C. Tampier, J. D. Drake, J. P. Callaghan, and S. M. McGill, "Progressive disc herniation: an investigation of the mechanism using radiologic, histochemical, and microscopic dissection techniques on a porcine model," *Spine* 32, no. 25 (2007): 2869–74; L. W. Marshall and S. M. McGill, "The role of axial torque in disc herniation," *Clinical Biomechanics* 25, no. 1 (2010): 6–9; S. P. Veres, P. A. Robertson, and N. D. Broom, "The morphology of acute disc herniation: a clinically relevant model defining the role of flexion," *Spine* 34, no. 21 (2009): 2288–96.
18. S. M. McGill, "Spine flexion exercise: myths, truths and issues affecting health and performance," Backfitpro, accessed March 10, 2018, https://www.backfitpro.com/documents/Spine-flexion-myths-truths-and-issues.pdf; A. G. Robling and C. H. Turner, "Mechanical signaling for bone modeling and remodeling," *Critical Reviews in Eukaryotic Gene Expression* 19, no. 4 (2009): 319–38.
19. K. Spencer and M. Croiss, "The effect of increased loading on powerlifting movement form during the squat and deadlift," *Journal of Human Sport and Exercise* 10, no. 3 (2015): 764–74.
20. J. Cholewicki, S. M. McGill, and R. W. Norman, "Lumbar spine loads during the lifting of extremely heavy weights," *Medicine & Science in Sports & Exercise* 23, no. 10 (1991): 1179–86.
21. S. M. McGill, personal communication, March 28, 2019.
22. Cholewicki, McGill, and Norman, "Lumbar spine loads during the lifting of extremely heavy weights" (see note 20 above); J. Cholewicki and S. M. McGill, "Lumbar posterior ligament involvement during extremely heavy lifts estimated from fluoroscopic measurements," *Journal of Biomechanics* 25, no. 2 (1992): 17–28.
23. Cholewicki, McGill, and Norman, "Lumbar spine loads during the lifting of extremely heavy weights" (see note 20 above).
24. R. Oftadeh, M. Perez-Viloria, J. C. Villa-Camacho, A. Vaziri, and A. Nazarian, "Biomechanics and mechanobiology of trabecular bone: a review," *Journal of Biomechanical Engineering* 137, no. 1 (2015): 0108021–215.
25. J. H. van Dieën, H. Weinans, and H. M. Toussaint, "Fractures of the lumbar vertebral endplate in the etiology of low back pain: a hypothesis on the causative role of spinal compression in aspecific low back pain," *Medical Hypotheses* 53, no. 3 (1999): 246–52.
26. Oftadeh, Perez-Viloria, Villa-Camacho, Vaziri, and Nazarian, "Biomechanics and mechanobiology of trabecular bone" (see note 24 above).
27. R. D. Dickerman, R. Pertusi, and G. H. Smith, "The upper range of lumbar spine bone mineral density? An examination of the current world record holder in the squat lift," *International Journal of Sports Medicine* 21, no. 7 (2000): 469–70; H. Granhed, R. Jonson, and T. Hansson, "The loads on the lumbar spine during extreme weight lifting," *Spine* 12, no. 2 (1987): 146–9; P. H. Walters, J. J. Jezequel, and M. B. Grove, "Case study: bone mineral density of two elite senior female powerlifters," *Journal of Strength and Conditioning Research* 26, no. 3 (2012): 867–72; Cholewicki, McGill, and Norman, "Lumbar spine loads during the lifting of extremely heavy weights" (see note 20 above).
28. Robling and Turner, "Mechanical signaling for bone modeling and remodeling" (see note 18 above).
29. S. M. McGill and B. Carroll, *Gift of Injury* (Waterloo, Canada: Backfitpro Inc., 2017).
30. J. C. Lotz, A. J. Fields, and E. C. Liebenberg, "The role of the vertebral end plate in low back pain," *Global Spine Journal* 3, no. 3 (2013): 153–64.
31. van Dieën, Weinans, and Toussaint, "Fractures of the lumbar vertebral endplate in the etiology of low back pain" (see note 25 above); Lotz, Fields, and Liebenberg, "The role of the vertebral end plate in low back pain" (see note 30 above).
32. L. Manchikanti, J. A. Hirsch, F. J. Falco, and M. V. Boswell, "Management of lumbar zygapophysial (facet) joint pain," *World Journal of Orthopedics* 7, no. 5 (2016): 315–37.
33. S. J. Dreyer and P. H. Dreyfuss, "Low back pain and the zygapophysial (facet) joints," *Archives of Physical Medicine and Rehabilitation* 77, no. 3 (1996): 290–300.
34. Dreyer and Dreyfuss, "Low back pain and the zygapophysial (facet) joints" (see note 33 above).

35. S. P. Cohen and S. N. Raja, "Pathogenesis, diagnosis, and treatment of lumbar zygapophysial (facet) joint pain," *Anesthesiology* 106 (2007): 591–614.

36. Dreyer and Dreyfuss, "Low back pain and the zygapophysial (facet) joints" (see note 33 above).

37. Cohen and Raja, "Pathogenesis, diagnosis, and treatment of lumbar zygapophysial (facet) joint pain" (see note 35 above).

38. P. T. Katani, N. Ichikawa, W. Wakabayashi, T. Yoshii, and M. Koshimune, "Studies of spondylolysis found among weightlifters," *British Journal of Sports Medicine* 6, no. 1 (1971): 4–8; C. J. Dangles and D. L. Spencer, "Spondylolysis in competitive weightlifters," *Journal of Sports Medicine* 15 (1987): 634–5.

39. Katani, Ichikawa, Wakabayashi, Yoshii, and Koshimune, "Studies of spondylolysis found among weightlifters" (see note 38 above).

40. Dangles and Spencer, "Spondylolysis in competitive weightlifters" (see note 38 above).

41. T. R. Yochum and L. J. Rowe, "The natural history of spondylolysis and spondylolysthesis," in *Essentials of Skeletal Radiology* (Philadelphia, PA: Lipincott, Williams & Wilkins, 2005): 433–84.

42. M. H. Stone, A. C. Fry, M. Ritchie, L. Stoessel-Ross, and J. L. Marsit, "Injury potential and safety aspects of weightlifting movements," *Strength and Conditioning* 15, no. 3 (1994): 15–21.

43. A. F. Reynolds, P. R. Weinstein, and R. D. Wachter, "Lumbar monoradiculopathy due to unilateral facet hypertrophy," *Neurosurgery* 10, no. 4 (1982): 480–6; G. P. Wilde, E. T. Szypryt, and R. C. Mulholland, "Unilateral lumbar facet hypertrophy causing nerve root irritation," *Annals of Royal College of Surgeons of England* 70, no. 5 (1988): 307–10.

44. S. M. McGill, *Back Mechanic: The Step by Step McGill Method to Fix Back Pain* (Waterloo, Canada: Backfitpro Inc., 2015); W. R. Frontera, J. K. Silver, and T. D. Rizzo, Jr., *Essentials of Physical Medicine and Rehabilitation: Musculoskeletal Disorders, Pain and Rehabilitation*, 3rd Edition (Philadelphia: Saunders, 2014).

45. A. Indahl, A. Kaigle, O. Reikeras, and S. Holm, "Electromyographic response of the porcine multifidus musculature after nerve stimulation," *Spine* 20, no. 24 (1995): 2652–8; Cohen and Raja, "Pathogenesis, diagnosis, and treatment of lumbar zygapophysial (facet) joint pain" (see note 35 above); M. W. Olson, L. Li, and M. Solomonow, "Flexion-relaxation response to cyclic lumbar flexion," *Clinical Biomechanics* (Bristol, Avon) 19, no. 8 (2004): 769–76.

46. McGill, *Back Mechanic* (see note 44 above); Frontera, Silver, and Rizzo, Jr., *Essentials of Physical Medicine and Rehabilitation* (see note 44 above).

47. McGill, "The biomechanics of low back injury" (see note 15 above).

48. Sahrmann, Azevedo, and Van Dillen, "Diagnosis and treatment of movement system impairment syndromes" (see note 12 above); L. R. Van Dillen, S. A. Sahrmann, B. J. Norton, C. A. Caldwell, M. K. McDonnell, and N. J. Bloom, "Movement system impairment-based categories for low back pain: stage 1 validation," *Journal of Orthopaedic & Sports Physical Therapy* 33, no. 3 (2003): 126–42.

49. Sahrmann, Azevedo, and Van Dillen, "Diagnosis and treatment of movement system impairment syndromes" (see note 12 above).

50. Sahrmann, Azevedo, and Van Dillen, "Diagnosis and treatment of movement system impairment syndromes" (see note 12 above).

51. Sahrmann, Azevedo, and Van Dillen, "Diagnosis and treatment of movement system impairment syndromes" (see note 12 above).

52. M. R. McKean, P. K. Dunn, and B. J. Burkett, "The lumbar and sacrum movement pattern during the back squat exercise," *Journal of Strength & Conditioning Research* 24, no. 10 (2010): 2731–41; R. List, T. Gülay, M. Stoop, and S. Lorenzetti, "Kinematics of the trunk and the lower extremities during restricted and unrestricted squats," *Journal of Strength & Conditioning Research* 27, no. 6 (2013): 1529–38; M. H. Campos, L. I. Furtado Aleman, A. A. Seffrin-Neto, C. A. Vieira, M. Costa de Paula, and C. A. Barbosa de Lira, "The geometric curvature of the lumbar spine during restricted and unrestricted squats," *Journal of Sports Medicine and Physical Fitness* 57, no. 6 (2017): 773–81.

53. K. Bennell, R. Talbot, H. Wajswelner, W. Techovanich, and D. Kelly, "Intra-rater and inter-rater reliability of a weight-bearing lunge measure of ankle dorsiflexion," *Australian Journal of Physiotherapy* 44, no. 3 (1998): 175–80.

54. McGill, *Back Mechanic* (see note 44 above).

55. McGill, *Back Mechanic* (see note 44 above); D. Hertling and R. M. Kessler, *Management of Common Musculoskeletal Disorders: Physical Therapy Principles and Methods* (Philadelphia: J. B. Lippincott,

1996); H. S. Robinson, J. I. Brox, R. Robinson, E. Bjelland, S. Solem, and T. Telje, "The reliability of selected motion- and pain provocation tests for the sacroiliac joint," *Manual Therapy* 12, no. 1 (2007): 72–9.

56. S. Freeman, A. Mascia, and S. M. McGill, "Arthrogenic neuromuscular inhibition: a foundational investigation of existence in the hip joint," *Clinical Biomechanics* 28, no. 2 (2013): 171–7; J. E. Bullock-Saxton, V. Janda, and M. I. Bullock, "Reflex activation of gluteal muscles in walking. An approach to restoration of muscle function for patients with low-back pain," *Spine* 18, no. 6 (1993): 704–8; V. Leinonen, M. Kankaanpaa, O. Airaksinen, and O. Hannien, "Back and hip extensor activities during trunk flexion/extension: effects of low back pain and rehabilitation," *Archives of Physical Medicine and Rehabilitation* 81, no. 1 (2008): 32–7; E. Nelson-Wong, B. Alex, D. Csepe, D. Lancaster, and J. P. Callaghan, "Altered muscle recruitment during extension from trunk flexion in low back pain developers," *Clinical Biomechanics* 27, no. 10 (2012): 994–8.

57. Freeman, Mascia, and McGill, "Arthrogenic neuromuscular inhibition" (see note 56 above).

58. McGill, *Ultimate Back Fitness and Performance* (see note 13 above).

59. M. Sadeghisani, F. D. Manshadi, K. K. Kalantari, A. Rahimi, N. Namnik, M. Taghi Karimi, and A. E. Oskouei, "Correlation between hip range-of-motion impairment and low back pain: a literature review," *Orthopedia, Traumatologia, Rehabilitacja* 17, no. 5 (2015): 455–62; G. P. Leão Almeida, V. L. da Souza, S. S. Sano, M. F. Saccol, and M. Cohen, "Comparison of hip rotation range of motion in judo athletes with and without history of low back pain," *Manual Therapy* 17, no. 3 (2012): 231–5.

60. K. D. Johnson, K. M. Kim, B. K. Yu, S. A. Saliba, and T. L. Grindstaff, "Reliability of thoracic spine rotation range-of-motion measurements in healthy adults," *Journal of Athletic Training* 47, no. 1 (2012): 52–60; K. D. Johnson and T. L. Grindstaff, "Thoracic rotation measurement techniques: clinical commentary," *North American Journal of Sports Physical Therapy* 5, no. 4 (2010): 252–6.

61. D. Ikeda and S. M. McGill, "Can altering motions, postures and loads provide immediate low back pain relief: a study of four cases investigating spine load, posture and stability," *Spine* 37, no. 23 (2012): E1469–75.

62. T. Giesecke, R. H. Gracely, M. A. B. Grant, A. Nachemson, F. Petzke, D. A. Williams, and D. J. Clauw, "Evidence of augmented central pain processing in idiopathic chronic low back pain," *Arthritis & Rheumatism* 50, no. 2 (2004): 613–23.

63. P. O'Sullivan, "Diagnosis and classification of chronic low back pain disorders: maladaptive movement motor control impairments as underlying mechanism," *Manual Therapeutics* 10, no. 4 (2005): 242–55.

64. Dreisinger and Nelson, "Management of back pain in athletes" (see note 1 above).

65. B. C. Lee and S. M. McGill, "Effect of long-term isometric training on core/torso stiffness," *Journal of Strength and Conditioning Research* 29, no. 6 (2015): 1515–26.

66. Lee and McGill, "Effect of long-term isometric training on core/torso stiffness" (see note 65 above).

67. S. G. Grenier and S. M. McGill, "Quantification of lumbar stability by using 2 different abdominal activation strategies," *Archives of Physical Medicine and Rehabilitation* 88, no. 1 (2007): 54–62.

68. S. M. McGill, "Stability: from biomechanical concept to chiropractic practice," *Journal of the Canadian Chiropractic Association* 43, no. 2 (1999): 75–88.

69. S. M. McGill, "The mechanics of torso flexion: sit-ups and standing dynamic flexion maneuvers," *Clinical Biomechanics* 10, no. 4 (1995): 184–92.

70. D. Juker, S. M. McGill, P. Kropf, and T. Steffen, "Quantitative intramuscular myoelectric activity of lumbar portions of psoas and the abdominal wall during a wide variety of tasks," *Medicine & Science in Sports & Exercise* 30, no. 2 (1998): 301–10.

71. McGill, *Back Mechanic* (see note 44 above).

72. S. M. McGill, "Core training: evidence translating to better performance and injury prevention," *Strength and Conditioning Journal* 32, no. 3 (2010): 33–46.

73. McGill, "Core training" (see note 72 above).

74. K. Boren, C. Conrey, J. Le Coguic, L. Paprocki, M. Voight, and T. K. Robinson, "Electromyographic analysis of gluteus medius and gluteus maximus during rehabilitation exercises," *International Journal of Sports Physical Therapy* 6, no. 3 (2011): 206–23.

75. T. M. Parkhurst and C. N. Burnett, "Injury and proprioception in the lower back," *Journal of Orthopaedic and Sports Physical Therapy* 19, no. 5 (1994): 282–95; K. P. Gill and M. J. Callaghan, "The measurement of lumbar proprioception in individuals with and without low back pain," *Spine* 23, no. 3 (1998): 371–7.

76. Indahl, Kaigle, Reikeras, and Holm, "Electromyographic response of the porcine multifidus musculature

after nerve stimulation" (see note 45 above); Cohen and Raja, "Pathogenesis, diagnosis, and treatment of lumbar zygapophysial (facet) joint pain" (see note 35 above).

77. S. M. McGill, *Low Back Disorders: Evidence Based Prevention and Rehabilitation*, 2nd Edition (Champaign, IL: Human Kinetics Publishers, 2007).

78. McGill, *Ultimate Back Fitness and Performance* (see note 13 above).

79. M. Olfat, J. Perry, and H. Hislop, "Relationship between wire EMG activity, muscle length, and torque of the hamstrings," *Clinical Biomechanics* 17, no. 8 (2002): 569–79.

80. C. J. Durall, B. E. Udermann, D. R. Johansen, B. Gibson, D. M. Reineke, and P. Reuteman, "The effect of preseason trunk muscle training of low back pain occurrence in women collegiate gymnasts," *Journal of Strength and Conditioning Research* 23, no. 1 (2009): 86–92.

81. S. M. McGill, "Stability: from biomechanical concept to chiropractic practice," *Journal of the Canadian Chiropractic Association* 43, no. 2 (1999): 75–88.

82. McGill, *Back Mechanic* (see note 44 above).

83. E. Nelson-Wong, B. Alex, D. Csepe, D. Lancaster, and J. P. Callaghan, "Altered muscle recruitment during extension from trunk flexion in low back pain developers," *Clinical Biomechanics* 27, no. 10 (2012): 994–8.

84. McGill, *Ultimate Back Fitness and Performance* (see note 13 above).

85. D. Diggin, C. O'Regan, N. Whelan, S. Daly, V. McLoughlin, L. McNamara, and A. Reilly, "A biomechanical analysis of front versus back squat: injury implications," *Portuguese Journal of Sport Sciences* 11, Suppl 2 (2011): 643–6; H. Hartmann, K. Wirth, and M. Klusemann, "Analysis of the load on the knee joint and vertebral column with changes in squatting depth and weight load," *Sports Medicine* 43, no. 10 (2013): 993–1008.

86. D. A. Hackett and C. M. Chow, "The Valsalva maneuver: its effect on intra-abdominal pressure and safety issues during resistance exercise," *Journal of Strength and Conditioning Research* 27, no. 8 (2013): 2338–45.

87. Cholewicki, McGill, and Norman, "Lumbar spine loads during the lifting of extremely heavy weights" (see note 20 above).

88. R. M. Enoka, "The pull in Olympic weightlifting," *Medicine & Science in Sports & Exercise* 11, no. 2 (1979): 131–7.

89. C. M. Fenwick, S. H. Brown, and S. M. McGill, "Comparison of different rowing exercises: trunk muscular activation and lumbar spine motion, load, and stiffness," *Journal of Strength and Conditioning Research* 23, no. 2 (2009): 350–8.

90. S. M. McGill, L. Marshall, and J. Anderson, "Low back loads while walking and carrying: comparing the load carried in one hand or in both hands," *Ergonomics* 56, no. 2 (2013): 293–302.

91. S. Luoto, H. Aalto, S. Taimela, H. Hurri, I. Pyykkö, and H. Alaranta, "One-footed and externally disturbed two-footed postural control in patients with chronic low back pain and healthy control subjects. A controlled study with follow-up," *Spine* 23, no. 19 (1998): 2081–9;
S. Taimela, M. Kankaanpää, and S. Luoto, "The effect of lumbar fatigue on the ability to sense a change in lumbar position: a controlled study," *Spine* 24, no. 13 (1999): 1322–7.

92. Fenwick, Brown, and McGill, "Comparison of different rowing exercises" (see note 89 above).

93. Dreisinger and Nelson, "Management of back pain in athletes" (see note 1 above).

94. J. Cholewicki, K. Juluru, A. Radebold, M. M. Panjabi, and S. M. McGill, "Lumbar spine stability can be augmented with an abdominal belt and/or increased intra-abdominal pressure," *European Spine Journal* 8, no. 5 (1999): 388–95.

95. J. E. Lander, J. R. Hundley, and R. L. Simonton, "The effectiveness of weight-belts during multiple repetitions of the squat exercise," *Medicine & Science in Sports & Exercise* 24, no. 5 (1992): 603–9; J. E. Lander, R. L. Simonton, and J. K. Giacobbe, "The effectiveness of weight-belts during the squat exercise," *Medicine & Science in Sports & Exercise* 22, no. 1 (1990): 117–26; S. M. McGill, R. W. Norman, and M. T. Sharratt, "The effect of an abdominal belt on trunk muscle activity and intra-abdominal pressure during squat lifts," *Ergonomics* 33, no. 2 (1990): 147–60; E. A. Harman, R. M. Rosenstein, P. N. Frykman, and G. A. Nigro, "Effects of a belt on intra-abdominal pressure during weight lifting," *Medicine & Science in Sports & Exercise* 21, no. 12 (1989): 186–90.

96. Lander, Hundley, and Simonton, "The effectiveness of weight-belts during multiple repetitions of the squat exercise" (see note 95 above); A. J. Zink, W. C. Whiting, W. J. Vincent, and A. J. McLaine, "The effect of a weight belt on trunk and leg muscle activity and joint kinematics during the squat exercise," *Journal of Strength and Conditioning Research* 15, no. 2 (2011): 235–40.

97. B. C. Clark, T. M. Manini, J. M. Mayer, L. L. Ploutz-Snyder, and J. E. Graves, "Electromyographic activity of the lumbar and hip extensors during dynamic trunk extension exercise," *Archives of Physical Medicine and Rehabilitation* 83, no. 11 (2002): 1547–52; J. P. Callaghan, J. L. Gunning, and S. M. McGill, "The relationship between lumbar spine load and muscle activity during extensor exercises," *Physical Therapy* 78, no. 1 (1998): 8–18.

98. E. Nelson-Wong, B. Alex, D. Csepe, D. Lancaster, and J. P. Callaghan, "Altered muscle recruitment during extension from trunk flexion in low back pain developers," *Clinical Biomechanics* 27, no. 10 (2012): 994–8.

99. Andersson, "Epidemiological features of chronic low-back pain" (see note 2 above).

100. P. W. McClure, M. Esola, R. Schreier, and S. Siegler, "Kinematic analysis of lumbar and hip motion while rising from a forward, flexed position in patients with and without a history of low back pain," *Spine* 22, no. 5 (1997): 552–8; M. A. Esola, P. W. McClure, G. K. Fitzgerald, and S. Siegler, "Analysis of lumbar spine and hip motion during forward bending in subjects with and without a history of low back pain," *Spine* 21, no. 1 (1996): 71–8.

101. W. Alston, K. E. Carlson, D. J. Feldman, Z. Grimm, and E. Gerontinos, "A quantitative study of muscle factors in the chronic low back syndrome," *Journal of the American Geriatrics Society* 14, no. 10 (1966): 1041–7; G. Hultman, H. Saraste, and H. Ohlsen, "Anthropometry, spinal canal width, and flexibility of the spine and hamstring muscles in 45–55-year-old men with and without low back pain," *Journal of Spinal Disorders* 5, no. 3 (1992): 245–53; G. Mellin, "Correlations of hip mobility with degree of back pain and lumbar spinal mobility in chronic low-back pain patients," *Spine* 13, no. 6 (1988): 668–70; D. E. Feldman, I. Shrier, M. Rossignol, and L. Abenhaim, "Risk factors for the development of low back pain in adolescence," *American Journal of Epidemiology* 154, no. 1 (2001): 30–6.

102. J. P. Halbertsma and L. N. Göeken, "Stretching exercises: effect on passive extensibility and stiffness in short hamstrings of healthy subjects," *Archives of Physical Medicine and Rehabilitation* 75, no. 9 (1994): 976–81.

103. Halbertsma and Göeken, "Stretching exercises" (see note 102 above); B. S. Killen, K. L. Zelizney, and X. Ye, "Crossover effects of unilateral static stretching and foam rolling on contralateral hamstring flexibility and strength," *Journal of Sports Rehabilitation* 28, no. 6 (2018): 533–9; G. Hatano, S. Suzuki, S. Matsuo, S. Kataura, K. Yokoi, T. Fukaya, M. Fujiwara, Y. Asai, and M. Iwata, "Hamstring stiffness returns more rapidly after static stretching than range of motion, stretch tolerance, and isometric peak torque," *Journal of Sports Rehabilitation* 28, no. 4 (2017): 325–31; T. Haab and G. Wydra, "The effect of age on hamstring passive properties after a 10-week stretch training," *Journal of Physical Therapy Science* 29, no. 6 (2017): 1048–53; N. Ichihashi, H. Umegaki, T. Ikezoe, M. Nakamura, S. Nishishita, K. Fujita, J. Umehara, S. Nakao, and S. Ibuki, "The effects of a 4-week static stretching programme on the individual muscles comprising the hamstrings," *Journal of Sports Sciences* 34, no. 23 (2016): 2155–9; S. R. Freitas, B. Mendes, G. Le Sant, and R. J. Andrade, "Can chronic stretching change the muscle-tendon mechanical properties? A review," *Scandinavian Journal of Medicine & Science in Sports* 28, no. 3 (2018): 794–806; M. P. McHugh and C. H. Cosgrave, "To stretch or not to stretch: the role of stretching in injury prevention and performance," *Scandinavian Journal of Medicine & Science in Sports* 20, no. 2 (2010): 169–81; A. D. Kay and A. J. Blazevich, "Effect of acute static stretch on maximal muscle performance: a systematic review," *Medicine & Science in Sports & Exercise* 44, no. 1 (2012): 154–64; American College of Sports Medicine, *ACSM's Resource Manual for Guidelines for Exercise Testing and Prescription,* 8th Edition (Philadelphia: Lippincott, Williams & Wilkins, 2010), 173; P. Magnusson and P. Renstrom, "The European College of Sports Sciences position statement: the role of stretching exercises in sports," *European Journal of Sport Science* 6, no. 2 (2006): 87–91; D. Kundson, P. Magnusson, and M. McHugh, "Current issues in flexibility fitness," *President's Council on Physical Fitness and Sports Research Digest* 3, no. 10 (2000): 1–8.

104. S. G. Spernoga, L. H. Timothy, B. L. Arnold, and B. M. Gansneder, "Duration of maintained hamstring flexibility after one-time, modified hold-relax stretching protocol," *Journal of Athletic Training* 36, no. 1 (2001): 44–8.

105. M. Moller, J. Ekstrand, B. Oberg, and J. Gillquist, "Duration of stretching effect on range of motion in lower extremities," *Archives of Physical Medicine and Rehabilitation* 66, no. 3 (1985): 171–3.

106. S. P. Magnusson, P. Aagaard, and J. J. Nielson, "Passive energy return after repeated stretches of the hamstring muscle-tendon unit," *Medicine & Science in Sports & Exercise* 32, no. 6 (2000): 1160–4.

107. C. H. Weppler and S. P. Maggnusson, "Increasing muscle extensibility: a matter of increasing length or modifying sensation?" *Physical Therapy* 90, no. 3 (2010): 438–49.

108. J. C. Tabary, C. Tabary, C. Tardieu, G. Tardieu, and G. Goldspink, "Physiological and structural changes in the cat's soleus muscle due to immobilization at different lengths by plaster casts," *Journal of Physiology* 224, no. 1 (1972): 231–44.

109. Tabary, Tabary, Tardieu, Tardieu, and Goldspink, "Physiological and structural changes in the cat's soleus muscle" (see note 108 above); M. R. Gossman, S. A. Sahrmann, and S. J. Rose, "Review of length-associated changes in muscle. Experimental evidence and clinical implications," *Physical Therapy* 62, no. 12 (1992): 1799–808.

110. K. Weimann and K. Hahn, "Influences of strength, stretching and circulatory exercises on flexibility parameters of the human hamstrings," *International Journal of Sports Medicine* 18, no. 5 (1997): 340–6; D. Knudson, "The biomechanics of stretching," *Journal of Exercise Science & Physiotherapy* 2 (2006): 3–12; S. P. Magnussson, E. B. Simonsen, P. Aagaard, H. Sørensen, and M. Kjaer, "A mechanism for altered flexibility in human skeletal muscle," *Journal of Physiology* 497, Pt 1 (1996): 291–8; Weppler and Maggnusson, "Increasing muscle extensibility" (see note 107 above).

111. Magnussson, Simonsen, Aagaard, Sørensen, and Kjaer, "A mechanism for altered flexibility in human skeletal muscle" (see note 110 above).

112. J. P. Halbertsma, L. N. Göeken, A. L. Hof, J. W. Groothoff, and W. H. Eisma, "Extensibility and stiffness of the hamstrings in patients with nonspecific low back pain," *Archives of Physical Medicine and Rehabilitation* 82, no. 2 (2001): 232–8.

113. V. Leinonen, M. Kankaanpaa, O. Airaksinen, and O. Hannien, "Back and hip extensor activities during trunk flexion/extension: effects of low back pain and rehabilitation," *Archives of Physical Medicine and Rehabilitation* 81, no. 1 (2008): 32–7; M. Kankaanpää, S. Taimela, D. Laaksonen, O. Hänninen, O. Airaksinen, "Back and hip extensor fatigability in chronic low back pain patients and controls," *Archives of Physical Medicine and Rehabilitation* 79, no. 4 (1998): 312–7.

114. M. P. McHugh and C. H. Cosgrave, "To stretch or not to stretch: the role of stretching in injury prevention and performance," *Scandinavian Journal of Medicine & Science in Sports* 20, no. 2 (2010): 169–81.

115. Kay and Blazevich, "Effect of acute static stretch on maximal muscle performance" (see note 103 above); J. Kokkonen, A. G. Nelson, and A. Cornwell, "Acute muscle stretching inhibits maximal strength performance," *Research Quarterly for Exercise and Sport* 69, no. 4 (1998): 411–5.

116. American College of Sports Medicine, *ACSM's Resource Manual for Guidelines for Exercise Testing and Prescription*, 8th Edition; Magnusson and Renstrom, "The European College of Sports Sciences position statement: the role of stretching exercises in sports" (see note 103 above).

117. Kay and Blazevich, "Effect of acute static stretch on maximal muscle performance" (see note 103 above); W. D. Bandy, J. M. Irion, and M. Briggler, "The effect of time and frequency of static stretching on flexibility of the hamstring muscles," *Physical Therapy* 77, no. 10 (1997): 1090–6; A. D. Kay and A. J. Blazevich, "Moderate-duration static stretch reduces active and passive plantar flexor moment but not Achilles tendon stiffness or active muscle length," *Journal of Applied Physiology* 106, no. 4 (2009): 1249–56.

118. Hatano, Suzuki, Matsuo, Kataura, Yokoi, Fukaya, Fujiwara, Asai, and Iwata, "Hamstring stiffness returns more rapidly after static stretching" (see note 103 above).

119. Knudson, "The biomechanics of stretching" (see note 110 above).

120. J. P. van Wingerden, A. Vleeming, G. J. Kleinrensink, and R. Stoeckart, "The role of the hamstring in pelvic and spinal function," in *Movement Stability and Low Back Pain: The Essential Role of the Pelvis*, eds. A. Vleeming, V. Mooney, T. Dorman, C. Snijders, and R. Stoeckart (New York: Churchill Livingstone, 1997), 207–10; S. M. Raftry and P. W. M. Marshall, "Does a 'tight' hamstring predict low back pain reporting during prolonged standing?" *Journal of Electromyography and Kinesiology* 22, no. 3 (2012): 407–11; M. R. Nourbakhsh and A. M. Arab, "Relationship between mechanical factors and incidence of low back pain," *Journal of Orthopaedic & Sports Physical Therapy* 32, no. 9 (2002): 447–60.

121. A. L. Hellsing, "Tightness of hamstring and psoas major muscles. A prospective study of back pain in young men during their military service," *Upsala Journal of Medical Science* 93, no. 3 (1988): 267–76; F. Biering-Sorensen, "Physical measurements as risk indicators for low-back trouble over a one-year period," *Spine* 9, no. 2 (1984): 106–19.

CHAPTER 2

고관절 통증

고관절 손상은 운동선수에게 가장 흔한 문제 중 하나이다. 고관절 자체의 손상은 흔히 발생함에도 불구하고 대퇴골이나 골반을 둘러싸고 부착된 여러 근육에서 통증이 발생할 수 있어(고관절 굴곡근 좌상, 내전근 좌상, 이상근 증후군 등) 진단 및 치료가 복잡한 문제 중 하나이다.

설상가상으로 고관절 통증은 고관절 자체에서 발생할 수도 있지만 허리 통증으로 인한 방사통이 이 부위에 발생할 수 있다! 따라서 증상이 생기는 이유를 밝히기 위해서는 적절한 스크리닝을 수행하는 것이 필수이며, 이를 통해 통증을 해결하기 위한 올바른 단계를 거치게 될 것이다.

고관절 해부학

고관절 손상이 어떻게 발생하는지 이해하려면 기본적인 고관절 해부학에 대해 논의해 봐야 한다. 고관절은 볼 앤 소켓Ball and Socket 관절이다. 대퇴골의 끝은 공 모양으로 되어 있으며 고관절의 소켓(고관절 비구)에 약간의 경사진 위치로 연결되어 있어 서 있을 때, 걸을 때, 스쿼트 동작을 할 때 발을 비교적 앞쪽으로 올바른 위치에 있게 한다.

고관절/골반 골격 해부학

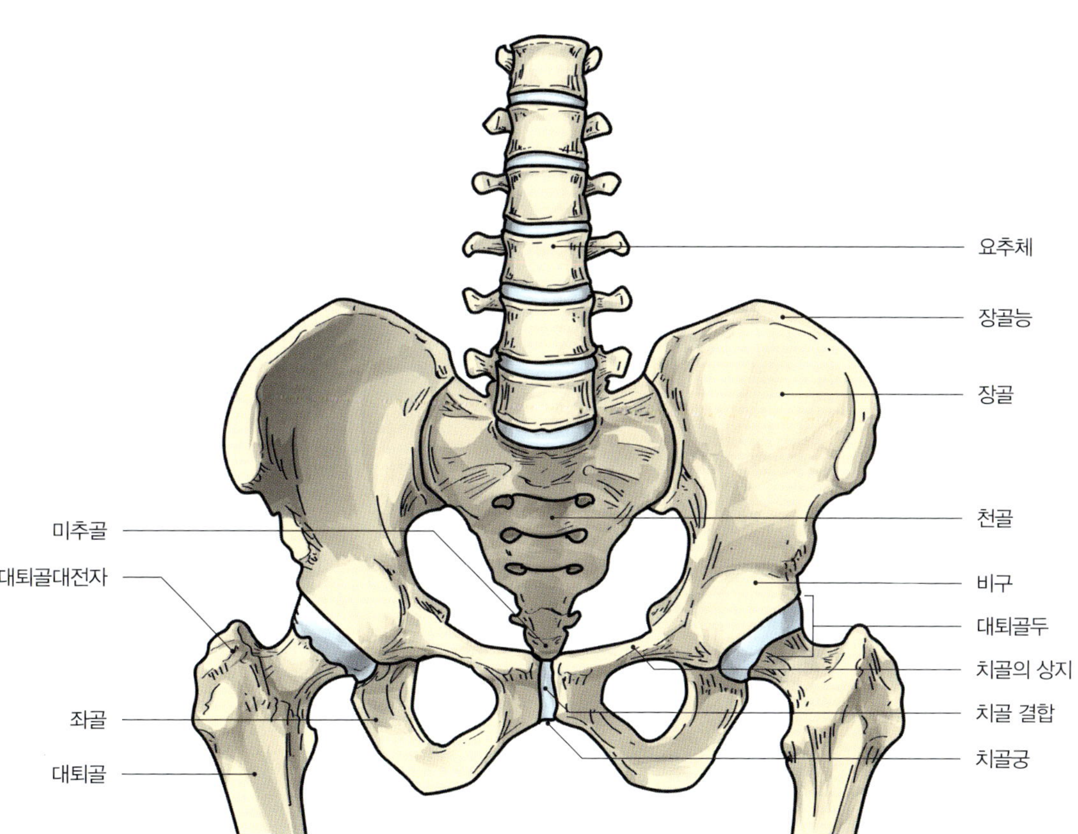

그러나 모든 사람이 해부학 교과서에 나오는 뼈 구조와 일치하지는 않는다. 고관절의 모양에 따라 우리의 움직임에 영향을 줄 수 있다. 특히 우리가 스쿼트, 데드리프트, 딥 리시빙 자세에서 스내치를 잡을 때 영향을 줄 수 있다. 이러한 해부학적 차이는 고관절 통증의 발

병원인이 될 수 있어 적절한 평가를 통해 문제점을 밝혀내야 한다.

그렇다면 고관절 모양에 대해 얼마나 연구되어 있을까? 2001년 일본의 한 연구팀이 고관절 소켓을 자세히 관찰했다. 실험 참가자들의 대다수는 '정상'적인 고관절 소켓의 모양을 가지고 있었으나 40%에 가까운 사람들은 그렇지 않았다.[1] 어떤 사람들은 바깥쪽으로 벌어진 방향의 소켓을 가진 반면에 다른 사람들은 앞쪽으로 경사진 고관절 모양을 가졌다. 고관절 소켓의 방향의 작은 변화들은 신체의 움직임에 있어서는 극적인 영향을 미칠 수 있다.

예를 들면 스쿼트를 할 때 대퇴골이 소켓에서 회전하고 허벅지는 몸통 쪽으로 굽혀지게 된다(고관절 굴곡 움직임). 누군가 바깥쪽으로 벌어진 방향의 소켓을 가지고 있다면(관골구 후렴acetabular retroversion이라 부른다) 이들은 딥 스쿼트를 할 때 고관절 소켓이 몸의 앞쪽으로 열려 있는 경우보다 대퇴골이 소켓의 앞 가장자리와 더 빨리 부딪히게 된다.

비구(관골구)의 정렬

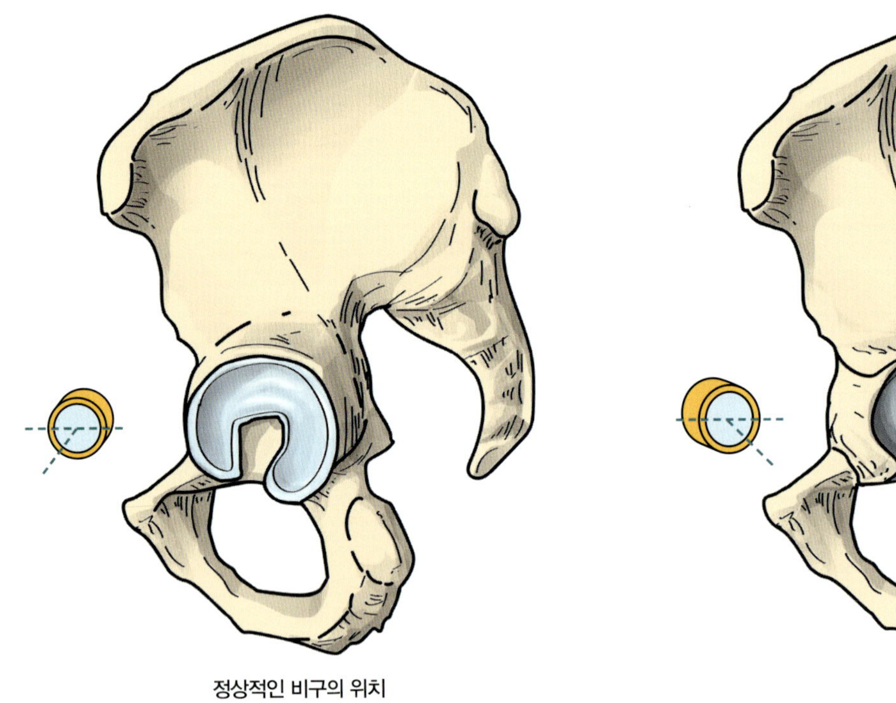

정상적인 비구의 위치

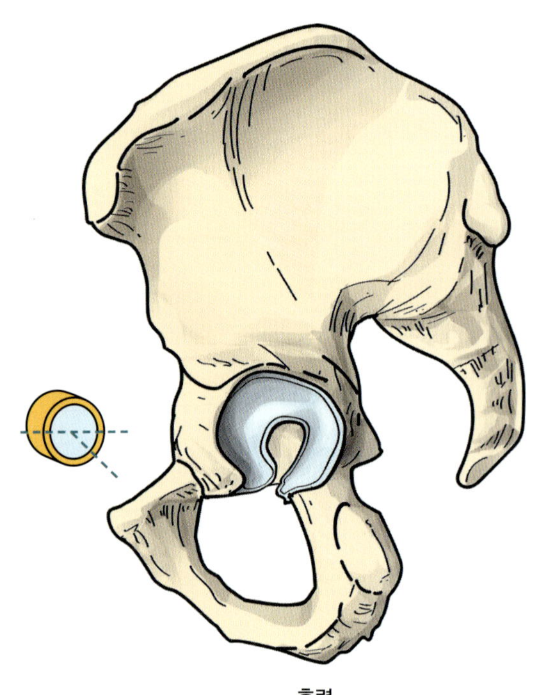

후렴

간단한 평가를 통해 고관절 소켓의 정렬과 모양을 더 잘 이해할 수 있다. 일단 등을 바닥에 대고 눕는다. 무릎을 가슴 쪽으로 일직선으로 가져온다. '막힌' 느낌을 느끼기 전에 허벅지가 얼마나 움직였는지 확인한다. 다음으로 같은 동작을 하되 허벅지가 바깥쪽으로 움직이고 발이 안쪽으로 회전하도록 한다(엉덩관절을 벌리고 바깥 돌림한 위치).

문제점을 찾아냈는가? 연구에 따르면 관골구 후렴이 있는 사람들은 종종 무릎을 바깥쪽으로 가져가서야 무릎을 가슴에 붙일 수 있다.[2]

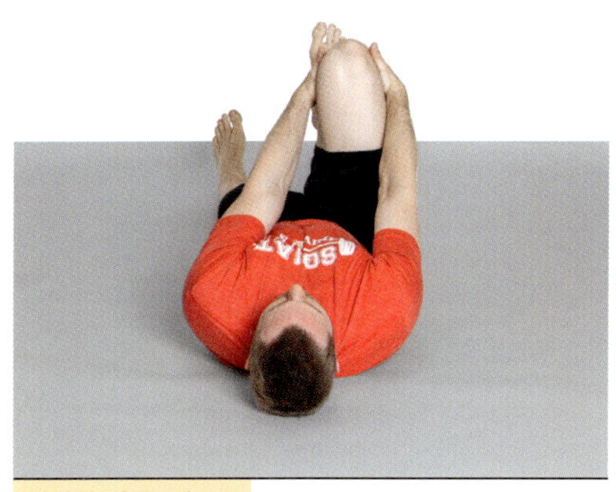

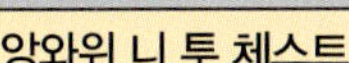
앙와위 니 투 체스트

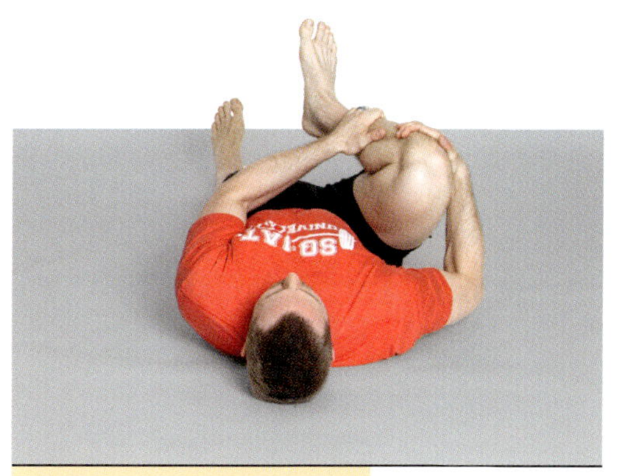
앙와위 니 투 체스트(각도 적용)

무릎을 가슴 쪽으로 가져오는 이 동작은 고관절 소켓의 깊이에 대한 정보를 제공한다. 고관절에서 막히는 느낌 없이 어떤 위치(직선 또는 몸에서 멀어진 각도)에서든 무릎을 가슴에 가깝게 가져올 수 없다면 고관절의 소켓이 깊은 경우이다. 반대로, 고관절에 집히는 느낌 없이(그리고 허리가 바닥에서 떨어지지 않고) 무릎을 가슴 끝까지 가져올 수 있다면 고관절 소켓의 깊이가 얕을 가능성이 있다.

대퇴골과 고관절 사이를 마치 식탁 위에 올려 놓은 작은 공처럼 생각해 보아라. 공(대퇴골의 골두 부분)이 깊은 그릇 안에 담겨 있다면 그릇의 경계 부분까지만 움직일 수 있다. 그러나 공을 접시에 놓으면 그릇에 비해 구를 수 있는 공간이 더 많을 것이다. 대퇴골 골두가 고관절 소켓 내에서 움직이는 방식도 마찬가지이다.

고관절의 깊이

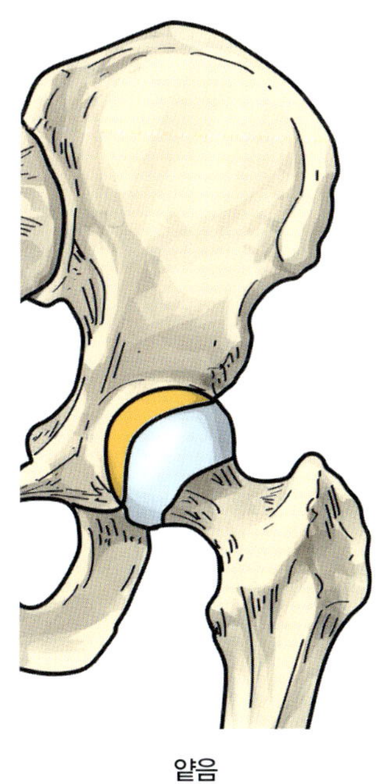
얕음

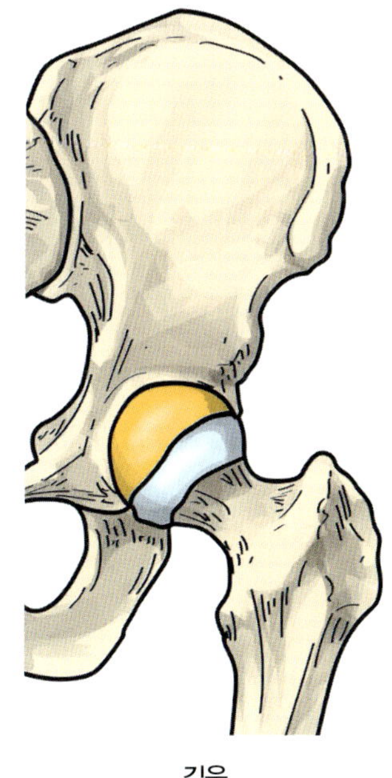
깊음

고관절 소켓의 깊이는 유전의 영향을 받는다. 부모님께 감사드리거나 원망스러울 수 있다. 예를 들면 불가리아와 폴란드와 같은 동유럽에서 태어난 사람들은 얕은 고관절 소켓을 가진 사람들의 비율이 더 높다. 그래서 동유럽 지역에서는 매우 얕은 고관절 소켓(접시 모양의 고관절 소켓)으로 인한 극심한 고관절 과가동성 질환인 고관절 이형성증 발병률이 가장 높은 것으로 나타났다.[3] 우연의 일치인지 아닌지는 몰라도, 이 지역에서 세계 최고의 역도 선수를 배출하는 경우가 많다. 부분적으로는 얕은 고관절 소켓이 더 많은 고관절 가동성과 더 깊은 스쿼트를 가능하게 하여 역도 선수에게 스내치(인상)와 클린(용상)에 더 많은 효율성을 제공하기 때문이다.

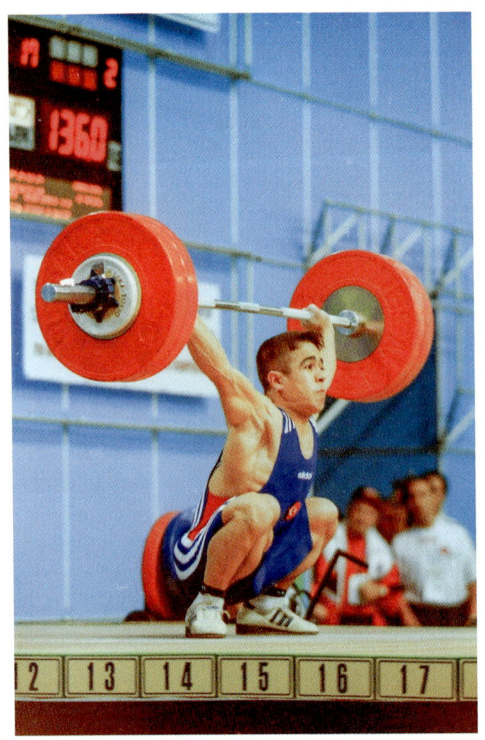

스내치의 깊은 리시빙 위치

Hail Multu, © Bruce Klemens

반대로, 엉덩이 소켓이 매우 깊은 사람(깊은 그릇 모양의 고관절 소켓)은 딥 스쿼트와 같은 동작이 더 어려울 것이다. 고관절 소켓이 깊을수록 대퇴골이 덜 회전하고 덜 움직이게 된다. 연구에 따르면 이러한 해부학적 특성은 스코틀랜드와 같은 서유럽 국가들에서 흔히 볼 수 있다.[4] 스코틀랜드에서 태어난 모든 사람이 고관절 소켓이 깊고 형편없는 스쿼터가 될 것이라는 것을 의미하지는 않지만, 이것은 바벨 리프트와 잠재적인 고관절 통증 사이의 관계를 이해하는 데 있어 해부학적 평가의 중요성을 강조한다.

어떤 선수들은 딥 스쿼트를 쉽게 하고 넓은 스탠스의 스모 데드리프트를 할 수 있다. 그러나 그 밖의 다른 사람들은 그렇지 않다. 해부학적 특성에 맞지 않은 당신에게 '이상적으로' 생각되는 바벨 리프팅 기술에 맞추려고 하는 행위는 결국 잘 안 될 것이다.

어떤 사람들은 대퇴골의 모양과 골반이 연결되는 방식에도 차이가 있다. 예를 들면 우리 중 일부는 더 앞이나 뒤로 각이 진 대퇴골(고관절의 전경과 후경)을 가지고 있다. 이 해부학적 구조는 고관절에서 대퇴골 정렬에 영향을 미친다. 더 앞으로 각이 진 대퇴골을 고관절 전경anteverted hip이라고 부르는 반면, 더 평평한 각도의 경우 고관절 후경retroverted hip이라 부른다.[5]

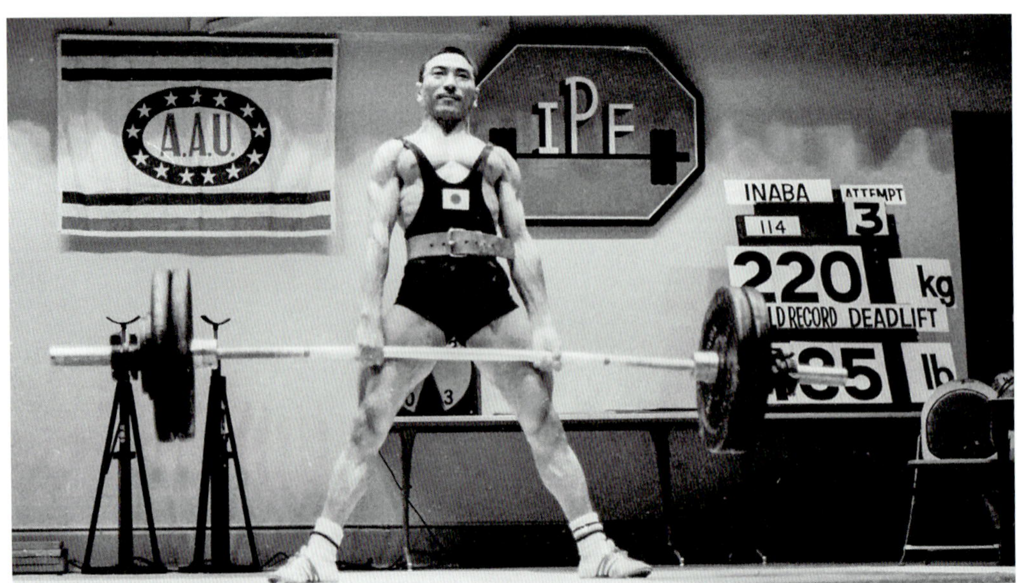

스모 스탠스 데드리프트

Hideaki Inaba, © Bruce Klemens

대퇴골 정렬

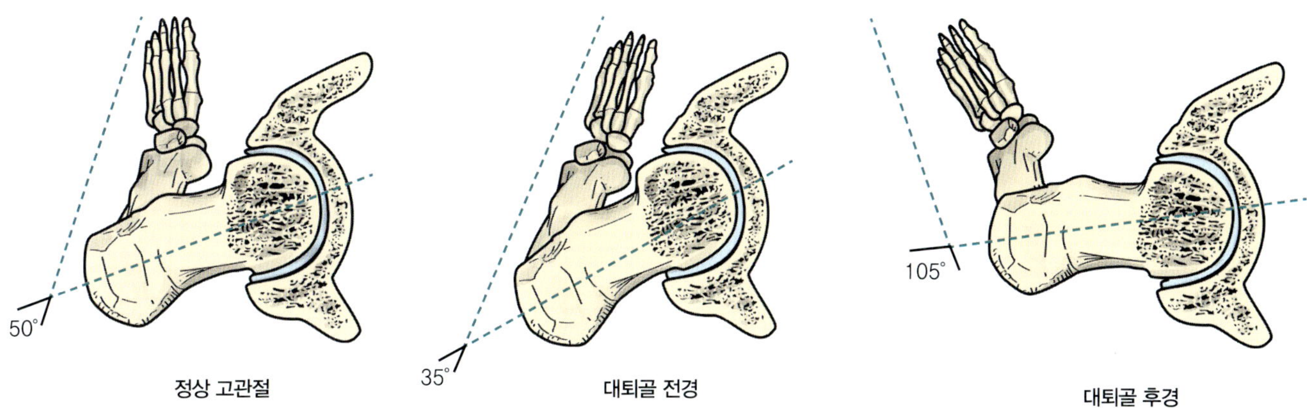

어렸을 때 'W 앉기W-sitting' 또는 역양반다리 자세reverse tailor로 앉는 것을 선호했다면 대퇴골 전경Femoral anteversion이 있을 가능성이 높다. 대퇴골 전경이 있는 사람들은 '비둘기 발pigeon-toed'을 하는 경향이 있다. 그러나 항상 예외는 있다. 발가락이 안쪽으로 향하지 않도록 하기 위해 다리뼈(정강뼈)가 적응하여 바깥쪽으로 비틀어지면서 대퇴골의 안쪽 비틀림을 보상하기도 한다.

발이 지나치게 밖으로 돌아간 고전적인 오리걸음Duck walk이 있다면 대퇴골의 후경femoral retroversion이 있을 수 있다. 하지만 위와 마찬가지로 정강이 뼈는 성장과 발달에 따라 대퇴골 후경을 '숨기기' 위해 정강뼈의 정렬을 바꾸어 발가락이 정면을 향하고 걸을 수 있게 된다.

만약 지금까지의 내용이 어려워 머리가 핑 돌더라도 걱정하지 말자. 고관절 해부학에 대해 생각하는 간단한 방법이 있다. 대퇴골 전경이 있는 사람은 골반과 대퇴골의 뼈의 정렬 때문에 고관절 내회전은 많고(보통 50도 이상) 고관절 외회전은 매우 제한적(보통 15도 미만)이다.[6] 이러한 비대칭(과도한 고관절의 내회전과 제한된 외회전)은 앉았을 때와 엎드려 누웠을 때 뚜렷하게 나타난다. 한편, 대퇴골 후경을 가진 사람은 앉을 때와 엎드려 있을 때 모두 고관절 외회전이 엄청나게 많고 고관절 내회전이 매우 제한적이다.

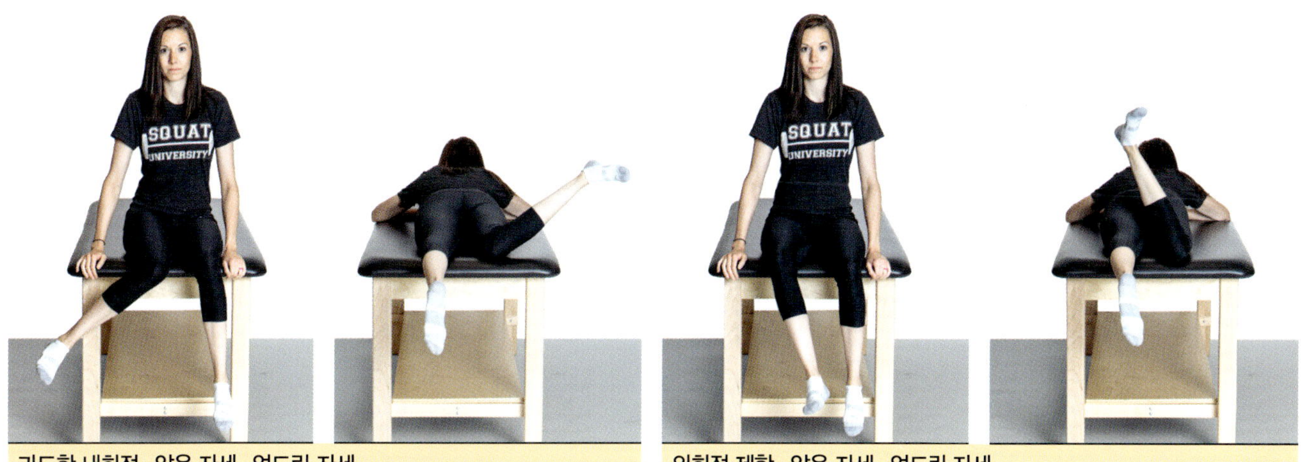

과도한 내회전, 앉은 자세, 엎드린 자세

외회전 제한, 앉은 자세, 엎드린 자세

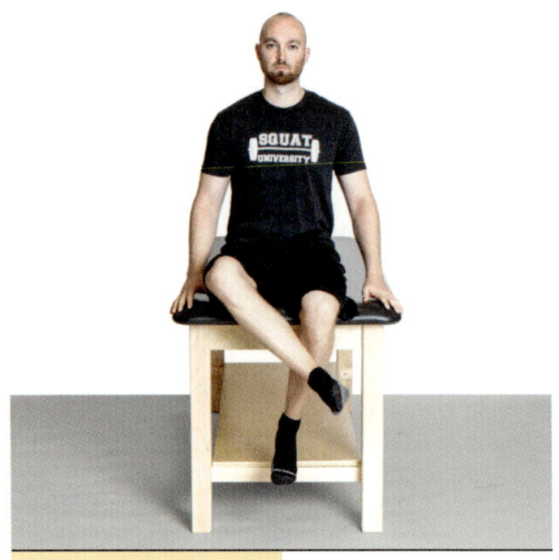

과도한 외회전, 앉은 자세

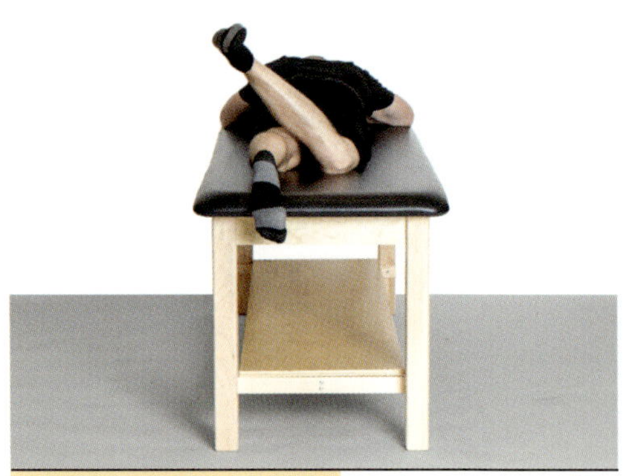

과도한 외회전, 엎드린 자세

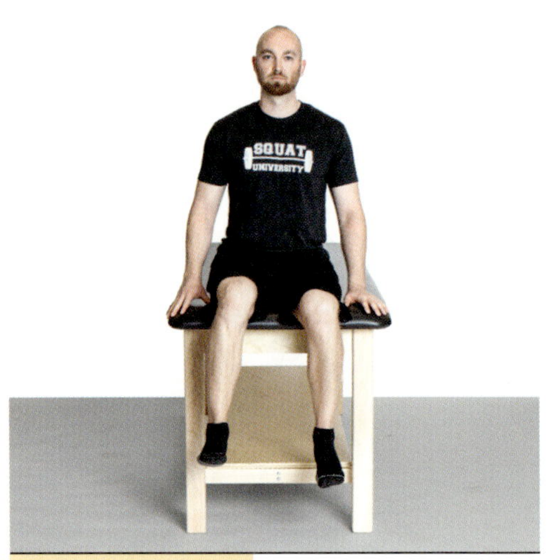

내회전 제한, 앉은 자세

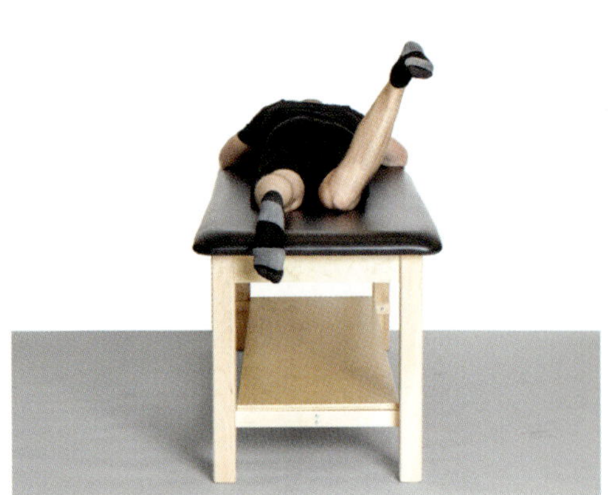

내회전 제한, 엎드린 자세

고관절에 전경을 가진 사람에게 많은 외회전이 필요한 기술(예: 스모 데드리프트 중에 발을 30도 이상 밖으로 돌리는 경우)로 리프팅을 하게 되면 고관절 전면에 과도한 압력이 가해져 결국 고관절 통증으로 이어질 수 있다. 이와 비슷하게, 고관절 후경을 가진 사람에게 발끝을 정면을 향하게 하여 스쿼트를 강요하는 기술(충분한 양의 고관절 내회전이 필요함)은 그들의 대퇴골이 소켓의 최적의 정렬에서 벗어나 결국 고관절의 전방이나 사타구니 통증을 만들 수 있다. 간단히 말해, 운동선수가 해부학적 요소를 이해하지 못한 채 특정 리프팅 기술을 따르게 하는 것은 재앙이 될 수 있다.

고관절의 해부학적 상태를 알 수 있는 또 다른 테스트는 크레이그 테스트Craig's test가 있다. 이 스크린은 친구가 한 명 필요하다.

우선 한쪽 무릎을 90도 구부린 채로 벤치나 치료용 테이블에 엎드려 시작한다. 친구의 손을 잡고 대퇴골의 튀어나온 홈(대퇴골의 대전자)을 만져 보게 한다. 허벅지 바깥 위쪽에 있다. 친구는 다른 한 손으로 당신의 다리를 몸에서 멀어지도록 고관절을 회전시킨다. 다리가 움직일 때 대퇴골의 홈이 손에서 점점 더 튀어나오는 것을 느낄 수 있다. 이 홈이 가장 두드러지게 느껴질 때 다리의 위치를 고정시킨다.

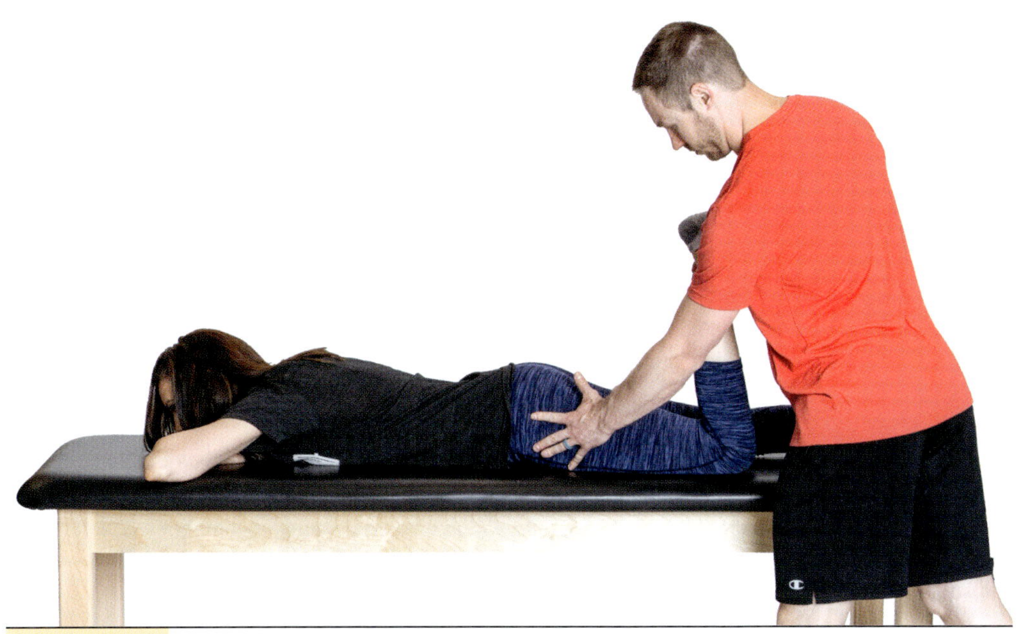

크레이그 테스트

'정상적인' 해부학적 구조는 다리가 몸에서 약간만 떨어져 있어야 한다(수직에서 8~15도 사이). 만약 다리가 옆으로 큰 각도에 위치한다면 그것은 고관절이 전경되어 있다는 신호이다. 만약 다리가 수직이거나 신체의 정중선을 향해 기울어졌다면 고관절이 후경되었음을 뜻한다. 고관절을 평가하는 이 방법은 엑스레이X-ray를 촬영하는 것보다 훨씬 더 신뢰할 수 있는 것으로 연구를 통해 입증되었다.[7]

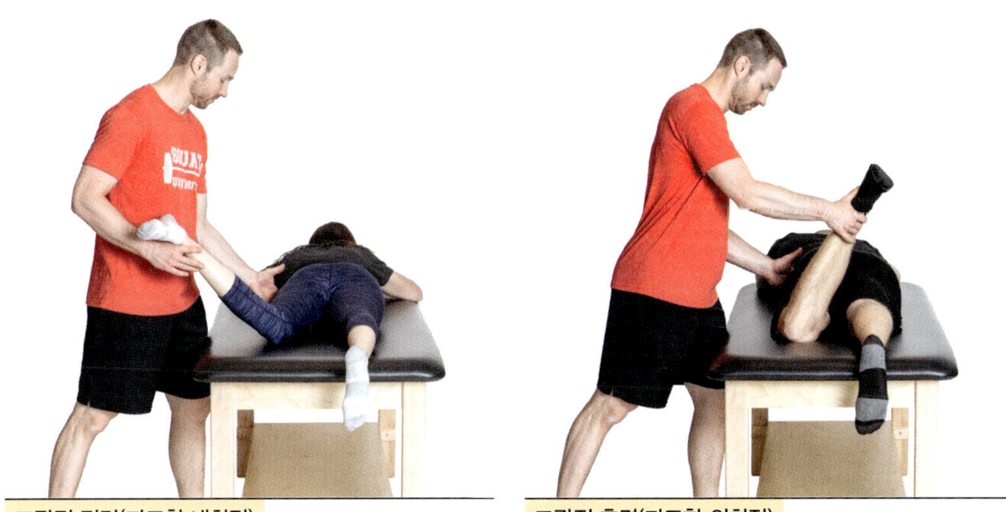

고관절 전경(과도한 내회전)

고관절 후경(과도한 외회전)

크레이그 테스트 결과와 이전의 평가는 고관절 해부학을 이해하는 작은 단서일 뿐이다. 섣불리 모든 테스트가 끝났다고 생각하지 말고 추가적인 테스트의 필요성을 무시하지 말길 바란다! 당신이 고관절의 전경와 후경을 찾았을 수도 있지만, 이상적인 리프팅 기술을 찾기 위해 해결해야 하는 가동성과/또는 유연성에 제한이 있을 수 있다. 근골격 해부학은 우리가 어떻게 움직이는지에 대한 정보를 가져다주지만 전부가 아니란 것을 기억해야 한다.

고관절 부상 해부학 101

과거에 고관절 통증을 해결하기 위해 의원이나 정형외과에 방문했다면 의사가 손상을 입었다고 생각하는 특정 해부학적 구조를 토대로 진단을 내렸을 가능성이 높다. 운동선수들에게 일반적으로 진단되는 문제들에 대해 살펴보자.

서혜부 좌상

서혜부 부상은 진단과 치료가 어려울 수 있다. 그 이유는 이 부위에 여러 이유로 통증이 발생할 수 있기 때문이다.[8] 서혜부의 해부학적 구조는 매우 복잡하고 여러 손상이 동시에 발생하고 유사한 증상이 나타날 수 있다.

때문에 여기에서는 '서혜부 좌상'이라는 진단을 받았을 때 내전근 좌상에 초점을 맞출 것이다. 사실 내전근의 좌상(근 섬유의 작은 파열을 의미함)은 서혜부 관련 통증의 가장 흔한 형태 중 하나이다. 웨이트룸 밖에서 이 근육군의 부상은 아이스하키를 하는 사람들에게서 가장 흔히 볼 수 있다. 아이스하키는 스케이팅 움직임 중 푸시 오프push-off 단계에서 긴장을 받아 허벅지 안쪽 근육이 늘어나면서 엄청난 힘이 가해지는 스포츠이다.[9] 바벨 리프팅을 할 때도 비슷한 근육 활동이 발생한다.

내전근

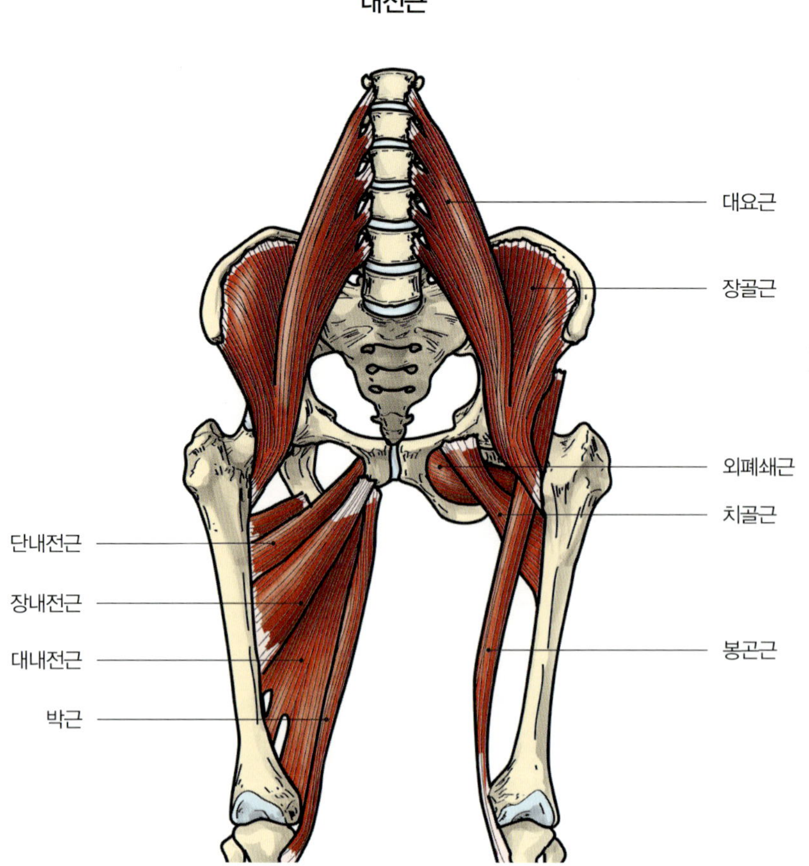

해부학적으로 6개의 근육들은 '내전근'으로 여겨진다.

- 대내전근, 장내전근, 단내전근
- 박근
- 외폐쇄근
- 치골근

허벅지 안쪽의 가장 큰 근육 중 하나인 대내전근은 스쿼트나 데드리프트의 상승 단계에서 고관절을 펼 때 필수적인 근육이기 때문에 웨이트룸에서 일어나는 움직임과 관련한 내전근 그룹에서 흔히 거론되는 근육이다.[10] 그러나 연구에 따르면 허벅지 안쪽의 또 다른 큰 근육인 장내전근이 이 그룹에서 가장 흔히 부상을 입는 것으로 나타났다.[11]

통증을 유발할 수 있는 특정 해부학적 구조와 상관없이 대부분의 내전근 좌상은 치골과 근육이 연결되는 부위와 가까운 안쪽 허벅지 상부에 압통이 유발된다.[12] 부상의 심각도에 따라 이 부위는 검은색 혹은 보라색 멍이 있는 것이 일반적이다.

고관절 굴곡근 좌상/건병증

선수들은 고관절 앞쪽에 통증이 있을 때 자연스레 '고관절 굴곡근 좌상'이라는 이름을 붙인다. 그러나 사람들은 고관절에 어떤 일이 있는지 제대로 이해하지 못한 채 성급히 진단을 내리게 된다.

고관절 굴곡근

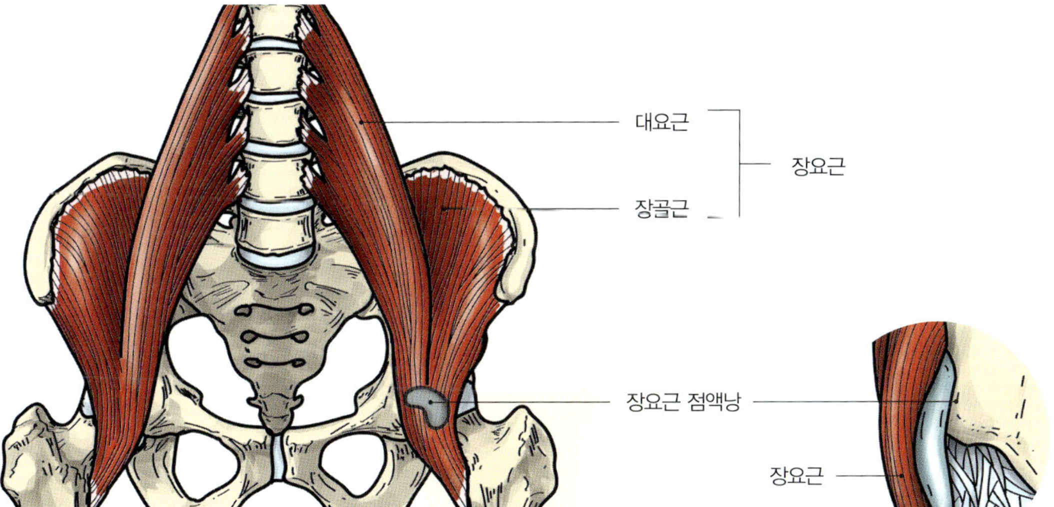

대부분의 사람들이 말하는 '고관절 굴곡근'은 장요근을 말하는 것이다. 장요근은 두 개의 근육으로 구성되어 있다. 장골근과 대요근iliacus and psoas major. 이 근육들이 척추와 하지를 연결하는 유일한 근육 그룹이라는 것을 알게 된다면 놀랄지도 모른다. 장요근이 활성화되면 고관절의 굴곡과 외회전을 도우며 코어, 골반의 안정화 및 자세 유지에 도움을 준다. 또한 윗몸일으키기를 하는 동안 몸통을 일으키는 주요 움직임 근육이다.

이 부위는 몇 가지 방법으로 통증이 생길 수 있다. 과도한 장력을 받으면 근육 그룹 자체가 긴장될 수 있다. 지나치게 뻣뻣해질 수 있으며 마찰을 방지하는 액체로 채워진 주머니인 윤활주머니를 압박할 수 있다. 힘줄은 다리가 움직이는 동안 뼈의 돌출부 위에 앞뒤로 붙어 고관절 앞쪽에 '딱 소리가 나는' 느낌을 준다. 고관절 굴곡 힘줄에 손상(건병증이라 부른다)이 있을 수도 있다! 이 부위의 부상에 대한 여러 의학적 진단이 있을 수 있지만(고관절 굴곡근 좌상, 장요근 증후군, 고관절 충돌 증후군 등), 흔히 진단되는 파열보다는 거의 대부분 과사용으로 인한 것이다.[13]

고관절 앞쪽의 통증을 고관절 굴곡근 좌상으로 성급하게 분류해선 안 된다. 이 부위의 통증은 장요근으로 인한 것일 수도 있으나 관절순 파열이나 고관절 충돌과 같은 관절 자체의 더 깊은 문제로 인해 발생할 수도 있다. 올바른 조치를 할 수 있도록 문제가 무엇인지 파악하기 위해서는 적절한 스크린 프로세스 과정(나중에 다루도록 하겠다)이 필수적이다.

고관절 충돌 증후군(FAIHip Impingement)

고관절 굴곡근을 눌렀을 때 통증을 느끼더라도 통증의 원인은 훨씬 더 깊은 곳에서 올 수 있다. 고관절 충돌, 또는 대퇴 비구 충돌 증후군(FAIFemoral Acetabular Impingment)은 고관절 관련 서혜부 통증의 가장 흔한 원인 중 하나이다. 스쿼트를 할 때 대퇴골이 고관절 소켓 전면에 닿게 되면 집히는 통증이 발생하게 된다. 이런 접촉이 반복되고, 충분한 부하가 가해지면 관절 주변 조직이 자극을 받아 통증을 유발할 수 있다.

고관절 충돌 증후

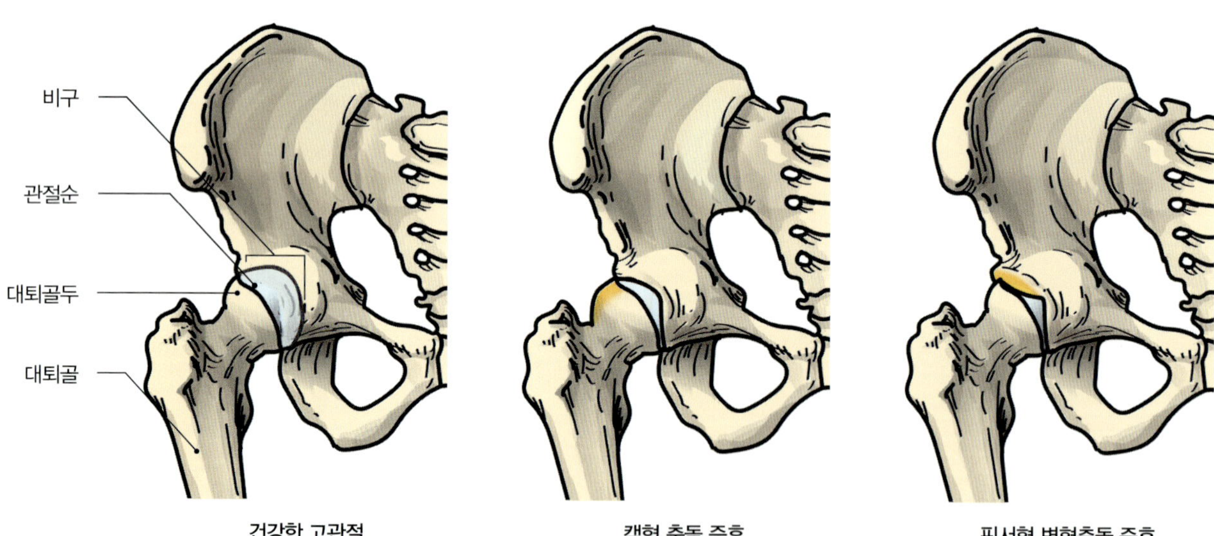

이 통증과 증상을 무시하면 보상 작용으로 고관절 인근에 새로운 뼈가 자랄 수 있다(이를 캠형 변형cam deformity 혹은 핀서형 변형pincer deformity이라고 함). 이러한 과도한 뼈 성장은 사용 가능한 관절 공간을 더욱 좁히고 관절의 마찰을 심화시키며 결국 고관절을 둘러싼 관절순의 파열로 이어진다.

스포츠 탈장

'스포츠 탈장Sports Hernia'은 하복부에 'V'를 만드는 뱃줄 같은 서혜인대 바로 위 부위인 서혜관inguinal canal 주변에서 발생할 수 있는 여러 부상에 대한 포괄적인 용어이다. 이러한 부상은 많이 일어나고 있지만 스포츠 탈장을 진단하고 치료하는 방법에 대한 연구는 모호하고 모순적이다. 사실 '스포츠 탈장'은 복벽의 찢어짐이나 변형이 없기 때문에 실제 탈장을 말하는 것이 아니다.[14] 기술적으로 이 용어는 두 가지 사타구니 부상을 포함한다. 매우 유사한 증상을 보이는 서혜부 파열(IDInguinal Disruption)과 스포츠 선수의 치골 통증athletic pubalgia이 있다.

'스포츠 탈장'이라는 명칭이 이 상태를 정확히 표현한 것은 아니지만, 여전히 널리 사용되고 있다. 현재 이 분야의 전문가들 사이에서는, 운동할 때 관절 안쪽 주름(서혜부) 또는 치골 주변의 만성 통증(수주에서 수년간 지속되는 통증)이 있을 때 이 용어를 사용한다.[15]

스포츠 탈장을 지속시키는 이유도 명확하지 않다. 가능성이 있다고 생각되는 원인들은 다음과 같다.

- 과도한 고속의 컷팅 동작이 속도가 과도하거나 혹은 비틀림 동작이 일어남
- 복직근과 코어 근육과 하체 근력 사이의 불균형
- 선천적 기형(이 경우 기본적으로 당신의 해부학적 상태가 문제를 야기한다)

이 문제를 진단하는 결정적인 테스트가 없기 때문에 정확히 진단하는 것은 매우 어렵다. 설상가상으로 이 부상을 가진 사람들은 다른 형태의 서혜부 통증들과 유사한 통증 양상을 가지고 있다. 예를 들면 스포츠 탈장은 내전근 좌상과 비슷한 통증이 있는 것이 일반적이다.[16] 스포츠 탈장과 내전근 좌상을 구별하는 방법은 스포츠 탈장의 경우 윗몸일으키기를 할 때, 무거운 것을 들어올릴 때, 발살바 방법(호흡을 참고 코어/횡격막을 사용하여 복강 내 압력을 생성한다)을 사용할 때, 기침을 할 때 때때로 통증을 느끼게 된다는 것이다.[17]

연구자들은 스포츠 탈장이 나타날 수 있는 5가지 징후에 대해 다음과 같이 제시하였다.[18]

- 사타구니(서혜부) 깊은 곳/하복부의 통증
- 전력 질주, 컷팅 및 윗몸일으키기와 같은 신체 활동으로 인해 통증이 악화됨. 휴식을 취하면 일반적으로 통증이 감소됨
- 치골 주위(사타구니 안쪽 골반 앞부분)를 눌렀을 때 생기는 압통
- 고관절 내전 방향으로 힘을 주었을 때의 통증(뒤에서 이 방법을 평가로 사용할 것이다)
- 윗몸일으키기 시 생기는 통증

운동선수가 휴식이나 교정 운동으로도 낫지 않는 사타구니 통증을 몇 달 동안 호소했다면 이러한 유형의 부상을 의심해야 한다. 본인이나 주변 사람이 이러한 경우라면 정형외과 전문의에게 정밀 테스트를 받아 보길 강력히 추천한다.

대전자 점액낭염/중둔근 좌상

엉덩이 바깥쪽 통증이 있는 경우 대전자 활액낭염Greater Trochanteric Bursitis 또는 중둔근 좌상 Glute Medius Strain의 진단을 받았을 것이다. 이 부위의 부상은 일반적으로 허벅지 외측 상부의 가장 두드러진 뼈인 대전자를 중심으로 둔하고 쑤시는 통증이 서서히 나타나는 것과 관련이 있다. 일반적으로 이 뼈 주변을 누르면 아픈 부위를 정확히 짚어 낸다.

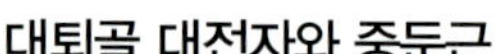
대퇴골 대전자와 중둔근

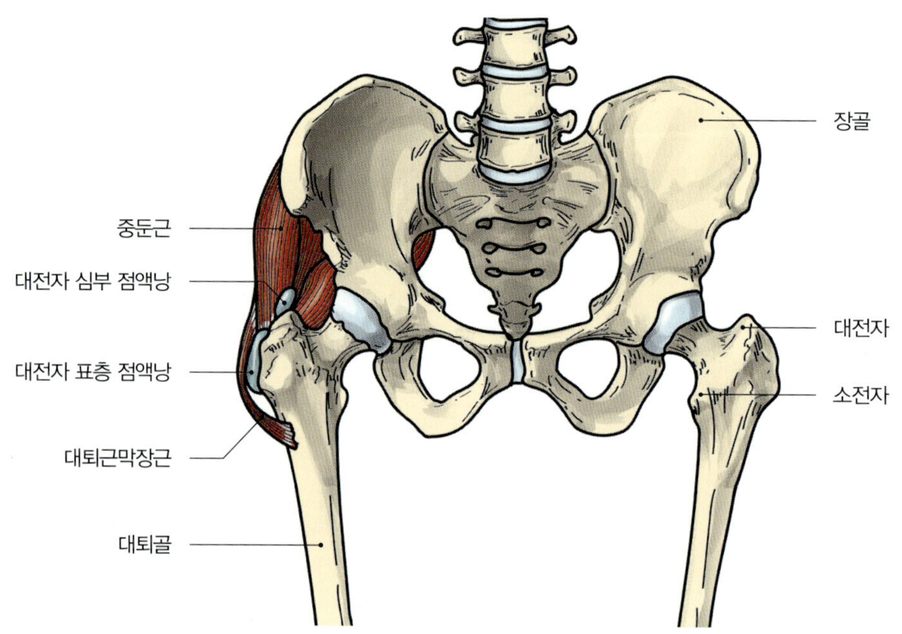

고관절 바깥쪽 통증Lateral hip pain은 리프팅 운동을 할 때에도 나타날 수 있지만, 대개는 밤에 통증 부위가 눌려진 채로 옆으로 누운 자세로 잘때 가장 심해지기도 한다.[19] 연구에 따르면 여성, 요통 병력이 있는 자, 40세 이상인 경우 이러한 통증이 생길 가능성이 더 높다.[20]

기존의 의학계에서 많은 사람들이 이 부상을 대전자 점액낭염으로 분류하였다. 점액낭염은 완충을 제공하고 뼈와 뼈를 덮고 있는 근육/조직 사이의 마찰을 줄이는 액체로 채워진 작은 '범퍼 패드Bumper pad'인 점액낭의 염증을 말한다. 그러나 2001년 연구에 따르면 약 8%만이 점액낭염으로 고관절 바깥쪽 통증을 호소하는 것으로 밝혀졌다.[21] 현재는 많은 사람들이 고관절 바깥쪽 통증이 고관절 외측에 있는 두 개의 작은 근육인 소둔근gluteus minimus과 중둔근medius의 힘줄 과사용으로 인해 발생한다고 생각한다. 따라서 이 증상은 건병증tendinopathy으로 분류한다.[22]

불행하게도 가장 박식한 의사들조차 대전자 점액낭염과 둔부의 건병증glute tendinopathy의 차이점을 구별하기 어려워한다. 사실 이 두 가지 문제는 동시에 발생할 수 있으며 동일한 원인으로 인해 발생할 가능성이 높다.[23] 이러한 이유 때문에 고관절 바깥쪽 통증을 대전자 통증 증후군(GTPSgreater trochanteric pain syndrome)으로 지칭하기도 한다.[24]

이 부상이 어떻게 발생하는지 더 잘 이해할 수 있도록 외측 고관절의 해부학적 구조를 빠르게 살펴보자. 중둔근은 큰 부채꼴 모양의 근육으로 골반의 가측(장골능선)에서 시작하여 하나의 힘줄로 대퇴골에 연결된다.[25] 소둔근은 중둔근 바로 뒤에 부착되어 대퇴골에도 부착되어 있다.

대부분의 해부학 수업에서 학생들은 이 두 근육이 고관절의 주요 외전근이며 활성화되면 중·소둔근이 허벅지를 신체의 정중선에서 멀어지도록 움직인다고 배운다. 그러나 이는 100% 정확한 사실이 아니다. 1900년대 중반 과학자들이 단순한 수학적 모델을 이용해 신체의 작동 방식을 연구한 것에서 이러한 오해가 비롯되었다.[26] 이러한 모델은 둔부 측면 근육의 고유한 크기, 모양 및 작용을 설명할 수 없다.

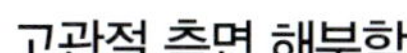

고관절 측면 해부학

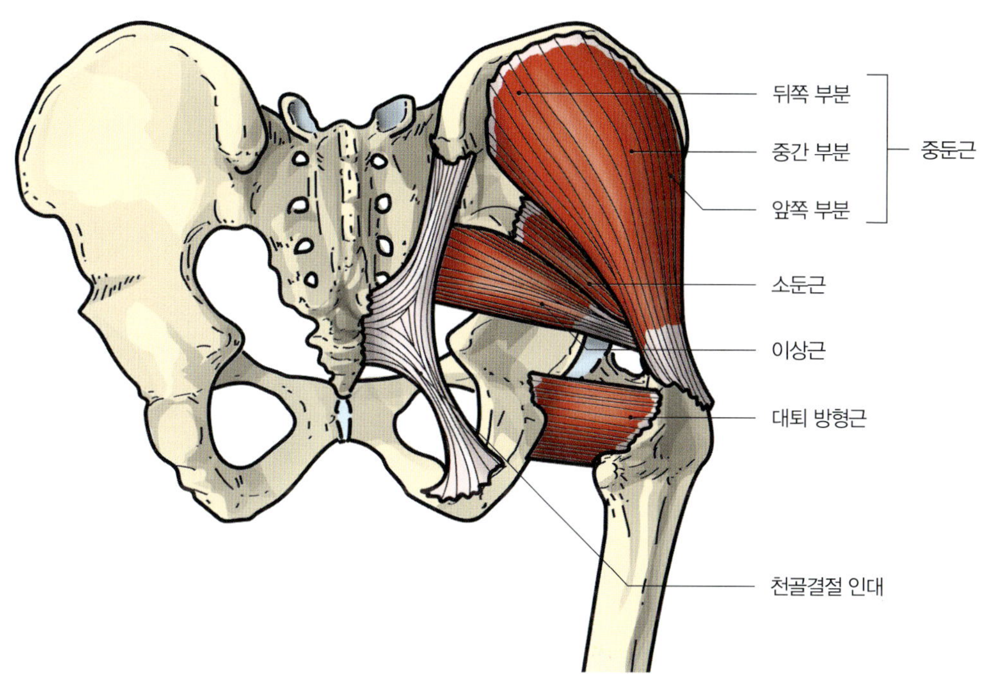

예를 들면 많은 사람들이 중둔근을 하나의 큰 근육이라고 생각하지만 연구에 따르면 중군근은 고유한 작용을 하는 3개의 별개 부분으로 구성되어 있다.[27] 중둔근의 후방섬유는 대퇴골을 고관절 소켓(비구)으로 끌어당기기 위해 소둔근과 작용하여 기본적으로 볼(대퇴골두)을 소켓 중앙에 유지하여 고관절의 안정화를 돕는다. 중간과 앞쪽 섬유는 함께 작용하여 다리의 측면 움직임을 시작하고 그 후 대퇴근막장근에 의해 이 움직임이 완료된다. 다리의 측면 움직임의 시작과 함께 중둔근의 앞쪽 섬유는 골반 회전을 만들거나 제한할 수 있다.

그러나 발을 바닥에 딛고 있으면 이 근육은 약간 다른 역할을 한다. 뛰거나, 런지 또는 스쿼트를 할 때 중둥근과 소둔근은 함께 작용하여 고관절을 안정시키고(무릎이 안으로 모이는 것을 제한함) 골반이 기울어지거나 회전되거나 좌우로 빠지는 것을 방지한다. 이러한 작용은 엉덩이 주변의 더 큰 근육(TFL, 대둔근, 고관절 굴곡근, 햄스트링 등)이 움직임을 만들 수 있도록 한다. 이러한 이유로 중둔근과 소둔근은 어깨의 회전근개와 유사한 기능을 하는 것이다. 이 두 근육 그룹(중둔근, 소둔근)은 관계된 관절에 대한 안정근 역할을 한다.

해부학 수업에서 배운 것과는 반대로, 바깥쪽 엉덩이 근육은 하체의 주동근이라기보단 움직임을 안정시키는 역할을 한다. 이러한 이해는 고관절에 대한 보다 효율적인 훈련과 더 나은 교정 운동을 만드는 데 도움이 된다.

앞서 설명했듯이 고관절 외측 통증이 있는 대부분의 사람들은 둔근 힘줄의 손상을 가지고 있다. 무릎 통증 파트, 특히 슬개골 및 사지 건병증에 대한 섹션(171~177쪽)으로 건너뛰면 건 부상이 이러한 조직의 상대적인 과사용 또는 과부하로 인해 발생함을 알 수 있을 것이다. 이런 문제는 고강도 프로그램을 시작하는 훈련되지 않은 개인이나 휴가 중에 몸의 상태를 약화시킨 다음 바로 '평소'의 훈련으로 뛰어드는 엘리트 운동선수에게서도 발생할 수 있다. 훈련 강도 및/또는 빈도가 갑자기 증가한 후 신체가 회복되지 않으면 힘줄이 '반응성reactive' 건병증 상태가 되어 부상 과정이 시작된다.

둔부 건병증Gluteal tendinopathy은 두 가지 주요 유형의 과부하 즉, 힘줄 섬유의 과도한 스트레칭(고무줄을 늘이는 것과 유사하다) 및/또는 과도한 압박력(힘줄이 조직과 뼈에 부딪히면서 발생)으로 인해 발생된다. 각각 인장 하중tensile load 및 횡하중transverse load라고 불리는 이러한 힘은 동시에 발생하며 힘줄의 전체 강도를 감소시켜 부상에 취약하게 만든다.[28]

힘줄에 과부하가 걸린 상태를 유발하는 요인 중 하나는 개인의 해부학적 요소이다. 일부 연구자들은 골반이 더 넓고 각질수록(여성에게서 흔히 볼 수 있다) 외측 둔근의 힘줄에 더 큰 압박력을 가하여 부상을 일으키기 쉽다고 생각한다.[29]

넓은 골반에서 중둔근의 당김 각도 변화

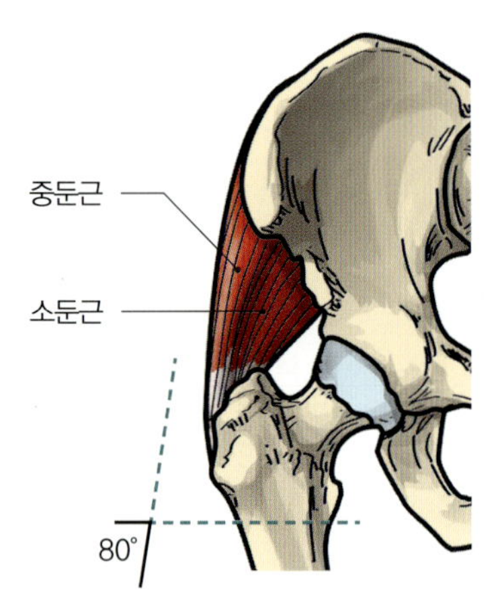

평균적인 골반

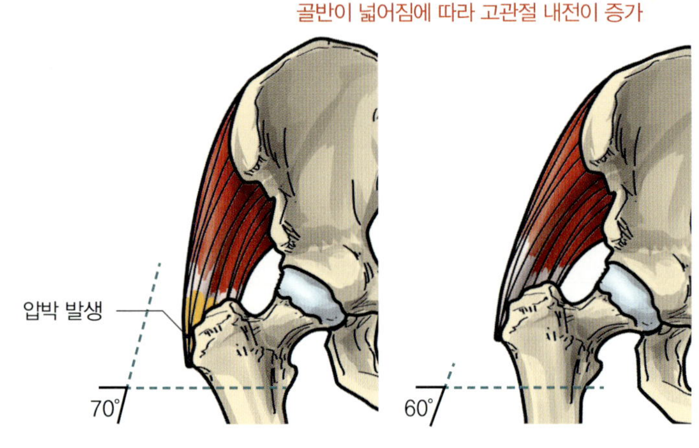

넓은 골반

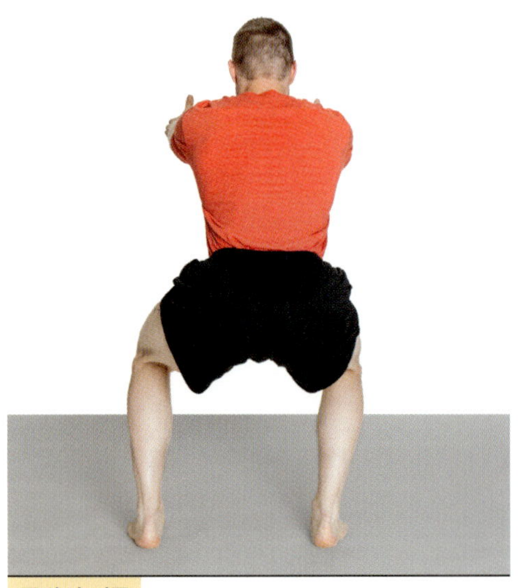
골반의 이동

두 번째로 가장 흔한 요인은 움직임 또는 정렬의 문제이다. 예를 들면 스쿼트를 할 때 엉덩이가 한쪽으로 빠지는 오류가 있을 수 있다. 스쿼트 시 앉았다가 일어날 때 엉덩이가 오른쪽으로 빠지면 오른쪽 허벅지는 몸의 정중선 쪽으로 이동하게 된다(고관절 내전 움직임). 이러한 상황이 발생하면 골반을 안정적으로 유지하기 위해 오른쪽 IT 밴드가 외측 허벅지 주위를 더 단단히 감싸도록 하고, 이것은 대퇴골 주변의 둔부 힘줄과 활액낭을 압박하게 된다.[30]

기본적으로 허벅지가 몸의 중심선을 향해 쏠릴 때마다(스쿼트 시 엉덩이가 옆으로 빠지거나 무릎이 모이는 경우) 중둔근과 소둔근의 힘줄은 좋지 않은 위치에 놓이고 부상으로 이어질 수 있는 엄청난 압박력을 받게 된다.

이상근 증후군

이제 몸의 뒷면으로 시선을 돌려보자. 엉덩이 깊숙한 곳에 통증이 있을 때 가장 흔한 진단은 이상근 증후군piriformis syndrome이다.

이상근은 커다란 엉덩이 근육(대둔근과 중둔근) 아래 엉덩이 안쪽 깊숙한 곳에 있는 작은 근육이다. 주로 고관절을 외회전시키는 근육으로 알려져 있으나, 고관절 신전에도 도움을 준다. 이상근은 스쿼트를 하는 동안 무릎이 안으로 모이는 현상knee cave을 막는 역할을 한다. 또한 골반저근의 일부로 기능할 수 있고, 골반을 안정화하는 데 도움이 되며, 골반 전방경사를 조절하는 데 도움을 준다.[31]

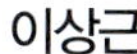

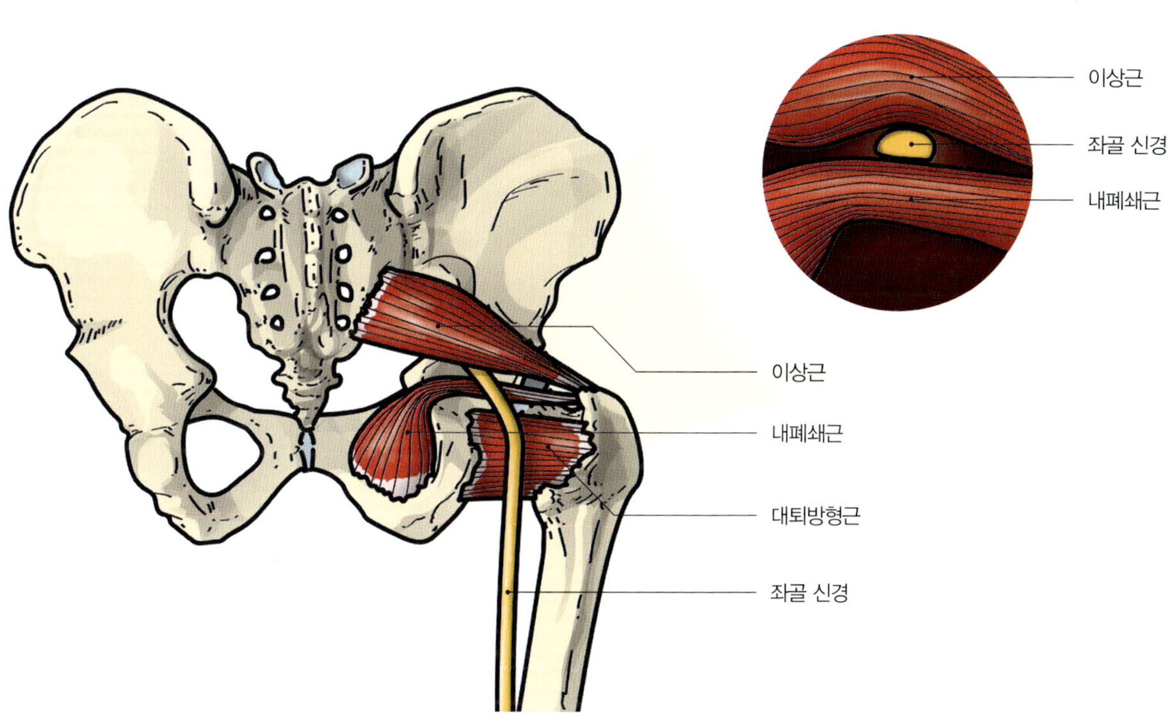

이상근 증후군은 이상근이 좌골신경을 압박하여 자극할 때 발생한다. 좌골신경은 일반적으로 이상근 아래에 위치하고 있으며 인구의 약 12%는 신경이 이상근 사이를 실제로 통과한다.[32] 이 신경은 허리(요추)에서 허벅지 아래로 발까지 이어진다. 이 신경이 자극을 받으면 둔부 깊숙한 곳에 통증이 있을 뿐만 아니라 다리 뒤쪽이 저리고 따끔거리는 등의 증상이 나타날 수 있다.

역사적으로 이상근 증후군은 근육 경련 또는 과도하게 타이트한 이상근에 의해 유발되는 것으로 생각되었다. 근육이 짧아지거나 경련이 발생하면 이상근이 좌골신경을 압박하여 다리 아래로 방사되는 통증을 유발할 수 있다. 그러나 현재 일부 전문가들은 이상근이 과도하게 스트레칭되거나 늘어날 때도 발생할 수 있다고 생각한다.[33]

이상근이 길어진 상태에서 고관절의 반복적인 움직임(예: 무릎이 무너진 스쿼트를 하거나 골반이 과도하게 전방경사된 상태에서 리프팅 동작을 함)이 일어나면, 이 근육을 긴장시키고 인근 좌골 신경에 마찰을 일으켜 염증과 통증을 유발할 수 있다.[34]

따라서 극적으로 다른 두 원인(이상근이 짧아지거나 길어짐)이 이상근 증후군을 유발하고 있는 것이다! 이상근 증후군을 치료하는 데 있어 어려운 부분은 같은 증상을 보이는 이 두 원인을 구분하는 것이다.

- **짧은 이상근 증후군**Short piriformis syndrome은 오랜 시간 앉아 있을 때 발생하는 통증과 고관절 내회전이 제한된다는 특징을 보인다. 종종 스트레칭과 연부조직가동술에 잘 반응하는 반면, 근육이 짧아진 위치(옆으로 누워서 하는 클램쉘 운동)에서 강화운동을 하면 증상이 재현될 수 있다.
- **길어진 이상근 증후군**Long piriformis syndrome은 앉으면 통증이 감소하고 통증이 없는 쪽 고관절에 비해 내회전이 과도하게 나오는 특징을 가지고 있다. 이러한 부상은 종종 리프팅 시 잘못된 기술(무릎이 안쪽으로 무너짐 그리고/또는 골반의 전방경사)로 인해 발생하며, 따라서 강화 운동 및 움직임 재교육을 통해 고칠 수 있다.

이 두 가지 원인 중 어느 쪽에 속하는지를 알아보는 스크린 방법에 대해서는 뒤에서 논의하도록 하겠다.

햄스트링 건병증

둔부에 깊은 통증을 유발할 수 있는 또 다른 일반적인 부상은 근위부의 햄스트링 건병증 Hamstring Tendinopathy이다. 햄스트링은 크기가 큰 근육인 대둔근 아래, 허벅지 뒤에 위치하며 모든 햄스트링 근육들은 좌골결절ischial tuberosity이라고 불리는 힘줄 기시점을 공유한다. 햄스트링 좌상은 축구, 하키, 육상 경기와 같은 스포츠에서 흔히 볼 수 있지만 힘줄 부상(건병증)은 파워리프팅, 역도, 크로스핏과 같은 스트렝스 종목에서 더 흔히 발견된다.

고관절 굴곡 각도가 커지면 햄스트링 힘줄이 긴장되고 골반뼈를 압박하게 된다. 이러한 압박이 자주 발생하고 충분한 힘이 가해지면 힘줄에 과부하가 걸려 통증으로 이어질 수 있다.[35]

건병증 손상의 기전은 몇 가지가 있다. 첫 번째는 특정 운동에서 혹은 평소보다 훨씬 더 강도 높은 훈련 세션에서 발생된 급성 과부하이다. 이 시나리오에서 힘줄은 현재 견딜 수 있는 것보다 훨씬 더 높은 하중을 받게 된다. 건병증은 장기간 휴식을 취한 뒤, 비교적 정상적인 훈련으로 복귀할 때도 발생할 수 있다(예: 1주일의 휴가 후 또는 다른 부상에서 회복하기 위해 가지는 시간). 이러한 상황은 체육관에서 멀어지면서 힘줄의 부하수용량load capacity이 적응적으로 낮아지기 때문이다. 평소에 했던 '정상 훈련'으로 빠르게 되돌아가는 것은 과부하를 유발하고 지나친 세포 반응(반응성 건병증reactive tendinopathy)을 촉발한다.

예를 들면 갑자기 많은 양의 스프린트, 스쿼트, 허들 운동을 훈련에 도입하면 햄스트링의 힘줄에 과부하가 걸리고 부상 과정이 촉발될 수 있다.[36] 힘줄에 부하가 가해지면 통증이 발생되기 때문에 이 손상은 딥 스쿼트나 딱딱한 곳에 앉을 때 통증을 유발하는 경우가 많지만 평평한 지면에서 천천히 걷거나 서 있거나 누워 있는 것과 같은 활동을 할 때는 거의 발생되지 않는다. 이 부상은 허벅지를 타고 아래로 내려오는 방사통을 유발하지는 않는다(방사통은 이상근에서 좌골 신경을 자극하거나 추간판 탈출증과 같은 허리 손상으로 나타날 수 있다).

좌골 결절에 위치한 햄스트링 근육 및 힘줄 부착부

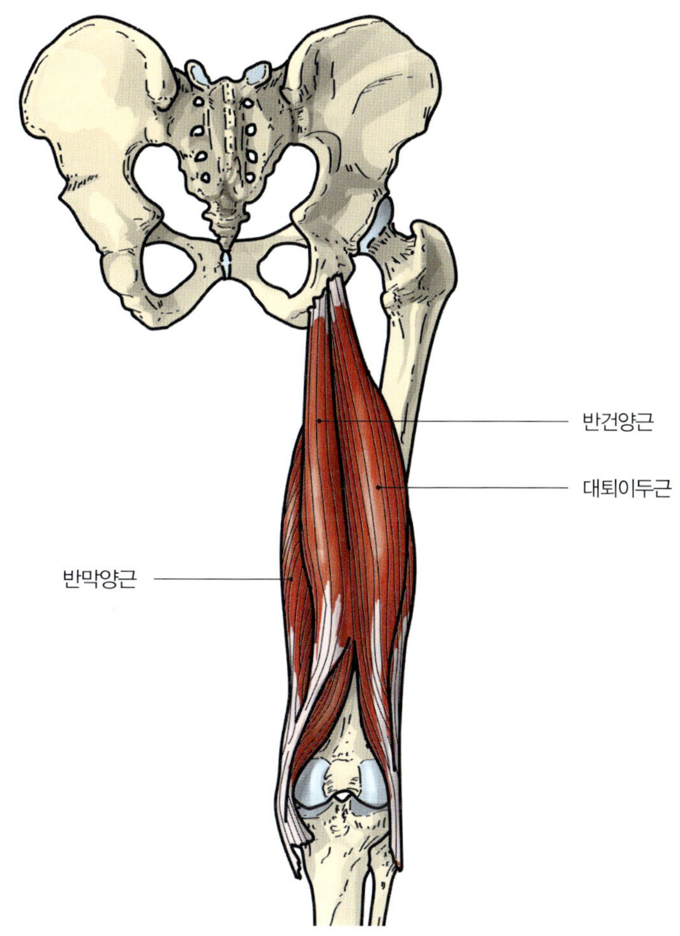

햄스트링 좌상Hamstring Strain

우리는 스포츠 중계를 볼 때마다 햄스트링 부상을 당하는 프로축구 선수나 풋볼 선수들에 대해 자주 듣곤 한다. 연구에 따르면 스포츠 종목에 따라, 햄스트링 부상은 모든 부상에서 8~25%를 차지한다.[37]

이 부상을 당해 본 적이 있다면 관리가 까다롭다는 사실을 알 것이다. 사실, 한 번이라도 햄스트링 좌상이 생기면 계속 반복될 가능성이 높다.[38] 연구에 따르면 햄스트링 좌상을 겪은 운동선수는 첫 8주 이내에 다시 햄스트링 좌상을 겪을 가능성이 2~6배 더 높다.[39] 스트렝스 & 컨디셔닝 코치 에릭 크레시Eric Cressey는 햄스트링 좌상을 예측할 수 없는 시어머니와 비교한다. "당신이 마침내 아내와의 관계가 굳건해졌다고 생각했을 때 당신의 어머니는 당신의 아내가 옛 남자친구를 얼마나 더 좋아했는지를 상기시켜 준다."[40]

햄스트링 좌상은 축구, 풋볼, 육상 경기만큼 흔하지 않지만 바벨 훈련과 역도, 크로스핏과 같은 경쟁적인 스포츠에서도 여전히 발생하고 주의가 필요하다.

대부분의 전문가들은 햄스트링 긴장이 전력질주 중에 발생한다는 데 동의한다. 좀 더 자세히 살펴보면, 달리기 사이클의 유각기 말기the end of the swing phase에 다리를 몸 뒤에서 앞으로 움직이거나 '스윙'할 때 근육 손상이 자주 발생한다.[41] 이때 햄스트링의 작용은 앞으로 움직이는 무릎의 속도를 늦추는 것에서 발이 땅에 닿는 즉시 몸이 앞으로 나아가도록 준비하는 것으로 빠르게 전환된다. 원심성 동작(근육이 긴장된 상태에서 길이가 길어지는 근 수축 방식)에서 구심섬 동작(근육이 긴장된 상태에서 길이가 짧아지는 수축 방식)으로의 이러한 빠른 변화 단계는 근육이 부상당하기에 가장 취약할 때라고 생각된다. 이 유각기의 마지막 단계에선 햄스트링은 많은 힘을 받으면서 상당히 늘어난다.

이 부상이 발생하자마자 알게 될 것이다. 허벅지 뒤쪽의 특정 부위에서 날카로운 통증을 느끼게 된다. 일반적으로 근육이 힘줄과 만나는 부위(근육에서 더 두꺼워지는 밧줄 같은 부분)에 정확한 압통과 통증이 즉시 나타나게 된다.

햄스트링 좌상은 3단계로 분류된다.

- **1도 좌상:** 소수의 근육 또는 힘줄 섬유만 찢어진다. 약간의 붓기와 불편함이 있을 수 있다. 때문에 근력 손실은 최소한으로 일어나며 부상 직후에도 바로 걸을 수 있다. 그러나 뛰게 되면 통증을 느낀다.
- **2도 좌상:** 근섬유들이 부분적으로 찢겨진다. 근력 손실 수준이 상당하며 통증도 높다. 걸을 때 약간의 통증을 느낄 것이다.
- **3도 좌상:** 근육/힘줄의 완전 파열. 근유 기능 상실이 심하고, 종종 통증으로 인해 걸을 수 없으며, 허벅지 뒤쪽에 큰 멍이 생긴다.

사람들이 햄스트링 좌상과 연관시키는 5가지 주요 위험 요소는 유연성, 스트렝스, 연령, 현재 하고 있는 스포츠 종류, 그리고 이전 부상의 이력(과거력)이다. 이러한 요소들과 각 요소들이 정당한지 여부를 빠르게 살펴보도록 하자.

- **햄스트링 유연성**Hamstring flexibility: 연구에서는 햄스트링의 유연성이 햄스트링 좌상의 주요 위험 요인으로 입증되지 않았다. 따라서 햄스트링 스트레칭 프로그램을 계속한다고 해서 부상을 입을 가능성을 줄이지는 못할 것이다. 하지만 대퇴사두근의 유연성이 어떤 역할을 할 수 있다는 증거를 찾을 수 있었다.
- **햄스트링의 스트렝스**Hamstring strength: 햄스트링의 고립된 스트렝스Isolated strength에 대한 연구는 많이 이루어지지 않았다. 일부 연구자들은 약한 햄스트링이나 스트렝스의 불균형(햄스트링 vs 대퇴사두근)이 부상 요소가 될 수 있다고 말한다. 대퇴사두근이 햄스트링에 비해 매우 강하면 러닝 사이클의 스윙 단계에서 다리를 앞으로 내달리는 힘이 엄청나기 때문에 상대적으로 약한 햄스트링이 빠르게 움직이는 다리를 감속시킬 때 부상으로 이어질 수 있다는 생각이다. 안타깝게도 이를 뒷받침하는 연구는 많지 않다. 하지만 햄스트링을 강화하는 것은 결코 나쁜 생각이 아니다. 대부분의 운동선수는 대퇴사두근을 과하게 훈련하고 둔근과 햄스트링이 덜 발달되어 있다. 전반적으로 살펴보면 햄스트링 스트렝스는 많은 상반된 의견들이 존재하고 있는 요인이다.[42]
- **연령**age: 나이는 햄스트링 좌상 발생의 중요한 위험 요소인 것으로 나타났다.[43] 연구에 따르면 25세 이상의 운동선수는 부상을 당할 확률이 2.8~4.4배 높은 것으로 나타났다.[44] 기본적으로 나이가 많을수록 부상 입을 확률이 높아진다.
- **스프린트 움직임이 포함된 스포츠:** 앞서 언급한 바와 같이 연구에 따르면 대부분의 햄스트링 좌상은 달리는 동안 발생한다.[45] 이는 역도와 파워리프팅의 바벨 종목에

참여하는 운동선수가 이런 부상을 당하지 않는 큰 이유다. 하지만 크로스핏의 인기를 볼 때 훈련과 경기 중에 스프린트 때문에 크로스핏터들 사이에서는 햄스트링 좌상이 드문 일이 아니다.

- **과거의 햄스트링 좌상의 경험:** 대부분의 다른 부상들과 마찬가지로, 이전에 햄스트링 좌상이 있었던 선수들은 앞으로 부상을 입을 가능성이 2~6배 높은 것으로 나타났다.[46] 이것은 단연코 가장 큰 위험 요인이다.

고관절 통증의 스크린 테스트를 어떻게 할 것인가?

이제, 고관절에서 다양한 부상이 발생할 수 있다는 사실을 알게 되었을 것이다. 지금까지 고관절 주변에서 발생할 수 있는 문제를 이해하기 위한 내용들을 소개하였지만, 고관절 통증을 유발하는 특정 해부학적 구조 또는 조직을 진단하는 것은 쉬운 일이 아니다. 그렇게 하려면 전문적인 평가 기술과 값비싼 영상진단 장비가 필요한 경우가 많다. 설상가상으로 문제를 더 어렵게 만드는 것은 고관절 굴곡근 건병증과 점액낭염의 공존과 같은 하나 이상의 구조물이 통증을 유발하는 경우가 흔하다는 것이다.

그렇기 때문에, 손상을 입었을 수도 있는 고관절의 특정 해부학적 구조를 진단하는 대신 통증과 관련된 움직임 문제를 밝혀낼 필요가 있다. 결함으로 여겨지는 특정 해부학적 조직보다 증상을 유발하는 특정 동작이나 움직임으로 부상을 식별하고 분류하는 것은 문제가 있는 동작에 중점을 두어 치료 시 근시안적인 시야를 피하는 데 도움이 될 것이다.

이러한 이론을 운동병리학적 모델(KPM)이라고 한다.[47] 움직임 모델에 기반한 이 접근법은 특정 해부학적 문제를 통증의 원인으로 섣불리 간주하지 않는 대신 의사 결정 과정에서 발견된 것을 '전체 문제에 기여하는 일부분'으로 간주한다. 질환이 치료하는 것이 아니라 사람을 치료해야 한다.

이 개념에 대한 간단한 사례를 들어 보겠다. 브랜든은 36세의 파워리프팅 선수로, '오른쪽 고관절 굴곡근 좌상'이라는 진단을 받고 물리치료를 받기 위해 찾아왔다. 고관절 굴곡근은 정형외과 의사가 고치고 싶어 했던 통증의 특정 해부학적 부위이다. 우리는 테스트에서 단단하고 뻣뻣한 대퇴근막장근(TFL, 고관절 앞쪽의 고관절 굴곡근 옆에 위치한 근육)과 함께 둔근 근육의 약화와 협응력 저하를 발견하였다. 둔근을 활성화하기 위해 무릎 주변에 저항밴드를 걸고 느린 템포의 맨몸 스쿼트와 함께 폼롤러로 TFL 연부조직가동술을 수행한 후 그는 고통 없이 스쿼트와 데드리프트를 할 수 있었다.

브랜든은 분명 고관절 굴곡근이 위치한 고관절 앞쪽에 통증이 있었다. 그러나 그의 통증의 원인은 고관절 굴곡근의 결함이 아니었다. 그의 통증은 TFL의 뻣뻣함과 약하고 협응력이 부족한 둔근과 관련된 움직임 문제 때문이었다. 이러한 요인들은 고관절 굴곡근의 과부하를 일으켰고 결국에는 통증을 유발시켰다. 그렇기 때문에 통증 부위에 대한 고관절 굴곡근 스트레칭이나 통증 부위에 대한 다른 치료(침술 또는 전기 치료)는 문제를 진정으로 해결하지 못했을 것이다.

이 장의 다음 부분에서 설명된 스크리닝 과정을 거치면서 당신의 고관절 통증은 다음 중 어느 분류에 속하는지 생각해 보길 바란다.

- 제한된 가동성/유연성
- 스트렝스 불균형/약화
- 잘못된 움직임/테크닉

당신의 문제는 위 분류가 다양하게 얽힌 복합적인 문제일 수도 있다. 각각의 테스트는 부상을 고치기 위한 행동 계획을 짜는 방법에 대한 단서를 제공할 수 있다.

움직임 스크린

내가 통증을 가진 선수들에게 하는 모든 평가는 선수의 움직임을 진단하는 것으로 시작한다. 어떻게 움직이고 있는지 분석하기 위해 친구의 도움을 받거나 비디오 영상을 찍는 것부터 시작해 보길 바란다. 우선 스쿼트부터 해 보자.

일반적인 스쿼트 자세를 취하고, 천천히 최대 깊이까지 몸을 내리고 스쿼트 하단 위치에서 몇 초 동안 자세를 유지한다. 그리고 다시 천천히 시작 위치로 돌아간 다음 다섯 번 더 반복한다. 무엇을 찾아냈는가? 아픈 곳은 없었나? 스쿼트 동작 중 어떤 부분에서 통증이 유발되었고 통증 부위가 어디였는지 기록한다.

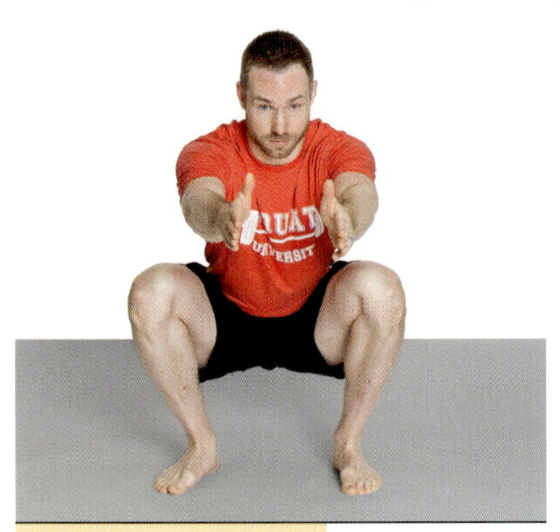

발이 바깥으로 돌아간 스쿼트

예를 들면 고관절 충돌 증상을 가진 어떤 선수는 딥 스쿼트의 하단 위치까지 가지 않는다면 통증을 호소하지 않을 수도 있다. 고관절 굴곡을 깊게 하여 대퇴골이 고관절 소켓 앞쪽으로 들어갈 때까지는 통증이 발생하지 않는 것이다. 이런 문제는 관절 주변 근육의 유연성 문제, 가동성 저하, 심지어 근력 불균형 때문일 수 있다(이러한 문제를 선별하는 방법에 대해서 조금 뒤에 자세히 알아볼 것이다).

스쿼트를 분석할 때 발의 위치도 확인해 보자. 한쪽 발이 다른 발보다 더 밖으로 치우쳐 있는가? 발을 단단히 고정하면 하강할 때 한쪽 발이 옆으로 회전하는가? 딥 스쿼트를 할 때 엉덩이가 한쪽으로 빠지는가? 이러한 움직임 문제는 약화와 유연성 제한이 있다는 단서가 될 수 있다.

맨몸 스쿼트 움직임을 쉽게 통과했다면 조금 더 어려운 상황에 도전해 보자. 가장 효율적인 평가를 위해 다양한 각도에서 영상을 촬영하여 리프팅 동작들을 비디오로 녹화해 본다. 가벼운 무게로 시작하지만 무거운 것을 들어올릴 때도 어떻게 움직이는지 평가하라. 부하는 놀라운 스승이며 전통적인 맨몸으로 하는 스크린 테스트에서 흔히 놓치는 많은 움직임 문제를 노출시킬 수 있다.

중량을 추가한 뒤 움직임에 문제가 생긴 부분은 없었는가? 신체에 더 많은 하중이 실릴수록 움직임 문제는 더욱 명확해진다.

다음으로 한 발로 서서 30초 동안 균형을 잡아 보자. 통증이 느껴졌는가? 어떤 사람들은 한쪽 다리로 오래 서 있으면 고관절 바깥쪽에서 통증이 발생한다(대전자 점액낭염 또는 중둔근 건병증으로 인해).[48] 한 발 서기single leg stance에서 균형을 유지하기 위해 지지하는 다리는 자연스럽게 신체의 정중선을 향해 약간 안쪽으로 움직이게 된다(고관절 모음adduction). 이 동작은 고관절 바깥에 위치한 조직들을 압박하여 통증을 재현할 수 있다.

마지막으로, 싱글 레그 스쿼트를 해 본다. 넘어지지 않거나 균형을 잡기 위한 어떠한 도움도 받지 않고 최대한 깊이 앉아 본다. 무엇을 찾아냈는가? 만약 지지한 다리가 안쪽으로 무너지고 엉덩이가 밖으로 빠져 버리며, 한 다리로 균형을 잡고 스쿼트를 하는 것이 어렵다면 두 발로 하는 스쿼트에서는 알아차리지 못했을 수도 있는 안정성 문제를 발견한 것이다! 이러한 움직임 문제는 고관절 바깥쪽 근육들(예: 중둔근)이 약하거나 제대로 협응되지 않기 때문에 발생한다.

가동성 진단

가동성이 제한되면 최적의 움직임이 제한된다. 야구와 같은 특정 스포츠에서는 신체 좌우 사이에 보이는 상당한 가동범위 차이가 일반적으로 보일 수 있지만 스트렝스 선수들에게는 매우 큰 문제가 될 수 있다. 누구나 스쿼트, 데드리프트, 프레스 또는 지면에서 아틀라스 스톤Atlas stone을 들어올릴 때 하체에서 대칭적인 가동성이 나오길 원할 것이다. 가동성의 심각한 비대칭은 부상의 원인이 될 수 있으며 부상에 영향을 미칠 수 있다. 다음 테스트들을 통해 가동성 제한을 가졌는지 확인해 보라.

등을 대고 누워 무릎을 모아 가슴 쪽으로 당겨 가져온다. 이 동작을 하는 동안에는 하체에 완전히 힘을 빼야 한다. 좌우를 비교했을 때 어떤 차이가 있는가?

고관절 충돌이 있는 사람들은 고관절이 완전히 구부러졌을 때(무릎이 가슴에 붙었을 때) 고관절 앞쪽에 통증을 경험하게 된다. 이는 대퇴골이 고관절 소켓에서 잘못 움직이면서 관절낭 전면에 부딪혀 관절 주변 조직에 염증을 일으키게 되기 때문이다.

친구에게 부탁을 하여 굴곡-내전-내회전Flexion-Adduction-Internal rotation의 약자로 이름 붙여진 FADIR 테스트를 해 보자.[49] 일단 눕는 것부터 시작한다. 허벅지를 가슴 쪽으로 당겨 주면서 무릎은 반대편 어깨 방향으로 당겨 오고 발을 몸의 중심에서 벗어나도록 한다. 이것은 관절 문제로 인해 고관절 충돌이 있는지 확인하는 테스트이다.

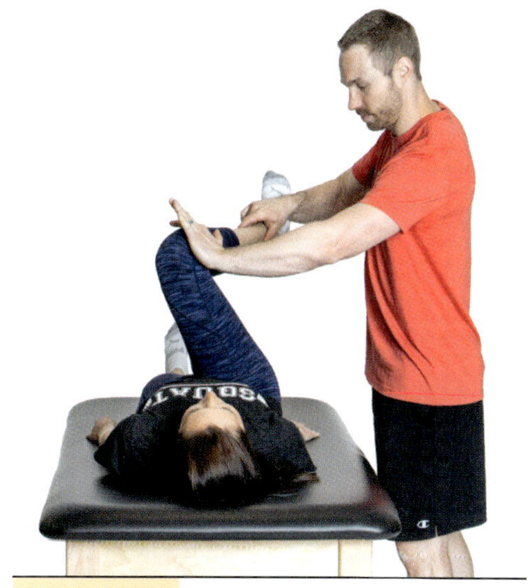
FADIR 테스트

이러한 테스트 중에서 고관절 앞쪽에서 집히는 통증을 발견했다면 이 장의 뒷부분에서 설명할 밴드를 이용한 관절가동술banded joint mobilization을 시도해 보자. 이 관절가동술을 수행한 후 즉시 다시 재테스트하여 차이가 있는지 확인해 본다. 이것을 테스트-리테스트라고 하는데 이 방법은 신체에 효율적이고 효과적인 교정 운동이 적용되었는지 확인하는 데 사용할 수 있는 간단한 도구이다.

나머지 하지 스크린들을 함께 진행한다. 고관절 앞부분의 통증은 고관절 앞부분의 문제가 단독으로, 혹은 고관절 굴곡근 건병증/활액낭염과 동시에 발생할 수 있다. 이것은 다른 움직임 문제(예: 약한 고관절 굴곡근, 지나치게 뻣뻣한 대퇴근막장근 및 약한 둔부)도 통증에 기여할 수 있음을 의미한다. 약한 고리를 모두 파악하지 못한 채 밴드를 이용한 관절가동술만 한다면 통증이 완전히 해결되지 않을 수 있다!

다음으로, 굴곡-외전-외회전을 나타내는 FABER 테스트를 수행할 것이다.[50] 다시 한 번 등을 대고 누워 보자. 한쪽 다리를 반대쪽 다리에 교차시키고 발목을 반대쪽 무릎 바로 위에 올려 둔다. 몸의 힘을 빼고 무릎을 천천히 땅에 떨어뜨린다. 좌우 골반 높이는 유지하도록 한다. 무릎이 떨어질 때 반대쪽 골반이 올라가지 않도록 한다. 양쪽을 평가한 후 찾아낸 것을 확인한다.

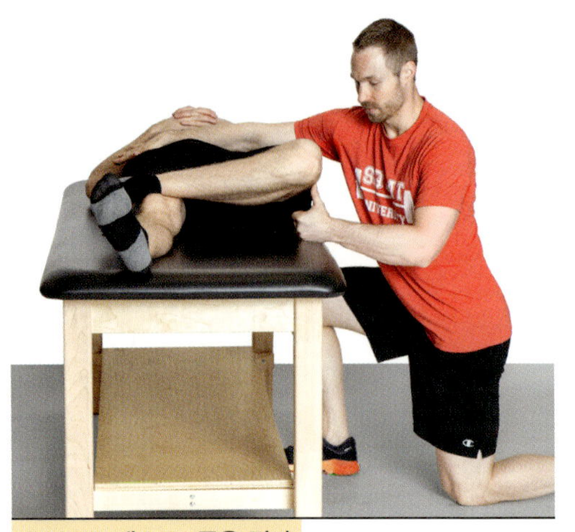

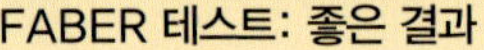

FABER 테스트: 좋은 결과

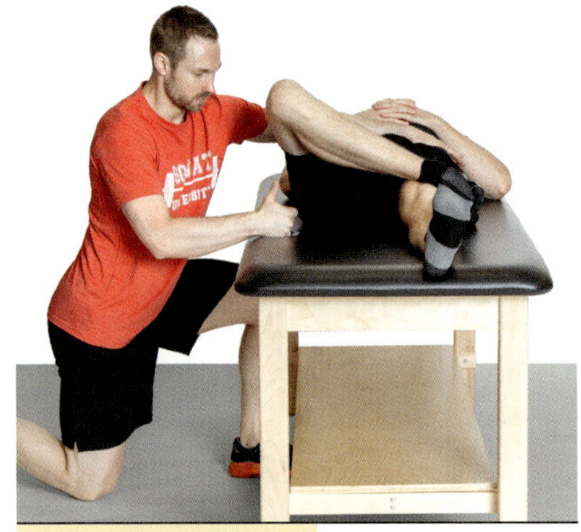

FABER 테스트: 나쁜 결과

무릎은 바닥에서 주먹 두 개 넓이만큼 떨어져야 한다. 큰 비대칭을 발견했거나 한쪽에 통증이 있다면 양성으로 간주한다. 만약 양성 반응을 보인다면, 아마도 고관절을 신전시키거나 외회전시키는 데 어려움을 겪을 것이다. 이 가동성 문제는 제한된 관절 역학으로 인해 발생할 수 있다(이를 교정하려면 보조된 힙 에어플레인 동작과 같은 가동성 운동이 필요하다. 146쪽 참조).

다음으로 고관절 내회전을 평가한다. 등을 대고 누운 상태에서 다리를 잡고 무릎을 굽힌 다음 허벅지를 60도 각도로 들어올리도록 한다. 이 위치에서 하체를 몸의 정중선에서 멀어지도록 회전을 만들어 고관절 내회전을 평가한다. 양쪽 다리에 동일한 동작을 수행한다.

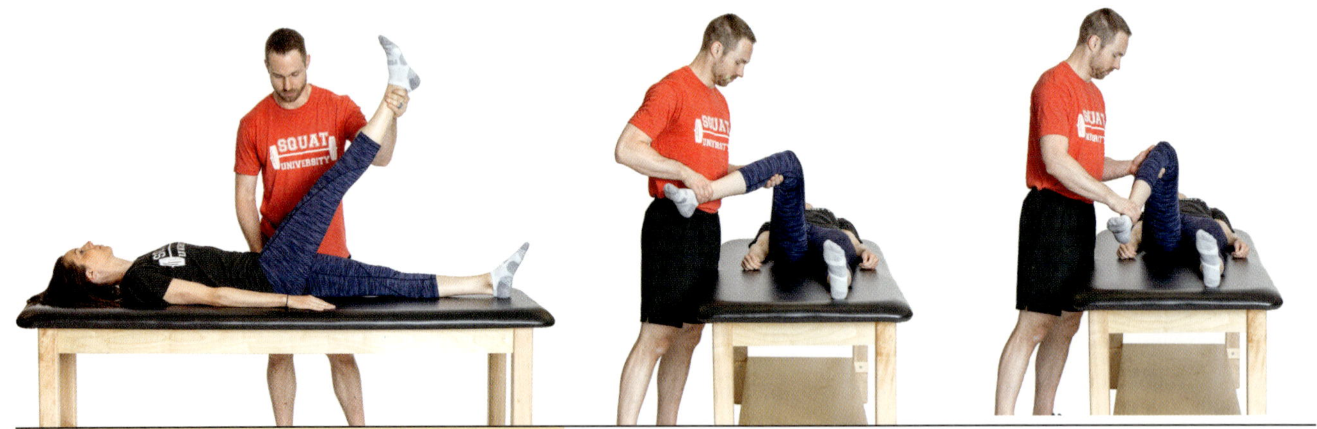

고관절 60도 굴곡에서 고관절 내회전: 좋은 모습과 나쁜 모습

혹시 한쪽 다리의 고관절 내회전이 제한적이었는가? 이러한 제한은 관절의 문제 또는 제한된 근육 유연성 때문일 수 있다(예: 이상근piriformis). 만약 통증이 고관절의 전면이나 측면에 있었다면 당신의 대퇴골이 고관절 안에서 움직이는 방식 때문일 가능성이 있다. 나는 이 장의 뒷부분에 나와 있는 밴드를 이용한 관절가동술과 보조된 힙 에어플레인을 시도해 볼

것을 권장한다.

그러나 통증이 엉덩이 뒤쪽(둔부 깊숙이)에 있었다면, 이 테스트의 결과가 이상근의 손상 형태를 구별하는 데 도움이 될 수 있다. 짧은 이상근 증후군과 긴 이상근 증후군을 구별하는 가장 쉬운 방법 중 하나는 고관절의 가동범위를 평가하는 것이다. 만약 짧은 이상근 증후군을 가지고 있다면 통증이 있는 쪽의 내회전 범위가 작을 것이다. 고관절의 굴곡이 60도일 때 이상근은 외회전 움직임을 수행한다. 이 근육이 짧거나 근경련이 있다면, 다리가 안쪽으로 움직이지 않게 된다. 긴 이상근 증후군이 있는 경우 통증이 있는 쪽에서 과도한 내회전이 나타난다. 이는 일반적으로 스쿼트를 하는 동안 무릎이 안쪽으로 무너지는 움직임의 결과로 가해지는 과도한 긴장으로 인해 이상근이 길어지기 때문이다.

과거에 이상근 증후군의 가장 일반적인 치료법 중 하나는 근육을 스트레칭 하는 것이었다. 하지만 이제 우리는 이 치료가 모든 사람에게 적합하지 않다는 것을 알고 있다! 짧은 이상근 증후군이 있는 경우에만 이상근을 스트레칭 해야 한다. 이미 늘어난 근육을 스트레칭해 늘리는 것은 부상을 악화시킬 뿐이다. 이 문제에 대한 다른 치료 방식에 대해서는 뒷부분에서 설명하겠다.

유연성 진단

많은 고관절 손상은 관절낭의 제한뿐만 아니라 대퇴근막장근과 같이 허벅지 앞쪽에 있는 주변 근육의 경직으로 인해 발생할 수 있다. 대퇴근막장근은 과도하게 사용되어 뻣뻣해지는 경향이 있다. 이러한 근육의 길이를 평가하는 데 도움이 되는 유연성 테스트로 수정된 토마스 테스트가 있다.[51]

벤치나 침대 끝에 서서 엉덩이가 가장자리에 닿도록 한다. 천천히 뒤로 누우면서 양쪽 무릎을 잡고 가슴 쪽으로 잡아당긴다. 등을 대고 누운 상태에서 한 번에 한 다리씩 완전히 힘을 빼고 다리를 벤치 쪽으로 내린다.

몸이 어떤 자세로 있었는가? 친구에게 당신의 자세를 사진이나 동영상으로 찍게 하는 것은 매우 도움이 될 수 있다. 한쪽 다리를 스크린 한 후 다른 쪽에서도 동일한 스크린을 수행하여 문제점을 찾는다. 좌우의 차이가 있었는가?

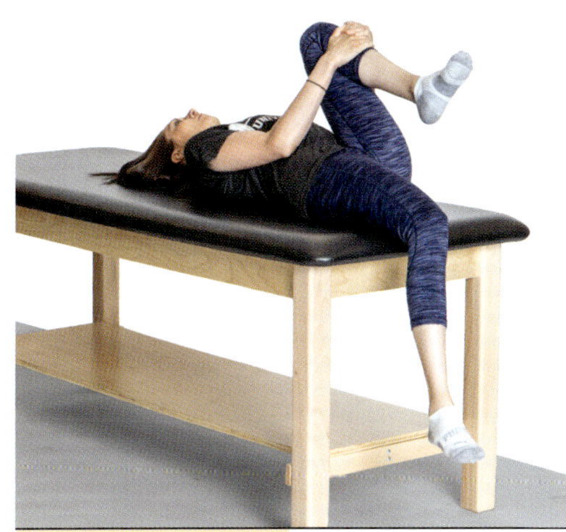

토마스 테스트: 좋은 결과

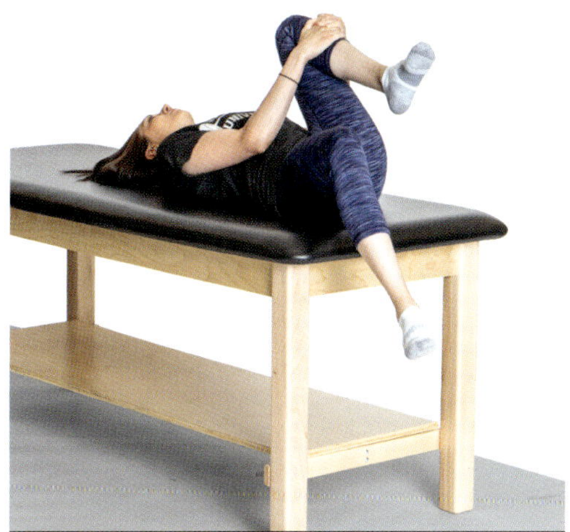

토마스 테스트: 나쁜 결과

만약 다리가 몸 중심과 같은 선상으로 내려오지 않고 약간 바깥으로 무릎이 빠진다면, 당신의 대퇴근막장근은 뻣뻣하거나 짧은 것이다. 무릎이 90도 각도로 내려올 수 없다면 대퇴직근(대퇴사두근을 구성하는 근육들 중 하나)이 뻣뻣하거나 짧은 것이다. 만약 이 두 가지 문제 중 하나를 발견했다면 폼롤러나 작은 공으로 이 근육들에 연부조직가동술이나 스트레칭을 해야 할 것이다. 이 장의 뒷부분에서 이러한 운동에 대해 살펴보겠다.

근력과 부하 진단

스쿼트를 하거나 계단을 오르거나 작은 높이에서 뛰어내릴 때마다 몸에 부하가 가해진다. 수년 동안 어떻게 훈련했느냐에 따라 신체의 모든 근육과 힘줄에는 부하 수용치load tolerance가 정해진다. 특정 훈련일 또는 장기간 훈련 때문에 부하가 수용력을 초과하는 경우 부상이 발생할 수 있으며 통증이 생길 수 있다. 부하 수용력 테스트를 통해 신체가 이러한 힘을 어떻게 견디는지 파악할 수 있다.

만약 고관절 앞부분이 아프다면 다음 테스트를 해 본다. 벤치의 가장자리에 앉아 허벅지를 몇 인치 들어올린다. 통증이 느껴지는가? 그렇지 않았다면 이번에는 친구가 아래쪽으로 다리에 힘을 가한다. 무언가 변화가 생겼는가?

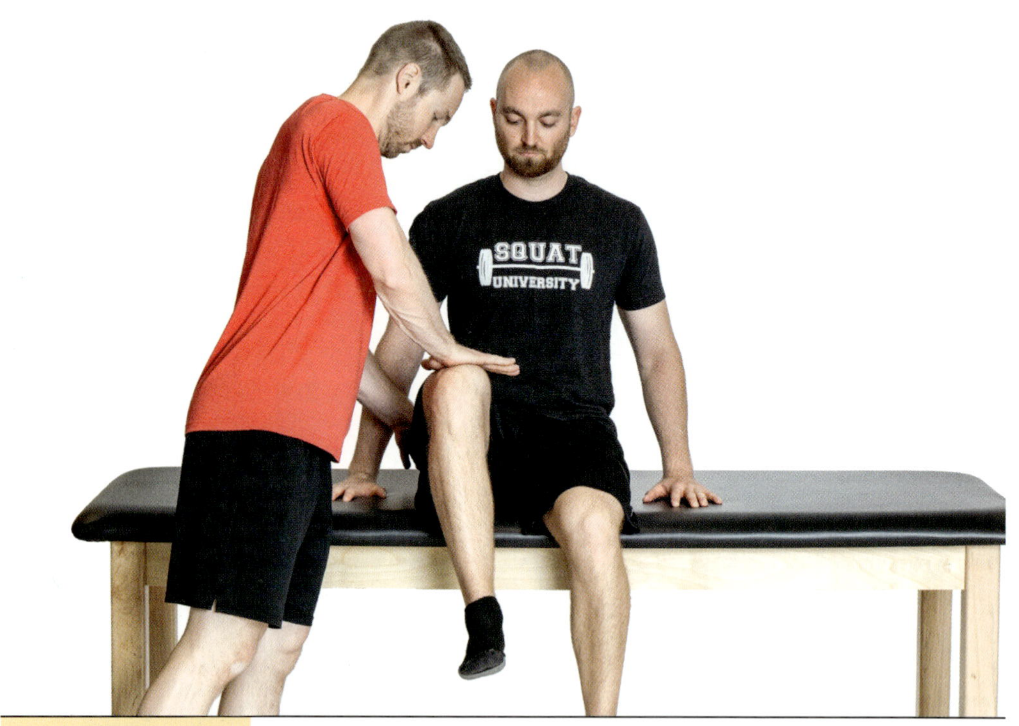

고관절 굴곡근 수기 테스트

고관절 굴곡근 손상(예: 장요근 건병증)을 겪고 있는 사람들은 종종 이 테스트에서 통증을 호소한다. 허벅지를 강하게 누르면 부상당한 조직에 과도한 부하가 가해지게 된다. 이러한 경우라면 아마 고관절 굴곡근을 스트레칭을 해야 한다고 생각할 수도 있다. 하지만 어떤 경우에는 재활 계획의 일환으로 고관절 굴곡근에 등척성 운동을 시작할 필요가 있다. 이에 대해서는 나중에 다루겠다.

내전근의 근육/힘줄의 손상은 내전근 저항 테스트resisted adductor test에서 종종 통증을 유발한다. 이 테스트를 수행하려면 우선 옆으로 누워서 시작한다. 아래로 다리를 곧게 펴고 12인치 정도 들어올린다. 이 자세를 잡고 친구가 발목에 손으로 힘을 가하여 다리를 아래로 누르려고 할 때 다리가 움직이지 않도록 해야 한다.[52] 힘을 가했을 때 통증이 재현된다면 재활의 첫 번째 단계 중 하나는 부하 수용력을 점진적으로 개선하기 위한 고관절 내전 등척성 운동이다.

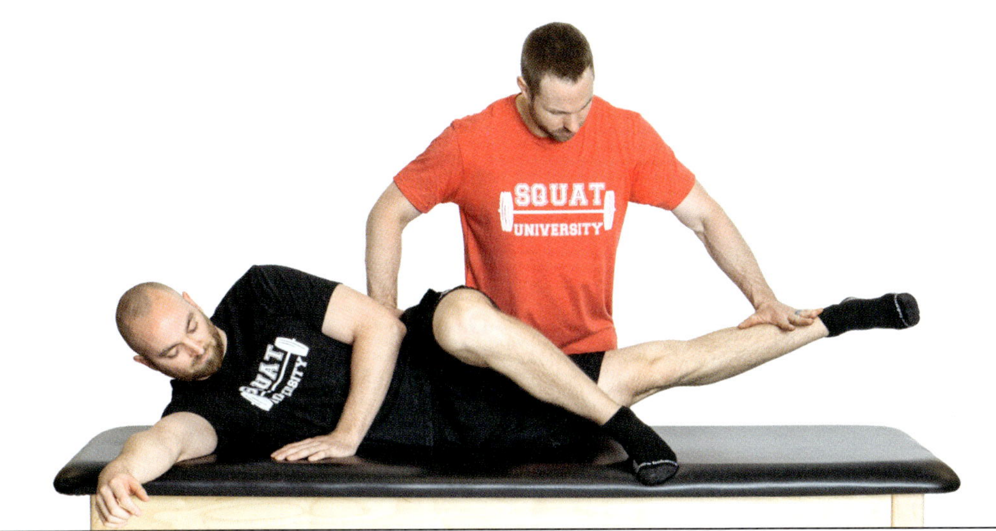

내전근 수기 테스트

만약 선수가 고관절 바깥쪽에 통증을 호소하는 경우 문제가 중둔근 건병증인지 확인하기 위해선 내회전 저항 테스트를 사용한다. 먼저 등을 대고 누워 한쪽 허벅지를 90도로 들어올린다. 친구에게 발을 몸의 정중선 쪽으로 밀어 고관절을 외회전할 수 있게 만든다(다리를 이 위치로 너무 많이 밀지 않도록 한다. 그렇게 하면 통증이 발생할 수 있다). 다음으로 당신은 원래 위치로 되돌리기 위해 힘을 쓰고(내회전 방향) 친구는 발 바깥쪽에 가벼운 저항을 가한다. 이 동작이 고관절 통증을 재현한다면 이 테스트는는 양성이다.[53]

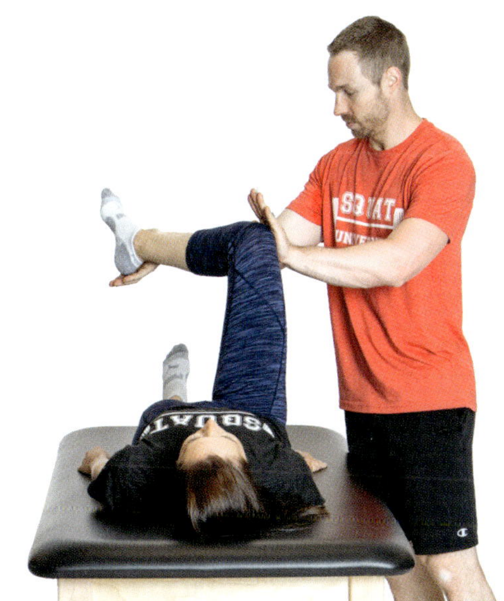

중둔근 건병증 확인 테스트

마지막으로 싱글 레그 브릿지 테스트를 수행한다. 목표는 두 가지이다. 먼저 햄스트링의 부하 수용력을 평가한다. 벤치나 박스에 발을 올리고 무릎을 90도로 구부린 상태에서 싱글 레그 브릿지를 수행하는 것으로 시작한다. 엉덩이를 들고 10초 동안 유지하고 이 움직임이 통증을 유발하는지 확인한다.

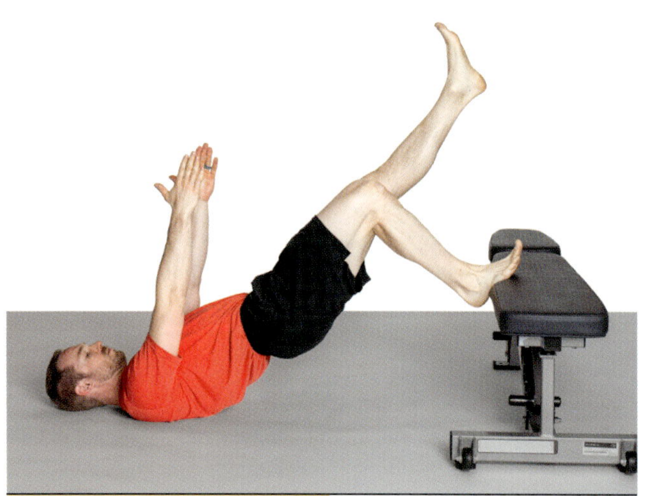

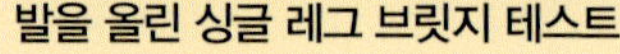
발을 올린 싱글 레그 브릿지 테스트

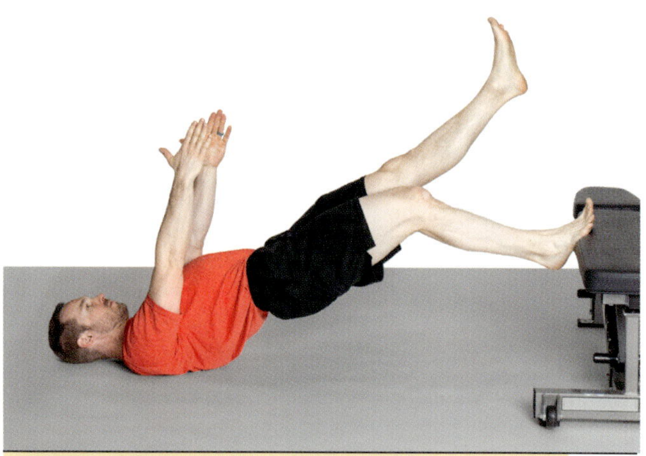
발을 올리고 무릎을 조금 더 신전시킨 싱글 레그 브릿지 테스트

만약 싱글 레그 브릿지가 엉덩이 뒤쪽(햄스트링이 부착되는 부위)에 통증을 재현했다면 무릎을 약간 더 펴되 완전히 똑바로 펴지 않은 상태에서 동일한 테스트를 수행한다. 이 자세가 통증을 악화시켰는가? 무릎을 펴면 햄스트링 근육은 약간 더 길어지고 힘줄에 가해지는 부하가 더 증가한다.[54] 통증을 느꼈다면 햄스트링 건병증에 걸렸을 가능성이 있다. 최근의 훈련 강도 및/또는 양이 힘줄의 강도(부하 수용 능력 수준)를 초과하여 이러한 부상을 유발시켰다고 생각할 수 있다. 이 경우, 햄스트링 등척성 운동 및 벤트 니 브릿지는 초기 재활 계획의 일부가 될 것이며, 이어서 싱글 레그 RDL(루마니안 데드리프트)을 할 것이다.

내가 싱글 레그 브릿지 테스트를 사용하는 두 번째 이유는 양쪽 둔부 각각의 개입 수준을 알아보기 위해서이다. 브릿지를 하고 엉덩이를 10초 동안 들고 있으면서 어떤 근육이 당신을 지탱하기 위해 열심히 일하는지 느껴 보길 바란다. 나는 고관절 부상을 입은 사람들이 싱글 레그 브릿지를 실패하고 둔근을 활성화하는 데 어려움을 겪는 것을 종종 발견한다. 만약 이러한 경우에 속한다면 대둔근의 힘과 협응력을 향상시키는 운동을 하는 것이 성공적인 재활 계획의 열쇠가 될 것이다.

고관절 문제 외의 요인

이 챕터의 시작 부분에서 언급했듯이, 고관절 통증은 때때로 허리의 문제로 인해 발생된다. 이러한 이유로 허리 통증 챕터의 테스트 부분을 살펴보고 고관절 통증에 기여할 수 있는 모든 약한 고리를 찾아낼 수 있도록 하는 것이 좋다.

언제 의사를 만나야 하는가?

다음과 같은 증상이 있으면 의료 전문가의 도움을 받아야 한다.

- 고관절이 걸리는 느낌, 잠기는 느낌, 딸깍거리는 듯한 느낌
- 통증이 허벅지를 타고 내려옴
- 다리에 힘이 빠지는 느낌

이러한 증상은 신경학적 문제 또는 심각한 고관절 문제(관절순 파열)를 나타낼 수 있다. 또한 당신의 증상이 방광이나 다른 장기와 관련이 있다면 의사의 진찰을 받는 것이 중요하다.

리빌딩 프로세스

이제 스크리닝 과정을 통과했으므로 통증/부상과 관련된 '약한 고리'에 대해 더 잘 이해해야 한다. 이 새로운 지식을 통해 각 문제를 해결하는 데 초점을 맞춘 치료 계획을 세울 수 있다.

연부조직 모빌리제이션: 폼롤링

뻣뻣한 대퇴근막장근/대퇴직근으로 인해 수정된 토마스 테스트에서 문제가 발견되었다면 가장 먼저 해야 할 일은 연부조직가동술이다. 폼롤러나 작은 공은 경직된 근육의 긴장도를 낮추고 제한된 유연성과 통증을 유발하는 트리거 포인트를 풀 수 있다.[55]

엎드린 상태에서 폼롤러나 볼을 고관절 앞쪽에 놓는다. 이 부위를 압박하는 것은 조금 고통스러울 것이다. 압통이 있는 근육 부위를 찾을 때까지 천천히 굴린다. 1~2분간 직접 압력을 가한 후 물결 모양의 움직임으로 부위를 천천히 앞뒤로 움직여 준다.

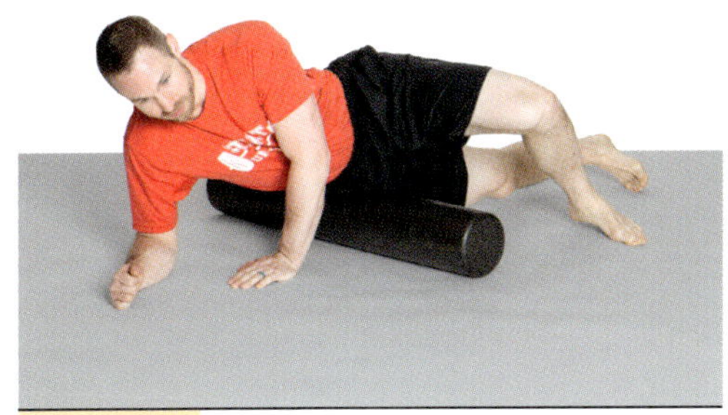

TFL 폼롤링

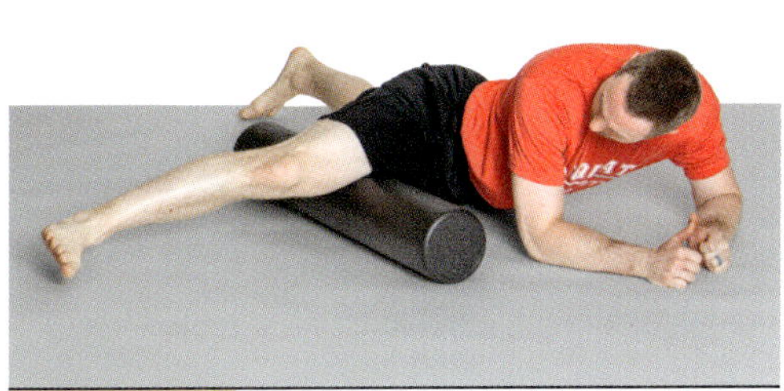

내전근 폼롤링

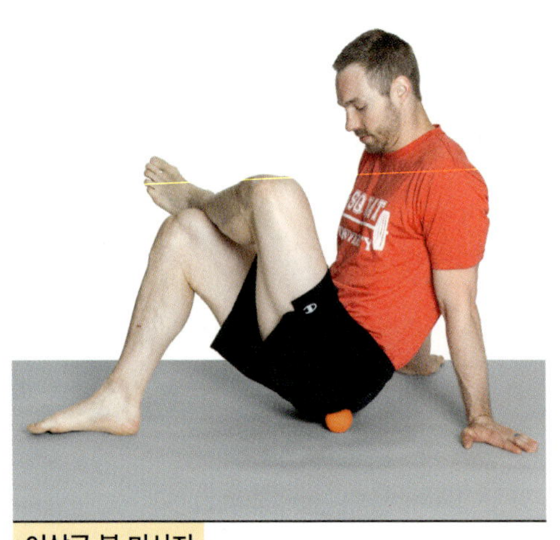
이상근 볼 마사지

허벅지 안쪽 조직(내전근)에 이 방법을 적용하는 것은 통증을 완화하고 손상된 사타구니 조직의 치유를 촉진하는 또 다른 좋은 방법이 될 수 있다. 아픈 쪽 다리를 몸통과 90도가 되게 두고 엎드려 눕는다. 폼롤러를 사타구니 가까이에 대고 아픈 다리에 수직으로 두고 적용시킨다. 이 부분에서 2분 동안 천천히 굴리고 압통이 있는 부분을 찾으면 몇 초간 멈추어 준다. 딱딱한 폼롤러를 견딜 수 없다면 더 부드러운 재질의 폼롤러로 바꾸거나 지금은 잠시 보류할 수 있다.

만약 유연성 테스트를 통해 이상근이 짧아진 것을 발견했다면 작은 공을 이용해 연부조직가동술을 하는 것이 좋다. 이 짧거나 근경련이 생긴 근육에 지속적인 압력을 가하면 근육의 긴장을 완화하고 줄이는 데 도움이 될 수 있다. 한쪽 다리를 다른 쪽 다리 위로 교차시켜 이상근을 노출시킨다. 대둔근의 중간에 공을 놓고 아픈 곳을 찾을 때까지 천천히 굴린다. 그 부위에서 1분 동안 앉아 있고 다른 부위를 찾는다. 이 치료 방법이 몸에 맞다면 일어선 후 증상이 줄어드는 것을 알 수 있다.

관절 가동성

연부조직가동술(모빌리제이션)을 수행한 후에는 가동성을 방해하고 고관절 통증을 유발할 수 있는 관절의 제한된 부분을 없앤다.

밴드를 이용한 관절 모빌리제이션

첫 번째 운동은 외측 밴드 관절가동술이다.[56] 이 기법의 목표는 고관절의 관절낭 섬유의 측면 및 후면 부분의 제한을 해결하는 것이다.

다음 페이지의 사진과 같이 긴 저항밴드를 허벅지에 걸고 고관절 쪽으로 최대한 높이 올린다. 기법을 적용하려는 다리를 앞으로 두고 런지 자세를 만들어 밴드에 최대한 압박을 만든다. 런지 자세에서 손을 사용하여 앞쪽 무릎을 몸 중심으로 밀어 준 다음, 처음 시작 자세로 다시 돌아간다.

밴드로 고관절을 당겨 주는 동안 이 움직임을 수행하면 고관절을 둘러싼 측면 및 후면 섬유를 늘리는 데 도움이 된다. 밴드가 충분히 강하게 당기고 있다면 무릎을 안쪽으로 움직일 때 고관절 앞쪽에 통증이 발생하지 않아야 한다. 대신, 엉덩이 측면은 가볍게 스트레칭된다.

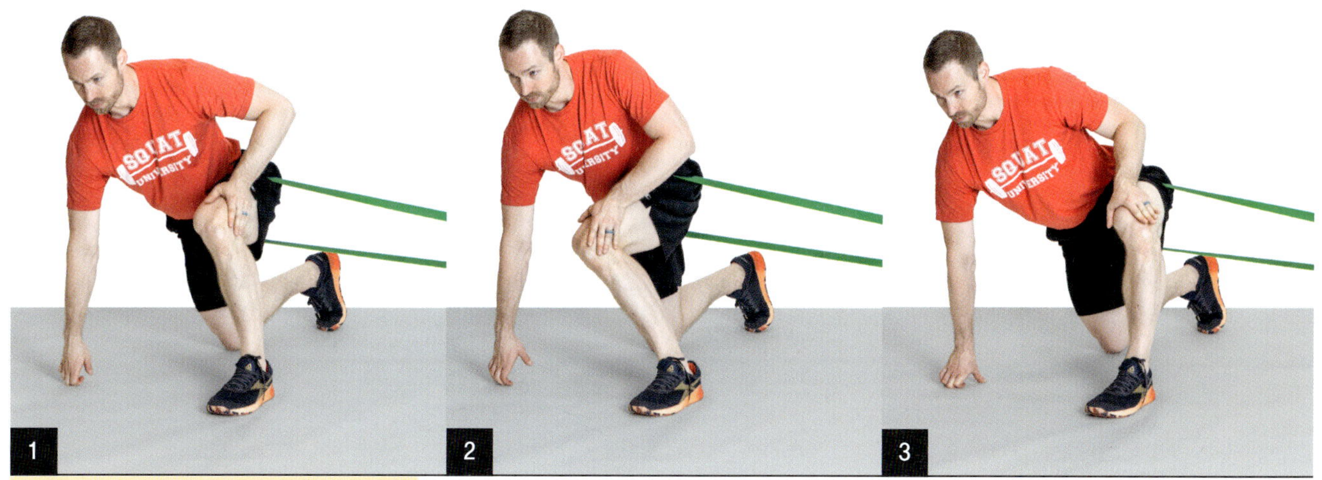

관절 모빌리제이션(측면 방향으로 밴드 적용)

그런 다음 네발기기 자세에서도 관절가동술을 수행할 수 있다. 밴드가 여전히 허벅지에 걸려 있고 고관절이 약 90도로 굽혀진 상태에서 고관절을 앞뒤로, 밴드가 당기는 방향과 같은 방향과 반대 방향으로 움직여 준다. 이 후방 측면의 움직임은 고관절의 뒤쪽과 측면에 스트레칭을 만들어줄 것이다. 다시 처음 위치로 돌아가기 전에 약 5초 동안 고관절 움직임의 각 부분을 약 5초간 유지한다.

고관절 내회전 움직임을 개선해야 할 경우 발을 옆으로 살짝 돌린다. 외회전을 만들고 싶다면 발을 배 쪽으로 당겨 고관절을 외회전시킨다. 이 방법을 통해 측면 고관절을 스트레칭시켜 줄 수 있다.

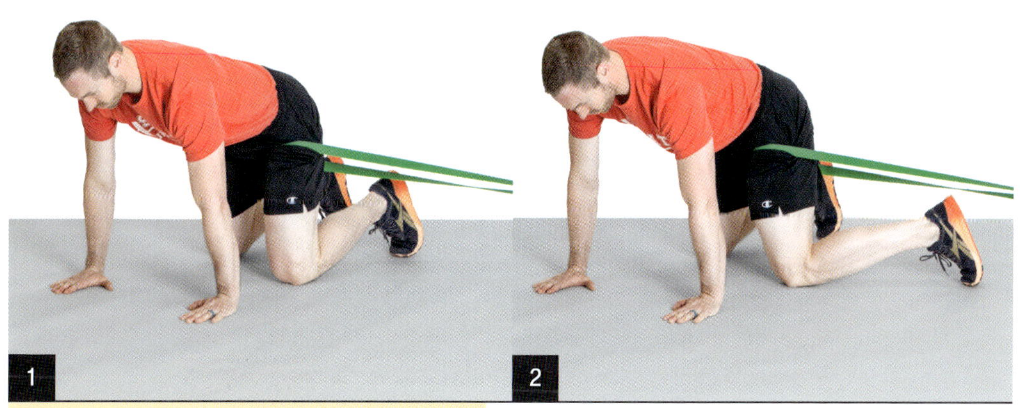

네발기기 자세에서 밴드를 적용한 관절 모빌리제이션

보조된 힙 에어플레인, 티피 버드

완전한 관절 가동성을 향상시키는 데 도움이 되는 또 다른 훌륭한 운동은 '티피 버드Tippy Bird'라고도 알려진 보조된 힙 에어플레인 동작이다. FADIR 또는 FABER 테스트(137쪽 참조)에서 양성인 경우 이 운동을 시도한 다음 다시 가동성을 테스트하는 것이 좋다.

먼저 한 발 서기 자세를 취한다. 흉곽을 아래로 내리고 코어를 잠궈 고정시킨다. 균형을 잡기 위해 도구나 바벨 랙을 잡고 다리를 뒤로 밀어 주면서 앞으로 몸통을 숙여 준다. 뻗은 다리는 완전히 곧게 유지하고 지지하고 있는 다리의 무릎은 약간 구부린 상태에서 고정한다. 몸이 시소라고 상상해 보라. 이 움직임의 처음 부분은 한 발 RDL(루마니안 데드 리프트)과 유사하다.

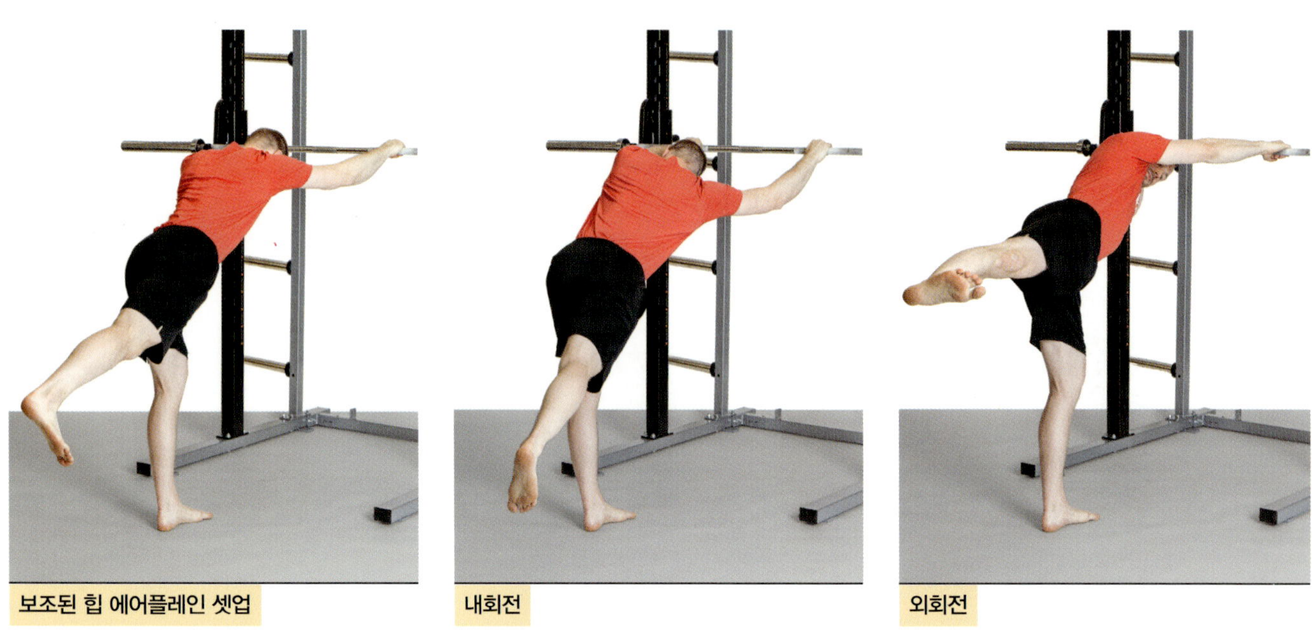

보조된 힙 에어플레인 셋업 내회전 외회전

몸통이 바닥과 평행을 이룬 후, 골반이 하늘을 향하게 최대한 많은 각도로 회전시키도록 한다. 이러한 고관절 외회전 동작은 고관절 깊숙한 곳에서 약간 늘어나는 느낌을 유발할 수 있다. 가능한 많이 움직인 채 5초간 유지한 후 반대 방향으로 회전시켜 골반을 떨어뜨리도록 한다. 이러한 고관절 내회전 움직임은 지지한 다리의 측면 고관절 근육에 약간의 스트레칭을 느낄 수 있게 한다. 다시 처음 시작한 자세로 돌아가 5초간 유지한 후 처음 자세로 돌아간 뒤 반대쪽도 반복한다.

권장 세트/반복: 각 끝 범위에서 5초간 10회 반복

스트레칭

이상근 스트레칭

앞서 이야기했듯 이상근 스트레칭은 짧은 이상근 증후군의 경우에만 수행되어야 한다.

4자 다리 스트레칭The figure-four stretch은 쉽게 할 수 있는 짧은 이상근 증후군 치료법이다. 만약 긴 이상근 증후군(통증이 없는 쪽과 비교하여 통증이 있는 고관절 쪽에 과도한 내회전으로 나타난다)이 있는 경우 이와 같은 스트레칭이 증상을 악화시킬 수 있다.

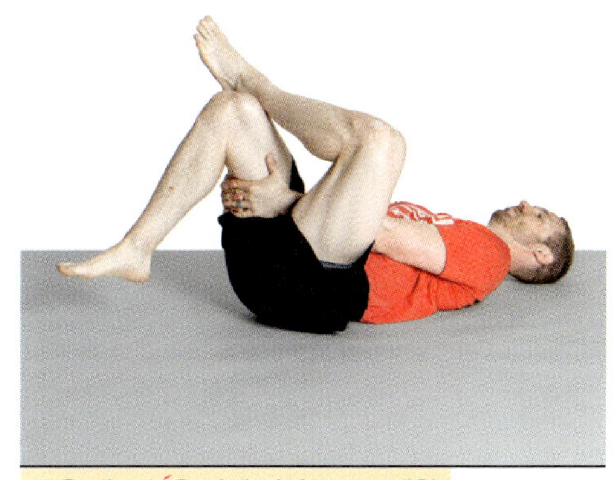

등을 대고 누운 자세 이상근 스트레칭

이 스트레칭의 바로 누운 자세에서의 버전은 무릎을 구부린 채 등을 대고 눕고 아픈 다리 발목을 반대쪽 허벅지 위로 교차시킨다. 이 위치에서 통증이 없는 다리의 허벅지를 잡고 고관절 깊숙이 스트레칭 되는 느낌이 들 때까지 가슴 쪽으로 잡아당긴다.

이상근이 엉덩이에서 정렬되는 방식 때문에 고관절을 90도 이상 구부리면 이상근은 내회전의 기능을 한다. 그렇기 때문에 고관절이 외회전되는 위치에서 가슴 가까이 당겨졌을 때 이상근이 늘어나게 된다.

앉은 자세에서도 이상근 스트레칭을 수행할 수도 있다. 아픈 쪽 다리의 발목을 반대쪽 허벅지에 올려 다리를 교차시킨다. 등을 평평하게 만든 상태에서 엉덩이에 늘어나는 느낌이 들 때까지 고관절을 접어 몸통을 앞으로 기울인다. 누운 자세나 앉은 자세에서 4자형 스트레칭 중 어떤 스트레칭 방법이 더 나은지 직접 해 보도록 하라.

권장 세트/반복: 3세트 30초간 스트레칭

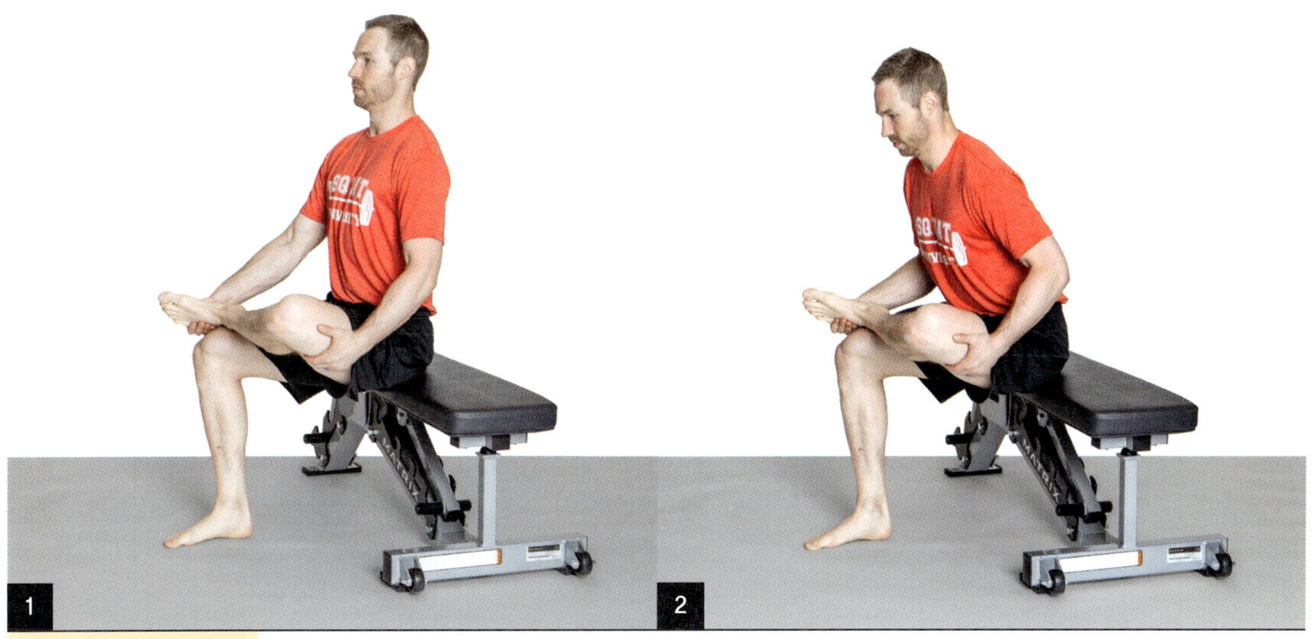

1 2

앉은 자세 이상근 스트레칭

비둘기 자세 스트레칭

비둘기 자세 스트레칭Pigeon Stretch은 이상근 스트레칭의 업그레이드 버전이다. 큰 박스, 벤치, 혹은 베드를 찾아 아픈 쪽 고관절을 외회전된 자세로 위에 올려 놓도록 한다.

아래 다리가 완전히 박스에 붙은 상태에서 엉덩이가 가볍게 늘어나는 느낌이 들 때까지 고관절을 접어 몸통을 앞으로 기울인다. 이때 등이 굽지 않도록 주의한다. 엉덩이 뒤쪽의 스트레칭을 극대화시키기 위해 몸통을 다른 각도로 기울일 수 있다(예: 몸통을 발이나 무릎 쪽으로 기울여 보도록 한다). 박스나 벤치가 없는 경우 바닥에서 이 스트레칭을 수행할 수도 있다.

권장 세트/반복: 3세트 30초간 스트레칭

비둘기 자세 스트레칭(박스 위)

앞에 소개한 스트레칭들을 수행한 후, 효과가 있었는지 확인해 보기 위해 고관절 내회전(고관절을 60도 굽힌 상태)을 다시 테스트해 본다. 개선이 보이지 않는다면 밴드를 이용한 관절가동술 기법을 해 보는 것을 추천한다.

케틀벨 웨이트 쉬프트Kettlebell Weight Shift

하프 닐링 자세(한쪽 무릎이 땅에 닿는다)를 취하고 앞다리를 측면을 향한 상태로 시작한다. 뒷다리는 고관절은 외회전시키고 발이 몸의 중심선을 향하게 한다. 몸을 바로 세운 자세에서 케틀벨을 몸 앞쪽에 위치시키고 골반 바로 아래 위치에 오게 한다.

다음으로 체중을 앞쪽 다리 허벅지 방향으로 움직여 무릎이 발의 중간을 넘어가도록 한다. 뒤쪽 고관절은 움직임을 하는 동안 신전된 상태를 유지한다.

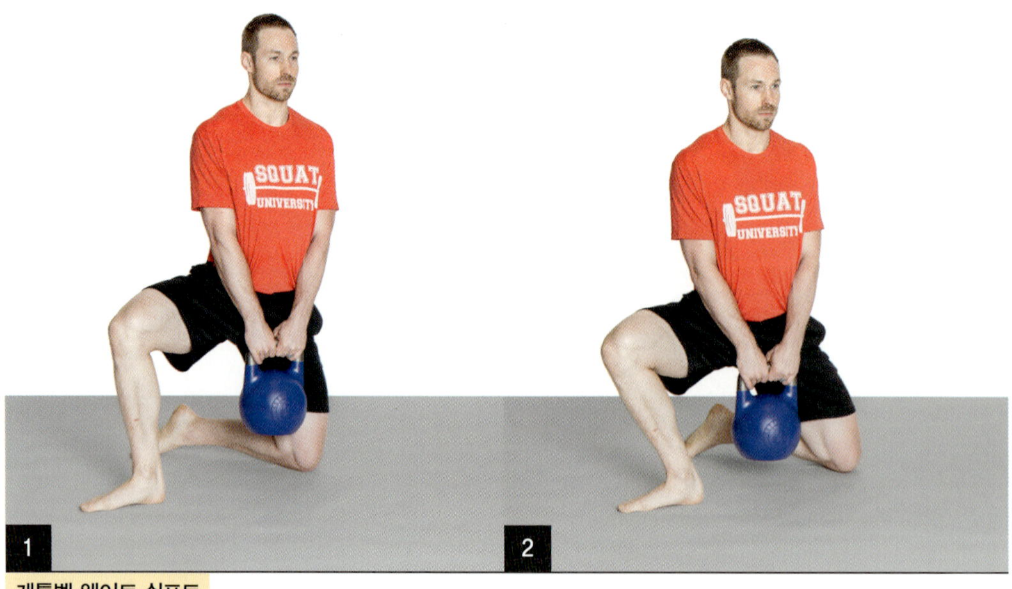

케틀벨 웨이트 쉬프트

이 움직임은 당신의 제한 상태에 따라 양쪽 고관절에 모두 좋은 스트레칭이 될 수 있다. 앞다리 쪽으로 움직일 때 뒷다리의 고관절 굴곡근과 내전근이 늘어나는 것이 일반적이므로 고관절 굴곡근이나 내전근 좌상 이후 초기에 이 스트레칭을 사용하는 것은 좌상을 다시 유발할 수 있어 이 스트레칭은 피하도록 한다. 그러나 양쪽 고관절에서 일어나는 스트레칭을 할 때 괜찮은 느낌이 든다고 하면 계속 사용하여도 무방하다.

권장 세트/반복: 2세트 5초 스트레칭 10회

리빌딩 스트렝스

연부조직 및/또는 관절 가동성 제한을 해결한 후에는 근력 문제를 해결해야 한다. 안전하게 근력을 재건하기 위한 재활 과정은 다음과 같다.

- 통증 감소 및 근조절을 개선하기 위한 등척성 운동
- 근육/힘줄의 부하수용력을 향상시키기 위한 근력 운동(등장성 운동이라고 한다)
- 바벨 훈련을 위한 움직임 재교육 및 기술 수정

등척성 수축을 통한 조기 강화 운동

통증이 발생했다면 무거운 중량을 짊어지는 것에서 한 걸음 물러나는 것이 중요한 첫 번째 단추이지만, 부상을 고치기 위해 할 수 있는 유일한 방법은 아니다. 하루나 이틀 휴식을 취한 후에는 치유를 촉진하기 위해 조치를 취할 필요가 있다.

부상을 입은 후 초기에는 적극적인 강화 운동을 하는 것이 증상을 더 악화시킬 수 있다(특히 건병증의 경우). 이러한 이유로 근육을 고립시킨 근력 테스트 중 하나라도 통증이 있었다면 등척성 수축이라는 낮은 수준의 근력 운동을 시작하는 것이 좋다. 움직임 없이 근육을 활성화(등척성 수축이라고 한다)하는 것이 치유를 시작하는 좋은 방법이 될 수 있다.

내전근 등척성 수축 운동

내전근의 경우 무릎을 굽힌 상태로 등을 대고 누워 무릎 사이에 작은 공(혹은 집에서라면 베개)을 위치시킨다. 공을 터뜨리려는 것처럼 무릎을 모아 준다. 이 운동을 시작할 때 최대 노력의 50~75%를 수축한다고 생각하지만, 통증이 발생하는 정도까지는 하지 않는다! 긴장을 풀기 전에 수축을 5초간 유지한다. 만약 이 정도가 쉽게 느껴진다면 더 강하게 쥐어짜기 시작하거나 유지 시간을 10~15초로 늘린다. 좀 더 견딜 수 있게 되면 다리를 펴서 난이도를 높일 수 있다.

권장 세트/반복: 2세트 5초 유지 20회

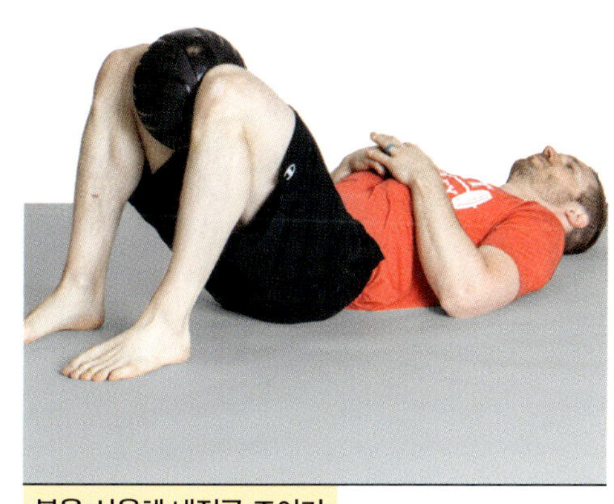

볼을 사용해 내전근 조이기

마침내 등척성 내전근 조이기(구부린 다리 또는 바르게 편 다리 위치에서)에서 더 이상 통증이 없는 지점에 도달하면 서혜부 내측 조직의 강화를 진행할 때이다. 이러한 조직의 부하를 증가시키는 좋은 방법은 코펜하겐 사이드 플랭크를 사용하는 것이다.

아래에 공간이 있는 벤치나 박스에 수직으로 옆으로 누운 자세를 취한다. 일반적인 사이드 플랭크를 하는 것처럼 몸통 전체가 다리와 일직선이 되어야 한다. 다음으로 벤치 위에 있는 다리를 모아 주면서 사이드 플랭크를 만들어준다. 벤치 높이에 따라 팔을 구부리거나 펼 수 있다.

구부린 무릎 자세는 대부분의 사람들이 수행하기 더 쉽지만 무릎 통증이 발생하지 않는다면 다리를 곧게 펴는 자세로 진행한다. 등척성 수축 운동과 마찬가지로 이 자세로 10초간 유지한 후 다시 처음 자세로 돌아간다. 운동 중이나 운동 후에 통증을 느끼지 않는다면 이 운동이 당신에게 맞는 것이다.

권장 세트/반복: 2세트 5초 유지 10회

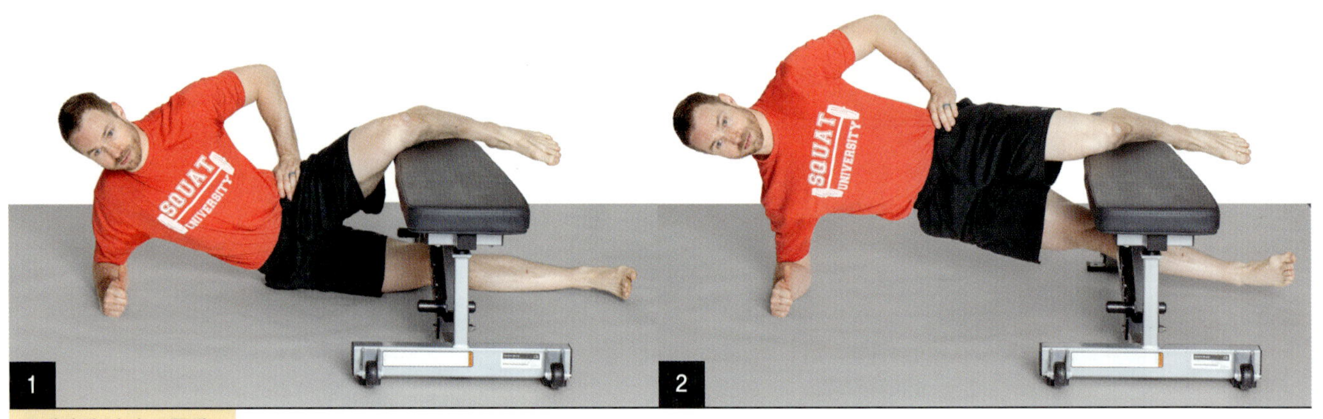

코펜하겐 사이드 플랭크

고관절 굴곡근 등척성 운동

고관절 굴곡근에 등척성 운동을 하려면 무릎을 90도 각도로 구부리고 다리를 올린 상태에서 등을 대고 눕는다. 발 주위에 저항밴드를 감는다.

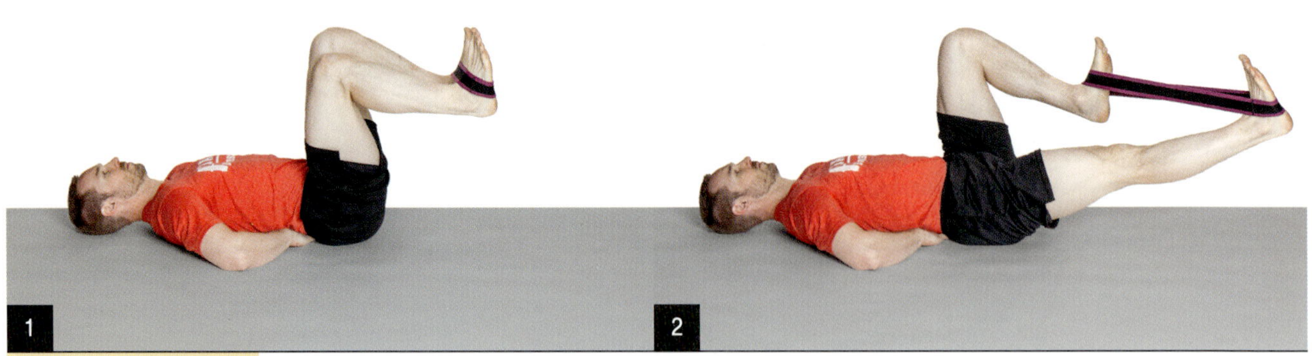

고관절 굴곡근 등척성 운동

코어를 단단하게 만든 후 한쪽 다리를 곧게 편다. 다른 쪽 다리는 구부린 채로 있어야 한다. 다리를 뻗고 5초간 유지한 후 시작 위치로 돌아간다. 무릎을 굽힌 다리가 움직이지 않게 하려면 고관절 굴곡근의 등척성 수축이 필요하다.

중둔근 등척성 수축 운동

중둔근에 등척성 수축을 수행하는 두 가지 간단한 방법이 있다. 첫 번째는 무릎에 저항밴드를 두르고 스쿼트를 할 때와 같은 자세를 취하는 것이다. 미니 스쿼트를 수행하고 그 자세를 유지한다. 발을 땅에 붙인 상태로 무릎으로 밴드를 바깥으로 밀어 중둔근에 힘을 준다(발의 삼각 지지를 잃지 않도록 한다). 중둔근에 타 들어가는 느낌이 들 때까지 이 자세를 유지한다.

이러한 수축은 과할 필요는 없다. 사실 연구에서는 저강도 등척성 운동(최대 근 수축 능력의 약 25%)이 고강도 등척성 운동(약 80%)보다 통증을 줄이는 데 더 효과적이라는 것을 보여주었다.[57]

권장 세트/반복: 10~30초 유지 5회

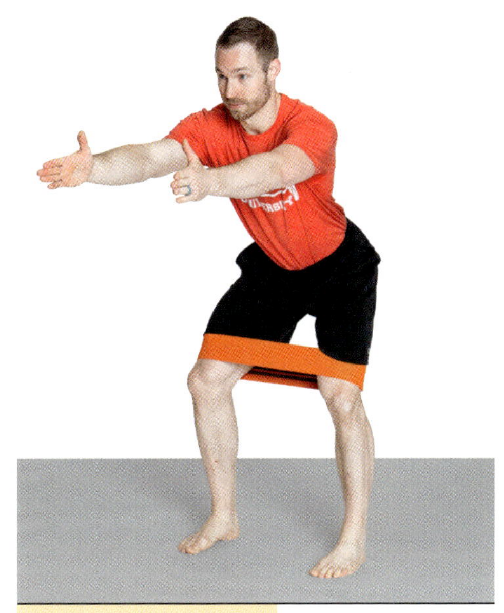

밴드를 사용한 스쿼트 홀드

또 다른 방법은 벽을 옆으로 밀면서 월 싯wall sit을 하는 것이다. 바깥쪽 발이 벽에서 12인치(약 30cm) 이상 떨어져 있는 상태(몸을 벽에 기댈 수 있는 공간이 생긴다)로 벽 옆에 선다. 허벅지를 최대 90도까지 올리고 몸을 벽에 기댄다. 바깥쪽 다리로 밀어 엉덩이를 벽에 고정시킨다. 이 동작은 미는 다리의 중둔근을 활성화시켜야 한다. 밀고 있는 다리의 무릎이 안쪽으로 무너지지 않고 발과 일직선이 되도록 한다.

권장 세트/반복: 10~30초 유지 5회

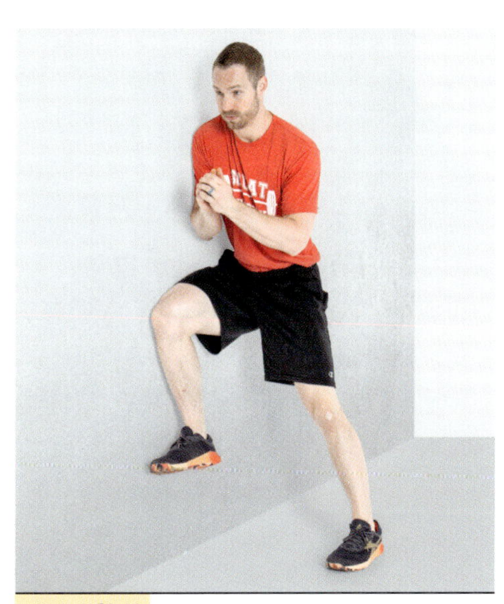

래터럴 월 싯

스트렝스 훈련으로 나아가기

결국에는 단순한 등척성 운동을 넘어 하체의 스트렝스를 높이고 안정성의 불균형을 해결하기 위해 보다 역동적인 움직임을 하도록 해야 한다. 다음 운동 중 어느 것에서도 통증을 유발하거나 통증을 악화시키지 않아야 한다. 이러한 운동으로 인해 통증이 악화된다면, 치료를 위해 의사나 물리치료사에게 도움 받을 것을 추천한다.

브릿지

고관절 부상의 유형에 관계없이 브릿지 운동은 종합적인 재활 프로그램의 일부로 적용된다.[58] 142쪽의 싱글 레그 브릿지 테스트를 수행할 때 엉덩이가 쓰이는 느낌이 들지 않는다면 이 운동이 도움이 될 것이다.

먼저 무릎을 구부리고 등을 대고 눕는다. 엉덩이 근육을 쥐어짠 상태로 엉덩이를 들어 올린다. 다시 내려오기 전에 5초 동안 엉덩이를 가능한 한 세게 쥐어짜고 내려온다. 최대 10초까지 유지하도록 한다.

만약 햄스트링에 경련이 시작되면 두 가지 수정된 방법이 도움이 될 수 있다. 첫 번째는 발뒤꿈치를 엉덩이에 더 가깝게 둔다. 그러면 햄스트링의 길이는 짧아지게 돼서 기여도가 줄어든다(이러한 방법을 '능동적인 불충분active insufficiency'이라 부른다).[59] 두 번째는 발가락으로 땅을 누르는 힘을 주면서 발을 엉덩이에서 멀리 밀어내는 것을 상상해 본다. 이렇게 하면 대퇴사두근이 약간 활성화되어 햄스트링의 활동이 감소한다(이러한 방법을 상호억제reciprocal inhibition라고 부른다). 햄스트링의 작용을 줄인다면 고관절 신전을 만들 수 있는 근육은 엉덩이 근육뿐이다!

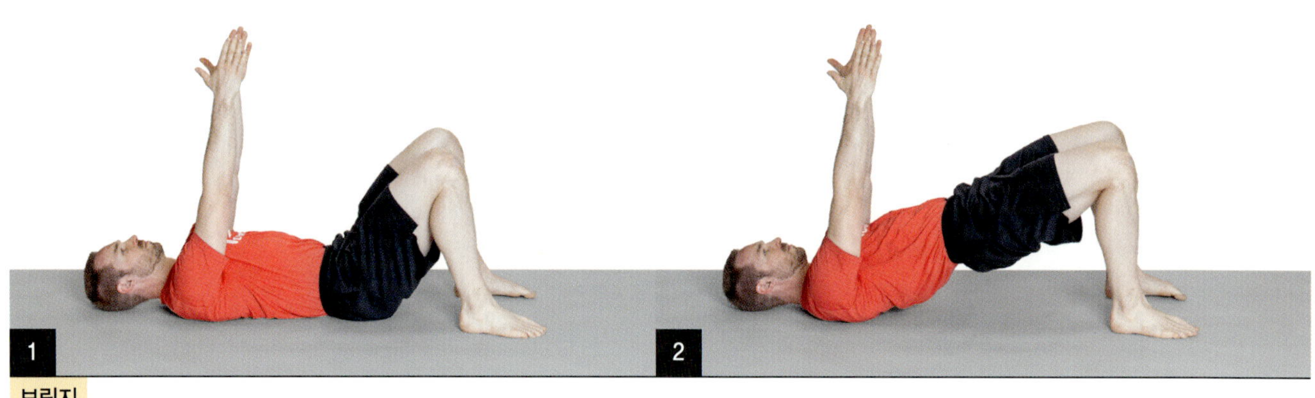

브릿지

권장 세트/반복: 5~10초 동안 20회씩 2세트

이 운동의 난이도를 높이려면 벤치에 등을 대고 고관절 앞에 바벨을 올려 둔 뒤 브릿지와 유사한 동작을 수행할 수 있다. 이러한 변형을 '힙 쓰러스트hip thrust'라 부른다.

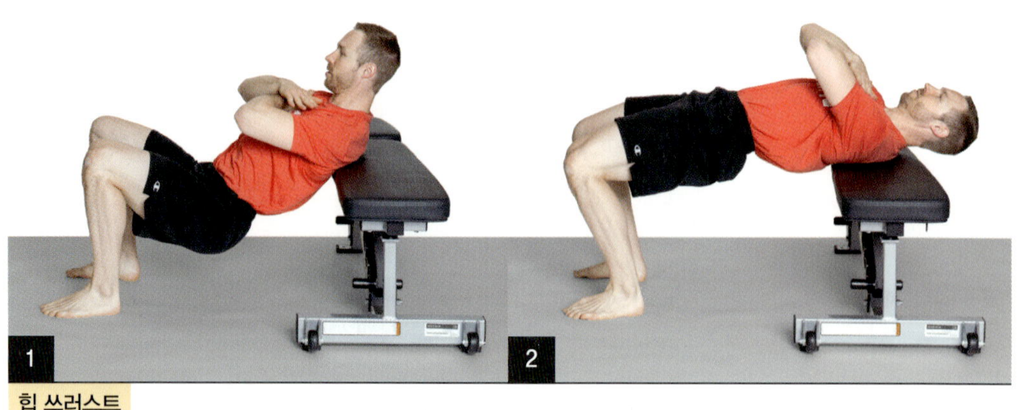

힙 쓰러스트

권장 세트/반복: 5초 동안 멈추는 것으로 10회씩 3세트

마칭 레지스티드 브릿지Marching resited bridge

이 운동은 고관절 굴곡근, 코어 및 후방사슬의 스트렝스와 안정성을 만들어준다. 이 장의 앞부분에서 소개되었던 부하 수용 테스트에서 양성이 나온 모든 고관절 굴곡 부상으로부터 회복 중인 사람들에게 권장한다.

등을 대고 누워 다리를 쭉 뻗고 발뒤꿈치를 벤치에 놓는다. 발 주위에 저항밴드를 감는다. 코어에 힘을 주고 브릿지 동작으로 엉덩이를 들어올린다. 이 위치에서 둔근을 세게 조인다. 다음으로, 한쪽 무릎을 가슴 쪽으로 당기고 다른 쪽 무릎은 벤치에 둔다. 전체 동작 동안 코어에 힘을 주고 있어야 한다. 반대쪽 다리도 반복한다.

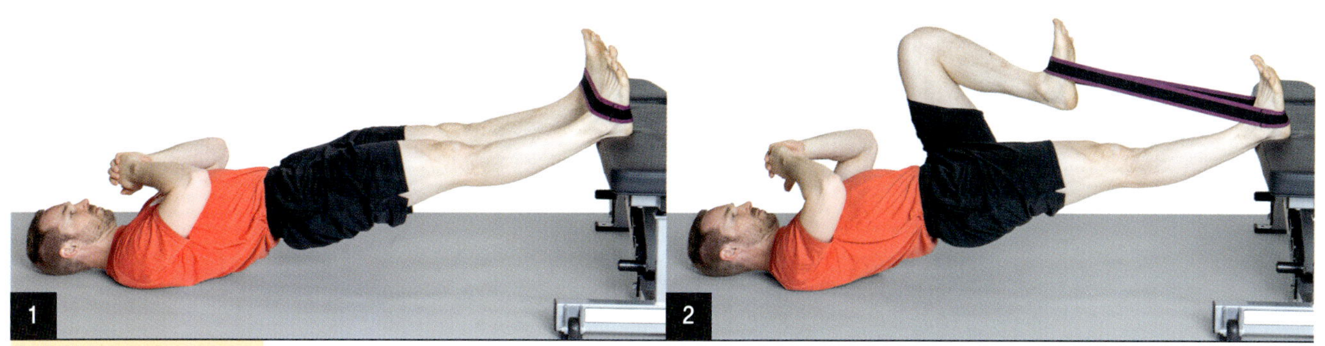

저항을 적용한 마칭 브릿지

권장 세트/반복: 10회씩 2~3세트

사이드 플랭크 크램쉘

다음으로 집중하고 싶은 부분은 측면 고관절의 스트렝스와 안정성이다. 사이드 클램쉘은 고관절 충돌이나 고관절 굴곡 부상이 있는 사람들에게 유용한 운동이며, 이 두 문제 모두 고관절 회전 스트렝스 및 조절 능력과 연관되어 있다.[60]

다리를 구부리고 무릎 주변에 저항밴드를 사용하여 오른쪽으로 눕는다. 엉덩이를 들어올리고 사이드 플랭크 자세를 유지하면서 오른쪽 팔꿈치와 오른쪽 무릎은 지면에 닿은 상태를 유지한다.

사이드 플랭크 자세를 유지하면서 밴드 저항에 대해 왼쪽 다리를 회전시킨다. 다시 내리기 전에 5초 동안 유지한다. 나는 종종 환자들에게 그들의 다리가 입을 벌리고 닫는 조개라고 상상하게 한다.

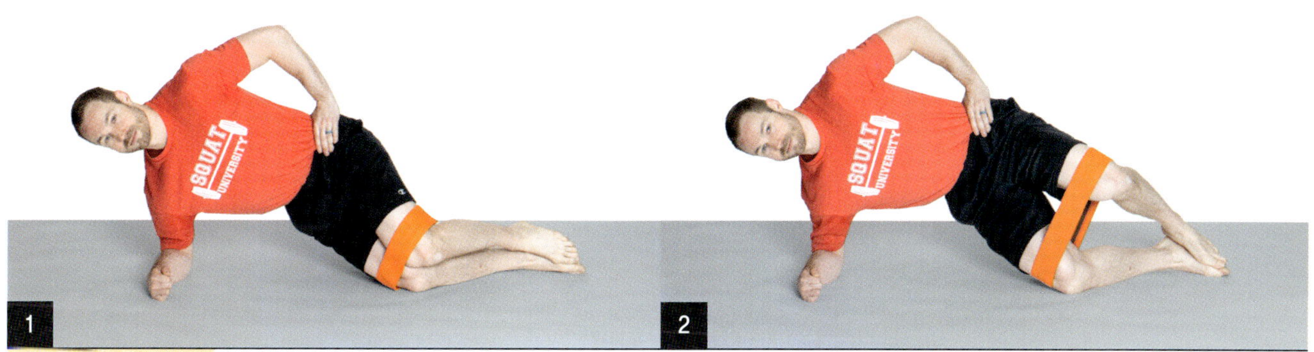

사이드 플랭크 크램쉘

권장 세트/반복: 양쪽 5초간 멈춤 10회씩 2세트

움직임 재교육

재활 과정의 마지막 단계는 우리가 체육관에서 수행하는 리프팅과 유사한 움직임으로 잘못된 조절, 균형, 안정성을 재훈련하는 것이다. 이 부분은 종종 간과되고 있지만 재활에서 필수적인 과정이다.

힙 에어플레인/티피 버드 프로그레션

먼저 힙 에어플레인(또는 '티피 버드', 146쪽 참조)을 진행한다. 지금 하는 버전은 둔근을 위한 능동적 유연성 운동으로 고안되었다. 웨이트 리프팅을 하는 사람들을 위한 종합적인 필수 워밍업이다.[61] 훈련이나 대회에서 무거운 무게를 들어올릴 수 있도록 신체를 적절하게 준비하고 통증 없이 수행하려면 먼저 조절과 균형 감각을 향상시켜야 한다. 이 운동은 바로 이를 위한 것이다.

그러나 600파운드의 스쿼트를 쉽게 할 수 있는 사람이 균형과 조절을 위해 노력해야 하는 이유는 무엇일까? 우리가 운동선수로서 생기는 부상의 대부분은 근력의 부족이 아니라 가진 근력을 제대로 제어하지 못하기 때문에 발생하기 때문이다. 이러한 균형과 조절의 부족은 미세손상의 축적으로 이어져 부상의 통증과 고통으로 발전된다.

힙 에어플레인뿐만 아니라 슈퍼맨이라 부르는 운동의 프로그레션 역시 추천한다. 힙 에어플레인의 움직임을 수행하려면 먼저 한 다리로 균형을 잡는 데 필요한 안정성과 조절 능력이 있어야 한다. 맨발로 이 운동을 하게 되면 발가락이 바닥을 쥐고 체중이 발의 삼각대tripod에 고르게 분산되는 것을 느낄 수 있다. 이는 신체의 기초적인 안정성을 만드는 데 필수적인 발의 작은 근육을 활성화하는 데 도움이 된다.

한 발 서기 자세를 취한다. 코어에 힘을 주고 흉곽을 잠근다. 팔을 옆으로 벌리고 뒷다리를 뒤로 멀리 보내면서, 버티는 다리 위로 몸통을 앞으로 회전시킨다. 뒷다리는 완전히 펴고 버티는 다리의 무릎은 약간 구부린 자세로 고정한다. 당신의 몸이 시소라고 상상해 보자. 어깨에서 엉덩이를 거쳐 무릎/발목까지 일직선을 만든다. 운동을 하는 동안 이 선을 똑바로 유지한다. 이 운동은 싱글 레그 RDL과 유사하다.

균형을 잃지 않고 몸이 최대한 앞으로 숙여졌다면 10초 동안 그 자세를 유지한 후 서 있는 자세로 돌아온다. 발뒤꿈치가 땅에 닿도록 하고 발가락으로 땅을 움켜쥔다. 이 동작의 최종 목표는 10초 동안 가슴이 바닥과 완전히 평행한 상태에서 균형을 잡을 수 있도록 하는 것이다. 이 운동을 올바르게 수행하고 있다면 지지하고 있는 다리의 햄스트링 윗부분과 둔부에 약간의 긴장이 느껴져야 한다.

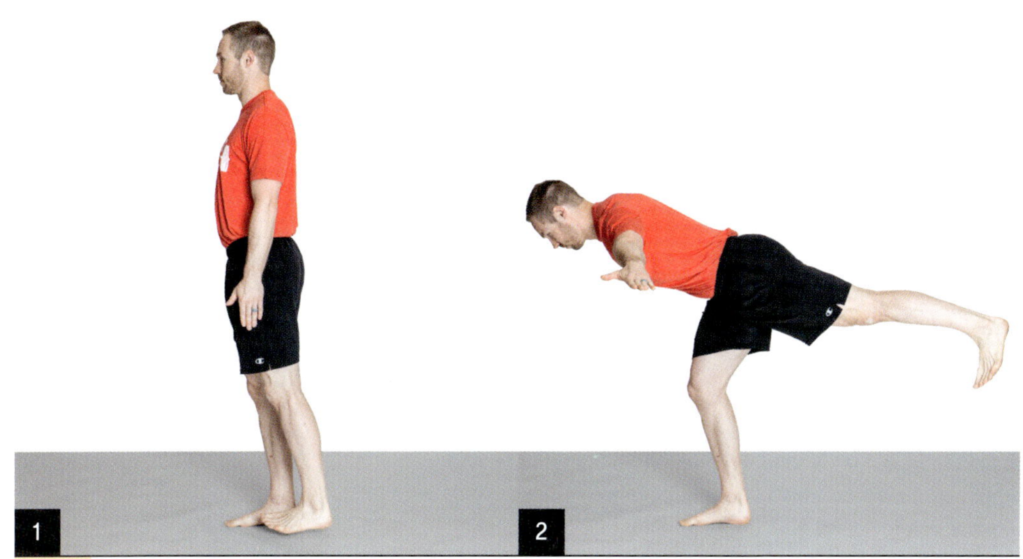
슈퍼맨

권장 세트/반복: 최소한 10초간 멈춤, 10회씩 1~2세트

에어플레인은 회전이 들어간다는 점을 제회하고는 슈퍼맨 운동과 똑같이 수행된다. 회전을 추가하면 균형 유지의 어려움이 증가할 뿐만 아니라(곧 알게 되겠지만) 이 동작의 전체 가동범위에 대해 둔근을 능동적으로 제어하는 방법을 익힐 수 있게 된다. 맥길 박사는 이 개념을 당신의 스트렝스를 '조종'한다고 말한다.[62]

한 발 서기 자세를 취한다. 코어에 힘을 주어 흉곽을 잠근다. 균형을 잃지 않고 자세를 유지할 수 있는 지점까지 버티는 다리 위로 몸통을 앞으로 기울인다(운동을 시작할 때 가슴과 지면과 평행할 필요는 없다).

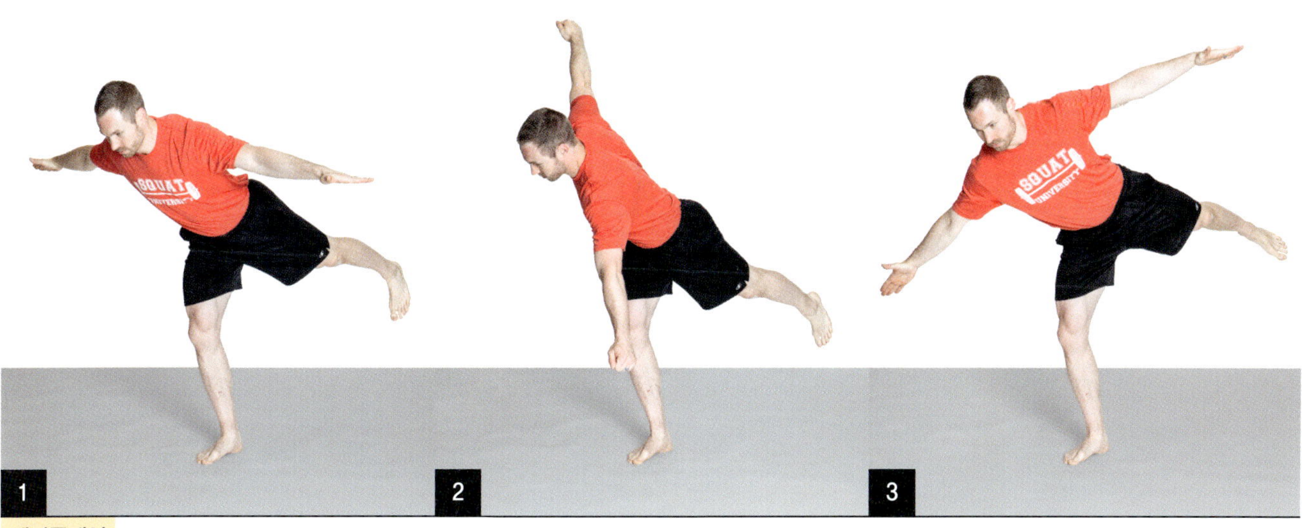
에어플레인

슈퍼맨처럼 이 자세를 10초 동안 유지하는 대신 상체를 버티는 다리 쪽으로 회전시킨 다음(고관절 내회전) 버티는 다리에서 멀어지게 회전한다(고관절 외회전). 배꼽을 버티는 다리 쪽으로 움직인 다음 옆으로 움직이게 하는 것이 이 동작을 익히는 데 도움이 될 것이다. 3~5회 회전을 하고 일어선다. 이 운동이 버티는 다리의 둔부를 활성화시키는 것을 느껴야 한다.

권장 세트/반복: 10~20회씩 1세트 또는 2세트

나는 이 운동이 전방 고관절 통증, 특히 고관절 충돌 증후군을 겪고 있는 사람들에게 매우 유용하다는 사실을 발견했다. 움직임의 회전 부분에서 균형과 조절 능력을 더 잘 제어할 수 있게 됨에 따라 몸통을 더 기울이면서 난이도를 높일 수 있다.

싱글 레그 루마니안 데드리프트

앞의 프로그레션들을 넘어지지 않고 수행할 수 있다는 것은 이제 한 다리로도 힙 힌지 동작을 충분히 제어할 수 있는 능력이 있다는 것을 의미한다. 그렇다면 싱글 레그 RDL로 이 패턴에 부하를 줄 수 있다. 버티는 다리의 반대편 손에 케틀벨이나 덤벨을 잡는다. 그리고 슈퍼맨과 동일한 동작을 수행한다. 어깨에서 몸통과 뻗은 다리를 거쳐 발뒤꿈치까지의 일직선을 잃지 않고 가능한 한 앞으로 기울인다. 이 운동을 올바르게 하고 있다면, 햄스트링과 둔근에 긴장이 생기는 것을 느껴야 한다. 숙여진 자세를 유지할 필요는 없으나 이 운동은 천천히 조절하면서 수행되어야 한다.

이 운동은 후방사슬(둔근 및 햄스트링)의 근력을 회복하는 데 탁월하다. 이 장의 시작 부분에 소개한 테스트에서 햄스트링 부하 불내성intolerance을 발견했다면(싱글 레그 브릿지 시 무릎을 굽힌 쪽에 비해 무릎을 살짝만 구부린 쪽에서 통증이 생기는 경우) 이 운동으로 천천히 햄스트링의 근력을 기르는 것이 회복의 열쇠가 될 것이다. 운동을 반복하는 동안이나 다음 날에도 통증이 없어야 한다. 이 운동을 하는 동안 또는 24시간 동안 통증이 증가된다면 너무 무거운 무게를 사용한 것이다. 다음에 할 때는 무게를 줄여야 한다.

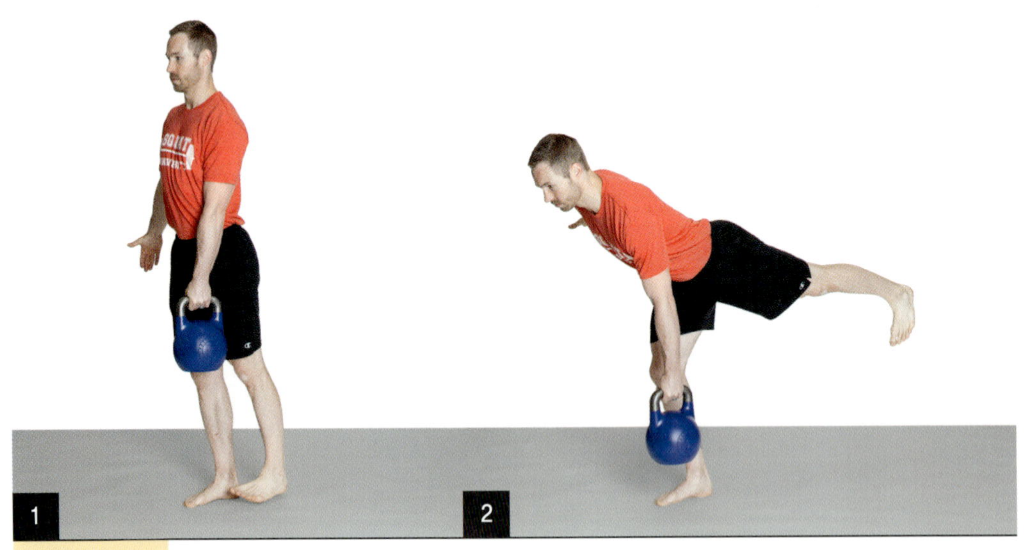

싱글 레그 RDL

싱글 레그 RDL을 수행하는 동안 균형과 협응을 유지하는 데 문제가 있는 경우(예: 들고 있는 다리보다 가슴이 더 빨리 떨어지는 경우) 발과 어깨 주위에 저항밴드를 걸도록 한다. 전체 RDL에서 밴드의 장력을 유지하면 안정성이 향상되고 고관절을 중심으로 완전하게 움직일 수 있다.

권장 세트/반복: 10~15회씩 2~3세트

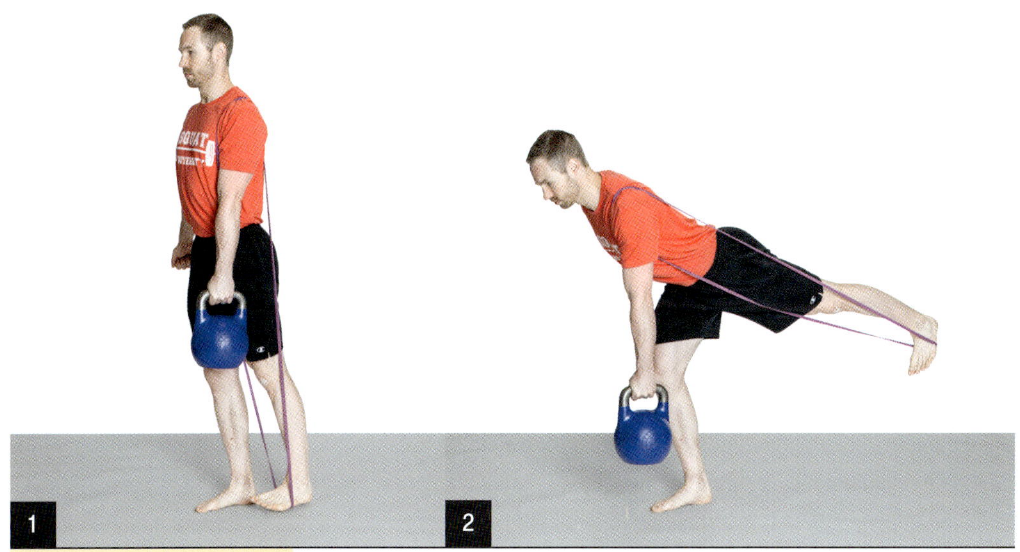

밴드를 이용한 싱글 레그 RDL

RNT 적용 훈련

물리치료사인 마이클 보이트Michael Voight와 그레이 쿡이 처음 도입한 반사적 근신경 훈련 방법(RNTreactive neuromuscular training)은 운동선수에게 자신이 어떻게 움직이는지(고유수용성 감각이라고 함)에 대해 느끼도록 교육함으로써 움직임의 질을 향상시킬 수 있도록 고안된 방법이다.[63]

이러한 운동을 수행하려면 저항밴드를 사용하여 신체를 움직임 결함이 있는 쪽으로 과장되게 끌어당긴다(무릎이 안쪽으로 무너지게 한다거나 엉덩이를 옆으로 빠지게 함). 움직임 문제를 과장시킬 때 몸은 반사적으로 오류를 인식하고 반대 방향으로 밀어 스스로 수정하는 방법을 익히게 된다.

RNT 스쿼트

무릎 주위에 작은 저항밴드를 사용하여 일반적인 스쿼트 자세를 취한다. 스쿼트를 할 때 무릎이 발과 일직선이 되도록 유지시킨다. 둔부 외측은 밴드의 장력이 무릎을 무너뜨리지 않도록 대퇴골과 골반을 안정시키기 위해 쓰여야 한다. 저항밴드에 대해 무릎을 넓게 움직일 때 발이 땅에 붙어 있는지 확인한다. 발이 떨어지지 않도록 하는 좋은 방법은 엄지발가락을 땅에 박아 두는 것이다.

권장 세트/반복: 20회씩 2세트

움직임의 질이 향상되고 통증이 줄어든다면 더 무거운 무게를 시도하기 전에 가벼운 무게로 워밍업의 일부로 이 밴드 스쿼트를 시작할 수 있다.

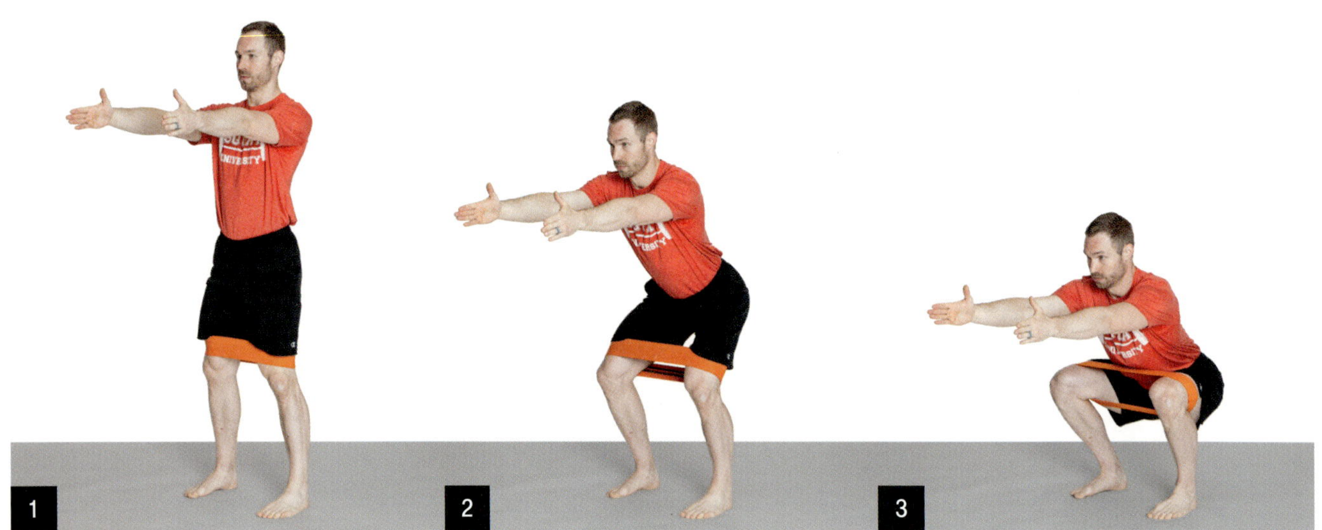

RNT 스쿼트

RNT 스플릿 스쿼트

뒷발의 뒤꿈치를 세운 상태의 런지 자세(한쪽 다리가 다른 쪽 다리 앞에 교차해 있음)를 만든다. 앞쪽 다리 주변에 저항밴드를 걸고 대상자의 무릎이 안쪽으로 무너지게끔 밴드를 몸의 정중선을 향해 안쪽으로 당긴다.

스플릿 스쿼트를 할 때는 무릎이 발과 일직선이 되도록 한다. 밴드의 저항은 적절한 때에 측면 둔부를 자극하고 무릎을 안정적이고 좋은 위치에 유지하게끔 한다.

권장 세트/반복: 20회씩 2세트

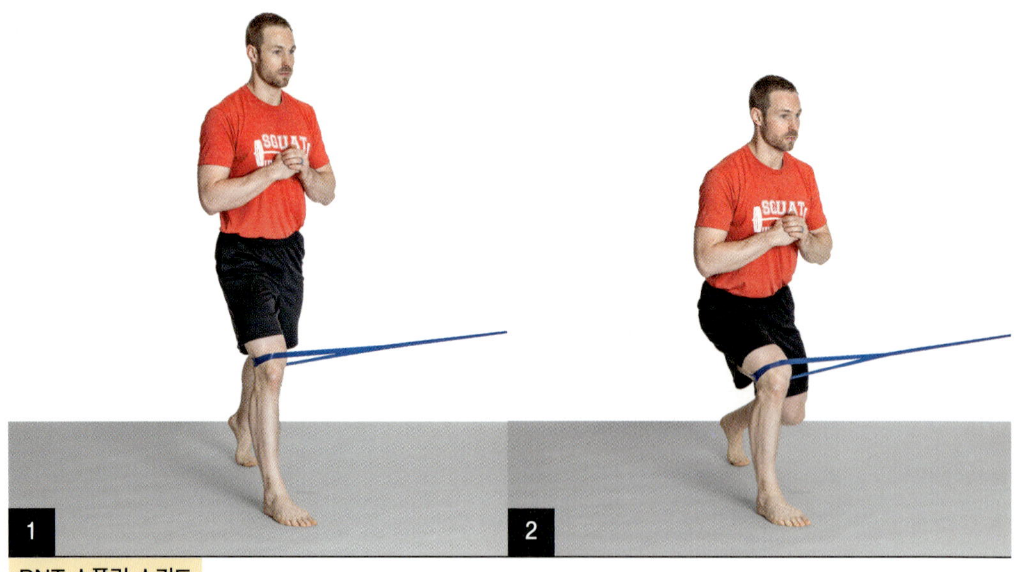

RNT 스플릿 스쿼트

다시 한 번 말하지만, 움직임의 질이 향상되고 통증이 감소되면 바벨을 등 위에 싣거나 덤벨을 손에 들기 시작하여 이 운동의 난이도를 높이면 곧 정상적인 훈련 루틴으로 돌아갈 수 있게 된다.

터치다운

당신이 다루고 있는 고관절 부상의 유형에 상관없이 터치다운과 함께 싱글 레그 스쿼트를 하는 것이 좋다. 이 운동에 대한 자세한 설명은 무릎 통증 장의 200쪽과 201쪽을 참조해라.

외측 고관절 손상의 재활 과정 초기(예: 중둔근 건병증 또는 대전자 활액낭염)에는 많은 양의 싱글 레그 스쿼트를 하면 안 되는데, 부상당한 쪽 다리가 균형을 잡기 위해 자연스럽게 내전하기 때문이다(이는 곧 약간의 힘줄 압박을 초래하게 된다). 한 발 서기 자세에서 이러한 압박 증가라는 기전 때문에, 이 운동은 부상에 대한 유발 테스트로 사용된다. 한 발 서기 자세에서 측면 고관절 통증 및/ 또는 외회전 테스트에서 통증이 있는 경우 증상이 없어질 때까지 터치다운 스쿼트는 보류하는 것이 좋다.

부하 적용 시 고려 사항

스트렝스 훈련 운동을 수행한 후 24시간 이내에 증상이 호전되거나 악화되는지 평가해 보라.[64] 통증이 더 심해지면 교정 운동이나 훈련 프로그램이 너무 강해서 조정이 필요할 수 있다. 궁극적으로 통증이 없어야 일반 바벨 리프팅 및 기타 스트렝스 운동을 할 수 있다.

해부학 기반의 기술 고려 사항

스쿼트는 첫째로는 움직임으로 접근해야 하고 운동으로서의 스쿼트는 그 다음으로 봐야 한다. 나는 처음 보는 선수를 스크린할 때, 신발을 벗게 하고 그의 발가락들이 정면을 향한 채 스쿼트를 할 수 있는 능력을 가지길 바란다. 나의 목표는 고객의 움직임을 평가하는 것이다. 이 방법을 사용하면 그들이 가진 약한 연결고리들을 확인할 수 있다. 발끝을 비교적 정면을 향해 나란히 두고(5~7도 정도만 발끝을 열어 둔 정도) 스쿼트를 하는 것은 발끝을 약간 바깥쪽으로 향하게 하고 스쿼트를 하는 것보다 더 어렵다. 이것이 스쿼트 스크린의 요점이다.

발끝을 정면을 향해 나란히 둔 채로 완전히 깊이 스쿼트를 하기 위해서는 적절한 발목 및 고관절의 가동성과 골반/코어 컨트롤이 충분해야 한다. 또한 충분한 협응력과 균형 능력이 있어야 한다. 그러나 발가락을 바깥쪽으로 돌리면 대부분의 사람들이 가슴을 더 똑바로 세우고 딥 스쿼트를 할 수 있게 된다. 비정상적인 해부학적 구조로 인해 딥 스쿼트를 못하는 사람은 소수이지만 항상 있었다. 그럼에도 불구하고 대부분의 운동선수는 완전한 깊이의 맨몸 스쿼트를 잘할 수 있어야 한다.

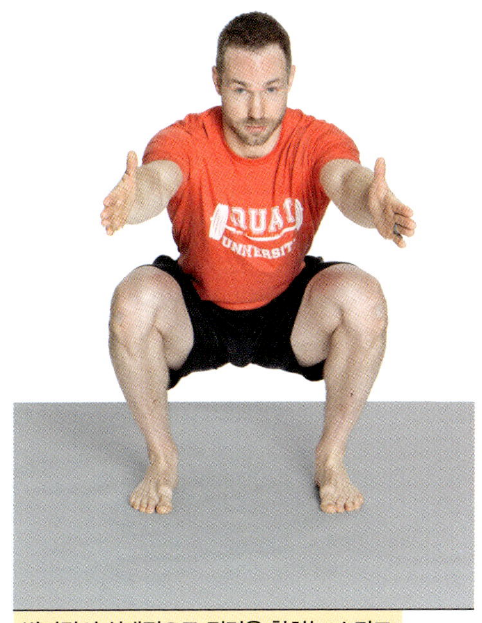
발가락이 상대적으로 정면을 향하는 스쿼트

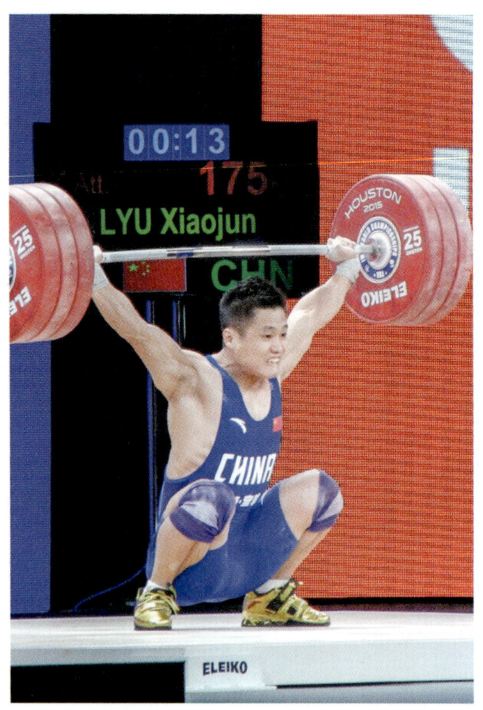

역도 동작에서 발가락이 바깥으로 돌아간 모습

Liu Xiaojun snatch, © Bruce Klemens

맨몸 스쿼트는 점프 및 착지와 같은 다른 운동 동작을 위한 움직임 기반이 된다. 많은 무릎 부상은 착지할 때 발이 바깥을 향하고 무릎이 안쪽으로 무너질 때 발생하게 된다. 점프하고 컷팅 동작을 해야 하는 선수는 무릎이 안으로 무너지고 회전될 때 전방십자인대(ACL)가 찢어지게 된다. 내가 제공하는 훈련의 목표는 선수들이 좋은 역학으로 착지하고 점프하여 시즌 종료 시 부상의 가능성을 줄이는 것이다.

앞서 소개한 테스트들을 기반으로 대퇴 혹은 관골구의 후경retroversion이 의심되는 경우 스쿼트, 클린, 스내치, 데드리프트를 할 때 신체가 더 과장된 보각toe out angle(약 30도)을 갖는 것이 '정상'일 수 있다. 이것은 가능한 가장 깊은 위치에서 클린이나 스내치를 받는 올림픽 역도 선수들인 경우 특히나 그럴 수 있다.

대퇴나 관골구의 후경이 발견되면 이 테스트를 시도해 보자. 발가락을 비교적 정면을 향해 나란히 둔 채로 가능한 한 깊이 스쿼트를 한다. 다음, 발가락을 약간 바깥쪽으로 향하게 하고 동일한 딥 스쿼트를 수행해 본다. 고관절 후경이 있는 선수는 발가락을 정면을 향해 스쿼트를 하는 동안 고관절 앞쪽이 불편하고 고통스러운 감각을 느끼는 경우가 많다.[65]

이는 당신이 발을 정면을 향한 채 딥 스쿼트를 할 수 없는 골격 구조를 가지고 있음을 의미한다. 이 경우 발끝이 약간 벌어져 스쿼트를 하는 것은 정상적이고 자연스러운 일이며, 아무리 많은 운동을 하더라도 큰 변화는 없을 것이다.

하지만 그렇다고 해서 모든 고관절 가동성 운동을 중단해야 한다는 의미는 아니다. 전혀 반대이다. 이번 챕터에서 알려준 테스트들에서 발견한 제한 사항을 기반으로 가동성 및 유연성 운동을 수행하기를 바란다. 나는 자신의 잠재력을 최대한 발휘한 운동선수를 거의 보지 못했다. 모든 사람이 '교과서'에 나오는 골격 구조를 가지고 있는 것은 아니며 신체에 적합하지 않은 스쿼트 자세를 따르려 하는 것은(가동성 운동과 관계없이) 재앙이 될 수 있다는 것을 이해해야 한다. 이러한 교정 운동을 하여도 완화되지 않고 리프팅을 할 때 고관절에 막히는 느낌이나 집히는 통증이 있고 구조적 스크리닝에서 잠재적인 고관절 후경이 나온다면 당신의 몸은 다르게 움직이라고 말하고 있는 것이다. 그 말을 들도록 하자.

완벽한 고관절 해부학적 구조라는 유전적인 복권에 당첨되지 않았다고 해서 역도화를 벗고 훈련을 완전히 중단해야 하는 것은 아니다. 신체가 가진 잠재력에 도달하고 통증이 없는 상태를 유지하는 데 필요한 기술의 수정 및 가동성 교정의 개념을 이해하여야 한다. 이러한 중재와 사전 운동에도 불구하고 통증이 지속되거나 악화되면 의사나 물리치료사와 같은 다른 재활 전문가를 찾는 것이 좋다.

Notes

1. M. Maruyama, J. R. Feinberg, W. N. Capello, and J. A. D'Antonio, "The Frank Stinchfield award: morphologic features of the acetabulum and femur: anteversion angle and implant positioning," *Clinical Orthopaedics and Related Research* 393 (2001): 52–65.
2. D. Reynolds, J. Lucas, and K. Klaue, "Retroversion of the acetabulum: a cause of hip pain," *Journal of Bone & Joint Surgery,* British Volume 81, no. 2 (1999): 281–8.
3. R. T. Loder and E. N. Skopelja, "The epidemiology and demographics of hip dysplasia," *ISRN Orthopedics* (2011): 238607.

4. Loder and Skopelja, "The epidemiology and demographics of hip dysplasia" (see note 3 above).

5. M. T. Cibulka, "Determination and significance of femoral neck anteversion," *Physical Therapy* 84, no. 6 (2004): 550–8.

6. R. H. Gelberman, M. S. Cohen, S. S. Desai, P. P. Griffin, P. B. Salamon, and T. M. O'Brien, "Femoral anteversion: a clinical assessment of idiopathic intoeing gait in children," *Journal of Bone & Joint Surgery,* British Volume 69, no. 1 (1987): 75–9.

7. P. A. Ruwe, J. R. Gage, M. B. Ozonoff, and P. A. DeLuca, "Clinical determination of femoral anteversion: a comparison with established techniques," *Journal of Bone & Joint Surgery* 74, no. 6 (1992): 820–30.

8. A. Weir, P. Brunker, E. Delahunt, J. Ekstrand, D. Griffin, K. M. Khan, G. Lovell, et al., "Doha agreement meeting on terminology and definitions in groin pain in athletes," *British Journal of Sports Medicine* 49, no. 12 (2015): 768–74.

9. T. F. Tyler, H. J. Silvers, M. B. Gerhardt, and S. J. Nicholas, "Groin injuries in sports medicine," *Sports Health* 2, no. 3 (2010): 231–6.

10. A. D. Vigotsky and M. A. Bryanton, "Relative muscle contributions to net joint movements in the barbell back squat," 40th Annual Meeting of the American Society of Biomechanics, Raleigh, NC, August 2–5, 2016; M. L. Benn, T. Pizzari, L. Rath, K. Tucker, and A. I. Semciw, "Adductor magnus: an EMG investigation into proximal and distal portions and direction specific action," *Clinical Anatomy* 31, no. 4 (2018): 535–43.

11. P. Renstrom and L. Peterson, "Groin injuries in athletes," *British Journal of Sports Medicine* 14, no. 1 (1980): 30–6.

12. Renstrom and Peterson, "Groin injuries in athletes" (see note 11 above).

13. T. F. Tyler, T. Fukunaga, and J. Gellert, "Rehabilitation of soft tissue injuries of the hip and pelvis: invited clinical commentary," *International Journal of Sports Physical Therapy* 9, no. 6 (2014): 785–97.

14. A. A. Ellsworth, M. P. Zoland, and T. F. Tyler, "Athletic pubalgia and associated rehabilitation: invited clinical commentary," *International Journal of Sports Physical Therapy* 9, no. 6 (2014): 774–84.

15. C. A. Unverzagt, T. Schuemann, and J. Mathisen, "Differential diagnosis of a sports hernia in a high-school athlete," *Journal of Orthopaedic & Sports Physical Therapy* 38, no. 2 (2008): 63–70.

16. Ellsworth, Zoland, and Tyler, "Athletic pubalgia and associated rehabilitation" (see note 14 above).

17. Weir et al., "Doha agreement meeting on terminology and definitions in groin pain in athletes" (see note 8 above).

18. A. F. Kachingwe and S. Grech, "Proposed algorithm for the management of athletes with athletic pubalgia (sports hernia): a case series," *Journal of Orthopaedic & Sports Physical Therapy* 38, no. 12 (2008): 768–81.

19. A. Grimaldi and A. Rearon, "Gluteal tendinopathy: integrating pathomechanics and clinical features in its management," *Journal of Orthopaedic & Sports Physical Therapy* 45, no. 11 (2015): 910–22.

20. Grimaldi and Rearon, "Gluteal tendinopathy" (see note 19 above); G. Collee, B. A. C. Dijkmans, J. P. Vandenbroucke, and A. Cats, "Greater trochanteric pain syndrome (trochanteric bursitis) in low back pain," *Scandinavian Journal of Rheumatology* 20, no. 4 (1991): 262–6; P. J. Tortolani, J. J. Carbone, and L. G. Quartararo, "Greater trochanteric pain syndrome in patients referred to orthopedic spine specialists," *Spine Journal* 2, no. 4 (2002): 251–4; N. A. Segal, D. T. Felson, J. C. Torner, Y. Zhu, J. R. Crutis, J. Niu, M. C. Nevitt, et al., "Greater trochanteric pain syndrome: epidemiology and associated factors," *Archives of Physical Medicine and Rehabilitation* 88, no. 8 (2007): 988–92.

21. P. A. Bird, S. P. Oakley, R. Shnier, and B. W. Kirkham, "Prospective evaluation of magnetic resonance imaging and physical examination findings in patients with greater trochanteric pain syndrome," *Arthritis & Rheumatology* 44, no. 9 (2001): 2138–45.

22. A. S. Klauser, C. Martinoli, A. Tagliafico, R. Bellmann-Weiler, G. M. Feuchtner, M. Wick, and W. R. Jaschke, "Greater trochanteric pain syndrome," *Seminars in Musculoskeletal Radiology* 17, no. 1 (2013): 43–8.

23. Grimaldi and Rearon, "Gluteal tendinopathy" (see note 19 above); Klauser et al., "Greater trochanteric pain syndrome" (see note 22 above).

24. B. S. Williams and S. P. Cohen, "Greater trochanteric pain syndrome: a review of anatomy, diagnosis and treatment," *Anesthesia & Analgesia* 108, no. 5 (2009): 1662–70.

25. G. Gottschalk, S. Kourosh, and B. Leveau, "The functional anatomy of the tensor fasclae latae and gluteus medius and minimus," *Journal of Anatomy* 166 (1989): 179–89.

26. Gottschalk, Kourosh, and Leveau, "The functional anatomy of the tensor fasciae latae and gluteus

medius and minimus" (see note 25 above).

27. Gottschalk, Kourosh, and Leveau, "The functional anatomy of the tensor fasciae latae and gluteus medius and minimus" (see note 25 above).

28. Grimaldi and Rearon, "Gluteal tendinopathy" (see note 19 above).

29. Grimaldi and Rearon, "Gluteal tendinopathy" (see note 19 above); N. K. Viradia, A. A. Berger, and L. E. Dahners, "Relationship between width of greater trochanters and width of iliac wings in trochanteric bursitis," *American Journal of Orthopedics* 40, no. 9 (2011): E159–62; D. Woyski, A. Olinger, and B. Wright, "Smaller insertion area and inefficient mechanics of the gluteus medius in females," *Surgical and Radiologic Anatomy* 35, no. 8 (2013): 713–9.

30. Grimaldi and Rearon, "Gluteal tendinopathy" (see note 19 above).

31. D. Hertling and M. K. Randolph, *Management of Common Musculoskeletal Disorders: Physical Therapy Principles and Methods* (Philadelphia: J. B. Lippincott, 1996).

32. D. J. Magee, *Orthopedic Physical Assessment* (Philadelphia: Saunders, 2002).

33. F. P. Kendall, E. K. McCreary, and P. G. Provance, *Muscles: Testing and Function*, 4th Edition (Baltimore: Williams & Wilkins, 1993); S. A. Sahrmann, *Diagnosis and Treatment of Movement Impairment Syndromes* (St. Louis: Mosby, 2002).

34. C. M. Hall and L. T. Brody, *Therapeutic Exercise: Moving Toward Function*, 2nd Edition (Philadelphia: Lippincott Williams & Wilkins, 2005).

35. J. L. Cook and C. Purdam, "Is compressive load a factor in the development of tendinopathy?" *British Journal of Sports Medicine* 46, no. 3 (2012): 163–8.

36. T. S. Goom, P. Malliaras, M. P. Reiman, and C. R. Purdam, "Proximal hamstring tendinopathy: clinical aspects of assessment and management," *Journal of Orthopaedic & Sports Physical Therapy* 46, no. 6 (2016): 483–93; L. Lempainen, K. Johansson, I. J. Banke, J. Ranne, K. Mäkelä, J. Sarimo, P. Niemi, and S. Orava, "Expert opinion: diagnosis and treatment of proximal hamstring tendinopathy," *Muscles, Ligaments and Tendons Journal* 5, no. 1 (2015): 23–8.

37. M. Prior, M. Guerin, and K. Grimmer, "An evidence-based approach to hamstring strain injury: a systematic review of the literature," *Athletic Training* 1, no. 2 (2009): 154–64.

38. Maruyama, Feinberg, Capello, and D'Antonio, "The Frank Stinchfield award" (see note 1 above).

39. A. Arnason, S. B. Sigurdsson, A. Gudmundsson, I. Holme, L. Engebretsen, and R. Bahr, "Risk factors for injuries in football," *American Journal of Sports Medicine* 32, 1 Suppl (2004): 5S–16S; K. Bennell, H. Wajswelner, P. Lew, A. Schall-Riaucour, S. Leslie, D. Plant, and J. Cirone, "Isokinetic strength testing does not predict hamstring injury in Australian Rules footballers," *British Journal of Sports Medicine* 32, no. 4 (1998): 309–14; B. J. Gabbe, K. L. Bennell, C. F. Finch, H. Wajswelner, and J. W. Orchard, "Predictors of hamstring injury at the elite level of Australian football," *Scandinavian Journal of Medicine & Science in Sports* 16, no. 1 (2006): 7–13; M. Hagglund, M. Walden, and J. Ekstrand, "Previous injury as a risk factor for injury in elite football: a prospective study over 2 consecutive seasons," *British Journal of Sports Medicine* 40, no. 9 (2006): 767–72.

40. E. Cressey, "5 reasons you have tight hamstrings," June 12, 2012, https://ericcressey.com/5-reasons-tight-hamstrings-strain.

41. G. Verrall, J. Slavatinek, P. Barnes, G. Fon, and A. Spriggins, "Clinical risk factors for hamstring muscle strain injury: a prospective study with correlation of injury by magnetic resonance imaging," *British Journal of Sports Medicine* 35, no. 6 (2001): 435–40.

42. Prior, Guerin, and Grimmer, "An evidence-based approach to hamstring strain injury" (see note 37 above); Bennell et al., "Isokinetic strength testing does not predict hamstring injury in Australian Rules footballers" (see note 39 above); J. Orchard, J. Marsden, S. Lord, and D. Garlick, "Preseason hamstring muscle weakness associated with hamstring muscle injury in Australian footballers," *American Journal of Sports Medicine* 25, no. 1 (1997): 81–5; T. Yamamoto, "Relationship between hamstring strains and leg muscle strength," *Journal of Sports Medicine and Physical Fitness* 33, no. 2 (1993): 194–9.

43. Prior, Guerin, and Grimmer, "An evidence-based approach to hamstring strain injury" (see note 37 above).

44. B. J. Gabbe, K. L. Bennell, C. F. Finch, H. Wajswelner, and J. W. Orchard, "Predictors of hamstring injury at the elite level of Australian football," *Scandinavian Journal of Medicine & Science in Sports* 16, no. 1 (2006): 7–13; B. J. Gabbe, K. L. Bennell, and C. F. Finch, "Why are older Australian football players at greater risk of hamstring injury?" *Journal of Science and Medicine in Sport* 9, no. 4 (2006): 327–33.

45. C. Woods, R. D. Hawkins, S. Maltby, M. Hulse, and A. Thomas, "The Football Association Medical Research Programme: an audit of injuries in professional football—analysis of hamstring injuries," *British Journal of Sports Medicine* 38, no. 1 (2004): 36–41.

46. Prior, Guerin, and Grimmer, "An evidence-based approach to hamstring strain injury" (see note 37 above).

47. S. Sahrmann, D. C. Azevedo, and L. Van Dillen, "Diagnosis and treatment of movement system impairment syndromes," *Brazilian Journal of Physical Therapy* 21, no. 6 (2017): 391–9.

48. M. Lequesne, P. Mathieu, V. Vuillemin-Bodaghi, H. Bard, and P. Djian, "Gluteal tendinopathy in refractory greater trochanter pain syndrome: diagnostic value of two clinical tests," *Arthritis & Rheumatism* 59, no. 2 (2008): 241–6.

49. M. Tijssen, R. van Cingel, L. Willemsen, and E. de Visser, "Diagnostics of femoroacetabular impingement and labral pathology of the hip: a systematic review of the accuracy and validity of physical tests," *Arthroscopy* 28, no. 6 (2012): 860–71.

50. J. J. Bagwell, L. Bauer, M. Gradoz, and T. L. Grindstaff, "The reliability of FABER test hip range of motion measurements," *International Journal of Sports Physical Therapy* 11, no. 7 (2016): 1101–5.

51. D. Harvey, "Assessment of the flexibility of elite athletes using the modified Thomas test," *British Journal of Sports Medicine* 32, no. 1 (1998): 68–70.

52. T. F. Tyler, S. J. Nicholas, R. J. Campbell, S. Donellan, and M. P. McHugh, "The effectiveness of a preseason exercise program to prevent adductor muscle strains in professional ice hockey players," *American Journal of Sports Medicine* 30, no. 5 (2002): 680–3; T. F. Tyler, S. J. Nicholas, R. J. Campbell, and M. P. McHugh, "The association of hip strength and flexibility with the incidence of adductor muscle strains in professional ice hockey players," *American Journal of Sports Medicine* 29, no. 2 (2001): 124–8.

53. M. Lequesne, P. Mathieu, V. Vuillemin-Bodaghi, H. Bard, and P. Djian, "Gluteal tendinopathy in refractory greater trochanter pain syndrome: diagnostic value of two clinical tests," *Arthritis & Rheumatism* 59, no. 2 (2008): 241–6.

54. Goom, Malliaras, Reiman, and Purdam, "Proximal hamstring tendinopathy" (see note 36 above).

55. J. Paolini, "Review of myofascial release as an effective massage therapy technique," *Athletic Therapy Today* 14, no. 5 (2009): 30–4.

56. M. P. Reiman and J. W. Matheson, "Restricted hip mobility: clinical suggestions for self-mobilization and muscle re-education," *International Journal of Sports Physical Therapy* 8, no. 5 (2013): 729–40.

57. M. K. Hoeger Bement, J. Dicapo, R. Rasiarmos, and S. K. Hunter, "Dose response of isometric contractions on pain perception in healthy adults," *Medicine & Science in Sports & Exercise* 40, no. 11 (2008): 1880–9.

58. J. C. Tonley, S. M. Yun, R. J. Kochevar, J. A. Dye, S. Farrokhi, and C. M. Powers, "Treatment of an individual with piriformis syndrome focusing on hip muscle strengthening and movement reeducation: a case report," *Journal of Orthopaedic & Sports Physical Therapy* 40, no. 2 (2010): 103–11.

59. M. Olfat, J. Perry, and H. Hislop, "Relationship between wire EMG activity, muscle length, and torque of the hamstrings," *Clinical Biomechanics* 17, no. 8 (2002): 569–79.

60. C. A. Johnston, D. M. Lindsay, and J. P. Wiley, "Treatment of iliopsoas syndrome with a hip rotation strengthening program: a retrospective case series," *Journal of Orthopaedic & Sports Physical Therapy* 29, no. 4 (1999): 218–24; N. C. Casartelli, N. A. Maffiuletti, J. F. Item-Glatthorn, S. Staehli, M. Bizzini, F. M. Impellizzeri, and M. Leunig, "Hip muscle weakness in patients with symptomatic femoroacetabular impingement," *Osteoarthritis Cartilage* 19, no. 7 (2008): 816–21.

61. S. McGill, *Ultimate Back Fitness and Performance*, 6th Edition (Waterloo, Canada: Backfitpro Inc., 2014); C. Liebenson, "Training the hip: a progressive approach," *Journal of Bodywork and Movement Therapies* 17, no. 2 (2013): 266–8.

62. McGill, *Ultimate Back Fitness and Performance* (see note 61 above).

63. G. Cook, L. Burton, and K. Fields, "Reactive neuromuscular training for the anterior cruciate ligament-deficient knee: a case report," *Journal of Athletic Training* 34, no. 2 (1999): 194–201.

64. Loder and Skopelja, "The epidemiology and demographics of hip dysplasia" (see note 3 above).

65. Sahrmann, *Diagnosis and Treatment of Movement Impairment Syndromes* (see note 33 above).

CHAPTER 3

무릎 통증

만약 여러분이 이 챕터를 읽고 있다면, 무릎 통증을 한 번 또는 여러 번 겪었을 가능성이 있다. 무릎은 인체의 모든 관절 중에서 가장 흔하게 다치는 관절이다.[1] 간단히 말해서, 이 관절에서 겪을 수 있는 부상의 종류는 크게 외상성과 비외상 두 가지로 나눌 수 있다.

아마도 여러분이 상상할 수 있듯이, 외상성traumatic 무릎 부상은 한 번의 격렬한 사고에서 일어나게 된다. 예를 들어 농구를 하는 와중에 점프에서 착지해 무릎이 안쪽으로 무너져 전방십자인대(ACL)가 찢어질 수 있다. 이러한 종류의 부상은 농구, 축구, 미식축구와 같은 스포츠에 참여하는 선수들에게 심각하고 종종 시즌을 그대로 마쳐야 하는 상황을 초래하기도 한다.

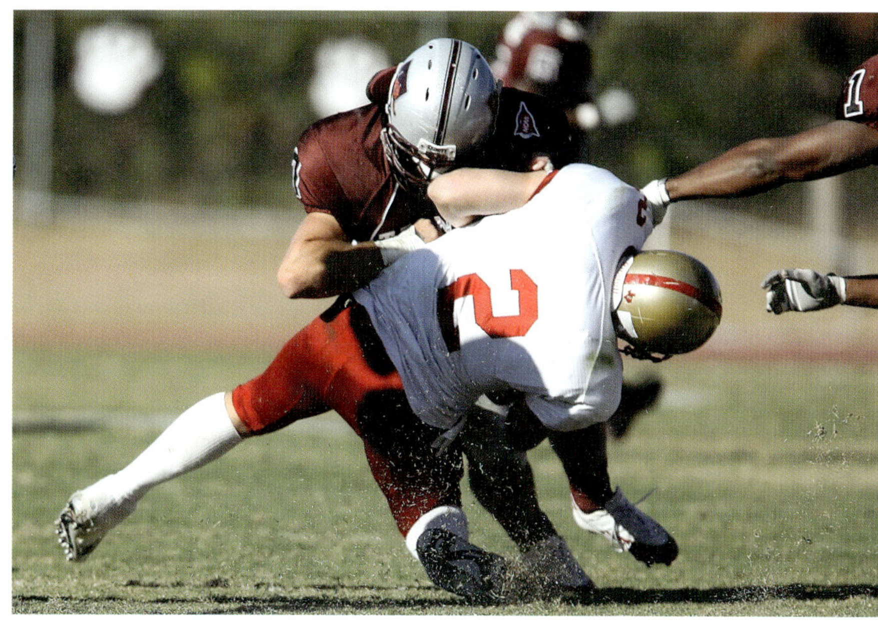

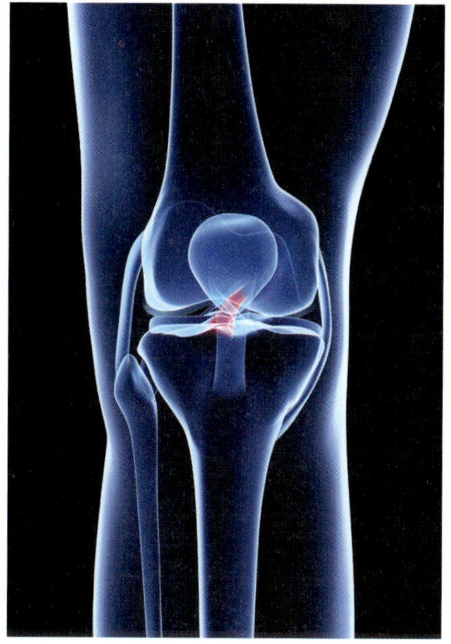

하지만 바벨 훈련을 하면서 외상성 무릎 부상을 입는 일은 드문 경우이다. 이러한 끔찍한 부상이 절대로 일어나지 않는다고 말하는 것이 아니다. 단지 웨이트 트레이닝이나 웨이트 리프팅/파워리프팅 경기에서는 매우 흔하지 않다는 것이다.[2]

바벨 트레이닝과 관련된 무릎 부상은 종종 과도하게 사용하였기 때문이라는 연구 결과가 있다.[3] 이러한 비외상성nontraumatic 부상은 만성적으로 진행되는 경향이 있으며 종종 미래에 더 많은 문제로 이어질 수 있다. 시간이 흐르면서, 이런 유형의 부상은 트레이닝이나 삶의 질에 영향을 미칠 수 있다.

그렉 칼훈Gregg Calhoon과 앤드류 프라이Andrew Fry는 엘리트 올림픽 역도 선수들을 6년 이상 추적한 결과 51%의 선수들이 만성 무릎 통증(몇 주 이상 지속되는)을 호소했지만 이 기간 동안 95%는 하루 이상의 트레이닝을 빼먹지 않았다.[4] 이는 주로 비외상성 부상을 입고 자극적인 무릎의 통증이 있음에도 운동선수들이 끝까지 훈련을 강행하고 있다는 사실을 보여준다.

이 수치들은 또한 많은 운동선수들이 삶의 신조로 삼는 "고통 없이 얻는 것은 없다"는 격언의 영향력을 말해 준다. 공격적인 사고방식을 가진 코치는 종종 경쟁을 위해서 그들의 고객/선수들에게 통증을 견디며 훈련하도록 강요한다. 오늘날 운동선수들은 니 슬리브를 신거나, 진통제를 먹거나, 국소 마취제 크림을 사용함으로써 통증을 감추기 위해 최선을 다한다. 날 믿어라. 나도 겪어 봤고, 당신이 무슨 일을 겪고 있는지 알고 있다.

무릎 통증을 해결하기 위해 이 챕터를 보았다면, 당신은 아마도 퍼포먼스에 어려움을 겪고 있을 것이다. 대부분의 선수들은 통증을 느끼기 '시작'할 때 도움을 구하지 않는다. 그리고 이러한 경향은 프로로 전향하고 나서 그들의 리프팅이 순조롭지 않을 때까지도 이어진다.

무릎의 부상 해부학

1차 진료의나 정형외과 전문의에게 진료를 받는 일반적인 경로를 밟는다면 해부학적 구조를 기반으로 한 진단을 받을 가능성이 높다. 이런 경우에는 보통 무릎 통증이 왜 생겼는지보다는 어디에 통증이 있는가를 기준으로 진단받게 된다. 무릎 주위에는 많은 해부학적 통증의 원천source들이 있지만, 가장 일반적인 곳은 다음과 같다.

- 슬개대퇴 통증 증후군
- IT 밴드 증후군
- 슬개골건변증 또는 사두근 건병증

슬개대퇴 통증 증후군(PFPSPatellofemoral Pain Syndrome)

만약 여러분의 슬개골 주위에 통증이 있다면, 여러분은 슬개대퇴 통증 증후군 진단을 받게 될 것이다. 불행하게도, PFPS는 여러 가지 병들을 포괄적으로 묶어 사용하는 용어이며 슬개골에 통증이 어떻게 또는 왜 있는지 알려주는 명칭은 아니다. 이렇게 애매한 용어를 쓰면 혼란을 야기할 수밖에 없다. 예를 들면 슬개골 주위의 통증은 슬개골 아래의 연골, 골 타박상, 또는 심지어 관절 내 지방 패드나 무릎지지띠retinaculum(관절을 둘러싸고 있는 단단하고 섬유질이 많은 관절낭의 일부분)와 같은 근처 조직의 염증 때문일 수도 있다. 다행스러운 것은, 통증을 없애기 위한 첫 단계는 어떤 특정한 해부학적 조직이 잘못되었는지 100% 확신을 가지고 알 필요는 없다는 것이다!

무릎 관절의 역학에 대해 간단히 이야기해 보자. 무릎을 움직일 때, 슬개골은 대퇴골의 '슬개대퇴구Patellofemoral groove'라고 불리는 작은 홈 안에서 움직인다. 슬개골과 대퇴골이 연결된 부위(슬개대퇴 관절이라고도 부른다)는 딥 스쿼트를 하는 동안 엄청난 스트레스를 받는다. 다행히도, 인간의 몸은 그러한 움직임들을 위해 특별하게 만들어졌다! 이 관절을 자세히 들여다보면 슬개골과 대퇴골은 인체에서 가장 두꺼운 연골 일부와 일직선상에 위치한 것을 알 수 있다. 이 밀도 높은 조직층은 부하를 분산시키고 관절을 건강하게 유지시킨다.

슬개대퇴구에 위치한 슬개골

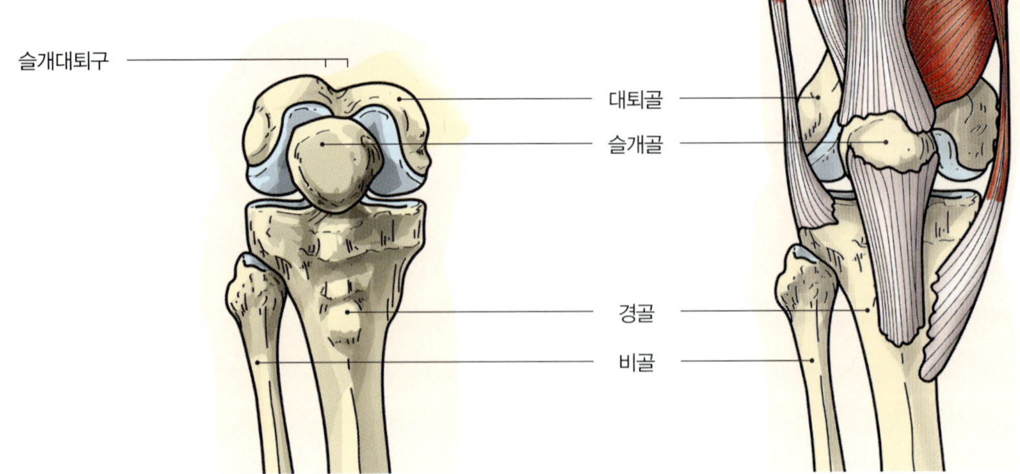

무릎을 구부리고 펼 때, 관절을 둘러싸고 있는 조직(근육, 근막, 인대, 지지띠)들은 슬개골이 안정적인 위치에 있도록 유지시킨다. 무릎이 발과 일직선으로 유지하면서 스쿼트를 하거나 깊은 리시빙 포지션deep receiving position에서 스내치를 할 때 부하가 결국 슬개대퇴 관절에 분산되게 된다. 하지만 무릎이 이와 같은 이상적인 방식으로 따라가지 못하고 좌우로 흔들리기 시작하면 결국 문제가 생길 수 있다.

스트렝스 선수들이 슬개골에 통증이 생기는 가장 흔한 이유는 무릎에서 일어나는 회전 움직임을 조절하는 능력의 부족(즉, 리프팅에서 무릎의 안정성이 떨어지는 모습)이다. 스쿼트나 클린을 받을 때, 혹은 데드리프트를 하면서 일어설 때 무릎이 비틀거린다면, 슬개골이 슬개골 활차구patellar groove의 움직임 경로에서 벗어나 이동하게 될 것이다.[5] 이러한 현상은 슬개골 아래에 균일하지 않는 압력을 가할 뿐만 아니라 슬개골과 연결되는 주변 조직에 과도한 부담을 주게 된다.

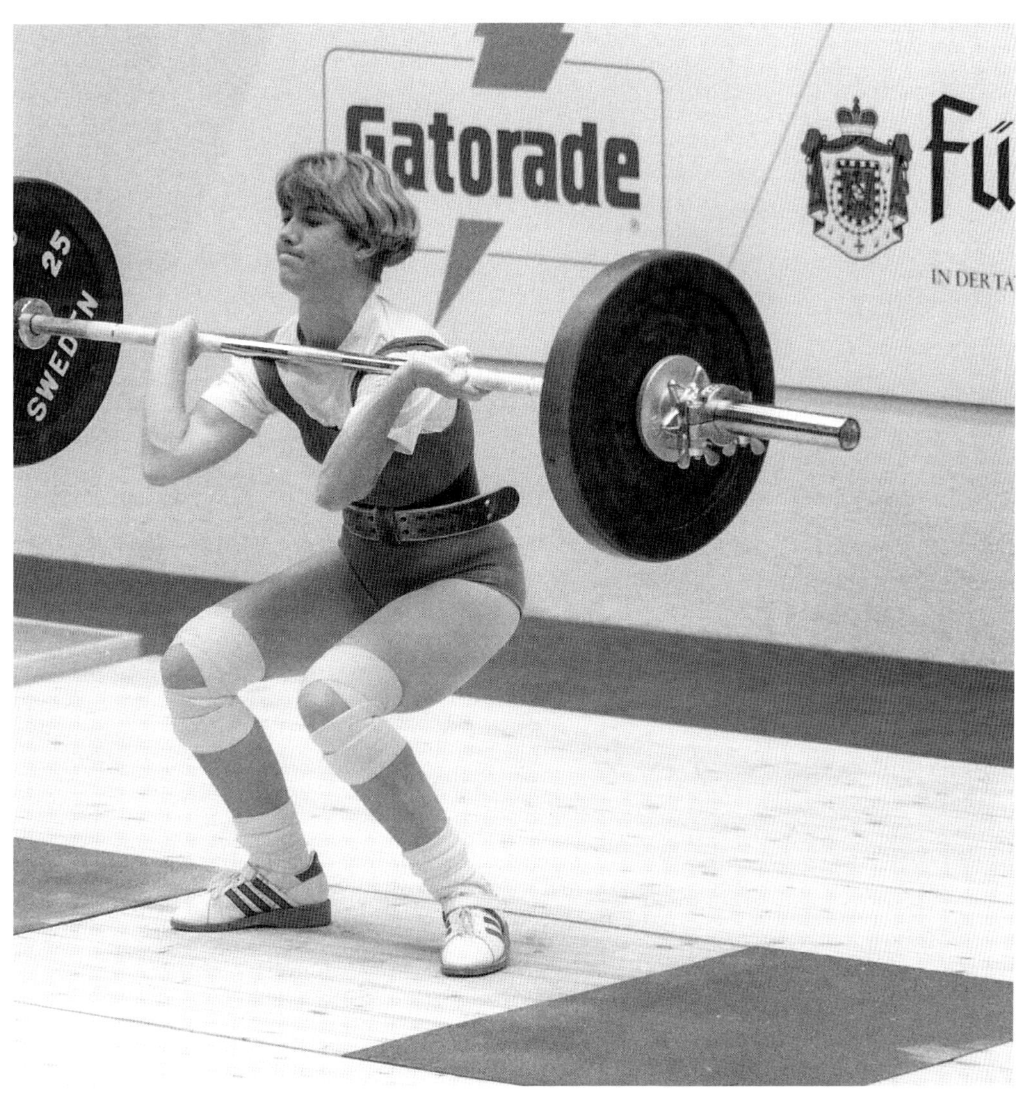

무릎이 안으로 모이는 스쿼트
Victoria Futch,
© Bruce Klemens

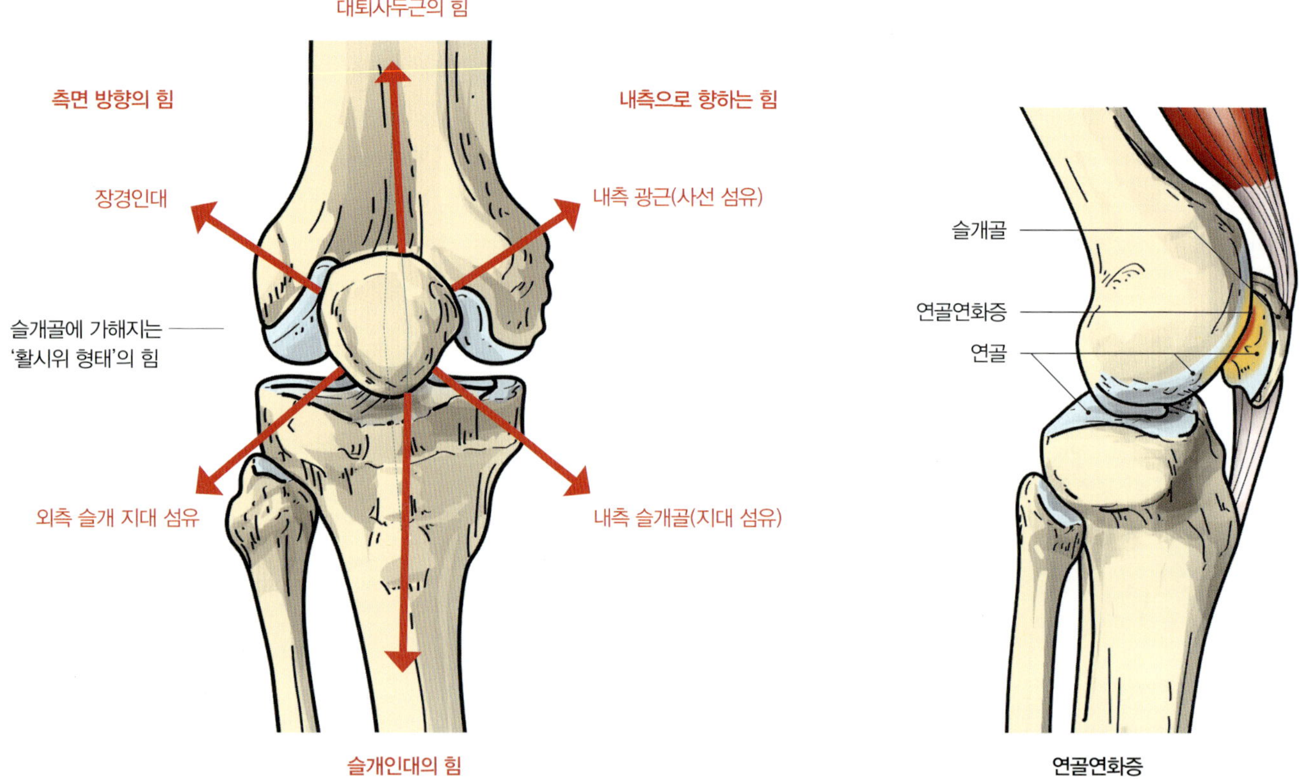

연골연화증

이러한 문제는 기차가 선로에서 벗어난 것과 같다고 생각하라. 관절 움직임 축을 당기는 압력이 자주, 그리고 상당한 크기로 발생한다면 문제가 생긴다. 관절 움직임 경로가 고르지 못하면 무릎에서 "딱", "딱" 하거나 무언가 갈리는 듯한 염발음crepitus이라고 하는 소리가 나기도 한다. 만약 이를 치료하지 않고 방치한다면 슬개골과 대퇴골 사이의 마찰은 뼈 밑면에 위치한 부드러운 연골의 침식을 일으킬 수도 있는데, 이를 연골연화증chondromalacia이라고 한다.

장경인대 증후군(ITBSIT Band Syndrome)

장경인대(IT bandiliotibial band)는 엉덩이 윗부분에서 무릎의 바깥쪽 부분까지 이어지는 두꺼운 근막 조직(치밀 결합조직)이다. 이것은 대퇴근막장근(TFL)을 둘러싸며, 대둔근(가장 큰 엉덩이 근육), 측면 햄스트링 그리고 측면 대퇴사두근과 연결되어 있다. 다리를 움직이기 위해서 TFL과 IT 밴드는 함께 움직이는데 이런 움직임들 중 하나는 대퇴골의 내회전을 일으키기도 한다.

장경인대(IT 밴드)

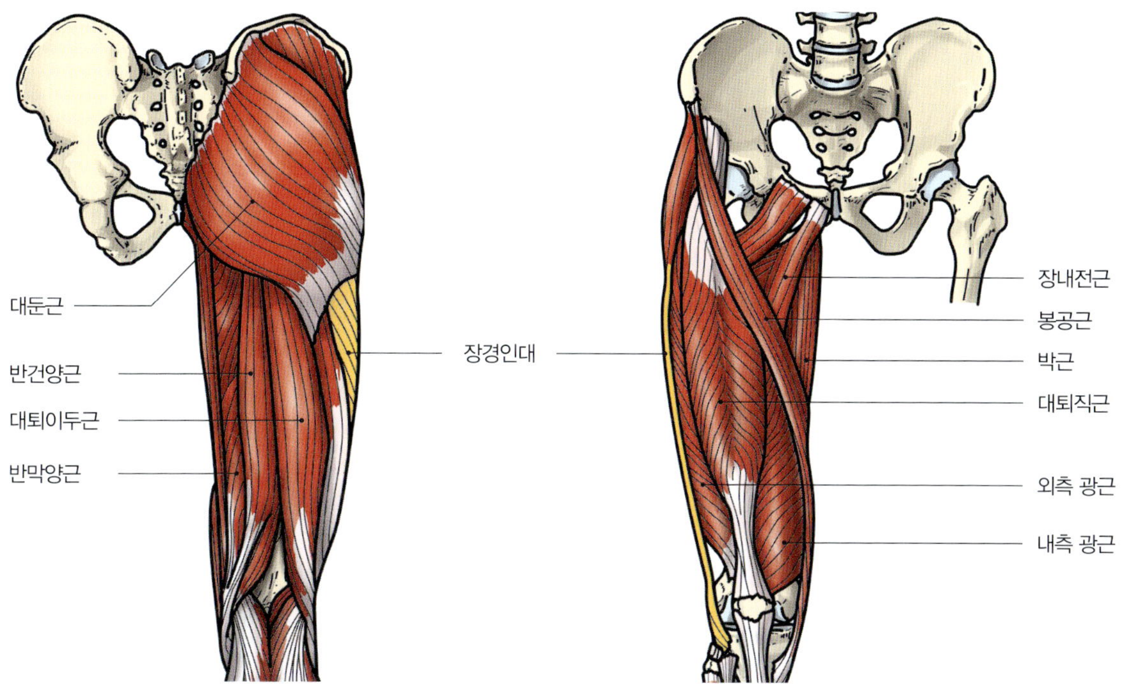

장경인대 증후군(ITBS) 진단은 보통 무릎의 측면 부분에 통증이 있을 때 내려지는데, 종종 대퇴골 외측과lateral femoral condyle라고 불리는 대퇴골의 튀어나온 뼈 부분에 통증이 나타난다. 증상은 보통 시간이 지남에 따라 악화되며 특정 사건이나 외상(다리 옆쪽에 타격을 입는 것과 같은)과는 관련이 없다. 이 통증은 둔하고 쑤시는 느낌으로 시작될 수 있지만 밴드가 있는 무릎 측면에서 특정 부위 하나를 정확히 짚어 낼 수 있는 날카로운 통증으로 종종 진행되기도 한다. 어떤 사람들은 심지어 탁탁거리거나 뚝하고 끊어지는 느낌에 대해 호소하기도 한다.

역사상 ITBS는 육상 선수들에게서 전형적으로 발견되는 반복되는 과사용 부상으로 여겨져 왔다. 이 부상으로 고통받는 선수들은 보통 더 오랜 시간 달릴 때 더 많은 통증을 경험한다. 실제로 ITBS는 달리기 관련 부상에서 12% 이상을 차지하는 것으로 알려졌다.[6] 그러나 웨이트 트레이닝을 하는 사람들에게서도 나타난다. 이 통증이 발생하는 정확한 이유에 대해서는 논쟁이 있다. 즉, 어떤 사람들은 과도한 마찰 때문에 생긴다고 주장하는 반면, 다른 사람들은 압박 문제라고 주장한다.

이에 대해 자세히 설명하자면, 처음에는 IT 밴드가 지나치게 타이트하면 무릎을 구부리고 펼 때, 이 인대가 대퇴골 외측과를 앞뒤로 움직이면서 스친다고 생각하였다.[7] 이러한 움직임은 IT 밴드 아래에 마찰을 일으켜 결국에는 염증과 통증을 유발한다는 것이다.

하지만 최근 연구에 따르면 IT 밴드는 사실 단단한 섬유로 된 성분에 의해 대퇴골 끝부분(먼 부위)에 단단히 부착되어 외측과 위로 스치면서 움직이는 것을 막아 준다고 한다. 사실 무릎을 굽혔다 폈다 할 때 보이는 무릎 외측의 움직임은 실제로 이 인대가 앞뒤로 스치면서 보이는 것이 아니라, IT 밴드 내에서 긴장된 부위가 옮겨 가는 모습이 움직이는 것처럼 보이는 것이다. 무릎이 구부러지면서 IT 밴드 내의 장력이 앞쪽의 섬유 조직에서 뒤쪽의 섬유 조직으로 이동하게 된다.

이러한 이유로, 대부분의 전문가들은 이 부위 통증은 밴드 아래의 마찰 때문이 아니라, 신경이 매우 발달한 지방(신경 말단이 포함된 지방) 층으로의 압박 때문이라고 믿는다.[8] 즉, 측면의 무릎에 통증을 유발하는 것은 IT 밴드가 아니라 그 아래 조직이다. 의학적으로 이는 부착부병증enthesopathy 중의 한 형태로 분류된다.

장경인대 연결체

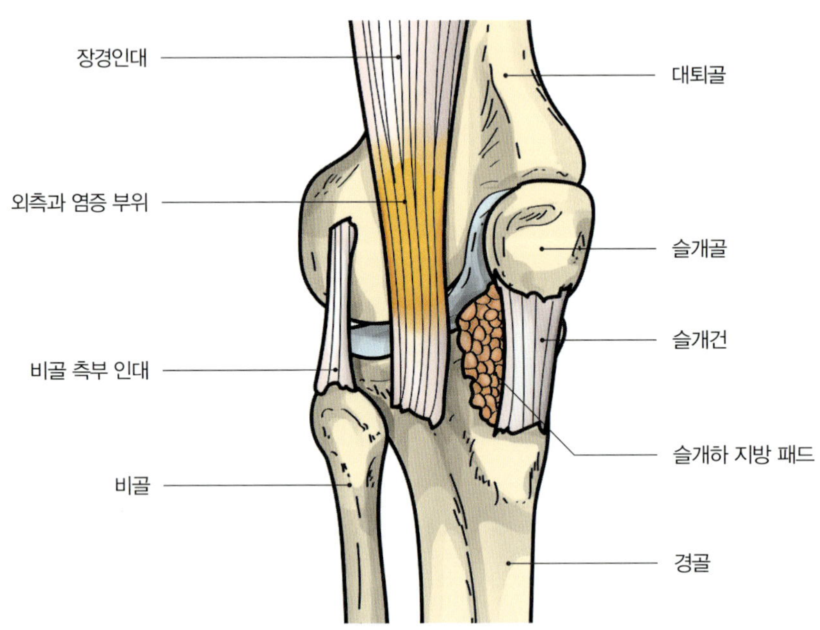

이제 압박이 IT 밴드 통증의 주요 해부학적 원인임을 알게 되었다. 이 압박은 어떻게 시작하게 되는가? 모두 당신이 움직이는 방식으로 설명된다. 슬개대퇴 통증 증후군과 마찬가지로, 연구들은 무릎의 회전력을 조절하는 문제와 ITBS를 연결시킨다. 실제로 IT 밴드 통증을 가진 선수는 통증이 없는 선수에 비해 발이 땅에 닿았을 때 무릎 내회전(무릎 안쪽 무너짐 knee cave)이 더 많다는 연구 결과가 있다.[9] 이제 무릎에서 부상이 어떻게 일어나는지 알아차렸을 것이다.

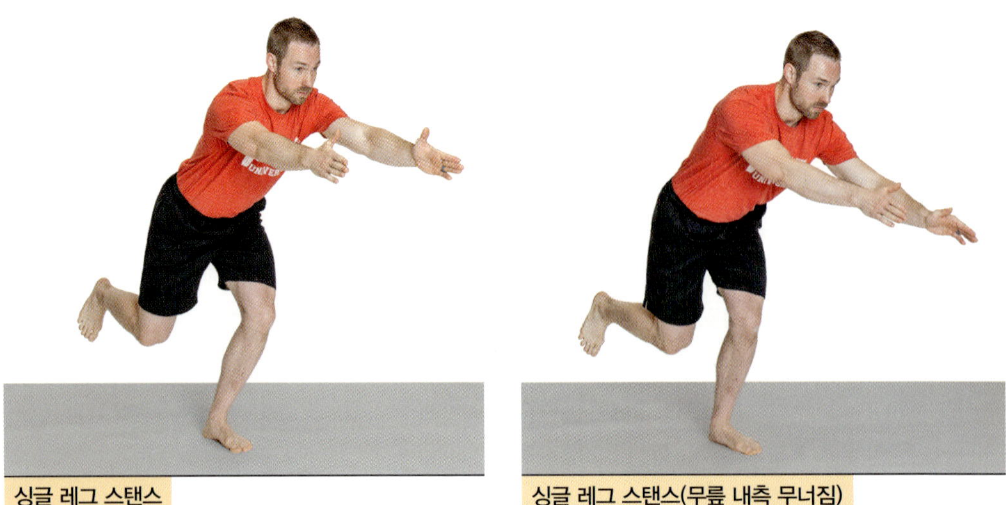

싱글 레그 스탠스

싱글 레그 스탠스(무릎 내측 무너짐)

슬개/대퇴사두근 건병증Patellar/Quad Tendinopathy

슬개골과 대퇴사두근 힘줄의 통증을 이해하는 것은 조금 더 복잡하다. 조금 더 해부학적으로 논의하면서 시작해 보자.

힘줄은 기본적으로 근육과 뼈를 연결하는 섬유질 조직이다. 슬개골 힘줄은 무릎 뼈에서 경골조면tibial tuberosity(정강이 뼈의 돌출된 뼈)까지 이어진다. 슬개골 위에는 또 다른 섬유 조직 밴드인 대퇴사두근 힘줄이 있는데, 이것은 크고 강한 대퇴사두근에 붙어 있다. 이 두 힘줄은 스프링처럼 뛰어오르는 점프와 같은 동작을 위한 엄청난 힘을 흡수하고 발산하기 위해 함께 작동한다.

슬개골과 대퇴부의 힘줄

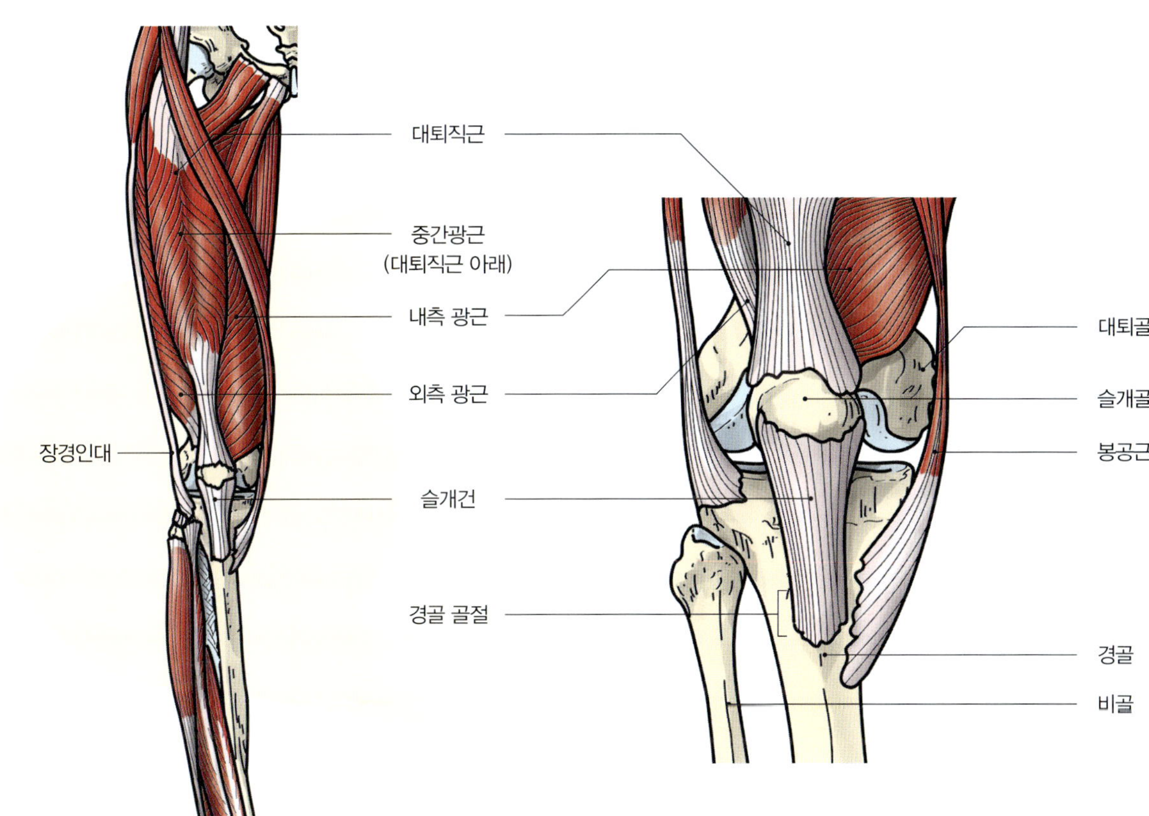

매일 우리 신체는 지속적으로 변화하는 상태에 있다(근육, 힘줄, 그리고 심지어 뼈까지). 신체에 스트레스를 줄 때마다(예: 운동을 한다거나), 조직은 분해되고 재생된다. 이러한 자연적인 보충 과정이 시간이 지남에 따라 쌓이는 것이 바로 스트렝스가 만들어지는 방식이다.

힘줄에서, 이 과정은 정확히는 '콜라겐'이라고 불리는 정렬된 섬유들 사이에 분산되어 있는 힘줄세포tenocytes라고 불리는 작은 세포들에 의해 크게 조절된다(정확히 말하자면 제1형 콜라겐). 힘줄세포는 힘줄에 가해지는 힘과 부하에 반응하고 그에 맞춰 조직의 세포 구성(세포외 기질extracellular matrix이라고 함)을 조절한다. 운동선수로서 몇 년 동안 얼마나 강렬한 훈련을 받았는지, 어떤 약을 복용하는지, 당뇨가 있는지 등 여러 요인에 따라 당신의 몸은 힘줄을 '부하 수용력load tolerance'이라고 하는 특정한 스트렝스 설정값에 맞춰 적응시키게 된다.

이 설정 지점을 심각하게 초과하지 않는 훈련 부하가 힘줄에 주어지면 2~3일 안에 정상으로 돌아오게 되는 세포 반응을 힘줄에서 생성하게 된다. 이러한 반응은 초음파 영상을 통해 확인할 수 있다. 2~3일간의 회복 시간은 '보완replenishment' 과정을 위한 적응으로써 정상적인 시간이다.[10] 그러나 힘줄에 가해지는 부하가 너무 심하거나 선수의 훈련 프로그램이 적절한 회복을 포함하지 않는다면, 이 균형은 깨지게 되고 적응adaptive하는 것에서 병적pathological인 것으로 이동하게 된다. 번쩍하고 부상 과정이 시작하게 되는 것이다.

무릎에 갑작스럽고 폭발적인, 그리고 반복적인 움직임이 필요한 운동에 종사하는 젊은 운동선수(30세 미만)는 대퇴사두근이나 슬개골 힘줄 부위 부상에 가장 취약하다. 점프와 같이 무릎의 힘줄을 스프링처럼 사용하는 동작들은 스쿼트 같은 느린 동작들보다 상당히 더 많은 부하를 준다. 점프를 많이 하는 농구, 배구 등 스포츠가 이런 부상이 생기는 이유이고 이러한 이유로 '점퍼의 무릎jumper's knee'이라는 용어가 사용된다.

흥미롭게도 장거리 달리기 선수들은 보통 슬개건 병증 진단을 잘 받지 않는데, 이는 힘줄에 통증이 발생할 만큼의 충분한 부하가 없기 때문이다. 대조적으로 점프(한 다리나 두 다리)는 슬개골 힘줄에 많은 스트레스를 준다.[11]

무릎에 있는 두 힘줄 중 슬개골 힘줄이 더 자주 부상을 입는다. 하지만 슬개골이나 대퇴사두근 통증은 박스 점프와 같은 무게 없이 반복적인 운동뿐만 아니라 스내치나 클린 같은 반복적인 탄도성ballistic 운동을 하는 동안 지속되는 강한 힘 때문에 역도나 크로스핏과 같은 스포츠에서 자주 볼 수 있다.

역사적으로 힘줄 손상은 건염tendinitis과 건증tendinosis의 두 가지 카테고리로 구분되어 왔다.[12] ~염(-it is)으로 끝나는 단어는 염증에 의해 발생된 급성 손상을 말한다. 전통적으로 ~증(-osis)으로 끝나는 단어는 문제가 힘줄의 기능이 저하되고 약해지기 때문에 생기는 문제들을 의미한다. 최근 의료 종사자들은 급성기의 고통스러운 부상을 언급할 때 건염이라는 단어를 자주 쓰고, 더 만성적인 힘줄 부상을 언급할 때에는 건증이라는 단어를 쓴다.

그러나 최근의 연구는 힘줄 통증에서 흔히 볼 수 있는 염증이 손상과 통증의 주요 원인이라는 생각에 이의를 제기한다.[13] 게다가 힘줄 부상 분야의 선도적인 연구자들은 현재 건염과 건병teninosis은 상호 배타적인 것이 아니라 동일한 부상에서 과정상 다른 일부라고 생각한다. 따라서 우리가 힘줄 부상에 관해서 이야기할 때는 건염이나 건증보다는 건병증이라는 용어를 사용하는 것이 좋다.

힘줄 부상이 어떻게 발생하는지를 이해하는 가장 실용적인 방법은 저명한 전문가 질 쿡Jill Cook의 '힘줄 병리학의 연속체Continuum of Tendon Pathology'에서 찾을 수 있다.[14] 이 모델은 세 가지 부상 단계가 겹치는 순서를 설명한다.

1. 반응성 건병증
2. 힘줄 손상
3. 퇴행성 건병증

한 단계에서 다음 단계로 진행되면 이전의 건강한 단계로 회복하는 능력이 감소된다.

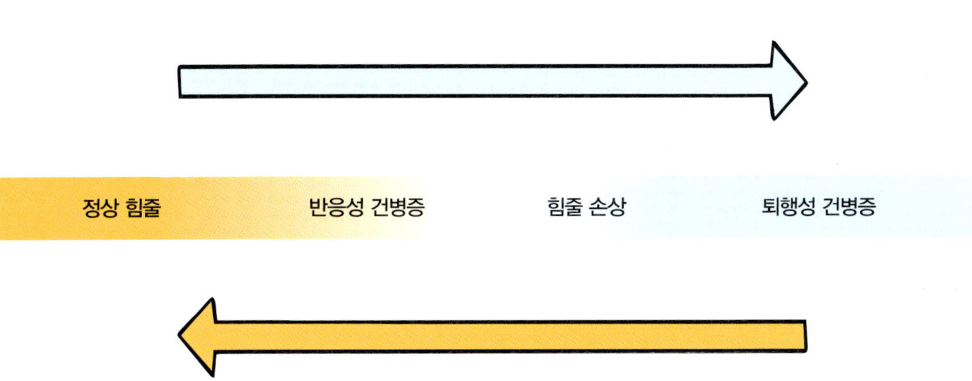

앞서 언급했듯이 어떤 유형이든 과부하에 노출되면 힘줄을 구성하는 세포가 단기적으로 과장된 반응을 보인다. 구체적으로 프로테오글리칸proteoglycans이라고 불리는 작은 단백질이 세포외 기질에 갑자기 몰려와서 힘줄이 붓고 통증을 유발하게 된다. 다시 말해, 이 붓기는 염증에 의한 것이 아니다. 이것이 얼음과 휴식만으로는 부상을 고칠 수 없는 가장 큰 이유이다![15]

그렇다면 정확히 어떻게 이런 과부하가 발생하게 될까? 힘줄 부상을 예방하는 방법이 일정량 이상의 무게를 들지 않거나 너무 자주 들지 않는 것처럼 간단하다면, 초보 선수들은 고작 몇 주만의 훈련에도 부상이 발생하는데 이에 반해 엘리트 역도 선수는 어떻게 일주일에 여러 번, 그것도 하루에 2세션씩 통증 없이 훈련할 수 있을까? 모두 개인적 특성과 힘줄의 상대적인 부하 수용력이 이를 결정한다.

인간의 몸은 주어지는 스트레스에 적응하는 놀라운 일을 한다. 스트레스의 종류와 양에 따라, 힘줄에 있는 세포들은 긍정적이거나 부정적으로 반응할 수 있다. 수용 가능한 훈련 부하에 대응하여, 우리의 힘줄은 강성을 증가시키면서 더 강해진다.[16] 최소한의 휴식으로 매일 폭발적이고 무거운 바벨 훈련을 수행하는 엘리트 운동선수는 높은 수준의 스트레스를 견디기 위해 수년간 그들의 힘줄을 계획적으로 훈련했기 때문에 그렇게 할 수 있게 된다. 적절한 훈련 프로그램을 통해 일상적으로 힘줄에 높은 수준의 부하로 훈련시킴으로써, 엘리트 선수들은 힘줄의 부하 수용 능력을 높일 수 있다.

상대적으로 훈련을 받지 않은 선수가 엘리트 선수와 같은 높은 수준의 훈련을 하려고 한다면, 예상치 못한 과부하로 인한 세포의 단기적인 과민 반응인 '반응적' 부상 단계를 촉발시킬 수 있다. 흔히 보이는 이러한 상황은 선수들이 한 번에 극도로 과한 훈련을 받거나 일주일에 3일 훈련하는 프로그램을 매일 훈련하는 프로그램으로 변경할 때 일어나게 된다.

초보자에게 반응적 단계를 유발하는 기폭제는 엘리트 선수에게도 나타날 수 있다. 만약 매일 많은 부하를 견딜 수 있는 운동선수가 긴 휴식(예: 2주 이상)을 취하고 갑자기 정상적인 훈련 프로그램(그들에게는 익숙하여 상대적으로 '정상적'이었던)으로 다시 뛰어들면, 그들은 힘줄에 예상치 못한 상당한 스트레스를 주게 될 것이다. 이는 그들의 힘줄이 길어진 휴식으로 더 낮은 부하를 수용하는 레벨로 적응되어 어느 정도 컨디션이 낮아졌기 때문이다.

이러한 부상 반응을 자동적으로 일으키는 어떤 반복 횟수나 중량이 정해져 있는 것은 아니다. 즉 이는 순수하게 개인의 힘줄 부하 수용량이 초과되었는지 여부에 따라 달라진다. 기본적으로, 예상치 못한 무게가 힘줄에 가해지면 이러한 반응을 유발할 수 있다. 그리고 그 후에 스트레스를 처리하기 위해 힘줄이 두꺼워질 수 있다.[17] 이때 힘줄 주변에 약간의 붓기뿐만 아니라 통증을 경험할 수 있다.

희망적인 이야기를 하자면, 이 과정은 적절히 관리한다면 건강한 상태로 되돌릴 수 있게 된다. 연구자들은 초기 훈련 무게를 상당히 줄이고 적절한 재활 단계가 취해진다면 반응을 보인 힘줄이 몇 주 안에 정상적인 건강한 상태로 되돌아갈 가능성이 있다고 믿는다.[18] 그러나 이 반응성 지점을 지나서 계속 훈련을 한다면, 힘줄은 스스로 치유하기 위해 계속 두꺼워지면서 망가지는 단계에 들어갈 것이다. 사실, 연구자들은 이러한 과장된 회복 과정이 보호 반응으로 슬개골 힘줄의 두께가 두 배(대략 4~8mm로)가 될 수 있다는 것을 발견했다.[19] 계속되는 과부하에 대한 반응으로, 점점 더 많은 프로테오글리칸들이 물을 끌어당겨 세포외기질을 부풀게 만들 것이다. 이러한 현상은 결국 힘줄을 구성하는 지지대(콜라겐)의 기능을 방해하기 시작한다. 이 시점에서 새로운 혈관과 신경이 힘줄에서 자라는 것을 볼 수 있는데, 이것은 통증을 만드는 데 역할을 할 수 있다.[20]

이때 부상을 해결하기 위한 적절한 조치를 취하지 않으면 기능과 구조가 무너진 콜라겐은 더욱 와해되기 시작하고 부상이 3번째 단계인 퇴행기에 접어들면서 소멸된다. 안타깝게도 힘줄이 망가진 상태인지 아닌지 구분하기는 매우 어렵다. 엎친 데 덮친 격으로, 당신은 심지어 당신의 힘줄이 3단계에 접어든다는 사실을 모를 수도 있다. 왜냐하면 힘줄의 퇴화된 부분은 통증을 유발하지 않기 때문이다.

그럼 힘줄이 어느 정도의 부상을 입었는지 어떻게 알 수 있을까?

쿡과 같은 연구자들이 발견한 것은 힘줄 통증은 주로 반응 단계의 증상이라는 것이다. 이러한 이유로 현재 슬개나 대퇴사두근 힘줄에 통증이 있다면, 당신의 부상은 '반응성' 또는 '손상/퇴행 상태 위의 반응성' 건병증인 2단계 모델에 있다고 할 수 있다.[21]

여러분이 슬개건 통증을 처음 경험했다고 해 보자. 정말 힘든 훈련을 한 다음 날, 힘줄이 너무 아파서 어쩔 수 없이 절뚝거렸다. 이것은 힘줄 통증의 급성(최근의) 증상이기 때문에, 당신은 반응성 건병증의 첫 단계를 경험하고 있을 가능성이 높다.

하지만 이것이 여러분이 운명을 경험하는 처음은 아니라고 가정해 보자. 작년에 갑자기 심해졌고 몇 달 전에 또 재발했다. 몇 주 쉬었더니 결국 통증이 사라졌지만 계속 재발하고 있다. 이러한 증상들의 만성적인 특성 때문에, 당신은 손상/퇴행성을 가진 반응성 건병증 사례를 경험할 가능성이 있다.

정상, 반응성 및 퇴행이 있는 반응성

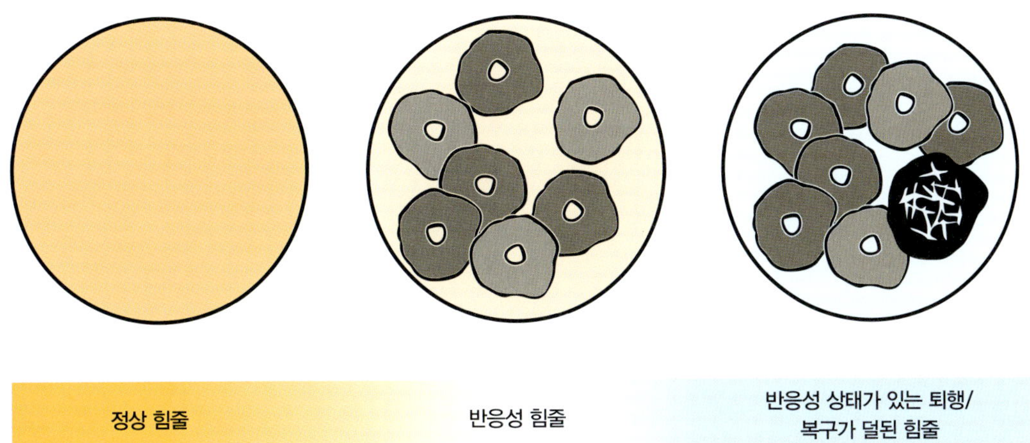

힘줄에 과부하가 지속되면 기능적 구조적 저하가 시작될 수 있지만 힘줄 전체가 그냥 죽는 것은 아니다. 힘줄을 깊숙이 들여다보면 건강한 힘줄 조직 사이에 흩어져 있는 퇴화된 콜라겐 조직의 작은 '섬'들을 발견할 수 있다. 이 섬들은 부하를 견딜 수 없고, 일반적으로 인장 강도와 탄성에 대한 수용 능력을 잃으며, 쿡이 말한 것처럼 '기계적 장애Mechanically deaf' 상태가 된다.[22]

퇴행성 슬개 또는 대퇴사두근 힘줄을 도넛의 구멍이라고 생각해 보자. 그 구멍들은 건강한 조직으로 둘러싸여 있다. 그러나 연구에 따르면 신체는 잃어버린 스트렝스를 회복하기 위한 노력으로 적응 과정을 일으키고 이 죽은 지점들 주변에 더 많은 정상적인 조직들을 '성장'시킨다.[23]

퇴행성 섬이 있는 정상 힘줄

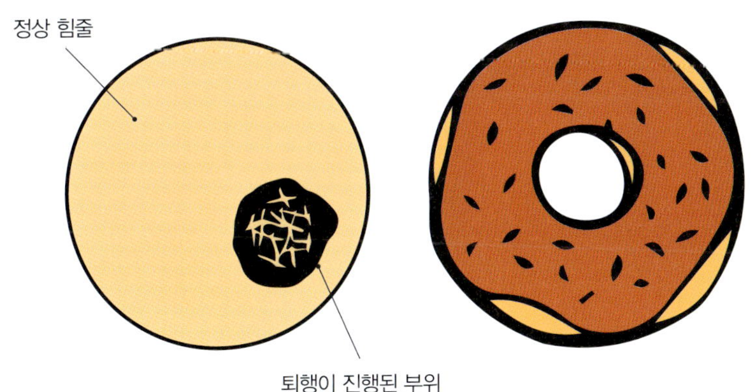

앞서 언급한 바와 같이, 힘줄에 있는 이러한 퇴화된 '구멍'들은 통증을 유발하지 않는다.[24] 건강한 조직의 주변 부분이 과부하 상태가 되고 반응 단계reactive phase(완전히 건강한 힘줄에게 일어나는 것과 정확히 같은 방식으로)로 빠져들어야 퇴화한 힘줄에서 통증이 생길 수 있는 것이다. 매우 퇴화된 힘줄을 가졌음에도 어떤 통증이나 증상이 보이지 않는 이유가 바로 이러한 점 때문이다.[25]

반응성 힘줄 통증과 손상/퇴행성을 가진 반응성 힘줄(과거력에 의한 증상은 제외)을 구분하는 가장 좋은 방법은 통증이 얼마나 통증이 강렬한지, 어떤 메커니즘이 부상을 유발하며, 회복하는 데 얼마만큼의 시간이 걸릴 것인가이다. 예를 들면 확실한 반응성 건병증은 매우 아프고 붓는다. 이것은 박스 점프와 같은 플라이오메트릭 운동으로 구성된 극도로 어려운 훈련 세션 같은 심각한 과부하에 의해 촉발된다.

반면, 손상/퇴행성을 가진 반응성 힘줄에 대한 반응은 훨씬 덜 격렬한 활동의 과부하로 인해 시작될 수 있으며, 종종 많은 붓기를 동반하지 않는다. 이 특별한 성격을 가진 건병증으로 인한 통증은 적절한 휴식으로 단 며칠 만에 해결될 수 있는 반면, 정확한 반응성 건병증은 치유되는 데 4~8주가 걸릴 수 있다.[26] 현재 어느 단계에 있는지를 이해하는 것은 어떻게 부상을 관리할 것이냐에 매우 영향을 미칠 것이다.

슬개건병증이 있는 사람들은 전형적으로 슬개골의 하극이라고 불리는 슬개골과 슬개골 힘줄의 연결 지점에 압통과 통증을 호소한다. 여러분은 경골tibia에 연결되어 있는 슬개골 힘줄이 붙은 부위(경골 조면이라고 불리는 정강이 앞쪽의 작은 혹 같은 부위)에서 통증을 경험할 수도 있다.[27] 무릎에 직접적인 타격(책상 모서리에 무릎을 부딪히는 것과 같은)을 받지 않는다면 슬개골 중앙의 통증은 보통 생기지 않을 것 것이다. 대퇴사두근 건병증을 가진 사람은 슬개골의 상극superior pole of the patella으로 불리는 대퇴사두근 힘줄과 슬개골의 연결 지점에 통증과 압통이 생긴다.

슬개골 힘줄

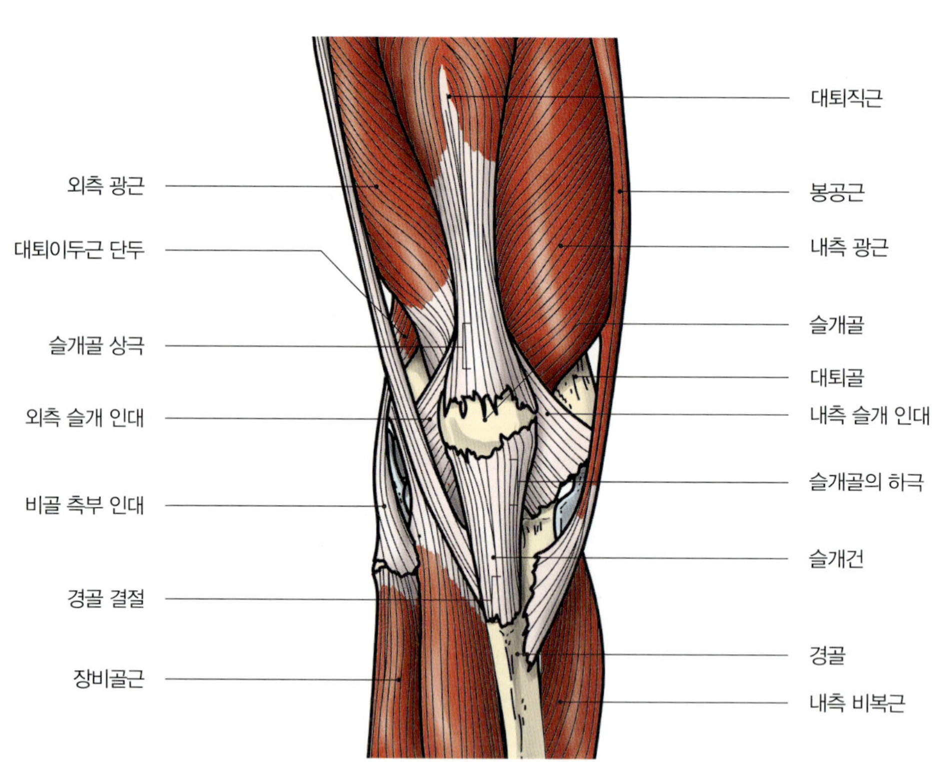

초기에 대부분의 사람들은 강도 높은 운동 후에 무릎 앞쪽에 둔한 통증을 느낀다고 말한다. 이러한 부상을 입은 사람들은 일반적으로 무릎에 가해지는 부하가 증가함에 따라 더 심한 통증을 경험한다(예: 반복적인 턱tuck 점프는 몸의 무게를 이용해 천천히 수행하는 스쿼트보다

더 많은 통증을 가져온다). 이것은 부하 관련 통증load-related pain이라고 불린다. 이 용어를 기억하라. 이 용어는 어떻게 이 부상을 치료하는지에 관해 중요한 부분이 될 것이다.

또한 흥미롭게도, 슬개와 대퇴사두근 힘줄은 무릎이 발가락보다 앞으로 이동해야 하는 매우 깊은 딥 스쿼트에서 상당히 더 많은 부하를 받게 된다. 이러한 이유로, 어떤 유형의 힘줄 부상을 가진 사람이라도 부하가 실린 스쿼트 도중 통증을 호소할 수 있을지도 모른다. 그러나 이 경우는 스쿼트의 가장 하단 자세에서만 통증이 발생한다.

부상의 역학

의사들이 지적하는 통증의 원천은 일반적인 해부학 기반의 진단들 중 몇 가지에 불과하다. 이러한 진단에 포함되지 않을 수도 있는 것에는 뼈 타박, 반월상연골 파열, 지방 패드 자극 그리고 추벽 증후군 또는 심지어 관절낭 자극을 포함한다. 불행하게도, 최고의 임상의들조차도 100% 확실하게 무릎 통증을 유발하는 정확한 해부학적 구조를 진단하는 데 어려울 수 있다. 그렇게 하기 위해서는 전문적인 진단 기술과 종종 비싼 무릎 관절 영상 촬영이 필요하다. 다행인 점은, 여러분은 통증을 이해하고 해결하기 위한 첫 단계를 밟기 위해 수백 달러, 심지어 수천 달러를 쓸 필요가 없다는 것이다.

무릎 통증의 원인cause은 무엇일까? 가장 심플한 답은 이러한 통증이 다음 2가지에 의해 누적된 미세손상이 무릎에 생긴 결과라는 것이다.

- 특정 움직임
- 과도한 훈련 부하

작은 뼈와 관절부터 이들을 지나는 큰 근육에 이르기까지 신체의 모든 부분에는 그 부위가 제 기능을 하지 못하고 부러지기 전까지 견딜 수 있는 일정한 양의 힘이나 무게가 있다. 무리하지 않고 조직의 한계점 직전까지 자신을 밀어붙이는 선수들은 종종 그들의 스트렝스와 퍼포먼스를 향상시키는 데 있어 엄청난 성공을 거두게 된다. 그러나 만약 한계점을 초과하면, 부상이 발생하고 통증이 시작된다.

때로는 부상을 촉발하는 메커니즘은 뻔하다. 경기 중에 무거운 PRPersonal Record(개인 기록)을 하려는 파워리프터를 예로 들어 보자. 그들의 무릎 한쪽이 극심한 외반으로 무너지면, 무릎의 모든 인대가 찢어지게 된다. 다른 경우에 부상은 육안으로 볼 수 없는 미세한 움직임들을 통해 수개월 또는 수년에 걸쳐 서서히 외상이 가해진다. 예를 들면 나는 고관절 회전의 좌우 불균형으로 무릎 통증이 생긴 많은 운동선수들과 함께 일한 적이 있었다. 경험 많은 코치에게조차 이들의 리프팅 기술은 충분해 보였다. 다만 코치가 볼 수 없었던 것은 한쪽 다리의 고관절 내회전이 제한돼 무릎 관절에 미세손상을 일으켜 결국 무릎 관절에 통증이 유발되었다는 것이다.

통증이 특정 순간에 찾아올 수 있지만, 비외상성 무릎 통증은 보통 오랫동안 축적된 결과이다. 증상이 나타나기도 전에 부상의 징후가 나타나는 경우가 종종 있다. 예를 들면 수많은 연구들에서 무릎 문제들(슬개내퇴 통증 증후, 장경인대 증후군, 골관절염의 발병과 같은)과 과도한 고관절 내전(몸의 중심선 쪽으로 허벅지가 움직이는 것), 내회전 같은 움직임의 문제들 사이의 연결점을 발견하고 있다.[28]

이것은 당신이 지난주 무거운 스쿼트 운동을 한 뒤 처음으로 통증을 느꼈을 수도 있지만 부상의 원인은 오랫동안 축적되었을 수 있다는 의미이다. 따라서 더 강해져서 성공을 쟁취하는지 아니면 부상 때문에 훈련 진행을 실패하는지는 언제나 기술의 질과 훈련 중 신체에 어떻게 부하를 가하느냐가 가장 중요한 요소가 될 것이다.

만약 당신이 위의 부상 중 하나를 가지고 있다는 말을 들었다면, 당황하지 마라. 희망은 있다! 당신의 부상을 고치는 첫 단계는 무릎 통증에 대해 스크린을 하는 것으로 이는 움직이는 방식을 평가하는 것으로 시작된다.

무릎 통증의 스크린은 어떻게 할까?

결함이 있는 움직임이나 운동 기술이 통증을 유발한다는 생각은 '운동병리학적 모델' 또는 KPM이라고 불리고 있다.[29] 이 모델에는 여러분 대부분이 기억할 필요가 없을 만큼 꽤 멋진 이름이 붙어 있지만, 이 배경에 깔린 이론이 통증을 고치는 핵심이다. 우선 어떤 움직임 문제가 부상으로 진행되는지 알아내는 것부터 시작한다.

수백 년 동안 전통적인 의학 분야는 슬개대퇴 통증 증후군이나 장경인대 증후군처럼 해부학적 기반으로 부상을 입을 수 있는 특정 조직이나 신체 부위를 진단해 통증을 해결하려고 시도해 왔다. 하지만 나는 이러한 의학적 접근으로 신체를 분석하기보다는 움직임을 기반으로 한 스크린 과정을 거쳐 통증의 원인을 밝혀낼 예정이다. 여기에는 MRI나 다른 값비싼 영상 촬영이 필요하지 않다. 대신, 우리는 한 걸음 뒤로 물러서서 신체가 머리부터 발끝까지 어떻게 움직이는지 관찰할 것이다. 이러한 방식을 통해, 우리는 '부상'이 아니라 그 '사람'을 치료한다.

이 개념에 대한 간단한 예를 소개한다. 셀레나는 18세의 열혈 역도 선수이다. 그녀는 8년 동안 경기에 참가해 왔고 첫 번째 국가대표팀의 자격을 막 획득할 시점이다. 중요한 전국대회를 앞두고 몇 주 동안, 그녀는 오른쪽 무릎에 통증을 느끼기 시작한다. 슬개골 안쪽에서 무겁고 둔한 통증이 느껴졌다. 처음에는 무거운 것을 들 때만 느꼈지만, 곧 거의 모든 리프팅에서 느낄 정도로 발전했다. 수없이 폼롤링을 했음에도 불구하고, 통증은 사라지지 않을 것처럼 보여서 그녀는 그녀의 주치의에게 가기로 결심한다. 셀레나의 이야기를 들은 후, 의사는 그녀에게 슬개대퇴 통증 증후군이라는 진단을 내리고, 그녀에게 소염제 처방을 내리며 몇 주 동안 리프팅을 줄이라고 말했다.

이 이야기가 당신에게 친숙하게 들리는가?

휴식과 약물 치료는 종종 증상을 감소시키지만, 애초에 왜 통증이 시작되었는지는 원인을 해결하진 못한다. 이것이 이러한 상황에 처한 많은 사람들이 다시 리프팅을 하기 시작할 때 그들의 통증이 다시 되돌아오는 것을 보는 이유이다.

셀레나가 몇 가지 테스트를 위해 나를 보러 왔을 때, 나는 그녀에게 몇 가지 기본적인 동작을 시키면서 테스트를 시작했다. 그녀가 맨몸 스쿼트를 선보일 때엔 모든 것이 괜찮아 보였다. 그녀는 충분한 힙 힌지로 시작했고 최고의 기술로 몸을 최대한 깊게 앉았다가 그리고 다시 서 있는 자세로 돌아오기까지 그녀의 몸을 잘 조절했다.

하지만 내가 그녀에게 간단한 싱글 레그 스쿼트를 해 달라고 요청했을 때, 상황은 바뀌었다. 왼쪽 무릎은 잘 조절했지만 오른쪽 무릎이 안쪽으로 무너지면서 통증이 재현되었다. 그러나 약간의 적절한 지시를 통해 그녀는 무릎을 조금 더 잘 조절할 수 있었고 통증을 덜 느꼈다고 말했다.

추가적인 스크린을 해 보니 하체(발목과 고관절)의 가동성은 뛰어나지만 엉덩이 측면 근육의 힘이 왼쪽보다 오른쪽에서 제한적인 것으로 나타났다. 이에 따라 그녀의 움직임 문제는 안정성 결핍으로 보였다. 즉 이러한 근육들이 적절한 타이밍과 강도로 활성화하지 못하는 약화/협응력 문제인 것이다.

병리학적 진단보다 통증을 유발하는 움직임 문제들(무릎 조절 능력이나 '생체역학적 기능부전'의 문제)을 바탕으로 진단하고 분류하는 것이 치료 과정을 이끄는 데 더 유용하다. 셀레나가 해부학적으로 슬개골 관절(PFPS 문제)에 부상이 있다는 식으로 단정 지으면 큰 그림을 놓칠 수밖에 없게 된다. 그녀가 슬개골 관절 부상을 입었다는 것을 안다고 해서 그녀가 왜 아프고 어떤 부위에 교정이 필요한지 꼭 말해 주는 것은 아니다.

따라서 셀레나를 슬개대퇴 통증 증후군으로 분류하는 대신, 셀레나의 부상을 '안정성 결핍을 가진 생체역학적 기능장애로 인한 오른쪽 무릎 통증'으로 분류하고자 한다. 움직임 진단으로 관점을 바꿈으로써, 우리는 그녀의 결손을 다루고 기술/움직임 문제를 고칠 수 있다. 진단하는 과정에서 다음 중 자신의 무릎 통증을 가장 잘 묘사하는 카테고리가 무엇인지 생각해 보기 바란다. 물리치료사들이 부상을 분류하기 위해 다른 종류의 움직임 진단법들을 사용하는 반면, 나는 다음 사항들이 스트렝스 운동선수들 사이에서 가장 흔하다는 것을 발견하였다.

- 생체역학적 기능장애
  - 가동성 결합
  - 안정성 결합
- 부하 불내성

어떤 종류의 움직임이나 부하가 무릎 통증을 유발하는지 알아내기 위해 뒤따르는 각각의 테스트들에서 단서들을 모은다. 이 자가진단을 통해 얻을 수 있는 통찰력은 부상을 통제하고 통증을 완화하는 가장 좋은 배경을 제공할 것이다.

움직임 스크린

다음 테스트들을 수행할 때 어떻게 움직이는지 분석할 수 있도록 친구에게 봐 달라고 하거나 영상을 녹화한다.

맨몸 스쿼트

스쿼트부터 시작해 보자. 발이나 발목에 빌생하는 문제를 볼 수 있도록 양말과 신발을 반드시 벗어야 한다.

일반적인 스쿼트 자세에서, 천천히 최대 깊이로 스쿼트를 수행하고 몇 초 동안 자세를 유지한다. 천천히 시작 자세로 돌아간 다음 다섯 번 더 반복한다. 무엇을 찾아냈는가? 통증을 느꼈는가? 만약 그랬다면 0~10까지의 척도로 통증이 얼마나 강했는지, 어디에서 통증이 시작되는지를 기록해라. 0은 통증이 없고 10은 당신이 상상할 수 있는 최악의 통증이다. 이 통증의 위치와 점수, 두 가지 요소 모두 나중에 테스트 과정에서 유용하게 쓰일 것이다.

움직임을 분석하면서, 당신의 발의 위치를 확인한다. 한쪽 발이 다른 쪽 발보다 더 기울어져 있는가? 발을 단단히 고정하려고 노력하는 동안 스쿼트로 내려갈 때 한쪽 발이 옆으로 회전하는가? 만약 그렇다면, 이것은 오른쪽과 왼쪽 고관절 그리고/또는 발목 사이의 가동성 불균형 때문일 수 있으므로 기억해 두어라(곧 스크린 해 볼 것이다).

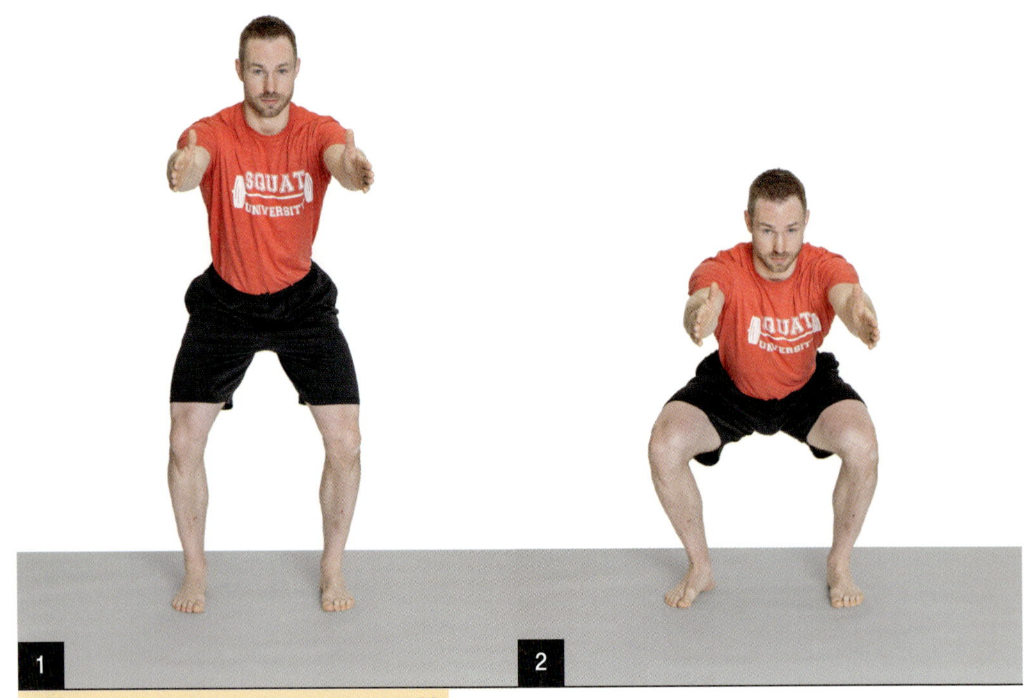

맨몸 스쿼트(한쪽 발이 바깥으로 회전되어 있음)

또한 엉덩이의 위치를 관찰해 보아라. 엉덩이가 좌측이나 우측으로 움직였는가? 스쿼트 자세를 뒤에서 비디오로 촬영하면 골반의 한쪽이 다른 쪽보다 높거나 지면과 평행하지 않게 보이는가?

싱글 레그 스쿼트

맨몸 스쿼트를 쉽게 통과했다면, 조금 더 어렵게 해 보자. 한쪽 다리로 서서 싱글 레그 스쿼트를 한다. 균형을 잡는 데 아무것도 사용하지 않고 가능한 최대한 깊이 앉는다. 어떤가?

발의 아치가 무너지지 않고(과도한 회내pronation) 무릎이 미친 듯이 흔들리는 것 없이 한쪽 다리에서 균형을 잡고 스쿼트를 하는 것이 힘들었다면, 양다리 스쿼트에서는 미처 눈치채지 못했던 안정성 문제를 발견한 것이다. 내 경험에 따르면, 많은 강한 운동선수들은 맨몸 스쿼트를 할 때 안정성과 관련된 문제들을 '숨길' 수 있다. 하지만 이 운동선수들 중 일부는 한쪽 다리에서 스쿼트를 실패하지만 다른 한쪽에서는 성공한다! 싱글 레그 스쿼트 스크린으

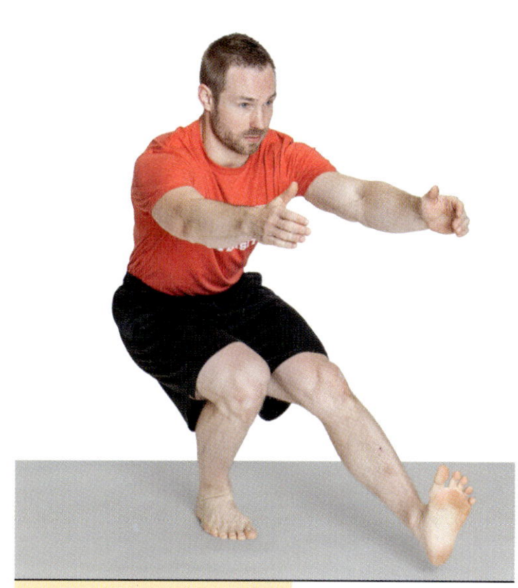

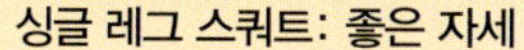
싱글 레그 스쿼트: 좋은 자세

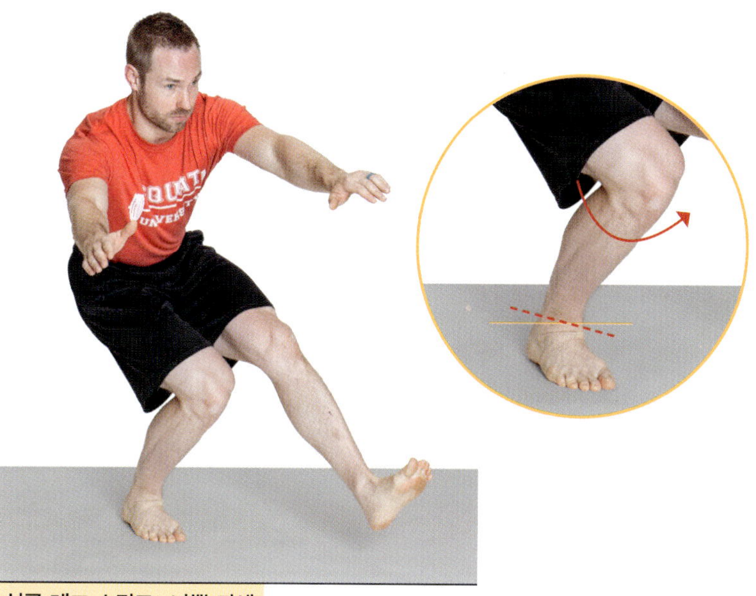

싱글 레그 스쿼트: 나쁜 자세

로 안정성/가동성 문제에 대한 문제를 목록에 작성할 수 있다.

무릎을 건강하게 유지하는 데 있어 안정성의 중요성을 이해하는 것은 발에 집중하는 것에서부터 시작된다. 알다시피 발은 신체에서 안정성이 중요한 부위이다. 발의 안정성이 좋으면 나머지 신체도 움직일 수 있는 기반이 마련된다. 만약 카드로 만든 집이 무너지듯, 발이 무너지면(과도한 회내), 경골이 회전하여 슬개골이 축에서 벗어나게 된다.[30]

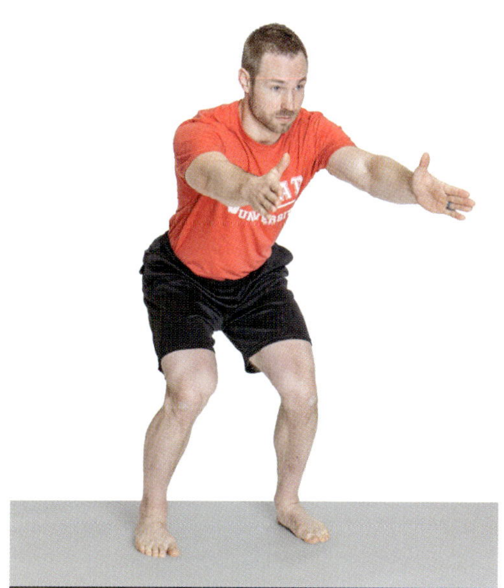

발의 무너짐은 무릎 무너짐을 유도한다

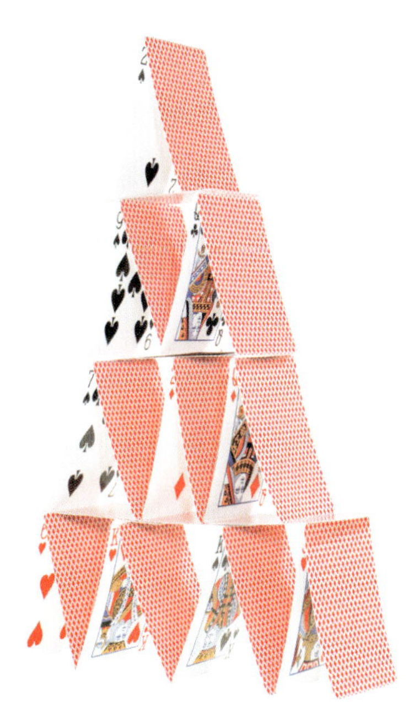

고관절 또한 무릎 관절에 안정성을 제공하는 데 중요한 역할을 한다. 싱글 레그 스쿼트를 할 때 허벅지에 무슨 일이 일어나는지 관찰해라. 안쪽으로 이동(내전이라 불리는 움직임)하거나 심지어 안쪽으로 회전(내회전)하기도 하는가? 이러한 문제들은 종종 고관절에서 협응이 잘 일어나지 않기 때문이다. 스쿼트와 같은 동작 중에 엉덩이 옆과 뒤 근육(중군근과 대둔근)이 제때 켜지지 않고 충분한 활성화를 유지하지 못한다면 무릎이 몸의 중간선midline을 향해 안쪽으로 무너질 것이다. 이 동작은 대퇴골과 마주하는 슬개골 뒤쪽의 마찰력을 증가시키고 무릎의 측면에서는 IT 밴드의 압박을 증가시킨다.

문을 열고 닫는 것을 생각해 보자. 문을 프레임에 연결하는 금속 경첩의 움직임은 무릎 관절과 유사하게 작동한다. 문의 손잡이를 당기면 문이 부드럽게 열린다. 그러나 만약 손잡이를 당신 쪽으로 당기면서 동시에 위로 당긴다면 어떻게 될까? 문이 분명히 부드럽게 열리지 않을 것이다. 경첩이 축에서 벗어나 당겨지고 있기 때문이다. 스쿼트 하는 동안 이상적인 정렬에서 벗어날 때 이와 같이 고르지 못한 힘이 무릎 관절에 가해지게 된다.

영상을 찍고 옆에서 싱글 레그 스쿼트를 보았다면, 무엇을 찾아냈는가? 무릎이 안쪽으로 무너지는 모습knee cave은 스쿼트 하는 동안 가장 분명한 움직임 결함을 보이지만 몸이 앞뒤 운동면(시상면이라고 함)에서 어떻게 움직이는지도 고려해야 한다. 나는 무릎 통증을 가진 많은 운동선수들이 후방사슬 근육을 사용하는 데 어려워하고 두 다리나 한 다리로 싱글 레그 스쿼트를 시작할 때 엉덩이에 최적으로 힌지 움직임을 사용하지 않는다는 것을 발견했다. 무릎과 고관절은 내려감과 동시에 구부러져야 하지만, 맨 처음 시작할 때 무릎을 무리하게 앞으로 밀면 슬개골에 가해지는 압박력이 증가할 수 있다. 보시다시피 움직임을 세분화하고 분석할 때 고려해야 할 요소가 많다.

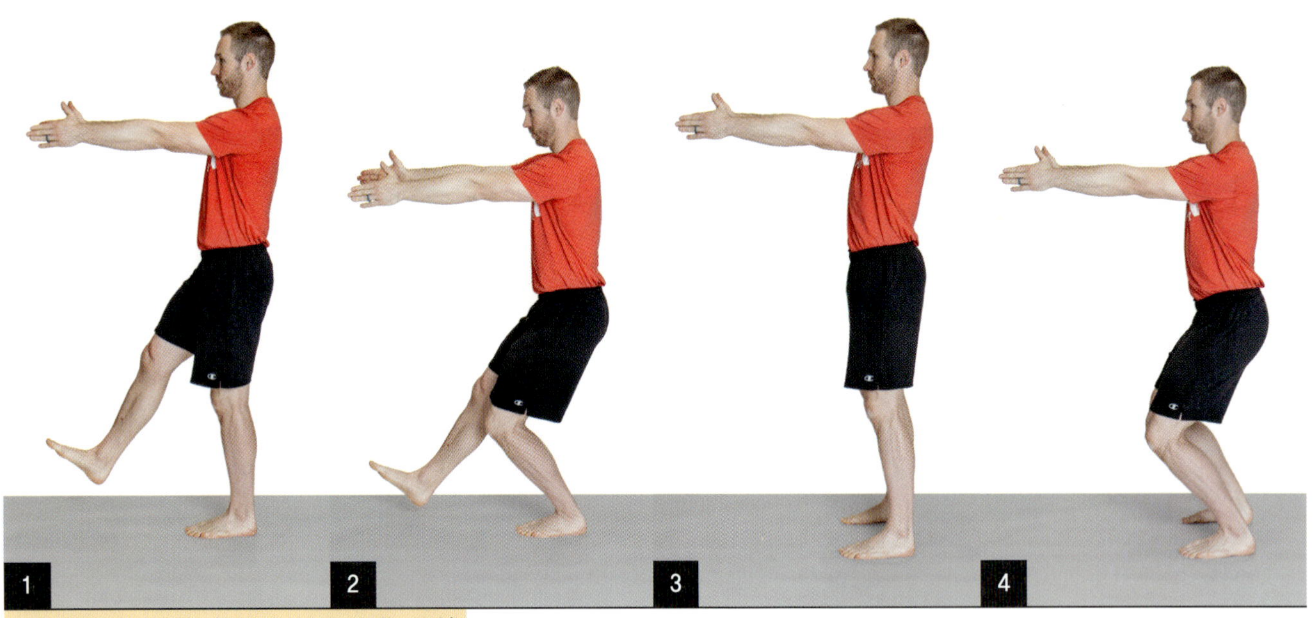

싱글/더블 레그 스쿼트(무릎이 앞으로 빠지는 모습)

싱글 레그 스쿼트를 할 때 무릎 통증을 알아차렸다면, 움직이는 방식을 바꿈으로써 이를 조절할 수 있는지 확인해라. 거울을 사용하면 발, 무릎, 또는 엉덩이가 무엇을 하고 있는지에 대한 도움이 되는 피드백을 얻을 수 있다.

엄지발가락이 바닥에서 눌려진 상태에서 안정적인 발을 만드는 것부터 시작해라. 충분한 안정성을 만들기 위해 발을 땅에 고정시키려 시도해 보자. 다음으로, 엉덩이를 뒤로 밀고 가슴을 앞으로 향하게 가져옴으로써 작은 싱글 레그 스쿼트를 시작해 본다. 힙 힌지를 하는 동안 무릎은 살짝 구부러지지만 정강이는 앞으로 이동하지 않는다. 이렇게 하면 발이 움직이지 않아야 하고, 체중이 발 가운데에 바로 오도록 해야 한다. 계속 스쿼트를 하면서 무릎이 흔들리지 않도록 유지한다. 슬개골은 두 번째에서 네 번째 발가락을 향해야 한다.

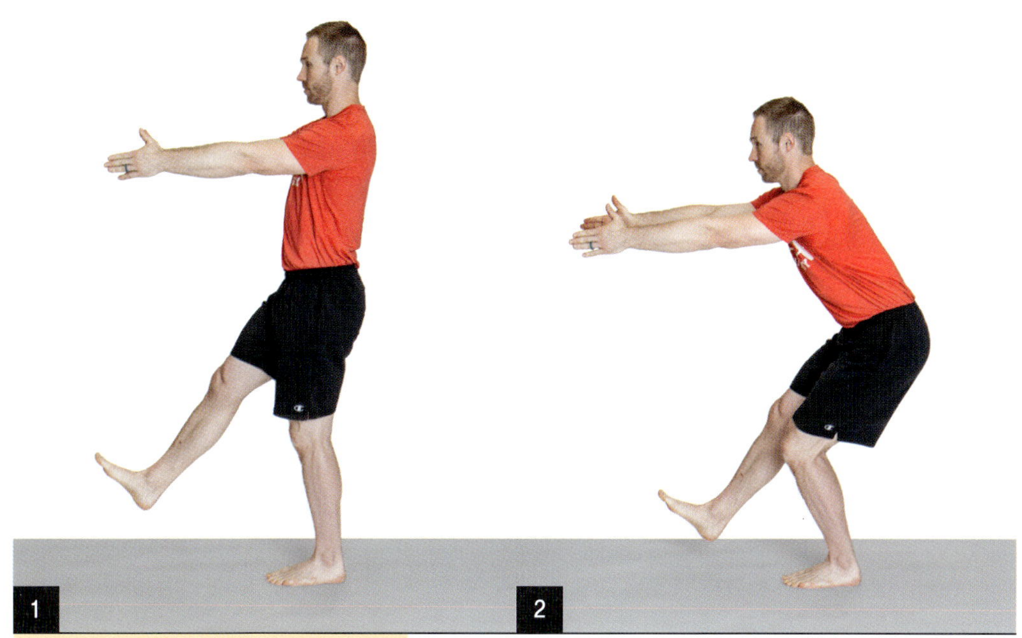

싱글 레그 스쿼트(좋은 힌지 움직임을 보임)

무엇을 찾아냈는가? 제대로 된 힙 힌지를 만들고 무릎의 조절을 유지한다는 단서들로 싱글 레그 스쿼트를 다시 테스트하여 증상이 줄어든다면 안정성 결핍으로 인한 생체역학적 기능장애를 겪고 있을 가능성이 높다. 해부병리학적 진단보다 움직임 진단을 우선시한다면 당신의 치료를 더 집중시키고 효율적으로 만들 것이다. 아픈 부위에 대한 집착을 줄이고 운동선수가 실제로 조절할 수 있는 두 가지인 가동성 또는 안정성의 결함을 고치는 것에 집중한다면 회복 시간이 더 짧아질 것이다.

가동성 스크린

때때로 싱글 레그 스쿼트와 같은 움직임처럼 안정성 결핍으로 인한 생체역학적 기능장애를 확인하기 쉬운 경우도 있지만, 가동성 결핍은 조금 덜 눈에 띄는 경우가 많다. 나는 스트렝스/안정성 문제만 해결했기 때문에 무릎 통증을 고치는 데 큰 진전을 이루지 못한 많은 환자들을 보았다. 그들은 근본적인 가동성 결핍에 대한 테스트를 받은 적이 없다! 무릎 조절 능력 개선을 위해 아무리 스트렝스와 안정성을 만드는 운동을 해도 가동성 문제가 해결되기 전까지는 통증이 지속되는 경우가 많다. 생체역학적 기능장애로 이어질 수 있는 가장 흔한 두 가지 가동성 결손들은 무릎 바로 위와 아래 관절에서 발견된다. 바로 고관절과 발목관절이다.

고관절 가동성

나는 고관절 가동성을 진단하기 위해서 바로 누운 자세에서 고관절 회전 스크린supine hip rotation screen을 사용하는 것을 선호한다. 이 테스트의 목적은 엉덩이 내회전 또는 외회전의 좌우 차이를 알아내는 것이다. 어느 방향이든 고관절 회전이 부족할 경우, 슬개골이 대퇴골에 부딪히게 되어 앉고 움직이는 것이 어색하게 될 것이다. 시간이 지남에 따라 (마치 열차가 선로에서 분리되는 것과 같은) 비정상적인 슬개골의 트랙킹tracking은 무릎 앞쪽에 통증을 유발할 수 있다.[31] 허리 통증 챕터의 52쪽과 53쪽을 보면 이 진단을 통해 무엇을 발견했는지 확인할 수 있다.

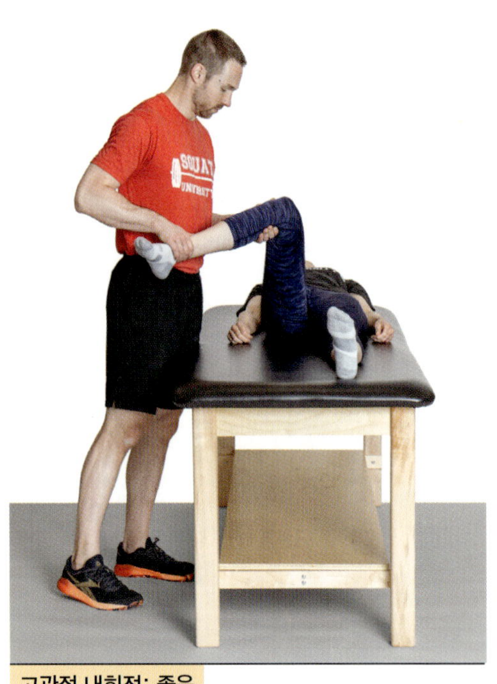

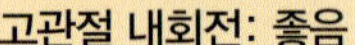
고관절 내회전: 좋음

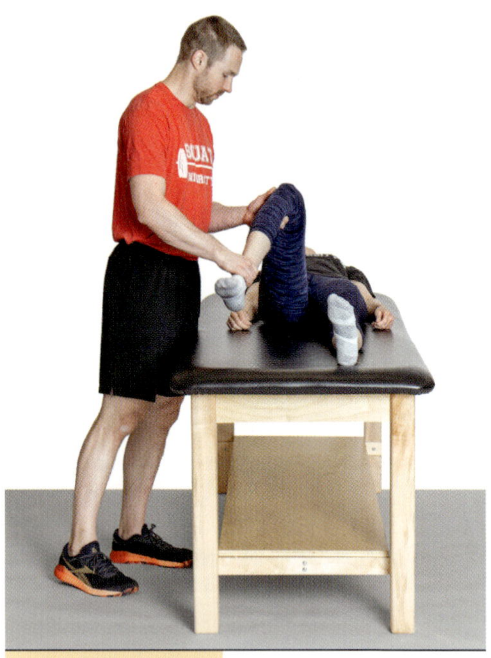
고관절 내회전: 부족함

많은 사람들에게서 비대칭은 큰 문제가 없을 수 있지만, 만약 통증이 있는 쪽과 아프지 않은 쪽의 고관절 회전에서 분명한 차이를 발견한다면(예: 10도 이상), 이는 문제를 해결하기 위한 고관절 가동성의 약한 고리를 발견한 것이다. 고관절 회전 가동성 문제를 해결하기 위해 내가 가장 좋아하는 고관절 운동 몇 가지를 보려면 고관절 통증 챕터를 참고하라.

당신이 선택한 가동성 운동이 자신의 몸에 맞는지 아닌지 간단한 테스트-리테스트test-retest 방법을 추천한다. 바로 누운 자세에서 고관절 회전 스크린을 동영상으로 촬영한 다음 고관절 통증 챕터에서 추천하는 고관절 가동성 운동을 수행한다(144~146쪽 참조). 그런 다음 즉시 다시 테스트하여 분명한 변화가 있는지 확인한다. 그렇다면, 양발 스쿼트와 싱글 레그 스쿼트도 다시 테스트해 보고 통증이 덜한지 확인해 보자. 만약 통증이 바뀐다면 당신의 무릎 통증이 '가동성 결핍이 있는 생체역학적 기능장애'로 분류될 수 있다는 사실을 방금 확인한 것이다.

발목 가동성

발목 가동성 테스트는 무릎 부상을 다룰 때 스크린 과정의 일부가 되어야 한다. 만약에 비복근 또는 가자미근이 뻣뻣하거나 짧다면 점프에서 착지하는 등의 활동 중에 부하를 흡수할 수 있는 움직임의 범위가 적어진다. 연구에 따르면 점프에서 착지할 때 신체가 흡수하는 총 힘의 37~50% 사이가 발목 관절에서 발생한다.[32] 이러한 이유에서 발목의 경직은 신체의 에너지 흡수 능력을 감소시키게 된다. 이에 따라 더 높은 부하가 무릎 위쪽으로 전달되는 것이다. 그러므로 슬개골 힘줄과 같은 구조물은 점프에서 착지하거나 클린 또는 스내치를 받아낼 때 더 빨리 더 많은 부하를 받아야 하므로 건병증과 같은 부상의 위험이 증가하기 때문에 더 큰 부담을 받게 된다.[33]

또한 제한된 발목 가동성은 리프팅을 할 때 무릎을 안정시키는 능력을 변화시키는 요소로 작용할 수 있다.[34] 물리치료사 제이 디커리Jay Dicharry가 저술한 『Anatomy for Runner』에서 이러한 종류의 제약들이 어떻게 움직임 패턴을 바꾸는지 설명하기 위한 완벽한 비유를 사용한다.[35]

완전한 가동성을 가진 발목은 경골이 발에서 자유롭게 움직일 수 있게 해 준다. 이를 교차로를 직선으로 통과할 수 있는 자동차로 생각해 보자. 한편, 발목 가동성 제한이 있는 경우는 일종의 로터리를 통과해야 하는 자동차와 같다. 이 자동차는 로터리를 통과해 목적지로 가기 위해 로터리 가운데 섬을 한 바퀴 돌아야 한다. 이처럼, 제한된 발목 가동성을 가진 하체는 정상적인 경로를 벗어나서 안쪽으로 무너진다. 하체의 움직임이 제한되면서 무릎은 안쪽으로 당겨진다. 결국 움직임이 실패한다. 그러므로 제한된 발목 가동성은 생체역학적 기능장애 발생의 잠재적인 요소인 것이다.

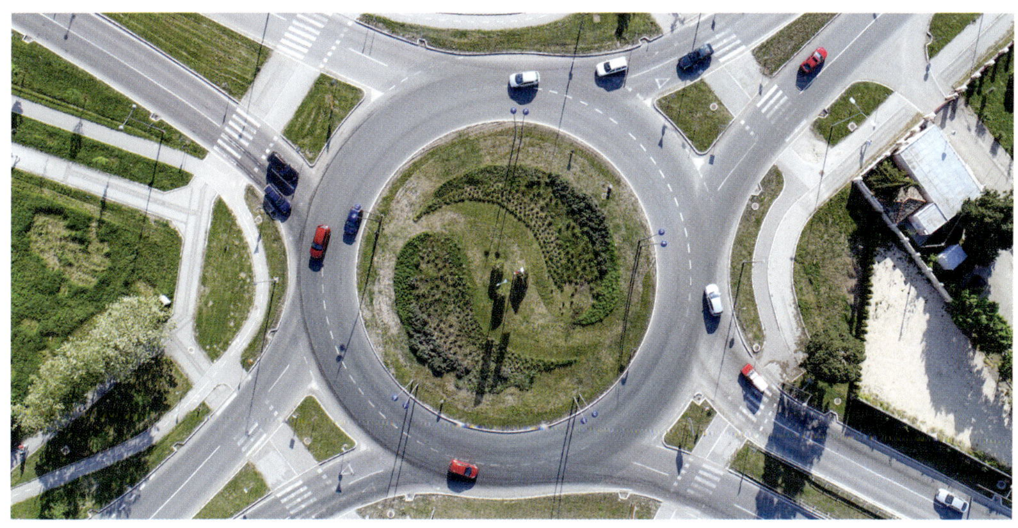

5인치 월 테스트는 혼자서 할 수 있는 간단한 스크린 방법이다.[36] 벽을 향해 무릎을 꿇고 발가락을 벽면에서 5인치 떨어진 곳에 놓는다. 발뒤꿈치가 땅에서 떨어지지 않도록 하면서 무릎을 발가락 위로 쭉 뻗어 벽에 닿도록 시도해 보아라.

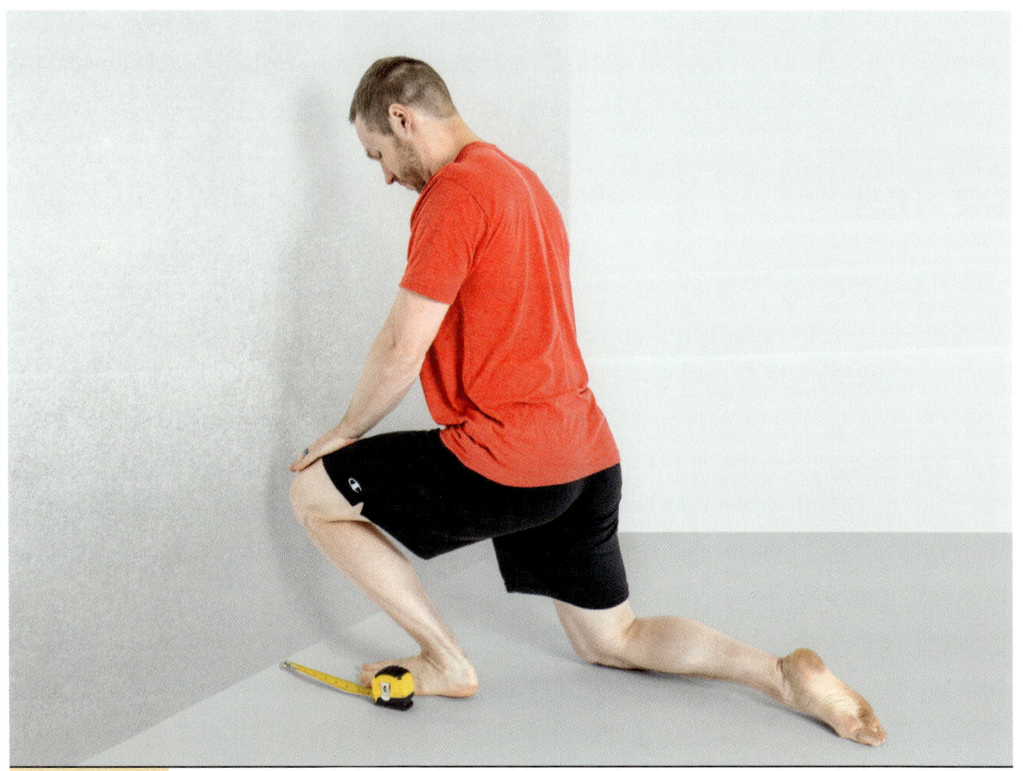

5인치 월 테스트

무릎이 벽에 닿을 수 있거나 아니면 발뒤꿈치가 먼저 땅에서 떨어졌는가? 5인치 월 테스트에서 실패했다면 발목 가동성의 약한 고리를 발견한 것이다. 발목 통증 챕터에서 논의한 발목 운동(폼롤링/ 종아리 스트레칭과 관절가동술)을 반드시 확인해 보자. 통증 없이 리프팅을 하기를 바란다면 이러한 가동성을 개선하기 위해 매일 노력하는 것이 우선되어야 한다!

고관절과 마찬가지로 발목도 테스트-리테스트 방법을 시행한다. 무릎에서 벽까지의 거리를 측정하여 5인치 월 테스트를 기록해라. 추천된 발목 가동성 운동을 수행하고 즉시 다시 테스트하여 의미 있는 진전이 있는지를 확인해 본다. 또한 양발 및 싱글 레그 스쿼트도 다시 테스트하여 개선되었는지 확인한다.

부하 스크린

맨몸 스쿼트를 할 때 통증이 있다면 생체역학적 기능장애 때문인지, 건병증을 겪고 있는 것인지 파악하는 것이 중요하다. 먼저 스스로에게 물어보아라. "내가 휴식할 때 통증이 있나, 아니면 움직일 때만 통증이 있나?"

건병증은 완전히 휴식을 취할 때 '거의' 아프지 않다.[37] 앉거나 누워 있으면 힘줄에 가해지는 부하가 없어지기 때문이다. 움직일 때만 통증이 있다면 건병증일 수도 있다는 생각에 확인을 위해 추가적인 테스트를 해야 한다. 점프 사이에 쉬지 않고 가능한 한 높이 점프하면서 더블 레그 턱 점프를 10회 연속으로 해 보아라. 스크린 과정을 시작할 때 한 맨몸 스쿼트 시 당신이 증상에 준 점수보다 통증의 강도가 높아졌는가?

가능하다면, 싱글 레그 턱 점프를 연속으로 10회 해 보라. 무릎 통증이 또 심해졌는가? 만약 그렇다면, 우리는 통증이 부하를 견딜 수 없다고 말할 수 있다. 맨몸 스쿼트는 여러 번 턱 점프를 하는 동안 힘줄에서 발생하는 스프링에 걸리는 것과 같은 힘과 비교하면 무릎에 매우 적은 부하를 가한다. 싱글 레그 턱 점프를 수행하는 것은 두 발로 하는 것보다 슬개골과 대퇴근 힘줄에 훨씬 더 많은 부하를 준다.

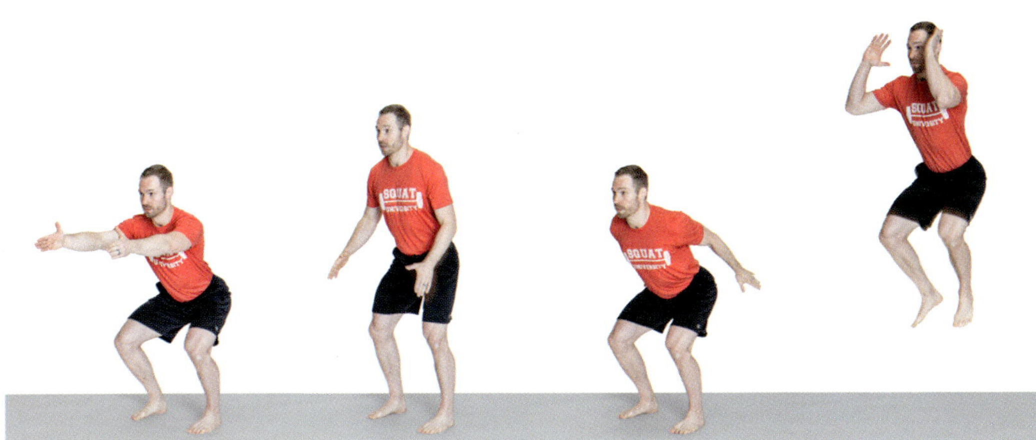

부하 내성 테스트: 더블 레그 턱 점프

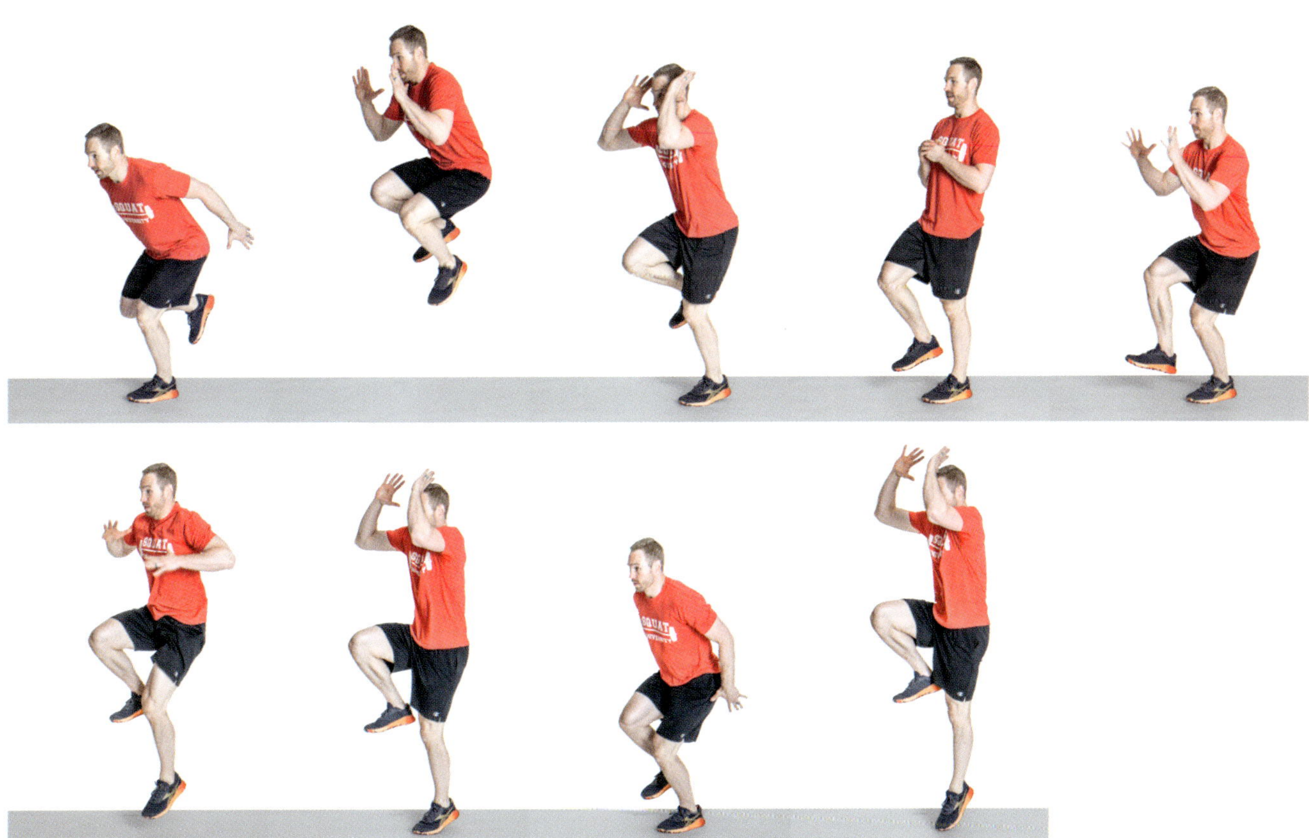

부하 내성 테스트: 싱글 레그 턱 점프

각각의 테스트에서 통증이 심해졌다면, 그 통증이 슬개골 하극(슬개골 아래)에 국한되어 남아 있었는가? 아니면 시간이 지남에 따라 무릎 관절 주변의 다른 부위로 통증이 퍼지기 시작하였는가? 무릎 주변, 때로는 슬개골의 안쪽, 때로는 아래쪽으로 이동하는 통증은 생체역학적 기능장애의 증상이다. 반면, 이 테스트 동안 특정한 한 부위에 정확하게 남아 있는 통증은 건병증의 징후이다. 생체역학적 기능장애는 슬개골이나 대퇴 건병증에서 보이는 것처럼 부하 불내성 문제와 거의 공존하지 않는다. 그래서 어떤 종류의 부상을 겪고 있는지 판독하기 위해 이전에 한 각각의 질문에 명확하게 대답할 수 있어야 한다.[38]

싱글 레그 브릿지 스크린

무릎 통증을 겪는 운동선수들에게서 고관절 근육의 활성화 변화에 따른 스트렝스 결손과 협응 문제가 흔히 나타난다. 내 경험상 이들은 종종 약한 둔근을 가지고 있거나, 둔근에서의 활성화 타이밍/협응 문제를 가지고 있었다. 이런 약점을 드러낼 수 있는 간단한 테스트는 싱글 레그 브릿지이다.

한쪽 다리는 구부리고 다른 쪽 다리는 곧게 편 채 등을 대고 눕는다. 엉덩이를 들어올리고 가장 높은 위치에서 10초간 유지한다. 브릿지를 하고 난 후 어떤 근육이 힘들게 느꼈는가?

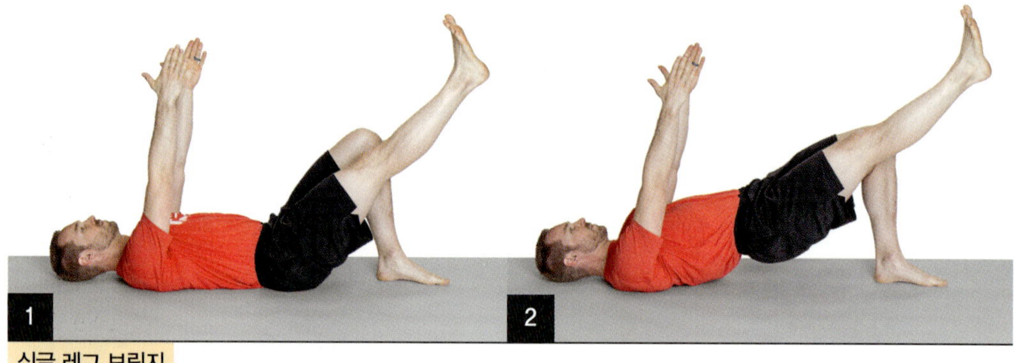

싱글 레그 브릿지

이 스크린의 목표는 고관절 신전(스쿼트, 클린, 스내치의 하단부에서 벗어나는 움직임)을 위해 어떤 근육을 사용하는지 식별하는 것이다. 만약 둔근 이외에 다른 근육이 쓰인다고 느낀다면, 당신은 협응력 및/또는 스트렝스 문제를 가지고 있는 것이다.

언제 의사를 만나야 하는가?

무릎이 잠기거나 딸깍 소리가 나거나, 심각하게 붓거나, 따끔거리는 느낌이 나거나, 저리고 감각이 둔하거나, 무릎 뒤쪽이 욱신거리는 것은 스포츠 물리치료사나 정형외과 의사와 같은 의료 전문가의 평가가 필요한 좀 더 심각한 문제일 가능성이 있다.

리빌딩 프로세스

무릎 통증을 해결하기 위한 보편적인 접근이 따로 있는 것은 아니다. 모든 사람은 각 통증의 원인에 따라 다르게 반응한다. 누군가의 통증을 줄이는 데 도움이 될 수 있는 것이 다른 사람에게는 통증 증가시킬 수 있다. 이전 섹션에서 요약된 전반적인 테스트 과정에서는 안정성 문제가 있는지 또는 가동성 문제가 있는지를 확인해야 한다. 또한 슬개골이나 대퇴부 힘줄에 부하 불내성 문제가 있다는 것도 발견할 수도 있을 것이다. 통증을 이러한 카테고리들 중 하나로 분류하는 것은 여러분이 진정한 해결책을 찾기 위한 다음 단계를 밟도록 도와줄 것이다.

가동성 우선

고관절 및/또는 발목의 가동성 제한은 무릎의 움직임 보상으로 이어질 수 있다. 이런 이유로 안정성 운동만 하고 고관절이나 발목의 가동성 제한을 해결하지 않는 경우 열심히 노력함에도 불구하고 통증이 지속될 것이다.

고관절과 발목 가동성 운동은 이 책의 고관절 통증과 발목 통증 챕터에서 찾을 수 있다. 자신에게 맞는 운동(또는 운동 조합combination of exercises)을 찾았는지 확인하기 위해 테스트-리테스트를 사용해라. 이 스크린 테스트가 불균형이나 제한을 밝혀낼 기준값이 될 것이다. 다음 단계로, 특정 문제 부위를 대상으로 하여 가동성 운동을 수행한다. 그리고 즉시 다시 테스트하여 분명한 변화가 있는지 확인한다. 만약 변화가 있다면 여러분은 제한을 해결할 수 있는 유용한 운동을 찾는 데 성공한 것이다. 몸이 요구하는 특정 가동성 운동을 매일 5~10분 정도 하는 것을 추천한다.

고관절 및/또는 발목 관절에 대한 가동성 운동을 진행한 후 무릎 위에 있는 조직의 뻣뻣함을 해결하도록 한다. 다리의 바깥에 있는 조직(예: 대퇴부의 외측 광근)이 뻣뻣해지면, 슬개골을 바깥쪽으로 과도하게 잡아당겨 슬개골이 관절 움직임 경로에서 옆으로 벗어나 움직이게 된다. 폼롤러를 사용하여 연부조직가동술을 수행하는 것은 대퇴사두근의 뻣뻣함을 해결하는 좋은 방법이다.

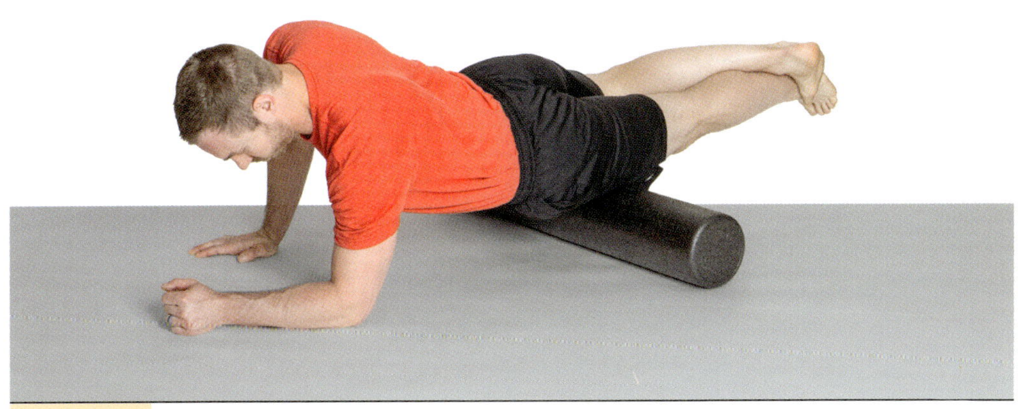

대퇴부 폼롤링

엎드린 상태에서 시작하여 무릎 바로 위에 있는 대퇴사두근 아래에 폼롤러를 놓는다. 아픈 부분을 찾기 위해 천천히 위아래로 굴려준다. 해당 근육이 이완 또는 풀릴 수 있도록 트리거 포인트를 찾았을 때 그곳에서 멈춘다. 허벅지 안쪽, 바깥쪽, 고관절(TFL 근육)까지도 이동할 수 있다. 롤러를 굴릴 때는 천천히 하고, 뻣뻣하거나 아픈 부위에는 30~60초 정도 압박하면서 시간을 더 할애한다.[39]

많은 사람들이 IT 밴드에 폼롤러를 해야 하는지 묻는다. 물리치료 대학 재학 시절, 나는 해부실에서 시체를 해부하고 IT 밴드를 물리적으로 절단해 본 적이 있다. IT 밴드는 매우 두꺼운 조직이다. 이러한 이유로 폼롤러를 굴리는 것과 비슷한 깊은 조직을 자극하는 운동들로 긴장된 상태를 크게 바꾸는 것이 쉬운 일은 아니라는 점을 잘 알고 있다. 그러나 IT 밴드는 모든 근육을 압축하고 연결하는 결합조직의 거미줄처럼 다른 다리의 하지 근육들과 근막으로 연결되어 있기도 한다.

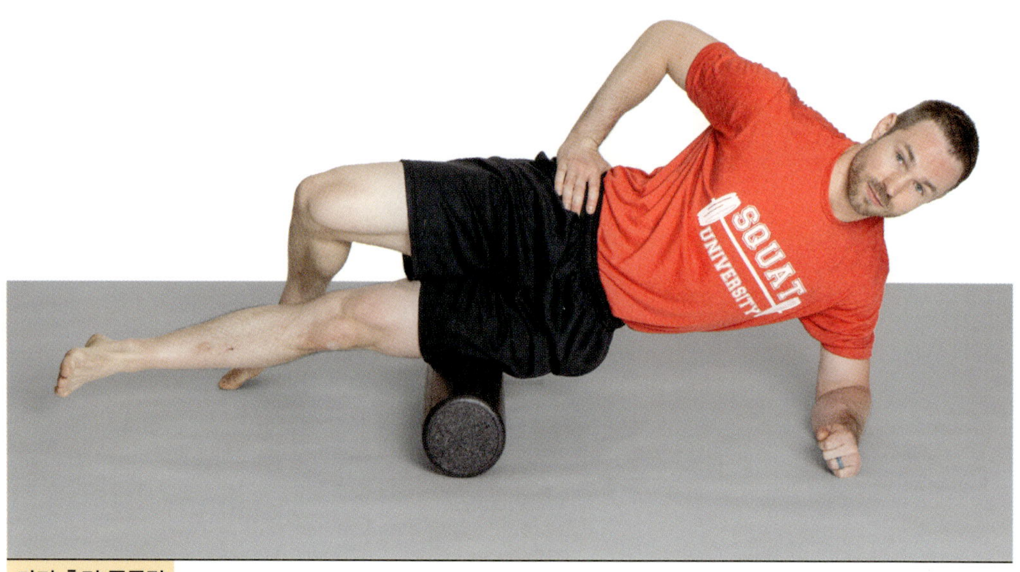

다리 측면 폼롤링

측면 다리를 폼롤러로 굴릴 때 IT 밴드만 자극하는 것은 아니다. 외측 광근(바깥쪽 대퇴), 대퇴이두근(바깥쪽 햄스트링), 둔부 그리고 TFL과 같이 IT 밴드와 연결되는 조직 위로도 굴린다. 이 근육의 트리거 포인트는 IT 밴드 증후군의 증상을 재현하여 무릎 측면에 통증을 나타나게 되기도 한다.[40] 이런 이유로 이 부위의 제한을 해결하기 위해 측면 허벅지를 굴리는 폼롤러는 측면 무릎 통증을 줄이는 데 매우 유익할 수 있다. 즉, 무릎 바깥의 통증처에 직접적으로 폼롤러를 적용하지 않는 것이다(IT 밴드의 부착 부위)! 염증 부위의 과도한 압박은 증상을 악화시킬 수 있다.

무릎 안정성 개선

무릎 관절 강화와 안정화에 대해서는 보통 2가지 접근법이 있다. 국소적Local 접근법과 포괄적Global인 접근법이다.

국소적 접근법은 증상 부위에 치료에 집중을 한다. 예를 들면 일부 임상의들은 슬개대퇴 통증 증후군이 있는 일부 피험자의 대퇴사두근 주변이 억제되어 있다는 연구를 근거로 무릎 통증이 VMOVastus medialis oblique(내측 사선 광근)의 약화로 인해 발생할 수 있다고 믿는다. 근섬유가 움직이는 방식 때문에, VMO는 무릎 뼈를 안정시키고 적절한 정렬로 트랙킹 하기 위해 외측 대퇴사두근(외측 광근)과 동시에 작동한다. 이러한 이유로, 이 근육의 부적절한 활성화는 슬개골의 트랙킹 문제와 관련이 있다. 이러한 개념을 바탕으로 일부 임상의들은 무릎 사이에 공을 쥐어짜는 동안 벽에 앉기(월 싯), 쭉 다리를 뻗어서 올리기(스트레이트 레그레이즈), 앉아서 무릎 뻗기 등과 같이 VMO 강화를 목표로 한 고립 형태의 재활 운동을 추천한다.

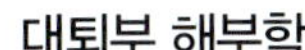

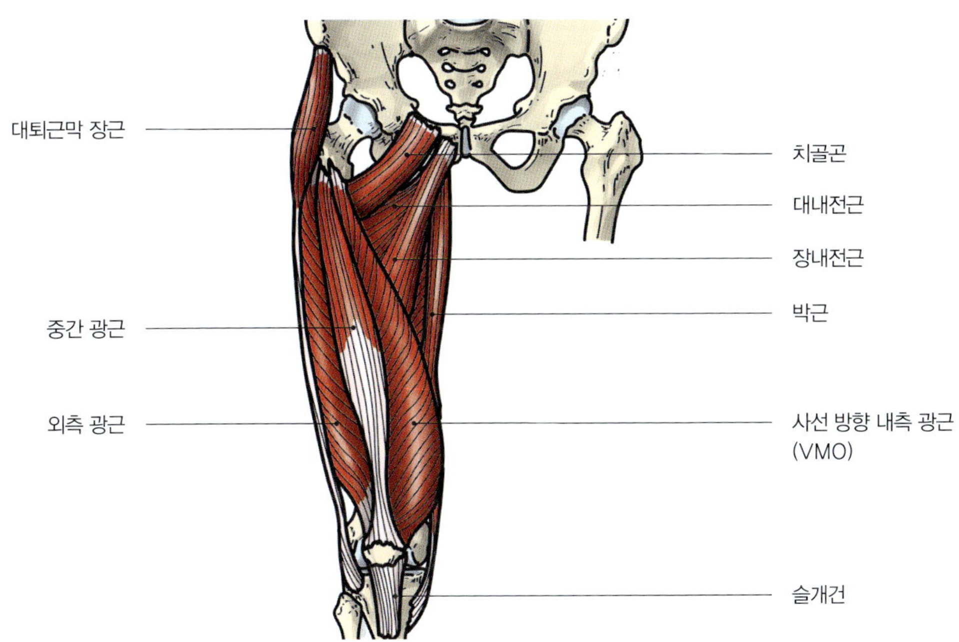

그러나 이 이론은 결점이 있다. 첫째로 비록 VMO가 (다른 대퇴사두근 근육에 비해) 활성화가 안 되었다고 하더라도, 연구에 따르면 VMO는 단독으로 강화될 수 없다는 것을 보여준다! 과거의 주장들과는 달리 VMO는 독립적으로 발화할 수 없다.[41] 대퇴사두근을 수축한다면 사두근 전체가 수축된다.

그러나 어느 연구에서는 스트렝스 기반으로 한 운동이 생체역학적 기능장애의 성공적인 재활에 핵심이라는 것을 분명히 밝히고 있다.[42] 결국 올바른 운동을 선택하는 것이 중요하다. '열린 사슬Open Chain' 운동은 체중을 지지하지 않고 수행된다(예: 앉아서 무릎 뻗기). '닫힌 사슬Closed Chain' 운동은 체중을 지지하면서 수행하게 된다(예: 스쿼트).

닫힌 사슬 운동은 생체역학적 기능장애를 고치기 위한 측면에서 열린 사슬 운동보다 두 가지 뚜렷한 장점이 있다. 첫째, 닫힌 사슬 운동은 종종 슬개대퇴 관절에 더 적은 압박과 자극을 만든다는 것이다. 이유를 설명해 보겠다.

많은 사람들이 움직임이 일어나는 동안 슬개골 전체가 대퇴골에 접촉된 상태를 계속 유지하고 있다고 생각한다. 하지만 실제로는 이런 생각과는 다를 수 있다! 무릎이 구부러질 때, 슬개골 뒤쪽과 대퇴골이 접촉되는 양은 끊임없이 변한다.[43] 많이 구부릴수록 이 두 뼈 사이에 접촉되는 부분이 더 많아지며, 이에 따라 무릎에 가해지는 힘은 더 넓은 표면적으로 분산될 수 있다.

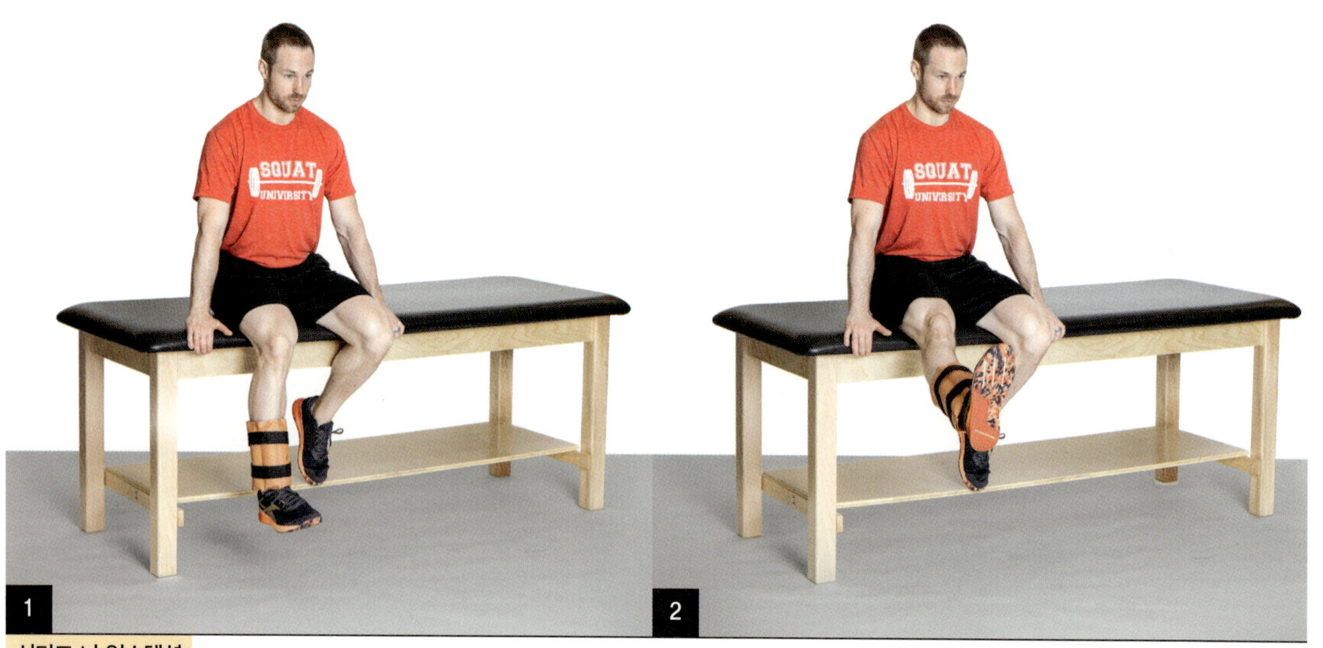

시티드 니 익스텐션

앉아서 무릎 뻗기 동작(열린 사슬)과 같은 운동을 하고 있다면 무릎은 구부린 위치에서 편 위치로 움직이게 된다. 이 경우에는 슬개골의 관절홈groove에서 슬개골과 대퇴골 사이에 맞닿는 면이 지속적으로 작아진다. 무릎을 펴기 위한 대퇴사두근의 수축은 슬개골을 대퇴골 쪽으로 밀어 더 많은 압박을 가하게 된다. 이에 따라 대퇴사두근의 수축은 슬개골과 대퇴골이 접촉하는 면적인 작은 상태에서 무릎 관절에 높은 압력을 가하게 되는 것이다. 이미 슬개골 아래 부분에 염증이 생기고 자극이 있는 상태라면 이런 운동은 상황을 더 악화시킬 뿐이다.

이러한 이유에서, 대퇴사두근을 강화시키면서도 동시에 슬개골이 대퇴골에 닿는 면적은 되도록 넓게 하여 압박력을 분산시키기는 방향으로 운동해야 한다. 닫힌 사슬 운동은 열린 사슬 운동보다 대퇴 관절홈femoral groove에서 무릎에 가해지는 부하를 더 최적화하고 슬개골의 움직임을 더 용이하게 이끄는 것으로 나타났으며, 특정한 종류의 무릎 통증을 겪는 사람들에게서 잠재적으로 관절 자극을 줄여 준다.[44] 대부분의 사람들에게 있어 통증이 없는 깊이만큼의 맨몸 스쿼트와 같은 닫힌 사슬 운동은 열린 사슬의 레그 익스텐션보다 더 나은 선택이다.

완전히 앉아 스쿼트 하는 것이 고통스럽다면, 재활 과정 초기에 스쿼트 깊이를 수정할 필요가 있다. 통증이 있다면 절대로 완전한 깊이의 스쿼트를 억지로 하지 마라. 앉은 자세에서 무릎을 펴는 것(레그 익스텐션)에 비해 스쿼트는 더 넓은 표면에서 관절 압박을 분산시키는 반면, 딥 스쿼트는 여전히 무릎 관절에 상당한 부하를 가한다. 연구에 따르면 슬개골의 압박력은 무릎이 구부러질 때 증가하여 무릎 굴곡의 90~100도가 되었을 때 최대화된다고 한다.[45] 이런 이유로 맨몸 스쿼트부터 통증이 없는 깊이로 시작하기를 권한다. 바벨(또는 가블렛 스쿼트와 같은 다른 부하의 운동) 훈련은 무릎 통증 없이 완전한 깊이의 맨몸 스쿼트를 하려고 노력하는 과정에서 천천히 다시 도입해 본다.

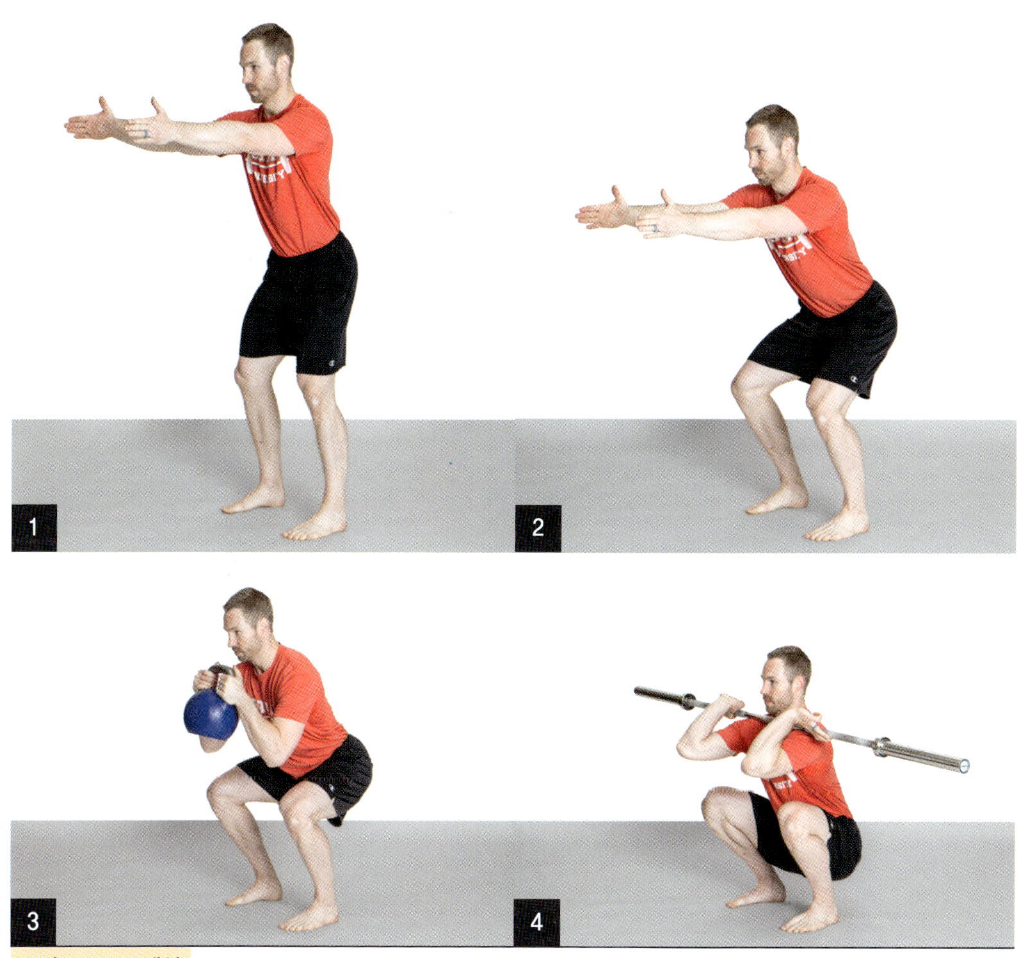

스쿼트 프로그레션

생체역학적 기능장애를 재활하기 위해선 열린 사슬 운동보다 닫힌 사슬 운동이 적합한 두 번째 이유는, 전신을 기능적으로 치료하는 전체론적 접근 방식을 취하기 때문이다. 나는 이 부분에 의미를 둔다.

엉덩이의 측면 근육은 스쿼트, 점프해서 착지landing jump 그리고 달리기 등과 같은 움직임을 하는 동안 '전원을 켜고' 무릎의 위치를 조절한다. 이것이 바로 고관절 측면 근육의 약화가 무릎 역학의 불량, 슬개대퇴 통증 증후군, IT 밴드 증후군과 관련이 있다는 연구 결과가 나온 이유다.[46]

어떤 사람들은 이 말의 뜻을 "만약 측면의 엉덩이가 약하면, 우리는 단지 엉덩이를 강화하면 되고, 그것이 무릎 조절 문제를 고칠 수 있을 것이다"라고 생각할 것이다. 이것이 클램쉘clamshells이나 스트레이트 레그레이즈와 같은 옆으로 누워서 하는 운동이 종종 처방되는 이유다. 이러한 운동들은 통증 수준이 매우 높을 때 재활 과정의 초기에 도움이 될 수 있지만, 결국에는 측면 고관절 근육의 능력을 키우기 위해 이와 같은 운동은 배제해야 할 필요가 있다. 그 이유는 다음과 같다.

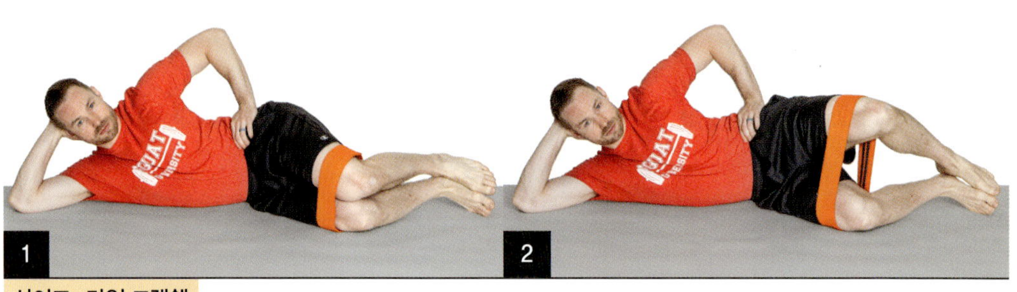

사이드-라잉 크램쉘

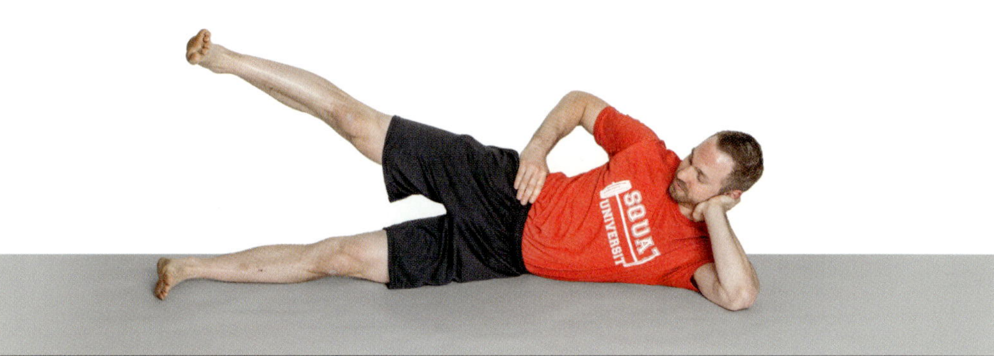
사이드-라잉 스트레이트-레그 레이즈

연구에 따르면, 점프에서 착지할 때 보이는 좋지 않은 무릎의 역학은 때때로 구두 지시만으로 바뀔 수 있다고 한다(예: '무릎이 무너지게 하지 마세요').[47] 이러한 결과들은 선수의 리프팅 기술의 퀄리티와 약한 메커니즘을 제한하는 능력이 '순전히' 엉덩이 근육 약화의 결과라기보다는 종종 우리의 '선택'이자 학습된 움직임 패턴임을 시사한다.

'오직 엉덩이 근육 약화만이' 무릎 조절이 잘 안 되는 이유였다면, 단순히 이 근육들에 과부하가 걸린 상태에서의 행위를 했을 때 문제 있는 움직임 패턴을 볼 수 있을 것이다. 하지만 항상 그렇지는 않다. 예를 들면 연구자들은 IT 밴드 통증을 겪고 있는 운동선수에게서 달리기(엉덩이 근육의 요구가 상대적으로 낮은 움직임)를 할 때 발생하는 좋지 않은 역학을 발견했다.[48] 연구는 슬개대퇴 통증을 가진 사람들이 종종 싱글 레그 호핑single-leg hops을 할 때 불안한 착지를 보인다는 것을 보여주었다.[49]

이것은 무슨 의미인가?

무릎 조절력 향상에는 단순히 약한 근육 강화 이상의 것이 포함되어 있다는 의미이다. 생체역학적 기능장애를 고치는 데는 스트렝스(힘을 만들어내는 능력)와 안정성(원하지 않거나 과한 움직임을 제한할 수 있는 능력)을 모두 향상시키는 운동을 사용해야 한다.

싱글 레그 스쿼트와 같은 닫힌 사슬 운동은 스트렝스와 안정성을 모두 다룬다. 이들은 고유수용감각(신체 위치를 감지하고 인식하는 능력)과 신경근 조절(안정성을 유지하기 위한 신체의 무의식적 반응)을 향상시키는 동작을 통해 측면 엉덩이 힘과 하체 안정성을 통합한다. 따라서 스트렝스 운동들과 움직임 재교육을 병행하는 것이 무릎 안정성을 높이는 최적의 해결책이다.[50]

무릎의 안정성 향상을 위한 5단계 과정은 다음과 같다.

1. 처음부터 올바른 자세로 스쿼트를 한다.
2. 엉덩이를 깨워라.
3. 싱글 레그 스쿼트를 배워라.
4. 균형 감각을 향상하라.
5. 하체 조절 능력을 강화시킨다.

근본적 접근 방법

불안정한 무릎을 다루기 위한 첫 번째 동작은 적절한 발 위치를 설정하여 스쿼트 하는 기술을 교정하는 것이다. 스쿼트, 런지를 하거나 클린을 받거나 또는 머리 위로 바벨을 밀 때는 발이 안정적이고 자연스러운 아치를 유지할 필요가 있다. 발의 아치는 하체의 나머지 부분과 관련되어 움직인다. 만약 발목, 무릎, 엉덩이가 활처럼 바깥으로 휘어질 경우, 발 전체가 완전한 아치를 만들어낸다. 만약 발목, 무릎, 엉덩이가 안쪽으로 떨어지면 발은 무너지고 아치가 납작해진다. 이것은 스쿼트를 시작하기 전에 엉덩이와 무릎을 좋은 위치에 세워 발의 위치를 조절할 수 있다는 것을 의미한다.

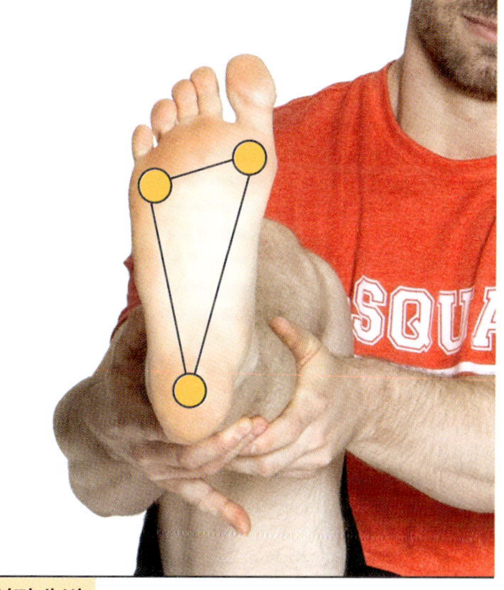

삼각대 발

발에 좋은 아치를 만드는 것은 '삼각대 발tripod foot'이라고 불리는 것을 형성한다. 삼각대의 세 지점은 발뒤꿈치, 첫 번째 발가락의 밑 부분, 다섯 번째 발가락의 밑 부분이다.

발은 마치 삼륜 오토바이 같다. 스쿼트 할 때 목표는 오토바이의 세 바퀴처럼 발의 아치를 유지하고 체중을 고르게 분산시키는 것이다. 세 바퀴가 모두 지면에 닿으면 더 큰 힘을 얻을 수 있다. 만약 한쪽 바퀴가 지면에서 들리거나 모터사이클 차체가 바닥으로 떨어지면 파워가 손실되고 오토바이는 고장 난다. 마찬가지로 발이 위치를 벗어날 때(예: 아치가 무너질 때) 안정성과 파워를 잃게 된다.

신발을 벗고 스쿼트 스탠스를 취한다. 발의 위치를 주목하라. 세 개의 삼각대 지점 각각에 체중이 동일하게 실려 있는가? 발의 아치는 좋은 형태를 띠고 있는가 아니면 이미 무너져 있는가? 발이 어떻게 기능하고 있는지 인지하는 것이 이 단계에서의 목표이다.

이 자세에서 둔근을 쥐어짜고 엄지발가락이 지면에 떨어지지 않게 유지하면서 무릎을 바깥으로 향하게 한다. 발의 위치를 다시 확인해 보라. 변화가 있는가? 무릎을 안정된 위치에 둔다면 발은 자연스럽게 좋은 위치로 놓이게 된다.

스쿼트를 하면서 삼각대 발을 유지하기 위해 최선을 다해라. 발을 강하고 안정적으로 유지해라. 아치가 무너지지 않도록 한다. 이게 어떤 느낌인지 확인하라. 당신의 스쿼트가 좀 더 안정적으로 느껴질 것이다.

코치들이 사용하는 가장 흔한 신호 중 하나는 "무릎을 밖으로 밀어내라"이다. 이 신호는 선수들이 엉덩이를 적절하게 사용하게 하고 스쿼트 시 무릎이 안쪽으로 무너지지 않기 위해서 사용한다. 하지만 이 신호 후에는 "그리고 발은 단단히 지면에 박아야 한다"라는 말이 뒤따라야 한다. 몇몇 선수들은 무릎을 밖으로 밀어내는 데 너무 집중한 나머지 삼각대 발을 유지하지 못하고 무릎을 바깥으로 너무 많이 밀어낸다. 이에 따라 체중이 발 바깥쪽으로 이동하여, 엄지발가락의 밑 부분이 바닥에서 떨어질 수도 있게 되는 것이다. 엄지발가락은 지면에 단단히 붙어 있도록 해라.

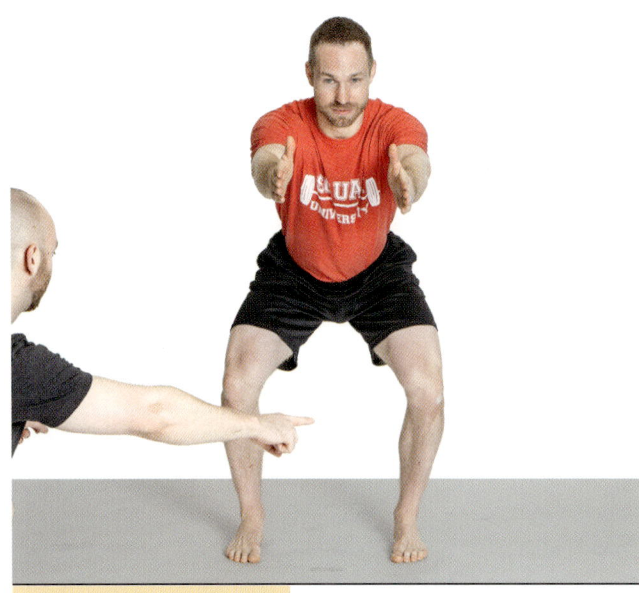

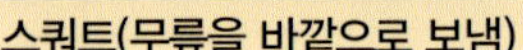
스쿼트(무릎을 바깥으로 보냄)

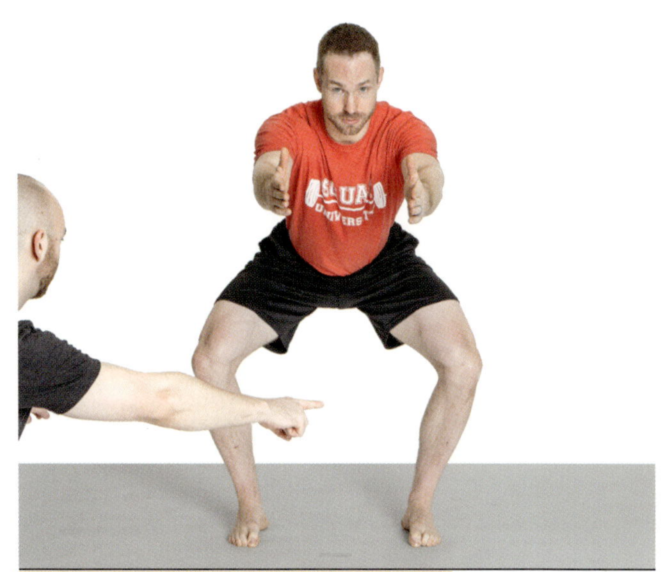

스쿼트(무릎을 지나치게 벌림 & 발이 불안정함)

발 위치를 더 잘 적용하고 나면, 당신이 가지고 있는 많은 움직임 문제들이 저절로 해결될 것이다. 왜냐하면 몸은 안정적인 플랫폼에서 움직이기 때문에 자연스럽게 더 나은 위치를 취하기 시작하기 때문이다. 움직임의 질을 향상시킬 뿐만 아니라 통증을 줄이고 수행능력을 향상시킨다. 이 모든 것은 기반을 확실히 하는 것에서 시작된다.

나는 대부분의 운동선수들에게 매일 통증이 없는 깊이까지 20개의 체중 스쿼트를 2~3세트 수행할 것을 권장한다. 증상이 가라앉고 스쿼트 깊이가 개선되면 서서히 중량을 높일 수 있다.

만일 통증 없이 쉽게 맨몸 스쿼트, 가벼운 바벨 스쿼트까지 할 수 있다면 훈련을 진행할 수 있지만 자신의 기술과 증상을 주의해야 한다. 리프팅 동작을 할 때 통증을 참는 것은 상황을 더 악화시킬 뿐임을 기억해라.

엉덩이 다시 깨우기

엉덩이 근육(특히 대둔근)은 고관절 신전과 자세 안정성 두 가지에서 주요한 역할을 한다. 194쪽의 싱글 레그 브릿지 스크린을 떠올려 보자. 둔근의 양쪽 모두가 최대로 작동한다고 느꼈는가? 아니면 좌우에서 차이를 느꼈는가?(혹시 오른쪽은 대퇴근과 햄스트링이 더 강하게 작동하고, 왼쪽은 둔근이 더 잘 작동하지는 않는가?) 만약 그렇게 느껴진다면 올바른 타이밍에 올바른 근육을 사용하는 데 문제가 있는 것이다.

만약 햄스트링에 경련이 일어난다고 느꼈다면, 이는 둔근이 제 역할을 하지 못하여 햄스트링이 고관절 신전을 만들기 위해 두 배로 일하고 있기 때문이다. 만약 대퇴근이 열심히 일하고 있다고 느껴진다면 아마도 당신은 움직일 때 후방사슬을 충분히 활성화시키지 못하고 있을 것이다.

신체가 적절한 순서에 따라 근육들을 작동시키지 않을 때, 특정 부위에 과부하를 주는 비효율적인 움직임으로 이어져 미세손상을 일으킨다. 시간이 지나면서 이 미세손상은 계속되는 부상으로 이어질 수 있다. 이는 선수들이 통증을 가지게 되는 이유 중 하나이다. 이에 더블 레그 브릿지 운동을 하여 불충분한 둔근 활성화를 해결할 것을 추천한다. 허리 통증 챕터(74쪽)에서 이 운동을 하기 위한 지침을 따르라. 더블 레그 브릿지 운동을 마스터하면 싱글 레그 브릿지로 나아갈 수 있다.

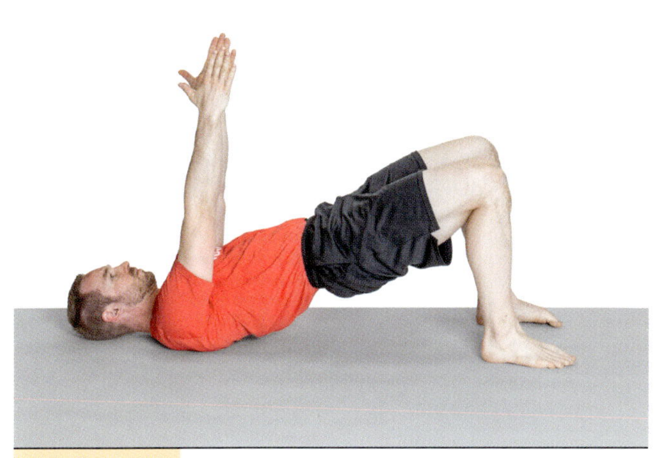
더블 레그 브릿지

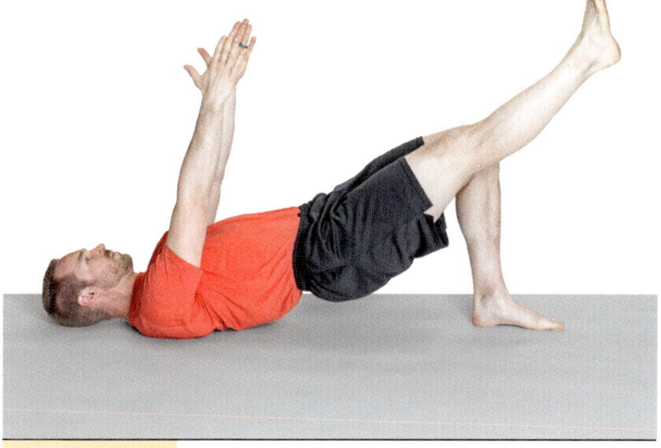
싱글 레그 브릿지

양발 스쿼트처럼 많은 선수들이 더블 레그 브릿지를 할 때 둔근 활성화 문제들을 감출 수 있다. 만약 한쪽에서 분명한 문제가 있다면 훈련 전 싱글 레그 브릿지를 15~20개를 해 보는 것도 좋고, 5~10초간 들어올린 위치를 유지하거나 할 수 있는 한 강하게 둔부를 쥐어짜는 데 중점을 둔다. 여러분의 목표는 양쪽이 동등하게 활성화되도록 하는 것이다.

나는 몇 년 전에 무릎 통증을 경험했는데, 이 기술을 적용하기 전까지는 해결할 수 없었다. 통증은 내 슬개골 바로 위에 있었다. 나는 내가 생각할 수 있는 모든 것을 시도했다. 기술을 다루는 것, 싱글 레그와 스패니쉬 스쿼트 하기, 침 맞기, 연부조직 긁기(IASTM) 등. 하지만 싱글 레그 브릿지를 하고 나서야 문제가 드러났다. 통증이 없는 다리에서는 둔근이 열심히 일하는 것을 쉽게 느낄 수 있었다. 하지만 아픈 쪽으로 브릿지 할 때, 둔근은 활성화가 잘 안 되었고 대퇴 측면에서 활성화가 되고 있던 것을 느낄 수 있었다! 싱글 레그 브릿지를 일주일 동안 하고 다시 둔근으로 포커스를 옮기는 데 집중한 후 통증이 사라졌고 다시 리프팅을 할 수 있게 되었다.

래터럴 밴드 워크

앞에서 논의한 바와 같이, 고관절 측면 근육(주로 중둔근)은 무릎을 안정시키는 데 중요한 역할을 한다. 스쿼트 하거나, 점프에서 착지하거나, 달리기를 할 때, 이 근육들은 무릎이 발과 일직선을 유지하게 하고, 안쪽으로 무너지지 않도록 한다. 고관절 측면 근육 강화를 위한 운동 중 내가 제일 좋아하는 것이 래터럴 밴드 워크Lateral band walk이다.

이 운동의 이름을 통해 이 운동을 수행하는 방법에 대해 알아야 할 대부분의 사항들을 할 수 있을 것이다. 운동을 시작하기 전에는 무릎이나 발목에 탄성 밴드를 두른다(밴드를 무릎에 감으면 운동을 더 쉽게 할 수 있다). 미니 스쿼트로 가볍게 앉아 발을 바닥으로 돌려 박는다. 다음으로, 진행 방향 다리를 옆으로 움직인다. 밴드에 지속적으로 긴장을 유지하고 작은 스텝을 밟도록 한다. 이 운동은 엉덩이 측면 근육(특히 중둔근)을 골반과 고관절의 안정화근으로 기능하도록 설계되었다.

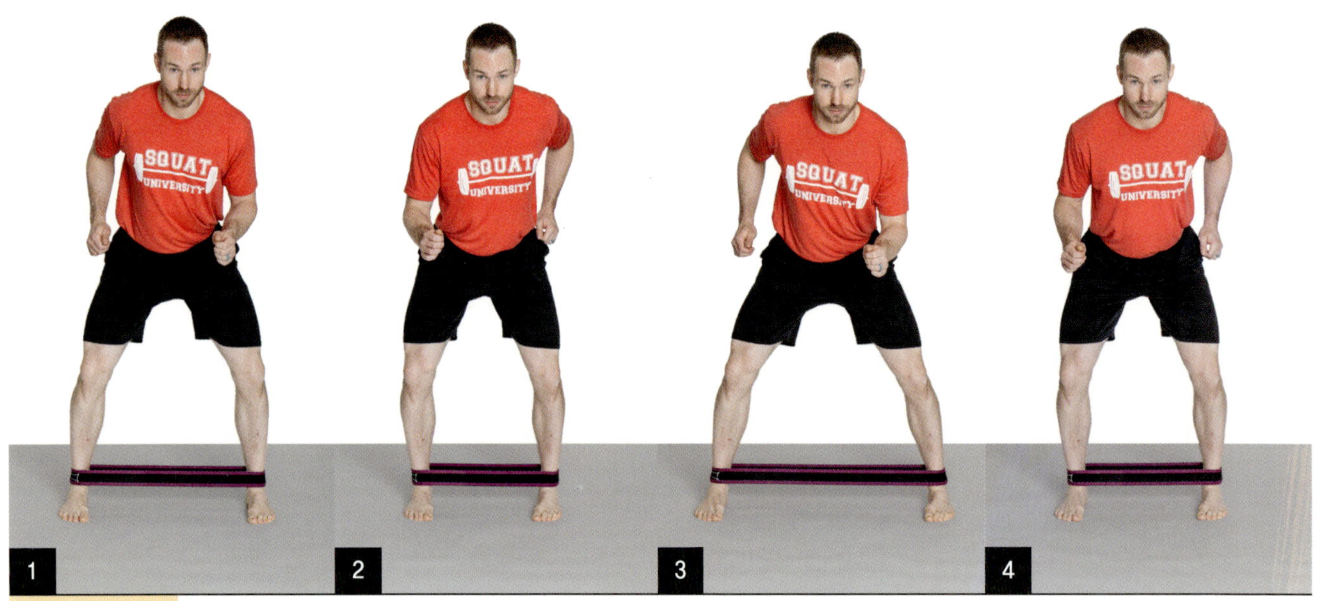

래터럴 밴드 워크

15~20피트(약 4.6~6m) 정도 이동한 후에 멈추고 반대 방향으로 이동한다. 운동을 하면 고관절 측면 근육에서 피로를 느끼기 시작할 것이다.

유니래터널 애브덕션

래터럴 밴드 워크는 두 발로 서 있을 때 측면 엉덩이 힘/안정성을 다루는 데 좋은 운동이지만, 싱글 레그 자세에서도 이러한 '약한 고리'를 다룰 필요가 있다. 유니래터널 애브덕션 Unilateral abduction(옆으로 차내는 것)은 중둔근의 힘을 사용하는 동시에 한 발 서기 균형을 유지하는 데 매우 훌륭한 운동이다.

두 발목에 탄성 밴드를 감는다. 미니 스쿼트를 하기 전 한쪽 다리로 체중을 지지하여 선다. 엉덩이를 뒤로 밀고 가슴을 앞으로 기울이도록 한다. 이 작은 움직임으로 후방사슬을 연결하고 균형을 유지할 수 있게 해 준다. 모든 스쿼트를 하는 동안 심지어 지금처럼 작은 스쿼트라 하여도 이 아이디어를 확고히 하기 위해 즐겨 쓰는 큐잉은 '무릎이 아니라 엉덩이로 하는 스쿼트'라고 하는 것이다.

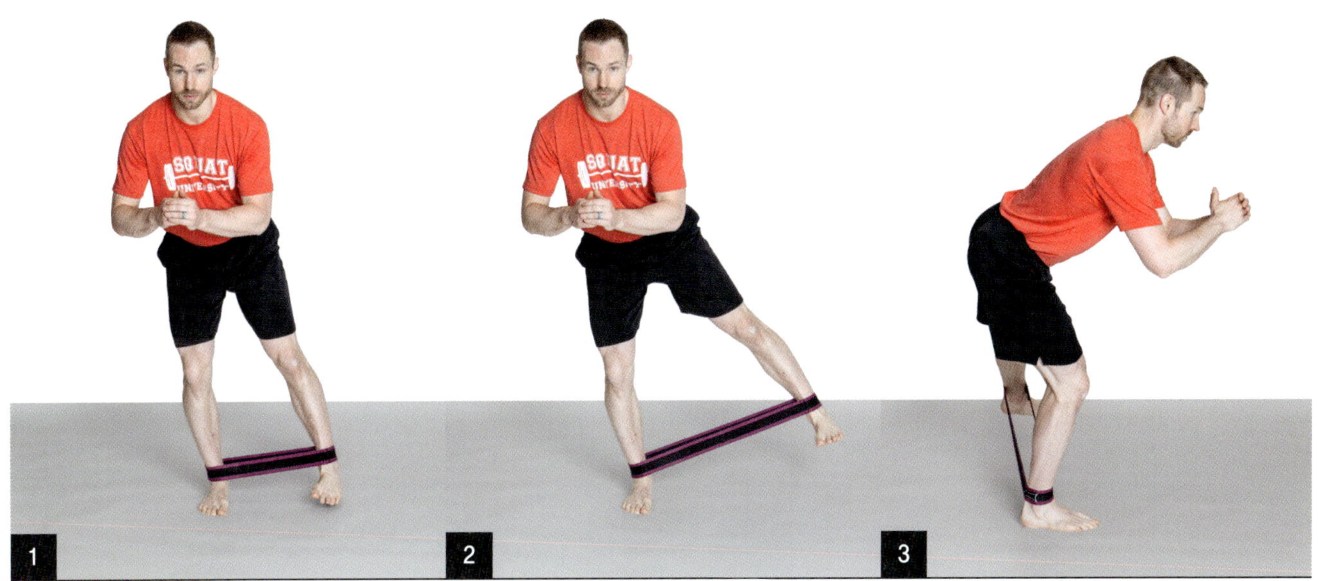

유니래터널 애브덕션

일단 자세를 잡고 체중을 지지하지 않는 다리를 제어하면서 천천히 옆과 뒤쪽으로 찬다. 다리가 움직이는 거리는 중요하지 않다. 운동 내내 안정적이고 흔들림 없는 자세로 체중을 지지하는 다리를 유지하는 데 집중한다. 골반의 높이를 유지하면서 발차기를 할 수 있는 한 멀리 힘껏 찬다. 발차기를 할 때 골반이 기울어지지 않게 하고 체중 지지 다리가 흔들거리지 않게 하는 능력은 안정된 코어와 측면 고관절 근육(중둔근)에 의해 조절된다. 이 운동을 제대로 하면 지지하는 다리의 고관절 측면 근육에서 타 들어가는 느낌을 느낄 것이다. 또한 들고 있는 다리 쪽에서도 엉덩이 근육이 작동하고 있음을 느낄 것이다.

권장 세트/반복: 2~3세트 15~20회

싱글 레그 스쿼트 배우기

말도 안 되게 무거운 무게의 스쿼트를 하기 위해서는 싱글 레그 스쿼트를 정확히 할 수 있는 능력을 획득하고 이를 유지하기 위해 노력해야 한다. 한 다리로 서서 하는 훈련을 게을리 하면 가동성/스트렝스/안정성이 비대칭적으로 발달하기 쉽고 부상을 입을 수 있다. 당신의 훈련에 싱글 레그 스쿼트를 수행하는 것은 건강을 유지하는 좋은 방법이다. 또한 리프팅을 하는 동안 무릎 조절에 어떤 문제가 있는지 확인하는 데 도움이 될 수 있다.

하지만 모든 선수가 최대 깊이의 피스톨 스쿼트를 할 필요는 없다. 그렇게 하려면 놀라운 가동성이 필요하다. 그러나 모든 사람들은 8~12인치 정도의 높이로 정확한 자세의 싱글 레그 스쿼트를 할 수 있는 능력을 가져야만 한다. 이러한 움직임을 터치다운touchdown이라고 한다.

체육관에서라면 중량 플레이트를 한 개 혹은 두 개 쌓으면 된다. 플레이트 위에 한 다리로 서 있다고 가정하자. 이 자세에서 엉덩이를 뒤로 밀고 가슴을 앞으로 숙여 기울인다. 이 동작은 후방사슬을 사용할 수 있게 해 준다. 제대로 한다면 엉덩이와 햄스트링 근육에 약간의 긴장감이 느껴진다. 엉덩이를 뒤로 빼면서 가슴을 앞으로 내밀면 몸무게가 발 중앙에 걸쳐져 균형 잡힌 자세를 취하게 될 것이다.

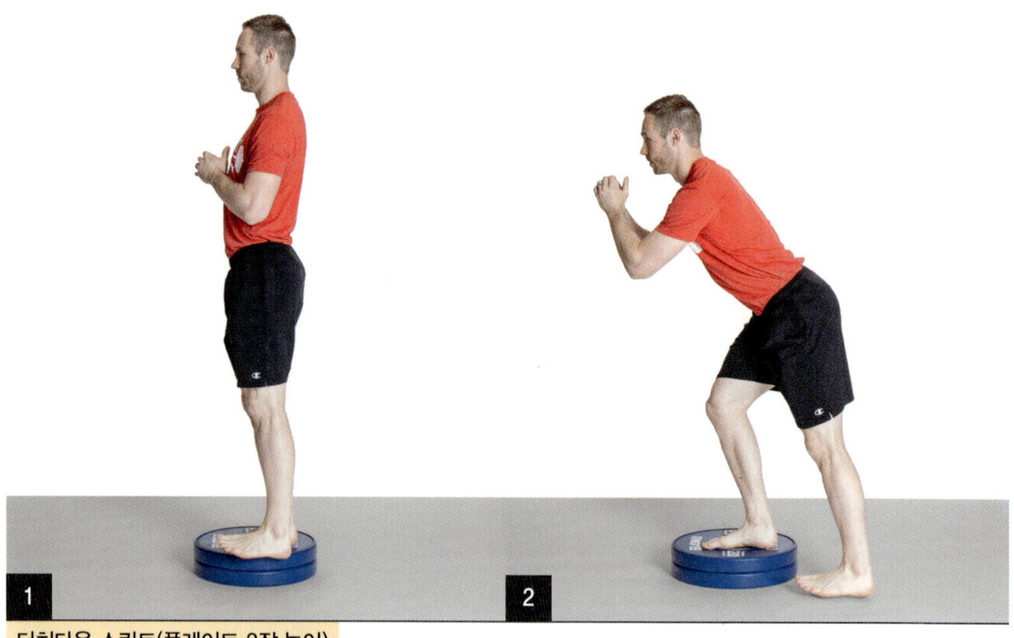

터치다운 스쿼트(플레이트 2장 높이)

무릎과 발을 같은 선상에 유지하면서, 들고 있는 다리의 발뒤꿈치가 바닥에 부드럽게 닿을 때까지 쪼그려 앉고 다시 일어나 시작 자세를 취한다. 나는 "발뒤꿈치로 달걀껍질을 깨지지 않고 부드럽게 터치하는 것처럼 내려가라!"라는 큐잉을 사용하는 것을 좋아한다. 만약 이 운동을 올바르게 하고 있다면, 몇 번 반복한 후에 엉덩이 근육이 열심히 일하는 것을 느낄 것이다. 무릎에 통증이나 뻣뻣함을 느껴서는 안 된다. 통증이 있는 경우 터치다운이 깊지 않도록 더 작은 플레이트나 상자를 사용해 보아라.

스쿼트를 할 때 무릎뿐만 아니라 엉덩이 위치에도 집중해라. 전신거울 앞에서 이 동작을 하면 골반이 어떻게 움직이는지 즉각적으로 확인할 수 있어서 처음에는 도움이 될 수 있다. 무릎에 통증이(무릎 앞부분이나 IT 밴드 부착 부위인 측면과 상관없이) 발생하는 대부분의 사람들은 엉덩이 높이를 고정하기가 힘들고 스쿼트를 하는 동안 들고 있는 다리의 고관절을 떨어뜨릴 수 있다. 이는 대부분 지탱하는 다리에서 중둔근의 낮은 협응/근력에 대한 보상 작용으로 일어난다.

또한 무릎이 엄지발가락 방향인 안쪽으로 회전하는 모습도 흔히 볼 수 있다. 이 동작을 하는 동안 골반의 높이를 유지하고 무릎은 세 번째 또는 네 번째 발가락과 일직선으로 유지되도록 해라.

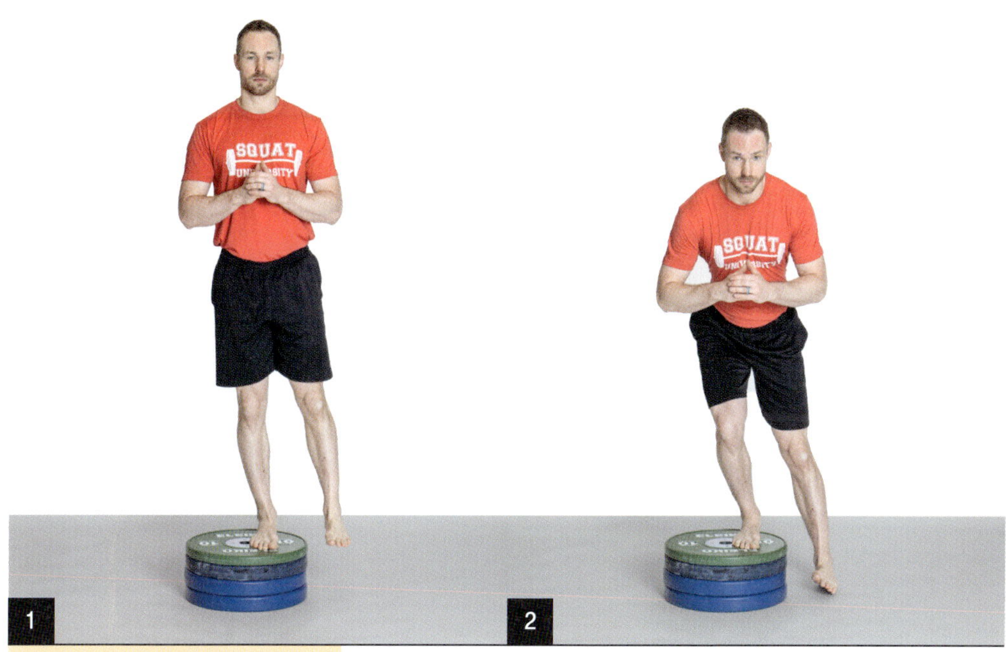

터치다운 스쿼트(플레이트 4장 높이)

낮은 높이의 플레이트들과 박스로 하는 것이 점차 쉬워진다면 플레이트를 더 많이 쌓아서 난이도를 높인다. 높이가 높아질수록 무릎을 조절해야 하는 능력이 더 많이 요구된다. 최종 목표는 8인치(약 20cm) 이상의 높이에서 훌륭한 무릎 안정성을 보이면서 싱글 레그 스쿼트를 수행하는 것이다(더 높일수록 좋다!).

권장 세트/반복: 2~3세트, 15~20회

균형 능력 개선

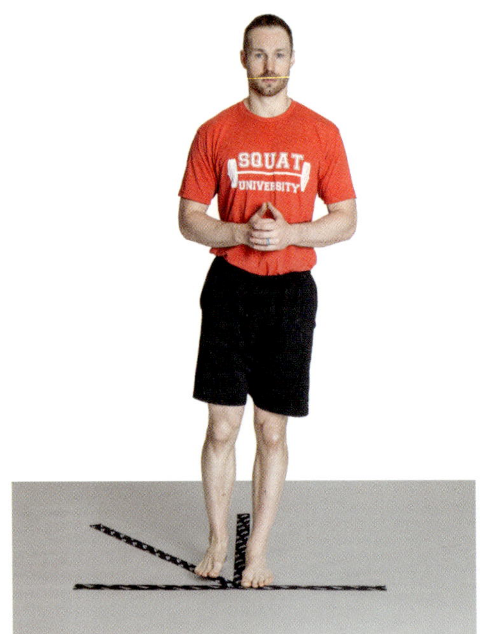
바닥에 테이프 패턴을 적용

터치다운이 무릎 통증 관리에서 필수적이긴 하지만, 무릎의 안정성을 높이기 위한 포괄적인 계획의 한 부분일 뿐이다. 결국 여러 자세와 움직임의 수준에 맞춰 무릎 안정성에 대한 요구를 높여야 한다. 균형 능력 향상과 뻗기Reach 운동은 이러한 요구를 충족시키는 훌륭한 방법이다.

바닥에 테이프를 붙여 패턴을 만들고 시작한다. 터치다운에서 했던 것처럼 'T' 자의 중심에 서서 싱글 레그 스쿼트를 수행한다. 하지만 스쿼트로 내려가 들고 있는 다리의 발뒤꿈치로 땅에 닿는 대신, 테이프의 길이를 따라 다리를 뻗는다. 무릎이 안으로 무너지지 않는 한도에서 최대한 옆으로 보낸다. 출발점으로 돌아오기 전에 몇 초 동안 (들고 있는 다리를 땅 위에 허공에 맴돈 상태로) 마지막 위치를 유지하라. 스쿼트를 하면서 몸으로부터 다리를 멀리 뻗는 것은 다른 움직임의 면에서 코어/고관절에 대한 요구를 증가시킨다. 중점은 여러 움직임 면에서 움직임이 일어나는 동안 발 위치를 잘 유지하는 것과 무릎 조절력을 잘 유지하는 것이다. 각각 방향으로 몇 번 반복한다.

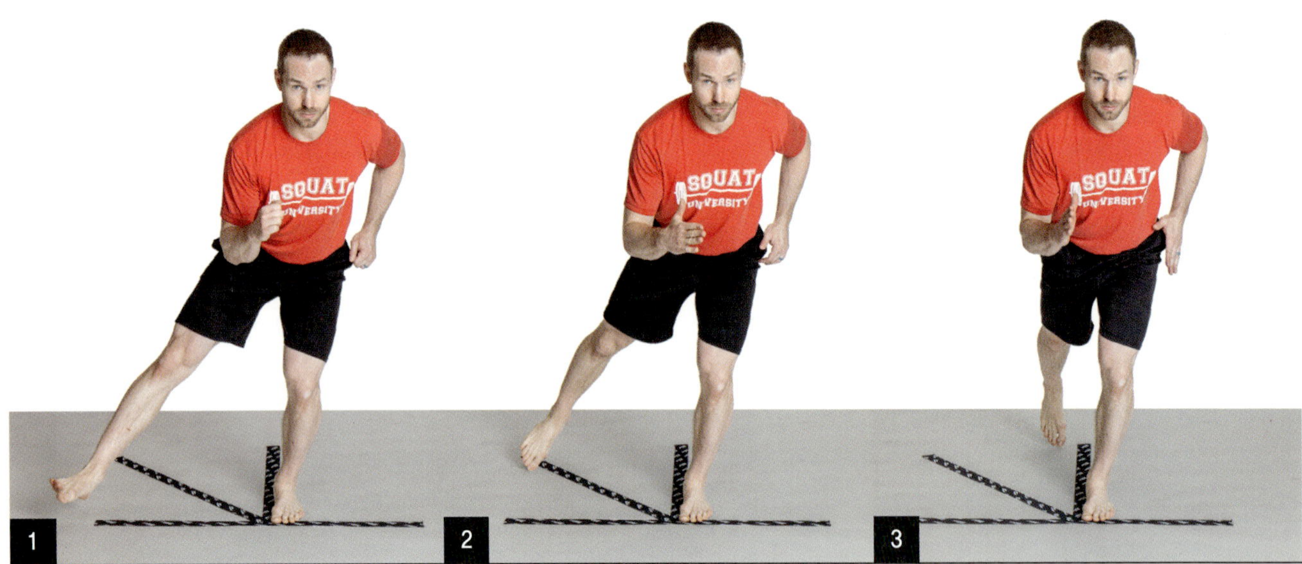

밸런스 앤 리치

하체 조절 능력 강화

인간의 몸은 친숙하다고 식별되는 움직임을 반응하고 인식하는 놀라운 능력을 가지고 있다. 이러한 능력은 '근육기억muscle memory'으로 불린다. 충분한 반복으로 협응력과 조절력을 높이기 위해 사용되는 올바른 교정 운동은 통증과 미래 부상 위험을 감소시킴으로써 결국 신체가 실제 상황에서 올바르게 반응하도록 가르칠 것이다.

내가 소개하고자 하는 다음 유형의 운동은 반응성 신경근 훈련 또는 RNTReactive Neuromuscular Training로 불리며, 협응력과 조절력을 향상시키기 위해 고안되었다. 물리치료사 마이클 보이트와 그레이 쿡에 의해 처음 소개된 RNT 운동은 선수가 스스로 어떻게 움직이는지를 느끼도록(이를 고유수용성 감각proprioception이라고 함) 가르쳐 움직임의 질을 향상시키는 데 도움을 주기 위해 고안되었다.[51]

RNT의 가장 쉽게 사용하는 법 중 하나는 무릎 주위에 탄성 밴드를 감아 수행하는 맨몸 스쿼트이다. 자연스러운 스쿼트 자세를 취하고 삼각대 발을 만들어 보자. 엄지발가락을 땅에 단단히 고정시키고 밴드의 저항과 반대 방향으로 무릎을 옆으로 밀어낸다. 스쿼트를 할 때 밴드가 무릎을 안으로 당기려고 할 것이다(무릎 관절 외반). 이런 일이 일어나게 놔두면 안 된다.

무릎의 위치를 유지하기 위해 엉덩이의 근육(중둔근와 대둔근)들은 스쿼트의 내려가는 움직임과 올라가는 모두에서 동원되어야 한다.[52] 이 방법은 신체에 최적의 스쿼트를 하는 방법을 가르쳐 준다!

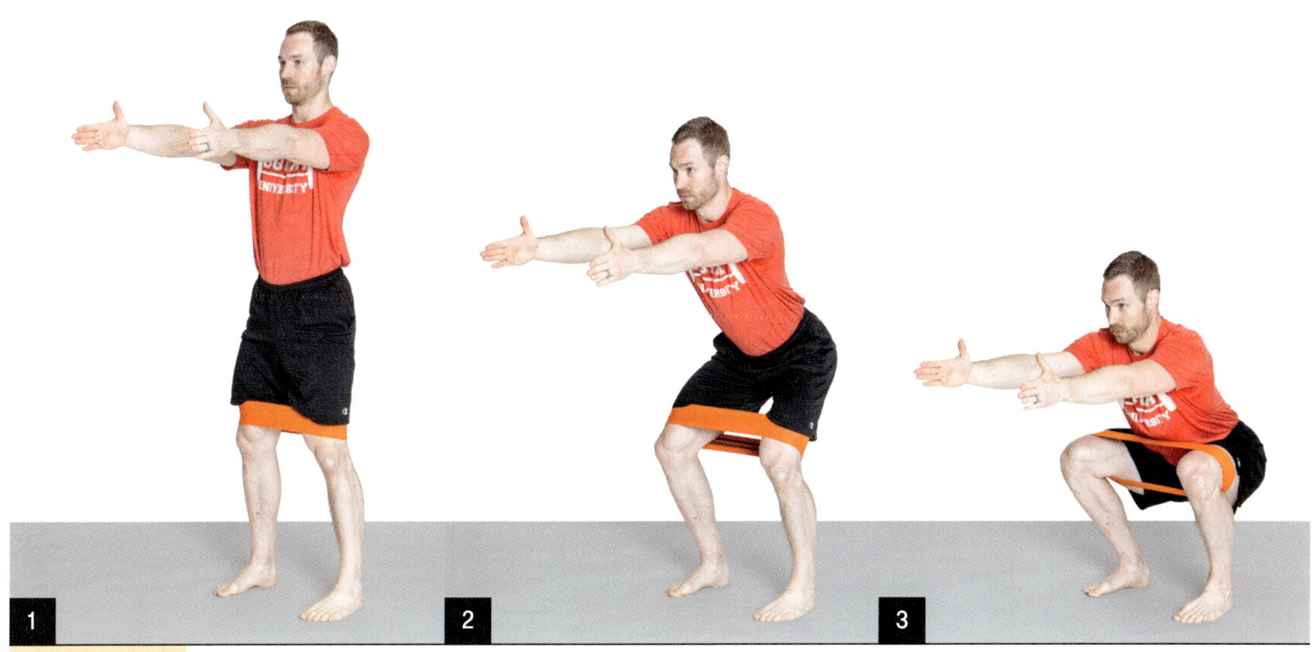

RNT 밴드 스쿼트

나는 밴드 스쿼트뿐만 아니라 1과 1/2 동작만 하는 스쿼트에서도 매우 느린 템포를 사용하는 것을 추천한다. 밴드에 일정하게 긴장을 준 상태에서 5~10초 정도 걸쳐서 스쿼트를 하며 내려간다. 올라오기 전에 잠시 멈추었다가 몇 인치 정도 올라간다. 몸의 중심이 발 중앙 바로 위에 있도록 한다. 만약 가슴이 앞으로 고꾸라지고 엉덩이가 뒤로 밀리면 체중이 발가락이나 발뒤꿈치로 이동하는 것을 느낄 수 있을 것이다. 스쿼트의 1/2 지점까지 몸을 일으키고 몇 초간 유지해라. 올바른 근력으로 이 운동을 한다면 측면 엉덩이가 피곤해서 떨리게 될 것이다. 몇 초 후, 스쿼트 하단 자세로 다시 내려가 잠시 멈춘다. 완전히 일어서기 전에 이러한 부분 정지 동작을 세 번 수행한다. 이 움직임의 순서는 무릎이 가장 흔하게 안쪽으로 무너지는 타이밍인, 앉았다가 일어날 때의 신체 균형과 조절/협응을 가르쳐 준다.

권장 세트/반복: 1과 1/2 스쿼트를 3~5라운드

다음은 RNT 스플릿 스쿼트다. 이 운동을 위해 친구가 가벼운 저항의 탄성 밴드를 잡아줘야 한다(도움 받을 사람을 찾을 수 없는 경우 긴 저항밴드를 무거운 장비 주위에 고정할 수 있다). 한쪽 다리를 다른 쪽 다리 앞에 두고 뒷발 뒤꿈치를 바닥에서 떨어뜨린 런지 자세를 취한다. 이 동작은 맨발로 수행한다. 맨발은 삼각대 발이라고도 알려진 세 가지의 접점에 얼마나 안정성을 잘 유지하는지 집중할 수 있게 해 준다.

저항밴드를 앞쪽 다리에 감고 친구가 당신의 무릎을 무너지게 하려는 것처럼 밴드를 안쪽으로 당기도록 해라. 좋은 자세의 스플릿 스쿼트(무릎을 발과 일직선으로 두고)를 수행하기 위해서는, 밴드가 무릎을 안쪽으로 당기려는 힘에 맞서 싸워야 한다. 밴드가 좋지 않은 위치로 몸을 당기는 이 과정은 스쿼트 동작 동안 신체의 무릎에 대한 인식을 자극하고 무릎이 무너지는 것을 막기 위해 적절한 엉덩이 근육을 자연스럽게 사용하는 것을 가르친다.

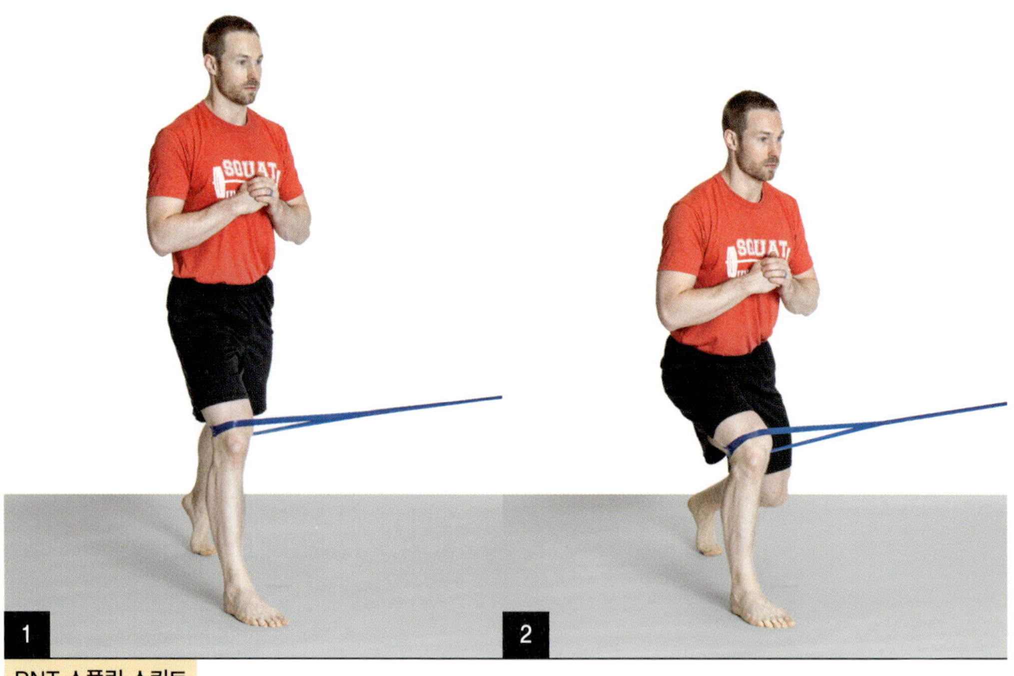

RNT 스플릿 스쿼트

권장 세트/반복: 3세트 10회 반복

부하 수용성 개선, 1단계: 밸런싱 조절

만약 무릎 통증이 생체역학적 기능장애보다 건병증에 의한 비중이 더 높다면 이 상태를 치료하기 위한 첫 단계는 부하를 조절하는 것load modification에 대해 생각해야 한다. 10년 이상 올림픽 역도 종목에 참가했던 선수로서, 나는 대부분의 사람들이 지속적인 아픔과 통증에도 불구하고 훈련을 계속하고자 하는 의욕을 품고 있는 것을 잘 이해하고 있다. 당신 주치의의 조언과는 달리, 모든 사람이 건병증 문제를 고치기 위해 훈련을 중단해야 하는 것은 아니다.

힘줄 통증을 다루고 있다면 첫 번째 '반응성' 단계이든, 이후의 '손상/퇴행을 가진 반응성' 단계이든 상관없이 반응성 단계에 있다고 생각하라. 이 통증은 하나의 간단한 메커니즘에 기인한다. 바로 과부하이다. 슬개골이나 대퇴 힘줄에 너무 많은 부하를 가해서 현재 부하를 견딜 수 있는 수준을 뛰어넘었기 때문에 통증이 발생한 것이다.

정확한 원인이나 병리의 연속체에 의한 것과 상관없이, 증상을 완화하기 위한 첫 번째 단계는 당신의 훈련을 수정하는 것이다. 당신의 몸은 갑작스런 힘줄 조직에서의 과부하를 경험하고 통증과 함께 부정적으로 반응한다. 왜 이런 일이 일어났는지 살펴보고 통증을 줄이기 위해 변화를 줄 필요가 있다.

훈련 강도와 양을 바꾸는 것이 체육관을 멀리하고 한 주 내내 소파에 앉아 있을 거라는 걸 뜻하진 않는다. 당신은 결코 힘줄을 완전히 쉬게 하고 싶진 않을 것이다!

당신의 힘줄 스트렝스는 "사용하지 않으면 잃는다"라는 간단한 모토를 따른다.[53] 부하들을 모두 없애고 몇 주 동안만 '쉬기만' 한다면 통증이 결국에는 다시 돌아올 수 있도록 스스로 함정에 빠뜨리는 것이다. 건병증은 훈련을 하면서 현재 부하 허용 수준을 넘어 무리했기 때문에 발생한다. 만약 완전히 쉰다면, 몸은 그것에 적응할 것이고, 슬개골 및/또는 대퇴사두근 힘줄의 무게를 견디는 능력이 떨어져, 다시 운동을 할 때 과부하가 걸리기 훨씬 쉬워질 것이다.

반면에, 통증을 무시하고 고통스러운 운동을 계속하고 싶진 않을 것이다. 만약 그렇게 한다면 부상은 계속 악화될 것이고, 결국 힘줄에 구조적 변화가 일어날 것이다. 치유될 수 있는 완벽한 양의 무게를 찾아야 한다. 너무 적거나 너무 많으면 결국에는 상황을 악화시킬 뿐이다.

나의 경험상, 바벨을 다루는 수많은 선수들은 중요한 역도나 파워리프팅 대회에 가까워졌을 때 이런 통증을 겪기 시작한다. 그러므로 모든 사람들이 당장 훈련을 중단해야 한다는 것은 실용적인 생각이 아니다. 그러나 훈련 프로그램은 변경해야만 할 것이다(훈련 변경은 뒤에 소개할 몇몇 운동들이 추가되어야 한다). 당신이 지금 경험하고 있는 통증은 힘줄이 그 위에 실린 부하를 견디지 못하고 있다는 것을 말해 주는 것이다.

훈련 프로그램에서 변수 하나를 바꿔 보고 힘줄이 어떻게 반응하는지 보아라. 예를 들면 현재 일주일에 7일을 훈련하는 경우 세션을 하나 없애서 빈도를 줄인다. 하루의 훈련을 뺄 수 없다면 고강도 부하 횟수나 훈련의 총 볼륨 중 하나를 바꿔야 한다. 어떤 변화를 선택하든 한 번에 하나씩만 바꾸고 몸이 어떻게 반응하는지 지켜본다. 사람마다 조금씩 다를 테니 절대적인 황금률이란 없다.

만약 교정 운동을 추가한 훈련에서 이러한 변화에 잘 반응하지 않거나 통증이 몇 달 이상 지속된다면(당신의 부상이 퇴행성의 단계에 있을지도 모른다), 훈련을 중단하고 스포츠 물리치료사나 정형외과 전문의와 상담해야 한다(전문 의료인).

부하수용성 개선, 2단계: 재활 계획

운동은 어떤 종류의 힘줄 통증에도 최고의 치료법이다. 이 이상 말할 게 없다. 주된 치료 방법으로 주사나 전기 치료나 스크래핑 기법 등 수동적인 치료를 권하는 의사나 다른 의료인을 찾아갔다면 잘못된 사람에게 간 것이다. 이런 치료법은 단기적으로는 통증을 줄여 줄 수 있지만 애초에 힘줄이 다친 이유를 다루지 않기 때문에 장기적으로는 도움이 되지 않을 것이다. 힘줄을 강화하고 부하를 견디는 능력을 키워야 한다.

1단계: 등척성 운동

건병증에 대한 모든 스트렝스 운동 형태 중 가장 용인되는 것은 등척성 수축isometric contraction이다. 이러한 운동은 근육이 수축하지만 관절은 움직이지 않는다(예: 서 있거나 누운 상태에서 대퇴사두근을 쥐어짜는 운동). 등척성 수축은 수행 후 45분 이상 통증을 줄여 주는 것으로 나타났다. 또한 보통 통증으로 인해 스트렝스의 출력이 억제 되는데(피질 억제cortical inhibition라고 불림), 등척성 수축은 대퇴사두근을 다시 사용할 수 있게 촉발시킨다.[54] 이러한 점은 다음과 같이 생각해 볼 수 있다. 만약 점프를 할 때마다 통증을 경험한다면, 당신의 뇌는 결국 "그만해!"라고 말할 것이다. 이러한 점에서 오랫동안 힘줄 통증을 앓아 온 사람의 경기력이 떨어지는 것이다. 강한 등척성heavy isometric 수축 운동은 이러한 점을 변화시키는 것으로 나타났다.

등척성 수축을 수행할 때에는 상대적으로 통증이 없어야 한다. 처음에는 약간의 통증이 있을 수 있지만, 세 번째나 네 번째 반복까지는 눈에 띄게 줄어들어야 한다.

등척성 수축이 효과적이기 위해선 운동은 어려운 수준이어야 한다! 대부분의 사람들이 이 부분에서 제대로 하지 못하고 있다. 연구에 따르면 최대 능력의 70%까지 근육을 수축시키는 부하를 찾아야 한다. 혼자서 이 수준을 정확하게 테스트할 수 있는 방법은 없지만, 등척성 수축을 45초 동안 유지하기 어렵게 만드는 강도와 부하의 조합을 찾는 것을 기준으로 삼을 수 있을 것이다.

슬개골과 대퇴사두근 힘줄에 대한 낮은 수준의 등척성 수축 운동은 월 싯이다. 허리를 벽에 기대고 발을 앞으로 내민 상태에서 벽을 타고 미끄러져 내려와 무릎을 약 60도 정도 구부린 채 앉는다. 45초를 유지하면서 5번 반복한다. 만약 이 운동이 너무 쉬우면, 한 다리로 월 싯을 한다.

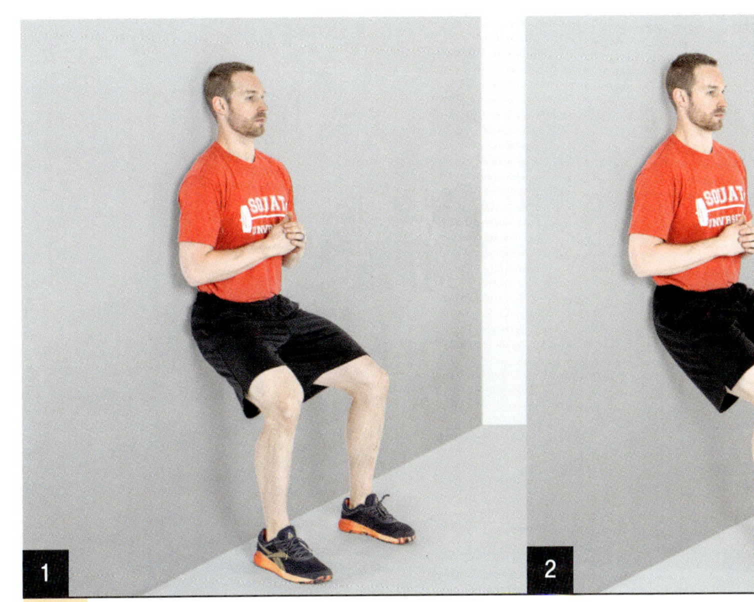

월 싯

만약 이 월 싯(두 다리나 한 다리로)을 끝내고 스스로 '나는 적어도 30초는 더 버틸 수 있을 것 같다'라고 생각했다면 힘줄에 충분한 부하를 받지 못한 것이다. 이것은 선수들에게 흔한 반응이다. 월 싯에서 나오는 부하가 원하는 결과를 끌어내기에는 부족했다는 뜻이며, 대신 스패니쉬 스쿼트spanish squat를 시도해 봐야 한다.[55]

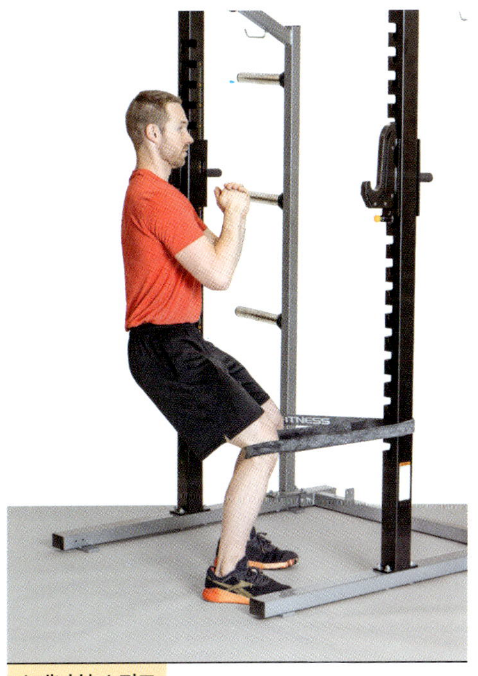

스패니쉬 스쿼트

두껍고 단단한 밴드를 스쿼트 랙이나 기둥 주위에 감아라. 발끝이 밴드 부착 부분을 향하도록 하고 종아리 상단 무릎 뒤에 밴드를 걸어라. 다음으로 척추를 똑바로 세우면서 최대한 깊게 스쿼트를 한다(이 동작은 리버스 월 싯reserves wall sit이라고 생각해도 좋다). 일반적인 스쿼트처럼 힙 힌지를 하지 마라. 그렇게 하면 대퇴사두근에 원하는 힘이 제대로 들어가지 않고 엉덩이로 전달될 수 있나. 스패니쉬 스쿼트는 전통적인 월 싯보다 대퇴사두근에 대한 요구가 높다. 슬개골과 대퇴사두근 힘줄에도 더 많은 부하를 가한다. 하루 2, 3회 45초씩 5회 정도 유지하고 매 회마다 1분이나 2분 정도 휴식을 취하면 회복 효과가 극대화된다.

흥미롭게도 스패니쉬 스쿼트 홀드 같은 등척성 수축은 슬개골과 대퇴사두근 건병증에 대한 좋은 진단적 확인 테스트가 될 수 있다. 만약 이러한 운동을 해도 무릎 통증이 줄어들지 않고 오히려 증상이 증가한다면 다른 유형의 부상을 겪고 있을 가능성이 높으며, 이 챕터의 앞부분에서 시행한 테스트법을 다시 살펴보는 것이 필요하다.

만약 건병증 상태로 계속해서 훈련한다면, 운동 전에 등척성 수축을 포함한 스패니쉬 스쿼트를 사용하여 리프팅을 하는 동안 통증을 줄이고 신경근 조절과 근력 향상을 개선시켜라. 이때 부하량에 대한 몸의 반응을 잘 지켜봐라!

2단계: 등장성 스트렝스 운동

연구에 따르면 적당한 스트렝스 프로그램으로 일상적인 부하를 받는 힘줄은 더 단단해지는 방식으로 적응한다.[56] 예를 들면 1986년에 한 연구자 그룹은 체중 242파운드(110kg)의 파워리프터가 550파운드(250kg)를 들고 스쿼트를 하는 것에 대해 연구를 했다. 이 고중량 리프팅을 하는 동안, 그들은 리프터의 슬개골과 대퇴사두근 힘줄에 부하가 각각 6,000 그리고 8,000 뉴턴에 도달했다고 예상했다.[57]

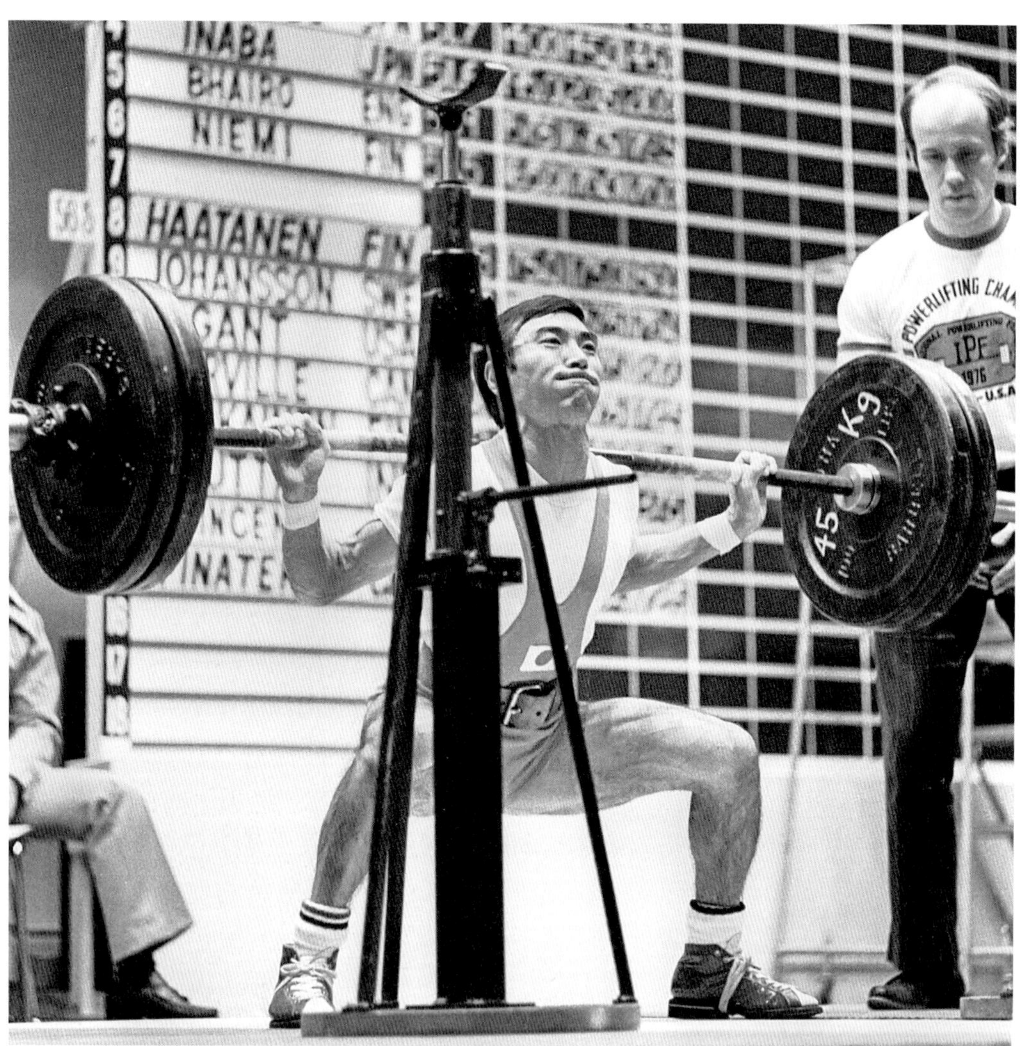

엄청난 무게의 스쿼트를 선보이는 히데키 이나바 파워리프터

© Bruce Klemens

뉴턴(N)은 힘을 측정하는 국제적인 단위이다. 연구진은 슬개골의 힘줄이 1만~1만 5,000N의 힘을 견딜 수 있을 것으로 추정했는데 이는 몸집이 작은 176파운드(80kg) 선수의 몸무게의 약 13~19배이다.[58] 그러나 대퇴사두근 힘줄의 최고의 강도를 예상하는 것은 더 힘들다. 과학자들은 대퇴사두근 힘줄이 슬개골의 힘줄보다 30~40% 더 두껍다는 것을 발견했다. 따라 슬개골의 힘줄보다 훨씬 더 많은 힘을 견딜 수 있을 것이다. 이러한 점에서 과부하 및 반응성 대퇴사두근건병증이 슬개건병증보다 보기 드문 것이다.[59]

자, 이게 왜 그렇게 중요한가? 내가 언급했듯이, 일상적인 부하는 힘줄의 단단함을 증가시키고 이를 통해 무게를 견딜 수 있는 수용력을 높여 준다. 하지만 등척성 수축 운동은 피질 억제cortical inhibition의 변화를 통해 통증을 줄이고 일시적으로 강도를 증가시키는 데 좋지만,

부하를 견디는 능력 향상에는 거의 도움이 되지 않는다. 결국 재활은 힘줄의 강도를 높이는 목표를 달성하기 위해 등척성 수축운동을 지나 전통적인 스트렝스 훈련 운동을 통합하기 시작해야 한다.

체육관에서 행해지는 대부분의 운동은 두 단계가 있다. 신장성과 단축성 운동이다. 신장성 단계는 근육 섬유가 긴장 상태에서 늘어나는 동작을 말한다. 단축성 단계는 긴장 상태에서 근육 섬유가 짧아지는 단계이다. 예를 들면 전통적인 스쿼트에서 대퇴사두근의 광근은 몸이 내려갈수록(신장성 단계) 길어지고 일어설 때(단축성 단계) 짧아진다.

역사적으로 물리치료사들은 무릎의 건병증을 신장성 운동으로 치료해 왔다.[60] 일반적인 운동 중 하나는 하루에 두 차례, 15회씩 3세트 디클라인 보드 위에서 싱글 레그 스쿼트를 하는 것이다. 선수는 디클라인 보드(보통 25도)에 서서 시작한다. 그리고 가슴을 곧게 세우고 천천히 싱글 레그 스쿼트를 한다. 그러고 나서 들고 있는 다리를 내려놓고 두 다리로 다시 일어선다. 몸을 기울이는 것은 평지에서 이 운동을 하는 것보다 슬개골 힘줄에 25~30% 더 많이 영향을 미친다.[61]

하지만 이 운동을 사용하는 것에는 두 가지 문제점이 있다. 첫째, 이를 뒷받침하는 연구가 제한적이다.[62] 둘째, 너무 공격적일 수 있다. 디클라인 보드에서 싱글 레그 스쿼트를 하면 일반적으로 통증이 발생하기 마련이다. 계속 리프팅을 하는 운동선수가 이러한 운동을 할 경우 과도한 자극을 받아 부상을 악화시킬 수 있다.

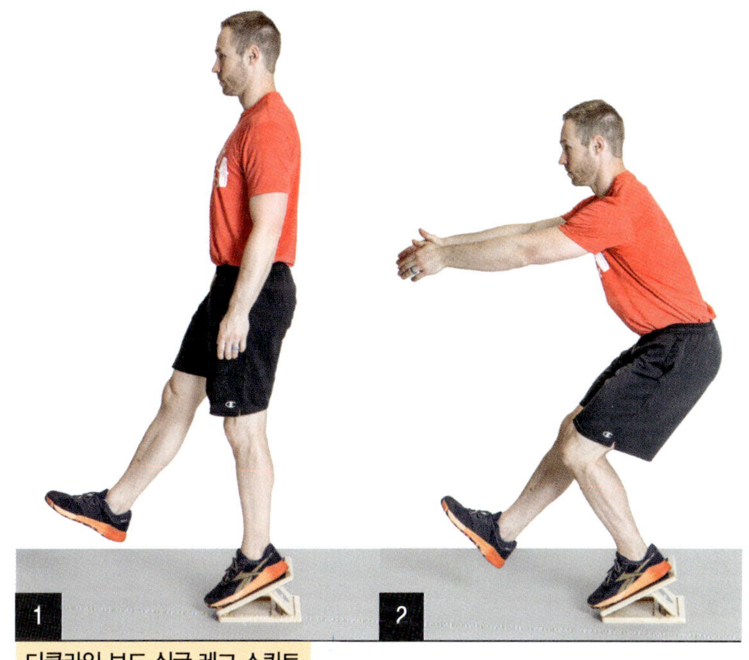

디클라인 보드 싱글 레그 스쿼트

또한 생각해 보면, 신체는 신장성과 단축성 근육을 둘 다 모두 사용하여 움직인다. 스트렝스를 내는 노력의 한 측면에만 힘을 집중한다고 해서 하루 종일 그리고 훈련 중에 수행하는 활동에 기능적으로 전달될 수 있는 방식으로 강화되는 것은 아니다. 당신이 트랙을 질주할 때 근육은 신장성 수축만 하는 것이 아니다. 신장성이 소용없다는 것이 아니라 왜 나머지 절반의 움직임은 무시하는 건가?

최근의 연구는 건병증의 치유 과정을 이끄는 것과 관련해서는 수축의 유형(신장성 수축만 하는 경우 vs 신장성과 수축성 부하를 같이 사용하는 경우)이 무관하다는 것을 보여주었다![63] 궁극적으로, 손상된 조직을 정상 상태로 되돌리도록 하는 것은 힘줄에 가해지는 부하의 양이다.

2000년대 초에 힘줄 부상 재활에 고중량 저속 저항 훈련(HSR heavy slow resistance)을 사용하는 것에 대한 연구가 나타나기 시작했다. HSR은 단축성 근육의 수축과 신장성 근육의 수축 모두에서 느리게 수행되는 전통적인 운동을 말한다(등장성isotonic 움직임이라고 불림). 초기 연구는 이러한 무겁고 느린 운동이 건병증의 재활에 신장성 운동만 적용하는 만큼 효과적이라는 것을 보여주었다.[64] 이러한 방식은 이 단계의 재활에서 힘줄을 스프링처럼 사용하지 않고 부하 내성을 구축하는 데 탁월하다. 만약 힘줄을 탄성적으로 사용하면 조직의 현재 능력에 과부하가 걸리고 악화될 것이다. 일상적인 기능 중 통증이 10점 만점에 3점으로 감소하자마자 나는 HSR 운동을 시작하는 걸 추천한다.

박스 스쿼트

스쿼트는 슬개골과 대퇴사두근 힘줄에 부하를 가하기 시작하는 데 있어 좋은 방법이다. 통증 없이 딥 스쿼트를 할 수 있다면, 그대로 쭉 진행하라. 그러나 극심한 통증으로 인해 딥 스쿼트를 하는 능력이 제한된다면, 정해진 높이까지만 내려가도록 해야 하는 통증 단계인 것이다.

예를 들면 박스 스쿼트는 몇 가지 중요한 요소들을 조절하면서 눈에 띄게 몸에 부하를 실을 수 있게 해 준다. 상자를 미리 정한 높이로 설정하면 깊이를 조절하고 통증을 제한할 수 있다. 완전히 깊은 스쿼트로 내려갈 때 균형을 유지하기 위해, 무릎은 발가락 방향으로 움직여야 한다(때로는 발가락 너머까지 갈 수도 있다). 무릎이 앞으로 나간 자세가 건강한 사람에게 본질적으로 위험한 것은 아니지만, 정강이 각도가 기울어지면 슬개골과 대퇴사두근 힘줄에 부하가 증가해 통증을 유발할 수 있다. 슬개골 높이 정도로 박스 스쿼트를 하는 것은 통증 없이 힘줄에 부하를 줄 수 있으면서 무릎이 앞으로 나가는 것을 막아 준다.

또한 박스 스쿼트는 대퇴사두근과 슬개골 힘줄에 걸리는 총 장력total tension을 감소시키는데, 프리 스쿼트free squat 하단 자세에서 강력하게 발생하는 힘줄에 에너지를 저장하고 방출하는 강력한 작용이 사용되지 않기 때문이다. 보통 고중량 스쿼트를 하면 힘줄에 탄성에너지가 저장된다. 정지하는 동작은 힘줄에 스프링과 같은 부하 및 힘줄 전체의 부하를 줄인다. 간단히 말해서, 슬개골 건병증을 가진 선수들은 그들이 일반적인 고중량 스쿼트 시 견딜 수 있는 것보다 박스 스쿼트에서 더 잘 견딜 수 있을 것이다.

박스 스쿼트의 설정은 일반 스쿼트와 동일하다. 발을 안정된 위치에 놓아라. 엉덩이로 스쿼트를 시작하기 전에 숨을 들이쉬고 코어로 버텨라.

몸이 내려가는 동안 균형을 유지하고(바벨이 움직이는 경로는 옆에서 봤을 때 발 중간의 수직 선상이다) 박스의 위로 곧바로 내려온다. 상자 위에서 체중을 뒤쪽으로 옮기지 말고, 스쿼트 하단 위에서 멈추기만 한다.

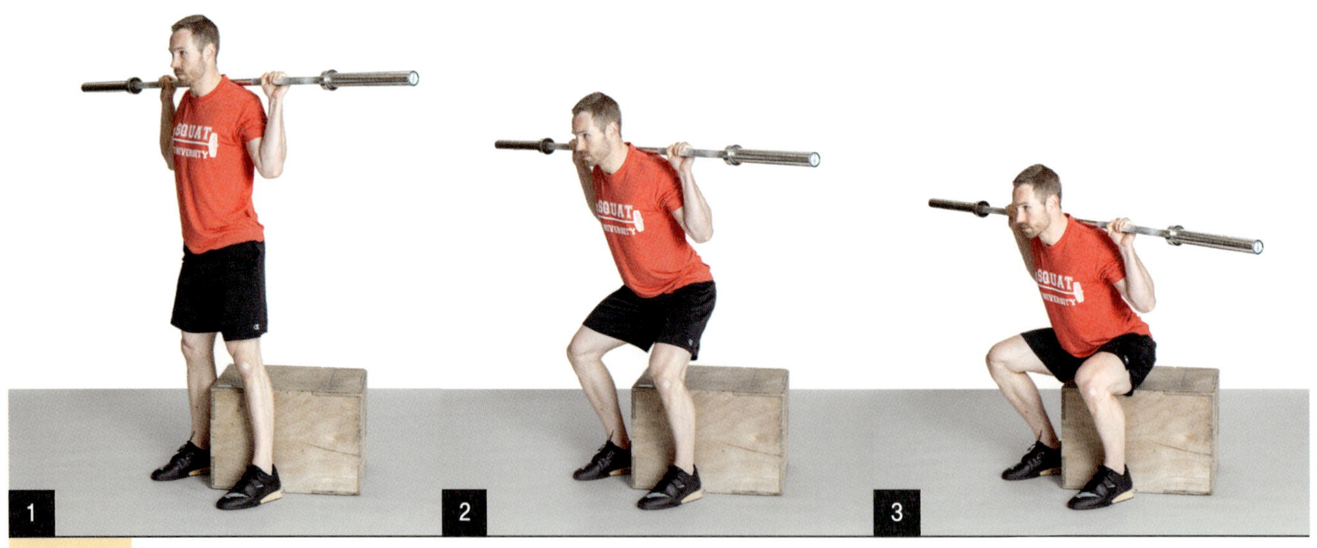

박스 스쿼트

똑바로 서면서 올라가기 시작해라. 이것을 정확하게 한다면 박스에서 엉덩이가 올라오면서 무릎이 앞으로 나가지 않는다. 대신, 무릎은 안정된 자세를 유지할 것이고 발과 일직선을 유지할 것이다.

재활 계획의 HSR 단계를 시작할 때는 이틀에 한 번 15회 반복 4세트로 시작해라(쉬는 날에는 1단계의 등척성 수축 운동을 계속 해라). 등척성 수축으로부터 시작된 피질 억제cortical inhibition의 이익이 더 많은 운동단위들에 접근할 수 있게 해 줄 것이므로 더 많은 힘을 자극할 수 있다.

어느 정도의 무게를 사용해야 하는가?

근육과 달리 힘줄은 적응과 치유를 위해 무거운 부하를 필요로 한다.[65] 연구에 따르면 근육 크기와 스트렝스의 긍정적인 변화는 1회 최대 하중(1RM)의 30~90% 정도를 사용해야 하는 반면, 힘줄에 동일한 적응 변화를 만들기 위해서는 훨씬 더 큰 부하가(70%를 훨씬 넘는) 필요하다.[66]

박스 스쿼트가 처음이라면 백 스쿼트 1RM의 50~70%부터 시작하는 것을 추천한다. 박스 스쿼트를 할 때 선택하는 무게는 각 반복에 대해 좋은 기술로 제어할 수 있지만 4세트를 완료한 후 너무 피곤해서 5세트를 수행할 수 없을 정도로 충분히 무거워야 한다.[67] 만약 네 번째 세트를 끝내고 다섯 번째 세트를 하기에 충분한 에너지가 남아 있다고 느낀다면, 중량을 더 높여야 한다! HSR 운동은 충분히 천천히 하기만 한다면 운동 중 통증이 발생할 일은 드물 것이다.

건병증에 HSR를 사용하는 방법을 연구한 연구자들은 첫 주에는 스트렝스 운동을 15회 반복 4세트를 하고, 그다음 2주 동안은 중량을 높이되, 4세트로 12회 반복을 하도록 하였다.[68] 이러한 방식으로 진행하여 4세트 10회, 뒤이어 4세트 8회, 4세트 6회를 각각 2~3주 동안 수행한다.

얼마나 빨리 스쿼트를 해야 하는가?

바벨에 실리는 중량이 부상당한 힘줄의 변화를 만드는 가장 중요한 요소인 반면, 바벨을 움직이는 속도는 두 번째 중요한 요소이다.[69] 연구자들은 최근 스쿼트를 하는 속도를 조작하는 것이 무릎 힘줄에 가해지는 스트레스와 부담의 양을 상당히 변화시킨다는 것을 발견했다.

초기 치유 단계에서는 스쿼트 중 빠르게 움직이는 것이 더 많은 통증을 이끌어 낼 수 있다. 이러한 이유에서, 천천히 내려가고 올라가는 것으로 스트렝스 운동을 수행하는 것이 이상적이다(HSR 훈련의 핵심 구성 요소). 신장성 단계에서는 3초, 단축성 단계에서는 3초를 사용하는 것이 이상적이다. 즉, 각 반복을 완료하는 데 총 6초가 걸린다.[70]

대부분의 스트렝스 & 컨디셔닝 프로그램은 이런 템포 형식을 3-1-3이라고 기록한다. 첫 번째 숫자는 신장성 하강을 수행하는 데 걸리는 시간을 나타낸다. 두 번째 숫자는 움직임을 전환할 때 멈춘 시간을 나타낸다(숫자 0은 스쿼트 하단 위치에서 빠른 전환 또는 플라이메트릭 바운스를 의미하지만 1은 1초간의 정지 동작이다). 세 번째 숫자는 올라가는 데 걸리는 시간을 나타낸다(단축성 단계).

나는 2~3주간의 4세트 6회 반복을 마칠 때까지 3-1-3 템포를 천천히 사용하는 것을 추천한다. 나중에는 더 빠른 속도로 일어나는 동작을 더할 수 있다. 강하게 위쪽으로 향했다가 천천히 하강(약 3초)을 하는 것은 천천히 내려갔다가 올라가는 스쿼트에 비해 부하 수용 능력을 증가시키는 데 도움이 될 수 있다.[71]

불가리안 스플릿 스쿼트

박스 스쿼트는 좋은 운동이지만, 스트렝스/협응의 좌우 차이에서 일어나는 문제를 쉽게 숨기거나 은폐할 수 있다. 의식적이든 무의식적이든, 신체는 종종 통증이 있을 때 움직이는 방식을 바꾼다. 이러한 보상적인 움직임은 매우 작을 수 있으므로 가장 잘 훈련된 코치도 육안으로 감지하기 어렵다. 이러한 이유로, 불가리아의 스플릿 스쿼트와 같이 주로 한쪽 다리에서 행해지는 운동은 이러한 비대칭성을 드러내고 부상당한 힘줄에 적절하게 부하를 가할 것이다.

불가리아 스플릿 스쿼트를 준비하려면 박스나 벤치 앞에 무릎을 꿇고 뒷발은 뒤에 있는 박스나 벤치 위에 놓는다. 몸통의 각도는 수직에 가깝거나 약간 앞으로 기울어진 정강이 각도와 비슷하게 위치시킨다. 지면에 닿은 무릎은 엉덩이 약간 뒤에 위치해야 한다(옆에서 보았을 때). 그림과 같이 롤러가 달린 싱글 레그 스쿼트 랙을 사용할 수 있다면 박스나 벤치보다 다음 동작 시 발이 더 쉽게 움직일 수 있다.

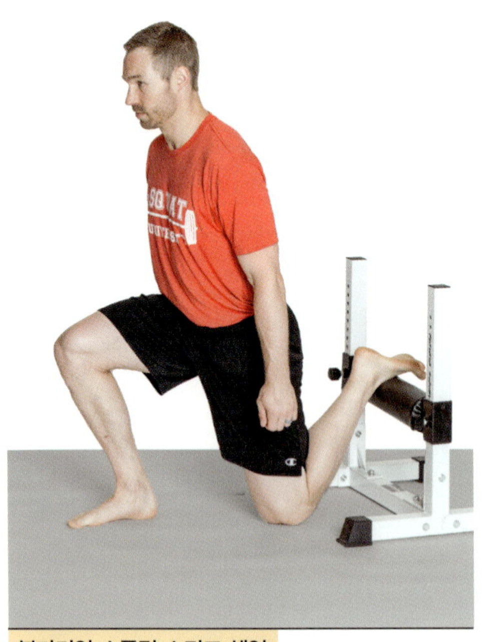

불가리안 스플릿 스쿼트 셋업

케틀벨이나 덤벨을 잡고 가블렛 스쿼트처럼 가슴 앞에 위치시킨다. 뒷발을 박스나 벤치, 롤러에 가볍게 올려 놓은 상태에서 스플릿 스쿼트를 실시한다. 이 동작을 하는 동안 정강이를 가능한 한 수직으로 유지한다. 즉 박스 스쿼트처럼 무릎이 앞쪽으로 움직이는 것을 제한해야 한다. 제대로 하고 있다면 내려오면서 앞다리의 근육이 열심히 움직이는 것을 느낄 수 있을 것이다. 난 "몸무게의 90%를 앞다리로 보내고 뒷다리는 균형을 잡기 위한 목적으로만 사용해라"라는 큐잉을 선호한다.

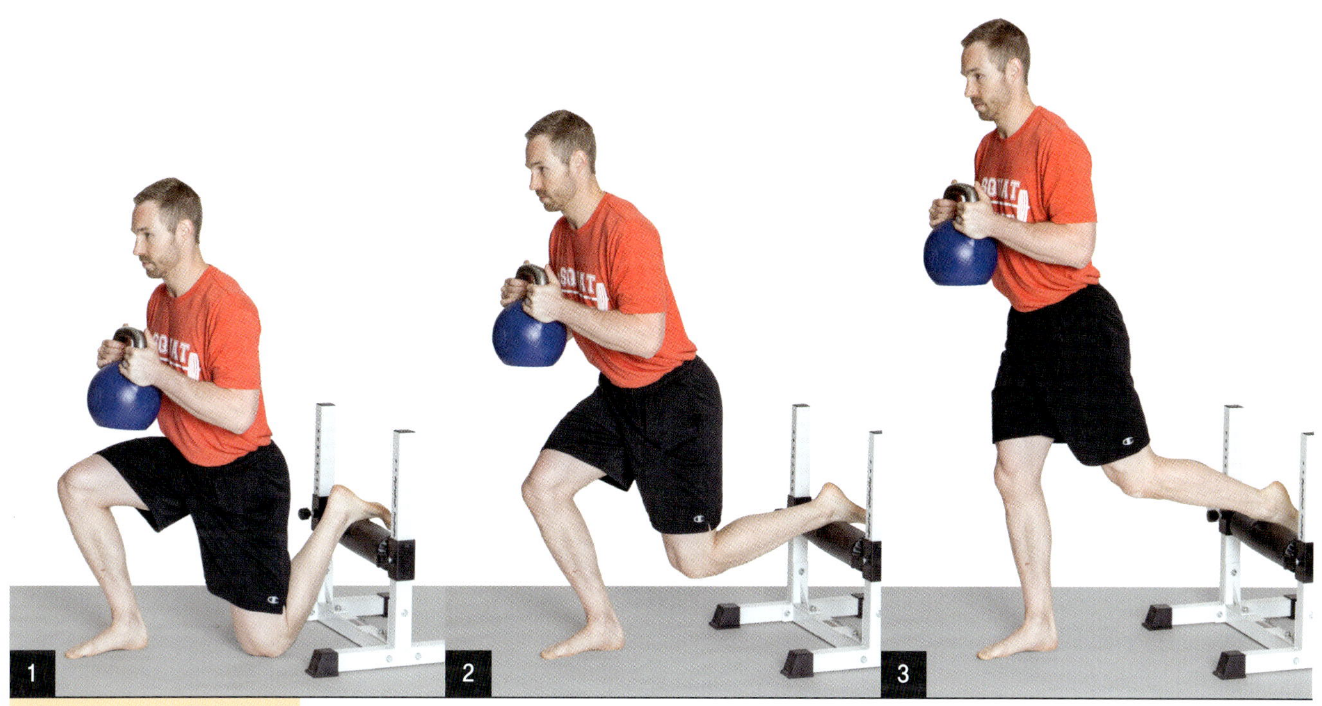

케틀벨 불가리안 스플릿 스쿼트

스쿼트와 마찬가지로 중량을 늘리기 전에 1주일 동안 15회 반복 4세트를 수행하고 다음 2주 동안은 12회 반복 4세트로 볼륨을 낮추는 것이 좋다.[72]

결국 4세트 10회, 뒤이어 4세트 8회, 그리고 6회를 각각 2주에서 3주 동안 진행한다. 선택하는 무게는 4세트를 마친 후 너무 피곤해서 5세트를 수행할 수 없을 정도로 무거워야 한다.[73] 가블렛 스쿼트 자세에서 가슴 앞에 유지한 무게는 점점 무거워짐에 따라 전체 세트를 유지하기 어려워지면서 등에 바벨을 올리는 것으로 전환할 수 있다.

프로그레션 테스트하기

HSR 훈련을 할 때 리프팅 도중과 후에 매우 적은 양의 통증(최대 10 중 3)은 허용된다. 하지만 통증이 3보다 높으면 너무 무거운 중량을 사용하고 있거나 너무 빨린 움직인 것이다.

나는 싱글 레그 디클라인 스쿼트(전통적으로 재활 운동에 많이 사용되었던)를 통증 유발 테스트용으로 사용한다.[74] 이 테스트를 매일 사용해 보면 신체가 현재 하고 있는 교정 운동에 얼마나 잘 반응하고 있는지 측정할 수 있다. 다음은 그 사용법에 대한 것이다.

힘줄 부상의 재활 과정에서 약간의 통증이 나타나는 것은 정상이다. 힘줄이 가능한 한 효율적으로 치유되기 위해서는 적절한 양의 부하를 가해야 한다. 통증 유발 테스트를 사용하면 힘줄이 운동을 얼마나 잘 견디는지 확인할 수 있다. 앞에서 설명한 것처럼 이를 '부하수용력load tolerance'이라고 한다.

훈련 세션 전에 싱글 레그 디클라인 스쿼트를 수행하고 당신의 통증을 0부터 10까지 등급으로 평가하는 것부터 시작해라. 0은 통증이 없고 10은 당신이 상상할 수 있는 최악의 통증이다. 이 숫자가 기준 점수이다.

각 훈련 세션을 마치고 24시간 후 동일한 테스트를 수행하여 신체에 올바른 부하를 사용하고 있는지 확인하라. 통증이 그대로 유지되거나 나아졌을 것이다. 더 나아졌다면 다음 세션에 중량을 늘려라. 너무 과도한 중량을 사용하면 24시간 후 통증이 심해질 수 있고 다음 세션 때 부하를 줄여야 한다.

이러한 프로그레션을 위한 정해진 프로토콜은 없기 때문에, 역도/파워 리프팅에 경험이 있는 스트렝스 코치 및/또는 물리치료사와 함께 하는 것이 당신의 몸에 맞는 최적의 프로그레션을 찾는 중요한 요소가 될 것이다.

플라이오메트릭으로 복귀하기

근육/힘줄의 복합적인 강화를 위해서 HSR 요소와 마찬가지로 힘줄이 부하를 흡수하고 저장하는 능력도 높여야 할 필요가 있다. 슬개골과 대퇴사두근 힘줄에 가해지는 가장 높은 부하는 신장-단축 주기(SSCstretch-shortening cycle)라는 힘줄이 스프링처럼 사용될 때 발생한다.

반복적인 점프와 같은 강력한 움직임은 많은 양의 힘을 발생시키기 위해 에너지를 저장하고 방출하기 위해 힘줄을 사용한다. 부하의 저장을 강조하는 운동(상자에서 내려오고 스쿼트에 착지하는 것과 같은)은 결국 힘줄의 완전한 에너지 저장 및 이완 기능으로 돌아가게 이끌어 준다.

6~8인치 정도 높이의 작은 박스 위에 서라(나는 사진에서처럼 플레이트들을 쌓아 사용한다). 미니 스쿼트 자세로 두 발로 내려와 착지한다. 관절이 뻣뻣한 상태로 착지하지 마라. 충격을 흡수하도록 해라. 더 높은 높이에서 신체가 어떻게 반응하는지 진행하기 전에 20회 착지 2세트를 수행하라. 그리고 궁극적으로는 싱글 레그로 착지해라.

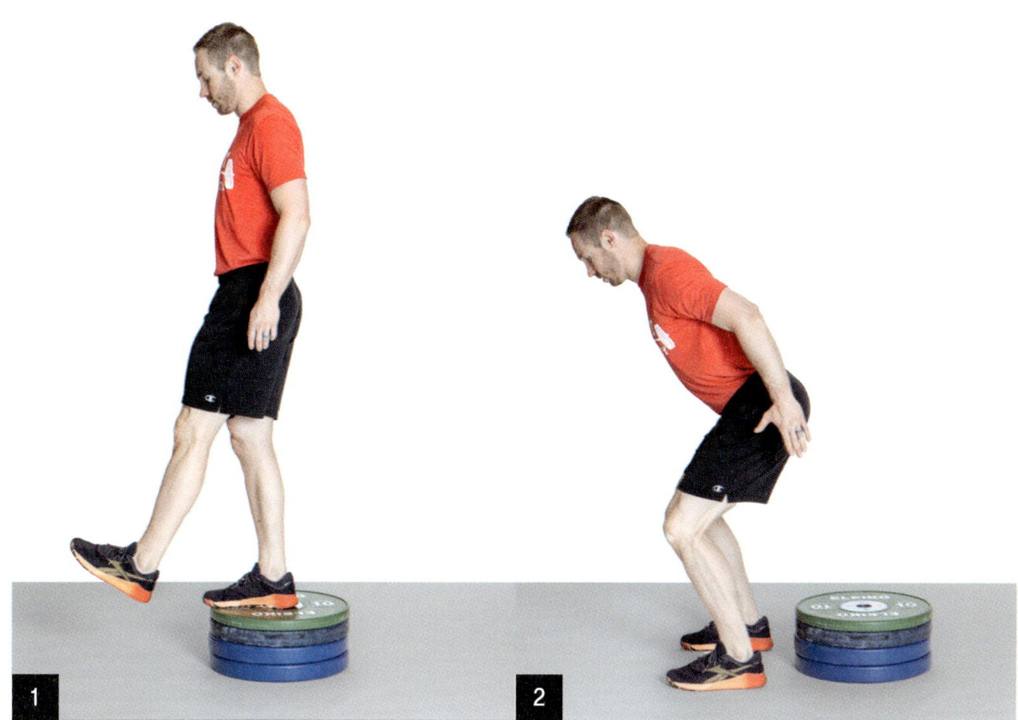

박스 뎁스 드롭

에너지를 저장/방출하는 스프링으로 힘줄이 작동하는 진정한 플리오메트릭을 시작하기 위해서는 먼저 스트렝스가 크게 향상되어야 한다. 다친 다리의 힘은 다치지 않은 다리의 능력에 가까워야 하며, 디클라인 보드에서 싱글 레그 스쿼트할 때 더 이상 통증이 있어서는 안 된다.

디클라인 보드에서 싱글 레그 스쿼트를 할 수 있고 스트렝스와 다리의 조절 능력이 두 다리 모두에서 상당히 비슷해졌다고 느낀다면, 각각의 다리에 싱글 레그 홉처럼 더 빠르고 폭발적인 움직임을 해 봐라. 원래 이 동작을 부상 입은 다리로 하면 아프고 어렵다. 재활의 플라이오메트릭 단계로 넘어갈 준비가 됐다면 싱글 레그 스쿼트처럼 느린 동작과 홉처럼 고부하 기능성 동작에서도 통증 없이 몸을 잘 조절하는 능력을 갖춰야만 한다.

이 단계의 재활의 목표는 힘줄이 어떻게 반응하는지 보기 위해 다시 스프링으로 힘줄을 사용하기 시작하는 것이다. 도입 단계의 플라이오메트릭 운동의 예로는 더블 레그 포고 홉이 있다. 간단하게 다음 페이지의 사진과 같이 지면에서 몇 인치만 땅에서 떨어지도록 반복적인 작은 점프를 하면 된다. 10~20번 연속으로 한 번 반복한 후 몇 분간 휴식을 취하는 것을 총 3, 4번 세트로 진행한다.

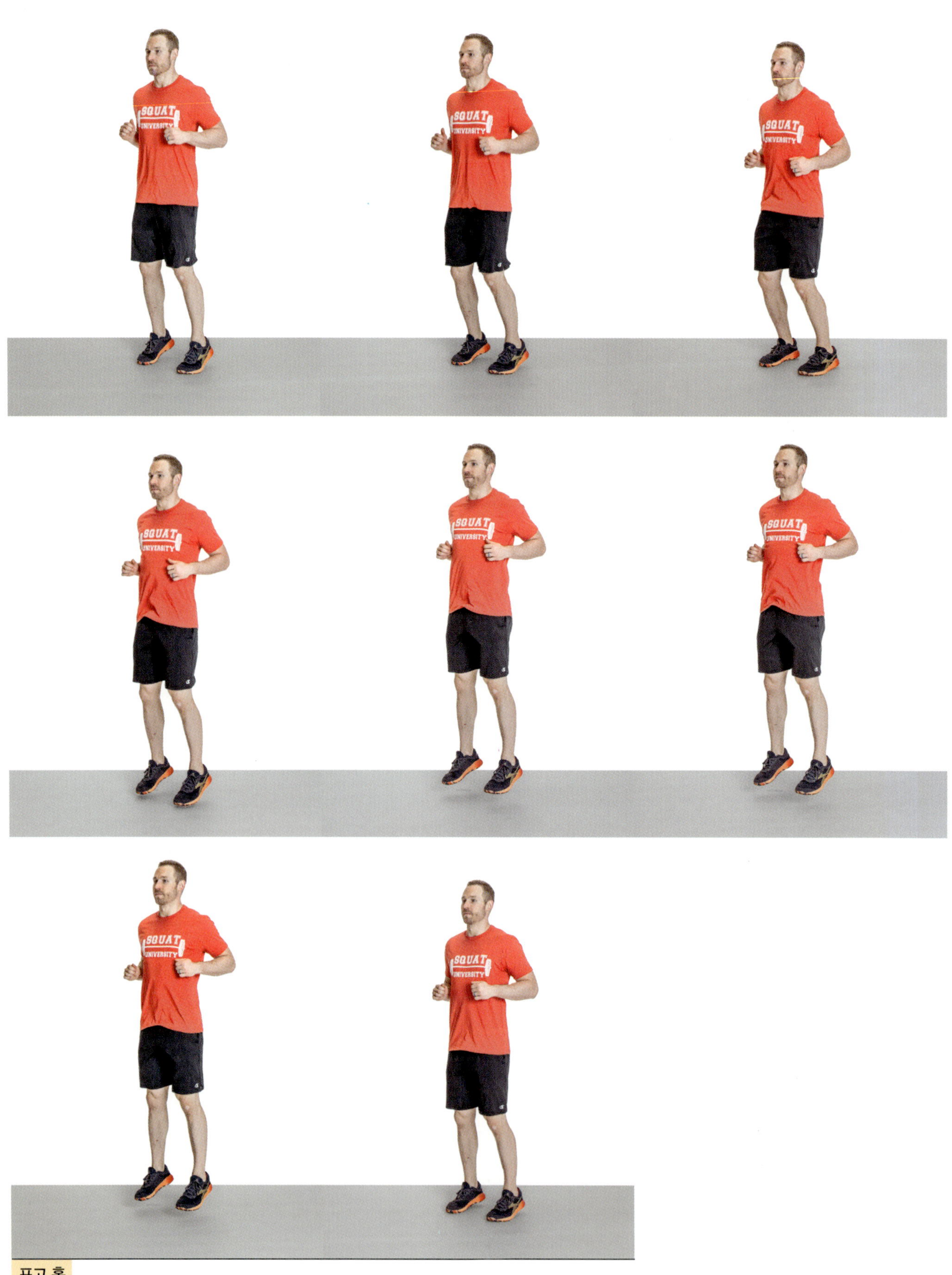

포고 홉

부상당한 힘줄이 세션 중이나 다음 24시간이 지나는 동안 부하에 어떻게 반응하는지 확인하라. 다음 날 힘줄 통증이나 뻣뻣함이 증가하지 않고 기분이 좋다면, 다음 세션에서 트레이닝 부하를 높인다. 처음 몇 주 동안은 세트당 점프를 추가하여 부하의 양을 늘려라.

플라이오메트릭 프로그램의 모든 측면을 기록함으로써 이 능력을 가능한 효율적으로 향상시킬 수 있다. 선수 A와 선수 B가 모두 15점프를 3세트 수행한다고 가정하자. A 선수는 다음 날 일어나 기분이 좋아 다음 세션에서 20점프 3세트로 진행한다. 그러나 B 선수는 슬개골 힘줄 통증이 약간 생긴 채로 깨어난다. 이러한 이유로, B 선수는 점프 횟수를 줄여서 다음 플라이메트릭 세션을 수정해야 할 필요가 있다.

각 훈련 세션에서 볼륨이든 강도든 변수는 하나만 증가시키거나 감소시키도록 하라. 동시에 변수를 너무 많이 바꾸면 힘줄이 감당하기에 양적인 부분이 문제였는지, 강도가 문제였는지 판단할 수 없게 된다.

이 정도의 가벼운 플라이오메트릭 운동들을 일주일에 2~3번 정도하는 것으로 시작한다(3일마다 한 세션). 현 재활 단계에서 힘줄은 문제없이 매일의 플라이오메트릭의 부하를 견딜 순 없다. 따라서 플라이오메트릭 세션 사이에 HSR을 하는 날을 혼합하여 주간 교육을 구성한다. 3일마다 플라이오메트릭 부하가 증가하는 것에 힘줄이 계속 잘 반응한다면 계속해서 볼륨을 추가하거나 강도를 높이기 시작할 수 있다.

결국에는 더 높은 턱 점프, 낮은 높이에서 중간 높이 박스로의 뎁스 드롭 점프depth drop jump, 그리고 거리에 따른 여러 개의 더블 레그 점프를 포함한 중간 수준의 플라이오메트릭 운동으로 나아갈 수 있을 것이다. 만약 당신이 달리기 선수라면(또는 달리는 활동이 중요한 스포츠 선수라면), 커팅/방향 전환 움직임을 동반한 가속 및 감속 훈련을 추가하는 것이 좋은 선택이 될 수 있다.

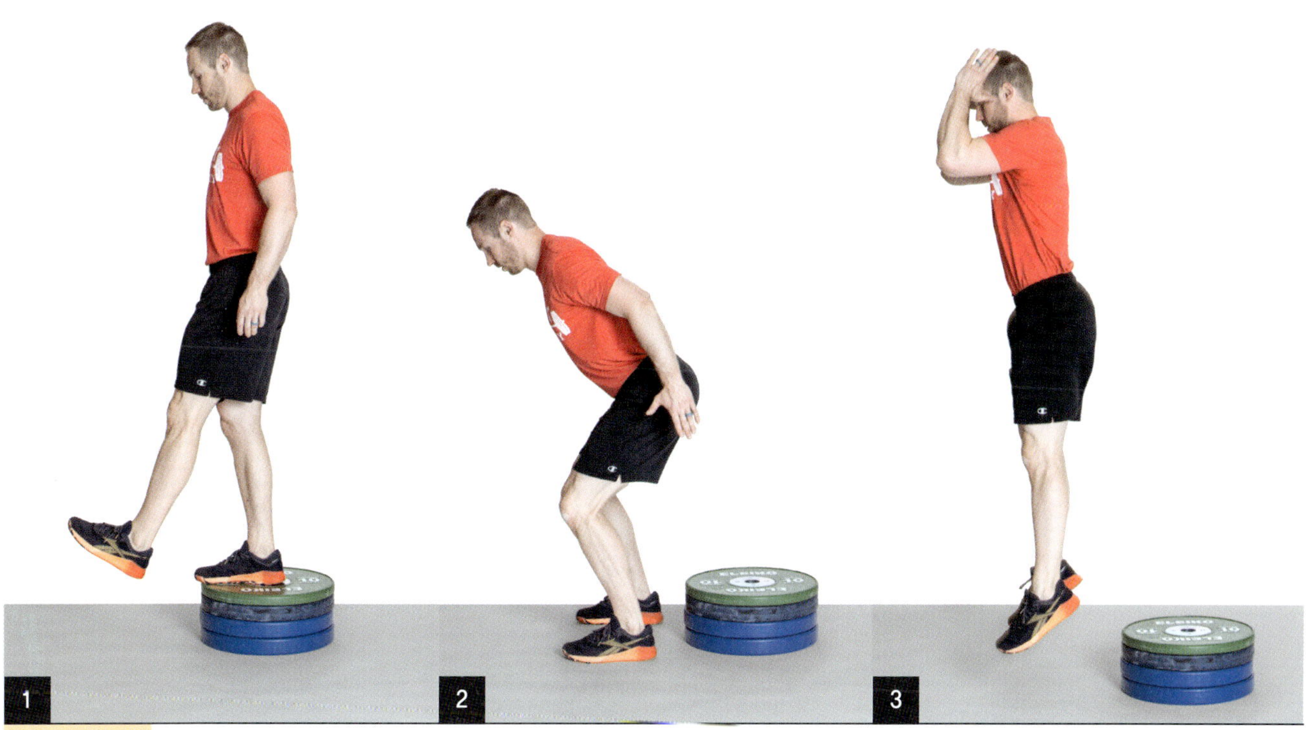

뎁스 드롭 점프

이러한 반복적인 훈련을 몇 주 동안 진행한 후 싱글 레그 홉과 더 높은 상자에서 뎁스 드롭 점프를 포함하는 더 높은 수준의 플라이오메트릭 활동으로 이동할 수 있다. 결국 3일이 아닌 2일마다 플라이오메트릭을 수행하여 부하의 빈도를 조작할 수 있다. 언제나 그렇듯이 힘줄이 어떻게 반응하는지 보고 그에 따라 조절하라. 이 플라이오메트릭 단계를 어떻게 진행해야 할지에 대한 완벽한 비법은 없다. 사람마다 반응이 다르고, 자신의 몸에 가장 잘 맞는 부하를 찾아야 한다. 인내심을 가져라. 이 과정은 몇 주 또는 몇 달이 걸릴 수 있다.

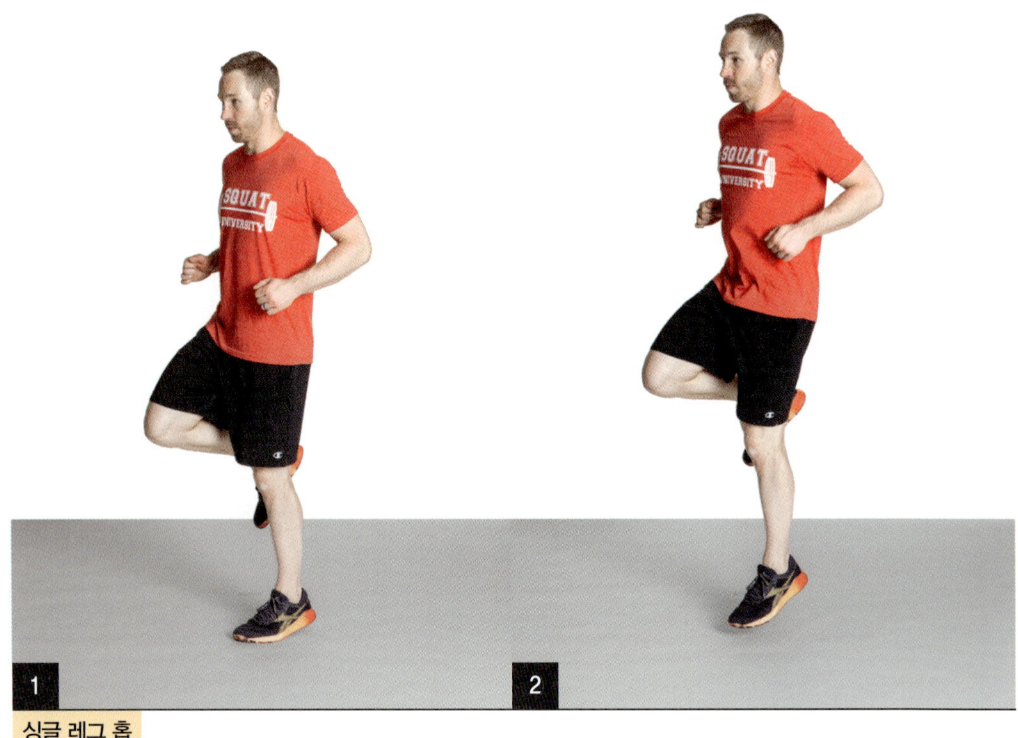

싱글 레그 홉

역도로 복귀하기

클린이나 스내치에서와 같은 탄도성 리프팅은 무릎 힘줄을 가장 크게 악화시킬 수 있는 움직임이다. 그러므로 재활에서 훈련으로 복귀하는 마지막 과정이 되어야 한다. 통증이 없이 고중량 스쿼트를 할 수 있다면, 이 리프팅을 훈련에 다시 도입할 수 있다. 특히 훈련에서 이러한 리프팅의 빈도는 가능한 천천히 진행해라. 세션 사이에 48~72시간을 주는 것은 적절한 치유 과정이 일어나기 좋은 규칙이 될 것이다.

다음과 같은 간단한 훈련 진행 양상을 사용해 보라.

- **1일차:** 올림픽 리프팅
- **2일차:** 등척성 수축 운동(능동적 휴식)
- **3일차:** 고중량 느린 속도 저항 운동
- **4일차:** 올림픽 리프팅

이때 완전히 쉬는 날은 없다는 점을 주목해야 한다. 어떤 선수들의 경우 하루를 완전히 쉬고 난 다음 날 컨디션이 더 나빠진다고 하는 경우가 있으므로 간단한 등척성 수축을 통해 힘줄에 부하를 가하는 것이 좋다.[75] 이때는 올림픽 리프팅(역도) 전에 준비 운동으로써 등척성 수축 운동을 지속하는 것이 좋다. 또한 새로 추가된 리프팅에 대해 신체가 얼마나 잘 반응하는지 테스트하기 위해 디클라인 보드 싱글 레그 스쿼트를 사용한다.

부상 상태가 건병증 연속체 중 어디에 있느냐에 따라 통증을 줄이는 과정은 며칠에서 몇 주, 심지어 몇 달이 걸릴 수 있다. 각 훈련 세션을 마치고 24시간 후 통증 유발 테스트(디클레인 보드 싱글 레그 스쿼트)에서 경험하는 통증의 양에 따라 훈련 진행을 조절하도록 한다.

그 어떤 경우에도 다른 사람들에게 동일한 재활 방식을 적용할 수는 없다. 어떤 경우에는 세션 진행에 중량을 계속 더하는 것이 나을 수 있다. 다른 이들은 통증을 조절하기 위해 좀 더 변동적인 부하 프로그램을 사용해야 할 수도 있다. 결국 자신의 몸 상태에 따라 중량을 조절하는 것이다. 다음 날 무릎이 더 아프면 통증을 참거나 이겨 내려고 하지 마라. 몸이 하는 말을 잘 들어라.

통증 없이 훈련에 복귀할 수 있게 되었다면 매주 등척성 수축 운동, 불가리아 스플릿 스쿼트, 협응력 재교육 운동(약한 링크가 발견되면)을 꾸준히 실시해 건병증이 재발하지 않도록 해야 한다. 왜냐하면 통증에 반응해 생긴 변형된 신경근neuromuscular 문제가 통증이 해소된 후에도 지속되는 경우가 많기 때문이다.[76] 건병을을 한 번 앓고 나면 높은 부하를 싣는 운동을 게을리 하거나 훈련 강도를 지나치게 빨리 올리면 언제나 통증이 쉽게 재발한다.

'수동적' 치료 방법

다른 재활 전문가들에게서 치료를 실패하고 나를 찾아오는 환자들의 경우, 몇 가지의 수동적인 치료를 위주로 시행한 경우가 많았다. '수동적인' 치료는 타인에 의해 적용되는 것을 말하는 반면, '능동적인' 치료는 스스로가 신체적으로 참여하는 것을 말한다. 수동적인 치료에는 아이싱, 침 치료, 금속/단단한 플라스틱 또는 뼈로 만들어진 도구를 사용한 스크래핑 기술(IASTM)이 포함된다.

아이싱(냉각 치료)은 통증을 조절하는 데 도움을 주는 것으로 보이지만 치유 과정을 가속화하지는 않는다(7장 아이싱의 한계에 대한 세부 사항 참고). 만약 당신이 정말로 부상을 고치고 싶다면, 아이스팩을 버리고 통증이 있는 원인에 대해 확인해야 한다.

침술이나 IASTM(기구 보조 연조직 동원)과 같은 수동적인 치료는 발목이나 엉덩이의 가동성 결함을 해결하는 데 도움이 될 수 있다. 이러한 이유로, 수동적인 치료는 몇 가지 형태의 무릎 부상에 대한 치료에 유익한 수단이 될 수 있다. 그러나 수동적인 치료가 슬개골이나 대퇴사두근 힘줄을 효과적으로 치료한다는 증거는 없다. 힘줄을 스크랩핑 하거나 침을 시술하는 것으로는 치유 과정을 '재시작'할 수 없다(역자 주: 여기서 침술이란 Dry needling에 한정한 것임). 연구 결과들은 건병증에 대해서는 힘줄에 적절한 부하를 적용하는 것이 영구적인 스트렝스 향상, 통증 감소, 그리고 삶의 질을 향상시키는 유일한 방법이라고 거듭 밝히고 있다.

스트랩이나 보호대는 어떨까?

'Cho-Pat' 및 'DonJoy Cross' 스트랩은 슬개골 힘줄 통증에 가장 일반적으로 사용되는 보호대 중 두 가지다.[77] 각각의 스트랩은 단순히 슬개건 주변을 단단히 감싸고 있으며 통증이 있는 조직의 부담을 줄이기 위해 사용된다. 어떤 사람들은 이 스트랩의 효능을 확신하지만 그 효능에 대한 연구는 불확실하다.[78] 슬개골 스트랩을 사용하는 것에 대한 나의 생각은 스트랩을 사용하는 것이 통증을 줄여 준다면, 계속 사용할 수 있다는 것이다. 하지만 스트랩을 사용하는 것은 재활 운동의 부가적인 수단이 되어야지 유일한 치료 방법이 되어서는 안 된다는 것만 기억해라. 스트랩을 통증을 덮기 위한 반창고로 사용해서는 안 된다. 당신은 여전히 적절한 부하와 현명한 재활 접근법으로 문제를 다뤄야 한다.

슬리브Sleeves와 랩Wraps을 착용해야 하는가?

크로스핏 박스나 올림픽 웨이트리프팅, 파워리프팅을 하는 체육관에 가면 운동하는 동안 니 슬리브나 니 랩을 착용한 몇몇 선수들을 발견할 수 있을 것이다. 랩과 슬리브는 바벨 트레이닝을 위한 가장 흔한 액세서리들 중 하나이다. 하지만 이를 언제 어떻게 사용하는지에 대해서는 대부분의 사람들이 잘 모른다.

오해를 바로잡고 이러한 훈련 도구들에 대해 흔히 잘못 알고 있는 부분에 대해 이야기하고자 한다. 우선 사람들이 하는 가장 흔한 질문에 대해 이야기해 보자. 니 슬리브와 니 랩의 차이점은 무엇인가?

니 슬리브는 관절 전체를 감싸는 압박 의류(부드러운 네오프렌 소재로 만든 경우가 많다)에 속한다. 다양한 두께로 출시되며, 편안한 디자인으로 훈련 중에도 무릎을 따뜻하게 유지할 수 있다. 몇몇 사람들은 니 슬리브를 착용한 신체적인 감각이 운동선수들이 리프팅을 하는 동안 무릎 위치를 더 잘 인지하게 해 주고 잠재적으로 그들의 기술을 향상시킬 수 있다고 믿는다.

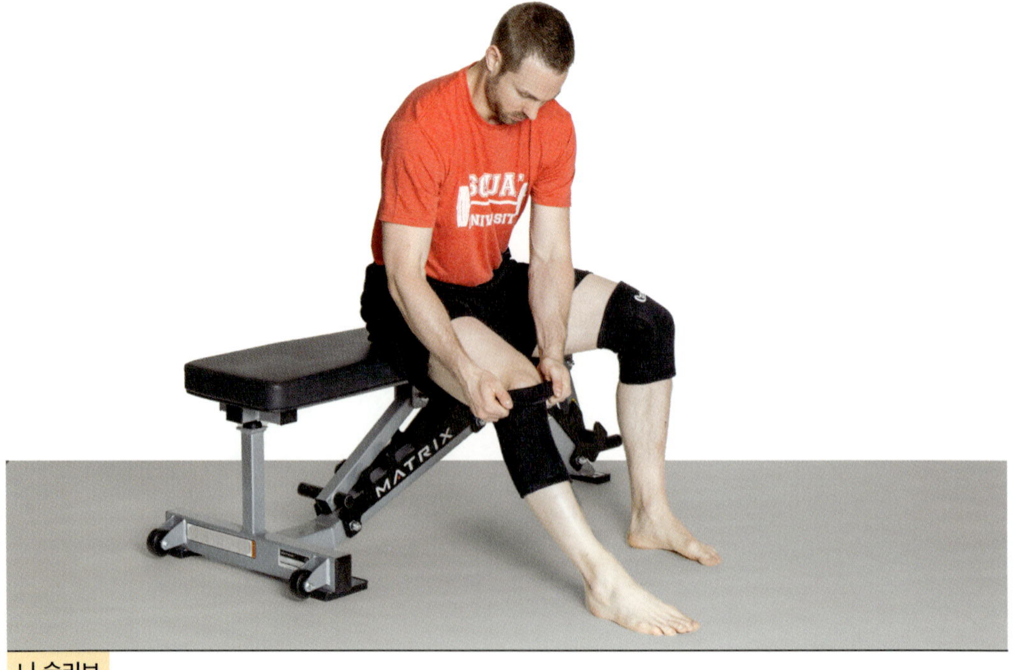

니 슬리브

니 랩은 가는 고무 섬유가 함께 섞여 짜여진 두꺼운 폴리에스테르 캔버스로 만들어졌다.[79] 주로 길이는 2m(78.7인치)에 폭은 약 8cm(3.1인치)인 이 랩은 나선형 또는 8자 형태로 선수의 무릎 주위에 가능한 한 단단히 감싼다.

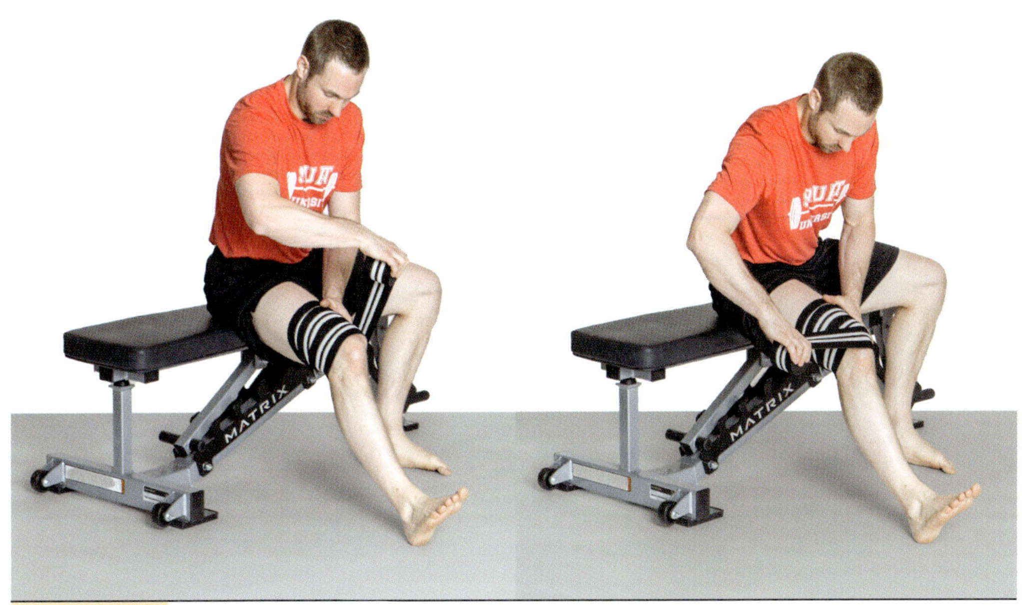

니 랩 감기 예시

일반적으로 랩과 슬리브의 차이는 스쿼트의 하강 단계에서 탄성 물질(고무 섬유)이 늘어나면서 만들어지는 역학적 이점이다. 늘어난 위치에서 당겨지는 스프링 같은 랩의 탄력적인 특성은 에너지를 저장하고 상승 중에 리프팅으로 전달할 수 있게 해 준다. 사실 연구에 따르면, 니 랩을 착용하는 것이 스쿼트 하단 자세에서 20% 더 빠른 스피드를 만들 수 있다는 것을 보여준다.[80]

현재 시중에 나와 있는 슬리브는 무릎 둘레에 아주 타이트하게 제작되어 있으며, 이런 제품들은 랩에 비해 상당한 탄성 반동을 줄 수 있다. 하지만 운동선수들이 사용하는 대부분의 니 랩은 그렇지 않다.

랩은 일반적으로 파워리프팅 종목에 사용되지만 클린이나 스내치 동작의 하단 부분에서 바벨을 받는 데 매우 제한적일 수 있기 때문에 올림픽 역도 종목에는 사용되지 않는다. 몇몇 올림픽 역도 선수들이 전통적인 두꺼운 파워리프팅 스타일과 비슷한 무릎 랩을 착용하는 것을 볼 수 있지만, 그 랩은 주로 훨씬 더 부드러운 면 혼방으로 만들어져 무릎을 따뜻하게 유지하고 리프팅에 역학적 이점을 더하지 않는다.

무릎을 랩핑하는 데 두 가지 전통적인 방법이 사용된다. '나선형/X기법', 그리고 '8자 교차 방법crossover figure-eight'이 있다. 2015년에 한 연구에서는 두 랩핑 방법 사이에 역학적 보조(carryover라고 불리는)의 양에 어떤 분명한 차이가 있는지 여부를 조사했다. 흥미롭게도, 그 둘 사이에 어떤 차이점도 발견하지 못했다.[81]

니 슬리브는 타이트하게 착용하는 니 랩에 비해 직접적으로 퍼포먼스를 향상시키지 않기 때문에 원하는 만큼 착용해도 좋다. 하지만 이를 통증을 덮기 위한 수단으로 사용하지 말아야 한다. 선수들은 종종 무릎의 통증을 감추거나 고칠 목적으로 니 슬리브를 구매한다. 하지만 이 장비는 그러한 목적을 가진 것이 아니다.

반면, 니 랩은 착용을 삼가야 한다. 연구에 따르면, 랩을 착용하는 것은 당신이 똑바로 선 자세를 취하게 유도함으로써 스쿼트 기술을 변화시킬 수 있다는 것을 보여준다.[82] 이는 당신의 강력한 고관절 신전근(둔근)이 리프팅에 기여하는 정도를 낮출 수 있다는 점을 의미한다. 따라서 니 랩을 사용하기를 원하는 선수들은 가장 고중량을 다루는 훈련 세션이나 파워리프팅 경기 중에만 니 랩을 사용하는 것을 권장한다.

결국, 니 랩이나 니 슬리브를 사용하는 것은 개인적인 선택이다. 많은 훌륭한 바벨 선수들은 훈련의 목표에 따라 랩이나 슬리브 중 하나를 사용한다. 니 랩은 고중량을 드는 데 도움을 주는 좋은 액세서리가 될 수 있다. 하지만 니 랩이나 니 슬리브가 무릎 통증을 덮기 위한 도구로 사용되면 안 된다는 것을 기억하라!

Notes

1. K. D. DeHaven and D. M. Lintner, "Athletic injuries: comparison by age, sport, and gender," *American Journal of Sports Medicine* 14, no. 2 (1986): 218–24.
2. B. P. Hamill, "Relative safety of weightlifting and weight training," *Journal of Strength & Conditioning Research* 8, no. 1 (1994): 53–7; M. H. Stone, A. C. Fry, M. Ritchie, L. Stossel-Ross, and J. L. Marsit, "Injury potential and safety aspects of weightlifting movements," *Strength and Conditioning Journal* 16, no. 3 (1994): 15–21; D. N. Kulund, J. B. Dewy, and C. E. Brubaker, "Olympic weight-lifting injuries," *Physician and Sportsmedicine* 6, no. 11 (1978): 111–9; G. Calhoon and A. C. Fry, "Injury rates and profiles of elite competitive weightlifters," *Journal of Athletic Training* 34, no. 3 (1993): 232–8.
3. Calhoon and Fry, "Injury rates and profiles of elite competitive weightlifters" (see note 2 above).
4. Calhoon and Fry, "Injury rates and profiles of elite competitive weightlifters" (see note 2 above).
5. T. Q. Lee, G. Morris, and R. P. Csintalan, "The influence of tibial and femoral rotation on patellofemoral contact area and pressure," *Journal of Orthopaedic & Sports Physical Therapy* 33, no. 11 (2003): 686–93.
6. F. A. Barber and A. N. Sutker, "Iliotibial band syndrome," *Sports Medicine* 14, no. 2 (1992): 144–8; D. B. Clement, J. E. Taunton, G. W. Smart, and K. L. McNicol, "A survey of overuse running injuries," *Physician and Sportsmedicine* 9, no. 5 (1981): 47–58; G. Linderburg, R. Pinshaw, and T. D. Noakes, "Iliotibial band syndrome in runners," *Physician and Sportsmedicine* 12, no. 5 (1984): 118–30.
7. M. Fredericson, M. Guillet, and L. DeBenedictis, "Quick solutions for iliotibial band syndrome," *Physician and Sportsmedicine* 28, no. 2 (2000): 52–68; J. W. Orchard, P. A. Fricker, A. T. Abud, and B. R. Mason, "Biomechanics of the iliotibial band friction syndrome in runners," *American Journal of Sports Medicine* 24, no. 3 (1996): 375–9.
8. J. Fairclough, K. Hayashi, H. Toumi, K. Lyons, G. Bydder, N. Phillips, T. M. Best, and M. Benjamin, "The functional anatomy of the iliotibial band during flexion and extension of the knee: implications for understanding iliotibial band syndrome," *Journal of Anatomy* 208, no. 3 (2006): 309–16.
9. B. Noehren, I. Davis, and J. Hamil, "ASB Clinical Biomechanics award winner 2006: prospective study of the biomechanical factors associated with iliotibial band syndrome," *Clinical Biomechanics* 22, no. 9 (2007): 951–6.
10. S. D. Rosengarten, J. L. Cook, A. L. Bryant, J. T. Cordy, J. Daffy, and S. I. Docking, "Australian football players' Achilles tendons respond to game loads within 2 days: an ultrasound tissue characterization (UTC) study," *British Journal of Sports Medicine* 49, no. 3 (2015): 183–7.
11. J. Cook, E. Rio, and S. Docking, "Patellar tendinopathy and its diagnosis," *Sports Health* 32, no. 1 (2014): 17–20.
12. K. M. Khan, N. Maffulli, B. D. Coleman, J. L. Cook, and J. E. Taunton, "Patellar tendinopathy: some aspects of basic science and clinical management," *British Journal of Sports Medicine* 32, no. 4 (1998): 346–55.
13. J. L. Cook, E. Rio, C. R. Purdam, and S. I. Docking, "Revisiting the continuum model of tendon pathology: what is its merit in clinical practice and research?" *British Journal of Sports Medicine* 50, no. 19 (2016): 1187–91.
14. Cook, Rio, Purdam, and Docking, "Revisiting the continuum model of tendon pathology" (see note 13

above).

15. H. Alfredson and J. Cook, "A treatment algorithm for managing Achilles tendinopathy: new treatment options," *British Journal of Sports Medicine* 41, no. 4 (2007): 211–6.

16. S. P. Magnusson, M. V. Narici, C. N. Maganaris, and M. Kjaer, "Human tendon behaviour and adaptation, in vivo," *Journal of Physiology* 586, no. 1 (2008): 71–81.

17. J. L. Cook and C. R. Purdam, "Is tendon pathology a continuum? A pathology model to explain the clinical presentation of load-induced tendinopathy," *British Journal of Sports Medicine* 43, no. 6 (2009): 409–16.

18. Cook and Purdam, "Is tendon pathology a continuum?" (see note 17 above).

19. J. L. Cook, K. M. Khan, P. R. Harcourt, M. Grant, D. A. Young, and S. F. Bonar, "A cross sectional study of 100 athletes with jumper's knee managed conservatively and surgically: the Victorian Institute of Sport Tendon Study Group," *British Journal of Sports Medicine* 31, no. 4 (1997): 332–6; M. Kongsgaard, V. Kovanen, P. Aagaard, S. Doessing, P. Hansen, A. H. Laursen, N. C. Kaldau, M. Kjaer, and S. P. Magnusson, "Corticosteroid injections, eccentric decline squat training and heavy slow resistance training in patellar tendinopathy," *Scandinavian Journal of Medicine & Science in Sports* 19, no. 6 (2009): 790–802.

20. A. Scott, Ø. Lian, R. Bahr, D. A. Hart, and V. Duronio, "VEGF expression in patellar tendinopathy: a preliminary study," *Clinical Orthopaedics and Related Research* 466, no. 7 (2008): 1598–604; H. Alfredson, L. Ohberg, and S. Forsgren, "Is vasculo-neural ingrowth the cause of pain in chronic Achilles tendinosis? An investigation using ultrasonography and colour Doppler, immunohistochemistry, and diagnostic injections," *Knee Surgery, Sports Traumatology, Arthroscopy* 11, no. 5 (2003): 334–8.

21. Cook, Rio, Purdam, and Docking, "Revisiting the continuum model of tendon pathology" (see note 13 above).

22. J. Cook, podcast interview, November 5, 2018.

23. S. I. Docking, M. A. Girdwood, J. Cook, L. V. Fortington, and E. Rio, "Reduced levels of aligned fibrillar structure are not associated with Achilles and patellar tendon symptoms," *Clinical Journal of Sport Medicine,* July 31, 2018, Volume Publish Ahead of Print - Issue.

24. Cook, Rio, Purdam, and Docking, "Revisiting the continuum model of tendon pathology" (see note 13 above).

25. E. K. Rio, R. F. Ellis, J. M. Henry, V. R. Falconer, Z. S. Kiss, M. A. Gridwood, J. L. Cook, and J. E. Gaida, "Don't assume the control group is normal—people with asymptomatic tendon pathology have higher pressure pain thresholds," *Pain Medicine* 19, no. 11 (2008): 2267–73.

26. J. Cook, podcast interview, November 5, 2018.

27. A. Rudavsky and J. Cook, "Physiotherapy management of patellar tendinopathy (jumper's knee)," *Journal of Physiotherapy* 60, no. 3 (2014): 122–9.

28. V. Graci and G. B. Salsich, "Trunk and lower extremity segment kinematics and their relationship to pain following movement instruction during a single-leg squat in females with dynamic knee valgus and patellofemoral pain," *Journal of Science and Medicine in Sport* 18, no. 3 (2015): 343–7; C. M. Powers, "The influence of altered lower-extremity kinematics on patellofemoral joint dysfunction: a theoretical perspective," *Journal of Orthopaedic & Sports Physical Therapy* 33, no. 11 (2003): 639–46; T. A. Dierks, K. T. Manal, J. Hamil, and I. S. Davis, "Proximal and distal influences on hip and knee kinematics in runners with patellofemoral pain during a prolonged run," *Journal of Orthopaedic & Sports Physical Therapy* 38, no. 8 (2008): 448–56; Noehren, Davis, and Hamil, "ASB Clinical Biomechanics award winner 2006: prospective study of the biomechanical factors associated with iliotibial band syndrome" (see note 9 above) ; R. H. Miller, J. L. Lowry, S. A. Meardon, and J. C. Gillette, "Lower extremity mechanics of iliotibial band syndrome during an exhaustive run," *Gait Posture* 26, no. 3 (2007): 407–13; A. Chang, K. Hayes, D. Dunlop, D. Hurwitz, J. Song, S. Cahue, R. Genge, and L. Sharma, "Trust during ambulation and the progression of knee osteoarthritis," *Arthritis & Rheumatology* 50, no. 12 (2004): 3897–903; R. Cerejo, D. D. Dunlop, S. Cahue, D. Channin, J. Song, and L. Sharma, "The influence of alignment on risk of knee osteoarthritis progression according to baseline stage of disease," *Arthritis & Rheumatology* 46, no. 10 (2000): 2632–6; M. C. Boling, D. A. Padua, S. W. Marshall, K. Guskiewicz, S. Pyne, and A. Beutler, "A prospective investigation of biomechanical risk factors for patellofemoral pain syndrome: the joint undertaking to monitor and prevent ACL injury (JUMP-ACL) cohort," *American Journal of Sports Medicine* 37, no. 11 (2009): 2108–16; T. H. Nakagawa, E. T. Moriya, C. D. Maciel, and F. V. Serrão, "Trunk, pelvis, and knee kinematics, hip strength, and gluteal muscle activation during a single-leg squat in males and females with and without patellofemoral pain syndrome," *Journal of Orthopaedic & Sports Physical Therapy* 42, no. 6 (2012): 491–501; R. B. Souza and C. M. Powers, "Differences in hip kinematics, muscle strength, and muscle

activation between subjects with and without patellofemoral pain," *Journal of Orthopaedic & Sports Physical Therapy* 39, no. 1 (2009): 12–9.

29. S. Sahrmann, D. C. Azevedo, and L. Van Dillen, "Diagnosis and treatment of movement system impairment syndromes," *Brazilian Journal of Physical Therapy* 21, no. 6 (2017): 391–9.
30. G. J. Sammarco, A. H. Burnstein, and V. H. Frankel, "Biomechanics of the ankle: a kinematic study," *Orthopedic Clinics of North America* 4, no. 1 (1973): 75–96.
31. C. M. Powers, "The influence of altered lower-extremity kinematics on patellofemoral joint dysfunction: a theoretical perspective," *Journal of Orthopaedic & Sports Physical Therapy* 33, no. 11 (2003): 639–46; M. T. Cibulka and J. Threlkeld-Watkins, "Patellofemoral pain and asymmetrical hip rotation," *Physical Therapy* 85, no. 11 (2005): 1201–7.
32. P. Devita and W. A. Skelly, "Effect of landing stiffness on joint kinetics and energetics in the lower extremity," *Medicine & Science in Sports & Exercise* 24, no. 1 (1992): 108–15.
33. L. J. Backman and P. Danielson, "Low range of ankle dorsiflexion predisposes for patellar tendinopathy in junior elite basketball players: a 1-year prospective study," *American Journal of Sports Medicine* 39, no. 12 (2011): 2626–33.
34. D. R. Bell, B. J. Vesci, L. J. DiStefano, K. M. Guskiewicz, C. J. Hirth, and D. Padua, "Muscle activity and flexibility in individuals with medial knee displacement during the overhead squat," *Athletic Training & Sports Health Care* 4, no. 3 (2014): 117–25; E. Macrum, D. R. Bell, and D. A. Padua, "Effect of limiting ankle-dorsiflexion range of motion on lower extremity kinematics and muscle-activation patterns during a squat," *Journal of Sport Rehabilitation* 21, no. 2 (2012): 144–50; A. Rabin and Z. Kozol, "Measures of range of motion and strength among healthy women with differing quality of lower extremity movement during the lateral step down test," *Journal of Orthopaedic & Sports Physical Therapy* 40, no. 12 (2010): 792–800; D. R. Bell, D. A. Padua, and M. A. Clark, "Muscle strength and flexibility characteristics of people displaying excessive medial knee displacement," *Archives of Physical Medicine and Rehabilitation* 89, no. 7 (2008): 1323–8.
35. J. Dicharry, *Anatomy for Runners* (New York: Skyhorse Publishing, 2012).
36. K. Bennell, R. Talbot, H. Wajswelner, W. Techovanich, and D. Kelly, "Intra-rater and inter-rater reliability of a weight-bearing lunge measure of ankle dorsiflexion," *Australian Journal of Physiotherapy* 44, no. 3 (1998): 175–80; "Ankle mobility exercises to improve dorsiflexion," MikeReinold.com, accessed April 30, 2020, https://mikereinold.com/ankle-mobility-exercises-to-improve-dorsiflexion/.
37. E. Rio, L. Mosley, C. Purdam, T. Samiric, D. Kidgell, A. J. Pearce, S. Jaberzadeh, and J. Cook, "The pain of tendinopathy: physiological or pathophysiological?" *Sports Medicine* 44, no. 1 (2014): 9–23.
38. Cook, Rio, and Docking, "Patellar tendinopathy and its diagnosis" (see note 11 above).
39. R. L. Baker and M. Fredericson, "Iliotibial band syndrome in runners. Biomechanical implications and exercise interventions," *Physical Medicine and Rehabilitation Clinics of North America* 27, no. 1 (2016): 53–77.
40. M. Fredericson, M. Guillet, and L. DeBenedictis, "Quick solutions for iliotibial band syndrome," *Physician and Sportsmedicine* 28, no. 2 (2000): 52–68.
41. K. Cerny, "Vastus medialis oblique/vastus lateralis muscle activity ratios for selected exercises in persons with and without patellofemoral pain syndrome," *Physical Therapy* 75, no. 8 (1995): 672–83; R. T. Jackson and H. H. Merrifield, "Electromyographic assessment of quadriceps muscle group during knee extension with weighted boot," *Medicine & Science in Sports & Exercise* 4, no. 2 (1972): 116–9; F. J. Lieb and J. Perry, "Quadriceps function: An electromyographic study under isometric conditions," *Journal of Bone & Joint Surgery* 53, no. 4 (1971): 749–58; G. S. Pocock, "Electromyographic study of the quadriceps during resistive exercise," *Physical Therapy* 43 (1963): 427–34; T. O. Smith, D. Bowyer, J. Dixon, R. Stephenson, R. Chester, and S. T. Donell, "Can vasus medialis oblique be preferentially activated? A systematic review of electromyographic studies," *Physiotherapy Theory and Practice* 25, no. 2 (2009): 69–98; J. Laprade, F. Culham, and B. Brouwer, "Comparison of five isometric exercises in the recruitment of the vastus medialis oblique in persons with and without patellofemoral pain," *Journal of Orthopaedic & Sports Physical Therapy* 27, no. 3 (1998): 197–204; C. M. Powers, "Rehabilitation of patellofemoral joint disorders: a critical review," *Journal of Orthopaedic & Sports Physical Therapy* 28, no. 5 (1998): 343–54.
42. K. E. DeHaven, W. A. Dolan, and P. J. Mayer, "Chondromalacia patellae in athletes: clinical presentation and conservative management," *American Journal of Sports Medicine* 7, no. 1 (1995): 5–11; J. McConnell, "The management of chondromalacia patellae: a long term solution," *Australian Journal of Physiotherapy* 32, no. 4 (1986): 215–23; S. A. Doucette and D. D. Child, "The effect of open and closed chain exercise and knee joint position on patellar tracking in lateral patellar compression syndrome," *Journal of Orthopaedic & Sports Physical Therapy* 23, no. 2 (1996): 104–10.

43. Powers, "Rehabilitation of patellofemoral joint disorders: a critical review" (see note 41 above).

44. Doucette and Child, "The effect of open and closed chain exercise and knee joint position on patellar tracking in lateral patellar compression syndrome" (see note 42 above) ; D. Kaya, M. N. Doral, and M. Callaghan, "How can we strengthen the quadriceps femoris in patients with patellofemoral pain syndrome?" *Muscles, Ligaments and Tendons Journal* 2, no. 1 (2012): 25-32.

45. R. F. Escamilla, G. S. Fleisig, N. Zheng, S. W. Barrentine, K. E. Wilk, and J. R. Andrews, "Biomechanics of the knee during closed kinetic chain and open kinetic chain exercises," *Medicine & Science Sports & Exercise* 30, no. 4 (1998): 556–69.

46. M. Fredericson, C. L. Cookingham, A. M. Chaudhari, B. C. Dowdell, N. Oestreicher, and S. A. Sahrmann, "Hip abductor weakness in distance runners with iliotibial band syndrome," *Clinical Journal of Sport Medicine* 10, no. 3 (2000): 169–75; S. F. Nadler, G. A. Malanga, M. DePrince, T. P. Stitik, and J. H. Feinberg, "The relationship between lower extremity injury, low back pain, and hip muscle strength in male and female collegiate athletes," *Clinical Journal of Sport Medicine* 10, no. 2 (2000): 89–97; P. E. Niemuth, R. J. Johnson, M. J. Myers, and T. J. Thieman, "Hip muscle weakness and overuse injuries in recreational runners," *Clinical Journal of Sport Medicine* 15, no. 1 (2005): 14–21; S. M. Souza and C. M. Powers, "Predictors of hip internal rotation during running: an evaluation of hip strength and femoral structure in women with and without patellofemoral pain," *American Journal of Sports Medicine* 37, no. 3 (2009): 579–87.

47. R. L. Minzer, J. K. Kawaguchi, and T. L. Chmielewski, "Muscle strength in the lower extremity does not predict postinstruction improvements in the landing patterns of female athletes," *Journal of Orthopaedic & Sports Physical Therapy* 38, no. 6 (2008): 353–61.

48. R. Rerber, B. Noehren, J. Hamill, and I. Davis, "Competitive female runners with a history of iliotibial band syndrome demonstrate atypical hip and knee kinematics," *Journal of Orthopaedic & Sports Physical Therapy* 40, no. 2 (2010): 52–8.

49. J. D. Willson, S. Binder-Macleod, and I. S. Davis, "Lower extremity jumping mechanics of female athletes with and without patellofemoral pain before and after exertion," *American Journal of Sports Medicine* 36, no. 8 (2008): 1587–96.

50. D. C. Herman, J. A. Onate, P. S. Weinhold, K. M. Guskiewicz, W. E. Garrett, B. Yu, and D. A. Padua, "The effects of feedback with and without strength training on lower extremity biomechanics," *American Journal of Sports Medicine* 37, no. 7 (2009): 1301–8.

51. G. Cook, L. Burton, and K. Fields, "Reactive neuromuscular training for the anterior cruciate ligament–deficient knee: a case report," *Journal of Athletic Training* 34, no. 2 (1999): 194–201.

52. K. F. Spracklin, D. C. Button, and I. Halperin, "Looped band placed around thighs increases EMG of gluteal muscles without hindering performance during squatting," *Journal of Performance Health Research* 1, no. 1 (2017): 60–71; R. C. A. Foley, B. D. Bulbrook, D. C. Button, and M. W. R. Holmes, "Effects of a band loop on lower extremity muscle activity and kinematics during the barbell squat," *International Journal of Sports Physical Therapy* 12, no. 4 (2017): 550–9.

53. K. Kubo, H. Akima, J. Ushiyama, I. Tabata, H. Fukuoka, H. Kanehisa, and T. Fukunaga, "Effects of 20 days of bed rest on the viscoelastic properties of tendon structures in lower limb muscles," *British Journal of Sports Medicine* 38, no. 3 (2004): 324–30.

54. E. Rio, D. Kidgell, C. Purdam, J. Gaida, G. Lorimer Moseley, A. J. Pearce, and J. Cook, "Isometric exercise induces analgesia and reduces inhibition in patellar tendinopathy," *British Journal of Sports Medicine* 49, no. 19 (2015): 1277–83.

55. E. Rio, C. Purdam, M. Girdwood, and J. Cook, "Isometric exercise to reduce pain in patellar tendinopathy in-season: is it effective 'on the road'?" *Clinical Journal of Sport Medicine* 29, no. 3 (2017): 188–92.

56. S. P. Magnusson, M. V. Narici, C. N. Maganaris, and M. Kjaer, "Human tendon behaviour and adaptation, in vivo," *Journal of Physiology* 586, no. 1 (2008): 71–81; M. Couppé, P. Kongsgaard, P. Aagaard, J. Hansen, J. Bojsen-Moller, M. Kjaer, and S. P. Magnusson, "Habitual loading results in tendon hypertrophy and increased stiffness of the human patellar tendon," *Journal of Applied Physiology* 105, no. 3 (2008): 805–10.

57. R. Nisell and J. Ekholm, "Joint load during the parallel squat in powerlifting and force analysis of in vivo bilateral quadriceps tendon rupture," *Scandinavian Journal of Sports Sciences* 8, no. 2 (1986): 63–70.

58. R. Zernicke, J. Garhammer, and F. W. Jobe, "Human patellartendon rupture: a kinetic analysis," *Journal of Bone & Joint Surgery* 59, no. 2 (1977): 179–83; R. F. Escamilla, "Knee biomechanics of the dynamic squat exercise," *Medicine and Science in Sports and Exercise* 33, no. 1 (2001): 127–41.

59. R. Nisell and J. Ekholm, "Patellar forces during knee extension," *Scandinavian Journal of Rehabilitation Medicine* 17, no. 2 (1985): 63–74.

60. M. Rutland, D. O'Connell, J. M. Brismee, P. Sizer, G. Apte, and J. O'Connell, "Evidence-supported rehabilitation of patellar rehabilitation," *North American Journal of Sports Physical Therapy* 5, no. 3 (2010): 166–78.
61. P. Jonsson and H. Alfredson, "Superior results with eccentric compared to concentric quadriceps training in patients with jumper's knee: a prospective randomized study," *British Journal of Sports Medicine* 39, no. 11 (2005): 847–50.
62. P. Malliaras, J. Cook, C. Purdam, and E. Rio, "Patellar tendinopathy: clinical diagnosis, load management, and advice for challenging case presentations," *Journal of Orthopaedic & Sports Physical Therapy* 45, no. 11 (2015): 887–98.
63. S. Bohm, F. Mersmann, and A. Arampatzis, "Human tendon adaptation in response to mechanical loading: a systematic review and meta-analysis of exercise intervention studies on healthy adults," *Sports Medicine-Open* 1, no. 1 (2015): 7.
64. Malliaras, Cook, Purdam, and Rio, "Patellar tendinopathy" (see note 62 above); M. Kongsgaard, K. Qvortrup, J. Larsen, P. Aagaard, S. Doessing, P. Hansen, M. Kjaer, and S. P. Magnusson, "Fibril morphology and tendon mechanical properties in patellar tendinopathy: effects of heavy slow resistance training," *American Journal of Sports Medicine* 38, no. 4 (2010): 749–56; K. Kubo, T. Ilebukuro, H. Yata, N. Tsunoda, and H. Kanehisa, "Time course of changes in muscle and tendon properties during strength training and detraining," *Journal of Strength and Conditioning Research* 24, no. 2 (2010): 322–31.
65. Bohm, Mersmann, and Arampatzis, "Human tendon adaptation in response to mechanical loading" (see note 63 above).
66. Bohm, Mersmann, and Arampatzis, "Human tendon adaptation in response to mechanical loading" (see note 63 above); R. W. Morton, S. Y. Oikawa, C. G. Wavell, N. Mazara, C. McGlory, J. Quadrilatero, B. L. Baechler, S. K. Baker, and S. M. Phillips, "Neither load nor systemic hormones determine resistance training-mediated hypertrophy or strength gains in resistance-trained young men," *Journal of Applied Physiology* 121, no. 1 (2016): 129–38.
67. J. Cook, podcast interview, November 5, 2018.
68. Kongsgaard et al., "Corticosteroid injections, eccentric decline squat training and heavy slow resistance training in patellar tendinopathy" (see note 19 above).
69. A. Arampatzis, K. Karamanidis, and K. Albracht, "Adaptational responses of the human Achilles tendon by modulation of the applied cyclic strain magnitude," *Journal of Experimental Biology* 210, Pt 15 (2007): 2743–53.
70. Kongsgaard et al., "Corticosteroid injections, eccentric decline squat training and heavy slow resistance training in patellar tendinopathy" (see note 19 above).
71. J. E. Earp, R. U. Newton, P. Cormie, and A. J. Blazevich, "Faster movement speed results in greater tendon strain during the loaded squat exercise," *Frontiers in Physiology* 7 (2016): 366.
72. Kongsgaard et al., "Corticosteroid injections, eccentric decline squat training and heavy slow resistance training in patellar tendinopathy" (see note 19 above).
73. J. Cook, podcast interview, November 5, 2018.
74. A. Rudavsky and J. Cook, "Physiotherapy management of patellar tendinopathy (jumper's knee)," *Journal of Physiotherapy* 60, no. 3 (2014): 122–9.
75. Malliaras, Cook, Purdam, and Rio, "Patellar tendinopathy" (see note 62 above).
76. J. Fairclough, K. Hayashi, H. Toumi, K. Lyons, G. Bydder, N. Phillips, T. M. Best, and M. Benjamin, "The functional anatomy of the iliotibial band during flexion and extension of the knee: implications for understanding iliotibial band syndrome," *Journal of Anatomy* 208, no. 3 (2006): 309–16.
77. M. Lavagnino, S. P. Arnoczky, J. Dodds, and N. Elvin, "Infrapatellar straps decrease patellar tendon strain at the site of the jumper's knee lesion," *Sports Health* 3, no. 3 (2011): 296–302.
78. M. D. Miller, D. T. Hinkin, and J. W. Wisnowski, "The efficacy of orthotics for anterior knee pain in military trainees. A preliminary report," *American Journal of Knee Surgery* 10, no. 1 (1997): 10–3.
79. E. Harman and P. Frykman, "Bridging the gap–research: The effects of knee wraps on weightlifting performance and injury," *Journal of Strength Conditioning Research* 12 (1990): 30–5.
80. J. P. Lake, P. J. C. Carden, and K. A. Shorter, "Wearing knee wraps affects mechanical output and performance characteristics of back squat exercise," *Journal of Strength Conditioning Research* 26, no. 10 (2012): 2844–9.
81. P. H. Marchetti, V. de Jesus Pereira Matos, E. G. Soares, J. J. da Silva, E. Serpa, D. A. Corrêa, G. C. Martins, G. V. Junior, and W. A. Gomes, "Can the technique of knee wrap placement affect

the maximal isometric force during back squat exercise?" *International Journal of Sports Science & Coaching* 5, no. 1 (2015): 16–8.

82. Lake, Carden, and Shorter, "Wearing knee wraps affects mechanical output and performance characteristics of back squat exercise" (see note 80 above).

CHAPTER 4

어깨 통증

어깨는 인체에서 가장 다이나믹하고 복잡한 관절이다. 매번 바벨을 들거나 머리 위로 던질 때마다 상호 연결되어 있는 근육과 인대, 그리고 뼈대를 이루는 복잡한 어깨 구조는 안전을 위해 완벽한 조화를 이루어야 한다. 건강한 어깨를 유지하기 위해서는 다양한 자세를 안정적이게 수행하기 위한 충분한 가동성이 필수적이다.

선수들과 수년 동안 일을 해온 경험에서 어깨 부상은 가장 빈번한 관절 부상이라는 것을 알게 되었다. 연구 결과에 따르면 실제로 어깨 부상은 시합을 목적으로 하던 취미를 목적으로 하던 중량 운동을 하는 사람들에게 가장 흔한 부상이라고 한다.[1] 이번 챕터에서는 어깨의 해부학적 구조를 살펴보는 것을 시작으로 중량 운동을 할 때 가장 흔히 발생하는 어깨 부상에 대해 다뤄 보도록 하겠다.

어깨 해부학

잠재적으로 어깨에서 일어날 수 있는 부상에 대해 알아보기 전에 어깨의 구조적인 면(어깨 관절의 생김새)과 그 기능들(서로 다른 부위들이 어떻게 상호작용하며 움직임을 만들어내는 것)에 대해 이야기해 볼 필요가 있다.

관절와상완 관절glenohumeral joint이라고도 하는 어깨 관절은 3개의 뼈(상완골, 견갑골 그리고 쇄골)로 구성된 구상 관절ball-and-socket이다. 상완골(윗팔 뼈)의 끝은 날개뼈(견갑골)의 소켓에 딱 들어맞는 작은 공처럼 생겼다. 상대적으로 깊숙한 곳에 위치한 골반의 구상 관절과는 다르게 어깨 관절은 상당히 얕은데 이 때문에 골프공이 티에 얹힌 모습으로 자주 표현된다.

어깨 근육 해부학

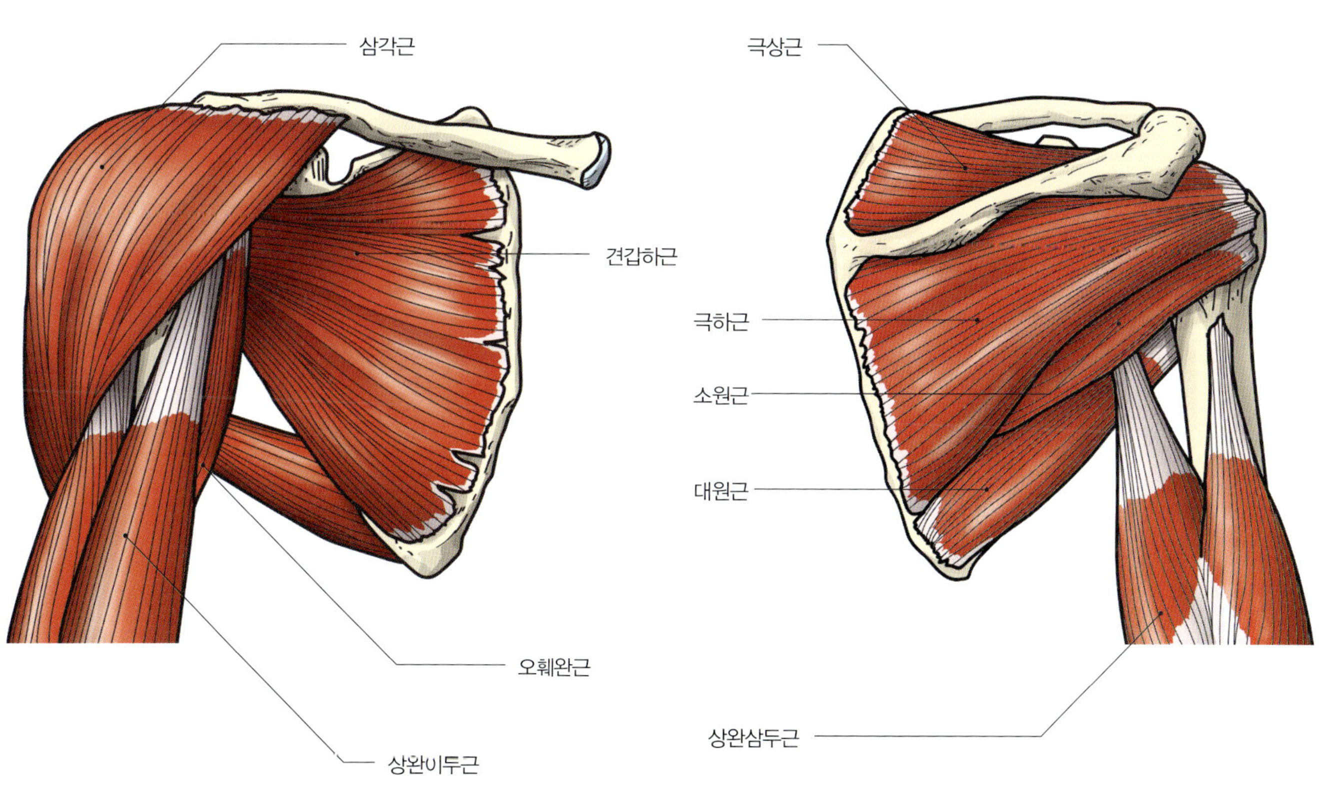

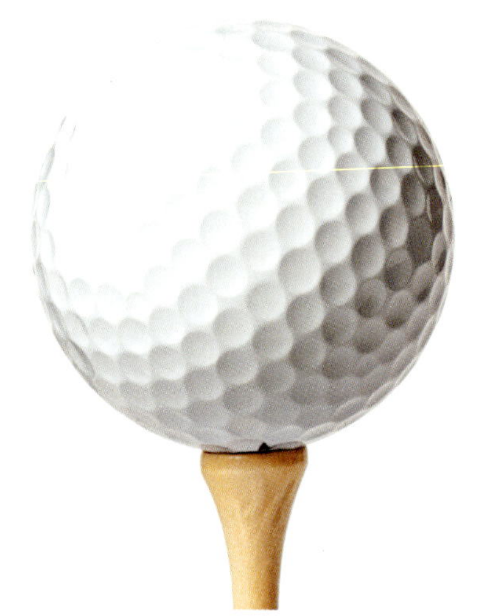

어깨 관절의 연결 부위는 골프 공이 티 위에 얹힌 모습에 비유되곤 한다.
© TK

상완골의 '공ball'은 작지만 아주 중요한 연결조직들(인대와 관절낭)에 의해 관절와라고 부르는 견갑골의 소켓 혹은 '티tee'에 올려져 있다. 이 조직들은 마치 핏팅 글로브처럼 관절을 둘러싸 진공 상태로 만든다.

어깨 관절을 둘러싼 인대 및 관절낭

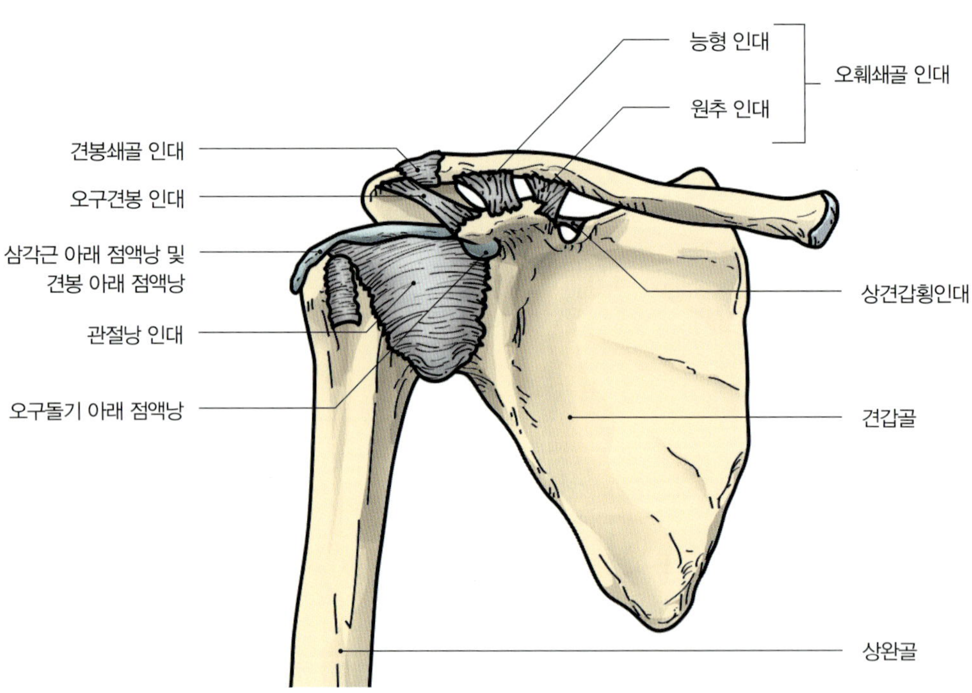

4개의 작은 근육으로 구성된 어깨 회전근개는 견갑골에서 시작되어 상완골에 연결되어 있으며 인대와 관절낭에 바로 연결되어 있다. 이 근육들은 관절에 아주 근접하게 위치하여 팔이 움직이는 동안 상완골을 소켓에 잡아 두는 역할을 하며 '주요 안정근primary stabilizer'으로 알려져 있다.

회전근개 근육: 주요 안정화근

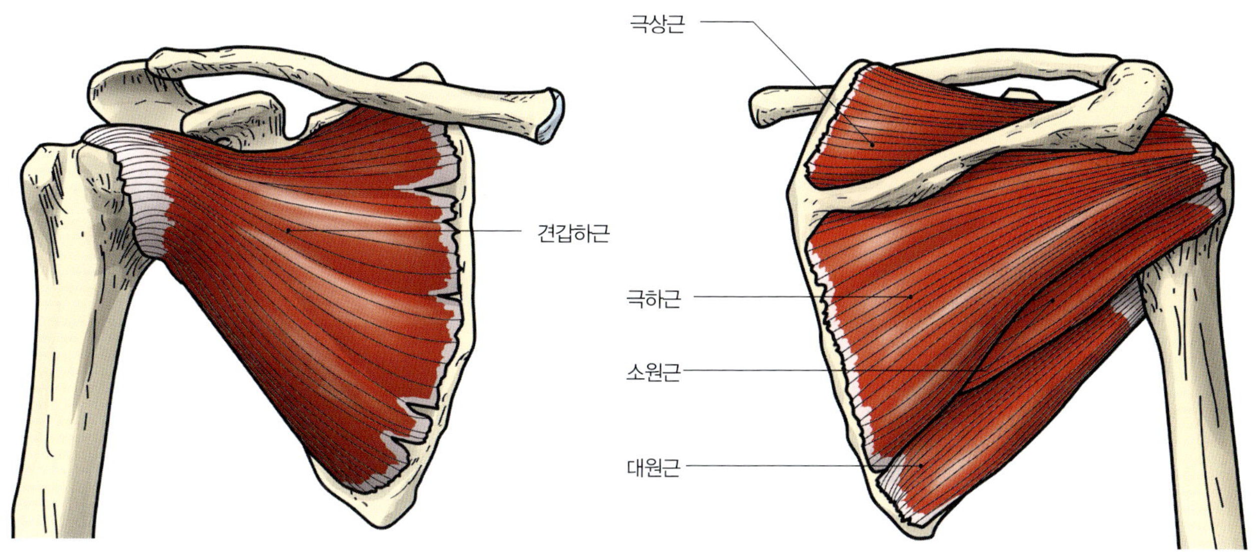

그리고 그 위로 몇 개의 큰 근육들이 견갑골과 상완골에 붙어서 팔을 움직일 수 있도록 돕는다. 광배근과 가슴 근육(흉근) 그리고 삼각근들이 대표적인 큰 근육군에 속하며 '주요 움직임근prime movers'으로 불리며 피트니스 센터에서 이 근육들을 키우기 위해 혈안인 젊은 사람들을 흔히 볼 수 있다.

광배근, 흉근, 삼각근: 주요 움직임근

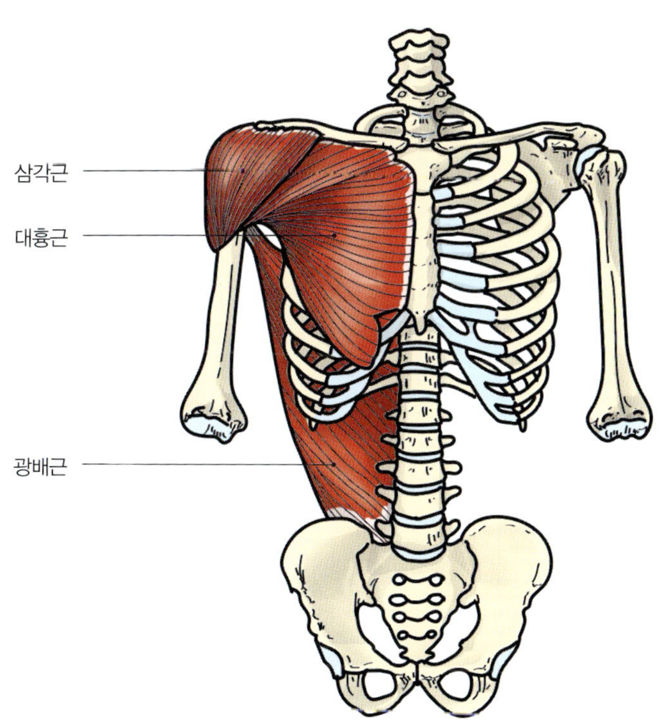

어깨 관절은 상완골의 '골프공(상완골두)'이 '티'의 중앙에 위치하였을 때 가장 효율적인데 이는 말처럼 쉽지만은 않다. 이 개념을 좀 더 단순하게 보자면 골프공의 25~30%만이 티에 항상 접해 있다고 할 수 있다.[2] 건강하고 튼튼한 어깨는 거의 모든 팔 움직임에서 상완골의 골두가 소켓으로부터 몇 mm 내로 유지되어야 한다.[3]

어떻게 이 정밀한 움직임이 가능할까? 이는 바로 정적인 힘static force과 동적인 힘dynamic or active, 이 두 가지 요소의 완벽한 상호작용의 결과이다.

정적인 힘들과 동적인 힘들

정적인 힘들은 우리가 제어할 수 없는 관절 주변을 싸고 있는 인대와 관절낭 그리고 소켓의 크기를 확장하는 관절순 같은 구조적인 요인에 의해 생기는 당기는 힘pull과 긴장tension이다. 이러한 조직들이 복합적으로 형성하는 장력과 소켓 형태의 관절 모양은 어깨의 '수동적 안정성passive stability' 범위를 좌지우지한다.[4]

'과도한 가동성double-jointed'을 가진 사람을 본 적이 있는가? 그들이 극도로 유연할 수 있는 이유는 어깨가 구조적으로 헐겁거나 느슨한 경우가 많다. 이처럼 사람마다 해부학적 구조가 약간씩 다른 것은 당연한 일이다. 자연적으로 인대와 관절낭의 뻣뻣함이 덜하거나 더한 사람들이 있다. 뿐만 아니라 관절와(골프공 비유에서 티)의 모양새와 크기 또한 사람마다 다르다. 어떤 사람은 깊은 관절와를 가지거나 접시같이 평평한 사람들도 있다. 이 요소들은 개개인의 어깨 안정성에 아주 크게 영향을 끼친다.

예를 들자면 스내치나 저크 같은 동작을 하기 위해서 바벨을 머리 위로 던졌을 때 어깨 관절낭이 팽팽하게 혹은 '휘감기며' 관절을 안정화시켜 상완골의 머리 부분이 소켓에서 이탈하는 것을 방지한다. 헐겁거나 느슨한 관절낭(혹은 얕은 관절와)을 가진 사람들은 수동적인 안정성이 부족하기 때문에 관절 주변의 근육에 의한 '능동적 안정성active stability'을 더 필요로 한다. 그러지 않으면 부상의 위험이 있다.

수술하는 방법 외에 정적 안정성을 변화시킬 수 없기 때문에 그 주변 근육(능동적 안정화근active stabilizer)들이 제 역할을 하도록 해야 한다. 따라서 동적인 힘은 근육이 당기는 힘이나 장력을 통해 능동적으로 제어하는 힘을 의미한다.

앞서 이야기했듯이, 팔이 움직이는 동안 어깨 관절의 회전근개를 구성하는 4개의 작은 근육들(견갑하근, 극상근, 극하근, 소원근)이 압박력을 형성하며 '골프공'이 '티'의 가운데에 위치할 수 있도록 한다. 이 근육들은 팔과 견갑골에 붙어 있는 더 큰 근육들과 협응을 통해 장바구니를 들 때나 중량이 달린 바벨을 머리 위로 던질 때 안전하고 파워풀한 움직임을 만들어낸다.

어깨 회전근개와 주요 움직임근들이 어떻게 협응을 하여 견갑골과 상완골을 움직이는지 이해하기 위해서 아들과 아버지가 사다리를 설치하는 모습을 상상해 보라. 아들이 아래에서 무릎을 꿇고 바닥에 단단히 사다리의 중심을 잡는다. 그리고 아버지는 벽을 등지고 사다리를 위로 받친다(사진 속 내가 빨간 티셔츠를 입고 아들의 역할을 하고 있다).

팔을 움직일 때 어깨는 정확히 이런 모습을 하게 된다![5] 각각 어떤 역할을 하는지 보자.

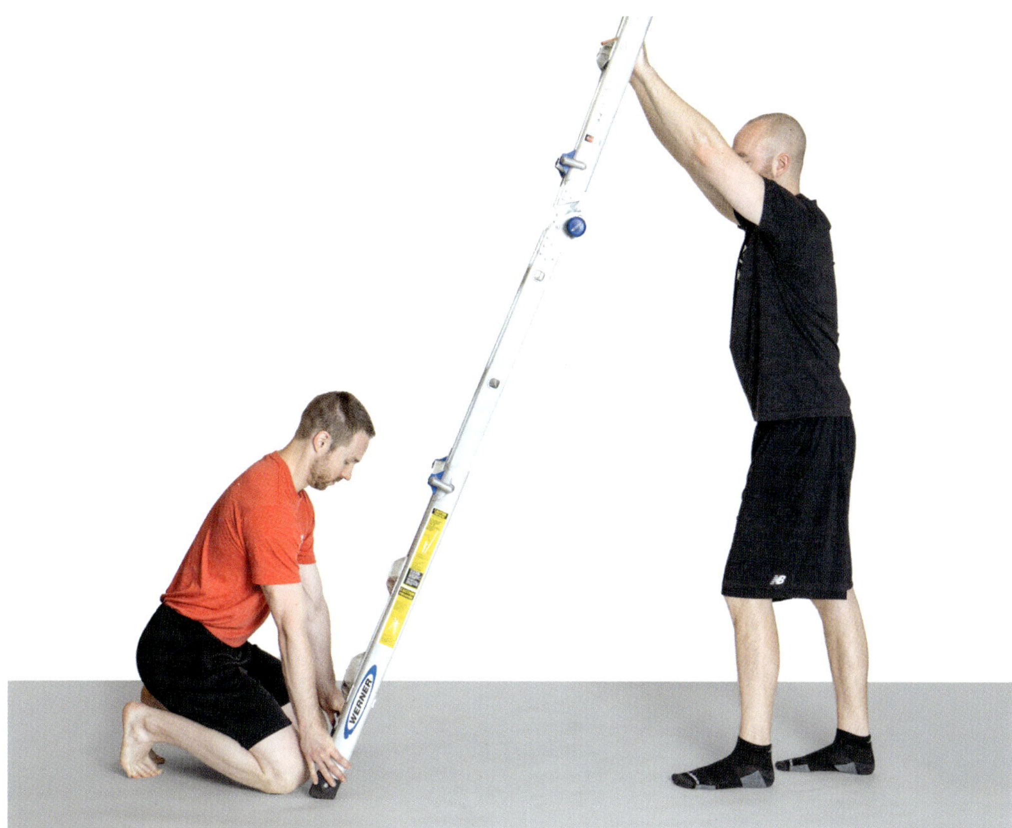

아들과 아버지가 사다리를 설치하고 있다

- **아버지:** 주요 움직임근(광배근, 흉근 그리고 삼각근)
- **아들:** 주요 안정화근(회전근개)
- **사다리:** 상완골
- **지면:** 견갑골 소켓

아들(회전근개)이 사다리(상완골)를 지면(견갑골 소켓)의 제자리에 위치하도록 한다. 그리고 아버지(강한 광배, 흉근 그리고 삼각근)는 사다리를 정확한 위치에 올 수 있도록 움직이는 데 집중한다.

한 사람이 사다리의 고정부를 제자리에 있을 수 있도록 지지하고 다른 한 사람이 사다리를 원하는 곳으로 움직이는 비유는 동적 안정성이 어떻게 만들어지고 유지되는지 설명하기에 아주 적절하다. 적절한 수동적 그리고 능동적 안정성이 없으면 회전근개의 염증이나 파열 그리고 관절순의 파열과 어깨 불안정성 부상 같은 위험에 노출된다.

단순하지 않은가?

안타깝게도 복합적인 어깨 구조의 경우에는 이보다는 좀 더 복잡한 기전을 가졌다. 단지 어깨 관절의 역학적인 이해가 필요할 뿐만 아니라 견갑골의 움직임 또한 잘 살펴봐야 한다. 단순히 팔을 머리 위로 들어올릴 때 견갑골은 상완골과의 접점을 유지하기 위해 함께 움직인다.

사다리 비유로 다시 돌아와서 만약에 아버지가 사다리를 들고 위치를 다른 곳으로 옮기려 한다면 어떤 일이 벌어질까? 아들이 사다리의 위치를 다른 곳으로 옮기기 위해 함께 움직이지 않는다면 사다리는 넘어져 버리고 말 것이다. 아들이 사다리의 고정부를 지면과 유지하기 위해 아버지와 함께 움직여야 하는 것처럼 견갑골 또한 상완골의 움직임에 따라 유동적으로 움직일 수 있어야 한다. 이러한 움직임은 견갑골에 연결되어 있는 능형근, 승모근과 대원근, 전거근 같은 근육들에 의해 일어난다.

한 가지 더 중요한 퍼즐 조각은 흉추이다. 견갑골은 원래 척추 위에 떠 있다. 흉추가 어떠한 모양을 하고 있는지에 따라 견갑골의 움직임이 효율적일 수 있고 반대로 아닐 수도 있다. 팔이 정확한 움직임을 만들어내고 제자리에 잘 위치하며 안정성을 제공하기 위해서는 견갑골의 움직임이 등 상부를 부드럽게 미끄러지듯 움직여야 한다. 견갑골이 이러한 움직임을 만들기 위해서는 적절한 흉추의 신전이 요구된다.

흉추 위에서 움직이는 견갑골

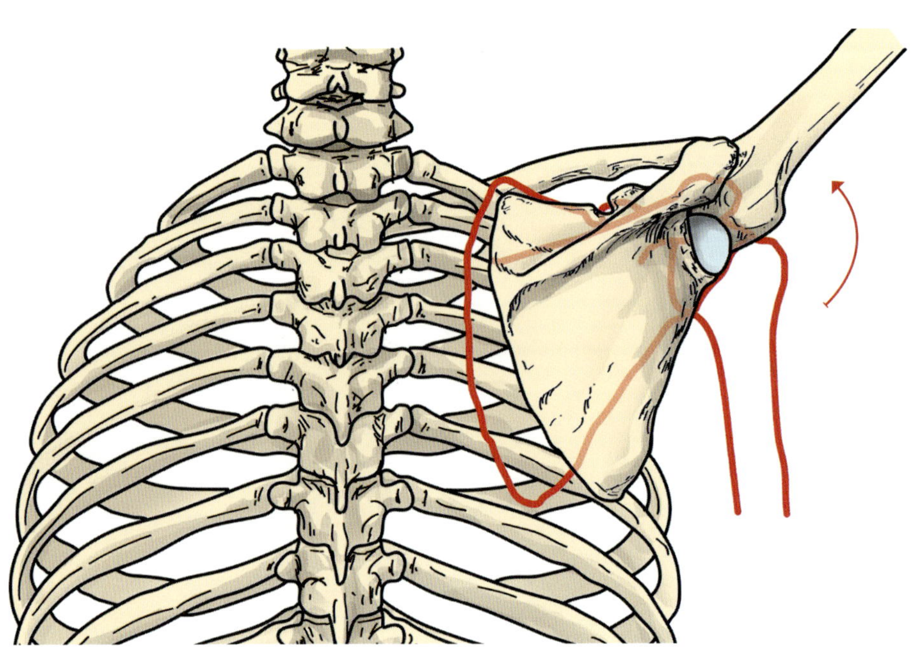

흉추의 구조는 본래 단단하며 안정적이다. 흉부에 위치한 주요 장기들을 보호하기 위해 갈빗대가 연결되어 있기 때문에 단단하고 뻣뻣할 수밖에 없다. 안타깝게도 대부분의 사람들은 평소에 좋지 못한 자세를 가지고 있다. 이러한 바르지 못한 자세는 만성적인 후측만이나 굽은 등을 만든다. 등이 굽은 채로 완전히 펴지 못하게 될 경우 견갑골의 움직임에 제한이 생길 수밖에 없다.[6] 가동성이 좋지 못한 견갑골은 어깨 관절의 안정성과 움직임에 영향을 끼친다. 보다시피 많은 요소들이 안전하고 효율적인 어깨 움직임에 관여한다!

요약해 보자면, 기억해야 할 기본적인 어깨 구조는 **견갑골과 흉추, 즉 가동성이 좋은 등 상부에서 잘 움직여 준다면 회전근개가 충분한 관절 안정성을 유지하며 제 기능을 할 수 있다. 이를 전제로 팔은 상지의 큰 근육들에 의해 조절되고 움직일 수 있다. 기본적으로 모든 부위들이 각각 제 기능을 정확히 해 준다면 골프'공'은 '티'의 중앙에 잘 위치하며 부상을 방지할 수 있다.**

어깨 부상 해부학 101

무엇이 어깨 통증을 유발하는가? 단순하게 대답하자면 어깨 관절에 있는 작은 구조들에 과도한 스트레스나 긴장이 가해졌기 때문인 경우가 많다. 기능장애가 한 가지만 일어나더라도 (예: 회전근개의 약화 또는 수동적 어깨 안정성의 부족) 어깨 복합체 전체의 조화로운 작용을 망칠 수 있다. 건강한 선수일 경우, 통증은 일반적으로 3가지 요인에 의해 축적된 미세한 트라우마에 의해서 발생한다.

- 주요 움직임근과 주요 안정화근 사이의 부조화
- 불안정성
- 좋지 못한 움직임과 리프팅 기술

지속되는 특정 부상(회전근개의 염좌, 관절순의 파열, 아탈구 그 밖의 것들)은 균형과 조절 능력이 얼마나 손실되느냐에 따라 달라진다. 무슨 말인지 자세히 보자.

불균형과 불안정성

일반적으로 자주 일어나는 해부학적 관점에서의 문제점들에 대해 먼저 이야기해 보도록 하자. 어깨가 바르게 기능하기 위해서는 회전근개(주요 안정화근)와 어깨 삼각근과 같은 주요 움직임근들이 균형을 이루며 작용해야 한다. 이 장력들이 적절하게 균형을 이루지 못하면 어깨 관절은 안정성을 잃게 되고 어깨의 기능부전이 생긴다.[7]

이와 같은 불균형에 의해 흔히 일어나는 부상에는 어깨 충돌 증후군이 있다. 연구에 따르면 어깨 충돌 증후군에는 외부(혹은 견봉하) 충돌과 내부 충돌, 두 종류가 있다.[8] 이러한 분류는 충돌이 일어나는 부위에 따라 나눈 것이기 때문에, 각각의 증후군에서 일어나는 통증의 부위는 서로 다른 경향이 있다.

이깨의 해부학적 구조를 보면 '공'(상완골두)과 견갑골의 견봉 사이에 공간이 많이 없다는 것을 볼 수 있다.

외부 충돌을 보여주는 어깨 관절 해부학

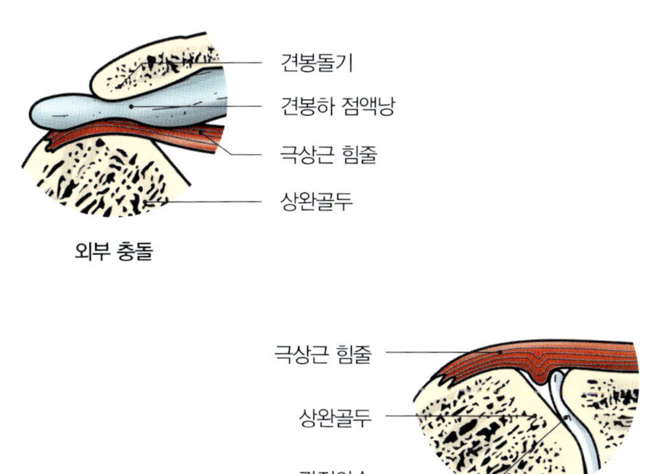

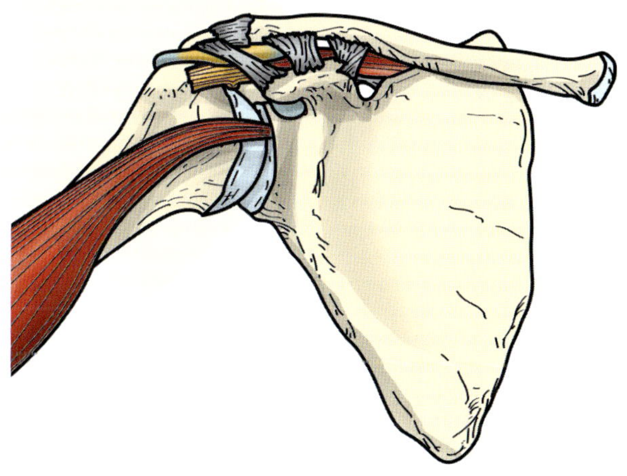

- **외부 충돌**external impingement은 점액낭(점액이 들어가 있는 작은 '가방'과 같은 구조) 혹은 회전근개가 견봉에 의해 제한적인 공간에서 집힘이 일어나는 현상을 말한다(견봉과 회전근개 사이의 공간을 견봉하 공간(subacromial space)이라고 한다). 이 현상은 팔을 머리 위로 들어올릴 때 어깨 앞쪽에 통증을 자주 유발한다.
- **내부 충돌**internal impingement은 회전근개의 힘줄이 상완골의 머리 부분인 '공'과 소켓의 끝 부분(일반적으로 후면부) 사이에 끼이며 생긴다. 이 현상은 팔을 외회전하고 들어올렸을 때 어깨의 후면부에서 통증이 발생한다.

어깨 충돌 증후군은 통증을 일으키는 원인(혹은 병리 역학)에 의해 분류되기도 한다. 어깨 구조의 집힘 현상은 대부분 2가지 이유에서 일어난다.

- 해부학적 요인(1차적 충돌 요인)
- 동적인 불균형 요인(2차적 충돌 요인)

첫 번째 요인(해부학적 요인)은 견갑골의 해부학적 구조이다. 대부분의 사람들의 견봉은 대체적으로 납작하거나 약간 휘어져 있지만 간혹 갈고리 모양으로 되어 있는 사람들도 있다. 이러한 경우 어깨가 움직일 때 회전근개와 점액낭이 움직일 수 있는 공간이 부족할 수밖에 없다. 이러한 어깨 구조를 가진 사람들이 불편감이 있거나 통증을 유발하는 움직임을 하게 되면 회전근개의 힘줄은 부어오르게 되고 견봉 아래 공간은 더 좁아진다. 견봉 아래 공간이 좁아진다는 것은 조직들이 뼈에 부딪히며 집히는 현상을 더 악화시키는 것을 의미하며 이러한 미세외상은 시간이 지남에 따라 회전근개에 더 큰 손상을 가져온다.

안타깝게도 이 경우는 수술로도 어떻게 할 수가 없다. 부상이 일어나기 전에 먼저 이런 징후들을 알아차리는 것이 아주 중요하다. 물리치료사나 코치들이 개개인의 해부학적 구조에 맞게끔 리프팅 자세나 기술들을 변형시킬 필요가 있다. 예를 들어 바벨 스내치나 저크를 할 때 그립을 더 넓게 잡는 방식은 어깨가 집히는 현상을 최소화하며 팔을 머리 위로 드는 동작을 지속적으로 수행할 수 있게 도와준다.

두 번째 어깨 충돌 증후군의 원인은 내 경험에 비춰 봤을 때 전문 운동선수들 사이에서 더 흔히 볼 수 있다. 이 챕터가 시작할 때 어깨는 볼 앤 소켓 관절이라고 하였는데 사실 100% 맞는 말은 아니다. 어깨가 극단적인 범위까지 움직일 때(팔을 머리 위로 들 때처럼) 팔이 단지 회전만 하는 것이 아니라 앞뒤 그리고 상하로 약간씩 미끄러지며 빠져나오는 것을 볼 수 있다. 이 2차적인 요인은 구조적인 문제로 발생하기보다는 기능적인 문제 때문이다. 대개 선수들은 오버헤드 동작 시에 적절한 어깨의 안정성을 만드는 데 어려움이 많을 것이다. 경우에 따라서 과도한 상완골두 움직임은 내부적인 충돌을 일으키기도 한다.

2차적인 충돌 증후군은 다음과 같은 경우에 발생한다.

- 근육 스트렝스의 불균형
- 가동성의 제한
- 협응력의 문제(견갑골과 상완골)
- 불안정성

근육 스트렝스의 불균형은 2차적 충돌의 가장 흔한 요인 중에 하나이다. 만일 회전근개가 약하거나 적절하게 활성되지 않는다면 어깨를 구성하고 있는 더 강하고 큰 근육들이 안정근들을 압도하게 된다. 앞의 사다리 예시에서 아들(회전근개)은 사다리를 하부에서 안정적이게 고정시켜야 아버지(주요 움직임근)가 사다리를 안전하게 잘 받쳐올려 위치시킬 수 있다. 만일 사다리의 베이스가 안전하지 않다면 사다리가 심하게 흔들릴 것이다. 그로 인해 아버지는 사다리를 제 위치에 놓기가 어려울 것이다. 회전근개는 작은 사이즈에 비하여 아주 중요한 임무를 맡고 있다.

뻣뻣한 광배근과 가슴 근육들 그리고 필요 이상으로 굳어있는 흉추의 가동성 제한 또한 어깨 충돌 증후군을 유발할 수 있다. 이러한 제한들은 견갑골과 상완골의 움직임에 부정적인 영향을 끼친다. 가동성의 제한은 훈련자가 바벨이나 덤벨을 머리 위로 들어올리는 동작에 부정적인 영향을 끼친다.

당기는 움직임pull들과 데드리프트를 할 때를 보면 상체의 텐션과 안정성을 유지하기 위해서는 파워풀한 광배근(등에 양쪽으로 V 자로 생긴 아주 큰 근육)이 활성화되어야 함을 알 수 있다. 이렇게 강한 근육들은 코어의 안정화나 몸통의 단단함을 효율적으로 만드는 데 작동할 뿐만 아니라 바벨을 지면에서 들어올릴 때 몸에 가깝게 유지하는 데 필요한 어깨 내회전을 유지하는 역할을 하기도 한다.

바벨을 머리 위로 들어올리는 동작을 하기 위해서는 광배근의 유연성이 요구된다. 팔이 머리 위로 움직일 때 상완골두를 관절의 중심에 유지하기 위해서는 상관골의 외회전 움직임이 반드시 필요하다. 광배근이 너무 뻣뻣하면 상완골은 필요한 만큼 외회전 움직임을 만들지 못하게 되며 어깨의 충돌을 일으킬 것이다. 유연성 제한에 의해서 오버헤드 동작에 제한이 있는 사람이 리프팅을 할 때 억지로 어깨를 좋지 못한 위치로 계속 움직인다면 미세손상이 발생하게 되고 결국에는 어깨 부상과 통증을 유발한다.

광배근의 유연성은 상완골을 머리 위쪽 방향으로 움직일 수 있게 한다

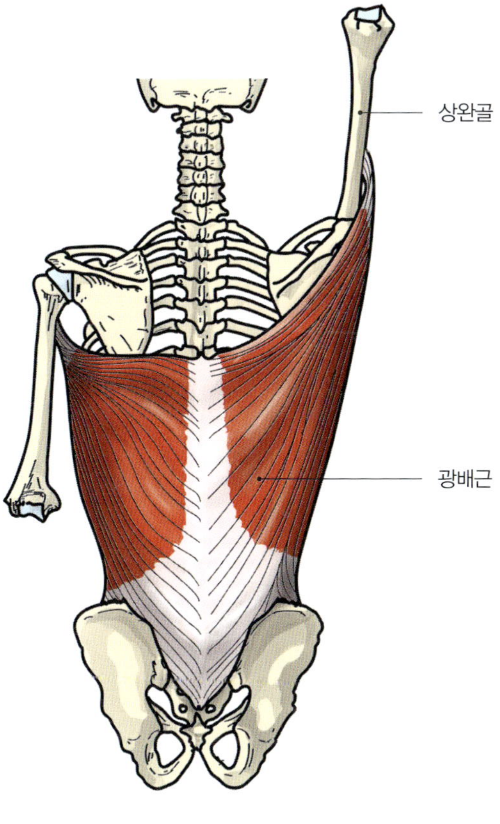

상완골

광배근

견갑골과 상완골의 올바른 협응력은 어깨의 안정성을 만드는 데 결정적인 역할을 한다. 앞서 이야기했듯이 견갑골은 팔과 함께 동시에 움직임을 만들어낸다. 팔이 오버헤드 포지션을 만들 때 견갑골이 위쪽으로 충분히 회전하지 못하면 상완골두가 과하게 위로 이동하게 되며 충돌이 일어난다. 약하거나 제 기능을 하지 못하는 전거근은 견갑골이 충분한 상방 회전을 만들지 못하는 원인이 될 수도 있다.

전거근

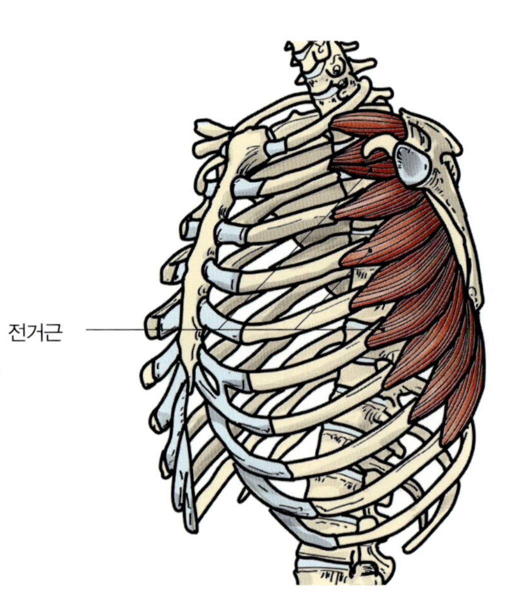

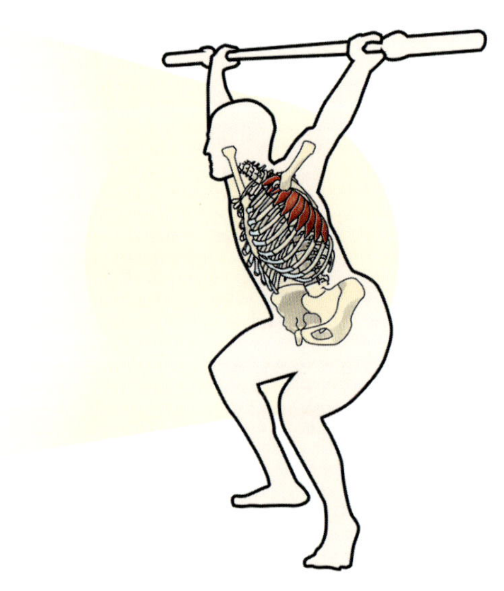

정상적인 전거근

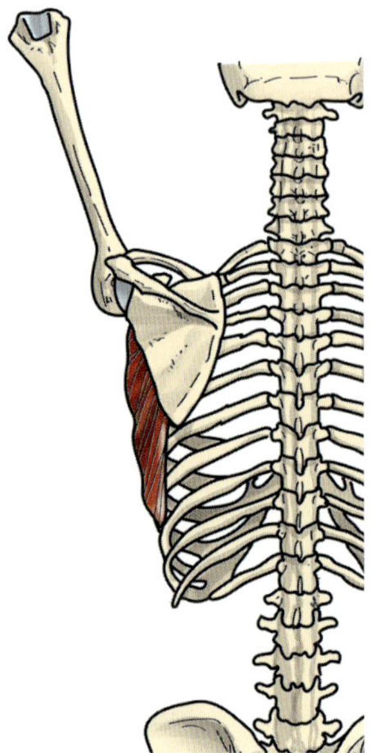

약화된 전거근

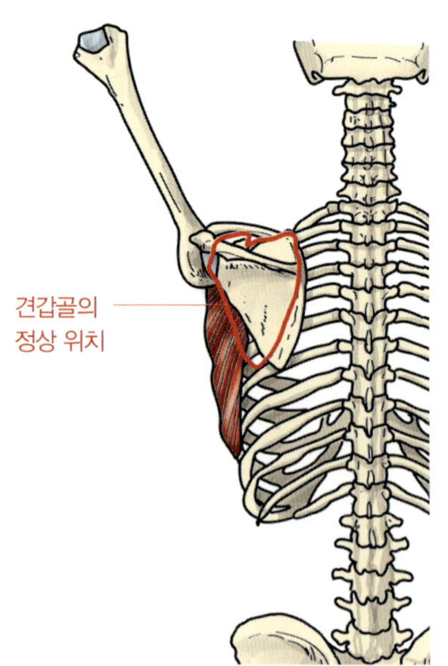

다른 심각한 어깨 부상들과 더불어 2차적 충돌의 마지막 요인은 어깨 불안정성 즉, 역학적 문제이다.[9] '어깨 불안정성'이라는 말에는 다소 모호한 뜻이 내포되어 있다. 왜냐하면 어떤 선수가 가지고 있는 가동범위가 정상적인 것인지, 아니면 문제를 내포하고 있는 가동범위인지 판단하기 어렵기 때문이다. 몇몇 선수들은 '과가동성hypermobile'이라고 부르는 과도한 가동범위를 보이는 경우가 있는데, 이는 선천적이거나 후천적으로 훈련에 의해 만들어진 경우가 있다.

- **선천적** 과가동성은 태어날 때부터 가졌다는 뜻으로 연결조직들이 느슨하여 유연한 관절을 가지고 태어나는 사람들은 전형적으로 체조나 치어리딩 그리고 춤을 잘 추는 데 소질이 많다.
- **후천적** 과가동성은 보통 오랜 시간이 걸려 만들어진다. 어깨의 작은 구조들은 늘어나거나 반복적인 미세외상에 시달리며 찢기기도 한다. 이렇게 만들어진 과가동성은 결과적으로 관절의 안정성을 만드는 고정된 조직 구조들을 과하게 늘어나게 하며 같은 동작의 반복이 요구되는 스포츠 선수들에게서 흔히 나타난다. 야구 선수나 수영 선수들처럼 훈련이나 시합에서 반복적으로 오버헤드 동작을 해야 하는 상황에서 이러한 과가동성이 발달하게 된다.

선천적인 요인이든 후천적으로 만들어졌든, 스트렝스와 안정성이 결여된 과도한 가동성은 부상으로 이어질 수 있다.[10]

연구 결과에 의하면 5~15%의 사람(여성의 빈도가 높음)이 선천으로 과가동성을 가지고 태어난다고 한다.[11] 당신이 여기에 속하는지 알고 싶다면 Beighton score를 통해서 간단히 평가를 해 볼 수 있다.[12]

평가 방법은 5가지로 구성되며 순서대로 수행하는데, 4번째까지는 좌우 양쪽으로 수행한다. 동작을 수행할 수 있다면 1점, 할 수 없다면 0점이다. 마지막 5번째 테스트까지 포함하면 0~9점 사이에서 점수가 나올 것이다.

- 한 손으로 반대쪽 새끼손가락을 뒤로 젖힌다(무리해서 다치지 않도록 주의!). 통증 없이 90도 이상 넘어가는가?
- 한 손으로 반대쪽 엄지손가락을 팔꿈치 방향, 팔뚝 쪽으로 젖힌다. 엄지가 통증 없이 팔뚝에 닿을 수 있는가?
- 팔꿈치를 완전히 편다. 과신전이 되는가(10도 이상)?
- 무릎을 완전히 편다. 과신전이 되는가(10도 이상)?
- 무릎을 굽히지 않고 허리를 굽혀 손바닥이 바닥에 닿을 수 있는가?

당신의 점수는 어떠한가? 연구 결과에 따르면 2점 이상이 나오면 과가동성을 가진 것으로 분류되며 불안정성 요인에 의한 어깨 부상율이 2.5배 정도 높다고 한다.[13]

여기서 당신이 알아야 할 사실이 있다. 관절의 과가동성이 본질적으로 위험하다고 하기 어렵다는 것이다. 많은 운동선수들이 과가동성을 가졌음(타고났든 만들어졌든)에도 부상 없이 그들의 커리어를 잘 이어 간다. 그러나 동적인 움직임을 할 때 과가동성 어깨 관절에 대한 회전근개의 조절 능력이 부족하다면 불안정한 상태가 되며 부상이 일어날 가능성이 높아진다.

기능적인 과가동성과 병리적인 불안정성의 차이는 동적인 안정성 능력의 유무로 판가름 난다.

자, 그럼 중량을 들어올릴 때 어깨 불안정성이 부상의 원인이 되는 기전은 어떤 것일까?

크로스핏 선수이든 역도 선수이든 어깨 가동성을 가장 중요시하는 점에서는 야구 선수나 체조 선수와 크게 다를 바가 없다. 하지만 머리 위로 중량을 반복적으로 들어올려야만 하는 상황 자체가 어깨 부상에 대한 위험을 증가시킬 수 있는데, 여기에 더불어 어깨 불안정성을 가지고 있다면 말할 것도 없다. 오버헤드를 하는 동작에서(스내치, 저크, 프레스 등) 어깨의 안정성이 부족하면 어깨 탈구까지는 아니더라도 하더라도 미세한 외상이 계속 발생한다.

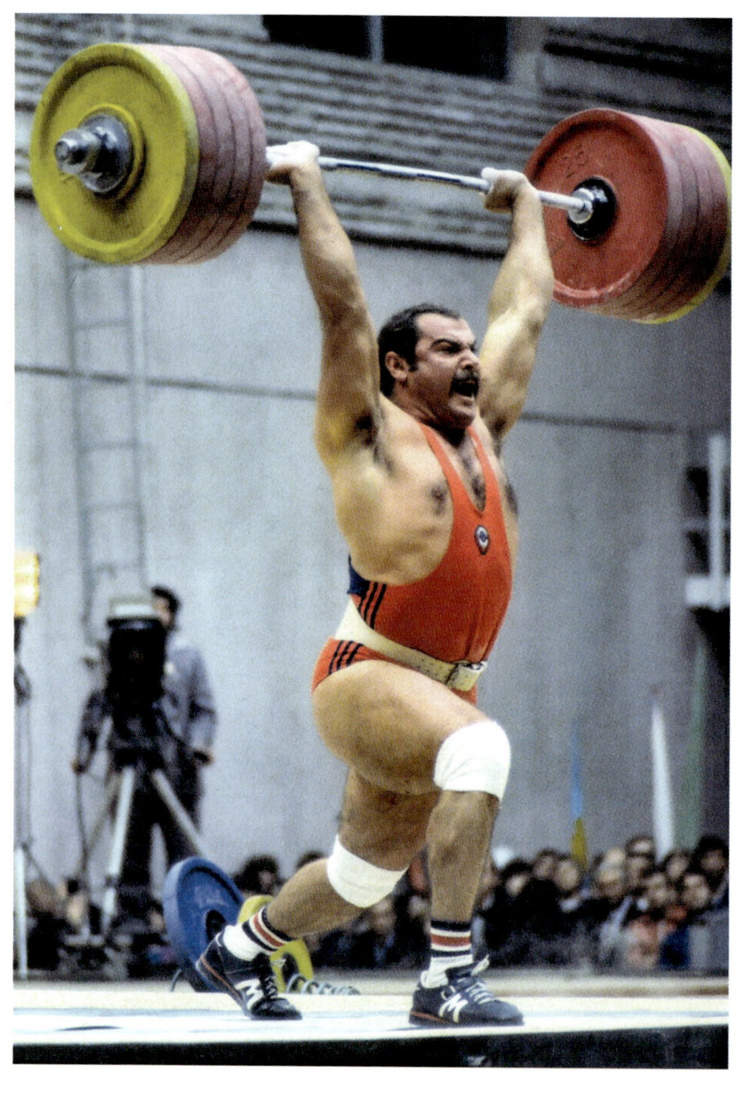

엘리트 역도 선수의 스플릿 저크

Anatoly Pisarenko, © Bruce Klemens

어깨는 본래 가동성이 좋은 관절이기 때문에 사람에 따라 손상의 종류나 그 부위가 천차만별이다. 이는 '골프공'이라고 표현하고 있는 상완골두가 관절와의 '골프 티'로부터 움직이는 방향에 따라 결정된다. 내부 충돌로 돌아가서 예를 들어 보자. 선천적으로 과가동성 어깨 관절을 가진 사람이 근육 조절 능력이 부족하다면 팔을 들어올리는 상황에서 회전근개의 힘줄은 어깨 후면부의 소켓 사이에 끼이게 될 것이다.

어깨 불안정성은 '골프 티' 즉, 관절와의 깊이를 더해 주고 상완골과의 연결성을 높여 주는 두꺼운 조직인 관절순에도 더 큰 손상을 입힐 수 있다. 마치 언덕에 주차된 차바퀴 아래

차가 구르지 않게 방지하기 위해 블록을 받치는 것처럼 관절순은 어깨에 안정성을 만들기 위해 수동적인 제약 요소의 역할을 한다.[14]

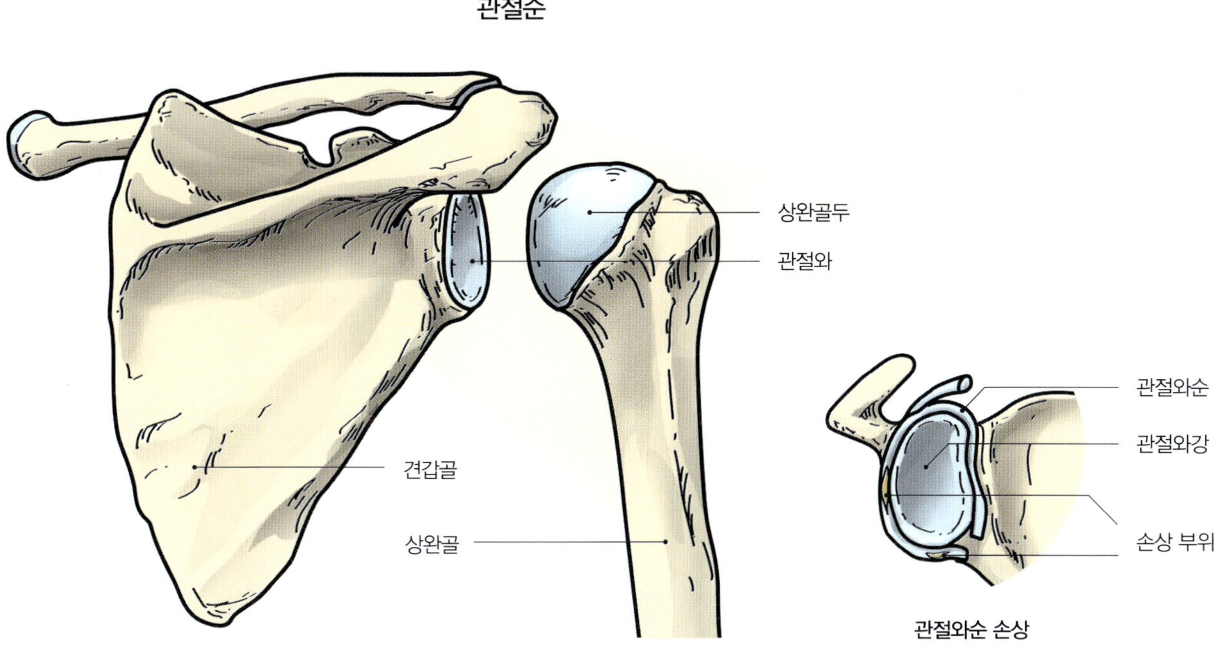

관절순은 관절낭과 함께 관절을 빈틈없이 감싸 주는 역할을 한다. 관절 자체에서 적절한 동적안정화가 유지되지 않으면 과도한 움직임이 발생하게 되고 관절순에 외상을 입히게 되면서 결과적으로 찢어지게 된다. 관절순이 찢어지면 그 정도가 아주 경미하더라도 관절 속에 형성되어 있는 압력을 크게 저하시키며 관절의 수동적인 안정성을 심각할 정도로 잃게 만든다. 이러한 부상을 입은 사람들은 주로 팔을 머리 위로 들어올릴 때 삐근하거나 소리가 나는 통증을 호소한다.[15]

좋지 못한 움직임과 기술

마지막 어깨 부상의 원인은 그렇게 놀라울 일도 아니다. 나쁜 움직임, 특히 중량을 짊어진 상태에서의 좋지 못한 움직임을 가진 사람은 부상에 대한 노출이 더욱 클 수밖에 없다. 바벨을 머리 위로 밀어 올리거나 받치고 있을 때(스내치, 저크, 프레스, 오버헤드 스쿼트 등의 자세) 어깨 통증을 유발하는 가장 흔한 기술적인 결함이 어떻게 발생하는지 살펴보도록 하겠다.

스내치, 저크, 프레스 그리고 오버헤드 스쿼트를 할 때 어깨 관절이 안전하게 유지되기 위해서는 손목, 팔꿈치, 어깨/견갑골 그리고 신전된 흉추가 수직선상에서 잘 쌓여 정렬을 유지해야 한다. 바벨의 위치가 목 뒤쪽으로 넘어갔을 때 어깨 근육들이 효율적으로 안정성을 만들며 아주 무거운 중량을 머리 위에서 잘 유지할 수 있다. 모든 요소들의 정렬이 잘 맞았다면 딥 스쿼트를 한 상태에서 몸통은 고정한 채로 팔만 사용하여 바를 수직으로 머리 위로 밀어 올렸다가 다시 상부 승모근에 내려놓을 수 있을 것이다.

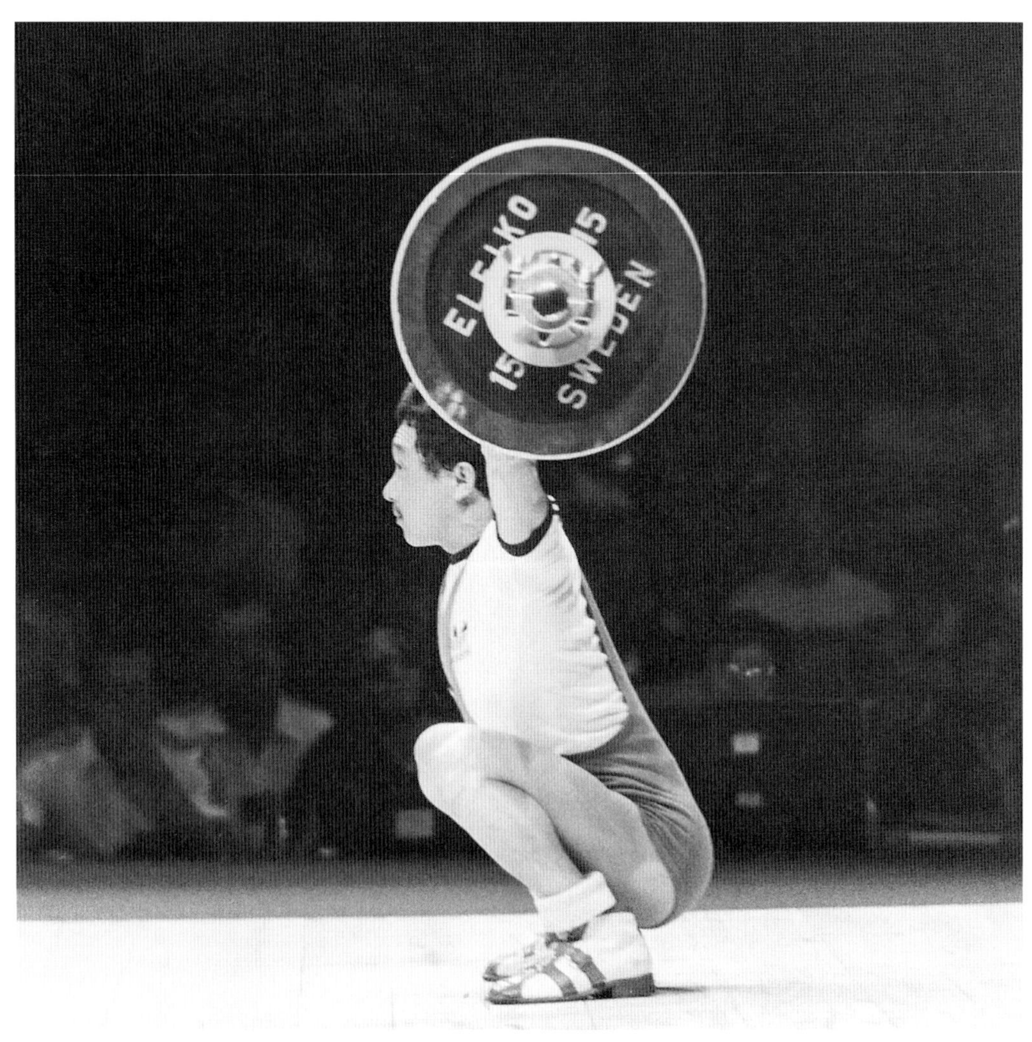

수직으로 쌓인 적절한 정렬을 보이는 오버헤드 스쿼트

Kanybek Osmanaliev, © Bruce Klemens

오버헤드 동작에서 안정성을 유지하기 위해서는 견갑골이 올바른 위치에 있어야 한다. 대부분의 운동선수들은 견갑골이 약간 후인되어 있어야 한다(양 견갑골이 서로 모여 있는 모습). 그리고 다소 상방 회전이 되어 있어야 하지만 으쓱하듯이(슈러그) 위로 올라가서는 안 된다.

흔히 바벨이 머리 위에 있을 때 견갑골이 슈러그되어야 한다고 잘못 알려져 있다. 오버헤드 자세에서 바벨을 안전하게 받치고 있기 위해 이러한 행동을 하는 주된 이유는 2가지가 있다. 첫째로 상완골의 안정성을 위해서는 견갑골이 자연스럽게 상방 회전이 되어야 한다. 둘째로 상부승모근이 바벨을 지지하고 있는 팔의 텐션을 만들기 위해 작동해야 한다. 견갑골이 위쪽으로 회전된 모습과 상부 승모근의 개입은 마치 리프터가 의도적으로 어깨를 슈러그한 것처럼 한 인상을 주지만 실은 그렇지 않다. 과도한 슈러그 동작은 어깨의 안정성을 유지하는 근육들을 빨리 지치게 만든다. 단순히 과하게 강조된 슈러그 동작은 오버헤드 할 때 그다지 효율적으로 안정성을 제공하는 방법이 아니다.

올림픽 선수 채드 본Chad Vaughn은 이 개념을 설명하기 위해 선수들에게 바벨을 들고 오버헤드 워킹으로 100m를 가는 상상을 해 보라고 했다. 바벨을 받치기 위해 어깨가 슈러그되었다면 상부 승모근은 100m에 도달하기도 전에 지쳐서 힘을 못 쓰게 될 것이다.

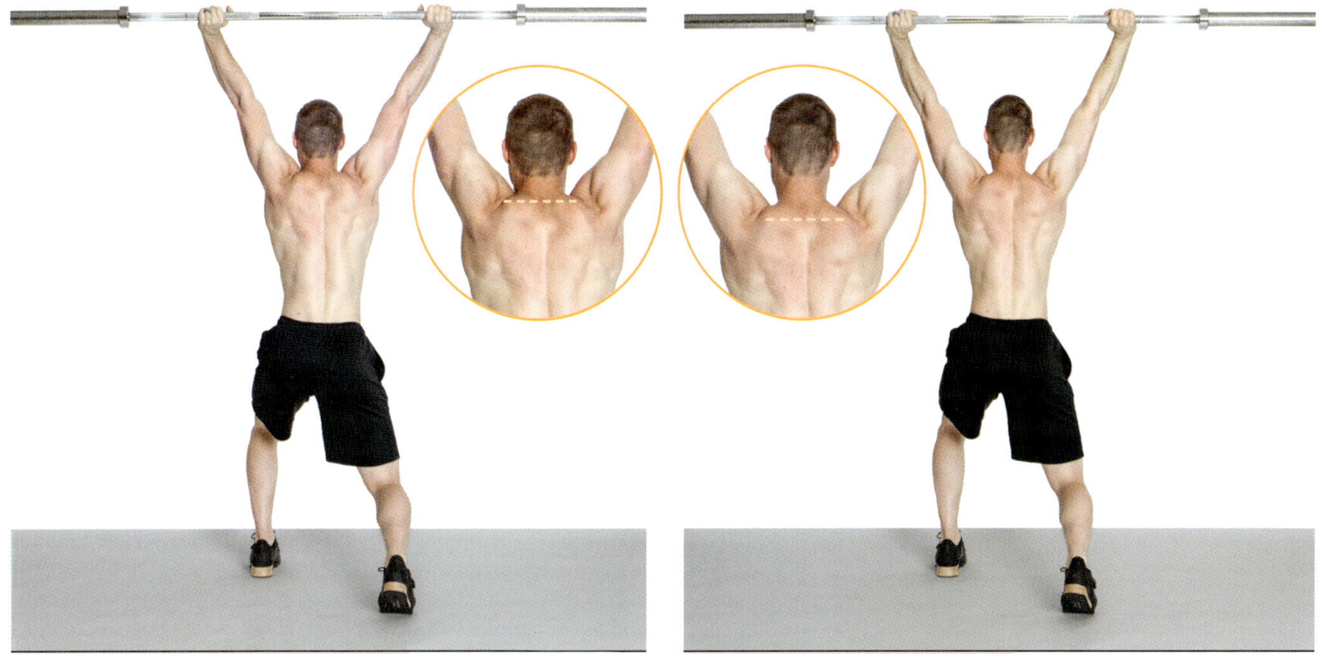

오버헤드 워킹 런지: 어깨가 슈러그 된 상태

오버헤드 워킹 런지: 좋은 어깨 위치

오버헤드 리프팅에서 어깨 부상이 생기는 가장 흔한 기술적 결함은 관절에서 과도한 내회전 혹은 외회전이 일어나는 것이다. 팔을 들어올릴 때(혹은 바벨을 머리 위로 받쳐 올릴 때), 어깨는 '골프공'을 '골프 티'의 중앙에 위치하기 위해서 살짝 외회전이 일어난다. 좋지 못한 기술은 신체의 (그리고 머리 위로 받치고 있는 중량의) 균형을 유지하기 위해 과도한 어깨 외회전을 만든다. 오버헤드 스쿼트 시에 가슴을 앞쪽으로 내밀게 되면 팔은 반사적으로 바벨을 미드풋 위로 균형을 맞추기 위해 더 머리 뒤쪽으로 이동한다. 이렇게 과장된 포지션은 어깨를 더 외회전할 수밖에 없게 만들고 상완골을 관절에서 너무 과하게 앞쪽으로 이동시킨다. 이렇게 중심이 무너진 자세에서(이상적인 수직 정렬에서 벗어난) 머리 위로 중량을 들어올리는 동작은 어깨 구조의 작은 부분들이 미세한 외상에 시달리는 원인이 되며 결과적으로 통증을 유발한다.

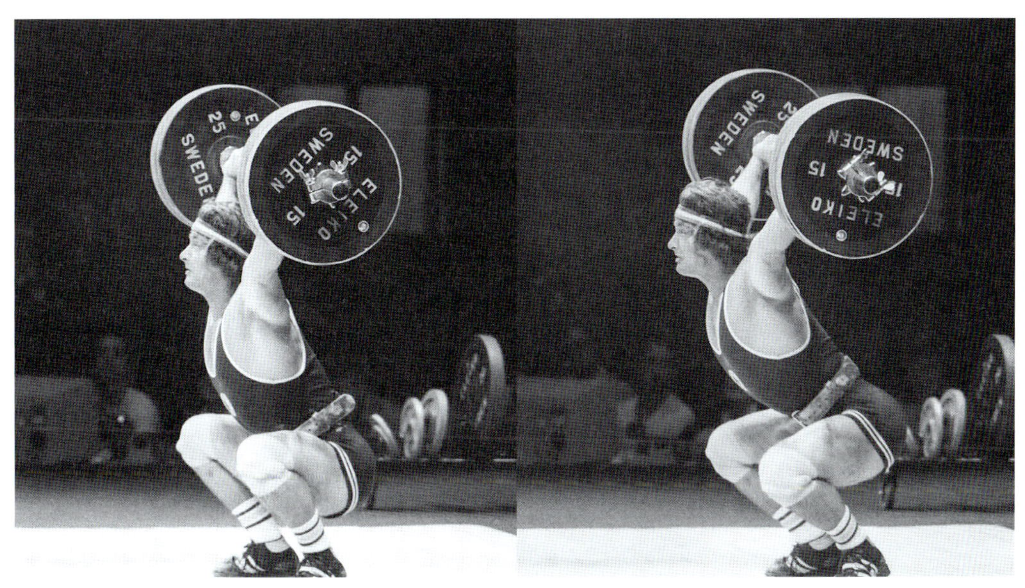

오버헤드 리프팅 테크닉의 바른 모습과 그렇지 못한 모습

Kevin Winter, © Bruce Klemens

잠시 다른 이야기를 하자면 오버헤드 자세에서 코치들이 어깨를 내회전하라고 큐잉하는 것에 대한 질문들이 많다. 이는 아마도 어깨의 역학적 움직임에 대한 잘못된 인식 때문이라 생각한다. 내 생각에 문제는 숙련된 선수가 오버헤드 동작에서 견갑 후인이라 하는 견갑골을 서로 모으면서 겨드랑이를 앞으로 내미는 모습에 있다. 어깨가 내회전하는 것처럼 보이지만 상완골은 실제로 소켓의 중앙에 위치하기 위해 외회전한 채로 있다.

코치들이 어떤 큐를 사용하느냐를 떠나서 머리 위로 중량을 들어올릴 때 어깨의 안전을 위해서는 수직 정렬의 중심을 유지하는 것이 필수적이다. 선수의 신체 구조에 따라 오버헤드 동작의 포지션에 대한 다양성은 항상 있을 수밖에 없지만, 중량을 다룰 때 어깨를 부상을 피하기 위해서는 안전과 안정성을 위한 기초적인 부분들은 절대로 놓쳐서는 안 된다.

어깨 통증 스크린

이제 어깨 부상이 일어나는 맥락에 대해서 이해가 생겼을 것이다. 안전하고 효율적인 움직임은 가동성과 안정성이 함께 작용해야 한다. 적절한 안정성과 가동성이 부족하다면 어깨는 미세외상에 시달리는 것을 반복하다가 결국 큰 부상을 입게 될 것이다.

어깨 통증을 테스트하는 방법은 꽤 간단하다. 손상이 일어났을 법한 특정 부위를 진단하는 대신에(예: 관절순이나 회전근개), 실질적으로 통증이 생기는 원인을 찾아내야 한다. 통증을 일으키는 본질적인 원인인 '왜'를 찾기 위해서는 단편적인 시선으로 재활 계획을 세우는 것을 피해야 한다(대부분은 그렇게 하지 않았을 것이다).

예를 들어 많은 양의 푸시 프레스를 수행하다가 회전근개의 불편을 호소하는 선수가 있다면 주로 인터넷이나 주변에 함께 운동하는 동료들로부터 배운 회전근개를 강화하는 운동법으로 재활을 시작할 것이다. 흉추 신전의 부족(그로 인하여 견갑골이 효율적으로 상방 회전되지 못한다면)에 의한 어깨 충돌에 의한 염증이라면 단순히 회전근개를 강화하는 방법으로 문제점을 해결할 수 없을 것이다. 일시적으로 통증이 가라앉더라도 오버헤드 동작을 다시 하게 되면 다시 염증이 발생하는 것은 시간문제이다.

대부분의 의사들은 어깨 테스트를 그저 특정 부상에 대한 확인과 결론을 내는 일련의 테스트 정도로 배웠을 것이다. 하지만 이러한 테스트는 부상이 어떻게 일어났는지 알아내는 데 도움을 주기보다는 단순히 부상 존재를 확인하는 것(관절순 손상인지, 혹은 회전근개 손상인지 같은)에 지나지 않는다. 회전근개에 손상이 있다는 것을 아는 정도로 통증의 원인이나 어떠한 부분이 개선이 필요한지 정확히 알 수 없다. 따라서 통증을 일으키는 원인이 될 수 있는 문제를 기준으로 분류하는 것이(예: 흉추의 신전 가동성 부재로 인하여 팔을 머리 위로 들어올릴 수 없는 경우) 치료를 진행하는 데 있어 훨씬 유용하다.

내가 말하고자 하는 것은 MRI나 고가의 다른 기기를 이용한 스캔에서 찾을 수 있는 부분들을 간과하자는 것이 아니다. 사실, 스크린에 사용되는 움직임 기반 모델(운동병리학적 모델 또는 KPM이라고 함)은 통증의 원인을 특정 해부학적 문제로 단정하거나 가정하지 않고, MRI에서 발견된 모든 결과들을 전반적인 의사결정 과정의 한 부분으로 받아들이게 한다. 크게 한 걸음 물러서서 실시간으로 선수들이 어떻게 움직이는지 보거나 또는 영상을 보면 좁은 시야를 피할 수 있다. 방사선 진단은 유용한 정보를 제공하지만 재활/치료의 주요 초점이 되어서는 안 된다. 즉, 부상이 아닌 사람을 치료해야 한다.

당신의 어깨 통증이 다음 카테고리 중 어디에 분류될 수 있는지 한 번 생각해 보라.

- 좋지 못한 움직임/기술
- 제한된 가동성/유연성
- 불안정성
- 스트렝스의 불균형/약화

하나 이상의 카테고리에 들어맞을 수도 있기 때문에 하나하나 잘 보도록 한다. 각 영역은 부상을 고치기 위한 계획을 짜는 방법에 대한 단서를 제공할 수 있다.

움직임과 기술 평가

어깨 부상의 원인을 찾기 위해서 가장 먼저 평가해야 할 것이 리프팅 기술의 수준이다. 체육관에서 늘 어깨 통증을 일으키는 반복적으로 수행하고 있는 리프팅 움직임을 생각해 보라. 통증을 일으키는 공통된 패턴이나 자세를 떠올릴 수 있는가?

예를 들면 파워리프터가 백 스쿼트를 할 때 어깨 통증이 있는 경우, 팔꿈치가 몸통보다 너무 뒤로 위치해 있어서 상완골두 '볼'을 소켓 '티'에서 앞쪽으로 밀어내기 때문이다. 당신이 이 예시에 속하는 것 같다면 스쿼트를 할 때 팔꿈치를 아래로 내려 팔이 몸통과 일렬로 위치하도록 했을 때 증상이 개선되는지 보라.

리프팅 기술을 평가할 때 반드시 손목에서부터 허리 아래까지 하나씩 차근차근 봐야 한다. 이 각각의 요소가(잠시 후 더 자세히 보게 될 것이다) 어깨 관절이 힘을 견디는 데에 큰 영향을 준다. 한쪽 어깨에서만 통증이 생긴다면 좌우 어깨 사이의 미묘한 차이를 찾아보라. 숙련된 코치가 옆에서 지켜보며 통증을 일으킬 만한 작은 기술 문제들을 찾아내는 것도 좋은 도움이 될 수 있다.

이 평가를 하는 동안 중점을 두고 봐야 하는 부분이 견갑골의 움직임이다. 상의를 탈의하거나 몸의 움직임이 잘 보일 수 있는 달라붙는 티셔츠를 입을 것을 권한다. 팔을 앞으로 쭉 들어올리고 다시 양옆으로 벌린다. 바벨을 들고 프레스를 하거나 풀업을 해 본다. 매 횟수를 수행할 때마다 아픈 쪽 어깨의 견갑골이 너무 과하게 움직이는지 혹은 반대쪽보다 덜 움직이는지 잘 살펴본다. 견갑골 상방 회전이 제한적으로 일어난다면 전거근의 기능이 저하되어 있는 것이다. 반대로 견갑골의 움직임이 너무 과도하게 일어난다면 불안정성과 후방 회전근개의 약화 때문이다.

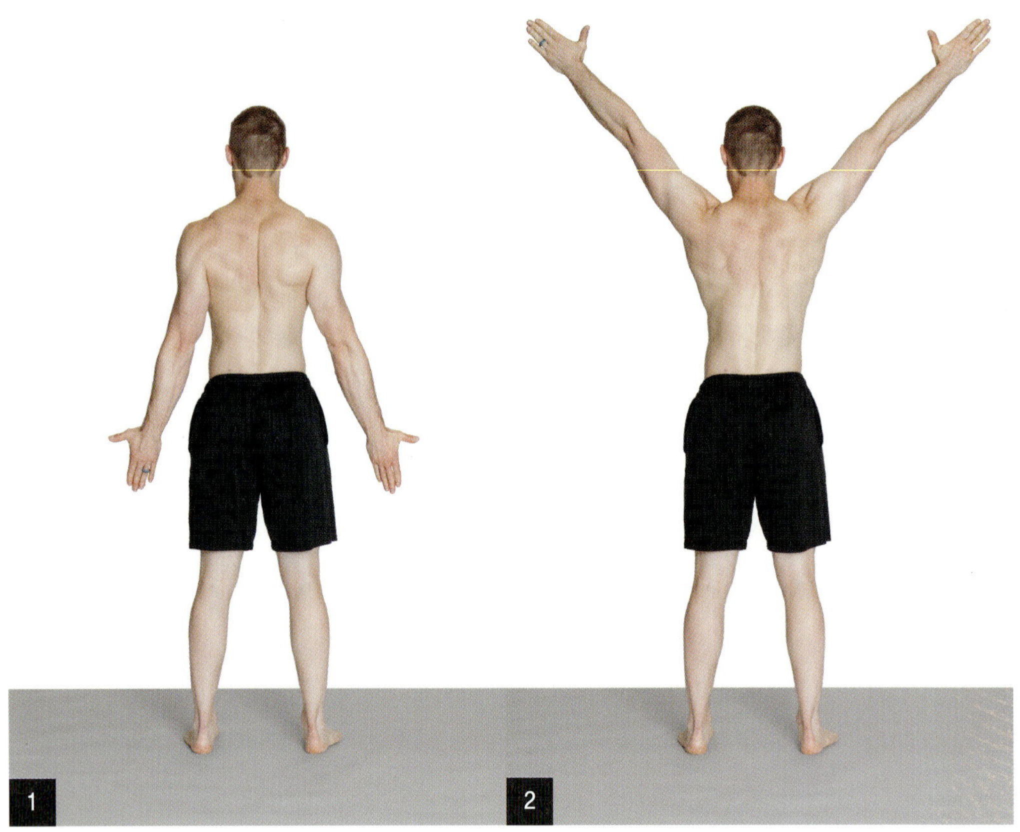

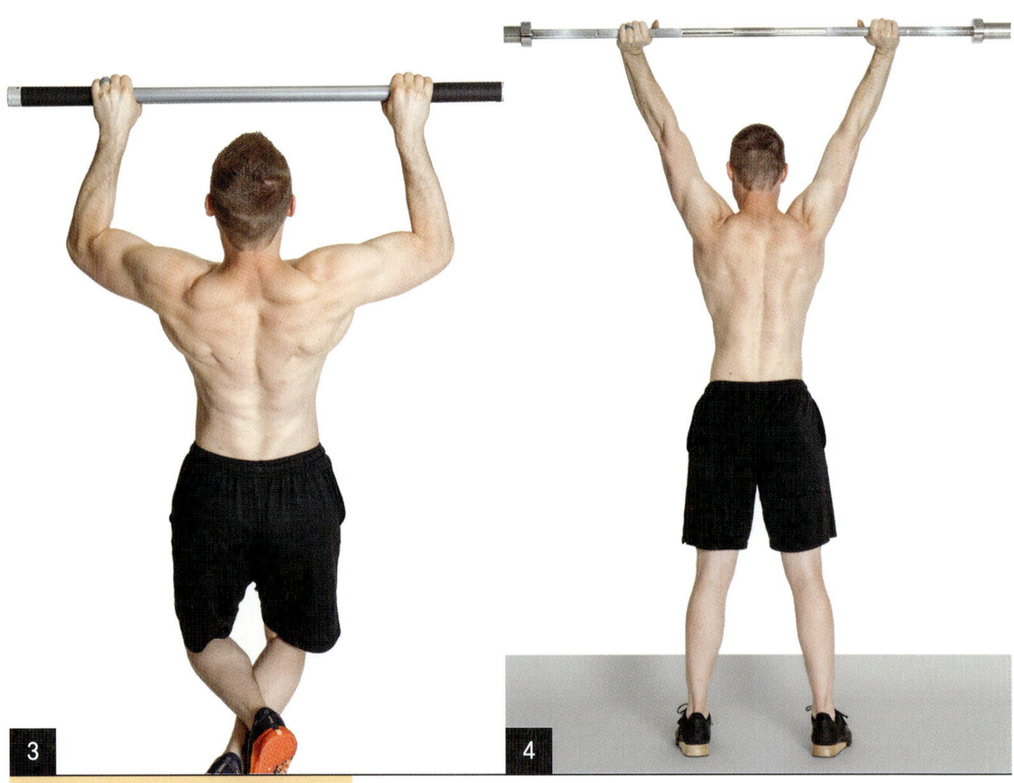

견갑골의 움직임: 외전, 풀업, 프레스

가동성과 유연성 평가

앉은 상태에서의 가동성 평가

역도와 크로스핏에서 선수들은 다양한 자세에서 엄청난 양의 오버헤드 동작을 한다. 예를 들면 넓은 그립에서 하는 스내치 혹은 좁은 그립에서 하는 저크나 프레스 동작들이다. 이러한 동작을 정확하게 하기 위한 적절한 가동성이 없다면 결국 한 가지 이상의 부상이 생기고 말 것이다.

이 스크린은 Shiftmovementscience.com의 물리치료사 데이브 틸리Dave Tilley가 시연하는 것을 통해 처음 접했다. 먼저 바닥에 앉은 상태에서 등을 벽에 기댄다. 머리에서 상부등 그리고 엉덩이가 반드시 벽에 닿아야 한다. 요추는 중립을 유지한다(굳이 요추를 말아서 벽에 닿게 할 필요가 없다는 뜻이다).

팔을 앞으로 나란히 한 상태에서 손바닥을 아래로 향하게 한다. 팔을 머리 위로 들 수 있는 만큼 든다. 원한다면 PVC 파이프(빗자루 봉도 괜찮다)를 사용해도 좋다. 그립은 클린 & 저크나 오버헤드 프레스 할 때와 같은 방식으로 한다. 움직임을 수행할 때 코어를 단단하게 조이고 갈빗대가 열리지 않도록 한다.

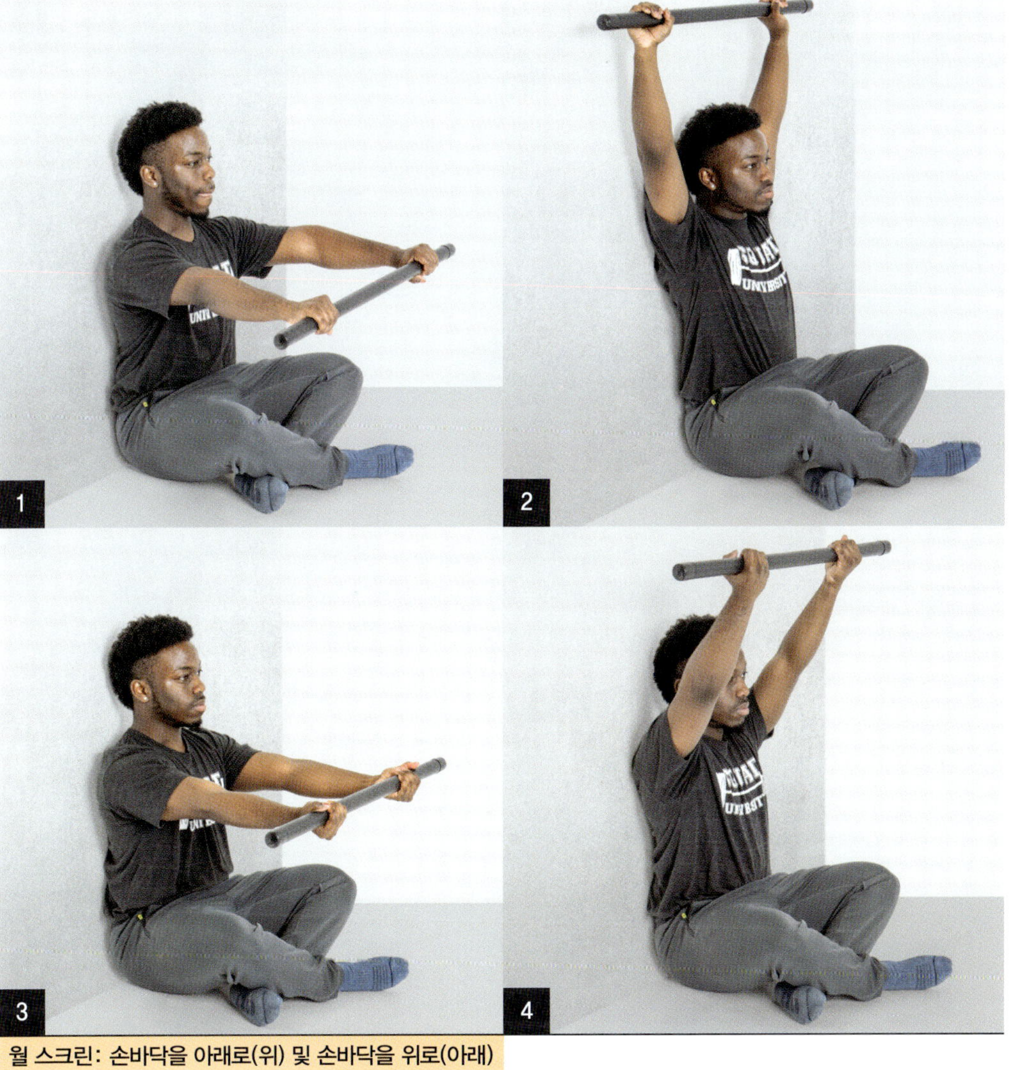

월 스크린: 손바닥을 아래로(위) 및 손바닥을 위로(아래)

팔을 굽히지 않은 채로 손을 벽에 붙일 수 있는가? 만약 벽에 팔이 닿을 수 있다면 많은 노력이 필요하지는 않았는가?

이 두 질문에 대한 답이 모두 '예'라면 어깨를 외회전시킨 상태인 손바닥을 위로 향한 채로 같은 동작을 수행해 보도록 한다. 이번에도 벽에 닿을 수 있는가? 팔꿈치는 굽혀지지 않았는가? 뒤통수가 벽에서 떨어지거나 팔이 Y 자 형태로 벌어지며 손이 벽에 닿지는 않는가? PVC 파이프가 없이 수행했다면 팔을 올릴 때 엄지손가락이 머리를 향해 회전(어깨 내회전)하진 않았는가?

이상적으로는 좁은 그립의 오버헤드 프레스 할 때처럼 팔이 귀랑 가까워야 한다. 이 동작을 수행 시 끙끙거릴 정도의 큰 노력이 들지 않아야 한다. 이 모든 조건에 충족하는 결과를 얻었다면 축하한다. 당신은 괜찮은 오버헤드 가동성을 가지고 있다.

다음으로 팔꿈치를 90도로 굽혀 L 자 형태로 벽에 댄다. 팔을 벽에서 떨어지지 않으며 팔꿈치를 아래로 내릴 수 있을 만큼 내린다.

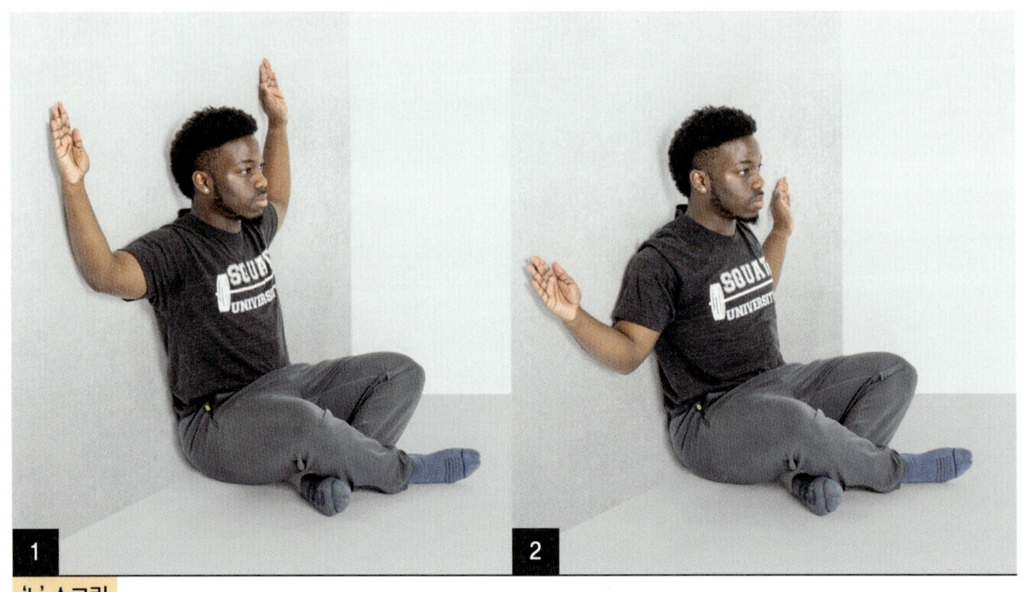

'L' 스크린

어떤가?

이 동작은 백 스쿼트 할 때 바벨을 효과적으로 견착하는 것과 흡사하다. 팔꿈치를 어떠한 보상 작용 없이(갈빗대가 들리거나 허리가 꺾이는) 최소 45도 내릴 수 없다면 어딘가에서 가동성이 결여되었다고 볼 수 있다. 어깨의 외회전이 제한적이거나 흉추의 신전 부족 혹은 대흉근/소흉근의 유연성이 부족하기 때문일 수 있다(자세한 내용은 뒤에서 다룰 것이다).

선 자세에서 가동성 테스트법

앞에선 주로 어깨의 외회전의 중요성에 대한 테스트법들을 집중적으로 다뤘다. 역도와 크로스핏 선수들은 스내치 같은 올림픽 리프팅 동작을 할 때 바벨을 몸에 가깝게 유지하기 위해 충분한 어깨 내회전을 반드시 충족시켜야 한다. 적절한 어깨 내회전이 부족한 선수는 바벨이 몸에서 멀어지는 것을 막기 위해 어깨 복합체 구조 전체가 앞으로 말리며 보상 작용이 일어날 것이다.

어깨 내회전을 평가하기 위해서는 선 자세에서 팔을 앞서 했던 L 자 형태로 만들고 견갑골이 함께 앞쪽으로 돌지 않도록 하며 손바닥을 바닥 쪽으로 향하도록 회전한다. 팔의 전완 부위가 바닥과 최소 수평을 이룰 수 있어야 이상적인 어깨 내회전이라 할 수 있다.

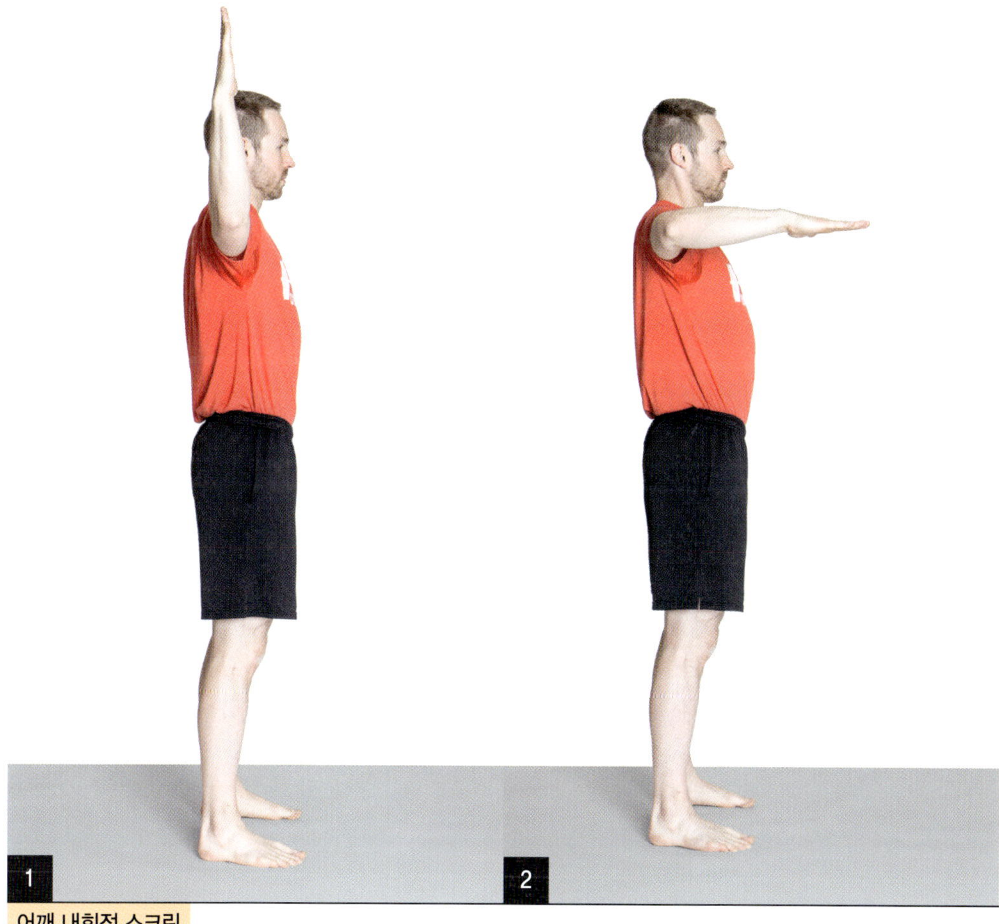

어깨 내회전 스크린

만약 이 평가 기준들을 통과하지 못했다면 다음 소개될 평가법들을 통해서 가동성을 제한하는 요인들을 살펴보도록 한다.

광배근/대원근 유연성 테스트

등을 대고 누운 자세에서 주변 사람의 도움을 받아서 보조자가 한 손은 견갑골을 지면 쪽으로 눌러 고정하고 다른 손을 이용해 팔을 머리 위로 들어올린다. 동작을 수행할 때 어깨의 내회전과 외회전 상태에서 모두 테스트할 수 있도록 한 번은 엄지를 천장 쪽으로 돌려서, 그리고 한 번은 머리 쪽에서 엄지가 멀어지도록 돌린다.

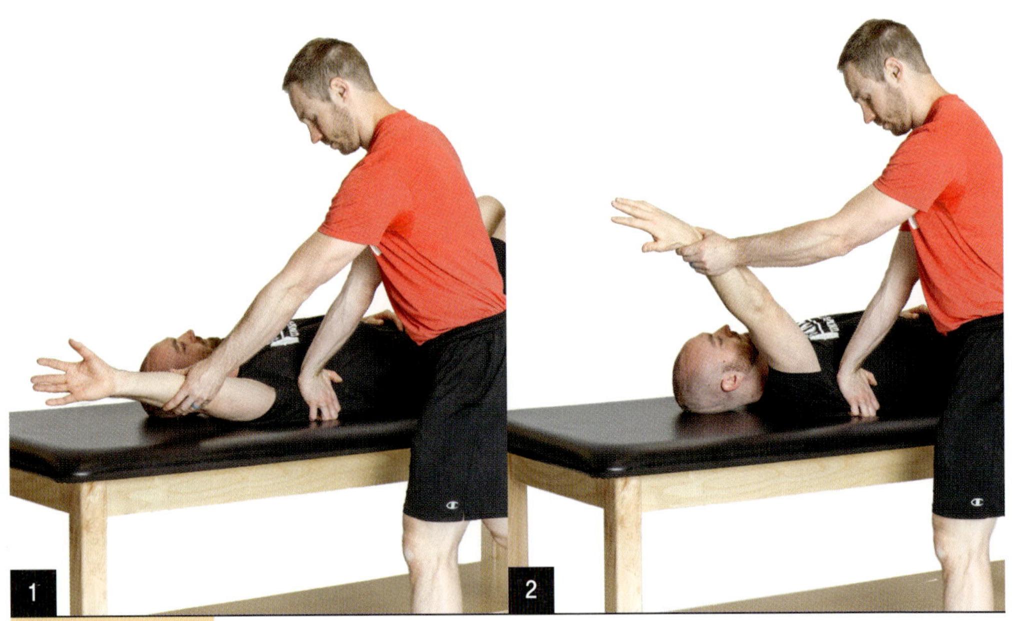

광배근 유연성 스크린

엄지손가락이 천장 쪽을 향한 채로 팔을 머리 위로 들어올릴 수 있는가? 이렇게 내회전한 상태는 광배근이랑 대원근을 이완되게 함으로 이 근육들의 유연성이 제한적인 사람들에게 팔을 머리 위로 들어올릴 수 있게 해 준다.

두 가지 손 포지션 모두에서 별다른 차이 없이 팔을 드는 동작이 제한적이라면 아마도 가동성 제한의 원인이 관절낭 같은 깊숙한 관절의 움직임 제한이나 뻣뻣함이 될 수 있다. 이러한 요인에 의한 움직임 제한은 재활치료사의 적절한 판단이 필요할 것이다.

소흉근과 대흉근의 유연성 테스트

소흉근의 충분한 유연성은 리프팅에서 올바른 견갑골의 역학적 움직임을 위해서 필수적이다. 유연하지 못한 소흉근은 견갑골을 전인시키고 전방 회전시키며 적절하게 움직이지 못하게 할 것이다. 이는 결과적으로 어깨 관절의 부분적인 충돌을 유발한다.

소흉근의 유연성을 테스트하기 위해 등을 대고 바로 누운 자세에서 팔꿈치를 굽혀 배 위에 손을 얹는다. 이렇게 자세를 만들면 어깨 위에 붙어 있는 두 근육인 오훼완근과 이두근의 '단두' 부분을 이완시켜 테스트에 잘못된 영향을 줄 수 있는 요인을 방지할 수 있다.

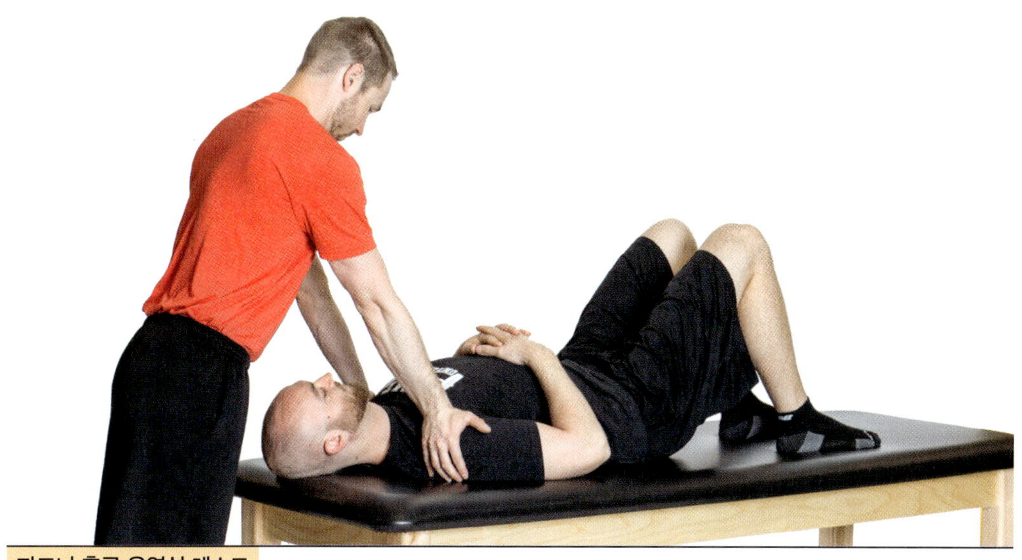

파트너 흉근 유연성 테스트

보조자가 손바닥을 견갑골의 앞쪽 맞은편에 해당되는 어깨 부위(오훼돌기라 부르는 뼈가 뾰족하게 튀어나온 부위)에 위치시켜 누른다. 이 부위에 있는 작은 근육들에 충분한 유연성이 뒷받침된다면 어깨는 특별한 통증이나 스트레칭 되는 느낌 없이 누르는 만큼 내려갈 것이다.[16]

대 · 소 흉근

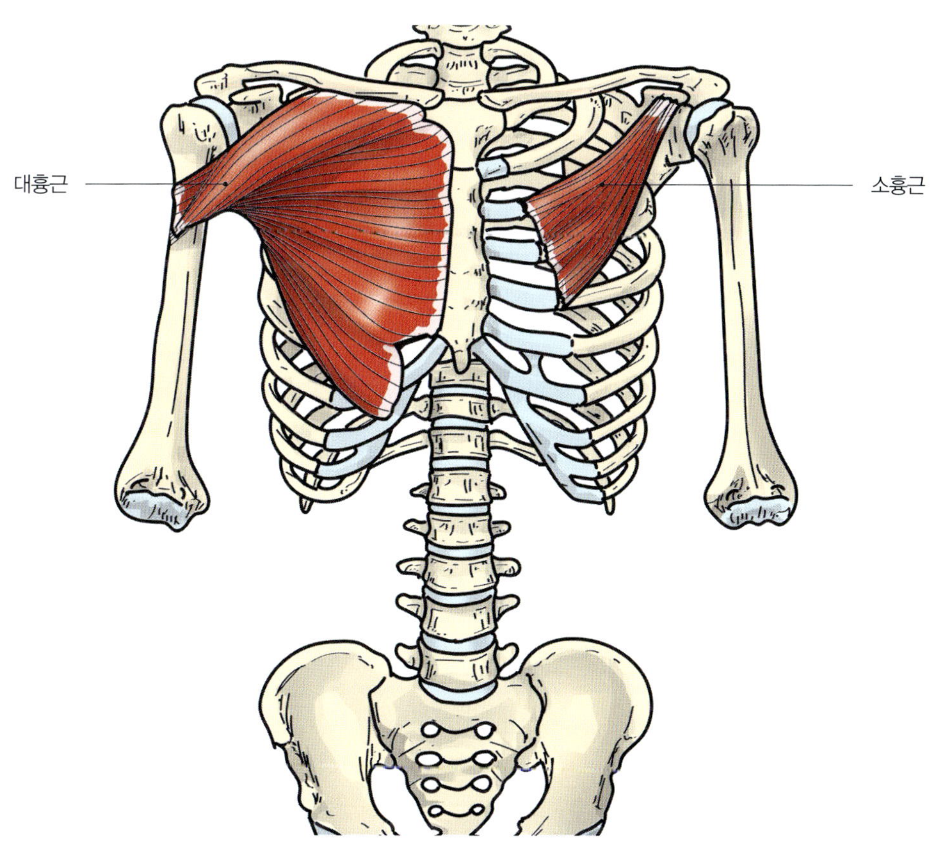

소흉근이 견갑골에 연결되어 견갑골의 위치와 움직임에 영향을 준다면 대흉근은 윗팔뼈인 상완골에 직접적으로 연결되어 있다. 이 근육이 뻣뻣하면 팔과 어깨 관절을 앞쪽으로 말리게 하여 라운드 숄더를 만들 것이다.

대흉근의 유연성을 테스트하기 위해 등을 바닥에 대고 누운 자세에서 양손을 이용해 머리 뒤를 받치는 자세를 취한다. 팔꿈치는 편안하게 바닥에 내려놓도록 한다. 팔꿈치를 바닥에 편안하게 내려놓지 못한다면 대흉근이 뻣뻣하거나 짧다고 판단할 수 있다.[17]

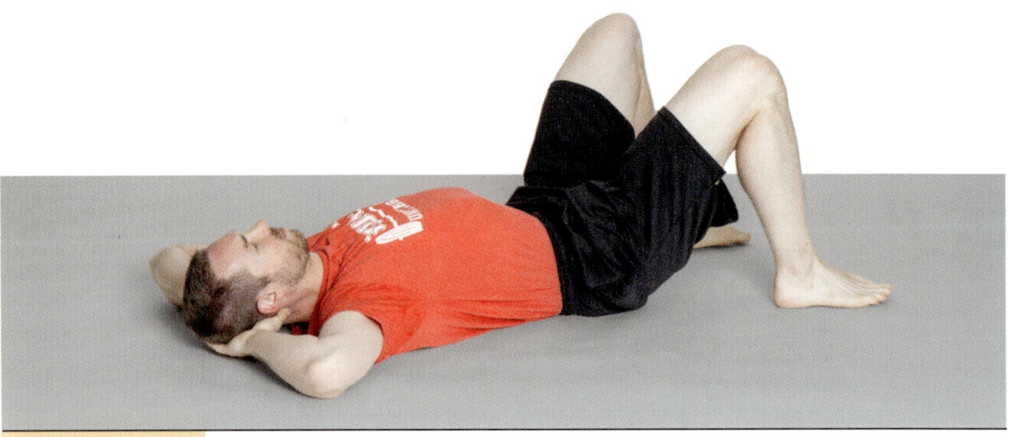

대흉근 유연성 테스트

흉추 가동성 테스트

흉추의 가동성을 테스트 하는 것은 쉽지 않다. 흉추는 여러 척추 분절들로 이루어져 있다. 흉추는 내장 기관들을 보호하기 위해 본래 구조적으로 뻣뻣하다. 그럼에도 불구하고 너무 과하게 뻣뻣한 흉추는 견갑골의 움직임에 영향을 끼치며 어깨 관절의 가동성과 안정성을 약화시킨다.

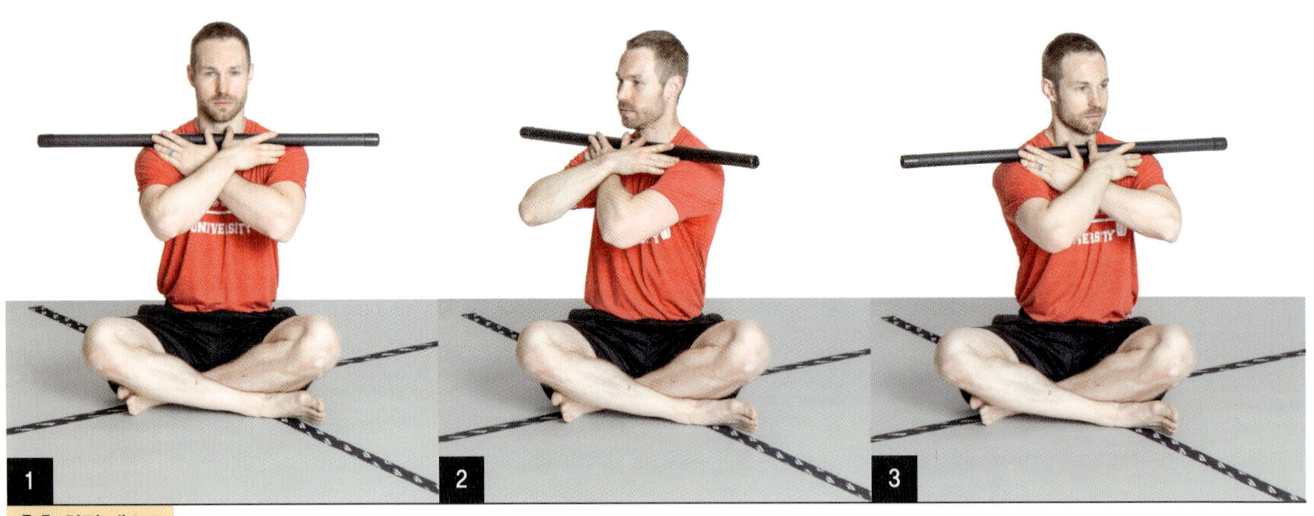

흉추 회전 테스트

55~56쪽에 있는 흉추 가동성 테스트에서 이상적인 흉추 회전은 각 방향당 45도가 되어야 한다. 이 각도는 PVC 파이프와 바닥에 붙여 놓은 테이프와 일직선상에 놓이게 될 것이다.[18]

불안정성 테스트

어깨의 안정성은 수동적/능동적 힘들에 의해 형성되고 유지된다. 능동적 안정성은 의도적으로 근육의 힘을 증가시키거나 감소시키는 변화를 통해 만들어질 수 있다. 그에 반해 수동적 안정성은 조절할 수 없는 범위에 있다(예: 건, 관절낭, 관절순, 딱딱한 어깨 관절의 구조).

간단하게 어깨가 이완되었는지 확인할 수 있는 방법을 불안정성 테스트sulcus test라고 한다. 앉아 있거나 서 있는 자세에서 팔을 편안하게 내려 둔다. 보조자가 옆에서 한 손으로 팔꿈치를 잡고 아래로 당긴다. 눈여겨보아야 할 점은 팔을 아래로 당길 때 상완골이 어깨의 가장 윗부분과 눈에 띄는 파임을 보이느냐이다. 파임의 크기가 손가락 두께(8~10mm)보다 넓다면 테스트에서 양성이라고 판단한다.[19]

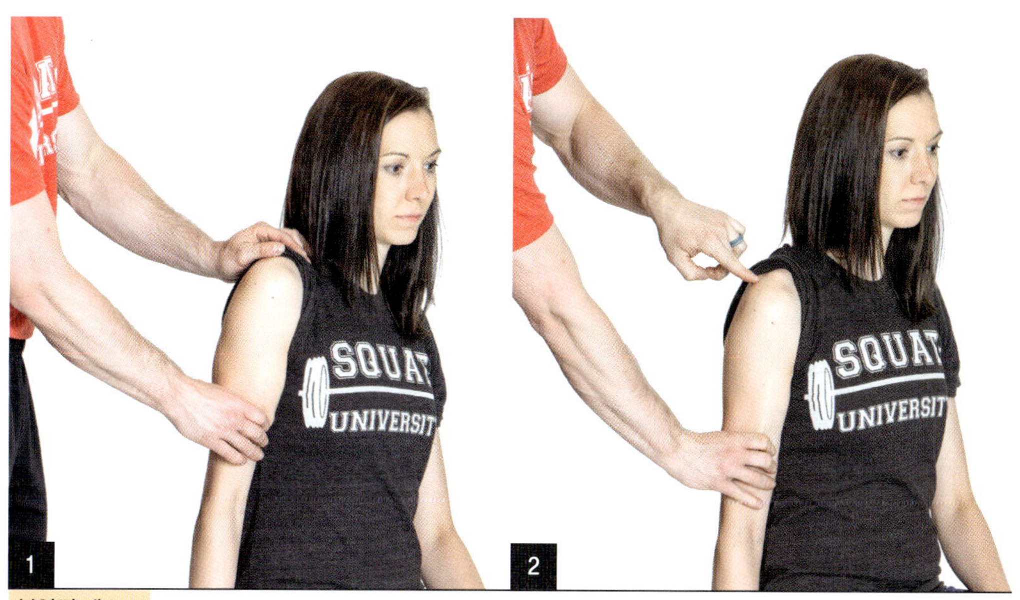

불안정 테스트

불안정 테스트가 어깨 관절의 아랫부분 또는 관절낭 아래쪽의 느슨한 정도를 평가하지만, 몇몇 연구자들은 이 방향으로 불안정함을 보이는 사람들이 거의 항상 다른 방향으로는 과도한 움직임을 보인다는 점에 주목했다. 이를 다방향 불안정성multidirectional instability 또는 MDI라고 한다.[20] 이러한 이유에서 불안정 테스트에서 양성이 나타나면 관절의 조절 능력을 향상시키기 위해 안정성과 스트렝스 훈련을 함께 해야 한다. 이러한 선수들은 대부분 정상 어깨 관절 가동범위를 항상 유지하고 있기 때문에 어깨가 뻣뻣한 느낌이 들더라도 스트레칭을 해서는 안 된다. 스트레칭은 오히려 불안정성을 더 키울 수 있다.

스트렝스 불균형 테스트

어깨 통증을 유발하는 가장 흔한 스트렝스 불균형의 원인 중 하나는 신체 전면이 지배적인 것을 꼽을 수 있다. 좋지 못한 자세나 운동 습관(과도하게 가슴 근육이나 삼각근 발달에 집중하는 경우)은 신체 전면 근육군들의 과한 발달과 신체 후면 근육들이 약화되는 현상을 만든다. 신체 후면 근육들에는 후방 회전근개, 능형근, 중부/하부 승모근, 대원근, 그리고 광배근이 있다.

상체 뒤쪽 근육

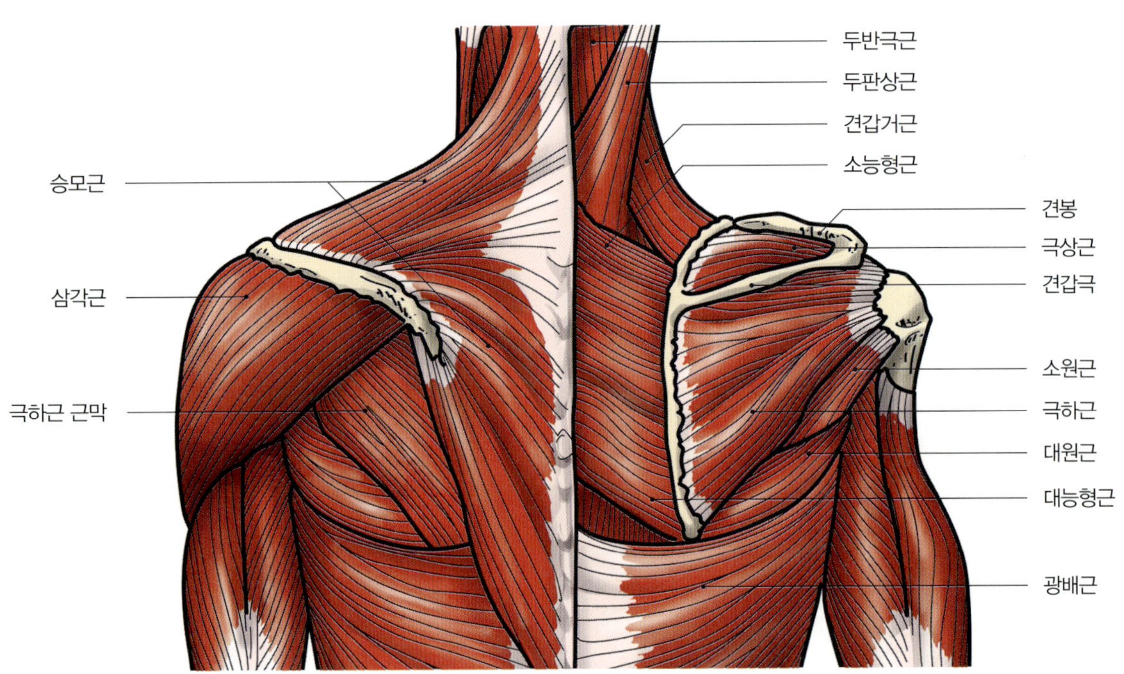

가슴 근육과 삼각근

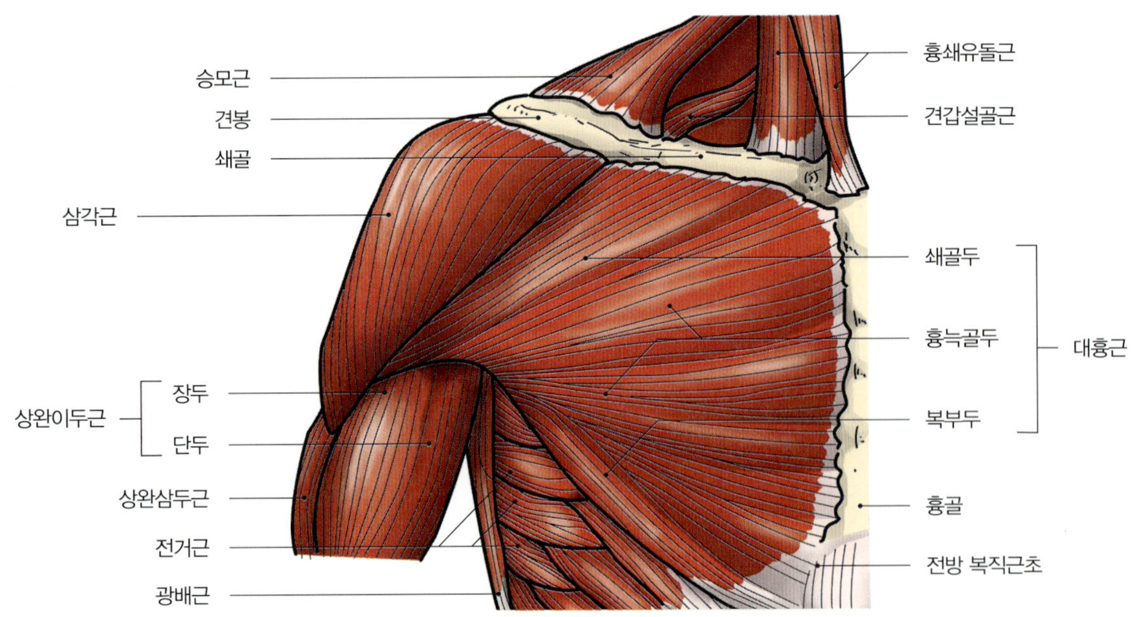

정기적으로 헬스장을 다니는 사람이나 운동선수들 중에 견갑골이나 등 근육에 충분한 훈련을 하지 않으면서 가슴 근육과 삼각근을 과하게 훈련하는 사람들이 꽤나 자주 있다. 등 근육들을 발달시키는 것은 견고한 견갑의 안정성을 보장할 뿐만 아니라 좋지 못한 자세를 방지해 준다(라운드 숄더 같은). 후방 회전근개 또한 어깨 관절을 확실하게 안정시켜 준다. 집에서 간단히 할 수 있는 후면 어깨 스트렝스 테스트로 'T'와 'Y' 테스트가 있다.

지면보다 높은 위치에(마사지베드 같은) 엎드리거나 네발기기 자세(손바닥과 무릎을 바닥에 댄 자세)를 취한다. 한쪽 팔을 마치 알파벳 T 모양을 만들듯이 손바닥을 바닥으로 향한 채 몸통에서 바깥 방향으로 벌린다. 보조자가 옆으로 벌린 팔을 지면 쪽으로 3초간 누른다. 밀리지 않도록 노력한다. 저항하던 팔이 쉽게 떨어졌는가? 아니면 보조자가 누르는 힘에 안정적이게 잘 저항하였는가?

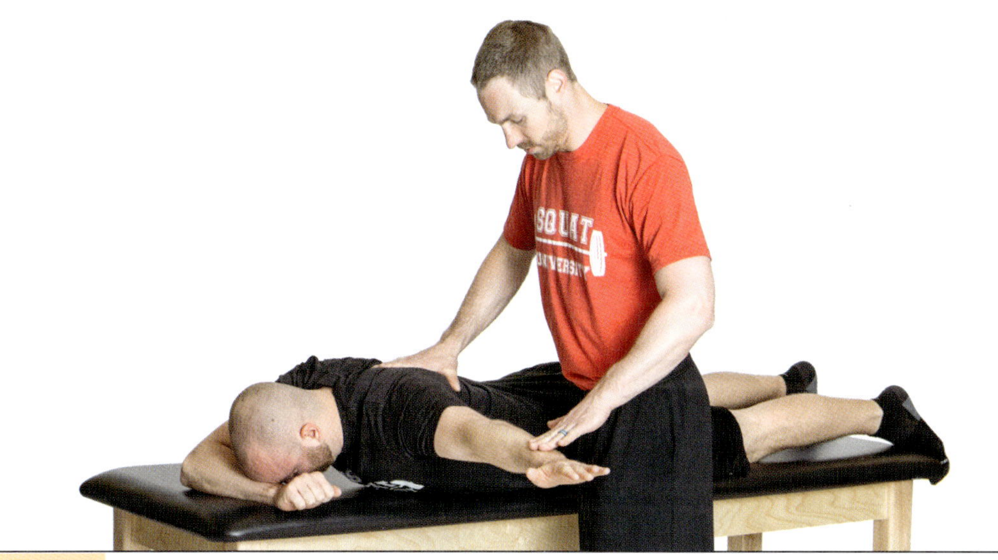

'T' 테스트

다음으로 옆으로 뻗어 있는 팔을 마치 Y 자를 만들듯이 머리 위쪽으로 이동한다. 다시 보조자가 들고 있는 팔을 지면 쪽으로 3초간 누르게 한다. 저항할 수 있는 만큼 저항한다!

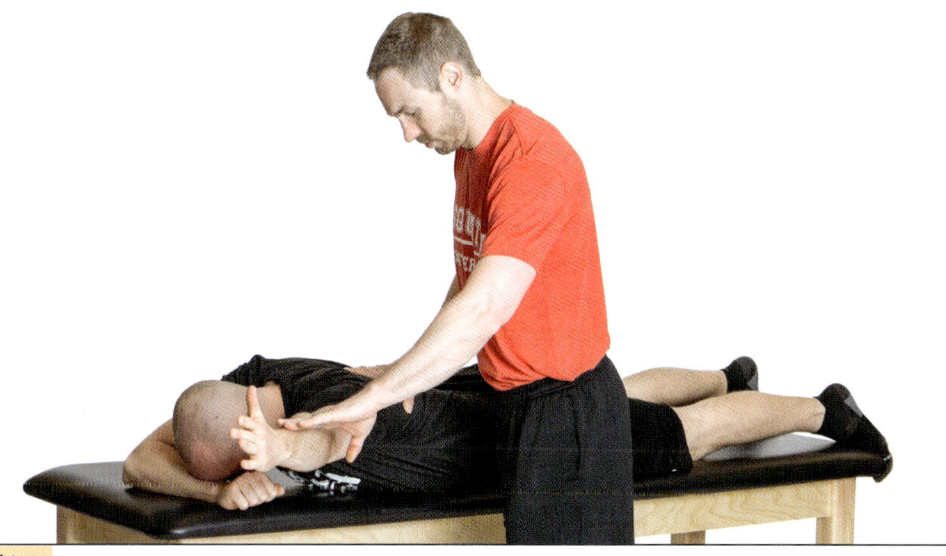

'Y' 테스트

무엇을 느꼈는가? 만일 팔을 원래 들고 있던 위치에 유지하기가 힘들었다면 아마도 약해져 있는 어깨 후면과 등 근육들 때문에 좋지 못한 견갑 안정성을 가졌을 것이다. T 자세는 중부 승모근을 테스트하기 위해서 만들어졌고, Y 자세는 하부 승모근의 약점을 찾기 위해 사용된다. 당신이 Y 테스트에서 더 문제가 있다고 자책하지 마라. 하부 승모근 약화는 어깨 통증을 가진 사람들에게 흔하게 볼 수 있는 불균형이다.

견갑골에 연결되어 있는 작은 근육들 중에 약한 부분이 있다면 어깨 주변을 감싸고 있는 크고 강한 근육(삼각근 같은)들이 작은 안정근들을 압도하여 좋지 못한 관절 움직임을 만들고 결과적으로 부상이 일어날 수 있다. 두 가지 테스트 중에 어느 하나라도 약한 부분이 발견된다면, 나중에 나올 엎드린 자세에서 하는 레터럴 레이즈 운동법을 추천한다.

어깨 외회전 부족은 대부분의 어깨 통증에서 가장 큰 요인으로 지목된다. 대부분의 의사들은 선수들의 이 문제에 대한 테스트를 부수적으로 한다. 팔꿈치를 90도로 굽혀 L 자 형태로 자세를 만든다. 그리고 보조자가 팔을 안쪽으로 모으려는 힘에 바깥으로 힘을 주어 저항한다.

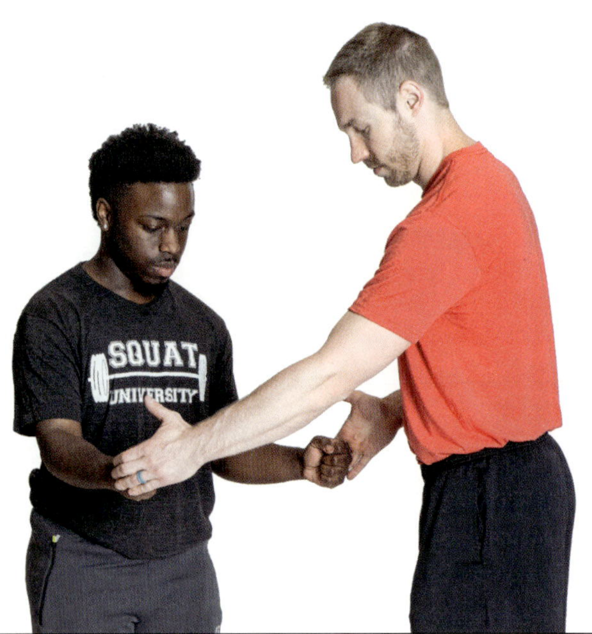

외회전 테스트

팔을 수평으로 유지할 수 있는가? 아니면 양손이 서로 안쪽으로 무너지려 했는가? 혹은 한쪽이 다른 한쪽보다 약했는가?

이번에는 마치 하이파이브 하는 것처럼 팔꿈치를 어깨 높이만큼 올려서 L 자세를 만들어 테스트해 보라. 보조자가 뒤에 서서 손등을 내회전 방향인 앞쪽으로 밀어낸다. 최선을 다해 여기에 저항한다.

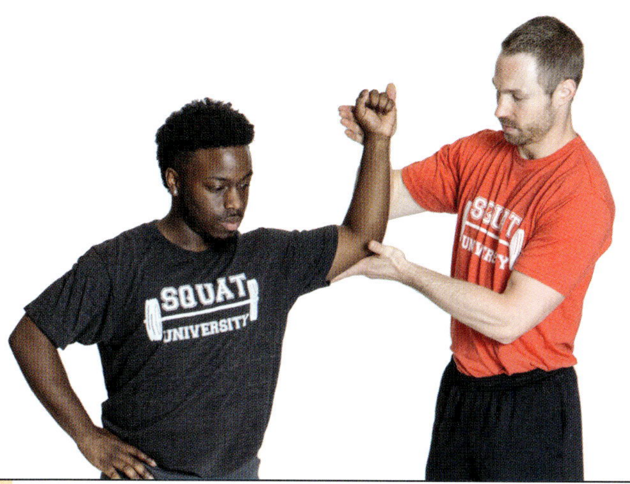

90도 외회전 테스트

팔을 들고 있는 게 힘들었는가? 그랬다면 팔을 들고 있거나 오버헤드 자세에서 부상을 입기 쉽다. 팔을 올린 자세에서는 어깨 회전근개가 안정성을 만들어내는 게 더 어려워진다. 흥미로운 점은, 대부분의 어깨 탈구는 팔을 들어올린 외회전 자세에서 일어난다. 이 테스트 중에 어느 하나에서라도 약한 부분이 발견되었다면, 뒤에 나올 어깨 외회전에 대한 스트렝스와 안정성 운동을 해 볼 것을 추천한다.

어깨 회전근개의 스트렝스와 안정성을 테스트해 볼 수 있는 흔한 다른 방법은(특히 극상근에 대한) 풀 캔 테스트full can test이다.[21] 선 자세에서 팔을 어깨 높이로 들어 V 모양을 만들고 엄지를 천장 쪽으로 향하게 한다. 보조자가 팔을 지면 쪽으로 누르는 힘에 저항하며 이 자세를 유지하려고 노력한다. 회전근개가 약해져 있거나 부상이 있는 상태라면 저항하지 못할 것이다!

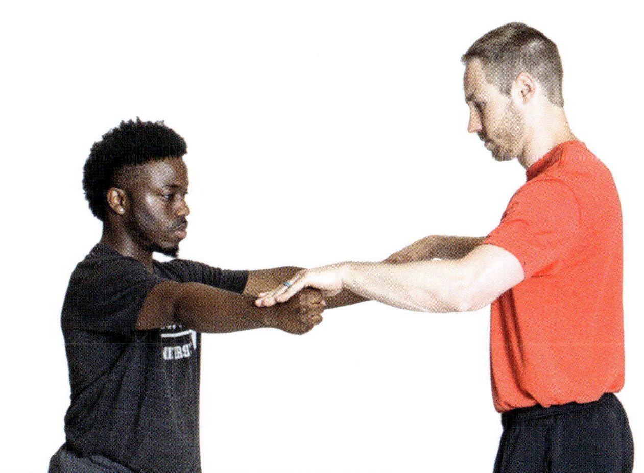

풀 캔 테스트

마지막은 전거근 테스트이다. 전거근은 팔을 머리 위로 들어올릴 때 승모근과 함께 어깨의 안정성을 만들기 위해 견갑골이 효율적인 위치로 움직이도록 하는데, 정확히 말하면 견갑골의 상방 회전과 후방경사를 만든다. 전거근이 제 몫을 하지 못한다면 견갑골은 상방 회전과 경사각을 제대로 만들지 못하게 되며 결과적으로 오버헤드 동작에서 움직임의 제한이 생겨 어깨 충돌 증후군을 유발할 수밖에 없다. 전거근이 약한 선수들은 바벨을 머리 위로 밀어 올릴 때 상부 승모근을 사용하며 과잉보상이 일어나는 경우가 흔하다.

전거근의 스트렝스를 테스트하는 방법은, 선 자세에서 상의를 벗는다(여성의 경우 탱크탑 착용). 한쪽 팔을 앞으로 들어 어깨 높이보다 약간 위의 위치에서 유지한다. 보조자는 한쪽 손을 견갑골의 아래쪽에 위치시켜 견갑이 움직일 때 각도를 가늠할 수 있도록 하고 다른 한 손으로는 들고 있는 팔을 아래로 누르며 수행자는 이에 저항한다. 견갑골의 각도가 어떻게 변화하는지 지켜본다.

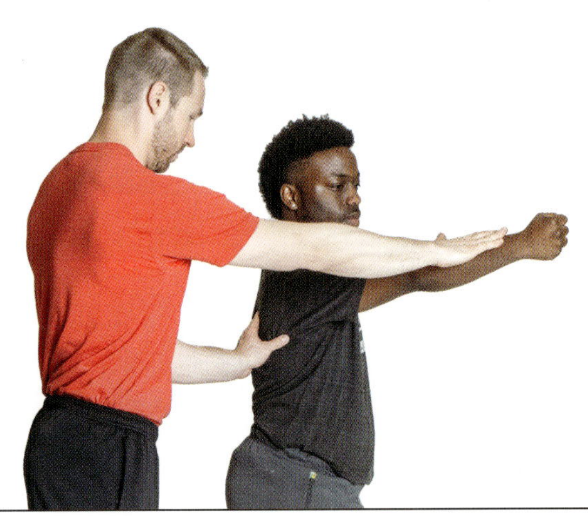

전거근 스트렝스 테스트

전거근이 약한 상태라면 견갑골 하각이 아래로 회전하며 후방으로 툭 튀어나오거나(이를 익상견갑이라고 한다) 상부 승모근이 위로 으쓱하는 보상 패턴이 일어날 것이다. 더 확실한 판단을 위해 좀 더 바벨 훈련의 오버헤드 동작과 유사한 위치인 귀 높이까지 팔을 들어올려 이 테스트를 진행해 보는 것도 권한다.

이 스트렝스 테스트를 했을 때 좌우 차이를 보이지 않지만, 통증이 있는 쪽이 그렇지 않은 쪽보다 견갑골 상방 회전을 하지 않는다면 전거근 스트렝스 운동을 재활 계획에 포함시키는 것을 추천한다.

전문가의 도움이 언제 필요한가

팔에 어떤 통증이나 저림 혹은 얼얼한 느낌이 있다면(손가락까지 타고 내려갈 수도 있는), 팔꿈치 통증의 챕터에 나와 있는 신경 테스트를 해 보는 것을 권한다. 현재 가지고 있는 통증의 종류가 의료인의 전문적인 진단이 필요한 목에서부터 오는 문제인지 아닌지 판단할 수 있도록 도와줄 것이다. 만일 목의 문제로 인한 증상이 아니라면 팔꿈치 통증 챕터(331~332쪽)에 나와 있는 신경활주 운동법을 더하면 좋을 것이다.

만일 통증의 정도가 너무 심각하거나 어깨의 힘이 눈에 띄게 떨어졌다면(예: 어깨 높이로 팔을 들기도 힘들 정도) 전문 의료인을 찾아가 보는 것을 권한다.

리빌딩 프로세스

이제 여러분은 테스트하는 방법을 익히게 되었다. 가동성 제한 요인들을 알아보는 것을 시작으로 테스트를 통해 찾은 약한 연결고리들을 해결해 보자.

흉추 가동성의 향상

리프팅을 할 때나 어깨 부상을 줄이기 위해 좋은 기술을 가지려면 충분한 흉추 가동성이 필요하다.

상체의 약한 고리에 대해 이야기할 때는 광배근의 유연성이나 어깨 회전근개의 스트렝스 혹은 안정성을 이야기하기 전에 흉추의 가동성 제한 요소들을 항상 가장 먼저 고려해야 한다. 이렇게 생각해 보자. 만일 당신이 무너지고 있는 집을 수리하기 위해 시간과 노력을 쏟아야 한다면 벽면에 페인트칠을 하기 전에 기초 골격에 있는 금들을 먼저 살펴봐야 할 것이다. 콘크리트가 집의 골격을 지지하고 있는 것처럼 당신의 등이, 즉 흉추가 어깨 관절의 기초 골격이 된다.

흉추의 가동성을 향상하기 위한 6가지 운동법을 소개해 보겠다. 각각의 운동들을 시행해 본 후 다시 모빌리티 테스트를 해 보길 권한다. 어떤 운동법이 가장 당신에게 효율적인지 찾을 수 있을 것이다.

'땅콩볼'로 하는 자가 가동성 운동

흉추의 가동성을 향상하는 데 사용할 수 있는 가장 좋은 도구 중 하나가 '땅콩볼'이다. 꽤 비싸고 고급스런 땅콩볼을 만드는 회사들도 있지만 두 개의 테니스공이나 라크로스볼을 테이프로 고정하는 것으로 돈을 절약할 수 있다.

흉추의 가동성 운동을 수행하기 위해 바닥에 등을 대고 누워 양팔을 가슴 앞으로 크로스시킨다. 이 자세는 견갑골을 바깥 방향으로 향하게 하여 땅콩볼을 놓을 수 있는 공간을 만든다. 땅콩볼이 척추의 양옆 쪽으로 일정하게 닿아야 한다.

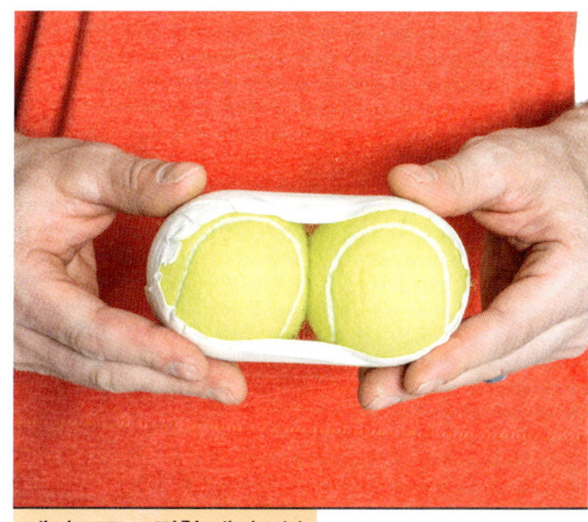

테이프로 고정한 테니스볼

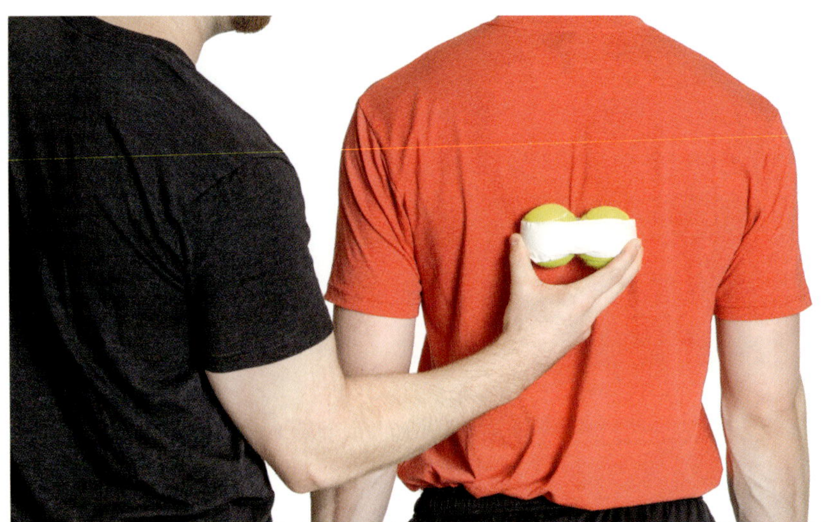

땅콩볼을 등 중간에 위치시킨다

작은 크런치 동작을 하며 어깨 후면이 지면에서 살짝 떨어지게 한다.[22] 이 자세로 몇 초간 유지했다가 처음 자세로 되돌아간다. 요추에서 과한 움직임이 나오지 않도록 주의하고 오직 흉추에서만 움직임이 나오도록 한다.

움직임이 일어나는 동안 땅콩볼은 마치 시소의 고정 부분처럼 척추의 받침점 역할을 한다. 이 방법을 통해서 뻣뻣한 관절의 가동성을 향상시킬 수 있다.

권장 세트/반복: 뻐근한 흉추 분절에 15회씩 2세트 혹은 3세트

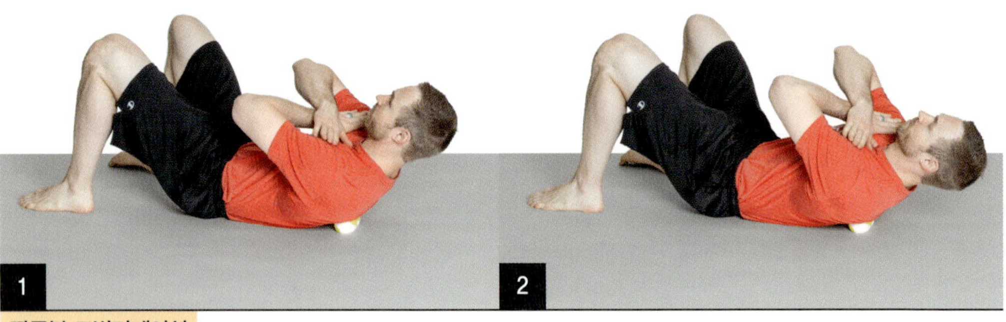

땅콩볼 모빌리제이션

특정 척추 분절의 움직임을 수행하는 동안 아무런 뻐근함을 느끼지 못한다면 땅콩볼을 위아래 다른 분절로 옮긴다. 부분적으로 약간의 움직임 제한이 있는 것은 정상적이지만 흉추 전체가 그래서는 안 된다.

이 드릴을 하는 동안 너무 심한 통증이 발생해서는 안 된다. 만일 그렇다면 전문 의료인에게 진찰받도록 한다.

프레이어 스트레칭

이 가동성 운동은 아기 자세라고 하는 전통적인 요가 동작과 유사하다. 무릎을 꿇은 자세에서 시작한다. 엉덩이를 뒤꿈치에 닿게 하고 손을 나란히 겹쳐서 앞쪽으로 밀어낸다. 그리고 가슴을 지면으로 향한다. 팔을 지속적으로 머리 위로 뻗으며 천천히 숨을 내뱉는다. 가슴을 지면 쪽으로 더 당겨 내린다.

권장 세트/반복: 30초씩(5번의 깊은 호흡 정도) 유지하며 3~4회 반복

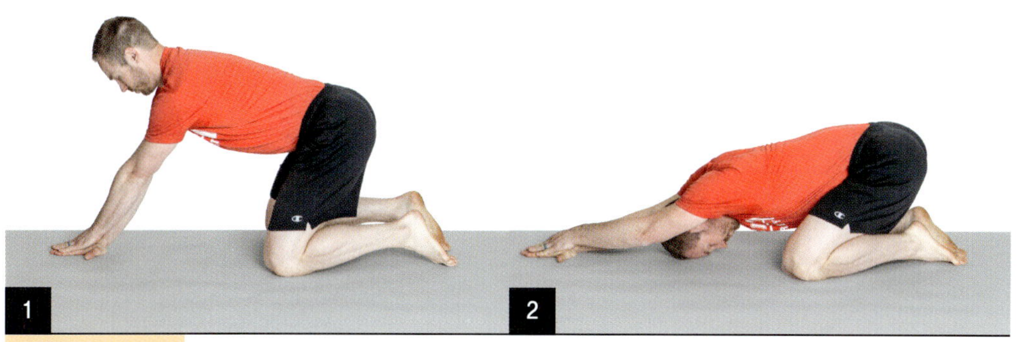

프레이어 스트레칭

뻣뻣한 등을 가졌다면 이 운동법의 효과가 좋을 것이다. 등 양쪽으로 늘어져 겨드랑이 쪽으로 붙어 있는 광배근의 부족한 유연성을 가진 사람들에게도 좋은 스트레칭이 될 것이다.

이 스트레칭의 강도를 올리기 위해서는 손을 폼롤러 위에 올리고 해 본다. 이로 인해 더 많은 흉추 신전을 만들 수 있다.

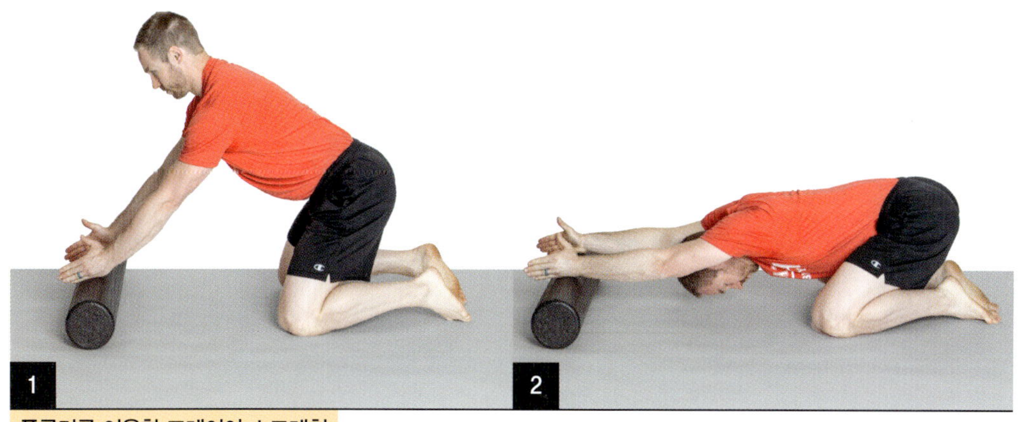

폼롤러를 이용한 프레이어 스트레칭

박스 흉추 스트레칭

무릎을 박스나 벤치 가까이 꿇은 자세를 취한다. PVC 파이프나 밀대 자루를 잡고 팔꿈치를 박스 위에 올려 놓는다. 앞서 소개한 엉덩이를 뒤꿈치에 대고 앉아 동시에 가슴을 바닥 쪽으로 떨어뜨리는 프레이어 스트레치와 비슷하게 수행한다. 이 운동법은 흉추를 잘 늘려 줄 것이다(아마도 광배근도 함께).

권장 세트/반복: 30초씩(5번의 깊은 호흡 정도) 유지하며 3~4회 반복

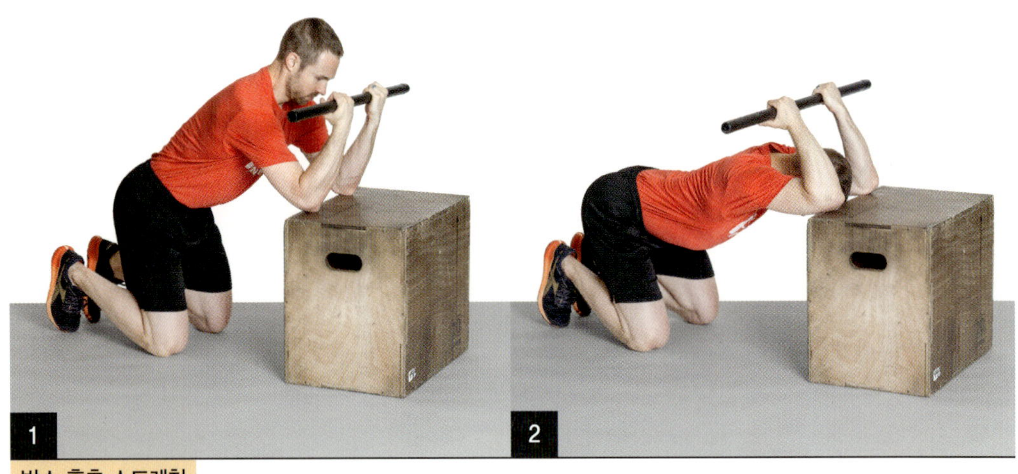

박스 흉추 스트레칭

네발기기 자세에서 하방회전 스트레칭

흉추는 회전과 신전 동작이 일어날 때 개별 분절의 움직임이 서로 겹쳐서 비슷하게 일어나기 때문에 흉추의 가동성을 향상을 위해 회전 운동도 필요하다. 네발기기 자세에서 하방 회전 스트레칭은 수행자의 가동 능력과 무관하게 누구에게나 쉽게 적용해 볼 수 있다.

네발기기 자세에서 시작한다(손바닥과 무릎을 지면에). 오른손을 왼쪽 겨드랑이 밑으로 깊숙이 찔러 넣는다. 오른쪽 어깨를 지면 쪽으로 내리며 등 쪽에서 약간의 스트레칭 느낌이 날 수 있도록 최대한 몸통 쪽으로 당긴다. 시작 자세로 되돌아가서 마찬가지로 왼손을 오른쪽 겨드랑이 밑으로 찔러 넣는다.

권장 세트/반복: 한쪽당 10초씩 10회

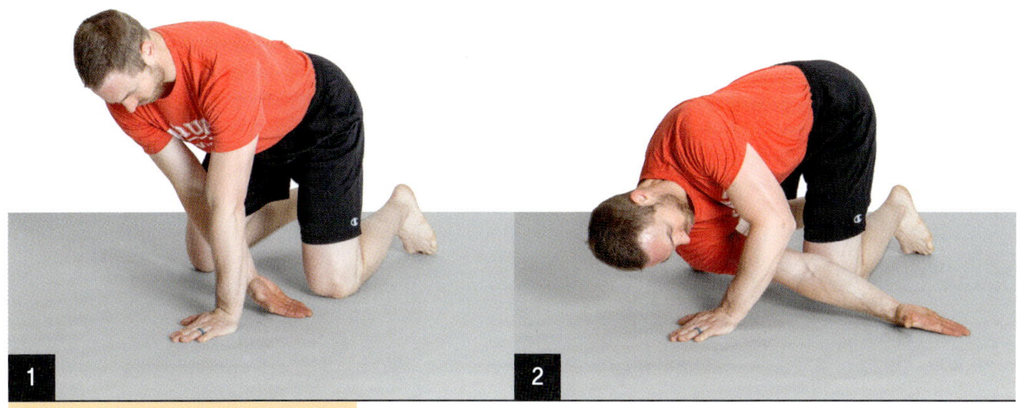

네발기기 자세에서 하방회전 스트레칭

저항밴드를 이용해 이 스트레칭 기법의 강도를 올릴 수 있다. 저항밴드가 묶여 있는 기둥에서 몇 발짝 물러난 곳에서 같은 네발기기 자세를 취한다. 기둥에서 먼 쪽 손을 겨드랑이 아래로 밀어 넣으며 저항밴드를 잡는다. 저항밴드에 충분한 장력이 있어야만 흉추를 회전할 때 밴드의 저항력에 도움을 받아 더 큰 회전을 만들 수 있다.

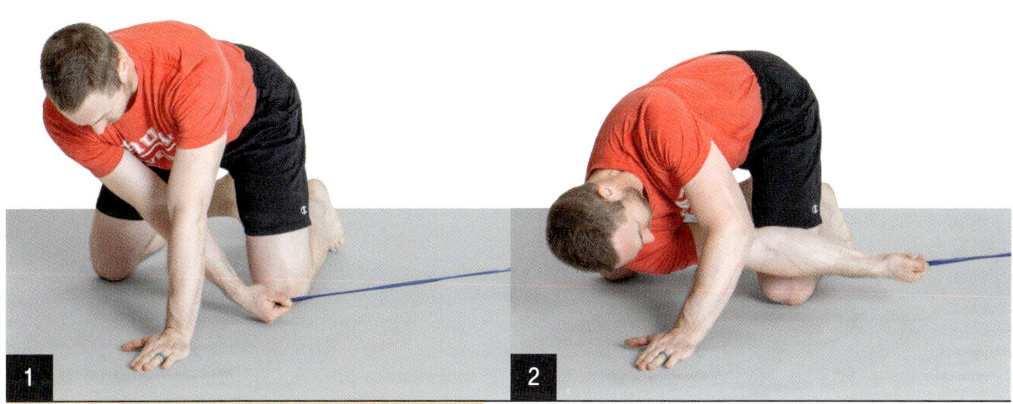

밴드를 사용한 네발기기 자세에서 하방회전 스트레칭

앉은 자세에서 흉추 회전과 측굴곡

박스나 벤치 위에 앉아서 마치 하이바 스쿼트를 하는 것처럼 PVC 파이프나 밀대 자루를 등 뒤로 잡는다. 하체의 안정성을 위해 작은 폼롤러를 무릎 사이에 두고 꽉 조인다.

오른쪽으로 최대한 회전하며 시작한다. 가동범위의 끝 지점에 다다르면 오른쪽으로 측굴을 한다. 움직임이 그렇게 크지 않을 것이다. 너무 과하게 굽히면 엉덩이가 들썩거리거나 요추에서 움직임이 일어날 수 있다. 이 동작은 흉추에서 올바른 스트레칭을 느껴야 하고 몸통의 측면에 있는 광배근에서도 마찬가지이다.

시작 자세로 돌아가서 왼쪽 방향으로도 똑같이 수행한다. 양쪽의 차이점이 느껴지는가? 측굴과 함께 3~5회 정도 회전을 수행해 보면 처음 시작할 때보다 좀 더 멀리 움직일 수 있는 것을 느낄 수 있을 것이다.

권장 세트/반복: 3~5회 정도의 회전과 3번의 연속적인 측굴을 함께 수행

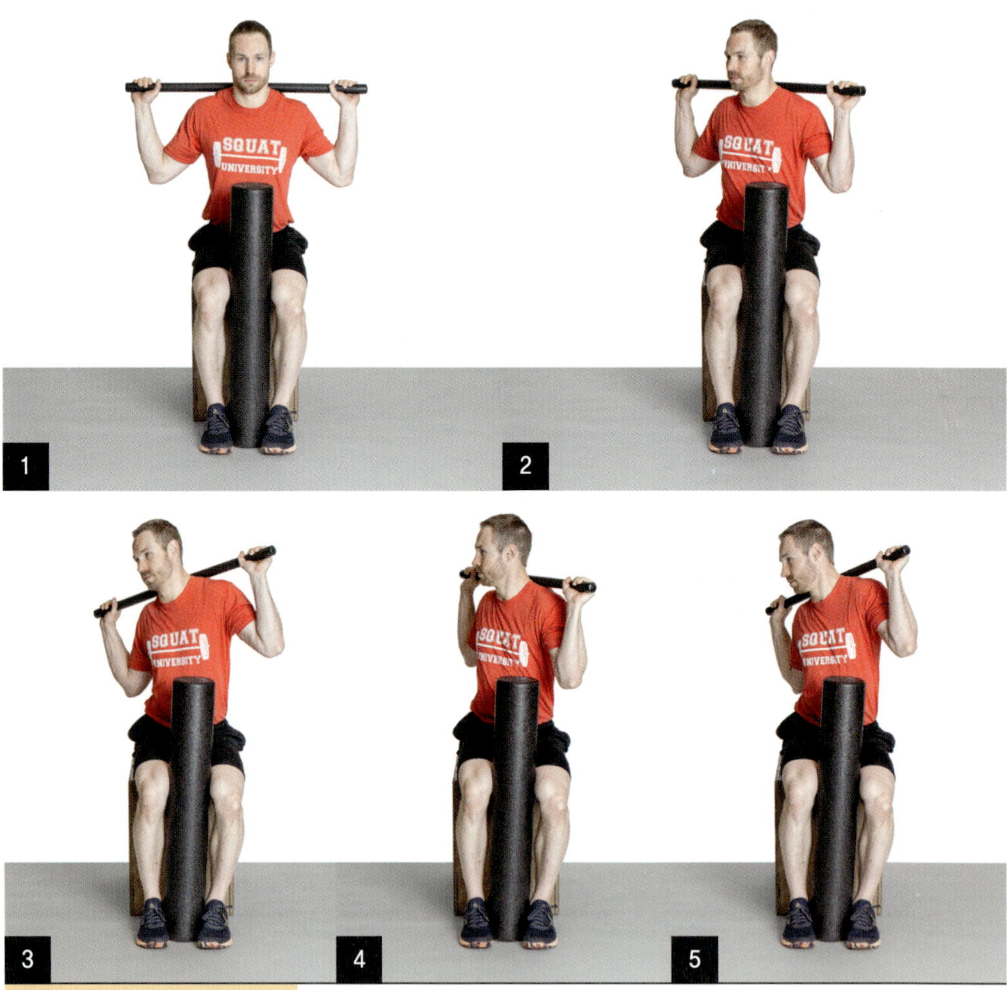

앉은 자세에서 흉추 회전과 측굴

딥 스쿼트와 흉추 회전

마지막 흉추 운동은 스쿼트를 할 수 있는 전체적인 가동성이 요구되는 난이도가 있는 움직임이다. 맨몸으로 딥 스쿼트 자세에서 왼손으로 오른쪽 발을 잡는다. 다음으로 오른손을 들어 회전하며 천장 쪽으로 뻗으며 왼쪽 어깨를 최대한 지면 쪽으로 떨어트린다. 이 자세를 5초간 유지한 후 반대쪽을 한다.

권장 세트/반복: 5초씩 자세를 유지하며 3~5회 수행

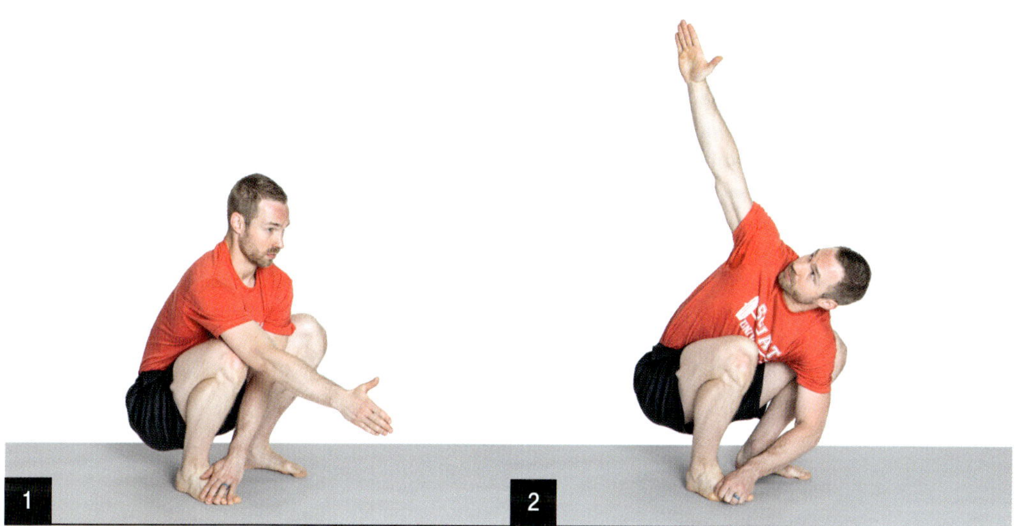

딥 스쿼트에서 회전

가동성 유지하기

새로운 흉추 가동성과 가동범위를 얻었다면 이것을 어떻게 유지할 것인가? FMS의 설립자이자 『움직임』의 저자인 그레이 쿡으로부터 알게 된 이 방법을 해 보라. 네발기기 자세로 엉덩이를 뒤꿈치에 고정시킨다. 이 자세를 취하기 위해 허리가 살짝 굽혀지는 것은 괜찮다. 상체에 집중할 수 있도록 이 자세를 통해 허리를 고정시킨다. 왼쪽 팔꿈치를 굽혀 무릎 사이쯤에 댄다. 오른손을 열중쉬어 하듯 허리에 올려 둔다.

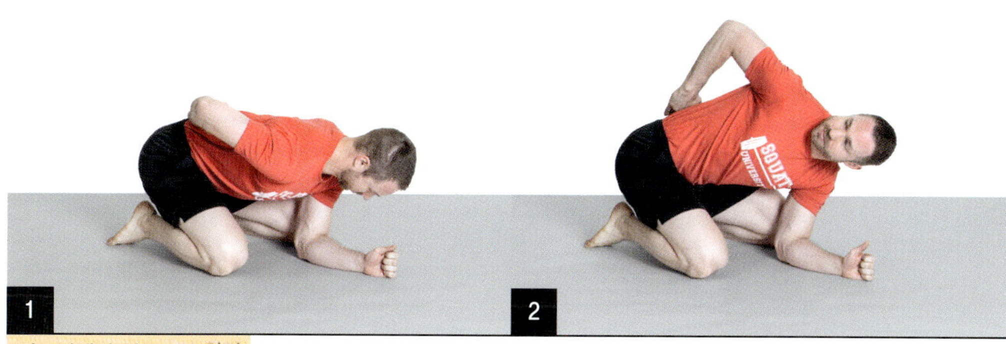

쿼드럽에서 위쪽으로 회전

다음으로 몸통을 오른쪽으로 회전시키며 왼쪽 갈비뼈를 왼쪽 허벅지에 붙여 고정시키기 위해 최선을 다한다. 이는 요추에서의 회전 움직임을 막아줄 것이다. 이 동작은 흉추의 안정성을 만들어내는 근육들을 활성화시킨다. 몇 초간 자세를 유지한 후 시작 자세로 돌아온다. 그리고 반대쪽을 수행한다.

권장 세트/반복: 한쪽당 10~20회 반복

만약 가슴이나 광배근이 뻐근하다면 오른손을 왼쪽 어깨에 올려 수행하길 권한다.

이 운동법이 흉추의 가동성을 개선하는 데 잘 적용이 되었는지 알기 위해 언제나 테스트-리테스트(재테스트) 방법을 사용한다. 여기에 내가 제시하는 운동법들은 가동성을 개선해주는 마법의 약 같은 것들이 아니다. 단번에 뻣뻣한 몸을 고칠 수는 없다. 리테스트를 통해 움직임에 조금이라도 개선이 된 걸 느낀다면 이 교정 운동법들을 하루 일과에 넣는 걸 고려해 보라. 꾸준함이 가동성 개선에 답이다.

흉근과 광배근 유연성의 개선

흉추의 가동성 제한을 확인해 보았다면 이제 전면과 후면에서 어깨 가동성에 제한을 만드는 근육군을 살펴볼 차례이다. 광배근, 대원근, 대흉근/소흉근. 어떤 오버헤드 바벨 리프팅 동작이 되었든(혹은 단지 스쿼트를 할 때 제대로 된 바벨 견착을 위해서도) 좋은 기술을 위해서는 이 근육들의 적절한 유연성이 필요하다.

광배근과 대원근의 유연성

광배근과 대원근의 유연성을 위한 단순하고 효율적인 3가지 방법을 소개하겠다.

연부조직 이완

뻣뻣한 광배근과 대원근의 유연성 향상을 위해 폼롤러를 이용한 연부조직 이완은 아주 좋은 방법이 될 수 있다.[23] 옆으로 누운 자세로 아래쪽 팔을 머리 위로 들고 겨드랑이 쪽에 폼롤러를 위치한다. 이 근육들은 어깨의 강한 내회전근개이기 때문에 원하는 자세에서(외회전) 이 연부조직들을 이완하도록 한다. 이 동작을 잘 수행하기 위해서는 폼롤러 위에 옆으로 누운 자세에서 머리 위로 뻗은 팔의 손바닥을 천장 쪽으로 향하게 한다.

폼롤러를 위 아래로 굴리며 아픈 곳을 찾는다. 아픈 곳을 찾았다면 그 위치에서 몇 초간 머물러 준다. 아픈 부위에 몇 초간 머무르면서 위로 뻗은 팔을 앞뒤로 몇 번 흔들어 주면 더 좋은 효과를 볼 수 있다. 폼롤러 위에서는 천천히 움직여야 하는 것을 명심하라. 빨리 움직이면 유연성을 개선하는 데 큰 효과를 보지 못할 것이다.

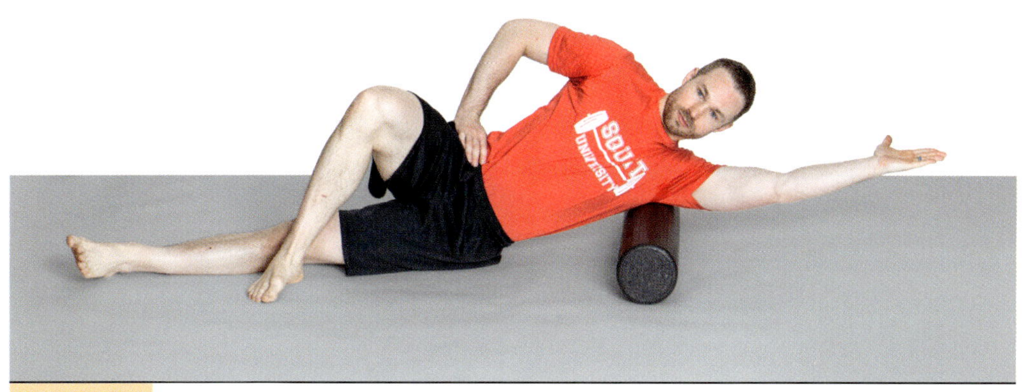

광배근 폼롤링

작은 공(라크로스볼 혹은 테니스공)을 이용하여 이 두 근육의 연부조직들을 이완시킬 수도 있다. 작은 공을 이용하면 폼롤러에 비해 더 정확한 부위에 집중할 수 있으며 조직들의 변화를 더 이끌어 낼 수 있다. 벽 옆에 서서 겨드랑이 바깥쪽과 벽 사이에 공을 위치시킨다. 뻐근하거나 아픈 부위를 찾을 때까지 천천히 움직여 본다. 폼롤러와 마찬가지로 공을 아픈 부위에 고정시켜 팔을 위 아래로 움직여 본다.

권장 세트/반복: 1~2분간 1세트

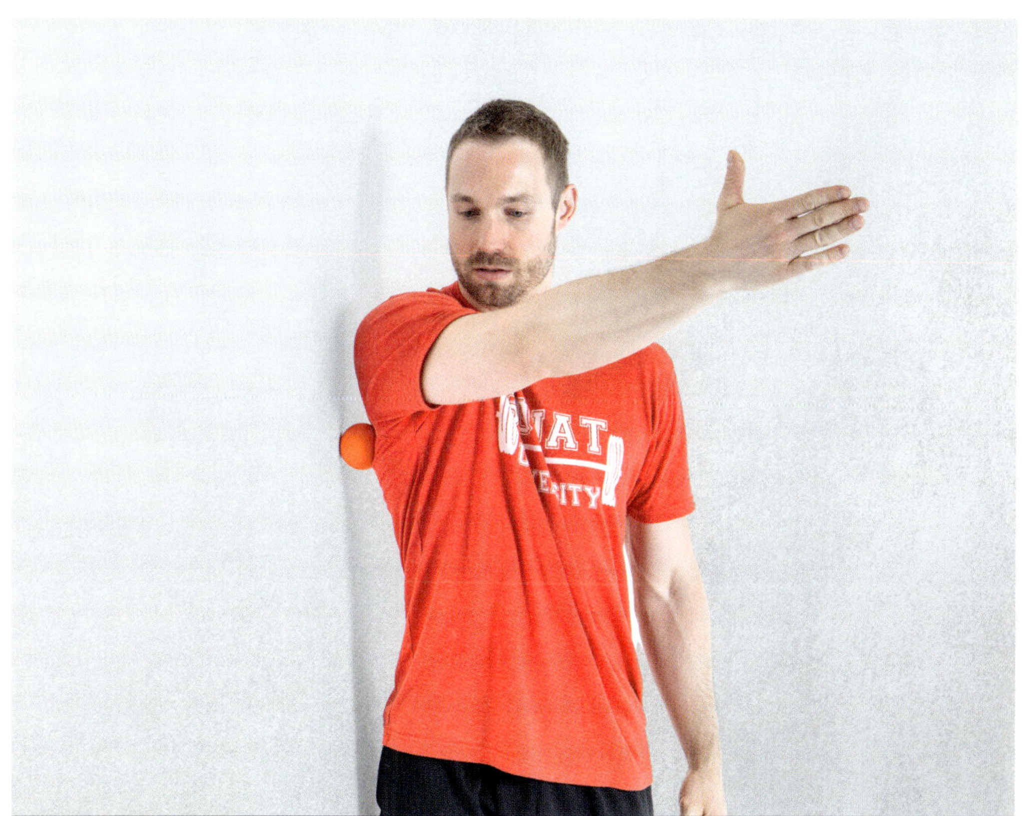

라크로스볼로 광배근 이완

박스 광배근 스트레칭

박스나 벤치 뒤에서 무릎을 꿇는다. PVC 파이프나 밀대 자루를 잡고 팔을 V 모양으로 만든다. 그립의 넓이를 넓게 잡고 팔꿈치의 넓이는 좁게 한다. 팔꿈치를 박스 위에 올려 놓는다.

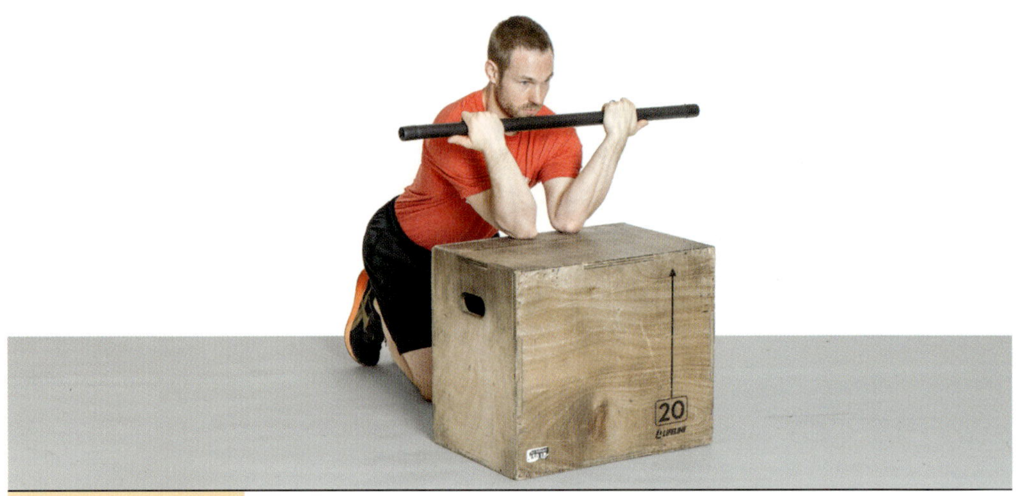

박스에서 'V' 포지션 셋업

다음으로 팔을 머리 위로 들며 엉덩이를 뒤꿈치에 대고 등을 굽히며 엉덩이를 몸통 아래로 잡아당긴다(이 박스 스트레칭은 흉추 가동성을 향상시키기 위한 것과는 약간 다른 것을 알 수 있을 것이다).

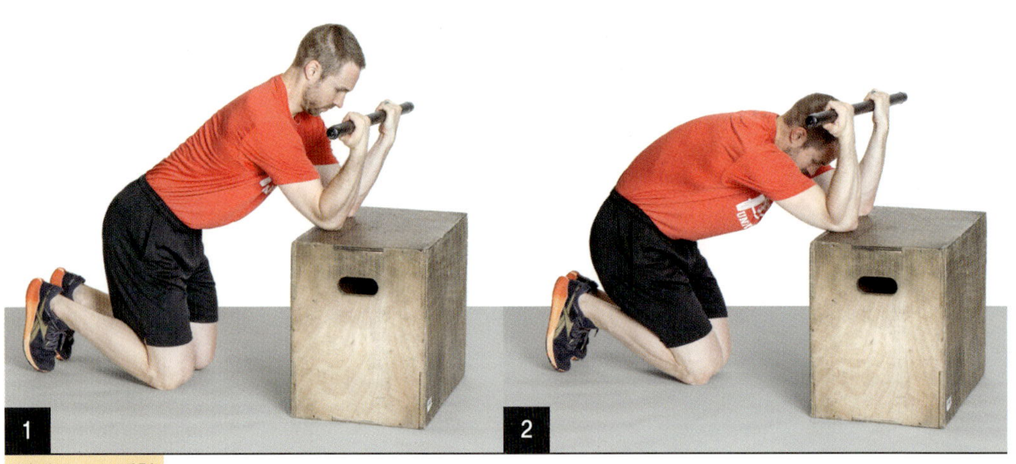

광배근 스트레칭

광배는 척추의 길이만큼 이르러 있기 때문에 엉덩이를 뒤꿈치에 대고 등을 굽히면 이 근육을 스트레칭시킬 수 있다. 이 동작을 정확히 수행한다면 등의 바깥쪽 부위와 겨드랑이의 바깥쪽 부위(이 근육들이 붙어 있는 팔 쪽)에서 스트레칭 되는 느낌을 찾을 수 있을 것이다. 어깨 관절에서 스트레칭 되는 느낌이 들어서는 안 된다. 이 스트레칭의 끝 범위를 유지한 채 심호흡을 깊게 다섯 번 한 후에 시작 자세로 돌아간다.

권장 세트/반복: 3~5회

원심성 컬업

대부분의 연구나 일반적으로 스트레칭이나 연부조직 이완술이 뻣뻣하거나 짧아진 근육의 유연성을 향상시킨다고 알려져 있지만, 원심성 운동이 근육의 길이를 늘리는 데 도움을 준다는 과학적 연구 결과들이 생겨나고 있다.[24] 몇몇 연구들에 따르면, 신장성 훈련이 6주간의 짧은 기간 동안 유연성을 두드러지게 향상시켰다고 한다.[25]

원심성 수축은 근육에 긴장이 있는 상태에서 근육의 길이가 늘어나는 활동이다. 이는 바이셉스 컬처럼 근육이 짧아지면서 수축하는 것(구심성 수축이라고 하는)과는 다르다. 뻣뻣한 광배근을 원심성으로 늘어나게 하는 방법 중 하나는 원심성 컬업이다. 풀업바에서 언더핸드 그립을(어깨가 외회전된 위치는 광배근을 스트레칭 되게 한다) 이용해 탑 자세까지 점프를 한 뒤 천천히 지면으로 내려온다. 팔이 완전히 펴지기까지 5초가 안 걸릴 것이다.

권장 세트/반복: 5초 이하의 5회 반복으로 2~3세트

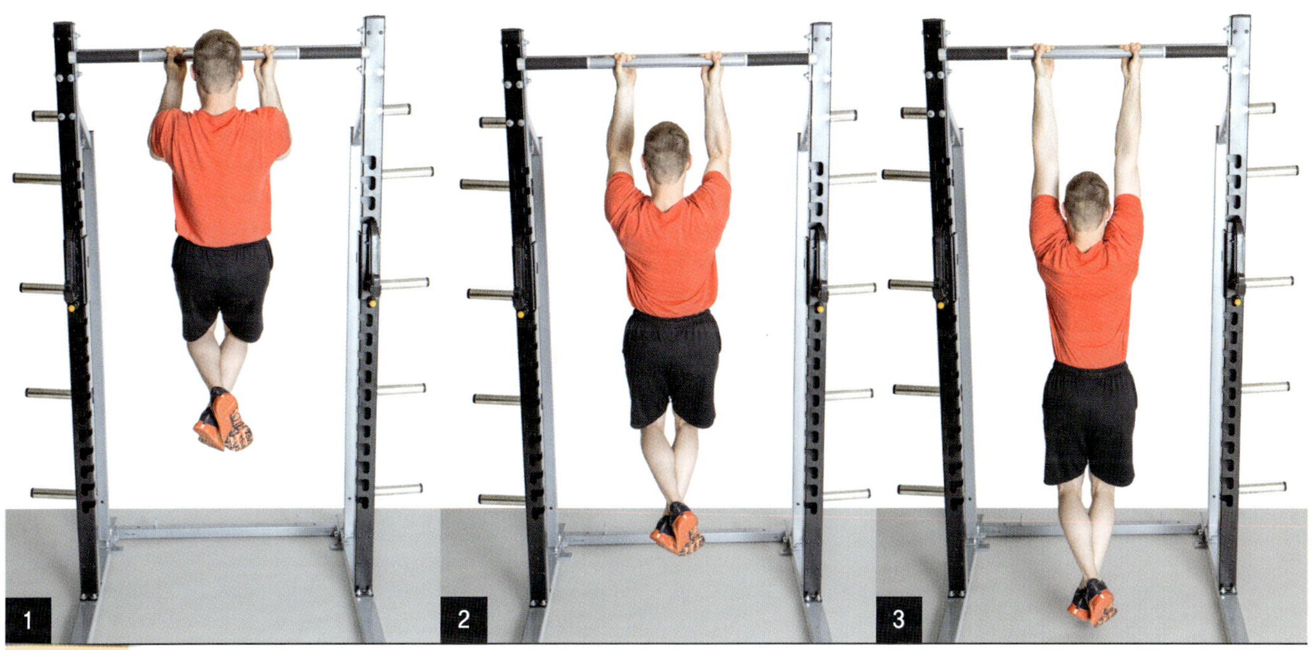

원심성 컬업

만일 이 운동을 풀업바에서 수행하기 위한 적절한 근력이 없다면 렛풀다운 기구를 이용하길 권한다. 기구 앞에 서서 바를 몸통 가까이 붙여 잡는다(턱걸이에서 탑 자세처럼). 바를 몸통에 고정한 채로 체중을 이용해 천천히 기구에 앉는다. 기구에 저항하며 천천히 팔을 오버헤드 동작으로 편다. 팔이 다 펴지면 일어나서 다시 처음부터 순서대로 진행한다.

흉근의 유연성

다음으로 가슴 근육의(대흉근, 소흉근) 유연성 향상을 위한 세 가지 방법을 보도록 하자.

연부조직 이완

가슴 근육을 이완하기 하는 방법은 먼저 테니스공이나 라크로스볼을 벽과 가슴 사이에 위치시킨다. 아픈 부위를 찾을 때까지 공을 천천히 움직여 본다. 통증 부위를 찾았다면 몇 초 동안 누른 상태로 정지했다가 다른 곳으로 이동한다. 여기에 동적인 움직임을 더해 볼 수도 있다. 통증 부위를 찾았다면 팔을 옆으로 쭉 뻗었다가 되돌아왔다 하며 움직여 본다. 이 동작을 더함으로써 운동을 더 효과적으로 만들 수 있다.

권장 세트/반복: 1~2분 1세트 수행

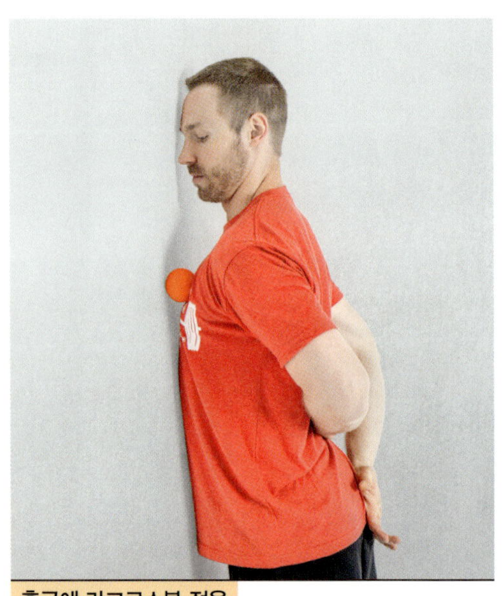

흉근에 라크로스볼 적용

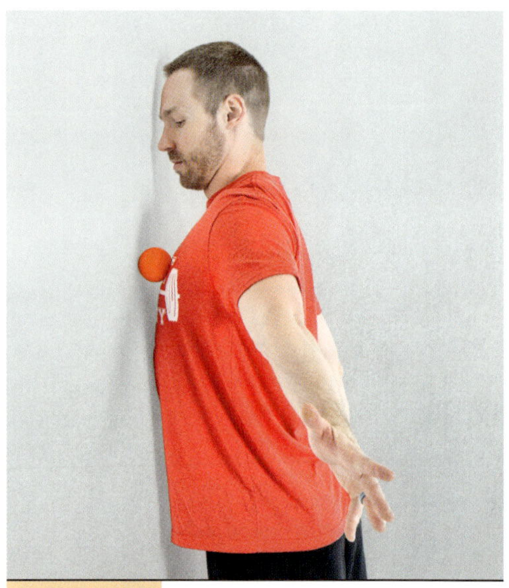

팔 움직임 추가

코너 가슴 스트레칭

양 벽면이 만나는 코너를 찾아 팔꿈치를 90도로 굽혀 양쪽으로 짚는다. 손바닥을 벽에 대고 몸통을 코너 쪽으로 천천히 기울인다. 코어를 살며시 고정하고 허리를 평평하게 유지한다. 흉근이 뻣뻣할 때(특히 소흉근) 이 방법을 사용하면 가슴 스트레칭에 좋다.[26]

너무 과하게 할 경우 관절에 과도한 부하가 실리게 되어 좋지 않을 수 있으니 주의한다. 어깨 앞쪽이 아닌 가슴에서만 스트레칭이 되는 느낌을 받아야 한다!

권장 세트/반복: 10~30초간 3회

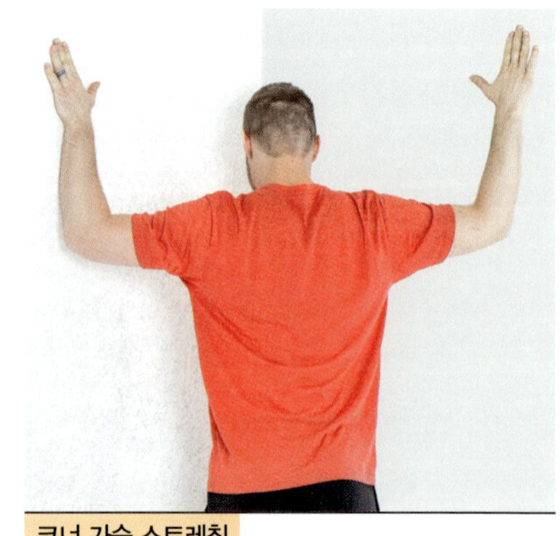

코너 가슴 스트레칭

폼롤러 가슴 스트레칭

어떤 사람들에게는 코너 스트레칭이 너무 과하게 느껴질 수 있다. PVC 파이프를 이용하여 이 운동법을 약간 변형시킬 수 있다.

벤치나 폼롤러 위에 바로 눕는다. PVC 파이프를 혹은 밀대자루를 잡고 앞으로 나란히 하듯 천장 쪽으로 든다. 팔꿈치를 펴서 고정한 채 머리 위로 갈 수 있는 만큼 움직인다. 팔을 들어올릴 때 코어를 고정시켜 허리에서 아치가 생기는 것과 늑골이 들리는 현상을 방지한다.

오버헤드의 끝 범위에 도달하며 가슴 쪽에서 가벼운 스트레칭이 느껴져야 한다. 이 자세를 30초간 유지한다.

권장 세트/반복: 30초씩 3~10회

이 동작을 수행할 때 바벨이나 다른 무거운 도구로 수행하는 것에 대해 경고를 해 두고 싶다. 왜냐하면 이는 어깨 관절에 과도한 부하를 싣게 되기 때문이다. 만일 팔이나 손가락이 저리거나 아리면 스트레칭이 너무 과하게 되었을 것이다(이러한 증상들이 계속되면 팔꿈치 통증 챕터에서 나오는 신경 테스트를 꼭 해 보도록 한다).

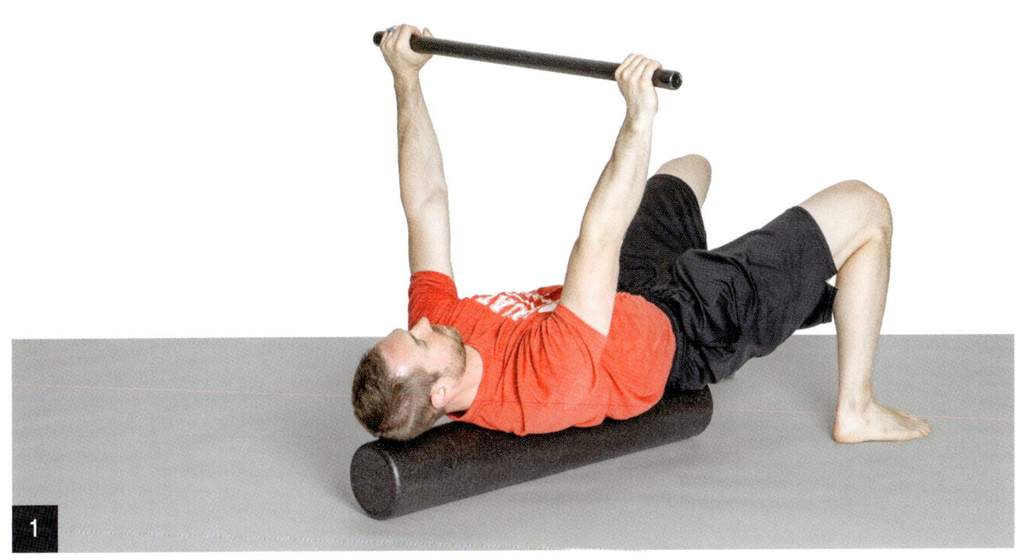

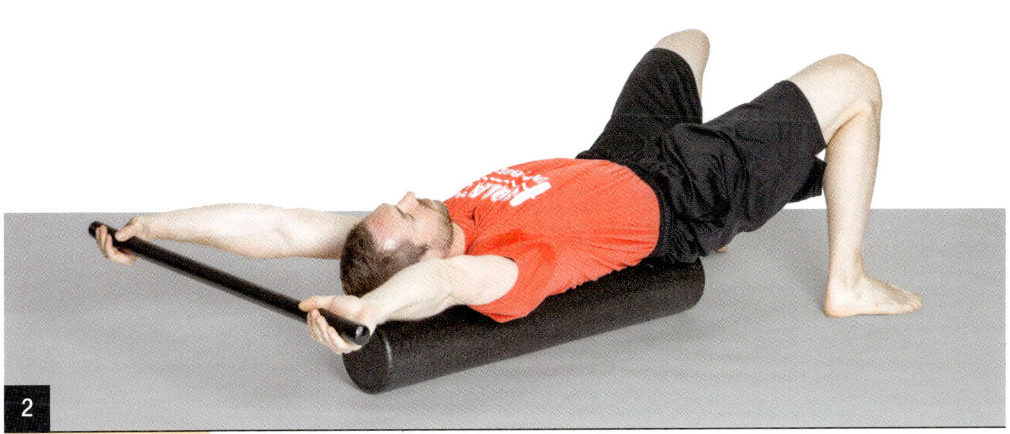

폼롤러 가슴 스트레칭

가동성 유지하기

앞에서 소개한 운동들을 모두 수행한 뒤 (광배근/대원근/흉근의 유연성이 개선되었다면) 이제 새로 만든 가동범위 안에서 조절하는 법을 배울 차례이다. 두 가지 방법을 통해서 진행할 수 있다.

하프 프론 엔젤

바닥을 보고 엎드린 자세에서 손바닥을 아래로 한 채 손의 위치를 어깨랑 나란히 한다. 몸통의 안정성을 위해서 코어를 고정시킨다. 다음으로 지면에서 팔을 들고 머리 위로 뻗을 수 있는 만큼 뻗어 올린다(스탠딩 바벨 프레스와 움직임이 유사하다). 팔이 다 펴졌으면 손바닥이 천장 쪽을 가리키도록 팔을 회전한다. 이 자세에서 펴진 팔꿈치를 고정한 채로 팔을 지면에서 가능한 최대한 멀리 들어올린다. 3초간 유지한 후 손바닥 각도를 지면 쪽으로 돌리기 전에 팔을 먼저 내려 시작 자세로 되돌아온다. 정확한 자세로 몇 번 수행하였다면 어깨 후면 쪽에서 점점 힘들어지는 것이 느껴져야 한다.

권장 세트/반복: 10회 2~5세트

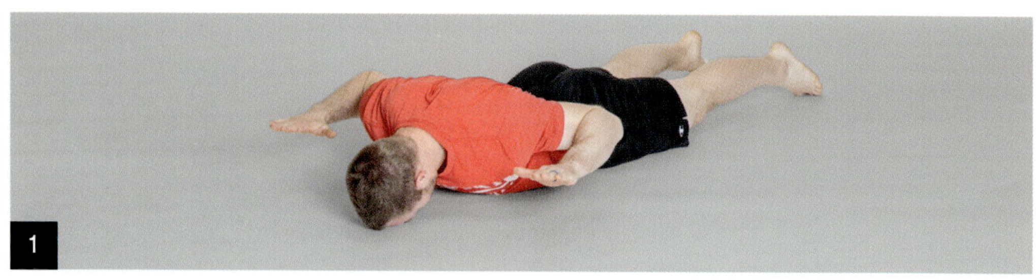
1

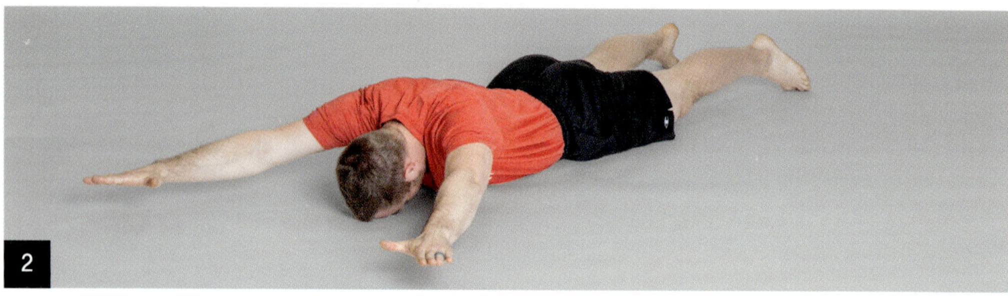
2

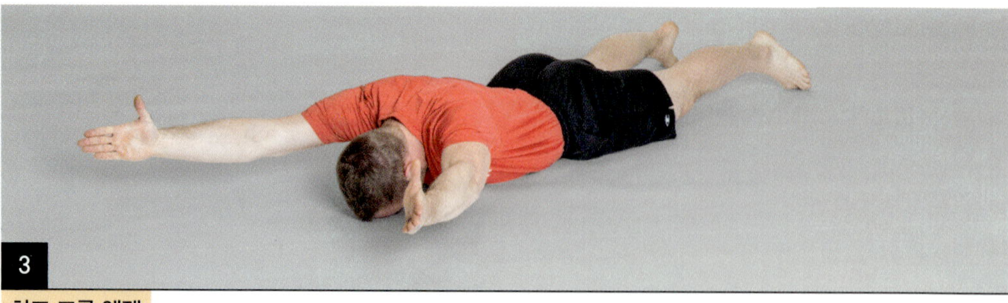
3

하프 프론 엔젤

월 핸드스탠드

물구나무서기는 바벨 푸시 프레스와 저크 동작을 할 때와 같은 근육을 사용하기 위한 아주 좋은 방법이다. 물구나무서기는 코어의 안정성을 향상시켜 주고 어깨의 고유수용성 감각과 지구력 그리고 손목에서부터 골반까지 잘못된 점을 부각시켜 준다. 손목은 신전되어 팔을 잠근 상태에서 견갑골 그리고 몸통과 나란히 수직 정렬을 이루어야 한다. 대부분의 사람들은 보조가 없는 상태에서 물구나무서기 할 때 밸런스가 부족하기 때문에 변형된 동작만으로도 충분한 효과를 볼 수 있다.

손을 바닥에 대고 몸통이 수직이 될 수 있도록 발로 벽을 짚어 올라간다. 여기서 포인트는 손을 최대한 벽 가까이 가게 하여 몸통을 수직 자세로 만들어 마치 보조가 없는 물구나무서기처럼 하는 것이다. 최대한 자세를 만들었다면 손목부터 상체 위까지 수직으로 선을 그을 수 있어야 한다. 동작을 수행할 때 몸을 완전히 펴서 하거나 골반과 무릎을 굽힌 채로 해도 된다(오버헤드 딥 스쿼트처럼).

권장 세트/반복: 20~30초씩 3회

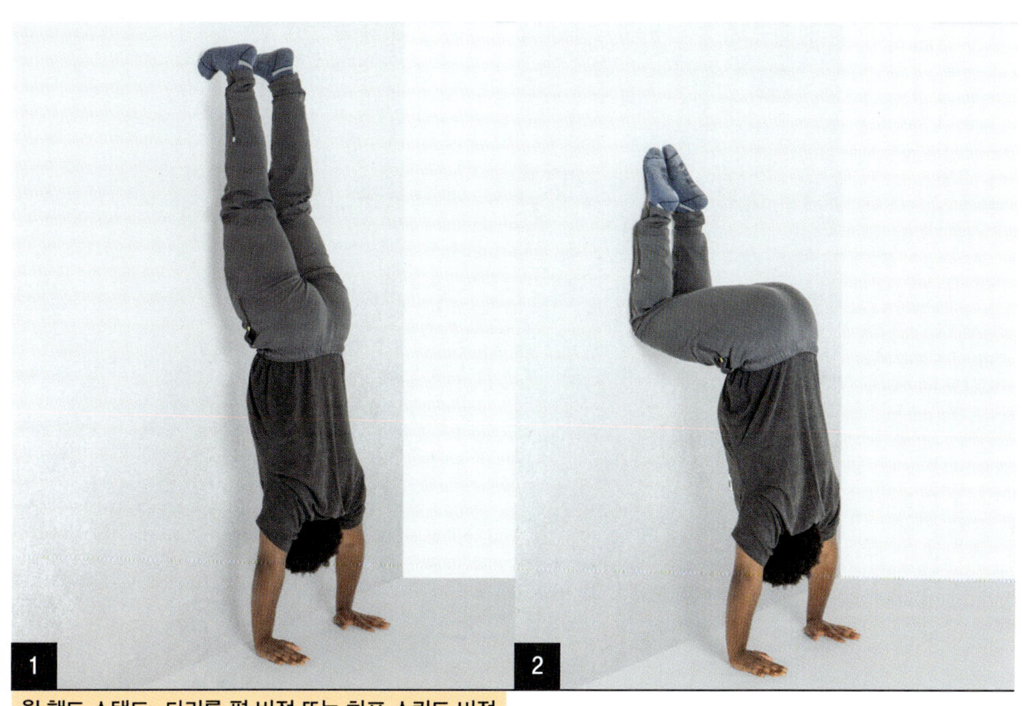

월 핸드 스탠드, 다리를 편 버전 또는 하프 스쿼트 버전

체조 선수가 수월하게 역도나 크로스핏으로 전향할 수 있는 건 당연하다. 체조 선수는 일반적으로 이상적인 스내치나 클린 & 저크 그리고 푸시 프레스 기술을 하기 위한 어깨의 안정성과 코어의 스트렝스 그리고 오버헤드 모빌리티의 전제조건을 갖추고 있다.

훈련 프로그램에 대한 고려 사항

만약 유연성 제한 요소들이 심해져 통증을 유발한다면 훈련 프로그램을 수정하는 것을 고려해야 한다. 똑같은 운동 동작을 지속적으로 반복하여 특정 근육군을 과하게 사용한다면 가동성 문제를 일으킬 수 있는 불균형을 유발할 수 있다. 예를 들어 턱걸이를 셀 수 없을 정도로 많이 한다면 광배근이 뻣뻣해질 것이고, 팔굽혀펴기/벤치 프레스를 과하게 한다면 뻣뻣한 흉근을 만들 것이다. 오버헤드 가동성/안정성 운동을 진행하는 동안 위와 같은 운동들의 강도와 양을 줄이거나 빼는 것은 리셋 버튼을 누르는 아주 좋은 방법이 될 수 있다. 오버헤드 가동성과 어깨의 안정성이 향상되었다면 다음과 같은 운동들을 다시 훈련 프로그램에 넣어 볼 수 있다.

- 데드리프트
- 스내치와 클린 데르리프트 또는 풀
- 턱걸이
- 줄타기
- 벤치 프레스 혹은 팔굽혀펴기
- 링 딥스
- 푸시 프레스

알다시피 이 운동들은 역도나 파워리프트 그리고 크로스피터 들에게 절대적이다. 날카로운 통증이나 심한 통증이 있고 어깨 가동성이 충분하지 않다면 이 운동들을 하지 말아야 한다.

보다시피 상체 근육들의 유연성 향상은 어떤 운동을 수행하느냐보다는 어떤 운동을 수정하거나 삼가는 것이 더 중요하다. 유연성 향상은 하루아침에 이루어지지 않는다. 여기서 제시하는 가동성 운동법을 지속적으로 수행하고 훈련 프로그램을 수정한다면 통증의 개선과 가동성이 개선되는 것을 볼 수 있을 것이다. 가끔 너무 큰 산을 넘어야 한다면 잠시 쉬어 가는 것이 현명한 방법이 될 수도 있다.

어깨 내회전이 더 필요한가?

어깨에 대한 질문 중에 사람들이 가장 많이 물어보는 것이 "어깨 내회전이 더 필요할까요?"이다. 내 대답은 "상황에 따라 달라요"이다.

팔꿈치를 90도로 하고 옆구리에 붙여 손바닥을 배 쪽으로 가져오는 움직임이 어깨 내회전이다. 팔을 옆으로 들고 손바닥을 지면 쪽으로 내리는 것(마치 하이파이브 하듯이) 역시 어깨 내회전 움직임이다.

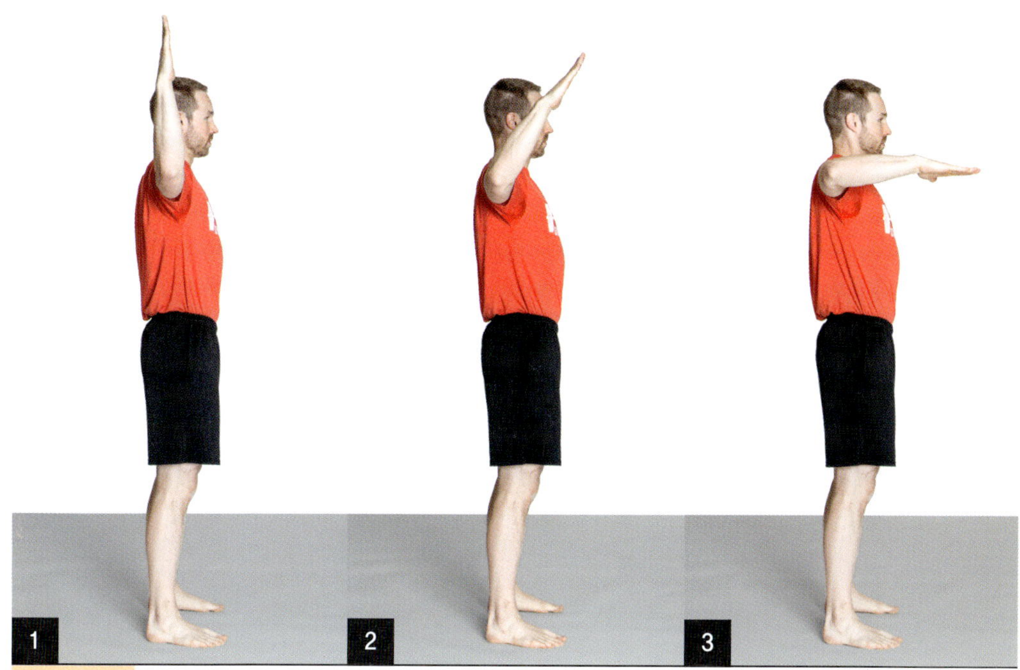

어깨 내회전

더 많은 가동성이 항상 좋은 것만은 아니다. 특히 오버헤드 움직임이 많은 스포츠의 선수인 경우, 과도한 어깨 관절의 움직임은 해가 되는 경우가 있다. '오버헤드 선수'는 야구, 소프트볼, 테니스, 배구 혹은 머리 위로 반복적인 동작을 수행해야 하는 스포츠를 하는 선수들을 함께 일컫는다. 주기적으로 스내치나 저크 같은 오버헤드 동작을 해야 하는 역도 선수도 이러한 분류에 속한다. 내회전이 부족한 사람(특히 오버헤드 선수)에게 마치 당연하다는 듯이 스트레칭을 통해 가동성을 확보해야 한다고 할 수 없다. 대신에 평가를 하고 내회전이 부족할 수밖에 없는 이유를 살펴봐야 한다.

이 챕터의 평가 부분에서 간단한 동적 어깨 내회전 테스트를 설명했다. 벽에 기대어 앉은 자세에서 팔을 'L' 모양으로 만들고 견갑골이 벽에서 떨어지지 않게 유지하며 팔의 전완 부분을 최대한 바닥 쪽으로 회전시킨다. 대부분의 사람들은 최소한 전완이 지면과 평행한 위치까지는 움직일 수 있을 것이다.

이 테스트를 쉽게 통과했다면 축하한다. 당신은 충분한 어깨 내회전을 가지고 있으며 앞으로 이 장에서 소개할 유연성과 가동성 운동이 필요하지 않을 것이다. 사실 더 큰 움직임을 만들기 위해 스트레칭을 하는 것은 어깨에 불안정성을 가져다줄 수 있다. 어쨌거나 가동성 테스트를 통과하지 못했다면 스스로에게 통증이나 뻣뻣함을 느꼈는지 물을 필요가 있다.

어깨 내회전 움직임이 떨어지는 것은 근육의 유연성(뻣뻣한 연부조직), 관절낭의 과도한 긴장 혹은 좋지 못한 어깨 구조의 정렬(좋지 못한 자세 근육 불균형) 같은 많은 이유에서 일어날 수 있다. 어깨 내회전의 부족은 야구에서처럼 공을 던지거나 배구에서처럼 공을 때리는 움직임 같은 스포츠 상황에서 생기는 자연스러운 적응에 의해 일어날 수도 있다.

예를 들어 연구 조사에 따르면 일생을 야구만 한 선수들은 오버헤드에서 반복적으로 던지는 동작으로 인해 지속적인 부하가 가해져 후방으로 '비틀린' 상완골(상완골 후렴humeral retroversion이라고 하는)이 발달했다.[27] 마치 젖은 수건을 비틀고 쥐어짜는 것처럼 성장판에서 상완골은 후방으로 비틀려 영구적으로 뼈의 구조적인 적응을 만들었다. 이러한 변화는 선수들의 과도한 어깨 외회전과 아주 제한적인 내회전을 만드는 현상을 불러왔다. 이것은 병리적이거나 해로운 것이 아니다!

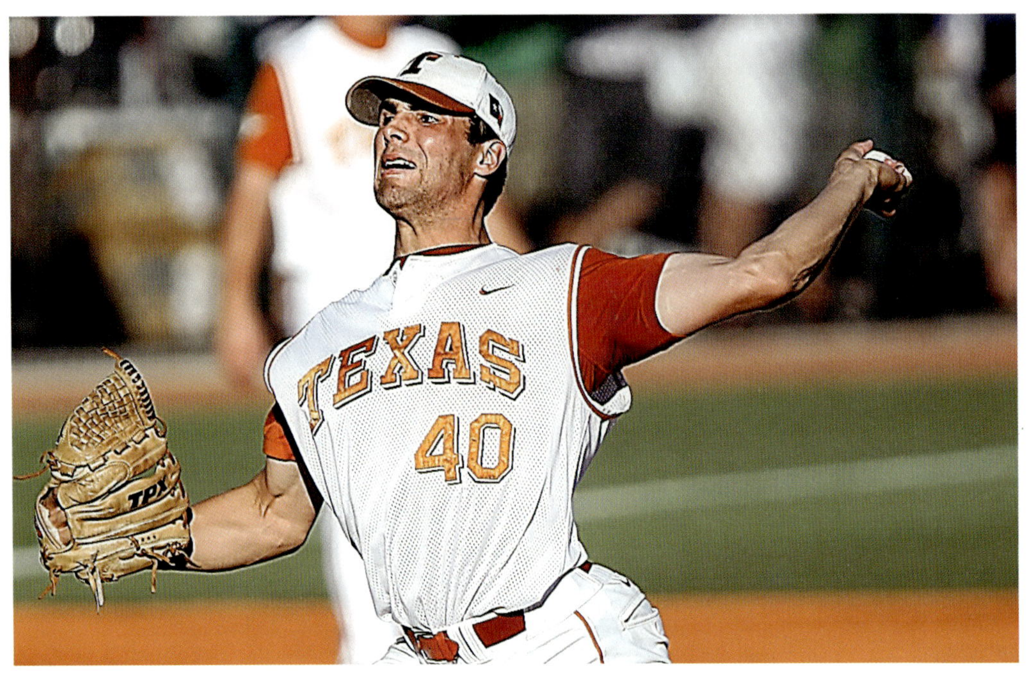

일생을 야구만 한 선수는 상완골의 후방 '비틀림'이 발달할 수 있다.

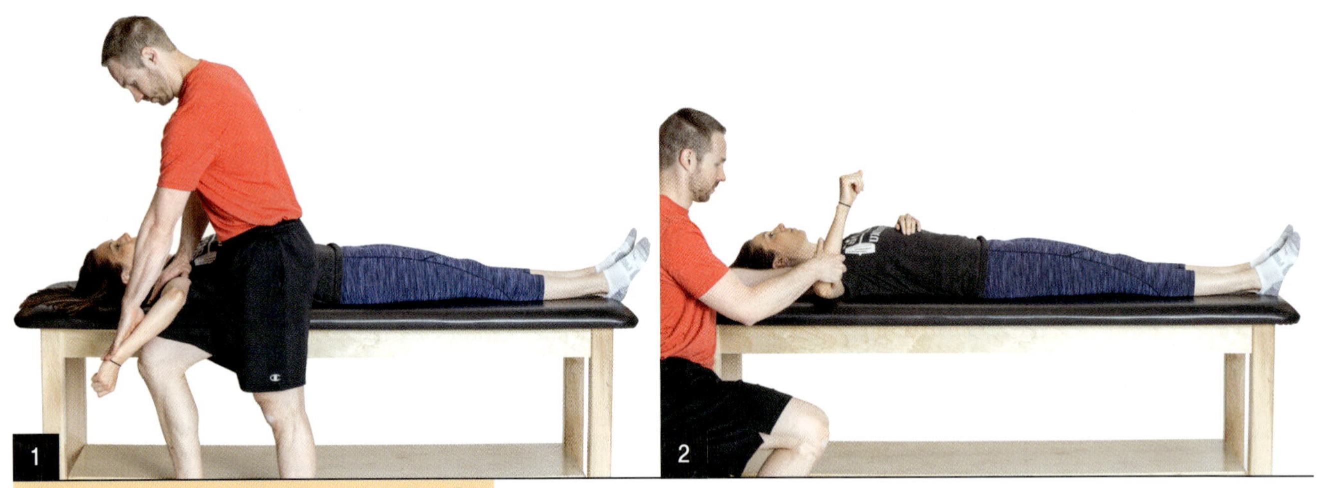

과도한 외회전과 제한된 내회전을 보이는 상완골 후렴

어깨 내회전의 제한 요인이 뭐가 되었든지 능동적으로 내회전 동작을 할 때 통증이 있다면, 통증이 생기는 방향으로 스트레칭 하는 일은 없어야 한다. 그럴 경우 통증이 지속적으로 생기게 되며 증상이 있는 조직에 염증을 가중시킬 것이다. 그보다 내가 제안하고 싶은 것은 근육의 불균형과 같은(280쪽) 증상을 일으키는 원인을 찾아내는 데 주의를 기울이며 집중해 보는 것이다.

만약 'L' 테스트에서 완벽한 어깨 내회전이 나오지 않았지만 통증이 없었다면 굳이 그 방향으로의 가동성의 개선이 필요한지 스스로에게 물을 필요가 있다. 이는 제한된 어깨 내회전이 벤치 프레스, 스쿼트, 혹은 데드리프트를 수행하는 데 방해되지 않는다 할지라도, 역도 동작의 질에는 큰 영향을 줄 수 있다. 예를 들어 충분한 어깨 내회전은 특히 스내치 할 때 당기는 동작에서 방향이 전환하는 후기 단계에서 바를 몸에 가까이 유지하기 위해 필요하다. 이러한 움직임에서 부족함을 가지고 있는 선수들에게서 종종 볼 수 있는 보상 작용은 둘 중 하나이다.

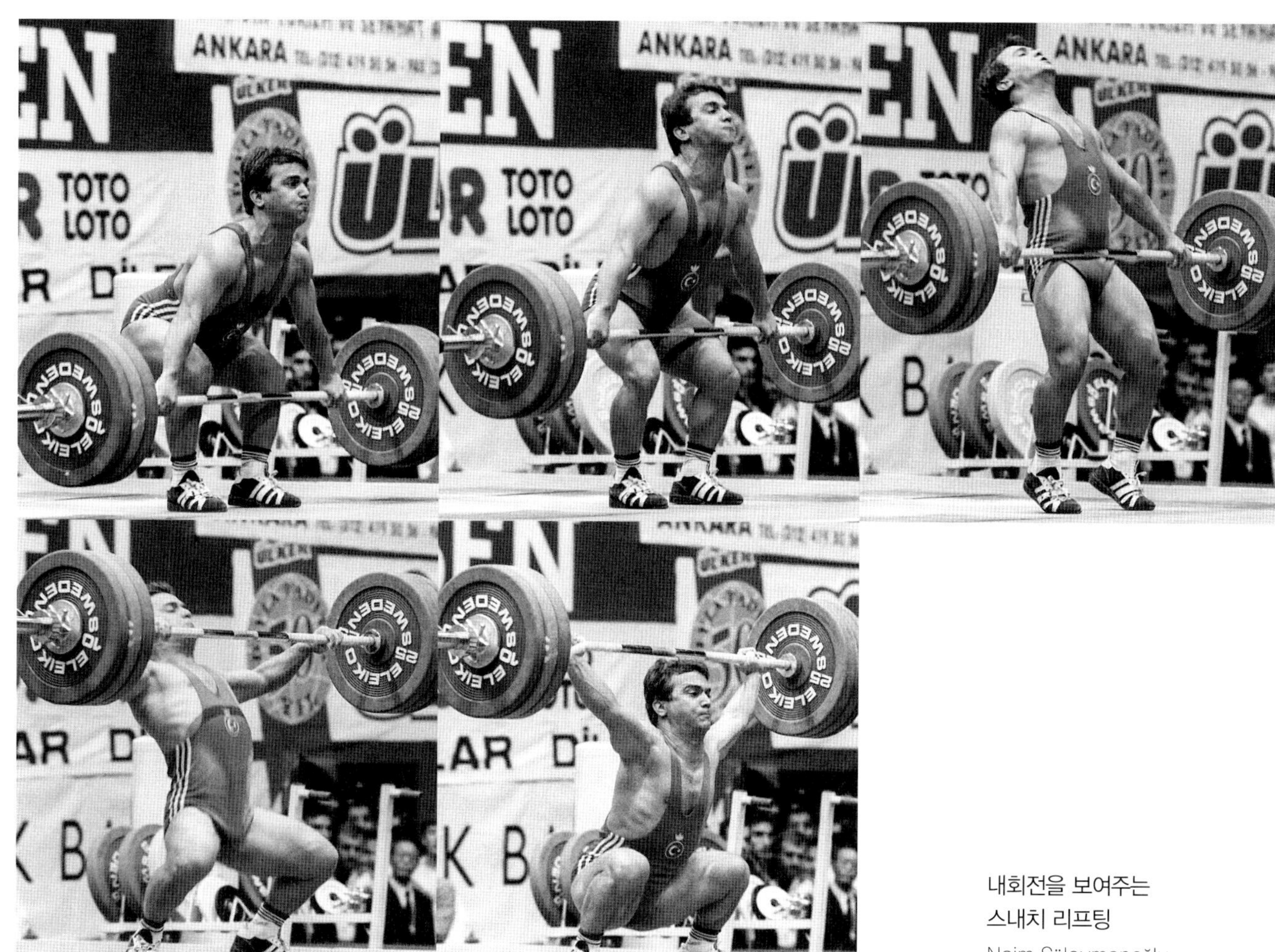

내회전을 보여주는
스내치 리프팅
Naim Süleymanoğlu, © Bruce Klemens

첫 번째는 바벨을 몸에서 멀어지게 하는 움직임을 하게 되어 리프팅의 효율성을 떨어뜨리고, 대부분의 운동선수가 고중량 시도를 실패하게 만든다. 두 번째로는 이 명백한 기술 결함을 해결하고 바를 몸에 가깝게 유지하기 위해 운동선수는 종종 어깨 복합체 전체를 앞으로 굴림으로써(견갑골을 과도하게 움직여) 내회전 부족을 보상한다. 이러한 결함 중 하나가 발생한다면 어깨 내회전의 가동범위를 개선하는 것이 도움이 될 것이다.

올바른 스트레칭 찾기

만일 당신이 역도를 주로 훈련하는 사람인데, 어깨 내회전이 제한되었음을 확인했다면 다음으로 할 일은 가동성 부족을 바로잡기 위한 올바른 운동/스트레칭을 찾는 것이다. 내회전 부족을 바로잡기 위해 가장 널리 사용되는 스트레칭법은 전통적인 슬리퍼 스트레칭이다. 이 스트레칭을 하기 위해서는 옆으로 누운 자세에서 어깨를 내회전 방향으로 누른다. 이상적으로는 어깨 후면 쪽에서 적당한 스트레칭이 일어난다. 이 스트레칭법의 인기는 몇몇 의사들이 직접 이 스트레칭법을 환자들에게 써 달라고 의뢰를 할 정도로 좋다. 하지만 개인적으로는 몇 가지 이유에서 이 방법을 그렇게 선호하지 않는다. 이 스트레칭을 할 때에는 주의해야 할 점이 있다.

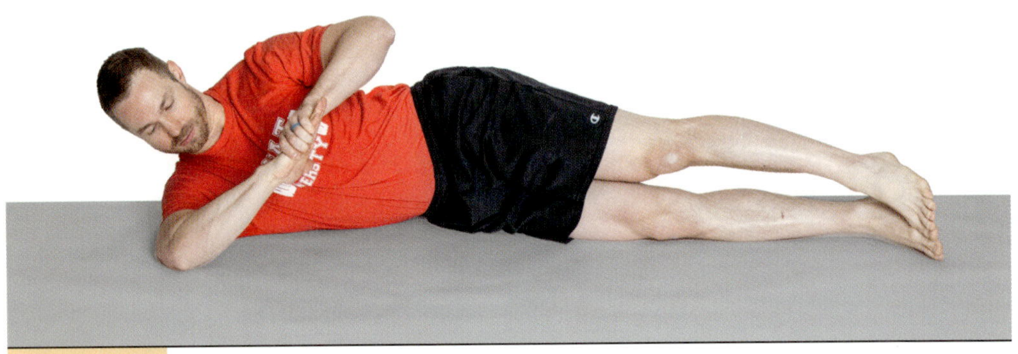

슬리퍼 스트레칭

첫째로 이 스트레칭법은 잘못하기 쉽다. 어깨를 너무 과하게 지면 쪽으로 눌러 회전시키는 선수들을 종종 볼 수 있는데, 이럴 경우 과도한 스트레스가 관절의 특정 조직(어깨낭의 후면부)에 가해지게 되고 결국 더 많은 문제점들이 생기게 된다.

슬리퍼 스트레칭은 어깨 충돌 증후군을 확인하는 테스트인 호킨스 케네디 테스트Hawkins-Kennedy test와 비슷한 동작이다. 이 자세에서 팔을 내회전하게 되면 관절의 회전근개와 이두근건이 움직일 수 있는 공간이 닫히게 되고 어떤 사람들에게는 구조적인 충돌과 통증을 유발한다. 이 테스트를 하면서 사진을 찍어서 옆으로 돌려 보면 슬리퍼 스트레칭과 똑같을 것이다. 물리치료사인 마이크 레이놀드는 슬리퍼 스트레치는 호킨스 케네디 테스트를 흉내 내는 것이라고 주장한다. 이 테스트는 어깨 앞쪽에서 통증이 있는지에 대한 유무를 알아내기 위해 만들어졌기 때문에[28] 그는 선수들에게 슬리퍼 스트레칭을 하지 말라고 권유한다.

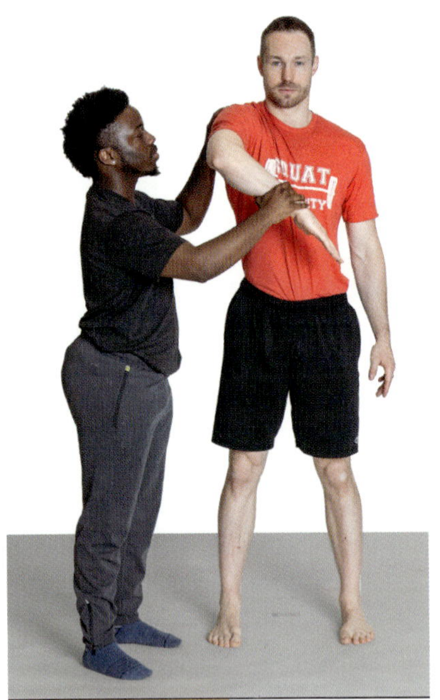

호킨스 케네디 테스트

아무리 슬리퍼 스트레칭을 정확하게 한다 할지라도, 내 생각에는 다른 대안이 더 효과적이고 어깨에 덜 부담된다. 예를 들면 2007년에 스포츠 물리치료 정형 학술지에 실린 슬리퍼 스트레칭과 단순한 크로스 보디 스트레칭을 비교하는 연구에서 크로스 보디 스트레칭이 더 효과적이고 어깨의 내회전의 개선을 잘 만들었다고 한다.[29]

크로스 보디 스트레칭을 하기 위해서 먼저 한쪽 팔을 다른 쪽 손을 이용해 잡는다(팔꿈치 주변). 그리고 가슴 쪽으로 당긴다. 어깨 후면 쪽에서 스트레칭이 되는 느낌을 받을 수 있을 것이다. 이 스트레칭법을 좀 더 효과적으로 하려면 기구나 벽에 기대어 팔을 몸통 쪽으로 움직일 때 견갑골을 기구나 벽면에 고정시켜 따라오지 못하도록 한다.

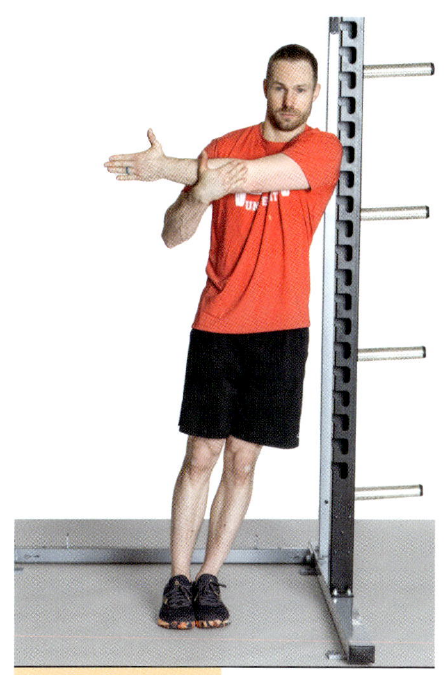
크로스 보디 스트레칭

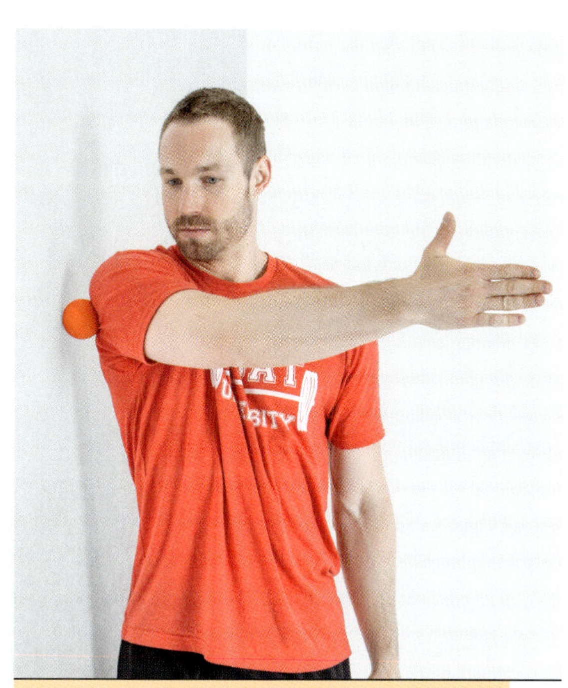
라크로스볼을 사용한 어깨 후방 연부조직 모빌리제이션

어깨 내회전 향상을 위한 한 가지 더 유용한 방법은 라크로스볼이나 테니스볼 같은 작은 공으로 연부조직을 이완시키는 것이다. 벽면을 옆에 두고 어깨 후면과 벽 사이에 공을 위치시킨다. 천천히 공을 굴리며 아픈 곳을 찾는다. 아픈 곳을 찾았다면 잠시 멈추어서 팔을 몸 쪽으로 당긴다.

어깨 내회전에 대한 종합적인 의견

당신의 어깨가 내회전이 더 필요한지에 대한 여부는 개인적인 필요성, 문제가 있는 부위, 그리고 리프팅에서의 목표를 고려하여 결정해야 한다. 제대로 된 평가가 선행되지 않고 내회전 스트레칭을 하면 잘못된 자세를 만들 수 있다.

선수들은 각자의 종목과 그 안에서 요구되는 동작들을 수행할 수 있는 정도의 가동성이 필요하다. 선수에게 너무 과도한 가동성은 정상과 기능장애 사이에서 아슬아슬하게 버티고 있는 격이다. '딱 알맞은' 가동성은 무수한 움직임의 옵션을 제공하고 퍼포먼스를 최대화하지만, 너무 과할 경우 불안정성을 만들고 조절되지 못한 움직임으로 이어지며 선수를 부상에 이르게 하는 지름길이 된다.

스스로에게 이 질문들을 던져 보라.

- 충분한 어깨 내회전이 있는가?
- 제한된 어깨 내회전을 가졌다면 뻣뻣해서인가 아니면 아파서인가?
- 현재 내가 하고 있는 활동이나 리프팅을 하기 위해 어깨의 내회전이 더 필요한가?

이 단순한 질문들을 통하여 방향을 잡을 수 있다면 "과연 어깨 내회전이 나에게 더 필요한가?"라는 근본적인 질문에 대한 답을 얻기가 수월해질 것이다.

근육 불균형에 대해 살펴보기

지금까지 어깨 통증에 영향을 줄 수 있는 가동성과 유연성 제한 요소들에 대해 살펴보았다. 이제 불안정성과 좋지 못한 움직임으로 이어질 수 있는 근육 스트렝스, 지구력 그리고 협응력 부족과 같은 부분들을 다룰 차례이다.

이 장에서 언급된 많은 운동법들이 가동범위의 어느 지점에서 정지 상태로 유지하는 방법을 사용한다. 정지 동작은 어깨의 안정성을 강조한다. 스트렝스는 안정성과 다르다는 것을 기억해야 한다. 스트렝스는 힘을 만들어낼 수 있는 능력이고 안정성은 원하지 않거나 불필요한 움직임을 제한하는 능력이다. 만약 근육이 매우 강하지만 적절한 장력을 유지하지 못하거나 주변 근육들과 협응력을 발휘하지 못하면 관절의 역학적 구조가 무너지고 부상이 계속 일어나게 된다.

안정성은 근지구력이 필요하기도 한다. 이러한 이유로 안정성을 강화하기 위한 많은 교정 운동법들이 고반복에 바탕을 두고 있다. 이러한 방법들은 근육을 '활성화'하고 훈련의 시작부터 끝날 때까지 적절한 안정성을 유지할 수 있는 능력을 길러 줄 뿐만 아니라 일상생활에서의 움직임에서도 도움을 준다.

사이드 라잉 어깨 외회전

이 챕터의 평가 부분을 통해 어깨 외회전의 스트렝스와 안정성에서 약점을 확인할 수 있었다면, 이 사이드 라잉 어깨 외회전 운동은 좋은 시작이 될 수 있다. 연구에 따르면 이 운동법은 후면 회전근개(극하근과 소원근)를 가장 효율적으로 활성화시켰다고 한다.[30] 이 두 근육은 팔이 움직이는 동안 상완골을 압박하고 관절의 소켓에 중심화를 유지시키는 역할을 한다(다시 말해 '골프공'을 '티' 중앙에 위치시킨다).

팔을 올바른 위치에 놓기 위해 돌돌 만 수건을 겨드랑이 사이에 끼우고 옆으로 누운 자세를 취한다.[31] 팔이 지면과 수평인 상태로 시작하며 견갑골은 후하방으로 당긴다(견갑 후인 하강). 견갑골을 움직이지 않게 하며 손을 천장 쪽으로 밀어 올렸다가 되돌아온다(외회전 움직임).

권장 세트/반복: 15~20회 2 또는 3 세트

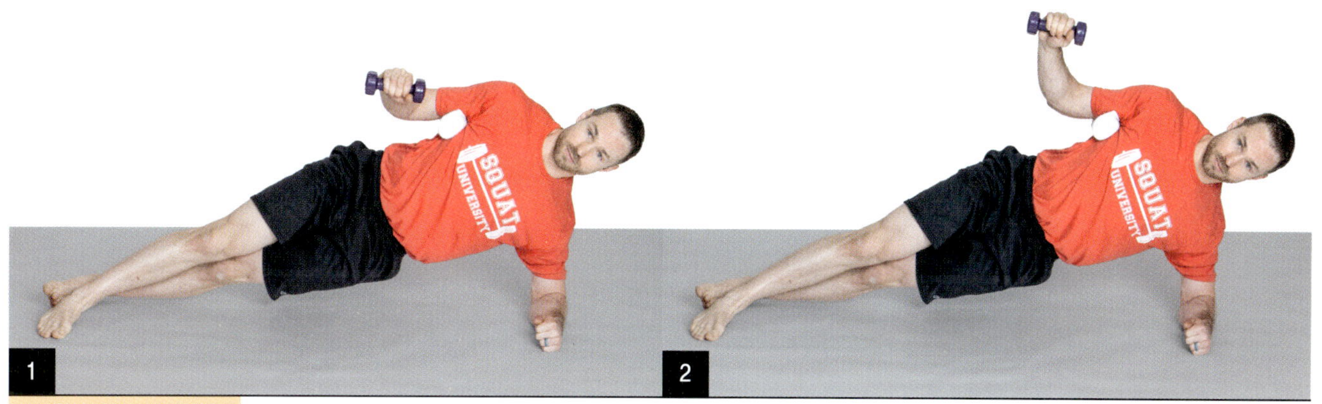

사이드 라잉 어깨 외회전

이 운동법을 수행할 때 현재 수행자의 근력 상태에 따라서 중량 사용을 피하는 것이 필요할 수도 있다. 위에서 제안한 적절한 횟수와 세트를 통증 없이 지치지 않을 정도로 수행할 수 있을 때 중량을 더해서 한다.

만일 어깨 통증 때문에 전체 가동범위에서 외회전 동작을 할 수 없다면 통증이 없는 구간 안에서만 수행하는 것으로 시작할 수 있다. 이 '반원' 움직임은 부상을 더 악화시키거나 증세를 더 심하게 만들지 않으면서 좋은 효과를 볼 수 있다. 통증이 점차 완화됨에 따라 조금씩 더 외회전하려는 시도를 한다. 저항의 강도가 올라갈 때 통증이 발생하지 않도록 한다.

밴드를 사용한 'W'

내가 가장 좋아하는 운동 중 하나이자, 역도를 하든 스쿼트를 하든 상관없이 매일 웜업으로 하는 운동은 밴드 'W'이다. 옆으로 누워서 하는 외회전 운동에서 한 단계 나아간 이 운동은 회전근개 스트렝스와 안정성을 다룰 뿐만 아니라 종종 잘 활용되지 않는 승모근의 하부를 활성화시킨다.[32]

운동선수에게서 볼 수 있는 가장 흔한 불균형 중 하나는 상부 승모근과 하부 승모근 섬유 간의 불균형이다. 상부 승모근은 클린 및 스내치의 당기는 동작과 같은 움직임에서 매우 활성화되므로 지나치게 지배적이게 되는 경향이 있다. 이 때문에 어깨 복합체의 역학에서 좋지 않은 영향을 미친다. 연구에 따르면 밴드 'W'는 이러한 불균형을 해결하기 위한 하부 승모근을 활성화시키는 가장 좋은 운동 중 하나이다.[33]

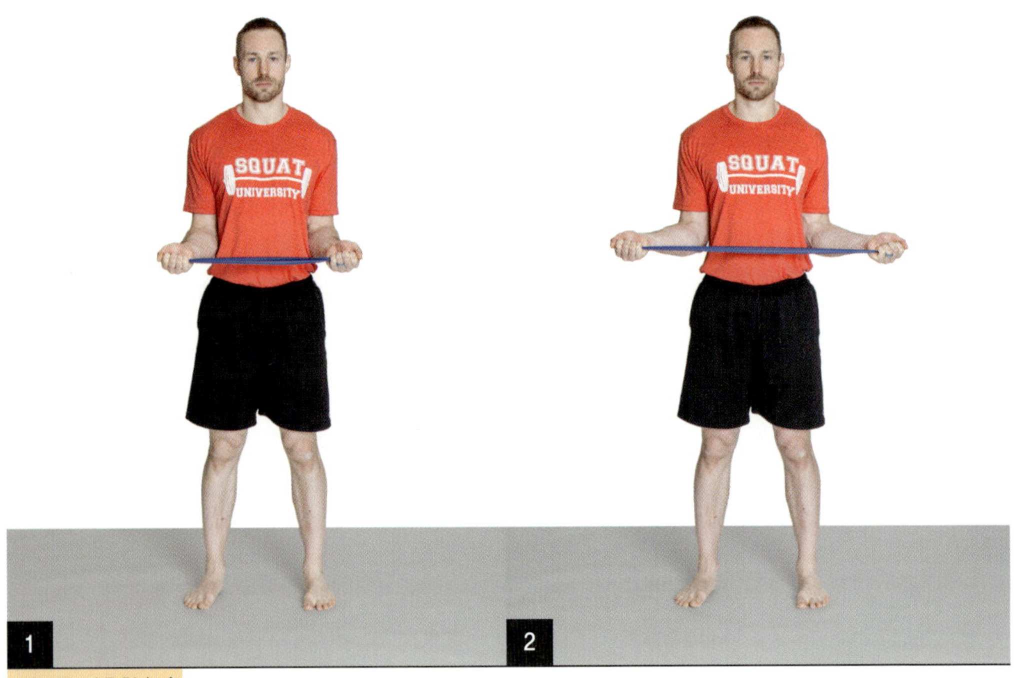

밴드를 사용한 'W'

양팔로 고무 밴드를 잡고 팔꿈치를 90도 'L'로 구부려 시작한다. 그림과 같이 엄지손가락이 위쪽 또는 바깥쪽을 향할 수 있다. 밴드의 저항에 대항하여 손을 바깥으로 움직일 때(외회전) 구부린 팔꿈치가 갈비뼈 옆 제 위치에서 벗어나지 않도록 한다. 시작 위치로 돌아가기 전에 운동의 마지막 위치에서 5~10초 동안 유지한다.

권장 세트/반복: 15~20회씩 2~3세트

어깨 외회전 프레스

앞에 소개된 두 운동법은 후면 회전근개를 강화시키기에 아주 좋은 방법이지만 선수들이 훈련할 때 만들어내는 많은 움직임들은 어깨 높이보다 높은 위치에서 발생하는데, 이 위치는 어깨 관절이 부상에 대해 더 취약하고 불안정한 위치이다. 이러한 이유에서 스트렝스와 안정성 테스트 부분을 다루는 챕터에서 외회전 테스트를 할 때 팔을 측면 어깨 높이에서 진행하도록 권한 것이다! 따라서 어깨의 안정성 강화를 위한 교정 운동법들은 다양한 어깨 높이 및 각도에서 다양하게 수행되어야 한다.

먼저 저항밴드를 스쿼트 랙이나 기구 같은 데 고정시킨다. 밴드를 잡아 로우 하듯이 당긴다. 손은 반드시 팔이 지면과 평행한 상태에서 팔꿈치 앞에 위치해야 한다. 이는 능형근과 중부 승모근이 활성화되며 견갑골이 좋은 위치에 놓이게 한다. 이 자세를 3초간 유지한다.[34]

다음으로 어깨를 뒤로 돌린다. 어깨 외회전을 하는 것이다. 이 동작은 후면 회전근개를 활성화시키며(특히 극하근) 스내치 할 때 전환 구간이랑 비슷한 움직임이다.[35] 밴드를 쥐고 있는 주먹이 천장을 향하며 팔꿈치는 90도를 유지해야 한다. 이 동작을 하는 동안 견갑골은 절대로 움직여서는 안 된다. 이 자세를 3초간 유지한다.

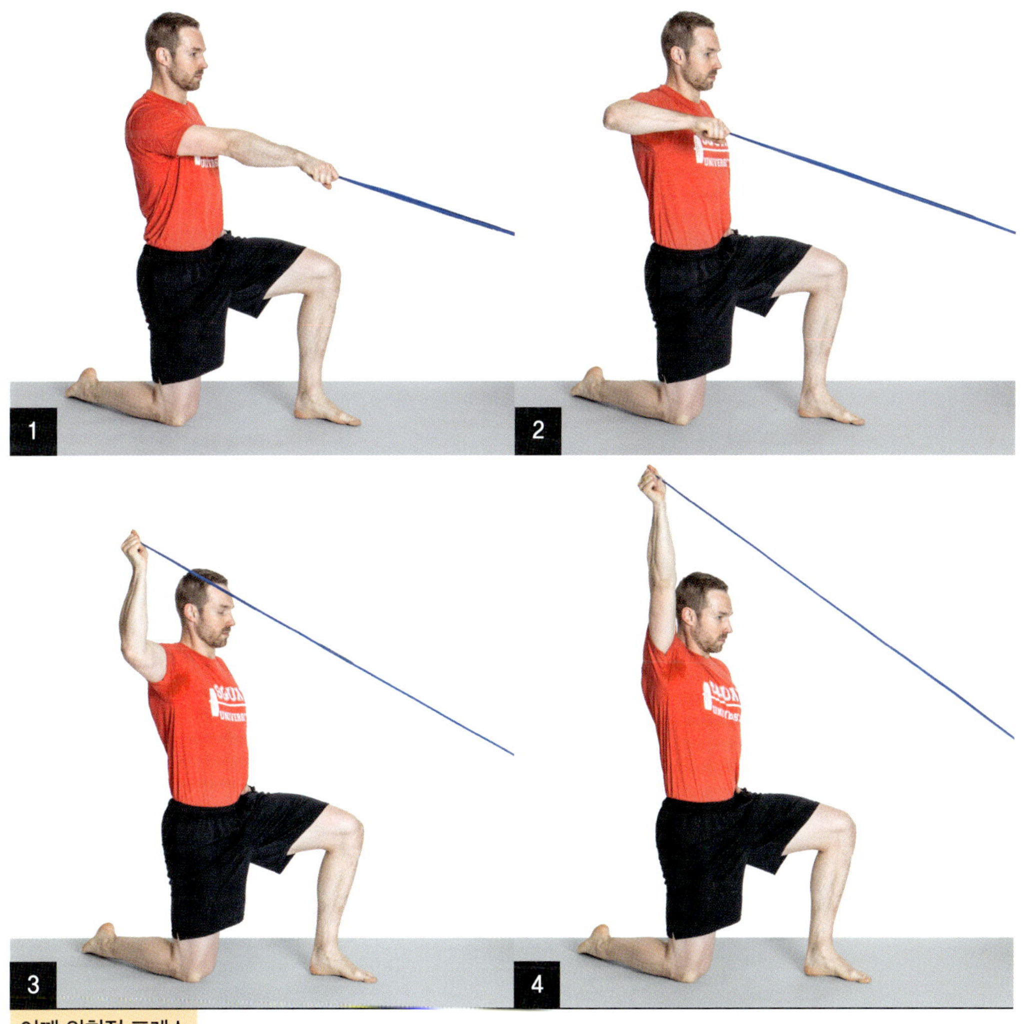

어깨 외회전 프레스

마지막으로, 손을 머리 위로 밀어 올려 오버헤드 자세에서 다시 3초간 유지한다(역도를 하는 경우 마치 저크를 하는 것처럼 손이 머리 뒤쪽에서 수직 정렬이 나와야 한다). 팔이 펴 있기 때문에 앞쪽에서 당기는 밴드의 장력에 저항하며 팔이 전방으로 무너지지 않게 하기 위해 견갑골을 안정화시키는 근육들이 강하게 작동한다. 흥미롭게도 이 운동법은 회전근개를 개입시킬 뿐만 아니라 견갑골을 흉곽으로부터 안정화시키기 위해 전거근의 활성화가 매우 높게 일어난다.[36]

잠시 정지 동작을 한 후 역순으로 정지 동작을 하며 시작 위치로 돌아간다.

권장 세트/반복: 10회씩 2~3세트

프론 레터럴 라이즈

앞서 언급한 것처럼, 선수들이 가진 근육 불균형 중에 가장 흔한 것 중에 하나가 상부 승모근이 지배적이게 되는 것이다. 중부/하부 승모근을 강화하기에 아주 좋은 운동이 바로 프론 레터럴 라이즈이다. 만일 'T'와 'Y' 스트렝스 불균형 테스트에서 통과하지 못했다면(255쪽) 이 운동을 꼭 재활 프로그램에 넣어야 한다.

벤치나 마사지베드 위에서 얼굴이 아래로 향한 엎드린 자세를 하고 한쪽 팔을 지면 쪽으로 늘어뜨린다. 마치 알파벳 'T'를 만드는 것처럼 팔을 지면과 평행한 위치까지 들어올린다. 팔을 들 때 견갑골을 척추 쪽으로 당긴다고 생각하라(견갑 후인 동작). 손바닥이 지면 쪽을 향하거나 엄지가 천장 쪽을 가리키는(어깨 외회전) 두 가지 방법 모두 가능하다. 5초 동안 자세를 유지한 후 되돌아온다.

권장 세트/반복: 10~15회 2~3세트

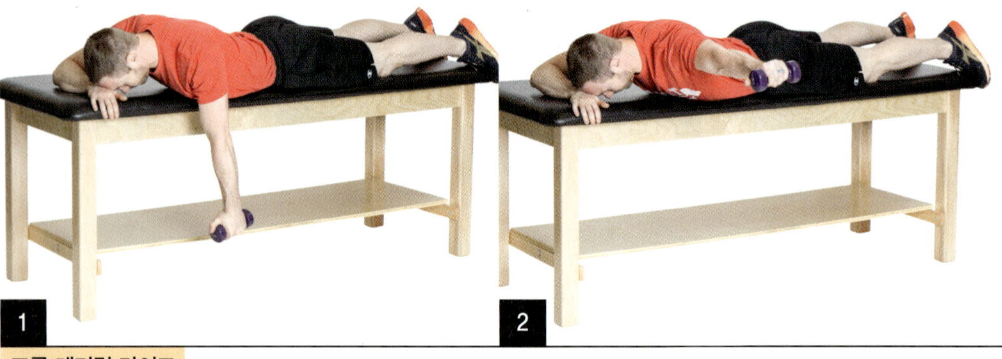

프론 레터럴 라이즈

프론 플로어 엔젤

이 운동은 앞에서 나왔던 하프 프론 엔젤에 이어서 하는 운동이다(272쪽). 골반과 손바닥 그리고 얼굴이 아래로 향한 엎드린 자세에서 팔꿈치를 편 상태로 잠근다. 손을 지면에서 떨어뜨리고 등 쥐어짜 견갑골을 등 뒤로 모은다. 이 어깨 신전 동작은 등의 중간에서 견갑골을 조절하는 능형근을 활성화하는 데 아주 좋다.[37]

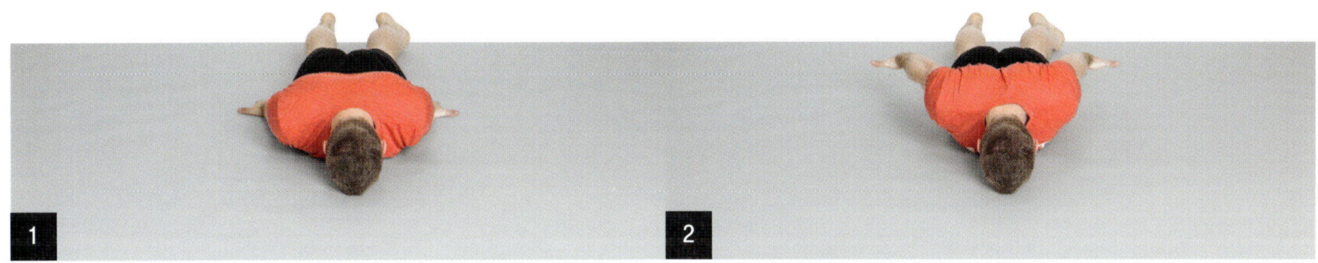

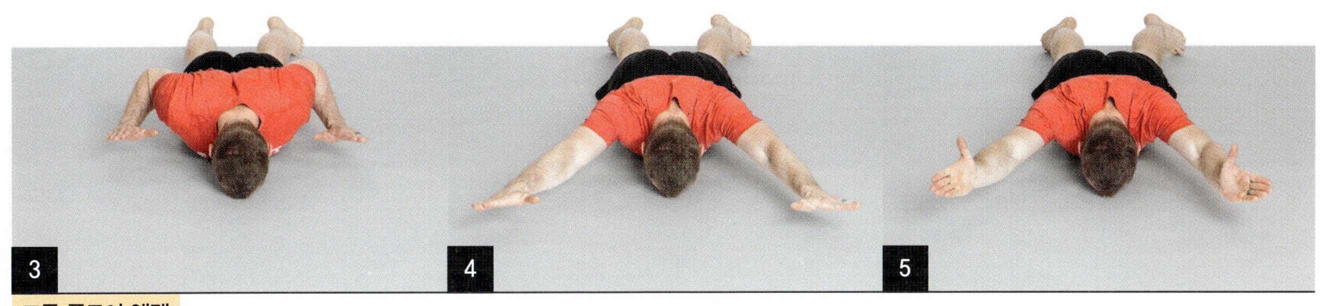

프론 플로어 엔젤

다음으로, 견갑골을 후인 하강한 상태를 유지한 채로 바벨 스쿼트 할 때 견착하는 모습처럼 손을 머리 쪽으로 회전시킨다. 그리고 손을 머리 위로 최대한 뻗어 올린다. 스탠딩 바벨 프레스 동작과 유사하다. 팔이 완전히 펴졌으면 손바닥이 천장을 향할 수 있도록 외회전한다. 여기서 팔꿈치가 굽혀지지 않도록 하며 팔을 지면에서 최대한 높이 든다. 3초 동안 유지한 후 순서대로 처음 자세로 돌아간다.

권장 세트/반복: 10회 2~3세트

서스팬션 트레이너 로우

로우는 약한 어깨 후면부를 강화할 때 아주 좋은 운동이다. 서스펜션을 이용하거나 체조링 같은 것을 이용하여 수행할 수 있다. 인버티드 로우를 해 본 적이 없는 사람에게 지도하기 좋은 큐는 '로우'의 마지막 자세에서 시작하는 것이다.

서스펜션이나 링을 잡고 견갑골을 쥐어짜듯 모은다. 그리고 한발 한발 앞으로 걸어가며 상체를 뒤로 눕혀 지면 가까이 내려가며 당기기 힘든 각도를 만든다. 더 이상 버티기 힘들지만 자세를 유지할 수 있는 정도의 위치까지 내려가면 멈춘다. 발끝부터 머리까지 일직선을 이뤄야 한다. 여기서 천천히 팔을 펴며 몸통을 더 아래로 내린다. 코어를 단단하게 하고 움직임이 일어나는 동안 몸 전체가 곧게 직선을 유지해야 한다. 등이 굽거나 엉덩이가 빠지지 않도록 한다!

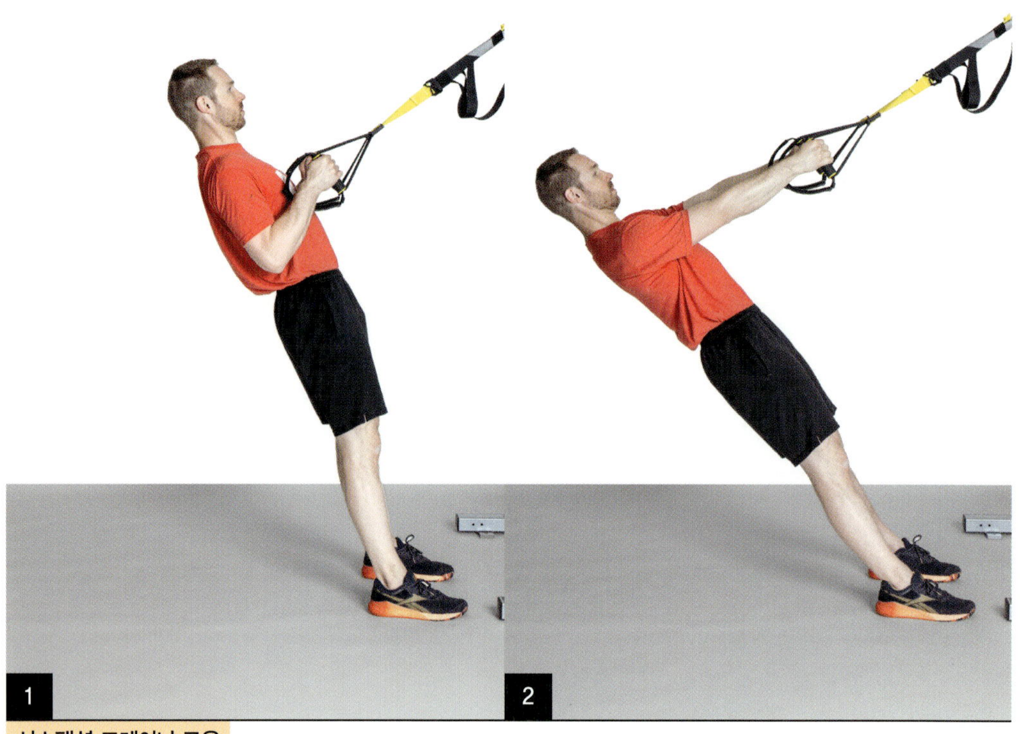

서스팬션 트레이너 로우

운동 동작의 난이도를 올리려면 몸을 좀 더 지면 가까이 내리며 거의 평행에 가깝게 한다. 서스팬션 트레이너나 체조링이 없다면 바벨을 랙에 고정시켜 인버티드 로우를 할 수 있다. 발을 벤치나 박스 위에 올려 난이도를 더 올릴 수도 있다.

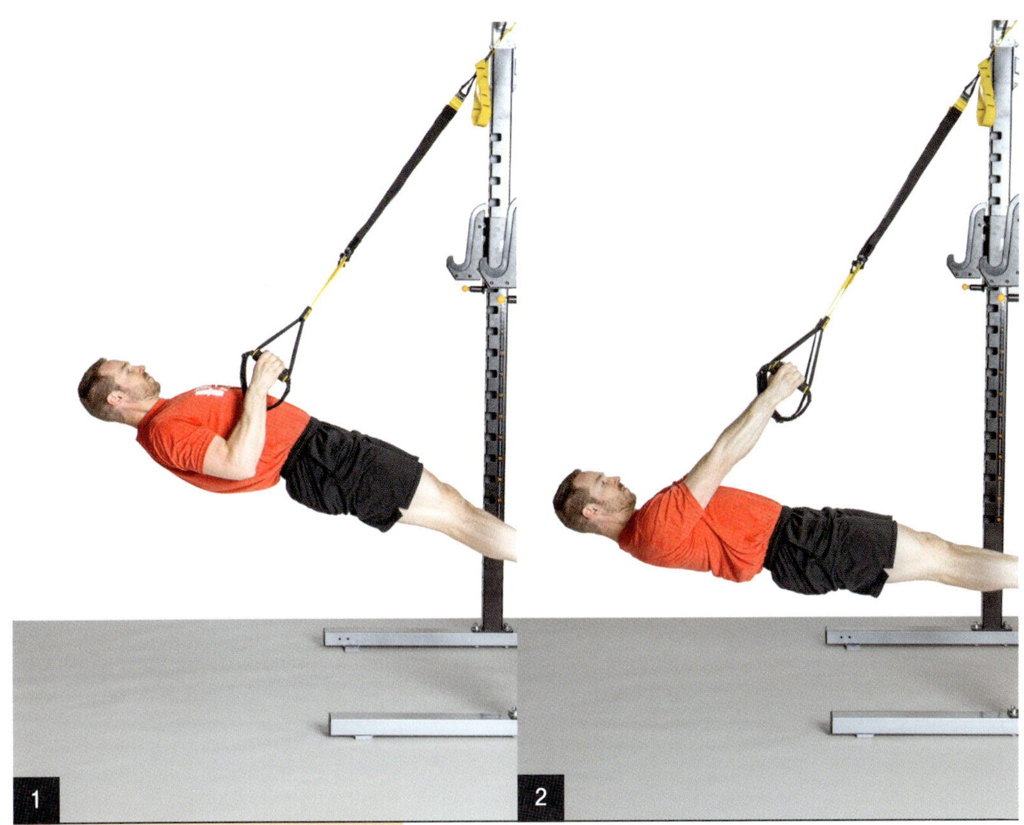

서스펜션 트레이너 로우(발의 높이를 높임)

권장 세트/반복: 탑 '로우' 자세에서 3초간 정지하며 10회 2~3회

리드미컬한 안정화 운동

근육의 피로는 어깨의 안정성을 만드는 데 방해가 될 수 있다. 이는 고유수용성 능력에도(관절/신체 인지력) 부정적인 영향을 끼칠 수 있다.[38] 피로가 높을수록 신체를 통제하는 능력은 저하되고 폼이나 기술이 하락할 것이다. 이러한 이유에서 피로는 근육의 안정성 부족과 결과적으로는 관절의 불안정성과 부상으로 이어지게 한다.

리드미컬한 안정화 운동은 고유수용성과 관절 안정화를 향상시키는 데 굉장히 좋은 운동이다. 이 운동의 궁극적인 목표는 근 수축의 협응성 향상이다(주변 근육들을 동시에 활성화하는 것).[39] 이 운동을 수행하기 위해서는 보조자가 필요할 것이다.

벤치나 마사지베드 위에 얼굴을 위로 보고 바로 누워 한쪽 팔을 천장 쪽으로 쭉 뻗는다. 보조자가 뻗은 팔을 이리저리 여러 방향으로 움직이려는 시도를 할 때 수행자는 팔을 움직이지 않도록 한다. 처음에는 약한 강도로 하고 팔의 컨트롤 능력이 향상됨에 따라 점차적으로 속도와 힘의 크기를 올려 본다. 이 운동을 적절한 힘으로 잘 수행하였다면 약 20초 정도 지나면 어깨가 꽤나 지칠 것이다.

권장 세트/반복: 20초씩 4~5세트

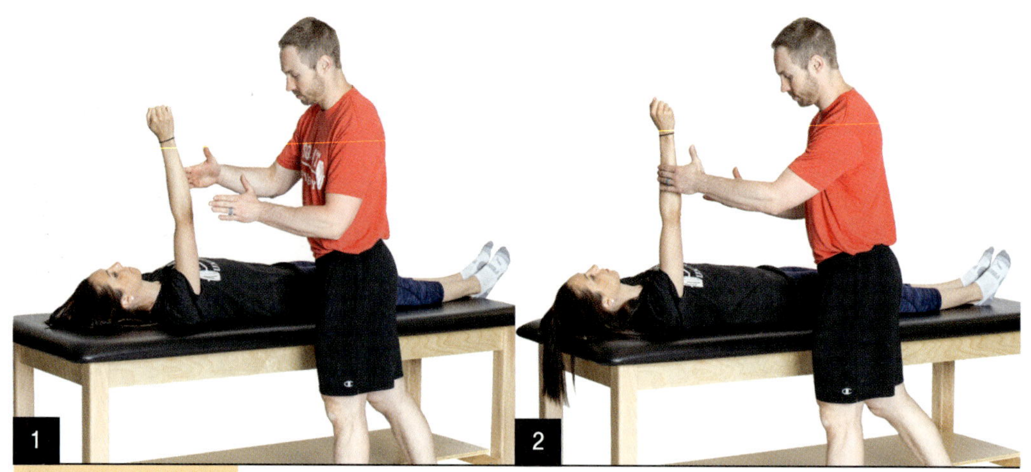

리드미컬한 안정화 운동

리드미컬한 안정화 운동은 팔을 완전히 편 상태로 스위스볼에 손을 얹힌 자세 같은 몇 가지 다른 자세에서 수행이 가능하다.[40] 위치를 옮겨 가며 리드미컬한 안정화 운동을 하면서 가장 불안정한 곳을 찾는다.

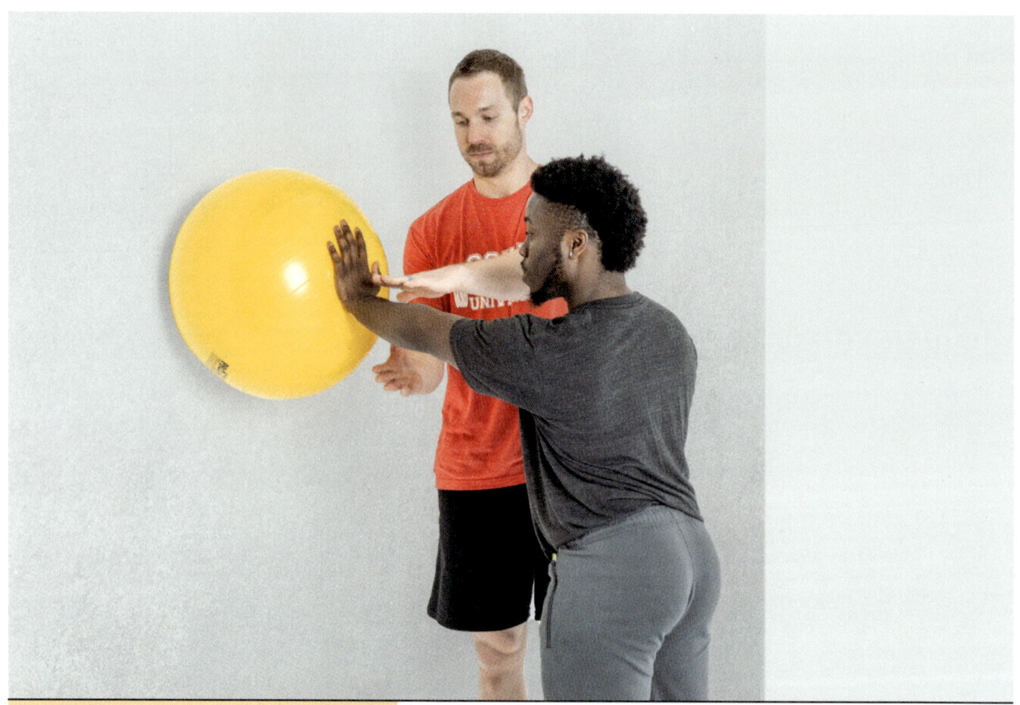

스위스볼을 사용한 리드미컬한 안정화 운동

만일 불안정성이 발견된다면 리드미컬한 안정화 운동을 재활 프로그램에 포함시킬 것을 권한다. 개인적으로 리드미컬한 안정화는 기본적인 재활 운동법(밴드 운동, 덤벨, 케이블 머신, 등)만으로 개선이 안 되는 환자들에게 아주 유용한 도구라고 생각한다.

바텀업 케틀벨 프레스

바텀업 케틀벨 프레스는 내가 가장 선호하는 어깨 안정화 운동 중 하나이다. 왜냐하면 이 안정화 운동은 스트렝스 선수로서 해야 하는 많은 움직임들을 포함하고 있다.

시작 자세를 하프 닐링으로 하고 손목은 수직을(주먹이 위로 향하게끔), 팔꿈치는 90도를 구부린 채 케틀벨의 바닥이 위를 향하게 든다. 머리 위로 프레스를 한 채로 5초간 정지한 뒤 천천히 되돌아온다. 프레스의 움직임은 견갑의 면과 나란한 상태에서 이루어져야 한다. 무슨 말이냐면 팔꿈치의 위치가 앞쪽이나 완전히 옆으로 향하는 것이 아닌 30도 정도만 옆으로 향해 있어야 한다는 뜻이다.

케틀벨을 뒤집은 모양으로 들게 되면 덤벨에 비해 중량이 무게중심점인 손에서 멀어지게 된다. 만일 어깨가 이 불안정한 케틀벨을 들고 있기에 필요한 안정성이 없다면 케틀벨은 떨어지고 말 것이다.

권장 세트/반복: 10회 2~3세트

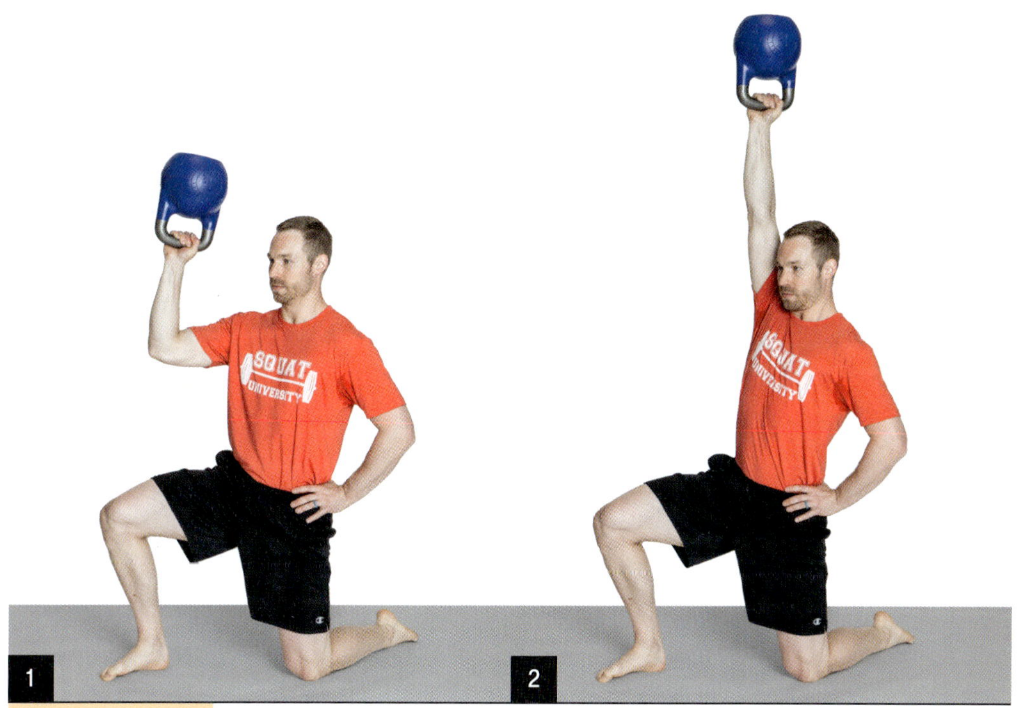

바텀업 케틀벨 프레스

다음 페이지에서 볼 수 있듯이 밴드를 손목에 고정시켜 몸통 쪽으로 당겨 이 운동법을 좀 더 어렵게 만들 수 있다. 밴드의 반대편 끝을 기구에 묶거나 보조자의 도움으로 밴드를 고정한다. 이 변형법은 어깨의 측면과 후면 근육들이 밸런스를 유지하고 케틀벨과 협응을 만들어내기 더 어렵게 만든다.

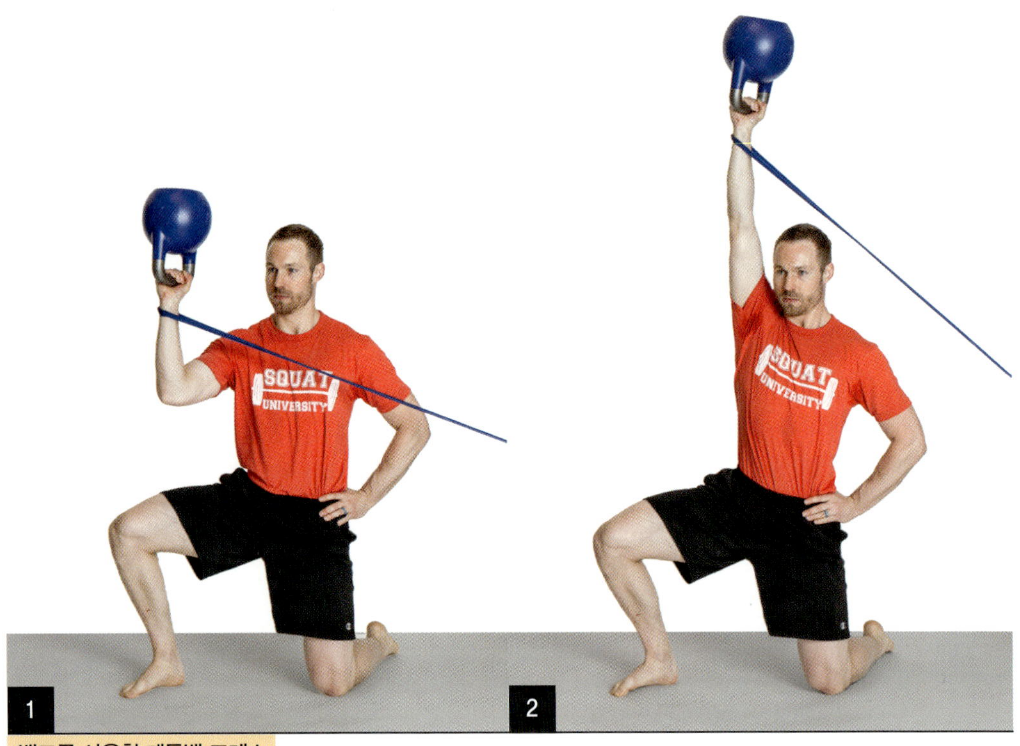

밴드를 사용한 케틀벨 프레스

케틀벨 터키쉬 겟업

겟업은 단순한 케틀벨 운동에서 한 차원 더 나아가 신체를(어깨도 마찬가지) 다양한 자세로 움직이게 하는 움직임이다. 매 동작 전환이 일어나는 동안 팔을 안정화시키는 모든 근육들이 중량이 앞뒤로 떨어지지 않게 하기 위해 작동해야 한다.

시작 자세는 누워서 왼다리를 길게 뻗고 오른쪽 무릎을 구부린다. 케틀벨을 오른손으로 들고 팔을 천장 쪽으로 완전히 편다. 왼쪽으로 몸을 비틀며 왼쪽 팔꿈치로 딛고 몸을 일으킨다. 이 움직임이 일어나는 동안 왼발이 최대한 지면에서 떨어지지 않도록 노력한다.

다음으로 엉덩이를 지면에서 들어올리며 둔근을 활성화시킨다. 동작의 전환이 일어날 때 일시적으로 멈춘다. 견갑골의 위치를 잘 느껴 본다. 그리고 몸이 앞쪽으로 무너지지 않도록 한다. 중량을 들고 있는 손위에 물컵을 올려 놓고 밸런스를 유지한다고 생각하면 도움이 될 것이다. 팔이 앞쪽으로 쏠린다면 물컵에 담긴 물이 넘칠 것이다.

왼발을 몸통 밑으로 가져와서 체중을 왼쪽 무릎으로 이동한다. 몇 초간 정지 후 케틀벨을 머리 위로 잘 유지하며 안정된 하프 닐링 자세로 전환한다. 어깨 후면 근육이 열심히 일하고 있는 것을 느껴 보라. 마지막으로 완전히 일어선다. 팔을 머리 위에서 잘 잠그고 있어야 한다. 움직임의 역순으로 누운 자세까지 되돌아간다.

이 운동법을 향상시키려면 더 무거운 케틀벨이나 바벨을 이용하여 동작의 전환 구간에서 더 긴 시간을 정지하거나 바텀업처럼 위아래를 뒤집어서 수행한다.

런지 자세를 취한 이후 부터는 케틀벨이 아닌 정면을 바라보는 것을 명심하라(어떤 코치들은 그렇게 가르치는 경우도 있다). 모든 교정 운동들의 목표는 바벨 리프팅으로의 전이를 끌어내기 위함이다. 왜냐하면 그 어떤 운동도 바벨을 바라보며 하지 않는다. 교정 운동은 이를 반영해야 한다. 그리고 머리 위에 있는 중량을 눈으로 바라보지 않고 관절의 위치를 감지할 수 있는 능력을 훈련해야 한다.

권장 세트/반복: 10회 2~3회

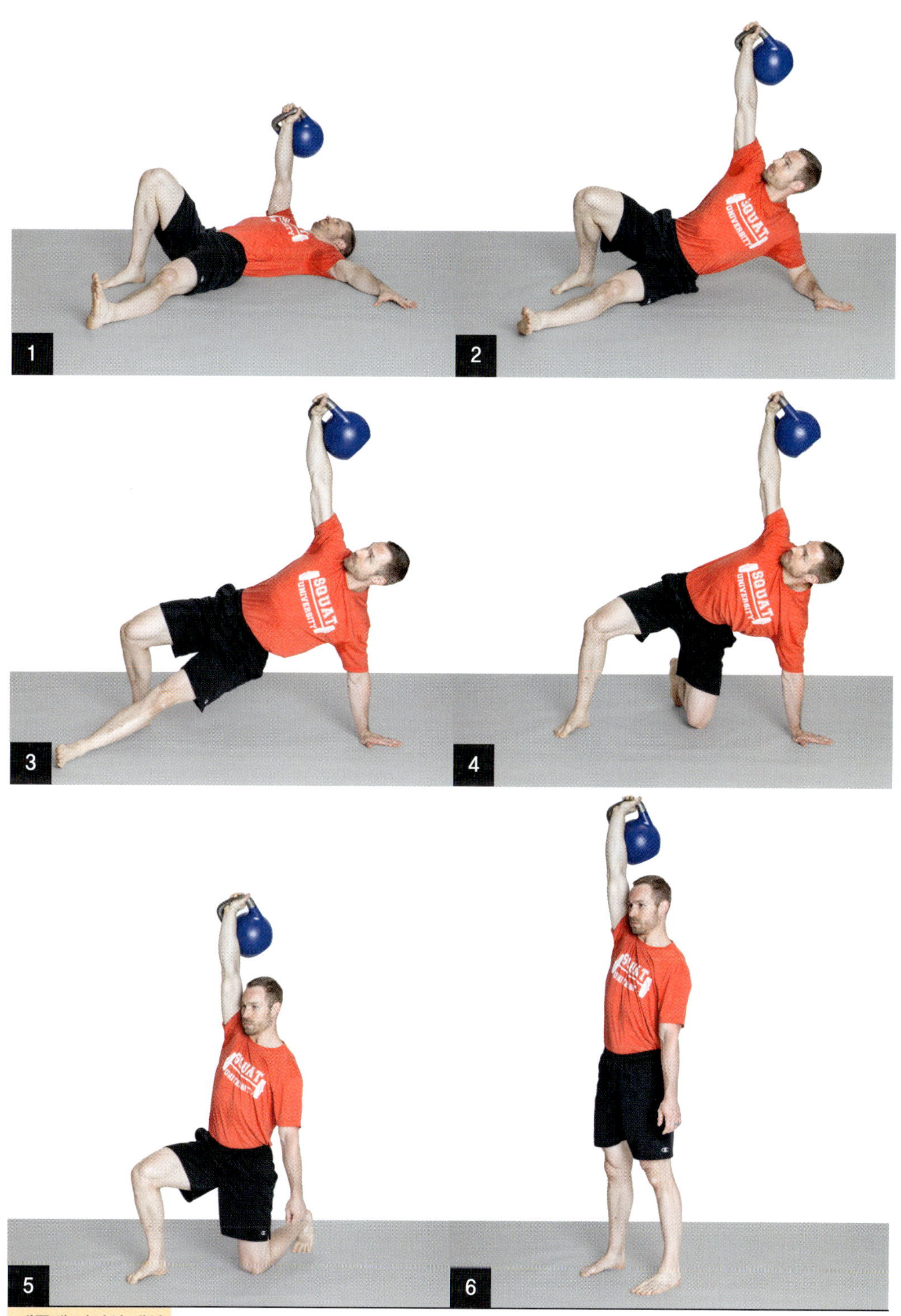

케틀벨 터키쉬 겟업

만일 겟업의 난이도가 너무 어려운 사람한테는 움직임의 정도를 윈드밀 동작으로 낮춰서 해도 된다. 하프 닐링 자세에서 팔은 머리 위로 편 채로 중량을 들고 있는다. 거꾸로 든 케틀벨은 아주 좋은 선택이다. 중량을 들지 않은 손이 천천히 지면에 닿을 때까지 옆으로 몸을 구부린다. 팔은 편 채로 잠그고 중량은 천장을 가리킨 채로 유지되어야 한다.

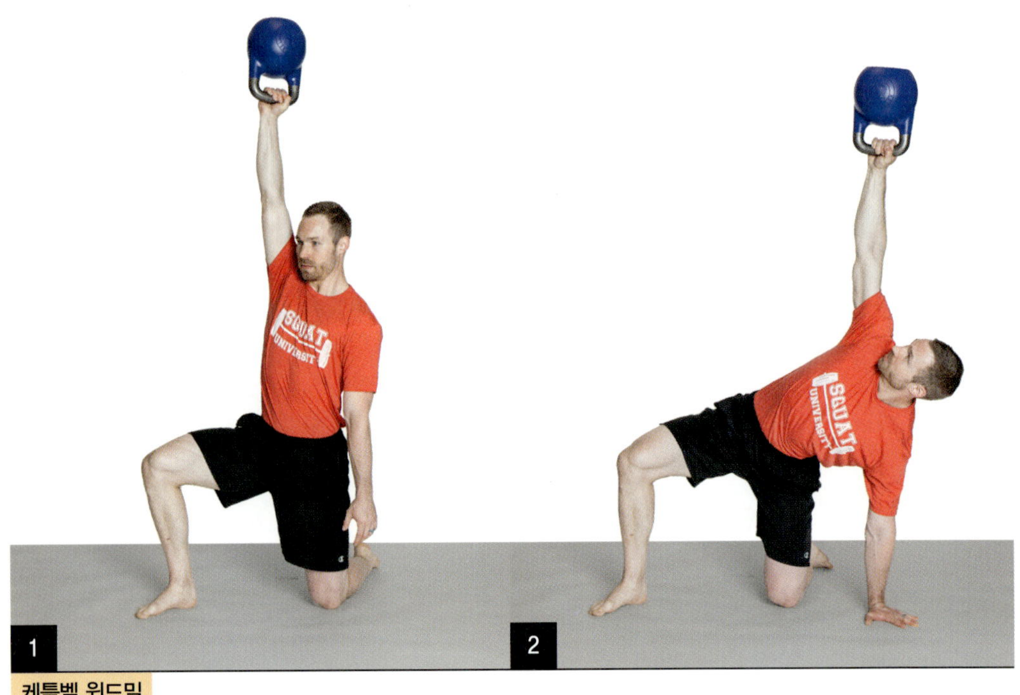

케틀벨 윈드밀

이 자세를 몇 초간 유지하면서 머리 위에 있는 중량을 안정시키기 위해 어깨 후면에 자극이 많이 오는 것을 느껴라. 마지막에는 시작 자세로 되돌아간다. 견갑골이 안정적인 위치로 전환되며 지나치게 으쓱하지 않도록 유의한다.

'풀 캔'

통상적으로 회전근개의 극상근을 타깃으로 한 운동법에는 두 가지가 있다. 두 방법 다 팔을 완전히 펴서 견갑과 면을 이루도록 들어올린다(몸통의 앞쪽에서 약 30도 정도). 손의 위치가 다른 것이 차이점이라 할 수 있겠다.

'엠프티 캔empty can'은 마치 캔 음료를 붓듯이 엄지손가락이 바닥 쪽을 가리킨다. '풀 캔Full can'은 반대로 엄지손가락이 천장 쪽을 가리킨다.

엠프티 캔은 어깨 충돌 증후군의 예방을 위해 전문 의료인들에 의해 자주 사용되기도 하지만, 1980년대 초부터 이미 권장되어 왔다.[41] 엠프티 캔 운동법은 풀 캔 운동법만큼 극상근을 활성화시키기도 하지만, 삼각근의 개입 또한 아주 크게 작용한다. 하지만 이는 2가지 문제점이 있다.

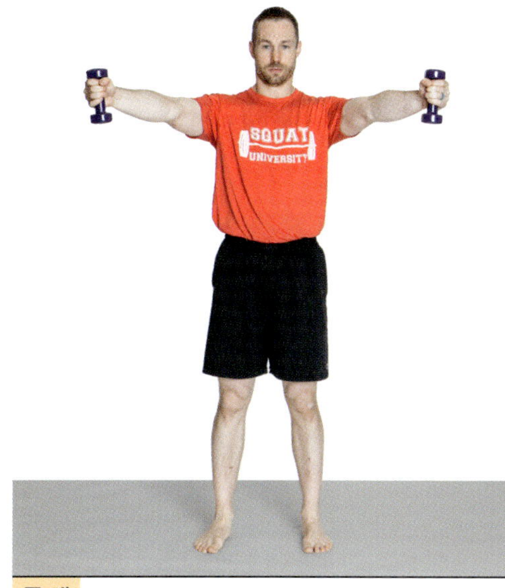

풀 캔

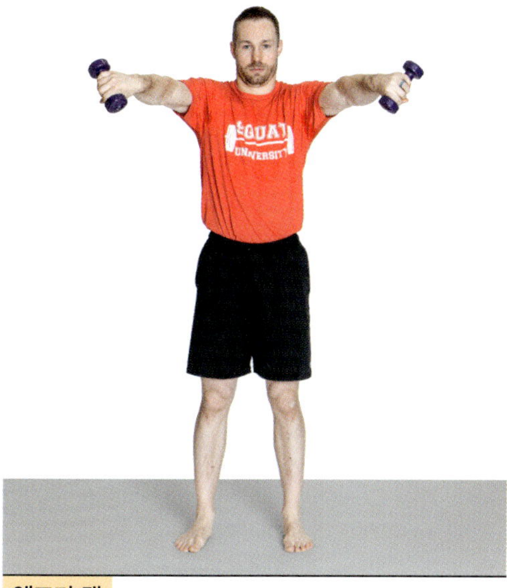

엠프티 캔

- 약한 회전근개를 강화하기 위해 삼각근이 과하게 사용되는 운동들은 관절 구조에 적합하지 않은 움직임일 수도 있다. 예를 들어 엠프티 캔은 풀 캔보다 관절 충돌 증후군이 일어날 확률을 높일 수 있는 기전인 상완골을 상방으로 당기는 현상을 일으킨다.[42] 이러한 이유에서 앰프티 캔 움직임은 어깨 부상이 있는 선수에게서 자주 통증을 동반한다.
- 풀 캔에 비해 내회전이 일어나는 앰프티 캔 운동법에서 움직임이 일어날 때 견갑의 움직임이 일어나는 것을 쉽게 볼 수 있다.[43] 견갑골이 바깥 방향으로 움직일 때(전인과 전방경사 움직임) 어깨 관절의 깊숙한 곳에서 상완골이 움직일 수 있는 공간이 닫히게 된다. 이는 어깨 관절 충돌 증후군이 일어날 확률을 높인다.

대조적으로 엄지를 천장 쪽으로 향하게 한 풀 캔 운동을 하며 견갑골을 뒤로 모으면(후인) 관절 속 공간을 증가시키며 회전근개를 강화할 수 있도록 역학적으로 효율적인 위치에 놓이게 된다.

풀 캔 운동을 수행하기 위해서는 팔을 쭉 편 채로 어깨 높이로 들고 견갑골과 평평하게 위치한다. 이 자세를 3~5초간 유지한 뒤 내린다.

권장 세트/반복: 15~20회씩 2세트

스트렝스가 강화됨에 따라 저항값을 올리되 볼륨은 10회씩 3 또는 4세트로 떨어뜨린다.

이 운동법을 다음 페이지에서 소개할 2가지 방법으로 진행할 수 있다. 첫째로 중량이나 저항밴드를 손목에 더하는 것이다. 두 번째는 정적인 정지 상태를 유지하는 것이다. 한쪽 팔을 견갑골과 평행하게 들고 유지하고 있는 동안 다른 쪽 팔은 올렸다 내렸다 한다. 예를 들어 왼팔이 20회의 풀 캔 운동법을 하는 동안 오른쪽 팔은 어깨 높이로 들고 있는다. 그러고 난 뒤 반대로 오른팔이 수행하는 동안 왼팔은 고정시켜 놓는다.

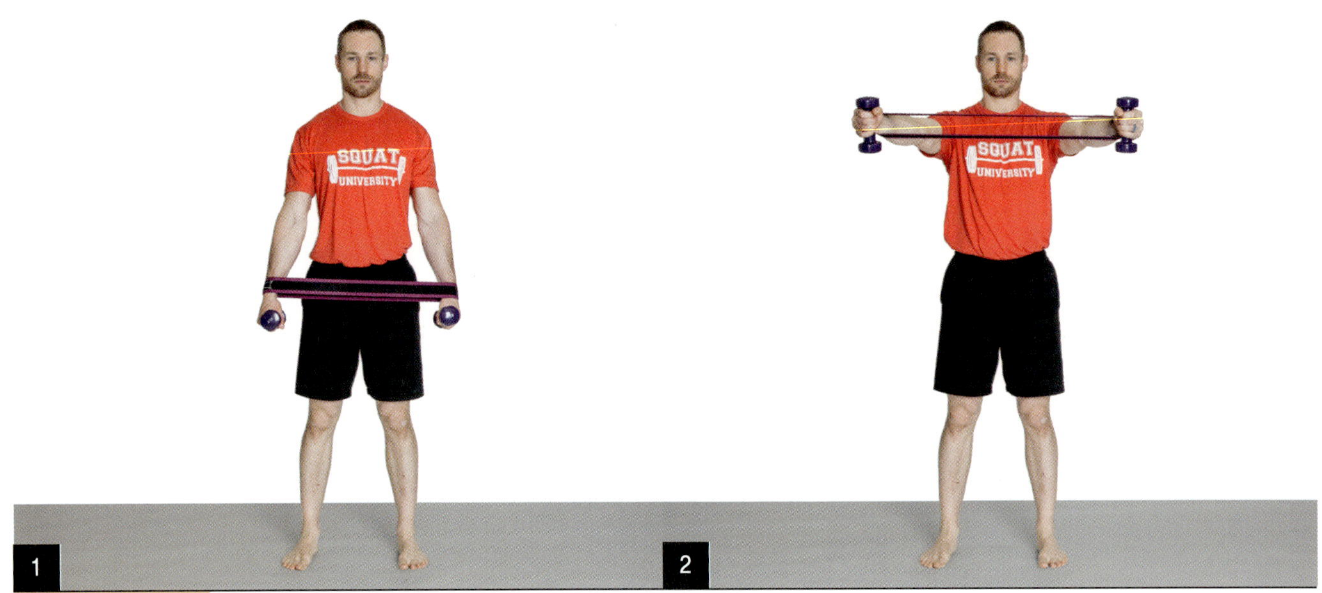

밴드를 사용한 풀 캔

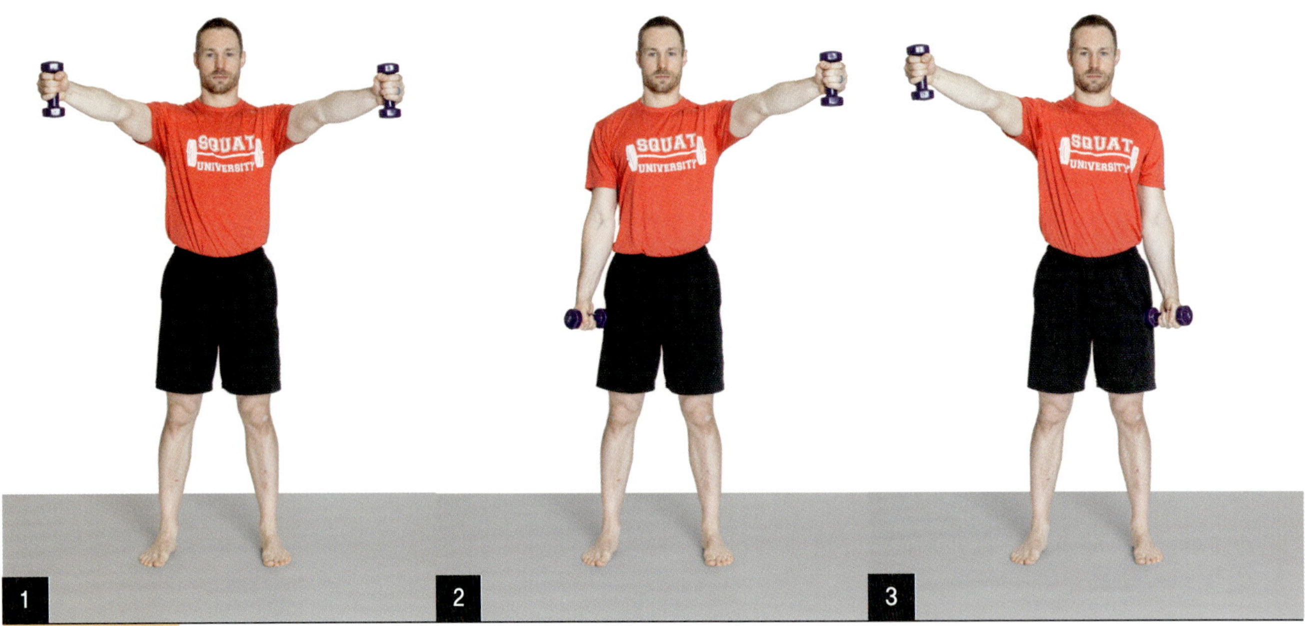

풀 캔 스태틱 홀드

무거워도 괜찮다

"회전근개 교정 운동을 할 때 무거운 무게를 들지 마라. 그렇지 않으면 큰 육인인 삼각근이 작동하여 방해할 것이다"라는 말을 들어 본 적이 있는지 모르겠다. 공교롭게도 이는 재활에서 잘못 알려진 사실이다.

이러한 생각은 좋은 의도에서 시작되었다. 꽤 많은 선수들이 약한 회전근개의 기능을 보상하며 퍼포먼스에 필요한 동작들을 만들어내기 위해 삼각근이나 승모근 같은 강하고 파워풀한 근육들에 의존한다. 이러한 상황에서 더 무거운 중량을 선수에게 수행하게 할 경우 선수는 더 많은 보상을 만들어내게 된다.

최근 일반적인 재활 운동 중 작은 회전근개와 큰 삼각근의 활성도를 실험한 연구에서 중량을 증가시킴에 따라 두 근육의 활성화가 모두 똑같이 증가했다고 한다.[44] 이것이 의미하는 바는 단지 더 무거운 중량을 사용하는 것만으로 삼각근, 흉근 혹은 광배근 같은 큰 근육들이 회전근개 같은 작은 근육들의 기능을 대신하게 되는 것은 아니라는 이야기이다. 만일 아주 힘이 센 선수가 풀 캔 운동에서 좋은 기술을 사용하여 10~15파운드의 무게로 수행하는 것은 이상할 일도 아니라는 것이다! 교정 운동을 위한 중량의 무게는 운동을 수행할 수 있는 좋은 기술과 개개인의 재활과 퍼포먼스의 목적과 목표에 따라 달리해야 한다.

올림픽 역도 선수든 그저 피트니스 센터를 습관적으로 가는 사람이든 어깨 통증이 있는 사람이라면 누구나 이 운동의 도움을 받을 수 있다. 설사 통증이 없다 할지라도 이 방법은 운동 전 웜업으로도 아주 좋다. 티끌만큼의 예방은 큰 치료제가 될 수 있다.

오버헤드 협응의 향상

바벨이 머리 위로 움직일 때 견갑골과 팔 사이의 좋은 협응력이 발휘되는 것은 안정성의 유지와 잠재적인 어깨 충돌을 예방하는 데 결정적인 역할을 한다. 만약 팔이 머리 위로 올라갈 때 견갑골이 상방 회전이 제대로 일어나지 않는다면 상완골이 소켓에서 과하게 이탈하며 어깨 충돌 증후군이 일어난다. 반면 잠재적인 가동성 제한들을 평가하고 그 요소들을 해소했는데도 불구하고 문제점이 해소되지 않는다면, 전거근이 약하거나 제대로 기능하지 않기 때문일 수도 있다.

전거근은 견갑골을 상방으로 회전 그리고 전인시킨다(몸의 중심에서 멀어지는 움직임). 뿐만 아니라 견갑골을 흉곽에 고정시키기도 하고 바깥으로 튀어나가지 않게 잡아 준다.[45] 이 근육이 약해지거나 기능 불능이 되면, 의도치 않은 어깨 관절의 움직임을 일어나게 할 수도 있고(과도한 상완골의 상승 및 전방 전위), 좋지 못한 구조를 만들어 결과적으로 어깨 충돌 같은 부상을 발생시키게 된다.

일반적으로 재활 치료사들은 프레스 업이나(또는 펀치) 푸시업 플러스 같은 운동들을 전거근을 강화시키는 데 사용한다.[46] 나는 전거근의 스트렝스와 협응력을 강화하는 데 이러한 운동법들이 문제가 있다고 생각하지 않지만 몇 가지 좋지 않은 점을 발견했다.

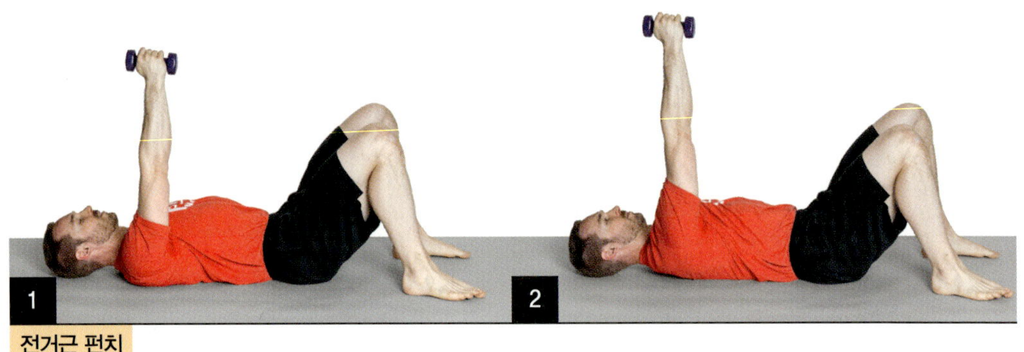

전거근 펀치

푸시업 플러스

첫째, 두 가지 운동법 모두 몸에서 밀어내는 동작이다. 이 운동은 전거근을 강화하기도 하지만 밀어내는 동작은 흉근이 과도하게 활성화되어 있는 경우 문제가 된다.[47]

두 번째, 이 운동은 전거근을 고정된(팔을 든 상태에서 90도) 위치에서 활성화시킨다.[48] 하지만 대부분의 어깨 문제를 가진 선수들은 이 범위를 넘어가는 상황에서 문제가 생긴다.

따라서 이 근육을 이 높이에서 강화하는 것은 팔을 머리 위로 들어올려야 하는 올림픽 선수에게 작은 도움을 줄 뿐이다.

과활성화된 흉근을 더 강화시키지 않으며 가동범위의 전 구간에 걸쳐 전거근을 활성화시키고 스트렝스 그리고 지구력을 강화시키는 운동은 다음과 같다.

스카퓰러 레이즈

견갑골면과 나란히 하며 팔을 올리는 움직임(몸통 앞에서 약 30도 정도)은 전거근 재활의 초기 단계에서 아주 좋은 운동일 뿐만 아니라 하부 승모근의 기능부전에도 도움을 준다.[49] 바닥에 바로 누워 무릎을 세운다. 손을 허벅지 위에 올려 놓고 엄지손가락을 머리 쪽으로 세워 올린다. 견갑골을 지면 쪽으로 눌러 하강하고 살짝 뒤로 향하게 한다. 이 운동을 하기 위한 셋업을 만들기 위해 "견갑골들을 뒷주머니에 집어넣어"라는 큐잉에 어떤 사람들은 잘 반응한다.

팔꿈치를 곧게 펴고 팔의 외전을 30도로 유지한 채 천천히 팔이 머리 위로 갈 수 있는 만큼 들어올린다. 팔을 들어올릴 때 견갑골을 지면에 잘 고정시켜 놓는다. 코어를 적당히 고정시키고 움직이는 동안 허리에서 어떠한 움직임도 일어나서는 안 된다. 대체로, 이 운동이 꼭 필요한 사람들은 팔을 머리 위로 들어올리기 위한 속임수로 허리에서 아치를 만드는 경향을 볼 수 있다. 이런 부분을 잘 지키면서 허리에서 보상의 움직임 없이 올릴 수 있을 만큼 팔을 움직인다!

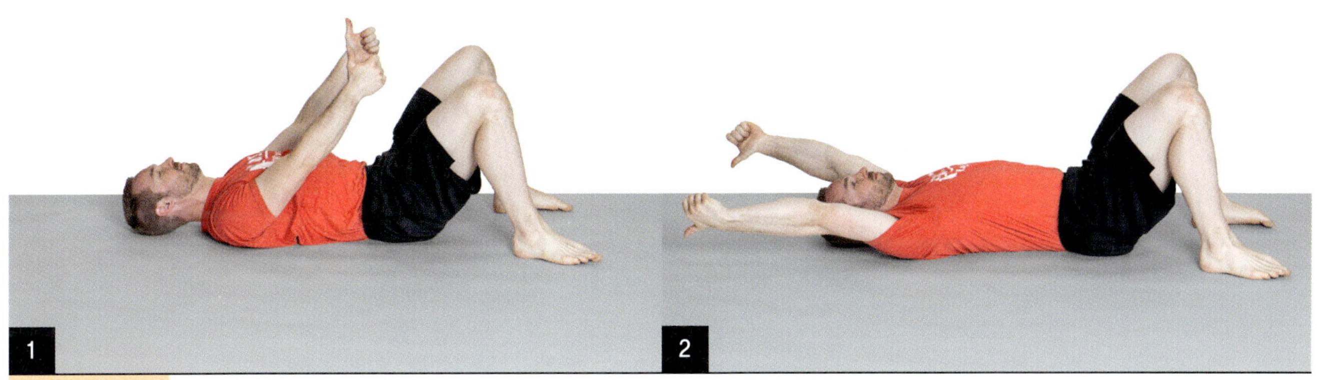

스카퓰러 레이즈

팔을 들어올릴 때 양쪽 견갑골이 같은 힘으로 지면을 압박하는지 느껴라. 이 큐를 통해서 양쪽 견갑골의 위치에 대한 인지를 높일 수 있고 어느 한쪽이 더 바깥으로 나오는지 혹은 서로 비대칭적으로 움직이는지 느낄 수 있다.

이 자세(견갑골로 지면을 압박하는 것)를 유지하기 위해서는 전거근이 지속적으로 관여하며 팔을 머리 위로 효율적으로 움직이게 해야 한다. 만일 견갑골이 제대로 움직이지 않으면, 어깨 관절에서 충돌이 일어나 어깨 뒤쪽이나 앞쪽에서 찌릿한 통증을 느낄 것이다.

효율적인 견갑골의 움직임을 확실하게 만들기 위해 팔을 먼저 어깨 높이 정도로 올린다. 이 지점까지의 가동범위 안에서는 대체적으로 견갑골은 움직임이 일어나지 않는다.[50] 연구 결과에 따르면 대부분의 전거근은 팔이 턱에서 귀 사이(약 120~150도 사이)에서 움직일 때 활성화를 보였다고 한다.[51]

이 운동을 수행할 때 첫 번째 목표는 엄지손가락이 머리 위를 지나 지면에 닿는 것이다. 동작이 점차 쉬워지게 되면 엄지손가락을 손바닥 안으로 말아 넣고 수행하며 주먹이 지면에 닿을 수 있도록 한다. 그리고 궁극적인 목표는 허리에서 아치나 흉곽이 들리는 보상 움직임이 일어나지 않으면서 손을 편 채로(손바닥이 천장을 향한다) 팔 전체가 지면에 닿을 수 있도록 하는 것이다.

권장 세트/반복: 15~20회씩 2~3세트

수파인 플로어 엔젤

플로어 스카퓰러 레이즈를 손바닥이 위로 향하게 하고 팔이 지면에 닿을 정도로 잘 할 수 있게 되면, 플로어 엔젤을 수행할 수 있다.

지면에 바로 누운 자세로 팔을 양옆으로 90도 'L' 자세로 만든다. 손등과 팔 전체가 지면에 닿아야 한다(만일 이 자세를 만들 수 없다면 플로어 엔젤을 수행하기 전에 흉추 가동성/광배근의 유연성과 전거근 활성화를 중점적으로 선행하도록 한다).

다음으로 팔이 지면에서 떨어지지 않게 하며 머리 위로 밀어 올린다(마치 오버헤드 프레스를 수행하는 것처럼). 팔로 지면을 누르는 힘을 유지하게 되면 흉근과 같은 어깨 앞쪽 근육들을 비활성화시킬 수 있다. 팔을 완전히 머리 위로 올리기 위해서는 견갑골 상방 회전이 일어나며 후방으로 튀어나오게 된다.

권장 세트/반복: 10회씩 2~3세트

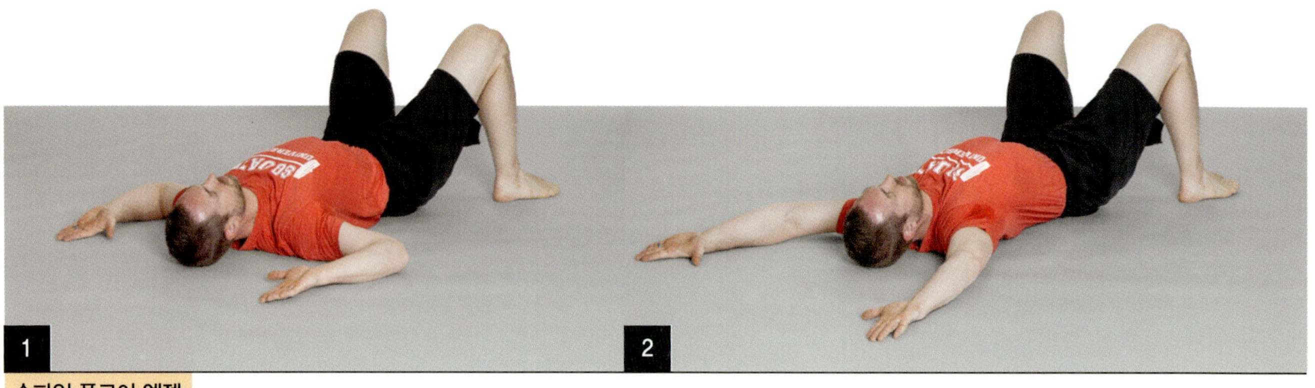

1

2

수파인 플로어 엔젤

움직임이 일어나는 동안 어깨가 지면에 잘 고정되어 있도록 한다. 견갑골의 상방 회전이 결여될 경우 팔을 머리 위로 멀리 보내기 위해 어깨가 으쓱하는(과도한 상부 승모근의 개입이 일어남) 보상 움직임이 흔하게 일어난다. 이런 현상을 피하기 위해 팔을 머리 위로 올릴 때 견갑골이 몸의 중심에서 바깥으로(위로 하는 것보다) 멀어진다고 생각해 보면 될 것이다.

바로 누운 자세에서 이 운동법을 수행함으로써 서서 벽에 기대는 것처럼 다른 자세에서는 인지할 수 없었던 기술과 보상 패턴들이 나타날 수 있도록 한다. 조금 전 운동법을 예로 들면 팔을 머리 위로 올리는 동작에서 허리에서 아치를 만드는 경우가 흔한데, 이를 막아야 한다! 플로어 엔젤을 잘 수행할 수 있게 되면 앉아서 벽에 기대는 자세 같은 것과 같이 다른 자세에서 해 볼 수 있다.

앉은 자세에서는 머리, 등 상부 그리고 골반이 벽에 닿도록 한다. 요추는 약간의 아치가 있는 중립을 유지하여 벽면에 완전히 밀착시키지 않도록 한다. 이 자세에서 엔젤 움직임을 수행할 때 허리에서 아치가 일어나거나 갈비뼈가 들리지 않도록 한다. 광배근이 뻣뻣한 사람은 제한적인 유연성으로 인하여 팔을 머리 위로 올릴 때 보상 움직임(예: 허리 아치)이 일어날 수 있기 때문에 유연성 운동을 선행 후 이 운동을 하도록 한다.

권장 세트/반복: 10회 2~3세트

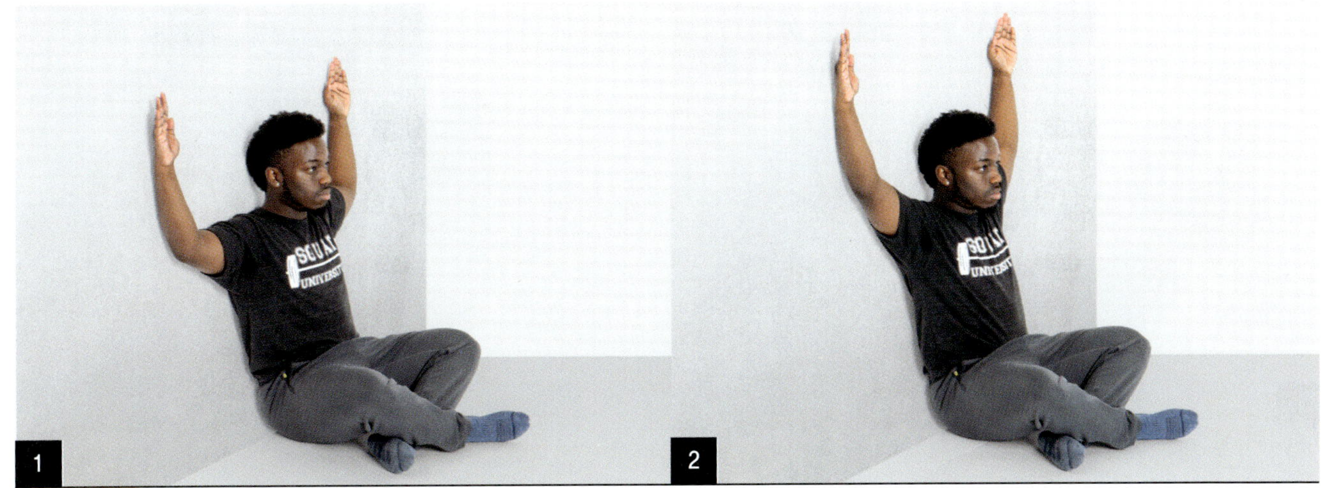

시티드 앤젤

월 슬라이드

월 슬라이드는 전거근을 활성화시키는 데 가장 좋은 운동법으로 알려져 왔다.[52] 이 운동이 펀치나 푸시업 플러스 같은 운동법보다 훨씬 나은 이유는 전거근을 강화시킬 뿐만 아니라 팔이 어깨 높이보다 올라간 상태에서 견갑골의 협응 능력을 함께 기를 수 있도록 도와준다. 대부분의 선수들은 오버헤드 동작에서 통증을 호소하는 반면에 팔이 어깨 높이보다 낮은 위치에서는 통증의 정도가 낮았다(혹은 없었다).

이 운동을 수행하기 위해서는, 팔을 어깨 높이로 들고 팔꿈치를 90도로 만들어 팔의 전완 부분을 벽에 밀착시킨다. 팔은 어깨와 수평으로 하고 전완은 서로 평행하도록 한다. 견갑골을 원하는 대로 올바르게 움직일 수 있도록 하기 위해 스트렝스 코치인 에릭 크레시는 "뻗어. 등을 구부려. 그리고 견갑골을 돌려"라는 큐를 사용한다.

전완(아래팔)을 벽에 대고 미끄러뜨리며 밀어 올린다. 팔을 밀어 올릴 때 견갑골을 몸통 바깥쪽으로 뻗는다. 이 견갑골의 전인 동작(견갑골을 몸의 중앙에서 멀어지게 움직이는 동작)은 상체를 벽면에서 밀어내며 약간 멀어지게 한다. 전거근의 재활이 필요한 많은 선수들이 평평한 등을 가지고 있기 때문에 "등을 구부려"라는 큐잉이 견갑골이 몸통을 타고 움직이게 하는 데 도움이 될 것이다.

마지막으로 "견갑골을 겨드랑이 아래로 돌려"(상방 회전의 움직임)라고 생각해 보자. 보조자가 있다면 견갑골 중간 부위를 손으로 밀어 주며 보조할 수 있다.

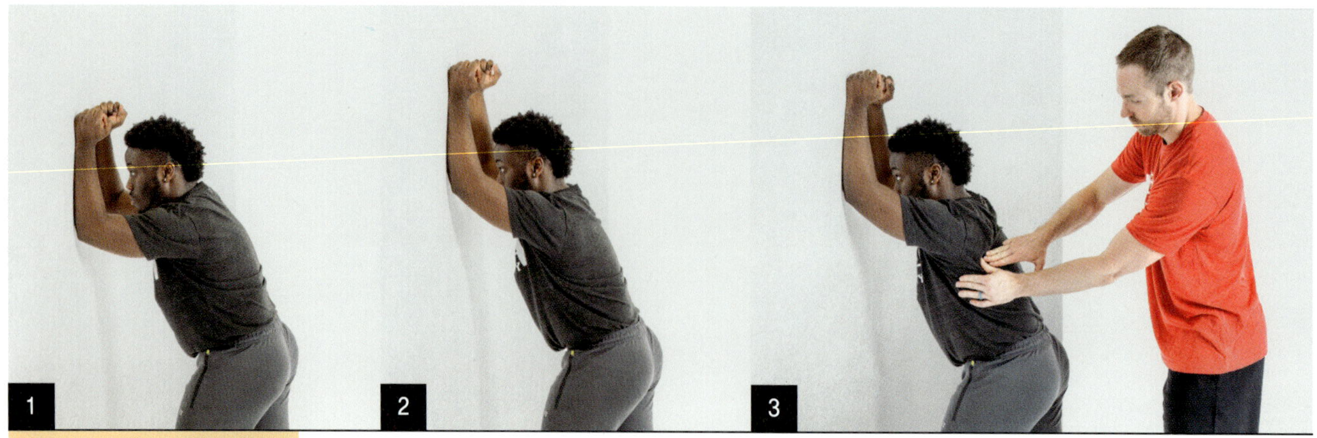

파트너가 도와주는 월 슬라이드

이 드릴을 효율적으로 하기 위해 애써 팔을 완전히 펼 필요는 없다. 상부 승모근과 어깨 앞쪽에서 통증을 느낀다면 팔을 너무 높이 올렸다고 생각하라. 제대로 된 동작을 수행하고 있다면 겨드랑이의 바깥쪽 부근에서 점점 힘들어질 것이다.

팔을 밀어 올릴 때 허리에서 과한 아치가 나오는 경우가 자주 발생하기 때문에 코어를 적당히 고정해야 한다. 발을 교차시켜 놓고(한쪽 발을 앞에 다른 쪽을 뒤에) 체중을 뒷발에서 앞발로 이동하면 등을 평평하게 중립 자세로 유지하며 체중 이동을 올바르게 할 수 있을 것이다.

팔을 위로 밀어 올릴 때 약간의 상부 승모근이 개입되는 것은 정상적이다. 견갑골을 상방 회전시키기 위해 상부 승모근이 전거근과 함께 작동되는 것은 당연하고 바람직한 움직임이다. 하지만 너무 과장된 상부 승모근의 사용은 견갑골 상방 움직임(어깨를 으쓱 하는 동작)을 과도하게 일으키며, 어깨 부상을 가지고 있을 때는 오히려 어깨가 다시 충돌되는 현상이 일어날 수 있기 때문에 추천하지 않는다. 이러한 상부 승모근의 보상은 흔하기도 하지만 특히 역도나 크로스핏 선수들이 역도 동작을 수행할 때 자주 일어난다.

기존의 벽 슬라이드 운동법은 두 가지 단점이 있다. 첫째, 팔꿈치를 벽에서 떨어뜨리지 않는 범위에서 머리 바로 위 정도의 범위까지만 팔을 움직일 수 있다는 점이다. 이러한 움직임 제한은 스내치, 프레스 혹은 저크 같은 팔을 드는 동작이 잦은 바벨을 다루는 대부분의 선수들에게 필수적으로 필요한 어깨 굴곡 가동범위의 끝 지점에서 전거근 스트렝스의 발달을 제한시킨다. 두 번째, 벽면의 마찰에 저항하며 능동적으로 팔을 제자리로 당겨 내릴 때 흉근, 특히 소흉근이 과하게 사용될 수 있다는 것이다.

이러한 요소들을 피하기 위해 조금 변형된 방법으로 이 운동법을 수행해 볼 수 있다. 시작 자세는 똑같이 하면서 팔을 폼롤러를 벽과 팔 사이에 두고 폼롤러를 눈높이쯤 위치시켜 다음 동작을 위한 공간을 남겨 둔다. 마찬가지로 앞으로 기대며 팔을 밀어 올릴 때 코어를 단단하게 한다. 폼롤러로 인하여 팔을 당겨 내리기가 훨씬 수월하며 이미 과하게 작동하는 소흉근을 더 강화시키는 걱정을 할 필요도 없다.

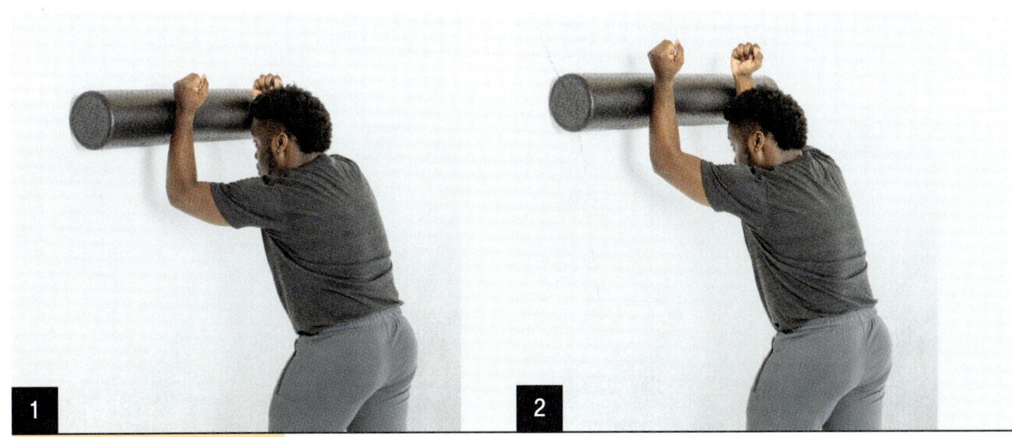

폼롤러를 사용한 월 슬라이드

약해진 전거근으로 인하여 과하게 작동하는 또 다른 근육이 바로 견갑골의 앞쪽에 놓인 회전근개인 견갑하근이다. 이 벽 슬라이드 운동을 하는 동안 이 근육의 개입을 제한하거나 '전원을 끄는' 방법으로 짧은 루프 저항밴드에 팔을 넣어 이용할 수 있다. 팔을 밀어 올릴 때 외회전 토크를 만들어 전거근이 올바르게 작동할 수 있도록 유도한다. 너무 저항이 강한 밴드일 필요는 없고 약한 밴드로도 충분하다.

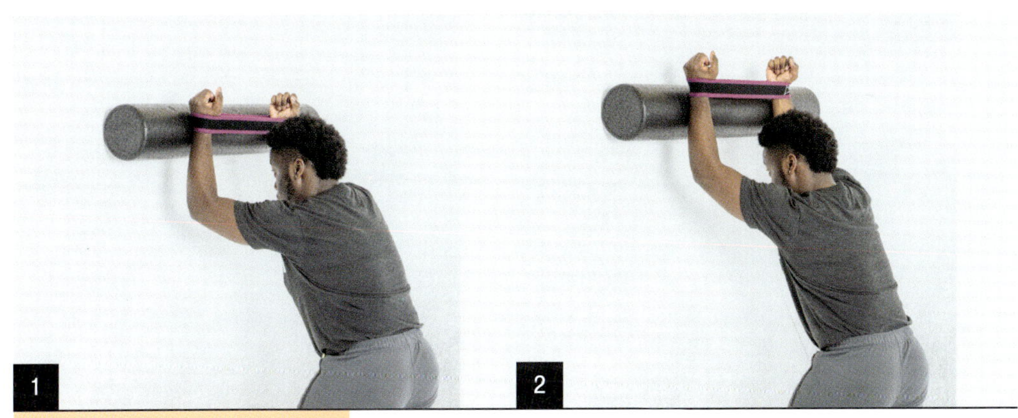

폼롤러와 밴드를 사용한 월 슬라이드

이 운동법을 단계적으로 수행하기 위해 발의 위치를 벽에서 점점 멀리 한다. 벽으로 더 많이 기댈수록 앞서 언급된 규칙들을 유지하기가 더 힘들어질 것이다. 다시 한 번 강조하지만 발의 위치를 앞뒤로 체중을 이용해 팔을 당겨 내릴 때 소흉근의 개입이 생기지 않도록 한다.

권장 세트/반복: 20회씩 2~3세트

오버헤드 코디네이션에 대한 생각

얼핏 보면 여기에 소개된 운동법들이 그다지 어려워 보이지는 않을 것이다. 실제로 이 운동들을 대충하게 한다면 굉장히 쉽게 느껴질 것이다! 하지만 세세한 부분에 신경 써서 잘 집중하여 수행한다면 충분히 힘든 운동들이며 도움이 될 것이다.

Notes

1. G. Calhoon and A. C. Fry, "Injury rates and profiles of elite competitive weightlifters," *Journal of Athletic Training* 34, no. 3 (1999): 232–8.
2. G. C. Terry and T. M. Chopp, "Functional anatomy of the shoulder," *Journal of Athletic Training* 35, no. 3 (2000): 248–55; K. E. Wilk, C. A. Arrigo, and J. R. Andrews, "Current concepts: the stabilizing structures of the glenohumeral joint," *Journal of Orthopaedic & Sports Physical Therapy* 25, no. 6 (1997): 364–78.
3. Wilk, Arrigo, and Andrews, "Current concepts: the stabilizing structures of the glenohumeral joint" (see note 2 above).
4. Wilk, Arrigo, and Andrews, "Current concepts: the stabilizing structures of the glenohumeral joint" (see note 2 above).
5. Terry and Chopp, "Functional anatomy of the shoulder" (see note 2 above).
6. M. Kebaetse, P. McClure, and N. A. Pratt, "Thoracic position effect on shoulder range of motion, strength, and three-dimensional scapular kinematics," *Archives of Physical Medicine and Rehabilitation* 80, no. 8 (1999): 945–50.
7. Wilk, Arrigo, and Andrews, "Current concepts: the stabilizing structures of the glenohumeral joint" (see note 2 above).
8. A. M. Cools, D. Cambier, and E. E. Witvrouw, "Screening the athlete's shoulder for impingement symptoms: a clinical reasoning algorithm for early detection of shoulder pathology," *British Journal of Sports Medicine* 42, no. 8 (2008): 628–35.
9. M. L. Gross, S. L. Brenner, I. Esformes, and J. J. Sonzogni, "Anterior shoulder instability in weight lifters," *American Journal of Sports Medicine* 21, no. 4 (1993): 599–603.
10. M. F. Saccomanno, M. Fodale, L. Capasso, and G. M. Cazzato, "Generalized joint laxity and multidirectional instability of the shoulder," *Joints* 1, no. 4 (2013): 171–9; F. A. Cordasco, "Understanding multidirectional instability of the shoulder," *Journal of Athletic Training* 35, no. 3 (2000): 278–85.
11. Saccomanno, Fodale, Capasso, and Cazzato, "Generalized joint laxity and multidirectional instability of the shoulder" (see note 10 above).
12. K. L. Cameron, M. L. Duffey, T. M. DeBerardino, P. D. Stoneman, C. J. Jones, and B. D. Owens, "Association of generalized joint hypermobility with a history of glenohumeral joint instability," *Journal of Athletic Training* 45, no. 3 (2010): 253–8.
13. Cameron, Duffey, DeBerardino, Stoneman, Jones, and Owens, "Association of generalized joint hypermobility with a history of glenohumeral joint instability" (see note 12 above).
14. Wilk, Arrigo, and Andrews, "Current concepts: the stabilizing structures of the glenohumeral joint" (see note 2 above).
15. S. J. Snyder, R. P. Karzel, W. Del Pizzo, R. D. Ferkel, and M. J. Friedman, "SLAP lesions of the shoulder," *Arthroscopy* 6, no. 4 (1996): 274–9.
16. D. J. Magee, *Orthopedic Physical Assessment*, 5th Edition (St. Louis, MO: Saunders Elsevier, 2008).

17. Magee, *Orthopedic Physical Assessment* (see note 16 above).

18. K. D. Johnson, K. M. Kim, B. K. Yu, S. A. Saliba, and T. L. Grindstaff, "Reliability of thoracic spine rotation range-of-motion measurements in healthy adults," *Journal of Athletic Training* 47, no. 1 (2012): 52–60; K. D. Johnson and T. L. Grindstaff, "Thoracic rotation measurement techniques: clinical commentary," *North American Journal of Sports Physical Therapy* 5, no. 4 (2010): 252–6.

19. R. J. Emery and A. B. Mullaji, "Glenohumeral joint instability in normal adolescents: incidence and significance," *Journal of Bone and Joint Surgery, British Volume* 73-B, no. 3 (1991): 406–8; Magee, *Orthopedic Physical Assessment* (see note 16 above).

20. Emery and Mullaji, "Glenohumeral joint instability in normal adolescents" (see note 19 above).

21. E. Itoi, T. Kido, A. Sano, M. Urayama, and K. Sato, "Which is more useful, the 'full can test' or the 'empty can test,' in detecting the torn supraspinatus tendon?" *American Journal of Sports Medicine* 27, no. 1 (1997): 65–8.

22. K. D. Johnson and T. L. Grindstaff, "Thoracic region self-mobilization: a clinical suggestion," *International Journal of Sports Physical Therapy* 7, no. 2 (2012): 252–6.

23. C. Beardsley and J. Škarabot, "Effects of self-myofascial release: a systematic review," *Journal of Bodywork and Movement Therapies* 19, no. 4 (2015): 747–58; S. W. Cheatham, M. J. Kolber, M. Cain, and M. Lee, "The effects of self-myofascial release using a foam roll or roller massager on joint range of motion, muscle recovery, and performance: a systematic review," *International Journal of Sports Physical Therapy* 10, no. 6 (2015): 827–38.

24. K. O'Sullivan, S. McAuliffe, and N. Deburca, "The effects of eccentric training on lower limb flexibility: a systematic review," *British Journal of Sports Medicine* 46, no. 12 (2012): 838–45.

25. N. N. Mahieu, P. McNair, A. Cools, C. D'Haen, K. Vandermeulen, and E. Witvrouw, "Effect of eccentric training on the plantar flexor muscle-tendon tissue properties," *Medicine & Science in Sports & Exercise* 40, no. 1 (2008): 117–23; R. T. Nelson and W. D. Brandy, "Eccentric training and static stretching improve hamstring flexibility of high school males," *Journal of Athletic Training* 39, no. 3 (2004): 254–8.

26. J. D. Borstad and P. M. Ludewig, "Comparison of three stretches for the pectoralis minor muscle," *Journal of Shoulder and Elbow Surgery* 15, no. 3 (2006): 324–30.

27. C. B. Chant, R. Litchfield, S. Griffin, and L. M. Thain, "Humeral head retroversion in competitive baseball players and its relationship to glenohumeral rotation range of motion," *Journal of Orthopaedic & Sports Physical Therapy* 37, no. 9 (2007): 514–20; T. Mihata, H. Hirai, A. Hasegawa, K. Fukunishi, C. Watanabe, Y. Fujisawa, T. Kawakami, et al., "Relationship between humeral retroversion and career of pitching in elementary and junior high schools," *Orthopaedic Journal of Sports Medicine* 5, no. 7 suppl 6 (2017): 2325967117S00371.

28. "5 reasons why I don't use the sleeper stretch and why you shouldn't either," MikeReinold.com, accessed June 1, 2019, https://mikereinold.com/why-i-dont-use-the-sleeper-stretch/.

29. P. McClure, J. Balaicuis, D. Heiland, M. E. Broersma, C. K. Thorndike, and A. Wood, "A randomized controlled comparison of stretching procedures for posterior shoulder tightness," *Journal of Orthopaedic & Sports Physical Therapy* 37, no. 3 (2007): 108–14.

30. M. M. Reinold, K. E. Wilk, G. S. Fleisig, N. Zheng, S. W. Barrentine, T. Chmielewski, R. C. Cody, G. G. Jameson, and J. R. Andrews, "Electromyographic analysis of the rotator cuff and deltoid musculature during common shoulder external rotation exercises," *Journal of Orthopaedic & Sports Physical Therapy* 34, no. 7 (2004): 385–94; M. M. Reinold, R. Escamilla, and K. E. Wilk, "Current concepts in the scientific and clinical rationale behind exercises for glenohumeral and scapulothoracic musculature," *Journal of Orthopaedic & Sports Physical Therapy* 39, no. 2 (2009): 105–17.

31. Reinold, Wilk, Fleisig, et al., "Electromyographic analysis of the rotator cuff and deltoid musculature" (see note 30 above).

32. R. A. McCabe, "Surface electromyographic analysis of the lower trapezius muscle during exercises performed below ninety degrees of shoulder elevation in healthy subjects," *North American Journal of Sports Physical Therapy* 2, no. 1 (2007): 23–43.

33. McCabe, "Surface electromyographic analysis of the lower trapezius muscle" (see note 32 above).

34. Reinold, Escamilla, and Wilk, "Current concepts in the scientific and clinical rationale behind exercises for glenohumeral and scapulothoracic musculature" (see note 30 above).

35. A. T. Ernst and R. L. Jensen, "Rotator cuff activation during the Olympic snatch under various loading conditions," in *Proceedings of XXXIII Congress of the International Society of Biomechanics in Sports*, eds. F. Colloud, M. Domalian, and T. Monnet (2015), 670–3.

36. Reinold, Escamilla, and Wilk, "Current concepts in the scientific and clinical rationale behind exercises for glenohumeral and scapulothoracic musculature" (see note 30 above); J. B. Myers, M. R. Pasquale, K. G. Laudner, T. C. Sell, J. P. Bradley, and S. M. Lephart, "On-the-field resistance-tubing exercises for throwers: an electromyographic analysis," *Journal of Athletic Training* 40, no. 1 (2005): 15–22.

37. Reinold, Escamilla, and Wilk, "Current concepts in the scientific and clinical rationale behind exercises for glenohumeral and scapulothoracic musculature" (see note 30 above).

38. J. B. Myers and S. M. Lephart, "The role of the sensorimotor system in the athletic shoulder," *Journal of Athletic Training* 35, no. 3 (2000): 351–63.

39. K. E. Wilk, L. C. Marcina, and M. M. Reinold, "Non-operative rehabilitation for traumatic and atraumatic glenohumeral instability," *North American Journal of Sports Physical Therapy* 1, no. 1 (2006): 16–31.

40. M. M. Reinold, T. J. Gill, K. E. Wilk, and J. R. Andrews, "Current concepts in the evaluation and treatment of the shoulder in overhead throwing athletes, part 2: injury prevention and treatment," *Sports Health* 2, no. 2 (2010): 101–15.

41. F. W. Jobe and D. R. Moynes, "Delineation of diagnostic criteria and a rehabilitation program for rotator cuff injuries," *American Journal of Sports Medicine* 10, no. 6 (1982): 336–9.

42. N. K. Poppen and P. S. Walker, "Forces at the glenohumeral joint in abduction," *Clinical Orthopaedics and Related Research* 135 (1978): 165–70.

43. C. A. Thigpen, D. A. Padua, N. Morgan, C. Kreps, and S. C. Karas, "Scapular kinematics during supraspinatus rehabilitation exercise: a comparison of full-can versus empty-can techniques," *American Journal of Sports Medicine* 34, no. 4 (2006): 644–52.

44. S. W. Alpert, M. M. Pink, F. W. Jobe, P. J. McMahon, and W. Mathiyakom, "Electromyographic analysis of deltoid and rotator cuff function under varying loads and speeds," *Journal of Shoulder and Elbow Surgery* 9, no. 1 (2000): 47–58; A. Dark, K. A. Ginn, and M. Halaki, "Shoulder muscle recruitment patterns during commonly used rotator cuff exercise: an electromyographic study," *Physical Therapy* 87, no. 8 (2007): 1039–46.

45. D. H. Hardwick, J. A. Beebe, M. K. McDonnell, and C. E. Lang, "A comparison of serratus anterior muscle activation during a wall slide exercise and other traditional exercises," *Journal of Orthopaedic & Sports Physical Therapy* 36, no. 12 (2006): 903–10.

46. M. J. Decker, R. A. Hintermeister, K. J. Faber, and R. J. Hawkins, "Serratus anterior muscle activity during selected rehabilitation exercises," *American Journal of Sports Medicine* 27, no. 6 (1999): 784–91.

47. Decker, Hintermeister, Faber, and Hawkins, "Serratus anterior muscle activity during selected rehabilitation exercises" (see note 46 above).

48. R. A. Ekstrom, R. A. Donatelli, and G. L. Soderberg, "Surface electromyographic analysis of exercises for the trapezius and serratus anterior muscles," *Journal of Orthopaedic & Sports Physical Therapy* 33, no. 5 (2003): 247–58.

49. Ekstrom, Donatelli, and Soderberg, "Surface electromyographic analysis of exercises for the trapezius and serratus anterior muscles" (see note 48 above); Decker, Hintermeister, Faber, and Hawkins, "Serratus anterior muscle activity during selected rehabilitation exercises" (see note 46 above).

50. Ekstrom, Donatelli, and Soderberg, "Surface electromyographic analysis of exercises for the trapezius and serratus anterior muscles" (see note 48 above).

51. J. B. Mosely, Jr., F. W. Jobe, M. Pink, J. Perry, and J. Tibone, "EMG analysis of the scapular muscles during a shoulder rehabilitation program," *American Journal of Sports Medicine* 20, no. 2 (1992): 128–34.

52. Hardwick, Beebe, McDonnell, and Lang, "A comparison of serratus anterior muscle activation during a wall slide exercise and other traditional exercises" (see note 45 above); Ekstrom, Donatelli, and Soderberg, "Surface electromyographic analysis of exercises for the trapezius and serratus anterior muscles" (see note 48 above); Mosely, Jr., Jobe, Pink, Perry, and Tibone, "EMG analysis of the scapular muscles during a shoulder rehabilitation program" (see note 51 above); Decker, Hintermeister, Faber, and Hawkins, "Serratus anterior muscle activity during selected rehabilitation exercises" (see note 46 above).

CHAPTER 5

팔꿈치 통증

팔꿈치 손상에 대한 진단과 치료는 대개 어려움이 많다. 숙련된 많은 임상 의료인들은 팔꿈치 손상이 명확하지 않으며 치료 또한 다소 복잡하다고 한다. 연구 자료들을 살펴보면 팔꿈치 손상이 역도나 파워리프팅 같은 선수들에게 가장 흔한 부상 중 하나로 늘 상위에 랭크되어 있다.[1]

이러한 팔꿈치 부상이 흔함에도 불구하고, 전문 서적이나 인터넷에서 몇날 며칠을 찾아 해매도 의료나 재활 전문가들이 공통되게 제안하는 최선의 치료나 조치 방법들을 찾는 데 실패할 것이다.

왜 팔꿈치 부상은 이렇게 파악하기 어려운 것인가? 팔꿈치의 해부학적 구조에 대하여 먼저 알아보도록 하자.

팔꿈치 부상 해부학 101

대부분의 의사들이 팔꿈치는 문을 문틀에 고정할 때 사용되는 금속 경첩처럼 접혔다 펴졌다 하는 단순한 힌지 조인트라고 배운다. 일반적인 시선으로 봤을 때 이는 틀림없어 보이지만 팔꿈치는 보기와 달리 훨씬 복잡하다. 대퇴골과 경골 사이에서 일어나는 무릎의 힌지 움직임과는 다르게 팔꿈치는 상완골과 전완의 요골과 척골 이렇게 3개의 뼈로 구성되어 3개의 작은 관절로 형성되어 있다.

팔꿈치 관절 골격 해부학

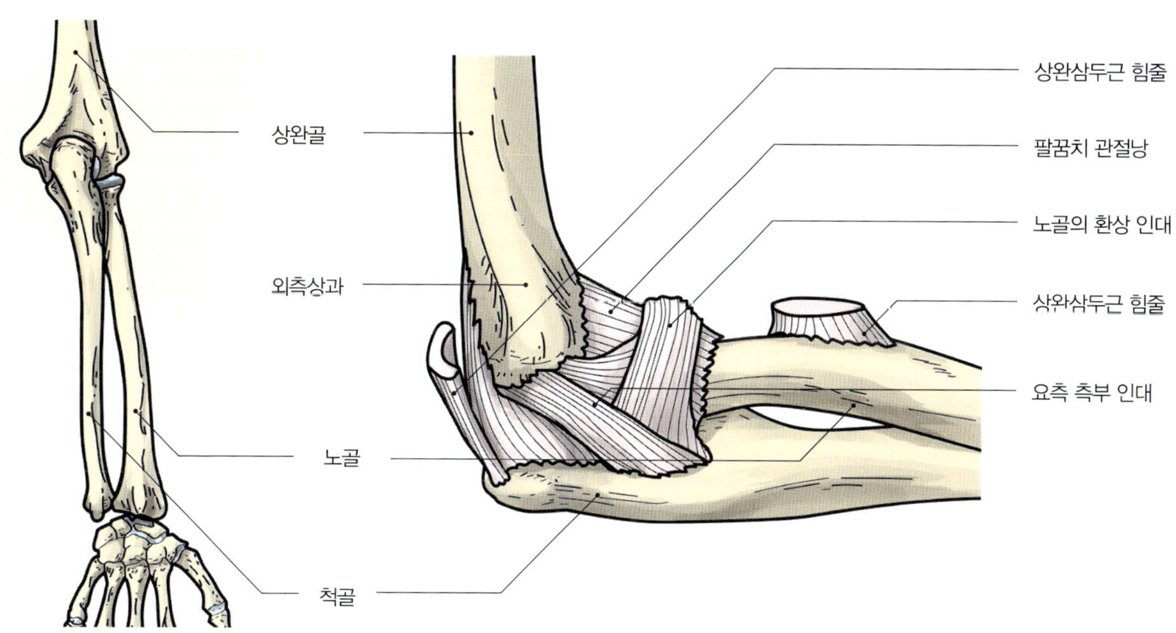

이 팔꿈치 관절을 더 복잡하게 만드는 것은 관절을 지나는 16개의 작은 근육들이다. 팔꿈치를 굽히고 펴는 것과 전완을 회전(회내 회외 움직임)하는 데 이 근육들이 함께 작용한다.[2] 이미 팔꿈치가 단순히 힌지 조인트가 아니라는 것을 눈치챌 것이다.

전완/팔꿈치 관절의 근육

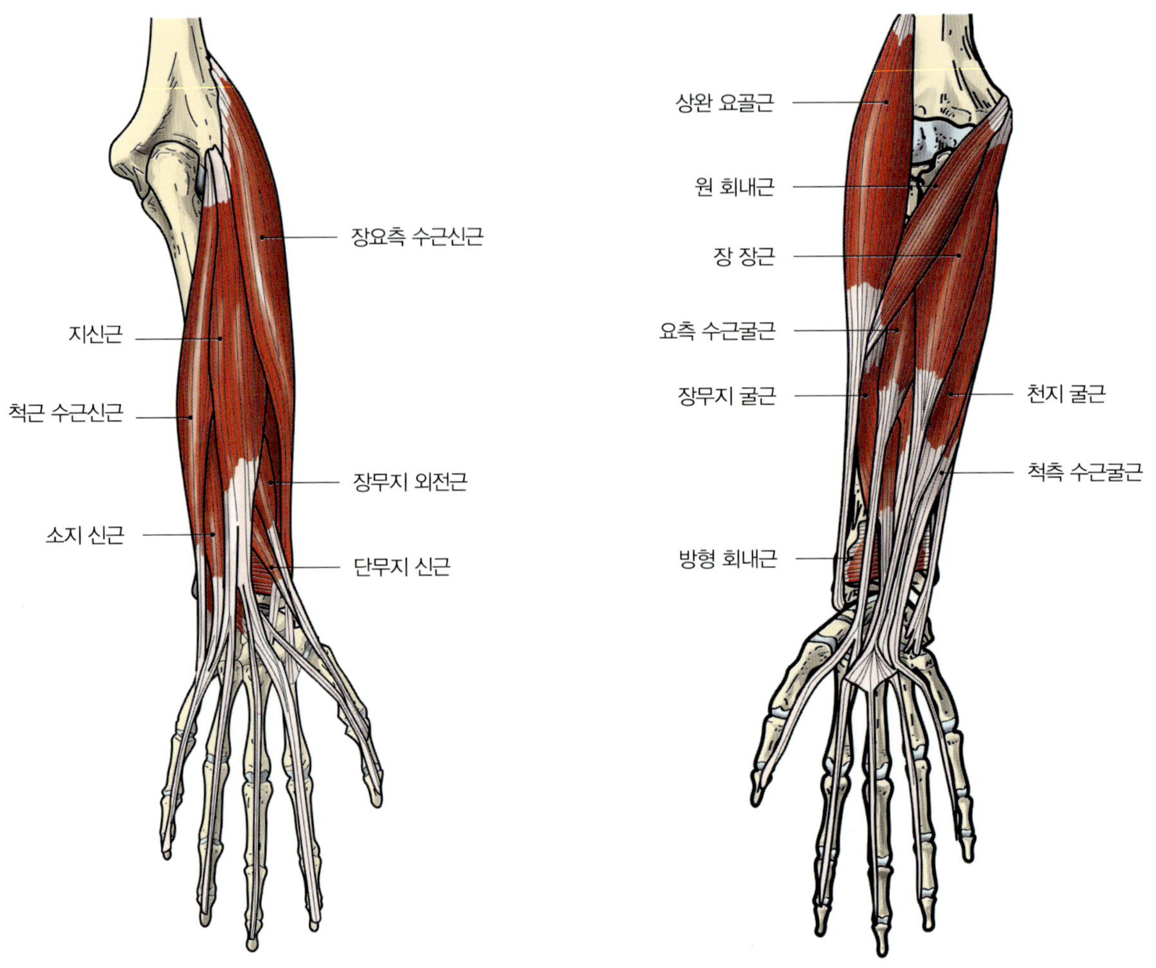

통증이 동반된 팔꿈치를 제대로 판별하기 위해서는 몇 가지 사항들을 체크해 봐야 한다.

- 통증이 발생되는 부위는 어디인가?
- 신경 자극에 의한 통증인가?
- 그 부위에서 지속적으로 통증을 유발하는 원인은 무엇인가?

내가 팔꿈치 통증이 있는 선수를 평가할 때 첫 번째로 하는 것은 정확히 어느 부위에서 증세가 있는지 구분하는 것이다. 재활 계획을 세울 때 특정 부위의 통증만을 중점적으로 보는 일은 없지만 증세가 느껴지는 부위를 정확히 집어내는 것은 손상 작용에 대한 이해와 효율적인 치료를 위한 방향을 제시해 줄 수 있다.

외측 주관절

팔꿈치 측면부터 시작해 보자. 팔꿈치 바깥에서 툭 튀어나온 뼈(외측상과)는 전완의 신전근들이 붙어 있는 부위다. 통상적으로 이 부위의 통증을 '테니스 엘보우'라고 하거나 외측상과염이라고 한다. 하지만 최근 많은 전문가들이 몇 가지 이유에서 이 두 가지 용어를 사용하지

팔꿈치 측면 해부학

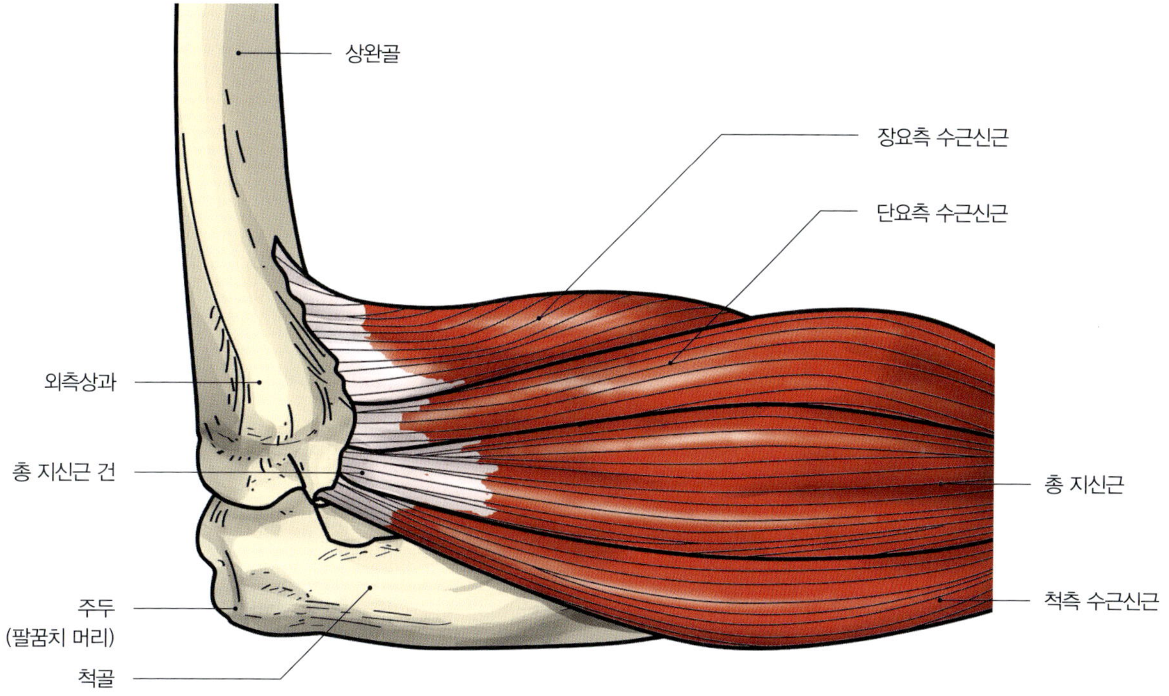

않을 것을 권하고 있다.

첫째로 많은 측면 팔꿈치 통증 케이스에서 염증(건염의 끝 글자인 염을 가리킨다)이 발견되지 않았다.[3] 둘째로 대부분의 사람들은 심지어 테니스를 치지도 않았는데도 불구하고 이 부상이 발생했다! 때문에 최근에는 이 부위의 통증을 일반적으로 외측상과 통증lateral epicondylalgia이라고 부른다. 이 통증은 슬개골이나 대퇴사두건 부상처럼 조직의 과도한 사용으로 인한 건병증으로 자주 간주된다.

이 팔꿈치 부위에 발생되는 부상은 종종 외측상과의 아래쪽(전완으로 이어지고 연결되어 있는 큰 신전건들이 위치하고 있는 부위)이 콕콕 찌르듯 쑤시며 민감할 수가 있다. 손바닥을 아래로 향하게 잡거나 바이셉스컬 동작처럼 손바닥이 아래에서 위로 보게 그립을 만들어야 하는 리프팅에서처럼 많은 악력을 필요로 하는 움직임들이 통증을 유발하기 쉽다.[4]

대부분의 사람들은 악력을 동원하는 움직임이 팔꿈치 측면에서 통증을 유발한다는 생각에 혼란을 느낀다. 악력은 반대쪽인 전완 내측에 있는 전완 굴곡근들에 의해 작동되지 않는가? 하지만 팔꿈치 측면의 통증은 이러한 근육들에 의해서도 발생할 수 있다.

전완의 내측에 위치한 근육들은 손목을 굴곡시킬 수 있고 손가락을 구부릴 수 있게 한다(주먹을 쥐는 동작). 하지만 손목 움직임을 개입시키지 않고 바벨 같은 물체를 잡으려 손가락을 구부릴 때 특이한 점이 생기는데, 손목이 과하게 굴곡되는 현상이 일어나지 않도록 하기 위해 전완 외측의 근육들이 활성화되는 것이다. 만약 손목 굴곡근들이 작동할 때 신전근들이 작동하지 않는다면 손목이 과하게 말려들어 가며 굴곡되어 어떠한 쥐는 동작도 하기 어려울 것이다.[5] 다시 말해 결과적으로 더 강하게 쥘수록 팔꿈치 후면에 위치한 신전건들에 더 부하를 가하게 되는 것이다.

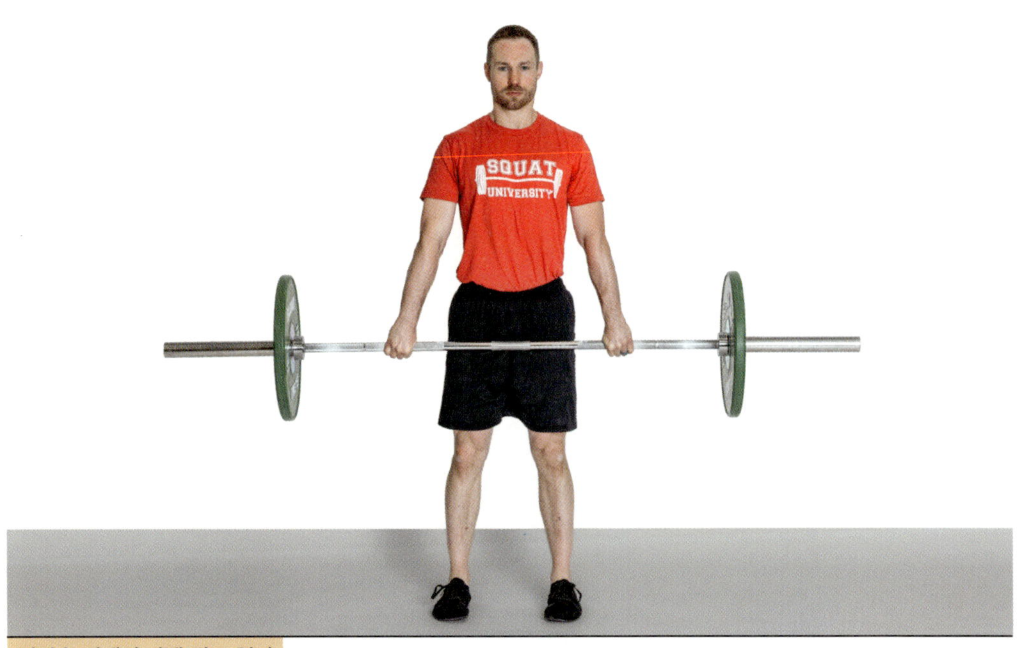

허리 높이에서 바벨 잡고 있기

내측 주관절

반대쪽 편으로 옮겨 팔꿈치 안쪽을 보면, 내측상과라고 하는 혹처럼 튀어나온 뼈를 발견할 수 있다. 이 부위는 전완의 굴곡근들이 연결되어 있는데 여기서 발생하는 통증을 흔히 '골퍼 엘보우'라고 하거나 내측상과염이라고 한다. 하지만 최근 들어서는 안쪽에서 발생하는 통증을 내측상과 통증이라고 일컫는다.

팔꿈치 내측 해부학

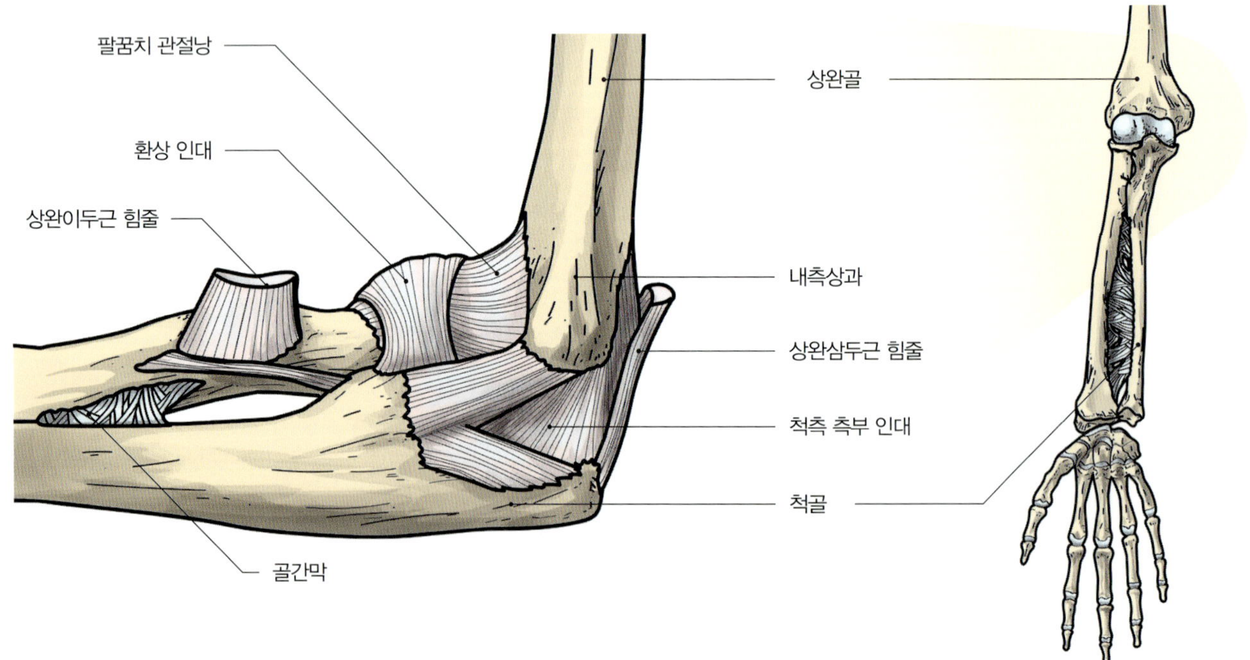

과사용으로 인한 이 부위의 부상은 내측상과의 주변 조직들을 민감하게 만들고 손목 굴곡 움직임에 부하를 가하거나 손목을 신전 스트레칭 할 때 증상은 더 심해진다.[6]

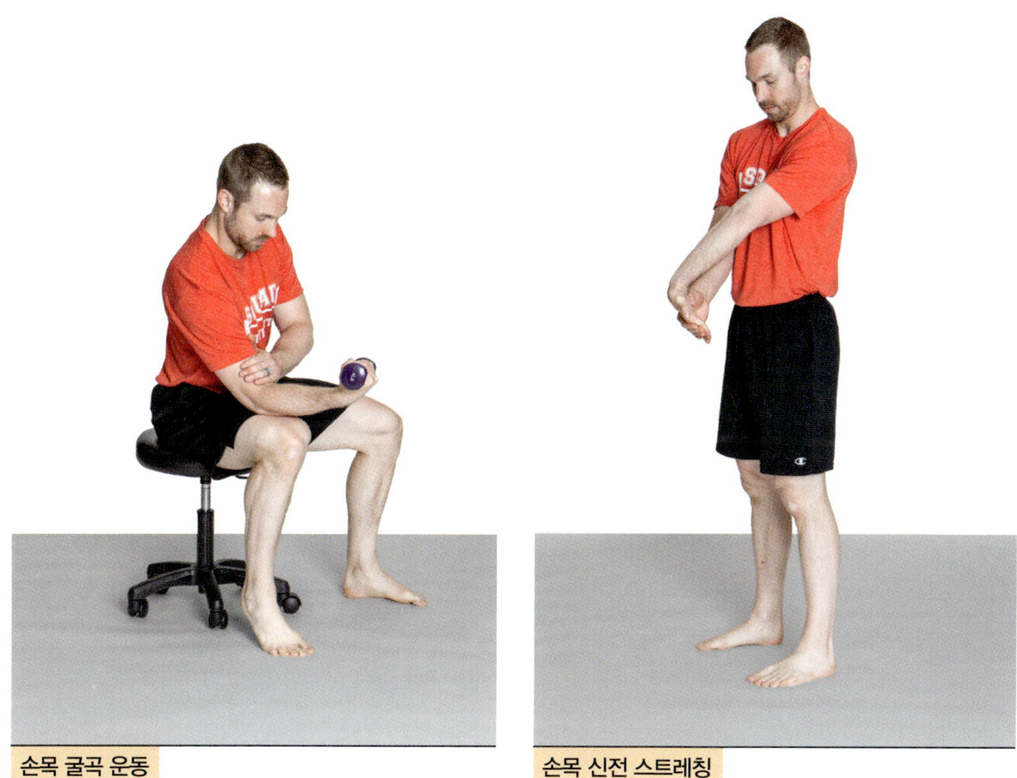

손목 굴곡 운동

손목 신전 스트레칭

팔꿈치 전면과 후면

팔꿈치의 측면 부위는 파워리프터들에게 가장 흔한 부상 부위이지만 팔꿈치의 후면부 또한 충분히 부상을 입을 수 있는 곳이다. 팔꿈치의 후면에는 삼두근의 머리 부분이 모인 힘줄이 척골 상단의 돌기에 이어져 있다. 이두근, 상완요근, 상완신근이 위치한 반대쪽 편이다.

팔 뒤쪽 해부학

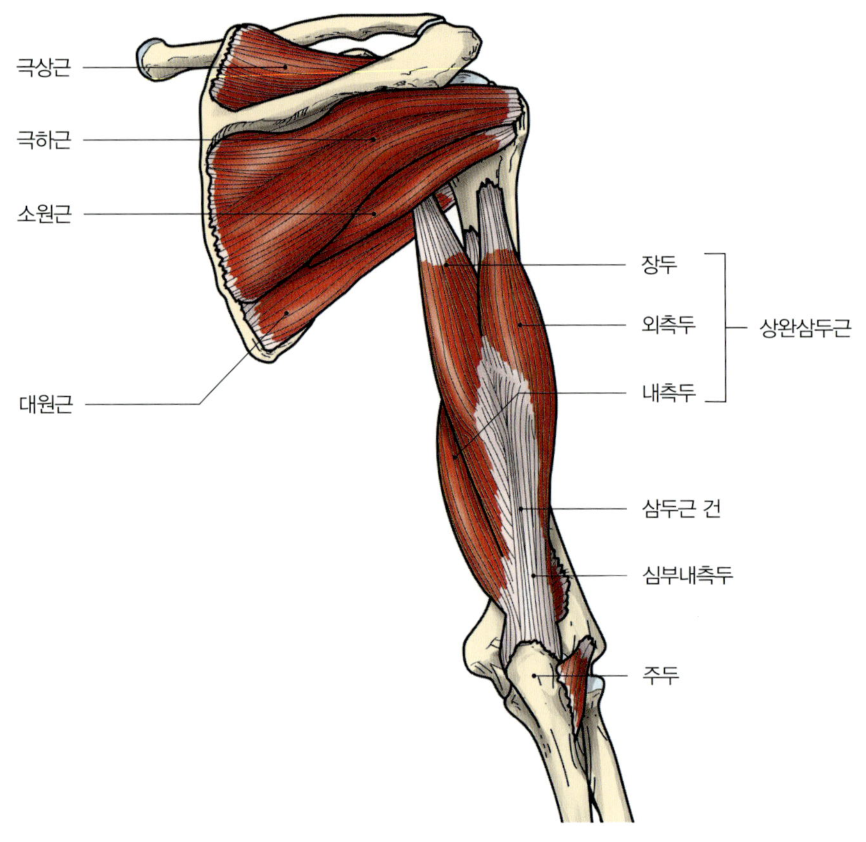

극상근
극하근
소원근
대원근
장두
외측두
내측두
상완삼두근
삼두근 건
심부내측두
주두

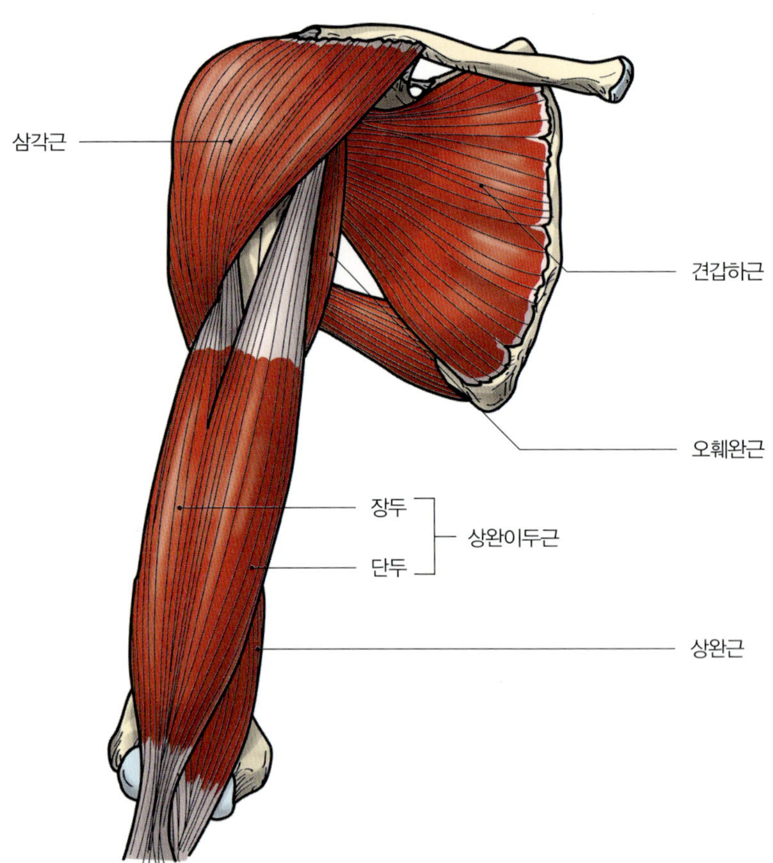

삼각근
견갑하근
오훼완근
장두
단두
상완이두근
상완근

신경 손상

파워리프터들이 가지고 있는 대부분의 팔꿈치 통증 케이스는 반복적인 과사용으로 인한 연부조직(근육, 힘줄)의 손상에서 비롯되나 팔 전체에 뻗어 있는 신경조직들 중 하나가 손상을 입어 통증이 유발된 경우일 수 있다. 신경 조직에 가해지는 과도한 압박이나 스트레칭은 팔꿈치 통증을 비롯해(자주 내측 혹은 외측상과 통증처럼 보이기도 한다), 타는 듯하거나 얼얼한 느낌, 퍼지면서 저림/따끔거리는 느낌이 전완에서 손까지 이어지는 증상을 유발할 수 있다.[7]

상지의 신경 분포

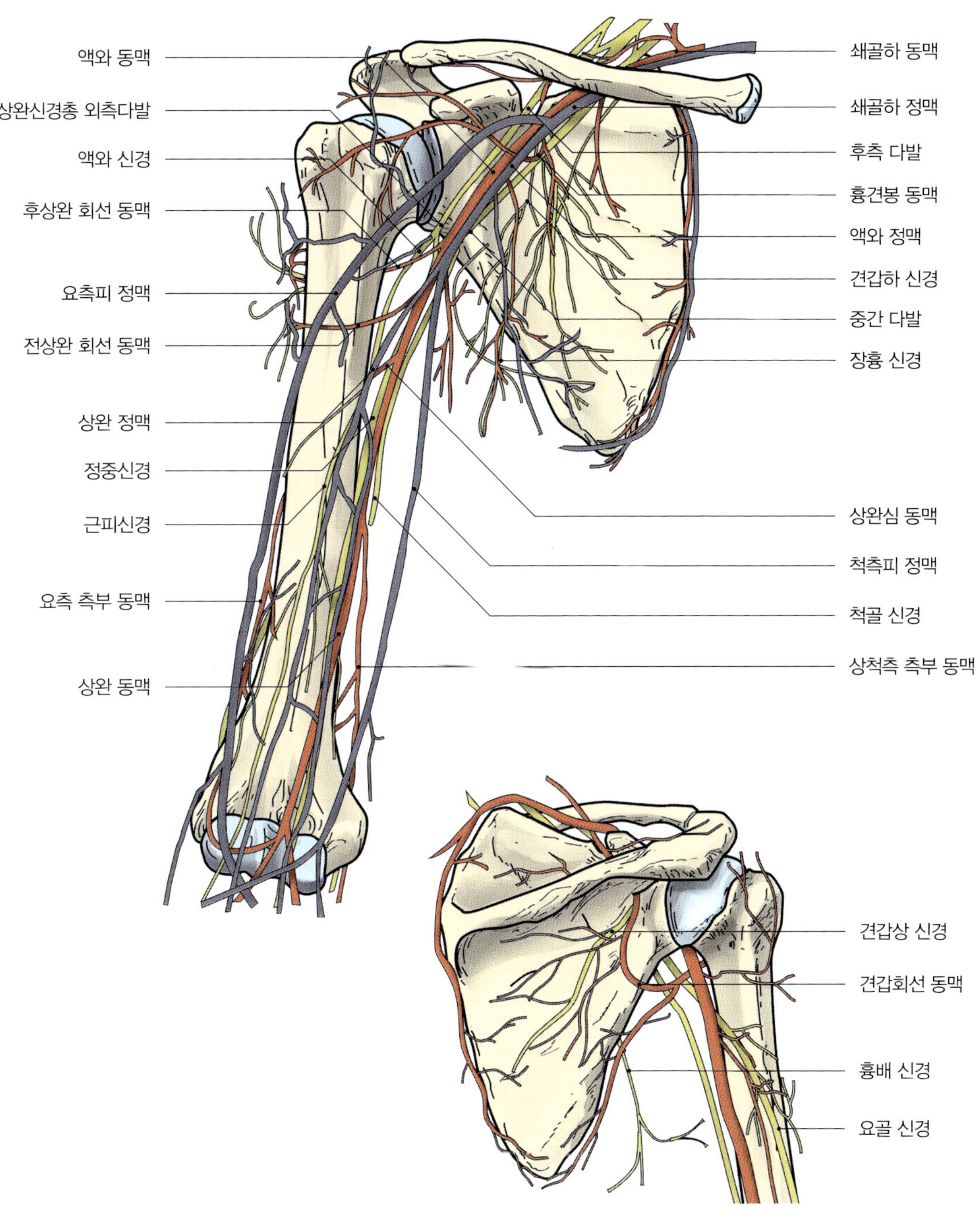

팔꿈치 통증 스크린

팔꿈치 통증의 증상이 나타나는 부위를 판별한 다음에는 잠재적인 원인들을 분석해 봐야 한다. 통증을 유발하는 원인을 알아내기 위해서 2가지 방법을 이용할 수 있다. 신경 테스트와 운동사슬 테스트법이 있다.

신경 통증 테스트

앞서 언급한 증상들 중에 하나라도 의심된다면 증상이 목에서 유발된 것은 아닌지 확인하기 위해 경추를 테스트해 보는 것이 중요하다. 머리를 모든 방향으로 최대한 멀리 움직여 보는 것으로 시작해 보자. 위 그리고 아래, 왼쪽과 오른쪽으로 움직여 보고 측면으로 기울여 본다.

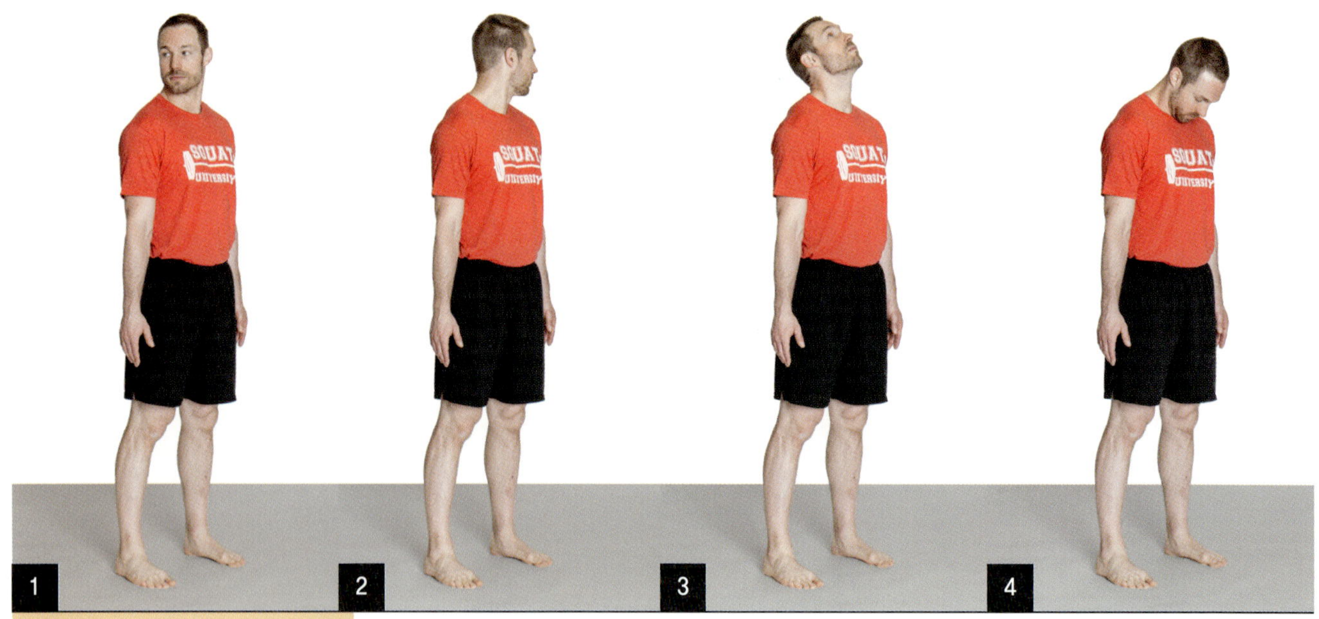

신경 통증 테스트를 위한 머리 움직임

어깨 너머로 바라보는 동작(목의 신전, 회전 그리고 측굴곡 움직임을 만든다)과 반대편 손으로 머리를 살며시 옆으로 당겨 보기도 한다. 이러한 움직임들 중에서 하나라도 팔꿈치 통증을 재현한다면, 의사나 다른 재활 전문의에게 가서 평가를 받는 것을 추천한다. 만약 이와 같은 목 움직임들을 하더라도 어떤 증상의 변화도 나타나지 않는다면, 어떤 신경이 통증의 원인인지 결정하기 위해 다음 몇 개의 스크린들을 시도해 보라.

척골 신경

팔꿈치 안쪽을 따라 지나는 척골 신경ulnar nerve부터 시작해 보자. 주변의 해부학적 구조들 때문에 척골 신경은 과도한 압박, 마찰, 스트레칭에 취약하다. 이 신경은 팔을 따라 아래로 내려오면서 주관절 터널cubital tunnel이라고 불리는 작은 터널을 통과한다. 팔꿈치를 구부리면 이 터널은 원래 크기의 55%까지 좁아져 압박과 그에 따른 부상 발생률이 증가한다.[8]

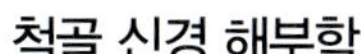

척골 신경 해부학

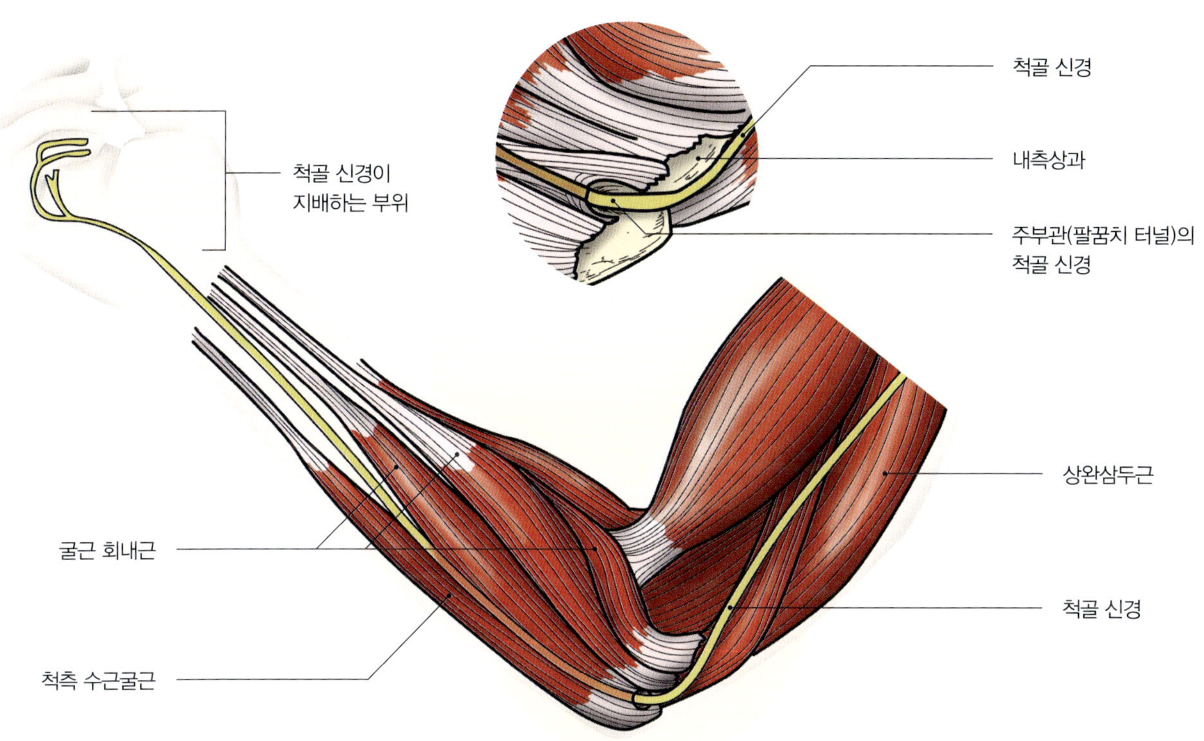

팔꿈치에서의 척골 신경 압박 부상의 증후(주관절 터널 증후군cubital tunnel syndrome이라고도 부른다)는 전완 내측의 통증과 저림을 포함하며, 이는 4, 5번째 손가락 또는 이두근 부위까지로도 확장될 수 있다.[9] 벤치 프레스, 풀업, 그리고 클린에서 바벨을 프런트 랙 포지션으로 받는 것과 같은 반복적인 팔꿈치 굽힘 움직임들, 또는 팔꿈치를 구부린 채 옆으로 누워 자는 등은 이런 증상을 재현할 수 있다. 심지어 이 신경에 대한 지속적인 자극은 악력을 제한하는 정도까지 진행되기도 한다.

팔꿈치 안쪽의 통증이 척골 신경의 문제 때문인지를 감별하는 테스트는 다음과 같다. 손목을 곧게 '중립'한 상태에서 팔꿈치를 이두근 컬을 하듯 최대한 구부리고 이 자세를 1분간 유지한다. 여기에 더해 통증이 없는 팔의 엄지를 사용해 팔꿈치 안쪽, 팔꿈치 내과 바로 위를 강하게 눌러 볼 수도 있을 것이다. 이와 같은 강한 압박은 척골 신경을 압박할 것이다. 만약 이 테스트들 중 어느 것이든 당신의 증상을 재현한다면, 이는 척골 신경 부상을 암시한다.[10]

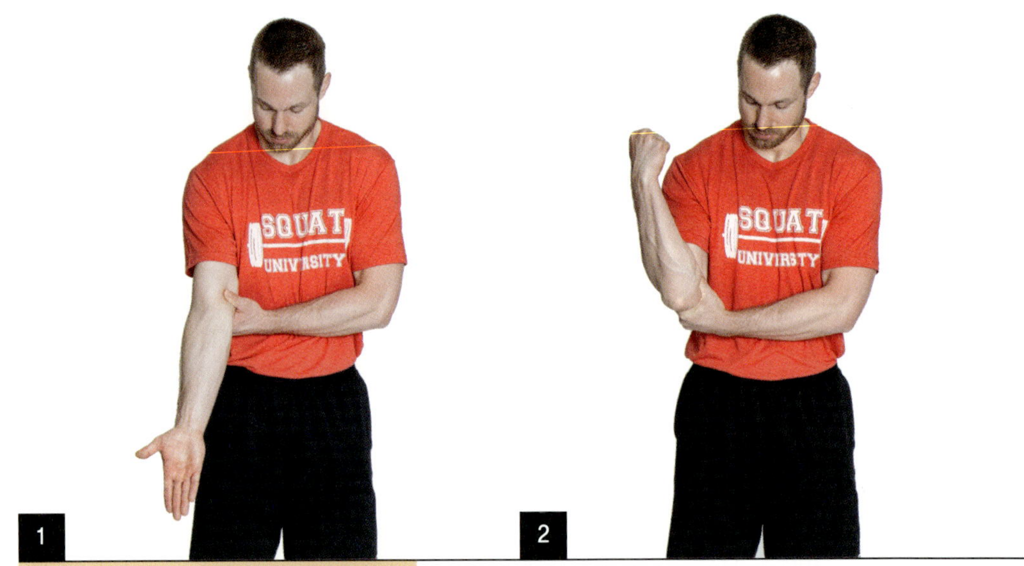

척골신경 테스트(과압박을 적용한 이두근컬)

요골 신경

팔꿈치 통증을 유발할 수 있는 또 다른 신경은 요골 신경radial nerve이다. 이 신경은 팔의 측면을 따라 내려와 팔꿈치 관절을 가로지르며, 요골 터널radial tunnel이라고 불리는 조직들 사이의 작은 통로를 통해 움직인다. 반대편의 척골신경과 마찬가지로 이 부위에서 요골 신경이 눌린 이른바 요골 터널 증후군radial tunnel syndrome이 발생할 수 있다. 요골 신경이 포착되면 외측상과 통증과 유사한 증상이 나타나 팔꿈치 측면에서 손까지도 확장되는 깊은 통증이나 타는 듯한 통증을 유발한다.[11]

팔꿈치에서의 요골 신경 해부학

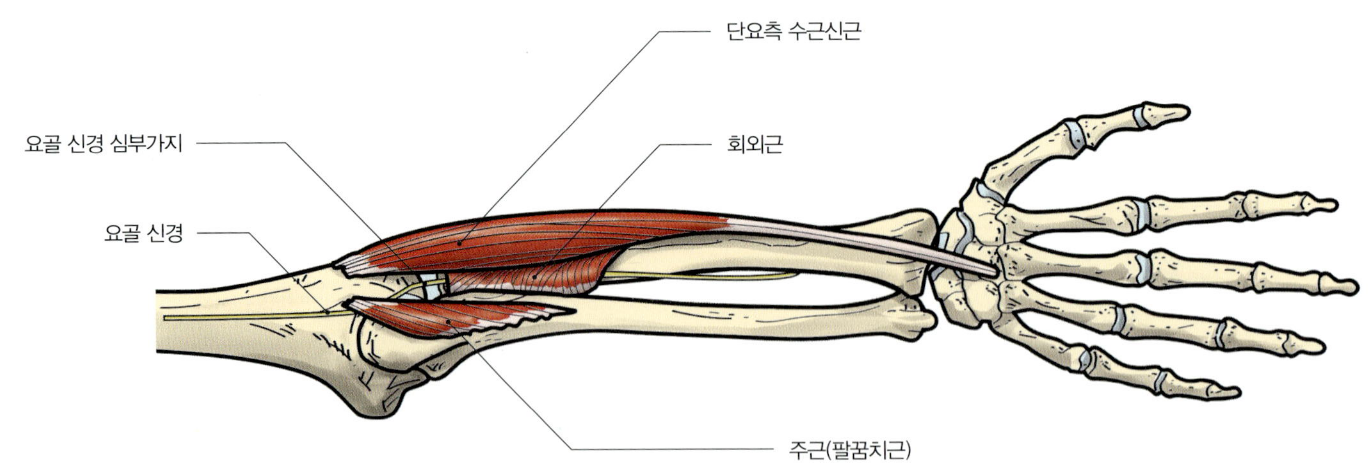

팔꿈치 측면이 아프다면 이 테스트를 해 보라. 통증이 없는 팔의 손을 반대쪽 어깨에 놓는다. 테스트를 하는 동안 어깨가 위로 올라가지 않도록 어깨를 살짝 당겨 내린다.

증상이 있는 팔을 몸 옆에 두고 팔꿈치를 완전히 편 뒤, 손바닥이 뒤를 향할 수 있게 돌린다. 다음으로 훅 그립을 하듯 엄지손가락을 접고 그 위로 남은 손가락을 올려 주먹을 쥐고 손목을 살짝 꺾어 주먹이 팔뚝 쪽으로 향하게 한다. 만약 이 동작이 통증을 유발하지 않는다면, 천천히 팔을 옆으로 뻗는다. 테스트에서 양성이 나온다면 팔꿈치 옆의 통증이 재현될 것이며, 어깨를 내리거나 고개를 반대쪽 팔 쪽으로 기울이면 그 통증의 강도가 바뀔 것이다.[12]

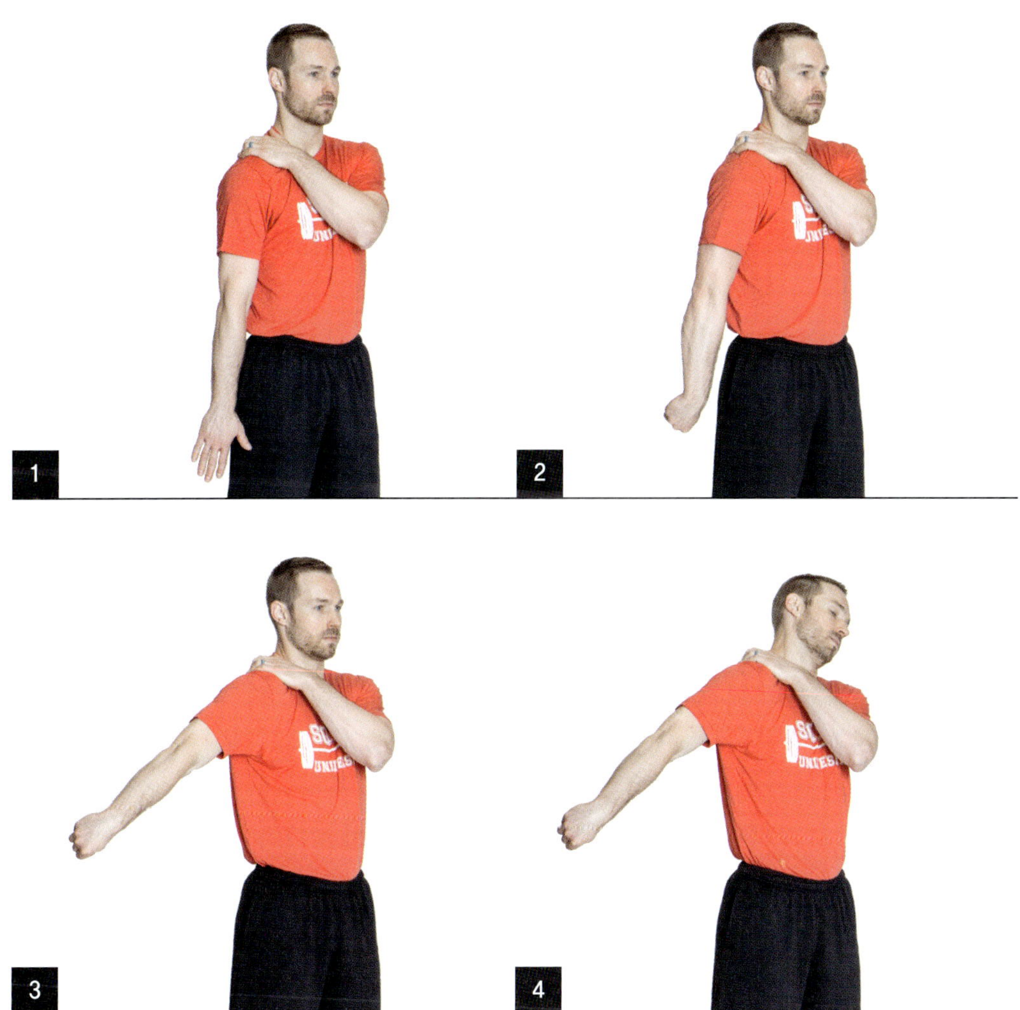

요골 신경 테스트

지금까지 살펴보았듯이, 팔꿈치 관절에 여러 가지 부상이 발생할 수 있다. 팔꿈치의 기본 해부학과 부상이 흔히 발생할 수 있는 부위를 살펴보면, 통증이 생기는 이유에 대해 탐색할 수 있다. 한편으로는 통증의 원인을 더 잘 이해하기 위해서는 한 걸음 뒤로 물러서서 몸 전체를 살펴봐야 한다.

운동 사슬 스크린

웨이트룸에서 발생하는 대부분의 팔꿈치 부상(팔꿈치 탈구 같은)은 재앙이 아니다. 그것들은 시간이 지남에 따라 누적되는 몸에 대한 마모 스트레스로 인해 발생한다. 이러한 스트레스는 다음 요소들에 영향을 받는다.

- 가동성(신체를 최적의 위치로 이동하고 제어하는 능력)
- 안정성(위치를 유지하거나 원치 않는 관절 움직임 제한 능력)
- 포지션/기술

리프팅은 조직과 관절에 힘을 가한다(이를 하중/부하라고 부른다). 이상적인 기술로 적절한 하중 체계를 수행하고 충분한 회복 및 휴식과 짝을 이루면 신체는 점점 더 많은 하중을 감당할 수 있는 능력에 적응하고 성장한다. 그러나 이러한 균형 방정식이 위의 요소들의 문제로 인해 무산될 때 사건이 발생한다. 팔꿈치 관절의 경우 잘못된 리프팅 역학과 가동성 및/또는 안정성과 관련된 한계가 원인인 경우가 많다. 이 때문에 통증이 있는 위치를 넘어 철저한 평가가 이뤄져야 한다.

나는 재활 전문가가 견갑대나 통증을 유발하는 움직임/활동들에 대해서는 제대로 살피지 않고 오직 통증 부위만을 치료하여 성공적인 치료를 받지 못한 환자들을 자주 접한다. 팔꿈치 관절의 경우, 실패한 치료 계획에는 보통 팔뚝 근육에 대한 운동과 통증 부위에 대한 '수동적' 치료(초음파 치료, 테이핑 또는 스트래핑 기술)가 포함된다. 기존의 재활 치료 방식 중 어떤 것에도 불신감을 조장하려는 것이 나의 의도는 아니지만, 우리가 한 발짝도 물러서지 않고 다른 가능한 기여 요인들을 조사하지 않는다면 큰 그림을 놓치고 있는 것이다.

"무릎 뼈는 허벅지 뼈와 연결되고, 허벅지 뼈는 엉덩이 뼈와 연결되고…"라는 어린 시절 동요가 기억나는가? 이 동요로부터 많은 의료 및 재활 전문가들이 교훈을 얻을 수 있을 것이다.

"어떤 사슬이 얼마나 강한지는 그 사슬의 가장 약한 고리로 평가된다"라는 속담이 있다. 하나의 연결고리가 끊어지면 전체 사슬은 그 역할을 잃게 된다. 신체를 연계된 시스템이나 '사슬'로 본다면 한 관절에 문제가 생기면 신체 다른 관절에 어떤 직접적인 영향을 미칠 수 있는지 쉽게 알 수 있다. 통증 부위가 아닌 다른 부위의 '약한 연결 고리'를 찾아냄으로써 부상이 발생한 원인에 대한 기여 요인을 모두 밝혀낼 수 있다.

팔꿈치 증상이 어디에 있든 간에, 반드시 통증 부위의 바로 위/아래 관절 즉, 즉 손목과 어깨 복합체를 살펴봄으로써 이 과정을 시작해야 한다.

팔꿈치 통증의 운동 사슬

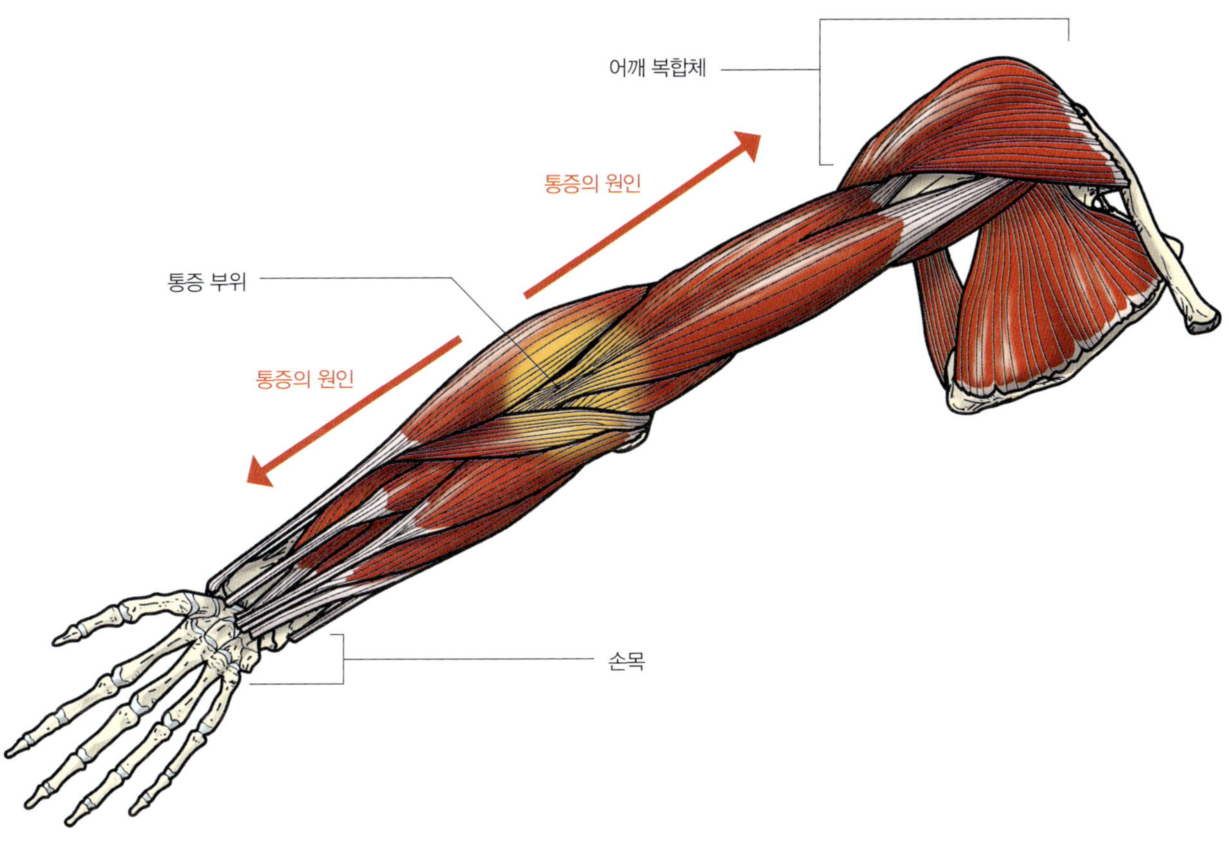

가동성 및 안정성

스내치, 저크 또는 오버헤드 프레스와 같은 리프팅을 수행할 때 바벨을 위한 안정적인 플랫폼을 만들려면 어느 정도의 손목 가동성이 필요하다. 체조 선수가 물구나무서기를 하기 위해 취해야 하는 손목 위치를 생각해 보라. 신전된 손목 위치는 체조 선수가 물구나무서기에서 체중을 안정시키든 역도 선수가 머리 위로 바벨을 들고 있든 무게를 견딜 수 있는 충분한 플랫폼을 만들기 위한 요건이다(다음 페이지 사진 참조). 운동선수가 바벨이나 아령을 밀거나 당기는 동안 효율적으로 중량을 지지할 수 있는 손목의 위치를 잡을 수 없다면 신체는 최적의 기능을 할 수 없다.

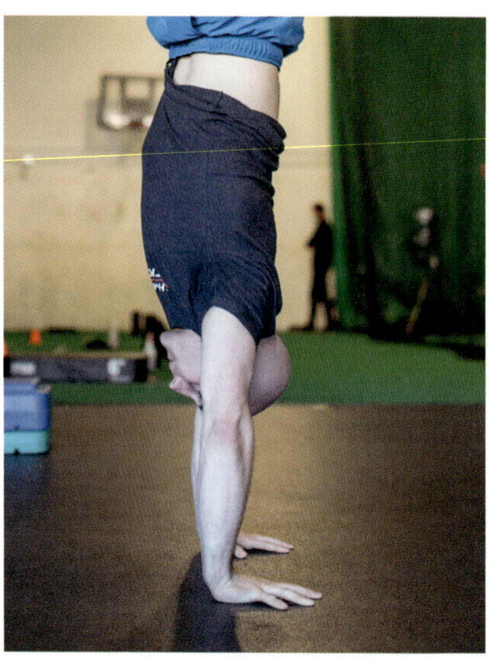

물구나무서기의 체조 손목 위치
© Dr. Dave Tilley

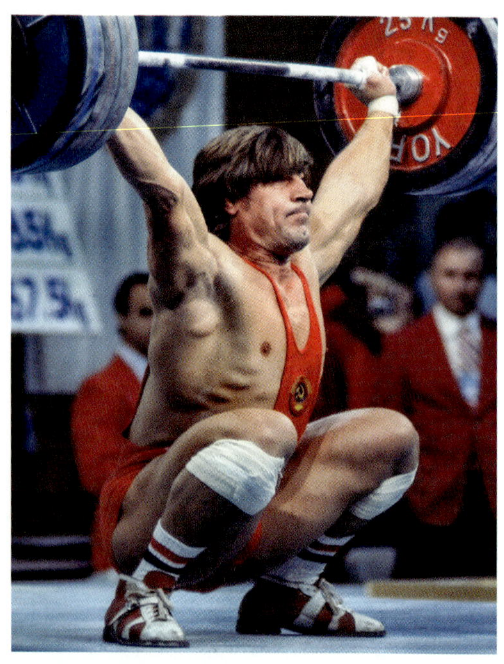

역도 선수의 바벨 오버헤드 자세와 신전된 손목
David Rigert snatch, © Bruce Klemens

오버헤드 위치로 리프팅을 할 때 손목을 충분히 신전시키지 못하면 부족한 안정성을 보충하기 위해 '운동 사슬'에 있는 작은 구조물에 과도한 힘을 가할 수 있다.[13] 이러한 힘의 증가는 시간이 지남에 따라 팔꿈치 부상을 초래할 수 있다.

손목의 가동성을 스크린하려면 두 손바닥을 서로 누르고 가능한 아래로 내린다(기도 자세). 손목이 90도 'L' 위치로 놓이는 것이 이상적이다. 만약 이와 같은 자세를 취할 수 없다면 팔뚝의 뻣뻣하거나 짧은 근육이나 손목 관절 가동성의 제한 때문일 수 있다. 이 문제를 어떻게 고치는지는 곧 보여줄 것이다!

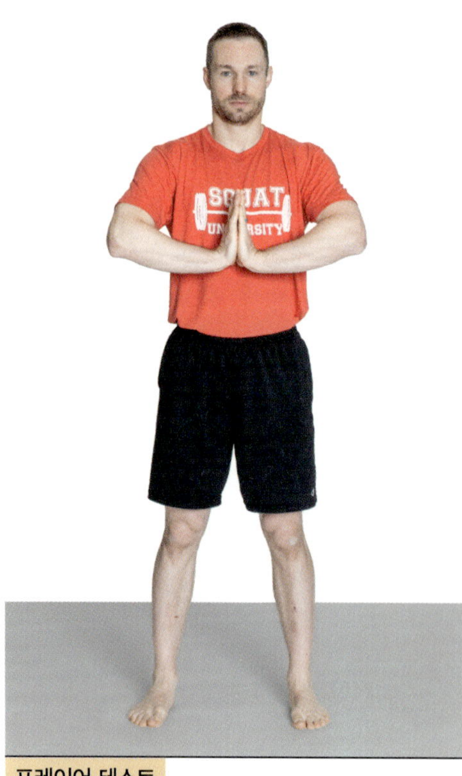

프레이어 테스트

다음 단계는 위로 올라가 어깨 복합체를 살펴보는 것이다. 이를 위해서는 어깨 스트렝스/안정성과 흉추, 광배근, 흉근의 가동성을 철저히 평가해야 한다.

수많은 연구들에서 등과 어깨 근육의 약화와 팔꿈치 통증, 특히 팔꿈치 측면 통증 사이의 연관성을 밝혀냈다.[14] 이러한 연쇄적인 사건들이 일어나는 이유는 다음과 같은 예에서 알 수 있다. 역도를 하는 사람을 예로 들어보자. 어느 선수의 어깨 안정성이 부족하다면 스내치 또는 클린 & 저크에서 바벨의 오버헤드 위치 설정과 조절 능력에 영향을 받는다. 이처럼 이상적이지 않은 위치 설정과 조절 능력은 팔꿈치 관절을 둘러싸는 근육의 안정성 요구 사항(바벨이 땅에 떨어지지 않도록 하기 위한)을 증가시켜 결국 마모성 부상을 초래할 수 있다.

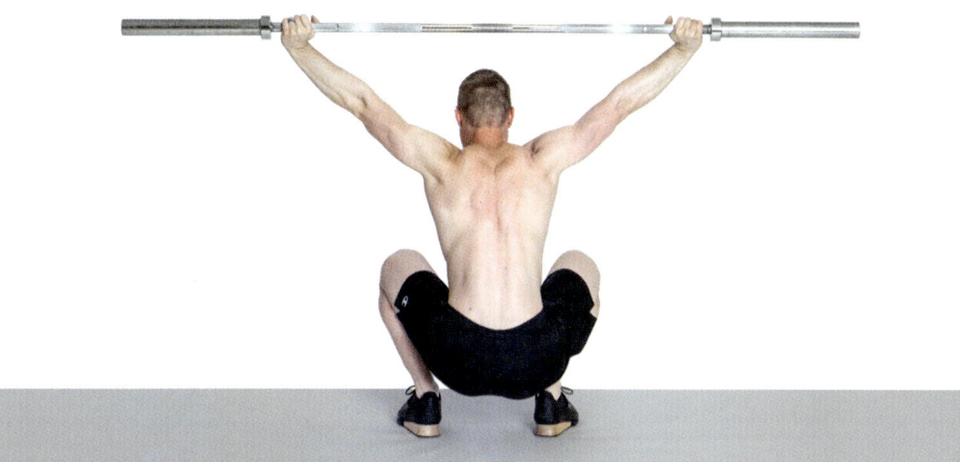

오버헤드 스쿼트. 뒤에서 본 모습

이러한 경우, 어깨의 안정성의 부족이 해결되지 않는다면, 팔꿈치 근육의 스트렝스를 향상시키기 위해 아무리 많은 노력을 기울여도 큰 도움이 되지 않을 것이다. 통증이 시작되었을 때 이를 해결하기 위해 반드시 의료적인 조언이 필요한 것은 아니다. 문제를 일으키는 활동을 제거하고(많은 의사들이 "2주 동안 바벨 훈련을 쉬어라"라고 말하곤 한다) 급성 통증을 완화하기 위한 약을 처방받으며, 가볍게 팔꿈치 주변 근육을 강화하고 스트레칭을 약간 하면 (BAM!!) 나아지는 기분이 든다. 하지만 이게 당신의 문제를 완전히 고친 것인가, 아니면 일시적인 안도감을 얻은 것인가? 당신 스스로 판단해 보라.

이 경우 팔을 몸 옆에 둔 자세와 팔을 든 자세에서 어깨 외회전 스트렝스에 대한 테스트를 하는 것이 유용한 스크린 테스트가 된다. 팔꿈치를 옆구리에 붙이고 90도 'L' 자로 구부린 상태에서 친구가 두 손을 모으려고 하는 힘에 저항하도록 한다. 그다음으로 하이파이브를 하듯이 팔을 올린 상태에서 같은 테스트를 해 본다. 여기에서도 친구가 당신 어깨를 내회전시키려는 힘에 저항하여 어떠한 움직임도 나오지 않게 버틴다.

힘이 가해졌을 때, 손이 안쪽으로 움직이지 않고 시작 자세를 유지할 수 없다면 현재 어깨 상태에 대한 단서를 얻게 될 것이다. 어깨 복합체의 나머지에 대한 심층적인 스크린을 수행하려면 244~258쪽 어깨 통증 챕터를 참조하라.

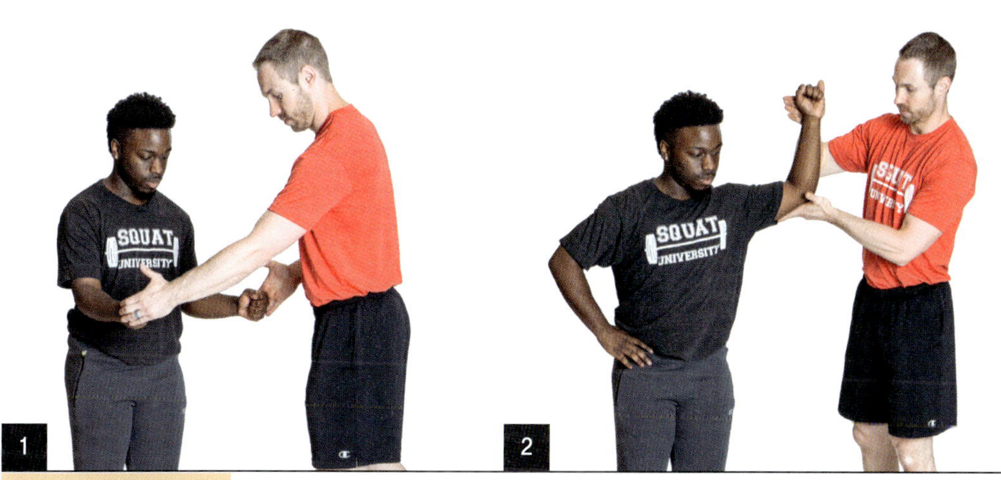

외회전 수기 근육 테스트

포지션/기술

일반 통증 부위의 위아래 관절에서 가동성 및/또는 안정성 결함을 발견하게 되면, 다음 단계는 당신의 리프팅 기술을 평가하는 것이다. 이는 의료계에서 부상을 평가할 때 부족하게 수행되는 또 다른 영역이다. 모든 스트렝스와 가동성 테스트들을 할 수도 있고, 큰 비용을 들여 MRI나 CT 스캔을 해 볼 수도 있지만, 어떻게 움직이는지 살펴보지 않는다면 절대로 완전한 분석을 할 수 없다.

백 스쿼트의 예로 돌아가서 어떤 요소가 팔꿈치 내측 통증을 만들 수 있는지 살펴보자. 약간 신전된 손목 위치는 바벨을 머리 위로 위치시킬 때는 충분한 플랫폼을 만들기에 최적의 위치이지만, 특히 바벨을 풀 그립으로 잡아야만 하는 움직임에서 손목을 완전히 신전시켜 바벨을 잡는 것은 문제를 일으킬 수 있다. 팔꿈치를 바벨 바로 아래에 위치시켜 백 스쿼트를 수행하는 선수를 예로 들어 보자. 팔꿈치를 너무 낮게 유지하는 경우, 바벨을 잡는 유일한 선택은 손목을 매우 신전시키는 것이다.

이와 같이 손목을 완전 신전시키면 팔뚝의 굴곡근육들이 늘어난다. 이처럼 근육이 길어진 위치에서는 굴곡근(손목을 똑바로 세운 '중립적인' 위치에 비해)은 많은 힘을 발휘할 수 없으며, 이는 악력이 자동으로 감소함을 의미한다.[15]

손목을 완전히 신전시킨 상태에서 바벨을 강하게 잡으려고 하면 이러한 근육에 과부하가 걸릴 위험이 커진다. 반복적인 훈련과 결합된 피로는 힘줄의 마모와 팔꿈치 안쪽 통증의 발생 가능성으로 귀결되는 일련의 사건들을 일으킬 수 있다.[16] 따라서 재활의 첫 번째 단계 중 하나는 몇 가지 간단한 기술적 신호들을 적용해 손목 정렬을 수정하는 것이다. 손목을 좀 더 중립적인 위치로 정렬하면 팔꿈치 안쪽의 압력을 줄일 수 있다.

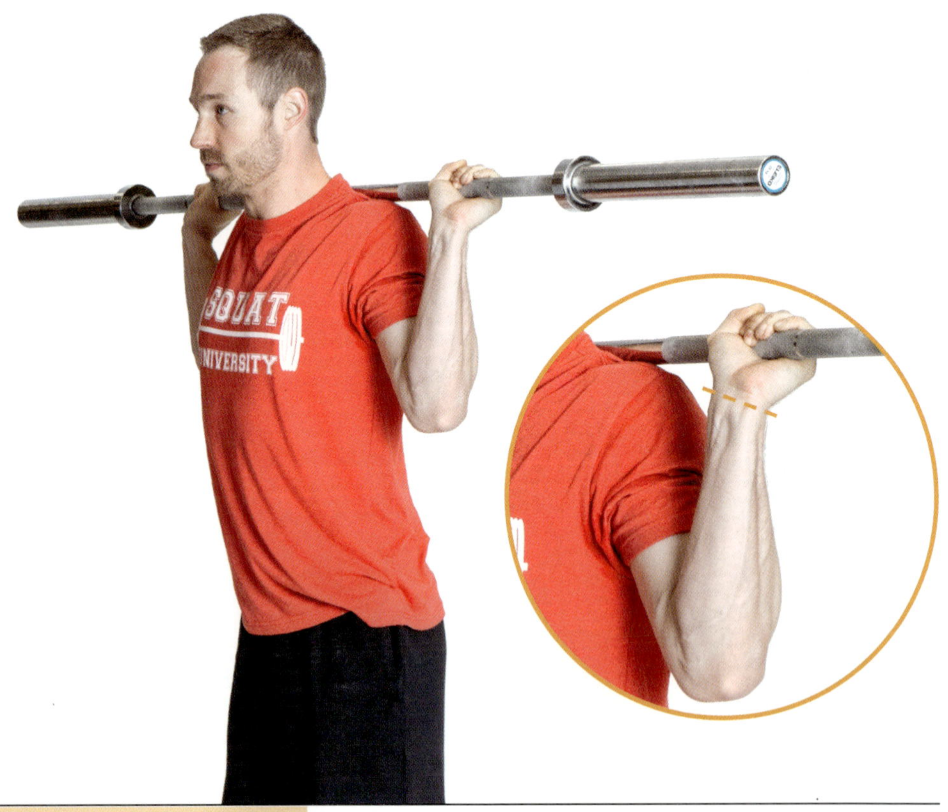

손목을 과신전시킨 상태에서의 백 스쿼트

우리는 또한 특정 리프팅을 하는 동안 생기는 피로 자체와 피로가 어떻게 움직임의 질에 영향을 미치는지를 고려해야 한다. 많은 양의 벤치 훈련을 수행하는 파워리프터를 예로 들어 보자. 힘든 운동을 해 본 적이 있다면 반복적인 활동에 의해 생긴 피로가 움직임 패턴의 변화를 일으킬 수 있다는 것을 잘 알고 있을 것이다. 첫 번째 리프팅에서는 문제없어 보일 수 있지만, 결국 피로가 찾아오고 매 반복마다 움직임의 질은 점차 떨어지게 될 것이다.

리프팅 메커니즘의 미묘한 변화는 신체가 힘을 조절하고 생산하는 방법에 심오한 영향을 미칠 수 있다. 예를 들어 상당한 피로감을 느낄 정도로 벤치 프레스를 하면 테크닉의 변화, 관련된 근육들의 스트렝스 감소, 팔꿈치 관절에 가해지는 힘의 증가로 이어진다는 연구 결과가 있다.[17] 시간이 지남에 따라 움직임의 변화와 스트렝스의 손실로 인한 미묘한 안정성 감소는 과사용 부상에 대한 내성을 떨어뜨린다.[18]

이러한 이유들 때문에, 리프팅을 지속하는 동시에 팔꿈치 통증을 고치는 작업을 하려면 적절한 휴식/회복 시간을 가질 수 있도록 훈련 프로그램을 조절해야 하고 반복 부하의 빈도를 최소화해 적절한 기술과 움직임의 질을 강화하는 데 집중할 수 있도록 하는 것이 현명할 것이다.

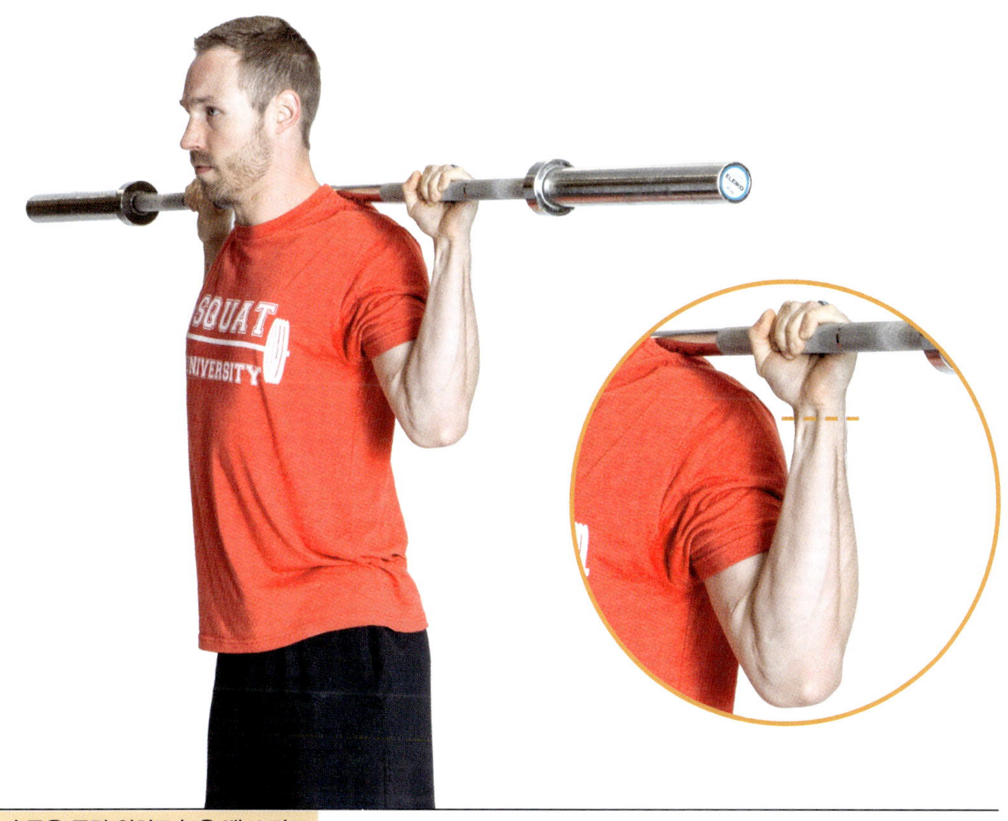

손목을 중립 위치로 놓은 백 스쿼트

리빌딩 프로세스

이제 당신도 알게 되었겠지만, 팔꿈치 통증은 매우 다양하게 분류할 수 있다. 통증 부위 위와 아래(어깨와 손목)에 있는 잠재적 '약한 고리'를 고려하게 되면 팔꿈치에 통증이 생길 수 있는 이유에 대한 여러 시나리오를 발견하게 될 것이다. 이에 따라 팔꿈치 관절의 부상을 복구함에 있어 모든 것을 해결할 수 있는 단 한 가지 접근법이란 없다. 팔꿈치 통증을 다루기 위해 당신만의 고유한 계획을 세워야 한다.

글로벌 접근법

만약 스크린 과정을 철저하게 했다면, '약한 연결고리'들에 대한 세밀한 목록을 만들어야 한다. 이 목록은 포괄적인 부상 치료 방법을 안내하는 데 도움이 된다(이는 증상 부위만을 다루는 '로컬' 접근법과 반대로 '글로벌' 접근법이라고 불린다). 목록을 완성하고 어깨 통증 챕터를 검토하면 발견한 각 요소를 해결하는 데 도움이 될 것이다.

어깨 복합체에서의 가동성, 안정성, 움직임 협응력을 아우르는 운동으로 내가 가장 좋아하는 운동 중 하나는 정지 스캡 풀업paused scap pull-up이다. 풀업바에 어깨너비로 그립을 취하고 매달린다. 상체의 긴장을 완전히 풀고 어깨뼈가 가능한 한 등 옆쪽으로 당겨지도록 하라. 만약 광배근이 굳어 있다면, 겨드랑이 측면(광배근이 상완골에 부착된 부위)을 통해 부드럽게 위로 뻗어나가는 느낌이 들 것이다.

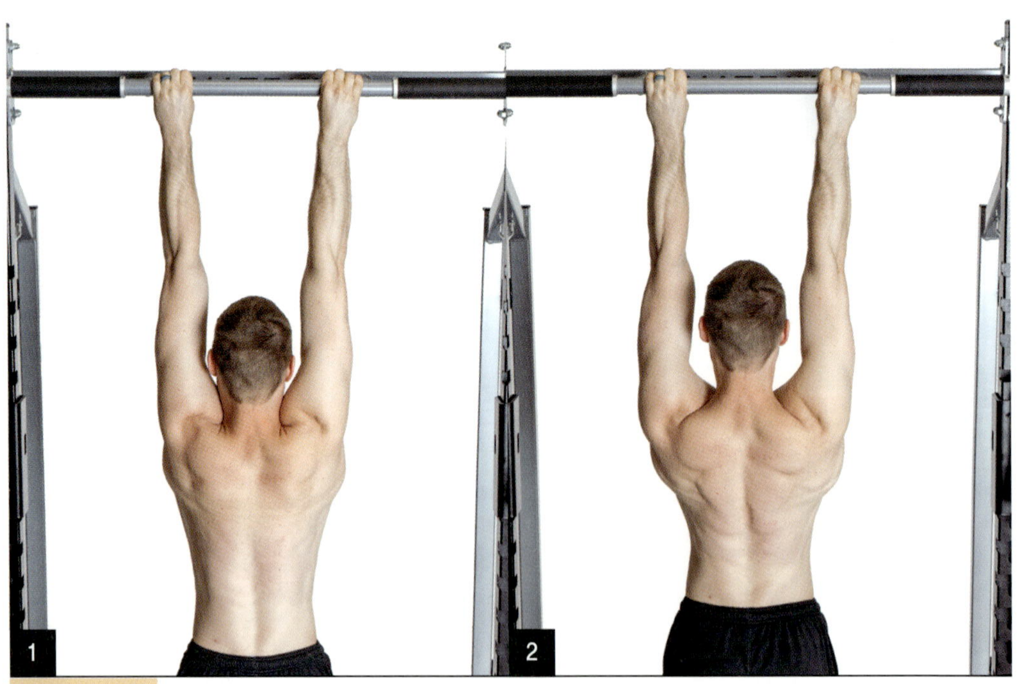

정지 스캡 풀업

이 스트레칭을 5~10초 동안 유지한 후, 견갑골들을 움직이면서 등 근육을 활성화시킨다. 이 작업을 올바르게 수행하면 팔꿈치가 신전된 상태로 유지될 것이다(견갑골들만 서로 가깝고 아래로 약간 내려간다). 이 자세를 5초간 유지한 후, 신체를 늘어진 행 자세에서 다시 힘을 뺀다. 2세트 또는 3세트 5회 반복하라. 팔꿈치의 통증이 줄어들면, 견갑골 후인 정지 동작 후 마침내 풀업을 추가할 수 있다.

이와 같은 시퀀스는 광배근 유연성을 만들어줄 뿐만 아니라, 견갑골을 안정된 위치로 자리 잡게 하여 상체의 움직임을 적절히 조율하도록 가르친다. 건물이 서 있을 수 있는 안정성을 만들어주는 콘크리트 기초와 마찬가지로 견갑골의 적절한 위치와 기능은 팔꿈치 관절의 기능과 장기적인 건강에 필수적이다.

위의 운동뿐만 아니라, 나는 하프 닐링 덤벨/케틀벨 프레스에서 윈드밀로 자세를 옮기는 동작도 좋아한다. 하프 닐링 자세에서 덤벨/케틀벨을 랙 포지션을 취한다. 중량을 잡지 않은 팔은 균형을 잡기 위해 몸 옆에 위치시키거나 프레스를 하는 동안 흉곽이 벌어지지 않도록 몸통 옆에 둘 수도 있다.

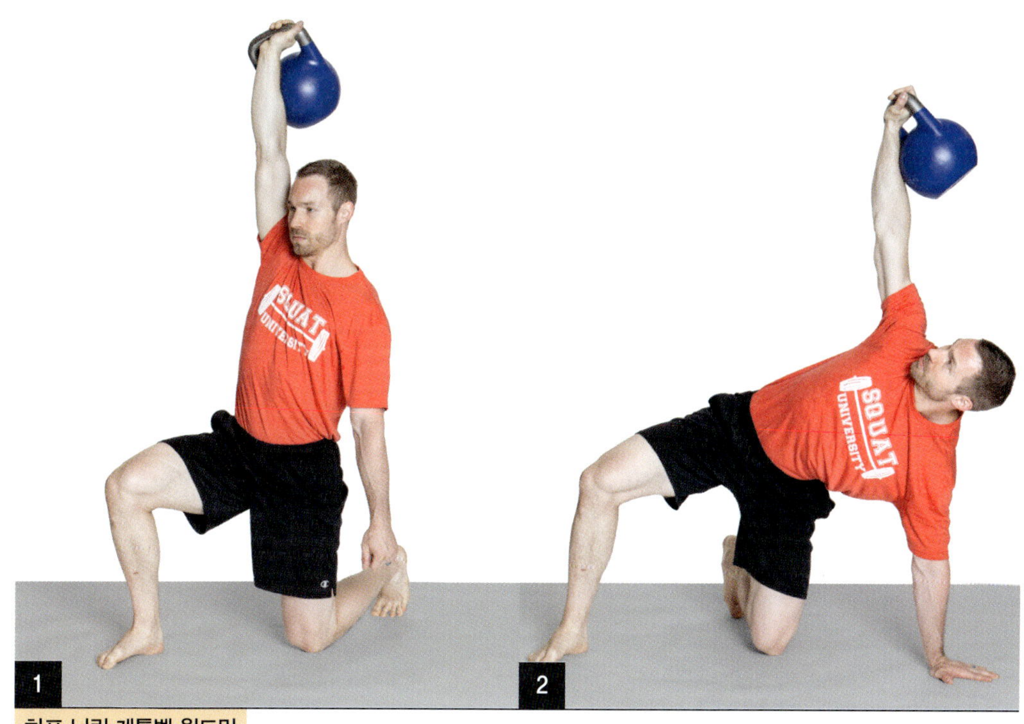

하프 닐링 케틀벨 윈드밀

중량을 머리 위로 프레스 하고 난 뒤, 관절을 안정시키기 위해 어깨 뒤쪽의 근육들이 수축되는 느낌을 잠시 동안 느껴라. 상부 승모근이 과도하게 슈러그shrug되지 않으면서 견갑골은 팔, 팔꿈치, 그리고 손목과 같은 선상에 놓인다.

다음으로, 손은 하늘로 향한 방향을 수직으로 유지하면서 몸통을 지면 방향, 측면으로 천천히 기울인다. 이는 터키쉬 케틀벨 겟업의 내려가는 순서와 비슷하다. 이 동작의 바닥 위치에서 멈춰 견갑골이 척추로 당겨지고 팔을 안정시키기 위해 열심히 노력하는 주변 근육을 느껴 보도록 한다. 마지막으로, 천천히 시작 자세로 돌아가는데, 중량을 다시 랙 자세로 이동시키기 전에 견갑골이 과도하게 슈러그 되는 것을 제한하도록 한다. 2~3세트씩 3~5회 반복하라.

견갑대의 근육들(예: 승모근, 능형근, 회전근개, 그리고 후삼각근)을 목표로 하는 운동을 통해 견갑골과 어깨 관절 안정성을 향상시키는 것이 팔꿈치 통증의 많은 증상을 제거하는 데 있어 근본적인 구성 요소라는 것이 연구에서 밝혀졌다.[19]

로컬 접근법

팔꿈치 통증을 해결하기 위해 글로벌 접근법을 취하는 것이 얼마나 중요한지는 아무리 강조해도 지나치지 않지만, 몇 가지 국소적(로컬)인 운동과 재활 기술은 종합적인 치료 계획에 도움이 될 수 있다. 여기에는 전완의 스트렝스 높이기, 밴드 관절 동원(특히 팔꿈치 측면 통증의 경우), 연부 조직 가동화mobilization, 신경 활주 기법nerve gliding 등이 포함된다.

고립 강화

내측 및 외측 팔꿈치 통증의 많은 경우 전완부의 스트렝스 높이기에 잘 반응한다.[20] 이는 당신이 가진 부상에 맞는 가장 효율적인 강화strengthening 방법을 선택하는 것으로 귀결된다.

앞서 논의한 바와 같이, 최근의 연구에 따르면, 팔꿈치 측면 통증을 건병증으로 분류했다. 등척성 운동(관절 움직임이 없는 근육 수축)은 슬개골 건병증을 위한 스패니쉬 스쿼트 같은 하체의 건병증 부상을 치료하는 데 매우 효과적인 것으로 나타났다.[21] 상체의 건 부상에서의 등척성 운동의 효과에 대한 더 많은 연구가 필요하지만, 나는 팔꿈치 측면 통증에 이러한 유형의 운동들이 꽤 효과가 있다는 사실을 발견하였다.[22]

그러므로 만약 팔꿈치 측면에 염증이 있는 증상을 가지고 있다면 등척성으로 버티는 운동isometric holds을 시도하고 이 방법이 통증을 조절하는 데 도움이 되는지 살펴보라. 팔을 테이블 가장자리(또는 그림과 같이 허벅지 위에) 위에 놓고 가벼운 덤벨을 사용하여 손목을 신전하여 30~45초 동안 4~5회 동안 버티기 운동을 하라.

만약 이 운동이 당신에게 맞다면 2~3번 반복하는 동안에도 전혀 통증이 느껴지지 않고 팔꿈치의 신전근에만 피로를 유발해야 한다. 만약 당신이 사용하는 중량이 너무 가볍다면, 45초 동안 완전히 수행하기 힘들지만 고통 없이 할 수 있을 때까지 사용 중량을 늘리도록 한다.

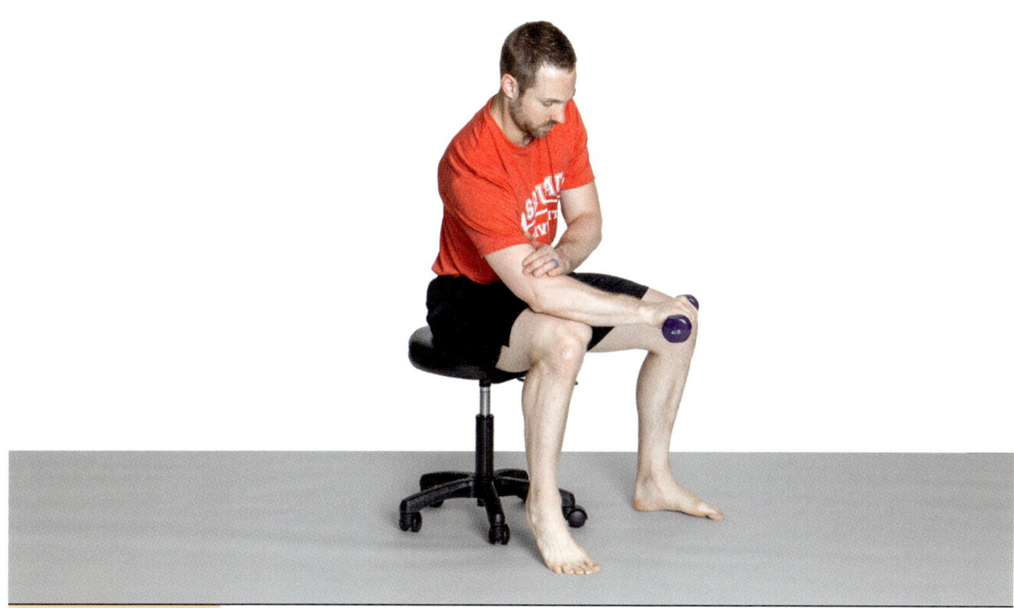

손목 신전 등척성 운동

등척성 운동이 통증 수준을 줄이는 데 도움이 될 수 있지만, 결국 움직임이 동반되는 더 전통적인 스트렝스 운동으로 옮겨 가야 한다. 손목 컬(팔꿈치 외측 통증은 신전, 내측 통증은 굴곡)은 가장 간단하게 시작할 수 있는 운동이다. 통증을 증가시키지 않고 3~4세트를 견딜 수 있는 무게로 3초 동안 구심성으로 중량을 들고, 3초 동안 원심성으로 버티기를 10~15회 반복한다.[23] 힘줄 부상은 부하에 대한 반응이 늦는 경우가 많으므로, 팔뚝 강화 운동의 난이도는 다음 날 더 많은 통증으로 이어지지 않는 정도로 결정한다! 스트렝스가 높아지고 통증 내성이 높아지면 중량을 높인다.

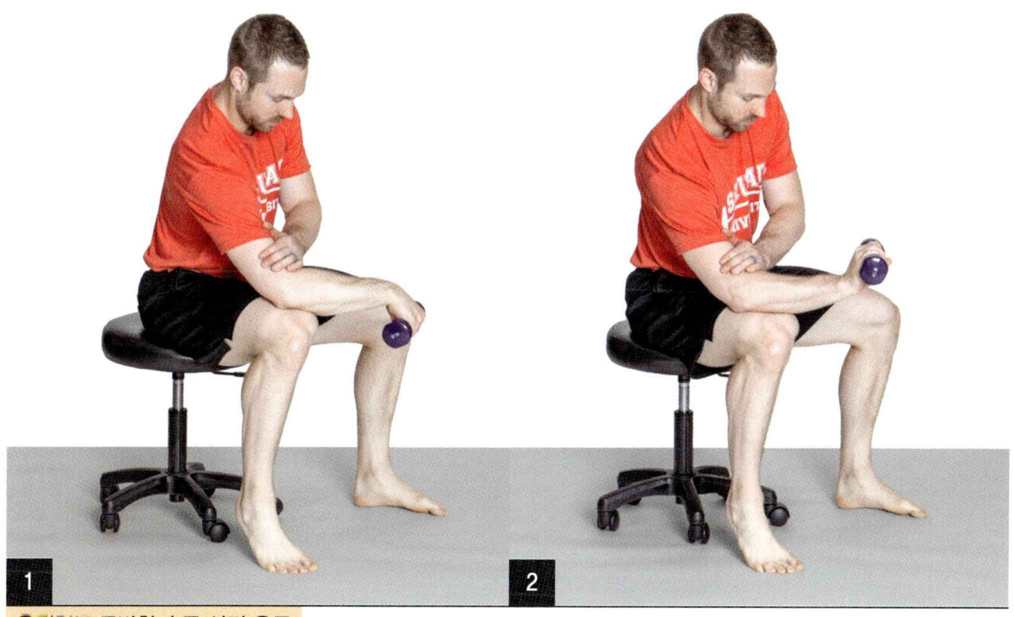

움직임을 동반한 손목 신전 운동

고립된 스트렝스 운동은 캐리 운동을 사용한 보다 기능적인 움직임으로 진행될 수도 있다. 싱글 암을 사용하는 '슈트케이스' 또는 더블 암을 사용하는 '파머' 캐리를 하는 동안 손목 신전근에 적용되는 하중은 손목의 중립적인 위치 덕분에 팔꿈치 통증을 다루는 초기 재활 과정에서 더 적합하다. 한편 데드리프트와 같이 중량이 몸 앞에 적용되는 운동의 경우 손목이 회내pronated되기 때문에 위의 운동보다는 재활 초기에 적용하기는 부적합하다.

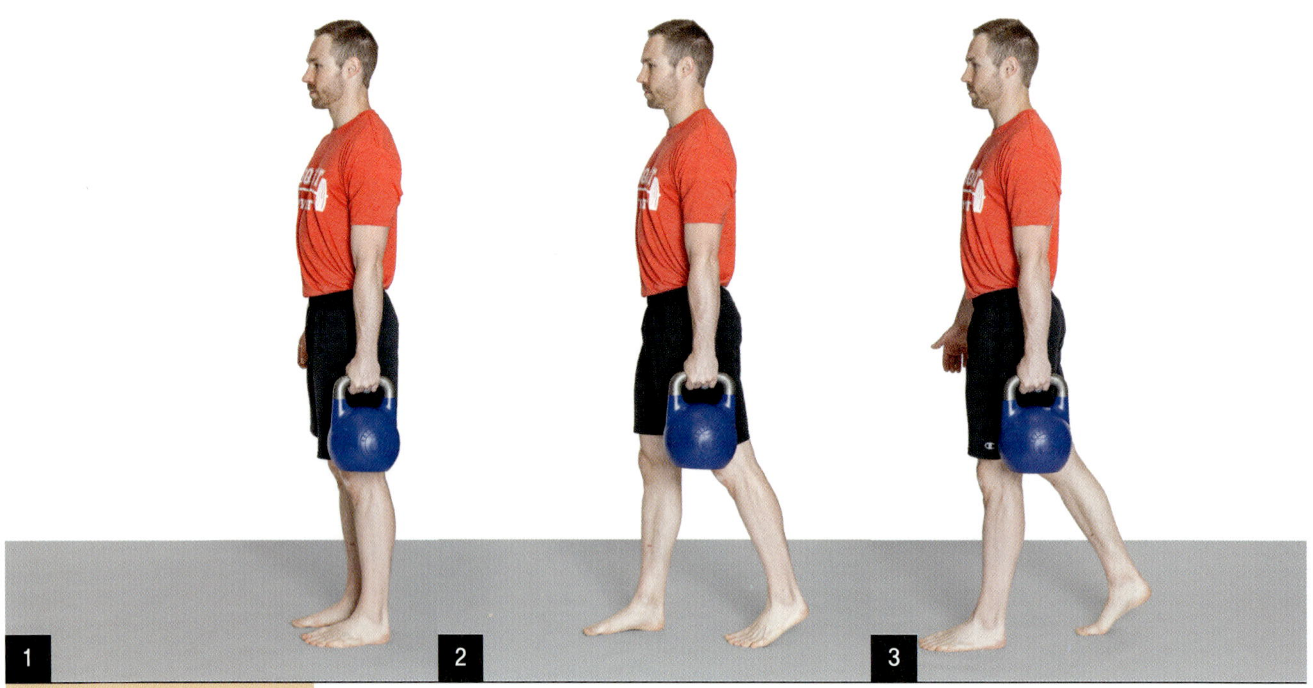

케틀벨을 사용한 슈트케이스 캐리

팔꿈치 측면 통증을 앓고 있다면 결국 오버핸드 그립 자세에서 손목 신전근을 강화하는 방향으로 나아가야 할 것이다. 이러한 목적에 부합하는 운동 중 내가 처음 본 것은 엘리트 파워리프터 블레인 섬너Blaine Sumner의 랙 홀드rack hold이다. 바벨을 스쿼트 랙에 고관절 높이로 설정한다. 한 손으로 바벨의 가운데를 잡는다. 코어를 잠그고 어깨에서 손까지 모든 근육을 긴장시키고, 바벨을 랙에서 몇 인치 들어올린다. 바벨을 다시 내려놓기 전 10초 동안 유지한다. 여기까지가 1회 반복한 것이다. 10회째가 되면 매우 피곤한 정도로 중량을 세팅하지만 통증이 유발되어서는 안 된다.

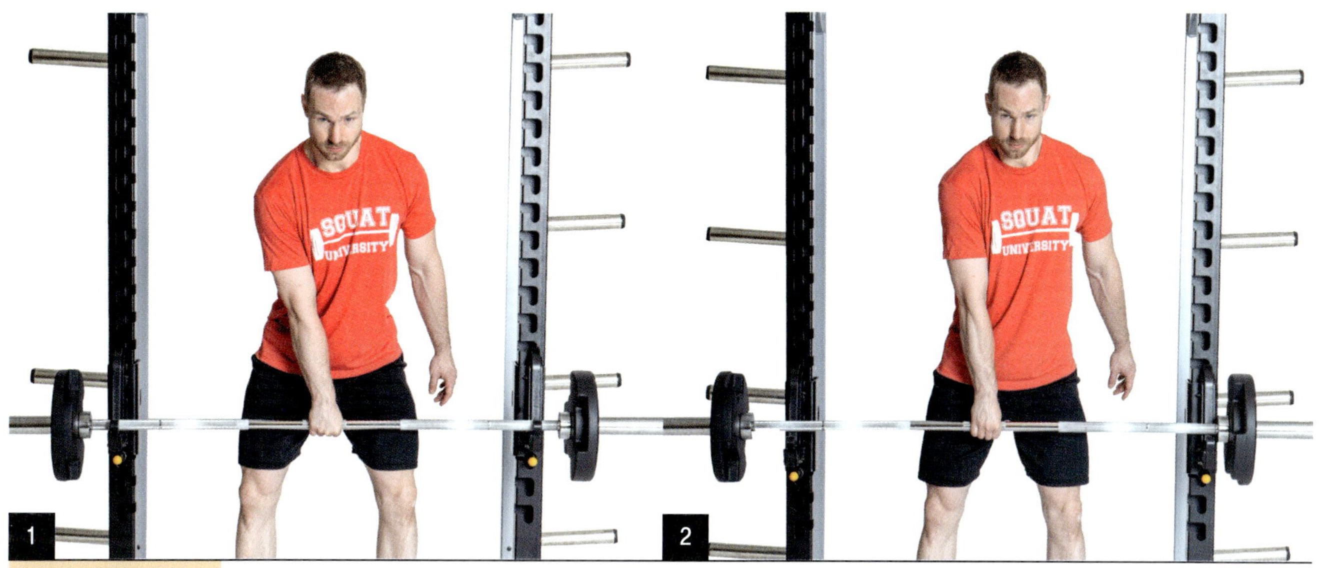

오버핸드 그립 랙 홀드

관절에 밴드를 사용한 움직임 가동화 기법

어떤 경우 팔꿈치 통증은 관절 가동화 운동으로 고칠 수 있다. 물리치료사 브라이언 멀리건 Brian Mulligan이 개발한 MWM Mobilization with Movement이라고 불리는 기법은 팔꿈치 관절의 위치 결함(정렬 및/또는 움직임의 문제)을 교정하는 데 도움이 된다.[24] 이 기법은 특히 주먹을 쥐거나 물건을 잡고 팔뚝을 앞뒤로 돌리거나 기타 악력이 필요한 활동을 할 때 팔꿈치 측면에 통증이 느껴지는 사람들에게 도움이 될 수 있다.

이 기법을 수행하기 위해서, 팔꿈치 주름 바로 아래에 팔뚝을 가로지르게 두꺼운 밴드(2~4인치 넓이)를 두른다. 바닥에 등을 대고 누운 뒤, 팔을 몸 옆에 두고 손바닥을 아래로 하여 밴드가 몸에서 90도 각도로 옆으로 당길 수 있도록 위치시킨다.

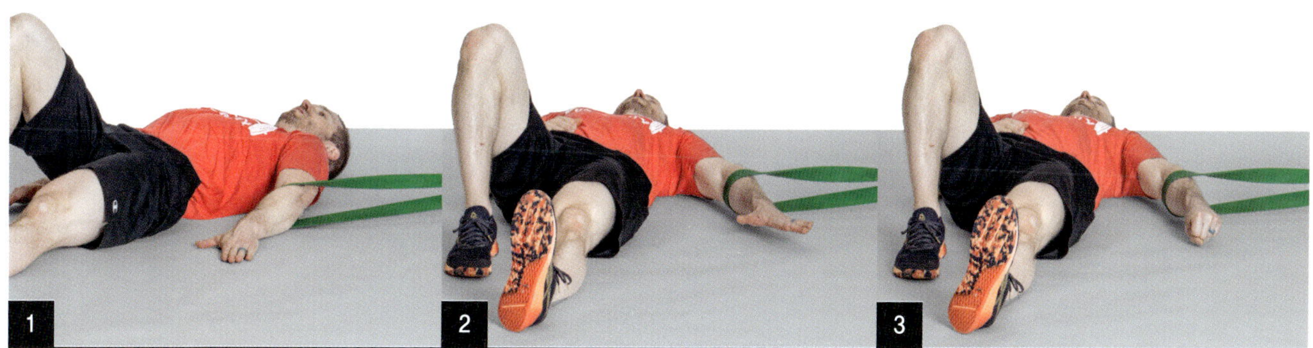

밴드를 사용한 측면 모빌리제이션

밴드가 지속적으로 팔을 옆 방향으로 당기는 텐션(팔꿈치 관절을 측면으로 미끄러지게 하는 힘)과 함께, 주먹을 쥐고 펴는 동작을 10~20회 반복한다. 여기에 더해, 작은 덤벨을 들고 앞뒤로 돌릴 수도 있다. 손을 제외한 팔의 모든 부분들은 바닥에 평평하게 유지하라.

이 운동이 당신의 부상에 적합하고 밴드가 충분히 텐션을 주는 상태에서 동작을 올바르게 수행하였다면, 어떤 물건을 잡거나 움직일 때 경험하였던 통증은 이 기법을 적용한 즉시 제거되거나 크게 감소되어야 한다.[25] 만약 이 가동화 기법을 적용한 후 통증이 크게 완화되지 않는다면 당신에게 맞지 않은 것이기 때문에 시간을 낭비할 필요가 없으니 미련 없이 중단하라.

연부조직 가동화 기법

연부조직 가동화 기법soft tissue mobilization은 거의 모든 종류의 팔꿈치 통증 치료에 도움이 된다.[26] 여기에서 사용하는 두 가지 유용한 도구는 작은 공(라크로스볼 또는 테니스공)과 바벨이다.

팔꿈치 내측 또는 측면의 통증을 앓고 있다면, 테이블이나 벤치와 팔뚝 사이에 공을 위치시키고 천천히 풀어 준다. 공을 굴리면서 긴장이 느껴지는 부분을 찾는다. 문제가 있는 부분을 찾아내면, 그 부분에서 몇 초가 멈추었다가 손목을 위아래로 1분 이상 움직인다. 이와 같은 능동적인 이완 기법은 조직과 관절의 가동성을 향상시키는 데 도움을 줄 수 있다.

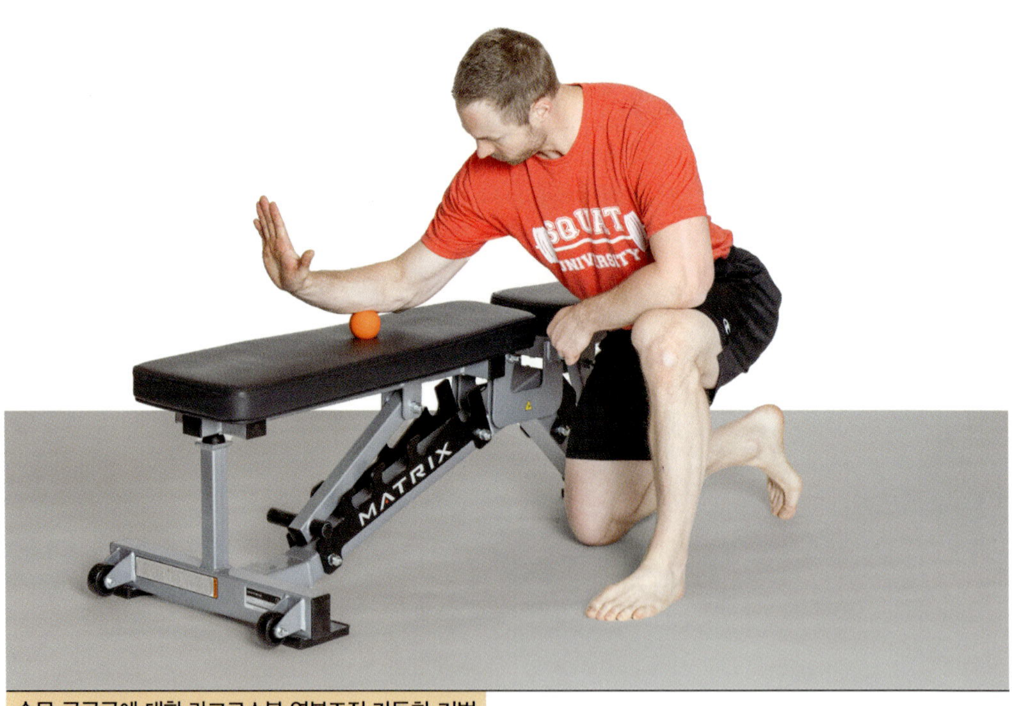

손목 굴곡근에 대한 라크로스볼 연부조직 가동화 기법

손목 신전 가동성이 부족하다면, 이 연부조직 가동화 기법을 사용한 뒤 다시 손목 가동성을 테스트해 보라. 손목의 움직임 범위가 단기적으로 증가하는 것을 경험할 수 있을 것이다.

팔꿈치 뒤쪽이나 삼두근 아래의 증상을 다루려 한다면, 바벨을 랙에 놓고 팔을 그 위에 올린다(이 방법은 물리치료사 켈리 스타렛이 처음 선보인 가동화 기법이다). 팔을 아래로 누르면서 삼두근을 천천히 위아래로 푼다. 공을 가지고 하는 이전의 운동처럼, 팔꿈치를 위아래로 움직이기 전에 긴장이 느껴지는 부위에 잠시 멈춘다. 일부 선수들은 바벨 연부조직 가동화 기법을 적용한 직후 증상이 개선됨을 느낄 수 있을 것이다.

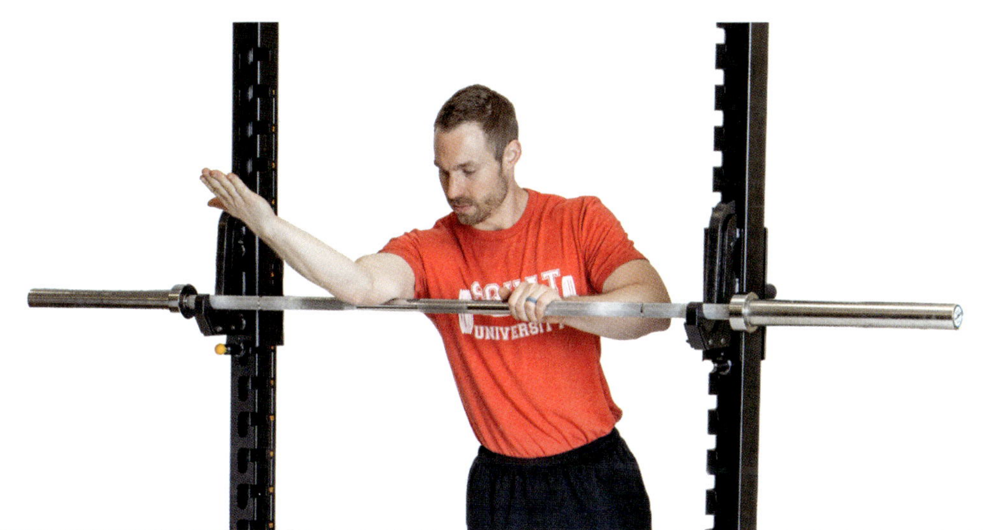

삼두근 바벨 연부조직 가동화 기법

신경 가동술

만약 신경 테스트가 통증을 재현시킨다면, 신경을 미끄러뜨리는 것이 증상을 감소시켜 주는 유용한 기법이 될 것이다. 신경 가동술Nerve mobilization technique은 신경을 늘리거나 주변 조직에 대해 상대적으로 미끄러지게 하는 두 가지 범주 중 하나로 작용한다.[27]

글라이딩 테크닉은 신경 텐셔닝nerve tensioning이라고도 불리는 신경을 스트레칭시키는 방법이다. 이는 신경의 피복(수초, sheath)에 일시적으로 긴장과 압력을 증가시키는데 어떤 사람들에게는 오히려 증상을 악화시킬 수 있다. 반면, 신경을 움직이는 '슬라이더slider'는 신경 구조에 상당히 적은 긴장감을 주므로 증상을 증가시키지 않는 방식으로 덜 공격적인 방법으로 신경을 움직인다.[28] 신경 가동술을 사용하는 전반적인 목표는 신경 주변 붓기를 줄이고 혈액 순환을 증가시키고, 움직임 능력 회복과 신경 가동성을 회복시켜 증상을 감소시키는 것이다.[29]

척골 신경 슬라이더를 하려면 다음 페이지와 같이 팔꿈치를 곧게 펴고 손목을 살짝 신전시킨 상태에서 팔을 바깥으로 벌린다(손바닥은 위로, 손가락은 바닥을 향하게 한다). 다음으로, 팔을 몸 앞으로 당기면서 동시에 팔꿈치를 구부린다. 동작을 하는 내내 손목은 신전시킨 상태를 유지한다. 천천히 다시 시작 위치로 이동하기 전에 이 위치를 잠시 동안 유지한다.[30]

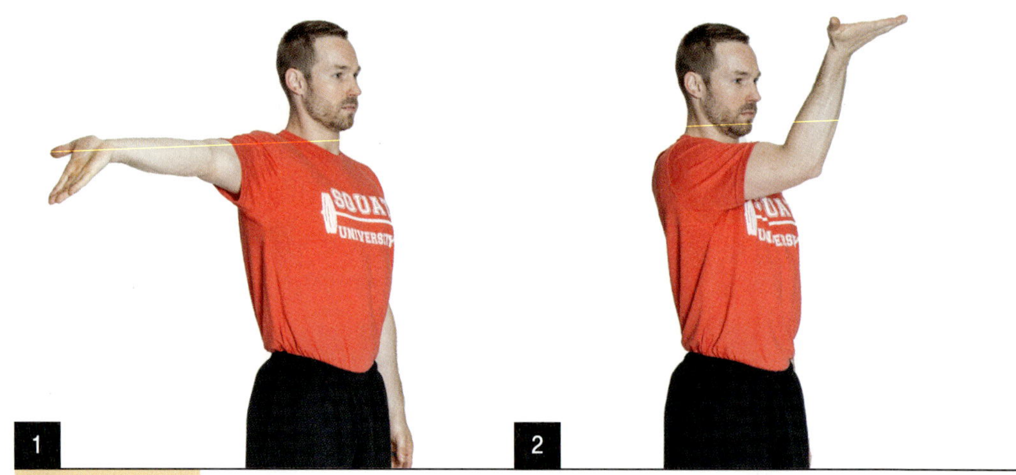

척골 신경 슬라이더

요골 신경 슬라이더는 테스트하는 자세와 동일하게 시작한다. 반대쪽 손으로 어깨를 내려 준다. 팔을 몸 옆에 위치시키고 팔꿈치를 완전히 편 뒤, 손은 손바닥이 하늘을 향하게 하면서 몸 뒤로 보낸다. 다음으로 훅 그립을 하듯 엄지손가락 위로 나머지 손가락을 쥔 채 주먹을 쥐고 손목을 살짝 꺾어 주먹이 팔뚝 쪽으로 향하게 한다. 그런 다음 팔을 옆으로 들고 눈으로 손을 따라간다. 팔꿈치에 약간의 긴장감이 느껴질 정도로만 움직인 후 다시 시작 자세로 돌아간다.

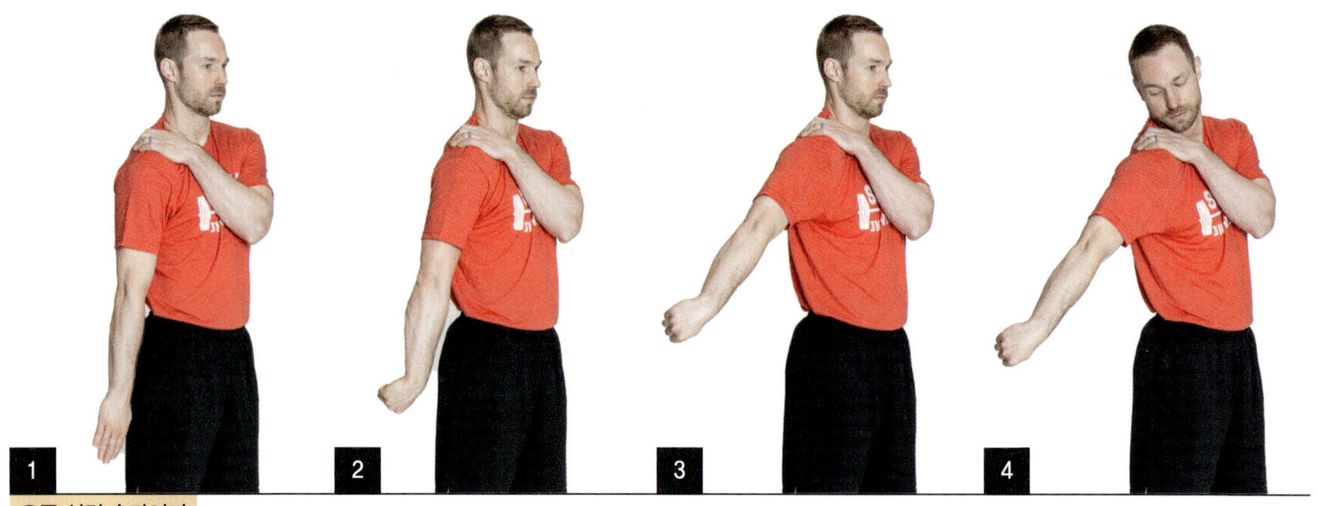

요골 신경 슬라이더

슬라이더 테크닉이 덜 공격적인 방법이라고 해도 신경을 지나치게 늘리면 증상이 더 심해질 수 있으므로 한 번 할 때 몇 차례 정도만 한다. 또한 손목 굴곡근을 과도하게 스트레칭하는 것 역시 삼가야 한다. 지나친 스트레칭은 신경을 자극하고 증상을 악화시킬 수 있다.

만약 이러한 가동술들이 증상을 줄이는 데 도움이 된다면, 하루 전체에 걸쳐 몇 시간마다 이 기법들을 수행하는 것을 추천한다.

팔꿈치 재활에 대한 마지막 생각

지금까지 논의한 것처럼 팔꿈치 통증을 고치는 만병통치의 접근법은 존재하지 않는다. 이 챕터에서 다룬 철저한 테스트 과정은 당신의 신체에 맞는 프로그램을 개발하는 데 도움을 줄 수 있고, 증상을 훨씬 더 효율적으로 다룰 수 있게 해 줄 것이다.

안타깝게도 빠른 해결책은 없다. 치료에는 원하는 것보다 더 많은 시간이 걸리겠지만, 인내심을 가져라. 복잡한 문제들은 본래 빨리 해결할 수 있는 것이 아니며, 팔꿈치는 많은 사람들이 생각하는 것보다 훨씬 더 복잡한 관절이다.

지금까지 소개한 과정 중 언제든지 팔꿈치를 완전히 펴는 능력이 제한되는 증상이 나타나거나, 움직이는 동안 팔꿈치가 '걸리는' 느낌이 들거나, 소리가 나거나 덜커덩거리는 통증이 느껴지거나, 목에 통증이 느껴진다면 의료인, 재활 전문가를 만나 보는 것을 적극 추천한다.

Notes

1. U. Aasa, I. Svartholm, F. Andersson, and L. Berglund, "Injuries among weightlifters and powerlifters: a systematic review," *British Journal of Sports Medicine* 51 (2017): 211–20.

2. M. Stroyan and K. E. Wilk, "The functional anatomy of the elbow complex," *Journal of Orthopaedic & Sports Physical Therapy* 17, no. 6 (1993): 279–88; C. M. Hall and L. T. Brody, *Therapeutic Exercise: Moving Toward Function*, 2nd Edition (Philadelphia: Lippincott Williams & Wilkins, 2005).

3. E. Waugh, "Lateral epicondylalgia or epicondylitis: what's in a name," *Journal of Orthopaedic & Sports Physical Therapy* 35, no. 4 (2005): 200–2.

4. L. M. Bissert and B. Vicenzino, "Physiotherapy management of lateral epicondylalgia," *Journal of Physiotherapy* 61, no. 4 (2015): 174–81; S. Dimitrios, "Lateral elbow tendinopathy: evidence of physiotherapy management," *World Journal of Orthopedics* 7, no. 8 (2016): 463–6; C. M. Kaczmarek, "Lateral elbow tendinosis: implications for a weight training population," *Strength and Conditioning Journal* 30, no. 2 (2008): 35–40.

5. Hall and Brody, *Therapeutic Exercise* (see note 2 above).

6. Hall and Brody, *Therapeutic Exercise* (see note 2 above).

7. Hall and Brody, *Therapeutic Exercise* (see note 2 above).

8. M. R. Safran, "Elbow injuries in athletes: a review," *Clinical Orthopaedics* 310 (1995): 257–77; C. B. Novak, G. W. Lee, S. E. Mackinnon, and L. Lay, "Proactive testing for cubital tunnel syndrome," *Journal of Hand Surgery* 19, no. 5 (1994): 817–20; M. F. Macnicol, "Extraneural pressures affecting the ulnar nerve at the elbow," *Hand* 14, no. 1 (1982): 5–11.

9. Hall and Brody, *Therapeutic Exercise* (see note 2 above).

10. Novak, Lee, Mackinnon, and Lay, "Proactive testing for cubital tunnel syndrome" (see note 8 above).

11. R. A. Ekstrom and K. Holden, "Examination of and intervention for a patient with chronic lateral elbow pain with signs of nerve entrapment," *Physical Therapy* 82, no. 11 (2002): 1077–86.

12. B. K. Coombes, L. Bisset, and B. Vicenzino, "Bilateral cervical dysfunction in patients with unilateral lateral epicondylalgia without concomitant cervical or upper limb symptoms: a cross-sectional case-control study," *Journal of Manipulative and Physiological Therapeutics* 37, no. 2 (2014): 79–86; B. K. Coombes, L. Bisset, and B. Vicenzino, "Management of lateral elbow tendinopathy: one size does not fit all," *Journal of Orthopaedic & Sports Physical Therapy* 45, no. 11 (2015): 938–49.

13. C. M. Kaczmarek, "Lateral elbow tendinosis: implications for a weight training population," *Strength and Conditioning Journal* 30, no. 2 (2008): 35–40.

14. O. Alizadehkhaiyat, A. C. Fisher, G. J. Kemp, K. Vishwanathan, and S. P. Frostick, "Upper limb muscle

imbalance in tennis elbow: a functional and electromyographic assessment," *Journal of Orthopaedic Research* 25, no. 12 (2007): 1651–7; A. M. Lucado, M. J. Kolber, M. S. Cheng, and J. L. Echternach, Sr., "Upper extremity strength characteristics in female recreational tennis players with and without lateral epicondylalgia," *Journal of Orthopaedic & Sports Physical Therapy* 42, no. 12 (2012): 1025–31; J. M. Day, H. Bush, A. J. Nitz, and T. L. Uhl, "Scapular muscle performance in individuals with lateral epicondylalgia," *Journal of Orthopaedic & Sports Physical Therapy* 45, no. 5 (2015): 414–24.

15. V. B. Parvatikar and P. B. Mukkannavar, "Comparative study of grip strength in different positions of shoulder and elbow with wrist in neutral and extension positions," *Journal of Exercise Science & Physiotherapy* 5, no. 2 (2009): 67–75.

16. Hall and Brody, *Therapeutic Exercise* (see note 2 above).

17. Y. P. Huang, Y. L. Chou, F. C. Chen, R. T. Wang, M. J. Huang, and P. P. H. Chou, "Elbow joint fatigue and bench-press training," *Journal of Athletic Training* 49, no. 3 (2014): 317–21.

18. Hall and Brody, *Therapeutic Exercise* (see note 2 above).

19. J. B. Bhatt, R. Glaser, A. Chavez, and E. Yung, "Middle and lower trapezius strengthening for the management of lateral epicondylalgia: a case report," *Journal of Orthopaedic & Sports Physical Therapy* 43, no. 11 (2013): 841–7.

20. Hall and Brody, *Therapeutic Exercise* (see note 2 above); Coombes, Bisset, and Vicenzino, "Management of lateral elbow tendinopathy" (see note 12 above); J. Raman, J. C. MacDermid, and R. Grewal, "Effectiveness of different methods of resistance exercises in lateral epicondylosis—a systematic review," *Journal of Hand Therapy* 25, no. 1 (2012): 5–25; T. F. Tyler, S. J. Nicholas, B. M. Schmitt, M. Mullaney, and D. E. Hogan, "Clinical outcomes of the addition of eccentrics for rehabilitation of previously failed treatments for golfers elbow," *International Journal of Sports Physical Therapy* 9, no. 3 (2004): 365–70.

21. E. Rio, C. Purdam, M. Girdwood, and J. Cook, "Isometric exercise to reduce pain in patellar tendinopathy in-season: is it effective 'on the road'?" *Clinical Journal of Sports Medicine* 29, no. 3 (2019): 1–5.

22. J. Y. Park, H. K. Park, J. H. Choi, E. S. Moon, B. S. Kim, W. S. Kim, and K. S. Oh, "Prospective evaluation of the effectiveness of a home-based program of isometric strengthening exercises: 12-month follow-up," *Clinics in Orthopedic Surgery* 2, no. 3 (2010): 173–8.

23. K. Starrett and G. Cordoza, *Becoming a Supple Leopard: The Ultimate Guide to Resolving Pain, Preventing Injury, and Optimizing Athletic Performance,* 2nd Edition (Las Vegas: Victory Belt Publishing Inc., 2015).

24. Coombes, Bisset, and Vicenzino, "Management of lateral elbow tendinopathy" (see note 12 above).

25. A. Amro, I. Diener, W. O. Bdair, I. M. Hameda, A. I. Shalabi, and D. I. Ilyyan, "The effects of Mulligan mobilisation with movement and taping techniques on pain, grip strength, and function in patients with lateral epicondylitis," *Hong Kong Physiotherapy Journal* 28, no. 1 (2010): 19–23; W. Hing, R. Bigelow, and T. Bremner, "Mulligan's mobilisation with movement: a review of the tenets and prescription of MWMs," *New Zealand Journal of Physiotherapy* 36, no. 3 (2008): 144–64.

26. Hing, Bigelow, and Bremner, "Mulligan's mobilisation with movement: a review of the tenets and prescription of MWMs" (see note 25 above); J. H. Abbott, C. E. Patla, and R. H. Jensen, "The initial effects of an elbow mobilization with movement technique on grip strength in subjects with lateral epicondylalgia," *Manual Therapy* 6, no. 3 (2001): 163–9; Coombes, Bisset, and Vicenzino, "Management of lateral elbow tendinopathy" (see note 12 above).

27. M. W. Coppieters and D. S. Butler, "Do 'sliders' slide and 'tensioners' tension? An analysis of neurodynamic techniques and considerations regarding their application," *Manual Therapy* 13, no. 3 (2008): 213–21.

28. Coppieters and Butler, "Do 'sliders' slide and 'tensioners' tension?" (see note 27 above).

29. M. W. Coppieters, K. E. Bartholomeeusen, and K. H. Stappaerts, "Incorporating nerve-gliding techniques in the conservative treatment of cubital tunnel syndrome," *Journal of Manipulative and Physiological Therapeutics* 27, no. 9 (2004): 560–8; D. Oskay, A. Meric, N. Kirdi, T. Firat, C. Ayhan, and G. Leblebicioglu, "Neurodynamic mobilization in conservative treatment of cubital tunnel syndrome: long-term follow-up of 7 cases," *Journal of Manipulative and Physiological Therapeutics*

33, no. 2 (2010): 156–63; V. Arumugam, S. Selvam, and J. C. MacDermid, "Radial nerve mobilization reduces lateral elbow pain and provides short-term relief in computer users," *Open Orthopaedics Journal* 8 (2014): 368–71.

30. Coppieters and Butler, "Do 'sliders' slide and 'tensioners' tension?" (see note 27 above).

CHAPTER 6

발목 통증

크로스핏터와 역도, 파워리프팅 선수들에게서 일어나는
발목 부상은 일반적인 발목 접질림이 아니다.
아킬레스건 부상일 가능성이 높다.
따라서 발목에 여러 부상이 일어날 가능성이 많지만,
이 챕터에서는 아킬레스건에 초점을 맞출 것이다.

아킬레스건의 통증이 왜 발생하는가?
이 물음에 답하기 위해,
우리는 잠시 해부학에 대해 살펴볼 필요가 있다.

아킬레스건 부상 해부학 101

힘줄은 근육과 뼈를 연결하는 두껍고 섬유질 띠의 조직이다. 아킬레스건은 두 개의 종아리 근육(상대적으로 큰 비복근과 작은 가자미근)을 발뒤꿈치 뒤쪽으로 연결한다. 아킬레스건은 주변 조직에 대해 자유롭게 움직일 수 있도록 돕는 건초peritendon라고 불리는 얇은 피복으로 덮여 있다. 아킬레스는 구조적으로 걷거나 뛰거나 점프할 때마다 에너지를 스프링처럼 흡수, 저장했다가 방출하는 역할을 한다는 점에서 무릎의 슬개골 힘줄과 유사하다.

아킬레스건 해부

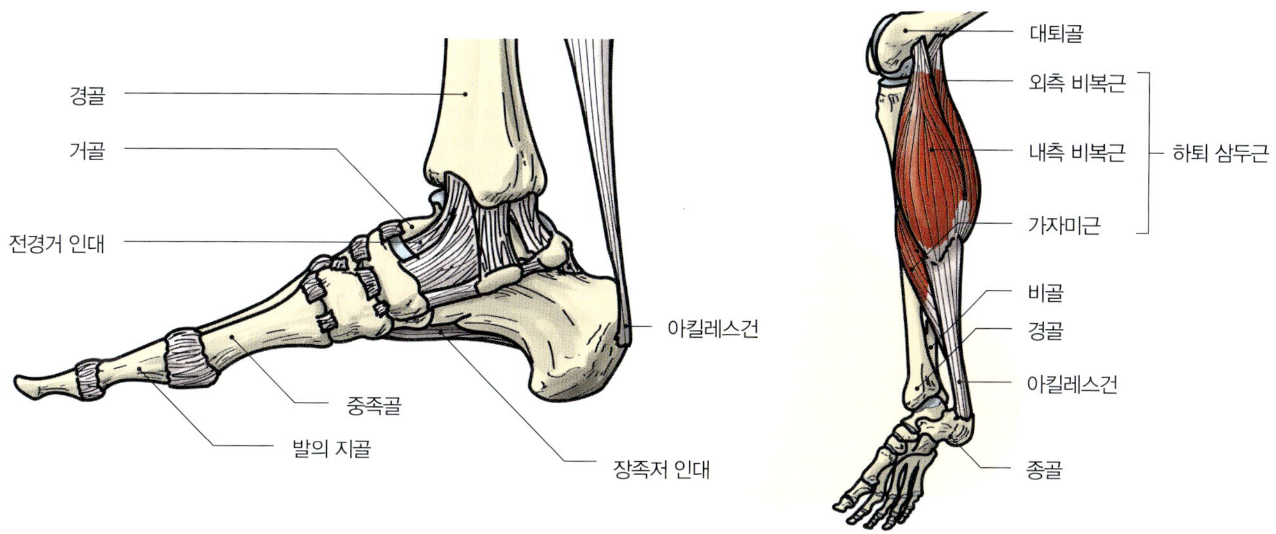

매일 근육, 힘줄, 그리고 심지어 뼈까지 몸의 조직은 끊임없는 변화를 경험한다. 운동할 때처럼 몸에 스트레스를 줄 때마다 조직의 일부가 퇴화되어 재생된다. 시간이 지남에 따라, 이 자연적 보충 과정은 스트렝스를 만들어준다.

이 과정은 콜라겐이라고 불리는 정렬된 섬유들(정확히는, 유형 1 콜라겐) 사이에 분산되어 있는 테노사이트tenocytes라고 불리는 작은 세포들에 의해 주로 통제된다. 테노사이트 세포는 힘줄에 가해지는 힘과 하중에 반응하고 그에 따라 (세포 외 기질이라 불리는) 조직의 세포 구성을 조절한다. 얼마나 강도 높게 훈련했는지, 당신이 복용하는 약물과 당뇨병 여부 같은 몇 가지 요인에 따라 몸은 아킬레스건을 부하 내성 수준이라고 불리는 특정 정도의 스트렝스에 적응시킨다.

이 설정 값을 심각하게 초과하지 않는 훈련 부하가 힘줄에 가해지고 적절한 회복 방법이 주어진다면 2~3일 후에는 정상으로 돌아오는 세포 반응이 힘줄에서 일어난다(이는 초음파 진단 장비로도 확인 가능하다). 이것이 일반적인 '보충replenishment' 과정의 소요 기간이다.[1] 그러나 부하가 너무 심하거나 훈련 프로그램에 적절한 회복 방법이 포함되지 않는 경우, 균형이 깨지고 적응 과정에서 병리 과정으로 진행된다. 부상이 시작되는 것이다.

힘줄 병리학의 연속체

힘줄(건) 부상을 어떻게 치료해야 할지 알아보기 전에 부상 과정이 어떻게 일어나는지 조금 더 깊이 들어가 보겠다. 이를 이해하는 가장 실용적인 방법은 이 분야의 저명한 전문가인 질 쿡이 제안한 건 병리학 연속체로부터 비롯된다.[2] 무릎 통증 단락에서 설명했듯이 이 모델은 3가지 부상 단계가 겹치는 연속체를 설명한다.

1. 반응성 건병증
2. 힘줄 손상
3. 퇴행성 건병증

한 단계에서 다음 단계로 진행하는 과정에서 이전의 건강한 상태로 회복하는 능력이 감소한다.

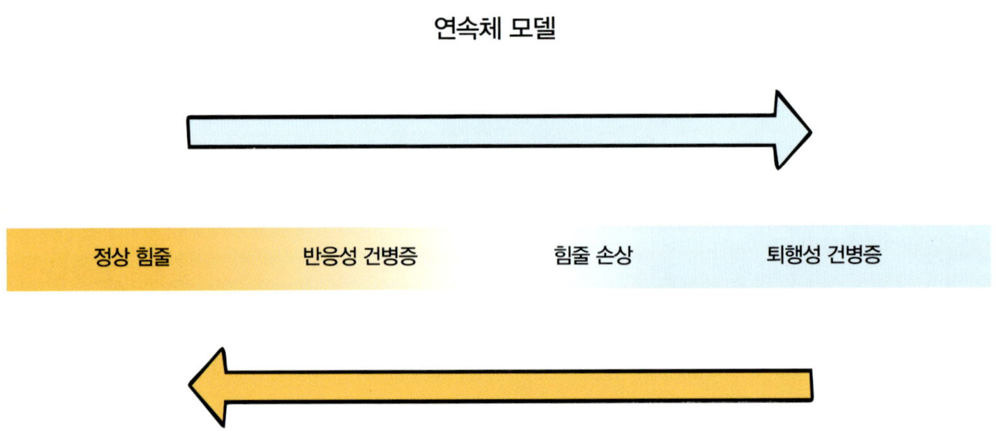

쿡의 모델은 상당히 새로운 것으로 의료계의 많은 사람들이 만성적인 힘줄 부상을 보는 관점과 반대된다. 의사들이 이야기하는 것과는 달리, 건염이라는 용어는 기술적으로 정확하지 않다. 새로운 연구에서는 문제가 되는 힘줄에 염증이 없다는 것을 보여주었다![3] 이러한 이유로 건병증이라는 용어가 모든 건 부상에 대해 더 부합하는 용어라고 할 수 있다.[4]

앞서 언급했듯이 어떤 성격의 과부하에 노출되었을 때, 건을 구성하는 세포들은 반응성 건병증으로 알려진 단기적인 과장된 반응을 보인다. 구체적으로 프로테오글리칸이라고 불리는 작은 단백질이 세포 외 기질을 부풀게 하여 힘줄이 붓고 고통스럽게 만든다. 다시 말하자면, 이 붓기는 염증 때문이 아니다.[5]

이러한 반응은 몇 가지 방식으로 유발될 수 있다.

- 첫 번째는 하나의 특정 훈련 세션 또는 정상보다 훨씬 더 강했던 세션 그룹에서의 급성으로 적용되는 과부하이다. 이 시나리오에서 힘줄은 현재 견딜 수 있는 능력보다 훨씬 더 높은 부하를 받는다.

- 반응성 건병증은 장기간의 휴식 후 비교적 '정상적인' 훈련으로 복귀할 때에도 발생할 수 있다. 이 시나리오에서 운동을 쉬고 있던 시간은 건 부하 수용력의 적응적 감소adaptive lowering로 이어진다. 빠르게 '정상' 훈련으로 다시 복귀하는 것은 과부하를 유발하고 과도한 세포 반응을 유발한다.
- 과부하는 신발을 바꾸는 것과 같은 간단한 변화로도 유발될 수 있다. 지지 기반이 작은 신발 혹은 딱딱한 밑창 또는 이전에 신었던 것보다 낮은 굽의 신발도 이런 일을 불러일으킬 수 있다.

이러한 부상 반응을 유발하는 특정 무게나 반복 횟수는 정해져 있지 않다. 다만 개인의 건 '부하 수용치'가 초과되었는지 여부에 따라 달라진다. 엘리트 선수들은 같은 종목의 아마추어 선수들에 비해 하루 종일 훈련할 때 힘줄에 더 많은 하중을 가하지만, 엘리트 선수들의 부상률은 높지 않다. 그들의 힘줄은 훌륭한 프로그래밍/훈련 요법과 결합된 좋은 회복 방법을 통해 무거운 훈련 부하에 적응해 있다.

희소식이 하나 있다면, 반응성 건병증은 제대로 관리하면 되돌릴 수 있다는 것이다. 과부하를 유발한 원인을 제거하고 적절한 재활 원리로 힘줄이 치유되도록 한다면 몇 주 안에 정상적인 건강한 모습으로 돌아올 가능성이 높다.

다만 과도한 부하가 제거되지 않고 힘줄 통증을 가진 채 훈련을 계속하면 부상이 다음 단계로 진행되는데 쿡은 이를 힘줄 손상(파열)이라고 부른다. 계속되는 과부하로 인해, 점점 더 많은 프로테오글리칸이 세포외 기질을 범람시켜 물을 끌어당기고, 이는 결국 힘줄을 구성하는 구조적 버팀목(콜라겐)을 방해하기 시작한다. 이 과부하를 멈추지 않으면 흐트러진 콜라겐이 더욱 분해되기 시작하고 결국 부상이 3단계인 퇴행성 건병증으로 접어들면서 소멸된다.

안타깝게도 건이 망가진 상태인지 구분하기는 매우 어렵다. 더 난처한 것은 퇴화된 부분은 통증을 이끌어 내지 않기 때문에 힘줄이 3단계로 진행됐다는 사실조차 모를 수도 있다는 것이다.

힘줄 부상의 단계 이해하기

쿡과 같은 연구자들은 힘줄 통증은 주로 반응성 (첫 번째) 단계의 증상이라는 것을 발견했다. 이러한 이유로 아킬레스건에 통증이 있다면, '반응성' 또는 '손상/퇴행성' 건병증으로 나눈 간단한 2단계 모델을 사용하여 부상의 특징을 나타낼 수 있다.[6] 설명해 보겠다.

아킬레스건 통증을 느낀 건 이번이 처음이라고 가정한다. 매우 힘든 훈련 다음 날, 아킬레스건이 너무 아파서 절뚝거릴 수밖에 없다면. 이것은 건 통증의 급성 (새로운) 증상이기 때문에, 당신은 아마도 '반응성' 건병증의 초기 단계를 경험하고 있을 것이다.

아니면 아킬레스건 통증을 느낀 게 이번이 처음이 아닐 수도 있다. 작년에 작은 손상이 있었고 몇 달 전에 또 발생했다면. 몇 주 쉬었더니 결국 통증이 사라졌지만 계속 재발하고 있는 중이다. 이러한 증상들의 만성적인 특성으로 인해, 당신은 '손상/퇴행성에 대해 반응하고 있는' 건병증을 경험하고 있을 것이다.

정상, 반응성 및 퇴행이 있는 반응성

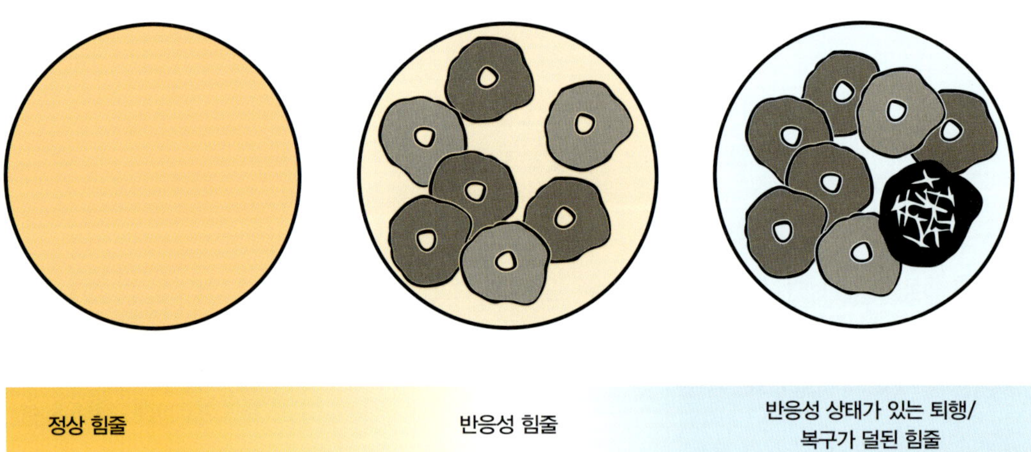

힘줄에 과부하가 계속되면 퇴화가 시작될 수 있지만 힘줄 전체가 그냥 망가지는 것은 아니다. 깊숙이 들여다보면 건강한 힘줄 조직 속에 분산되어 있는 퇴화된 콜라겐 조직의 작은 '섬'이 눈에 띈다. 이 퇴화된 조직 섬들은 어떤 하중도 견딜 수 없다. 이 섬들은 보통 항-장력과 스프링과 같은 수용력을 잃는데, 이것은 쿡이 말했듯이 힘줄을 '기계적 불능mechanically deaf' 상태로 만든다.

퇴화된 아킬레스건 조직의 섬들을 도넛의 구멍이라고 생각해 보라. 이는 건강한 조직으로 둘러싸여 있다. 연구에 따르면 신체는 잃어버린 스트렝스를 회복하기 위한 노력으로 실제로 이 죽은 곳 주변에 더 정상적인 힘줄 조직을 적응시키고 성장시킨다는 것을 보였다.[7]

퇴행성 섬이 있는 정상 힘줄

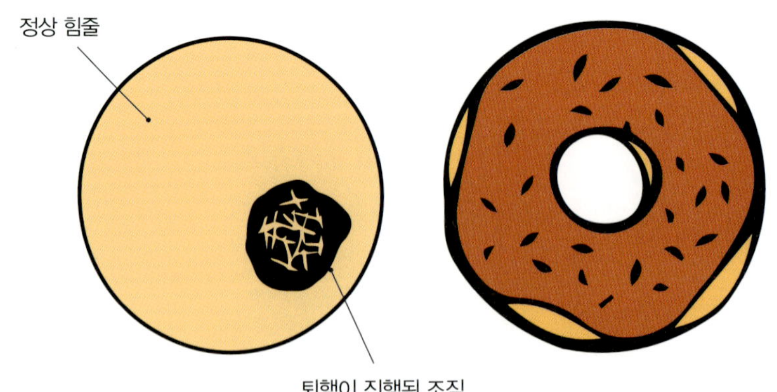

앞서 언급했듯이, 힘줄에 있는 이러한 '구멍'들은 어떠한 통증도 일으키지 않는다.[8] (완벽하게 건강한 힘줄과 같은 방식으로) 주변의 건강한 조직이 과부하가 걸려서 반응성 단계로 빠져들 때까지는 통증은 퇴행된 힘줄에서 발생한다. 이것이 바로 매우 퇴행된 힘줄이 파열될 때까지 어떠한 통증도 느껴 보지 못하는 이유이다.[9]

(과거력으로 알 수 있는 것 외에) '반응성' 힘줄 통증과 '손상과 퇴행에 대한 반응적'인 힘줄의 통증을 구별하는 몇 가지 좋은 방법은 통증의 강도, 부상을 촉발하는 정확한 메커니즘, 그리고 회복에 걸리는 시간이다. 예를 들면 진정한 '반응성' 힘줄은 매우 아프고 붓는다. 이는 심각한 과부하로 인해 촉발된다(처음 하프 마라톤을 뛰거나 플라이오메트릭 운동을 매우 훈련한 극도로 어려운 상황과 같은). 반면에, '손상/퇴행에 대한 반응성' 힘줄은 훨씬 덜 극적인 활동 과부하로 인해 촉발될 수 있고 종종 그렇게 많은 붓기를 동반하지 않는다. 이러한 형태의 건병증으로 인한 통증은 적절한 휴식으로 며칠 안에 해소될 수 있는 반면, 진정한 '반응성' 힘줄의 통증은 소멸되는 데 4~8주가 걸릴 수 있다.[10] 증상이 어떤 단계를 나타내는지를 이해하는 것은 당신이 부상을 관리하는 방법에 극적으로 영향을 미칠 것이다.

아킬레스건 부상 분류

과부하는 힘줄을 반응성 형태를 가지도록 유도하고 통증을 가져온다. 간단한 이야기로 들리는가? 아쉽게도 아킬레스건은 조금 더 복잡하다. 아킬레스건 복합체는 몇 가지 방법으로 과부하가 걸리고 부상을 입을 수 있는데, 모두 증상이 조금씩 다르고 고치려면 다른 접근법이 필요하다.[11]

힘줄 중간 부위

힘줄 중간 부위 부상은 인장 하중(고무 밴드를 늘이는 것과 비슷한 당기는 힘)의 과부하로 인해 발생한다. 아킬레스건은 달리고 여러 번 점프를 할 때 용수철과 같은 역할을 한다. 착지할 때, 힘줄은 부하를 싣고 뻗어나가 당신의 몸을 위로 나아가게 하는 힘을 빠르게 방출한다. 이러한 빠른 반동력 생성은 신장 단축 주기(SSC stretch shortening cycle)라고 하며 플라이오메트릭 훈련의 기초가 된다.

아킬레스건 해부학

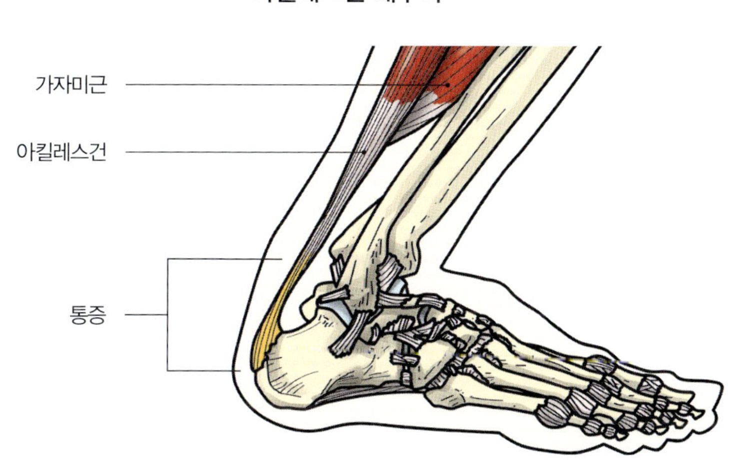

훈련의 볼륨 또는 강도가 너무 높아 적응된 부하 한계점이 초과되면 반응성 단계가 시작될 수 있다. 이런 이유로 육상 선수, 농구 선수, 배구 선수 등 훈련이나 경기에서 격렬한 플라이오메트릭 동작을 하는 선수들에게서 힘줄 중간 부위 아킬레스건 부상이 나타나는 것은 일반적이다.

부착부 부상

힘줄 중간 부위 부상과는 달리, 부착부 건병증은 발뒤꿈치 뼈에 건이 붙는 지점에 국소된다. 이 부위는 부어오를 수 있으며 테스트 시 더 뚜렷하게 나타날 수 있다. 중간 부위 부상은 주로 인장 하중의 과부하로 인한 것으로 여겨지지만, 부착부 건병증은 주로 인장 하중과 압력의 조합으로 나타난다.

아킬레스건 해부학

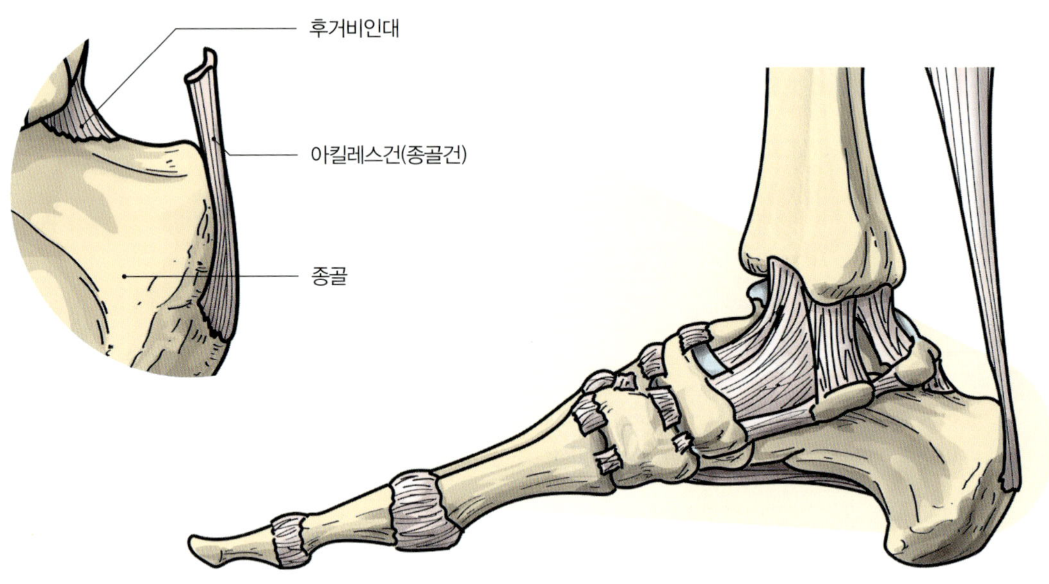

아킬레스건에 대해 대퇴골에 가해지는 압력의 양은 발목의 위치에 따라 달라진다. 아킬레스건에 부하를 가하지만 발가락으로 반복적으로 뛰는 것과 같이 저측굴곡plantarflexed 상태로 유지되는 활동은 통증을 불러오지 않을 가능성이 높다. 반면에, 배측굴곡dorsiflexion 상태로 발목에 하중을 가하는 활동(스쿼트, 런지, 언덕 달리기 혹은 모래사장처럼 부드러운 표면에서 뛰어오르기, 심지어 맨발로 걷기)은 정강이가 더 각진 자세로 당겨지면서 고통을 가져올 것이다.[12] 부착부 건병증의 증상을 완화하려는 시도에서 발목이 배측굴곡으로 당겨지면서 더 많은 압박이 가해질 때 더 많은 통증을 유발할 수 있다.

건초

이러한 유형의 부상은 이전의 두 가지와 같은 진짜 건병증은 아니다. 이 부상은 힘줄 그 자체가 아니라 건초Peritendon라고 불리는 얇은 피복에 있다. 통증은 과한 힘에 의해서가 아닌 지속적인 저부하성 발목 동작 중 아킬레스건이 건초와 지속적으로 마찰하면서 발생한다.

건초 해부학

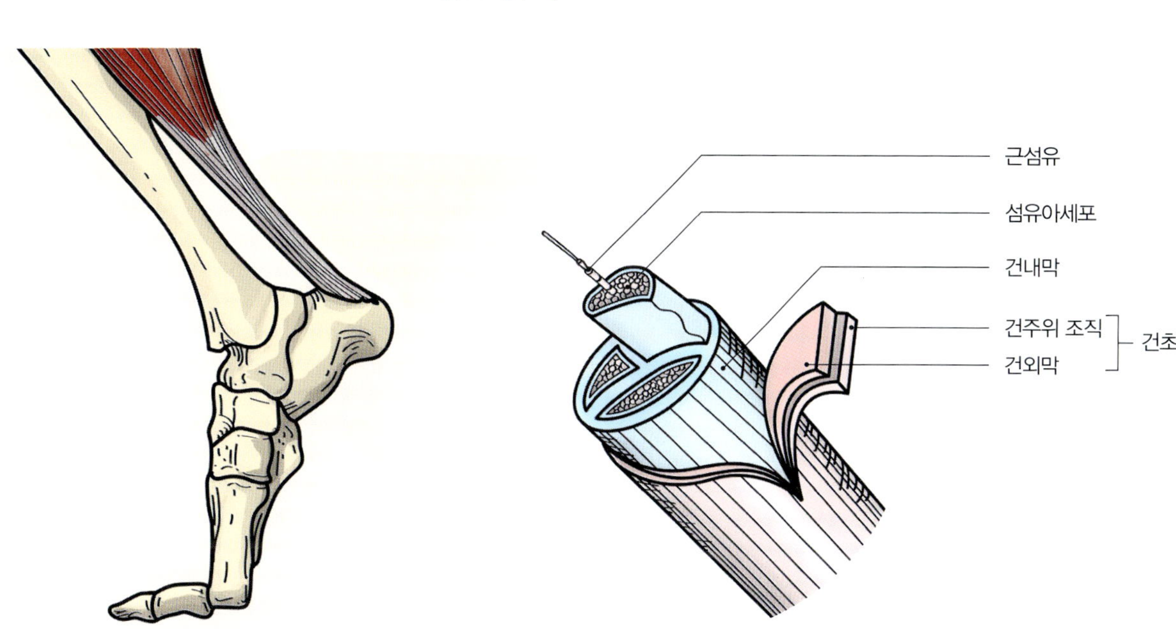

예를 들면 자전거를 오래 타거나 먼 거리 노를 저은 후에 건추가 부상을 입을 수 있다. 주요 진단 징후는 마찰음이라고 불리는 갈라지거나 터지는 소리/감각이다.[13] 치료하지 않고 방치하면, 이 부상으로 인해 더 쇠약해질 수 있다.

어떻게 아킬레스건 통증을 진단하는가

아킬레스건 통증에 대한 신체 테스트에서 가장 먼저 해야 할 일은 건이 완전히 파열되지 않았는지 확인하는 것이다. 종아리 쥐어짜기 테스트는 이를 확인할 수 있는 쉬운 방법이다.[14]

종아리 쥐어짜기 테스트를 수행하려면 침대나 벤치 가장자리에 발을 자유롭게 걸고 배를 대고 누워라. 친구에게 당신의 종아리 근육을 쥐어짜서 발에 무슨 일이 일어나는지 보라고 하라. 종아리를 눌렀을 때 발이 움직이면 아킬레스건이 온전하니 다음 단계로 넘어갈 수 있는데, 바로 자신이 겪고 있는 건병증의 유형을 진단하는 것이다. 종아리를 눌렀을 때 발이 전혀 움직이지 않는다면 의료진과 함께 추적 관찰해 추가 테스트를 받는 것이 좋다.

시험 과정의 다음 단계는 상당히 간단하다. 이에 비싼 MRI 기계가 필요하지는 않다. 당신이 해야 할 일은 통증이 어떻게 시작되었고 어디서 증상이 나타났는지 검토한 후 아킬레스건이 부하에 어떻게 반응하는지 평가하는 것일 뿐이다.

부하 테스트

진정한 아킬레스건 건병증 증상은 부착부나 힘줄 중간부에 나타나며 부하에 의해 유발된다.[15] 둘 다 과부하와 관련이 있지만 과부하 메커니즘은 다르다. 가설을 시험해 보는 방법은 다음과 같다. 각각의 테스트를 하는 동안, 0~10까지의 척도로 당신의 통증을 평가하라. 0은 고통이 없고 10은 당신이 상상할 수 있는 최악의 고통이다.

평평한 땅에 서 있을 때 양다리 발꿈치를 올리는 것으로 시작하고, 다음으로 한 다리로 발꿈치 올리기를 해 본다. 만약 고통을 느끼지 않는다면, 원판이나 계단을 밟아 뒤꿈치를 띄운 상태에서 같은 동작은 하는데, 이번에는 뒤꿈치를 올린 뒤 바닥에 닿게 할 정도로 깊숙이 내린다. 평지에서는 통증이 없었지만 원판 위에서 했을 때 경우 통증이 있다면 부착부 아킬레스건 건병증이 있을 수 있다.

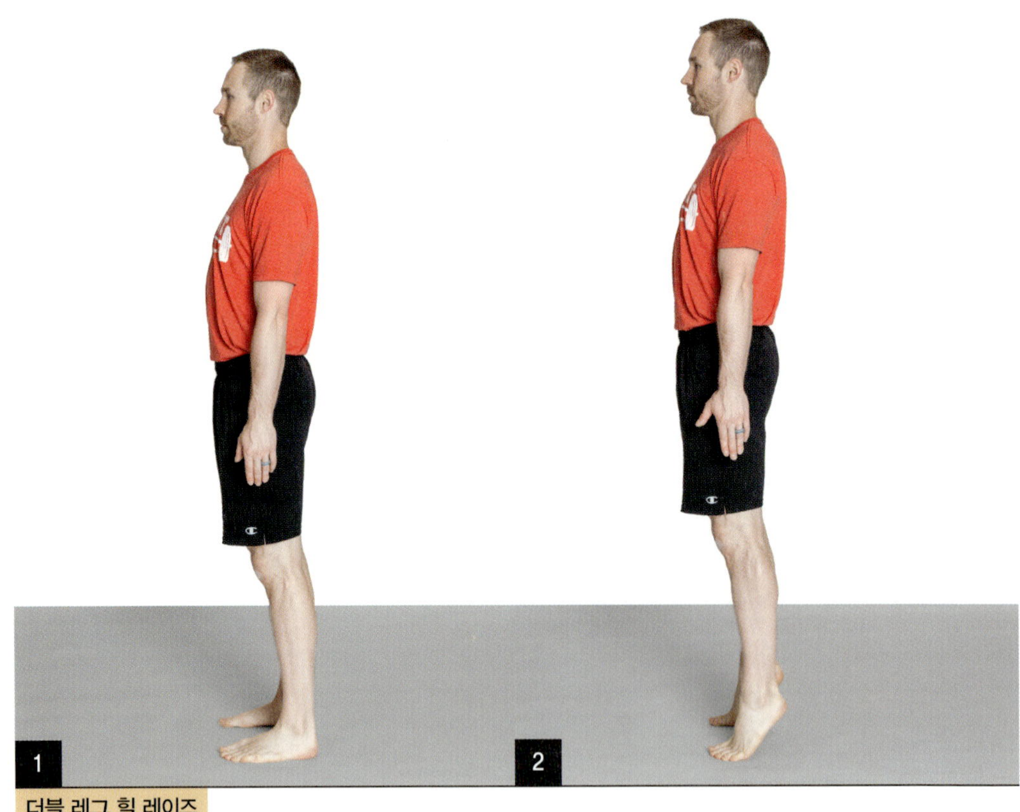

더블 레그 힐 레이즈

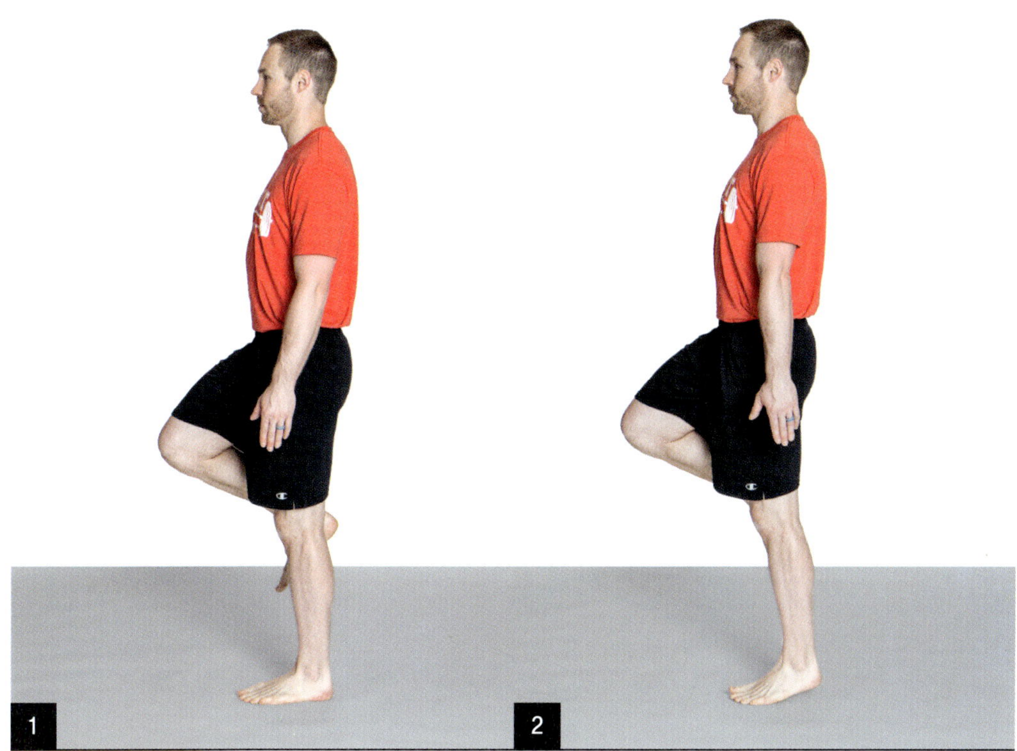

싱글 레그 힐 레이즈

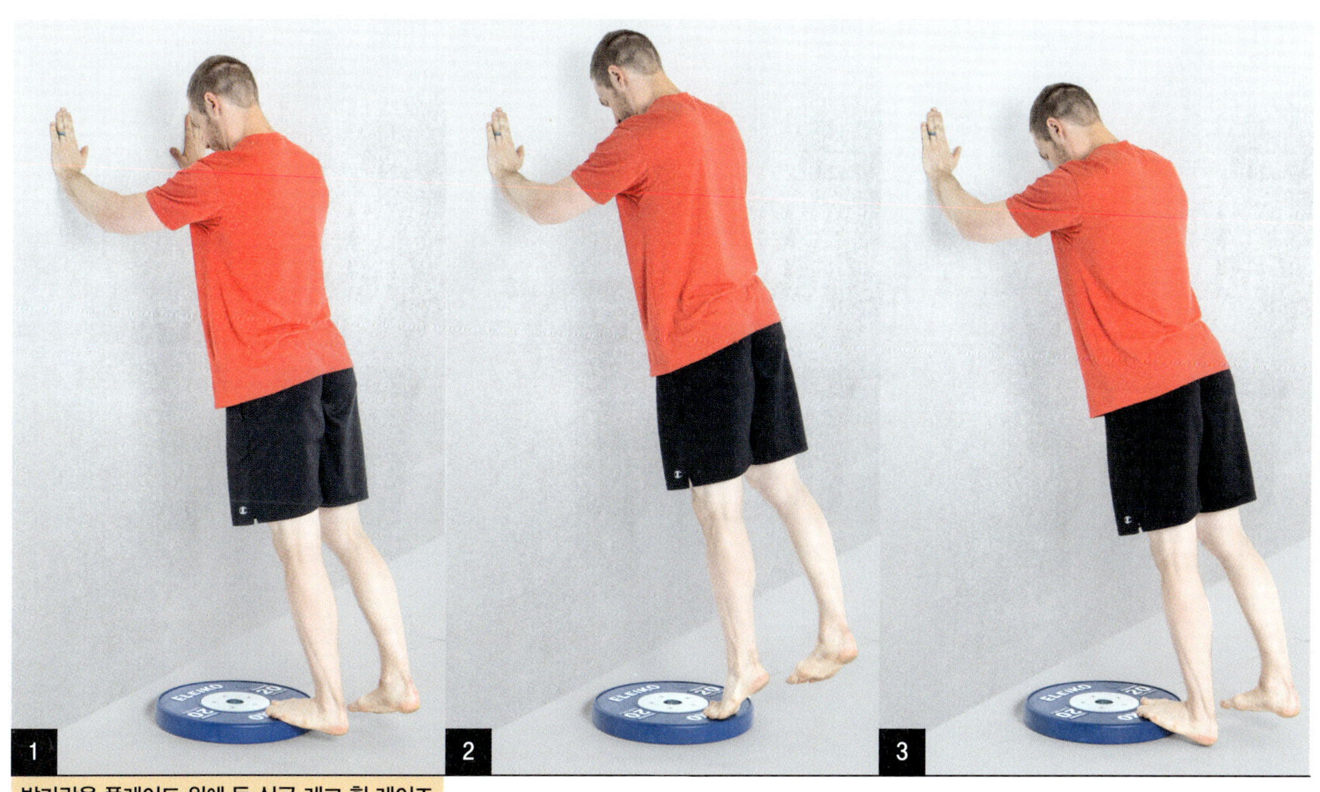

발가락을 플레이트 위에 둔 싱글 레그 힐 레이즈

이에 반해 평평한 땅에서 발뒤꿈치를 들어올릴 때 통증이 있고 통증이 종골(발꿈치 뼈) 위로 1~3인치 정도에 있다면 힘줄 중간부 아킬레스건 건병증을 앓고 있을 가능성이 높다. 여러 번의 점프나 홉을 해 보라. 만약 이 반복적인 높은 하중 운동이 느리고 통제된 발뒤꿈치 상승보다 더 많은 통증을 유발한다면, 이는 힘줄 중간부 아킬레스건 건병증이라고 확진할 수 있다. 통증의 위치와 어떤 테스트에서 통증이 발생하는지를 통해 힘줄 중간부와 부착부 아킬레스건 건병증을 구별하는 데 도움이 될 수 있다.

건초 부상을 입은 사람은 부하 테스트에 매우 다르게 반응할 것이다. 힘줄 중간부 부상을 입은 사람은 느린 발꿈치 들기에서 빠른 뛰기로 부하가 증가하면 통증이 더 심해지지만, 건초 부상의 경우 느리게 발꿈치를 들 때 잘 반응하는데, 이는 큰 범위의 움직임이 적용될 때 건초의 마찰을 더 많이 일으킬 수 있기 때문이다.

건병증을 진단하는 데 값비싼 MRI가 필요하지 않다는 것이 가장 중요한 결론이다. 사실, MRI를 통해서는 통증이 없는 사람에게서도 퇴화의 비정상적인 징후를 흔히 볼 수 있기 때문에 잘못된 진단으로 이끌 수 있다![16] 의사는 영상으로 힘줄 병리를 발견할 수 있을지 모르지만, 이미지만으로는 당신이 겪고 있는 어떤 증상도 반드시 설명하지 못한다.

힘줄의 문제를 확인하기 위해 힘줄 주변을 찌르고 문지르는 것 또한 건병증을 진단하기에 충분하지 않다. 부하 테스트를 통해 힘줄의 기능적 수용량을 평가해야 한다. 정말 건병증 부상이라면 내가 제안한 테스트 결과가 이를 말해 줄 것이다. 건의 반응성이 매우 높으면 부착부형이든 중간부형이든 상관없이 이전 테스트 모두 통증이 있을 수 있다는 점을 명심해야 한다.

도움이 될 만한 다른 테스트

발목 가동성 테스트는 이 부위의 부상을 다룰 때 스크린 과정의 일부가 되어야 한다. 비복근 및/또는 가자미근이 뻣뻣하거나 짧을 때, 점프에서 착지하는 것과 같은 활동 동안 하중을 흡수할 수 있는 움직임의 범위가 줄어들어 아킬레스건이 더 큰 부담을 받게 된다.[17] 발목 가동성이 제한되면 힘줄이 하중을 흡수할 수 있는 범위가 적어 힘줄 중간부 아킬레스 건병증 위험 요소가 될 수 있어 힘줄에 더 많은 하중이 빠르게 가해질 수밖에 없다. 부착부 아킬레스 건병증의 경우, 배측굴곡이 덜하면 부착부에 압력이 덜 가해질 수 있다.[18] 따라서 낮은 배측굴곡 가동성은 부착부 건병증보다 중간부 아킬레스건 건병증의 위험 요소이다.

발목 가동성은 5인치 월 테스트라는 간단한 테스트로 직접 수행할 수 있다.[19] 벽 앞에 무릎을 꿇고 발가락을 바닥에서 5인치 떨어진 곳에 두어라. 발뒤꿈치가 땅에서 뜨지 않고 벽에 닿도록 하면서 무릎을 발가락 위로 쭉 밀어 본다.

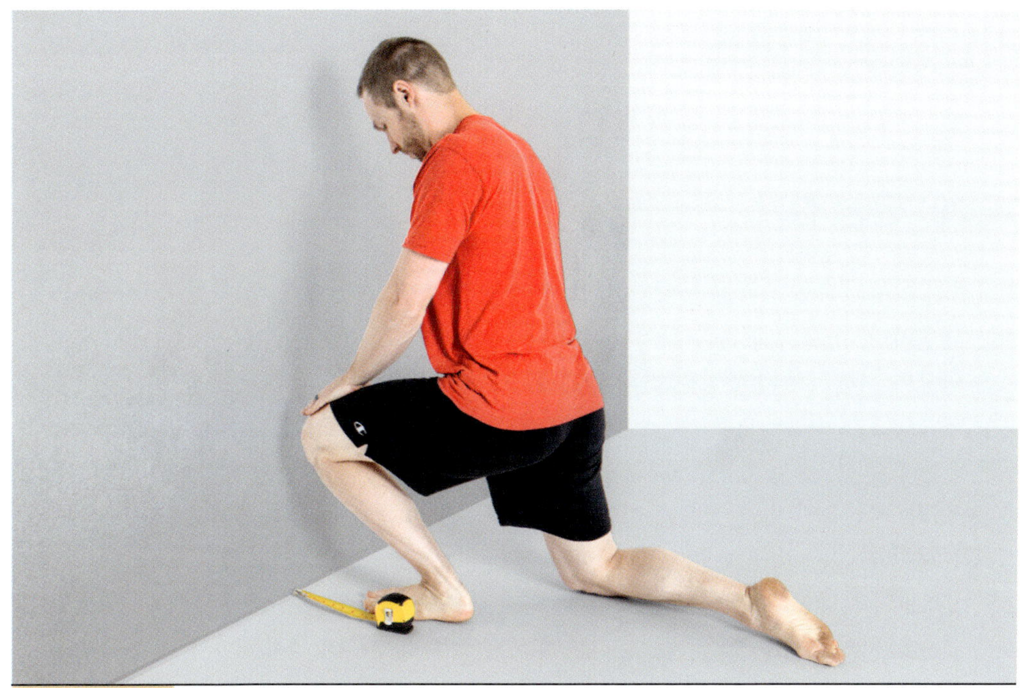

5인치 월 테스트

벽에 무릎이 닿을 수 있는가, 혹은 발뒤꿈치가 땅에서 당겨졌는가? 5인치 월 테스트에 실패하면 발목 가동성에서 해결해야 할 약한 고리를 발견한 것이다.

확실한 연구에 의한 것은 아니지만, 아킬레스건 건병증에 영향을 미치는 요소들은 다음과 같다.

- 생체역학적 기능 부전
  - 좋지 못한 양다리 혹은 한 다리 스쿼트
  - 좋지 못한 점프/착지 역학
  - 좋지 못한/ 불충분한 달리기 역학(발 앞쪽 딛기 혹은 분당 낮은 스텝 수)
- 약한 둔근(대둔근과 중둔근)

스크린에 대한 최종 생각

아킬레스건 통증은 단순한 부상이 아니다. 힘줄 복합체는 높은 수준의 부하를 흡수하도록 설계되었으며 적절한 훈련을 받으면 시간이 지남에 따라 적응하고 강해진다. 그러나 이 적응 과정은 느리고, 과부하는 거의 모든 스포츠에서 운동선수들에게 쉽게 발생할 수 있다.

이런 부상이 어떻게 시작되고 진행되는지를 이해하는 것은 증상을 더 잘 관리하고 당신이 사랑하는 스포츠와 활동으로 돌아갈 수 있는 힘을 길러 줄 것이다. 이 장의 다음 부분에서는 아킬레스건 통증을 고치는 방법에 대해 살펴보고자 한다.

리빌딩 프로세스

1단계: 균형 잡기

지금까지 이야기했듯이 힘줄 부상의 첫 번째 '반응적' 단계로 들어갈 때, 통증이 일어나는 원리는 단순하다. 바로 과부하가 있어난 것이다. 당신이 겪고 있는 통증은 아킬레스건에 너무 많은 하중이 가해져서 내구성을 초과했기 때문에 시작되었다. 이러한 과부하는 하나의 특정 운동(예: 크로스핏 수업의 일부로 박스 점프 200회)으로 인해 발생했거나, 여러 세션(주로 일주일에 두세 번 훈련하는 농구 선수가 일주일 동안 하루에 두세 번 훈련에 투입되는 등)에 걸쳐 누적되었을 수 있다. 원인을 떠나 증상을 줄이는 첫걸음은 애초에 통증을 유발했던 원인에서 한발 물러서는 것이다.

대부분의 사람들은 '휴식'을 생각할 때, 체육관을 떠나서 소파에 앉아 좋아하는 TV 쇼를 보는 것으로 자연스럽게 생각한다. 완전한 휴식은 종종 대부분의 의사들이 힘줄 통증을 호소하는 환자들에게 주는 첫 번째 조언이다. 하지만 당신은 이렇게 하고 싶지 않을 것이다. 힘줄을 완전히 쉬게 하고 싶지 않을 것이다!

힘줄 스트렝스는 "사용하지 않으면 잃는다"라는 간단한 좌우명을 따른다.[20] 모든 부하를 치우고 몇 주 동안 완전히 쉬면 통증이 다시 찾아올 수 있다. 앞서 언급했듯이, 부상은 훈련이 당신의 현재 부하 내구성을 초과했기 때문에 발생했다. 앞으로 몇 주간 쉬면 (최소한의 부하만 가해지고 있기 때문에) 힘줄의 내성이 더욱 떨어지게 몸이 이 내성에 적응을 하여 훈련 복귀 때마다 과부하가 걸리기 쉽다.

반대로 통증을 참으면서 힘줄에 계속 부하를 가하면 부상은 더 심해질 뿐 결국 조직에 구조적 변화가 생길 수 있다. 힘줄 부상 회복에는 부하 관리가 가장 중요하다. 이러한 극단 사이에서 균형을 잡기 어렵기에 많은 사람들이 만성적인 힘줄 부상을 겪고 있는 것이다.

어떤 움직임, 볼륨, 그리고 운동의 강도가 증상을 악화시키는지에 대한 목록을 만드는 것부터 시작하라. 운동을 수행하는 동안, 혹은 다음 날 통증을 유발하지 않는 운동들의 목록을 만들어라. 무엇이 당신의 증상을 불러오는지 정확히 아는 것은 치유를 위한 적절한 적응 과정을 도울 것이다.

예를 들어 높은 부하를 발생시키고 힘줄을 스프링처럼 사용하는 것(점프 또는 스프린트에서)은 세포 신호를 증가시키고 통증을 유발하는 과잉 반응을 일으킬 수 있다. 그러므로 만약 줄넘기 이단 뛰기, 언덕 달리기, 박스 점프, 그리고 다른 움직임 등이 증상을 일으킨다면, 당분간 이러한 훈련에서 벗어나 낮은 부하의 '힘줄 친화적인' 운동 방법(스쿼트, 데드리프트, 로잉 등)으로 대체하라. 통증 없이 쪼그려 앉을 수 있는 깊이를 반드시 인식하라. 지나치게 깊숙이 쪼그려 앉으면 앞으로 기울어진 정강이가 힘줄에 가해지는 하중을 증가시킬 수 있기 때문에 증상이 악화될 수 있다. 힘줄이 회복되고 더 큰 부하를 견딜 수 있도록 적응함에 따라 순차적으로 좀 더 공격적인 운동을 훈련에 다시 도입할 수 있을 것이다.

중요한 대회를 준비하는 엘리트 선수인데 부상을 해결하기 위해 훈련에서 물러설 마음이 없다면 훈련 프로그램을 바꿔야 한다(나중에 논의되는 일부 운동을 추가하는 것으로). 당신이 경험하고 있는 통증은 힘줄이 부하를 견디지 못하고 있다는 것을 말해 주는 것이다. 통증이 생기는 것에는 이유가 있다. 몸에 귀를 기울여라. 훈련 프로그램에서 변수 하나를 바꿔 보고 힘줄이 어떻게 반응하는지 보라. 예를 들면 현재 일주일에 7일을 훈련하는 경우 세션을 하나 삭제하여 빈도를 줄여라. 하루의 훈련을 희생할 수 없다면 고강도 부하나 총 훈련 볼륨 중 하나를 바꿔야 한다. 어떤 변수를 선택하든 한 번에 하나의 요인만 변경하고 몸이 어떻게 반응하는지 지켜보라. 모든 사람은 조금씩 다를 것이다. 황금률이란 없다.

스트레칭을 해야만 하는가?

발목의 가동성을 향상시키고 움직임을 향상시키기는 것이 목적이라면, 재활 프로그램에 더하는 것이 도움이 된다. 예를 들면 비복근/가자미근의 뻣뻣하고 조여진 조직으로 인해 발목의 움직임이 제한되면 '위쪽 사슬'인 무릎, 고관절 및 허리에 보상 작용을 만들 수 있다. 종아리 스트레칭을 할 때, 큰 근육인 비복근에 집중하기 위해선, 무릎을 상대적으로 곧게 유지할 필요가 있다. 무릎을 굽혀 스트레칭을 하는 것은 비복근을 느슨하게 하고 작은 근육인 가자미근에 집중할 수 있게 한다.

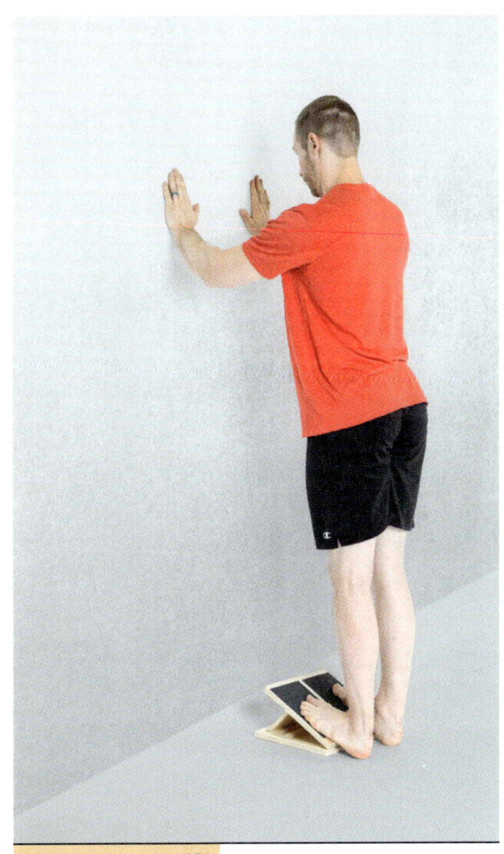
슬랜트 보드 스트레칭

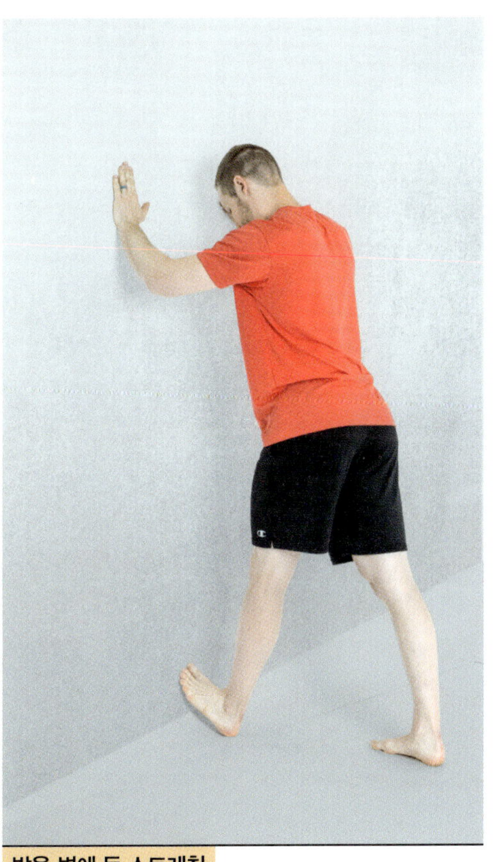
발을 벽에 둔 스트레칭

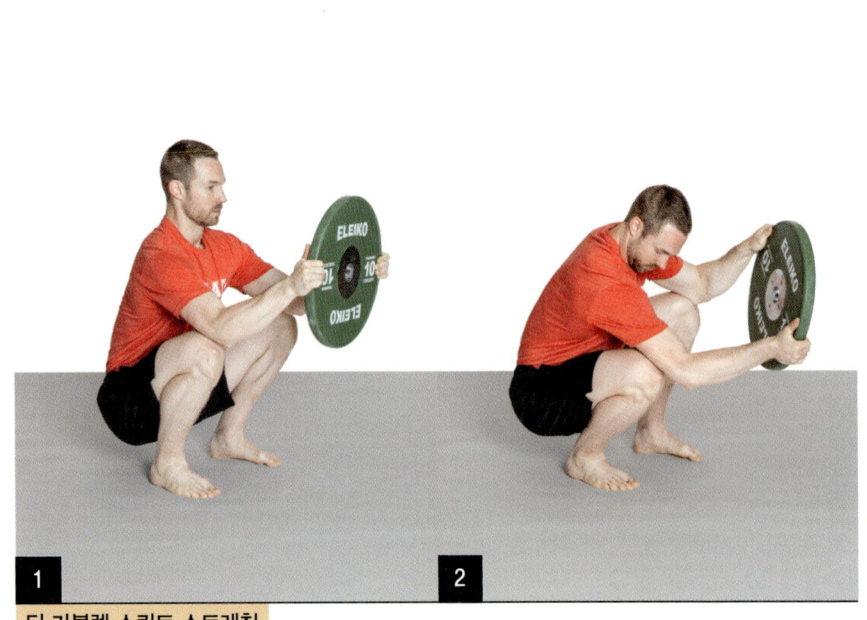

딥 가블렛 스쿼트 스트레칭

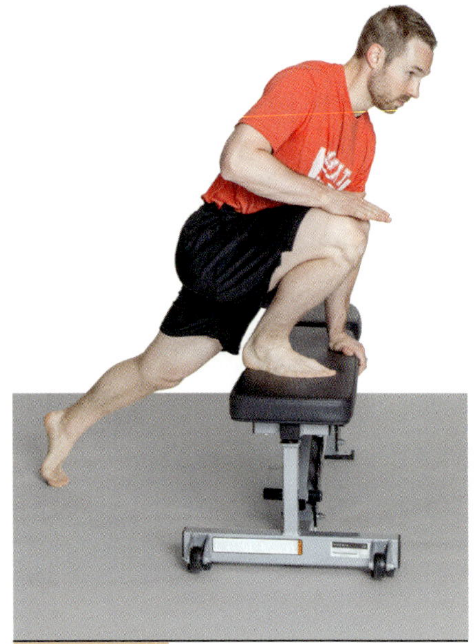

박스 스트레칭

하지만 어디에서 무엇을 배웠든 현재 아킬레스건에 부상을 입은 상태라면 이 부위를 늘어나게 해서는 안 된다! 어떤 형태의 건병증을 경험하고 있든지 간에, 스트레칭은 재활 프로그램의 일부가 되어서는 안 된다. 앞서 언급했듯이, 부착부 아킬레스건 건병증 부상은 종골에 대한 힘줄의 높은 압력 부하로 인해 발생한다. 종아리 근육을 스트레칭 하는 것은 부상 부위에 더 많은 압력만 더해 줄 것이다.[21]

건초 손상에 대한 재활의 초기 목표는 발목이 과도하게 움직이는 것(건초 손상에 대한 힘줄의 마찰)을 제한하는 것이다. 스트레칭은 더 많은 움직임과 더 많은 마찰의 가능성을 만들어낼 뿐이다. 힘줄 중간부 건증 부상에 대해선 조금 덜 걱정해도 되지만, 연구에 따르면 스트레칭은 어떠한 장점도 보여주지 않았다. 잠을 잘 때에도 이 부위를 늘리기 위해 수면 부목이 건병증 치료에 효과적이지 않은 이유 중 하나다.

가동성 운동

발목 가동성이 부족하다면 스트레칭을 하는 대신, 폼롤러나 마사지 스틱으로 종아리 근육까지 연부조직 가동성 운동을 수행하는 것이 안전하다. 폼롤러는 아킬레스건에 해로운 압력 부하를 가하지 않고 발목의 가동성을 향상시키는 것으로 나타났다.[22]

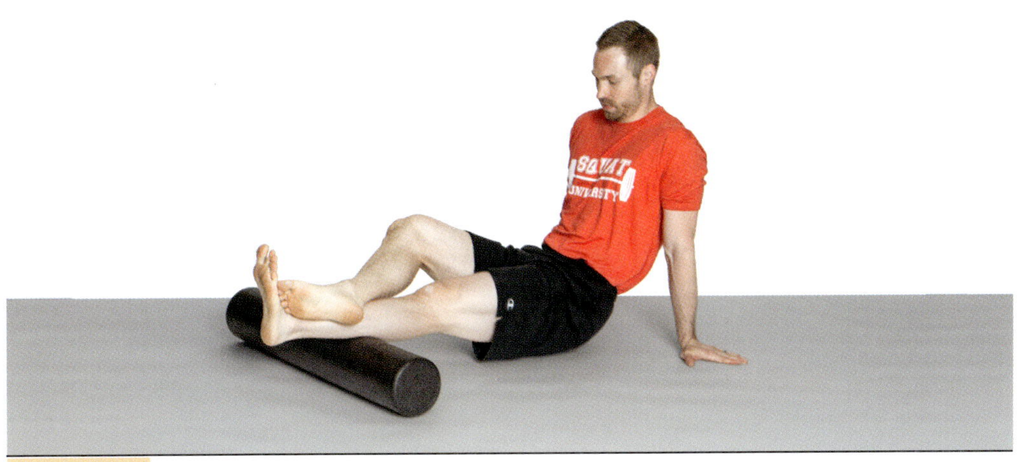

종아리 폼롤링

만약 관절 수준의 제한으로 인해 발목 가동성이 제한됐다면 (5인치 벽면 테스트 시 발목 앞쪽이 끼거나 막힌 느낌이 느껴지는) 어떤 형태의 아킬레스건 건병증일지라도 밴드 관절 가동성 운동은 안전하게 수행할 수 있다. 무릎을 꿇은 자세에서 발 위(거골, 목말뼈 바로 위)에 저항밴드를 적용하는 것으로 시작한다.

발목 해부학

거골의 복사뼈면
종골 쪽 관절면
거골의 머리
거골

발을 단단히 지면에 고정한 상태에서, 무릎을 발가락 쪽으로 밀고 시작 자세로 돌아가기 전에 몇 초 동안 유지한다. 무릎을 앞으로 밀어내는 동안 밴드를 거골에 고정시키고 뒤쪽과 아래쪽으로 밴드의 장력을 적용시키면 발목관절의 자연스러운 움직임을 회복하는 데 도움이 된다.[23] 가동성을 다시 점검하기 전에 20회 반복하여 확실히 변화가 일어나도록 하라.

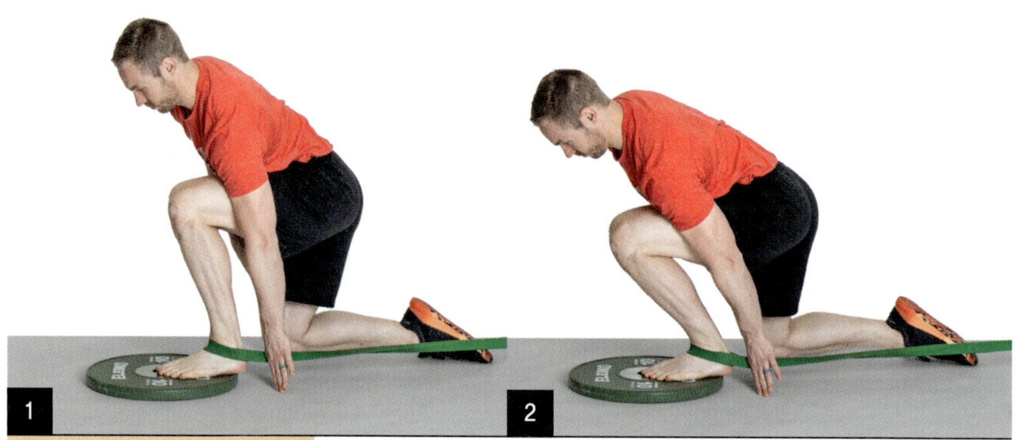

밴드를 적용한 관절 모빌리제이션

깔창을 추가해 발꿈치 들기

신발에 받침대(깔창)를 넣어 뒤꿈치를 높이는 것은 특정 유형의 아킬레스건 건병증에 매우 도움이 된다. 예를 들면 1~1.5인치의 깔창을 추가하면 발이 약간 저측굴곡으로 만들고 종골에 대한 힘줄의 압력을 감소시킬 수 있다.[24] 이는 부착부 건병증을 겪는 사람들에게 해로운 수준의 압력을 떨어뜨릴 수 있다.

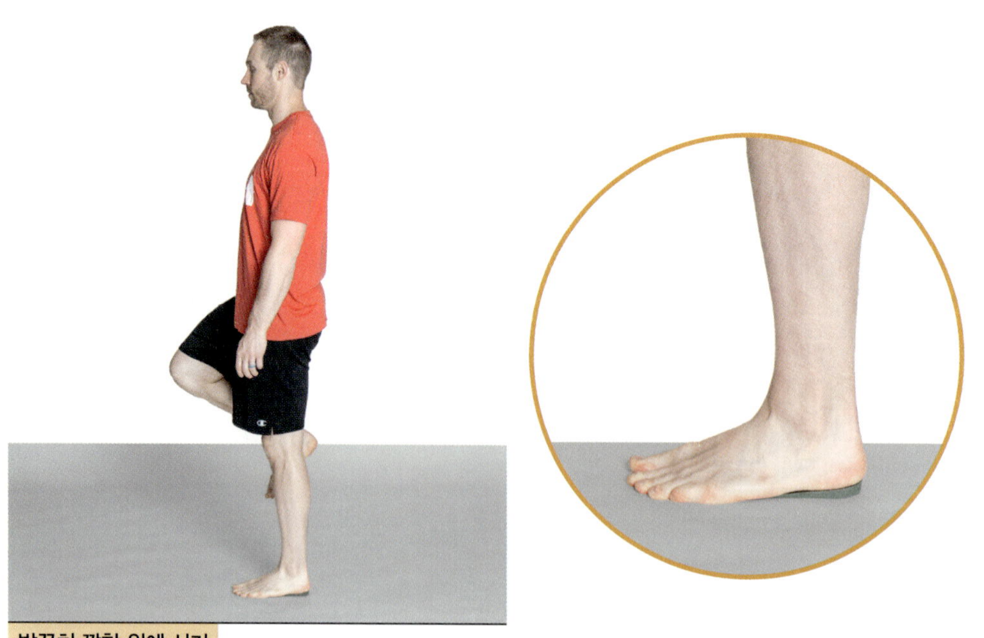

발꿈치 깔창 위에 서기

만약 건초 부상을 겪고 있다면 뒤꿈치를 높이는 것이 도움이 될 수 있다. 깔창을 추가하면 활동 중에 발목이 움직이는 양이 줄어든다.

심지어 힘줄 중간부의 통증을 경험하는 사람들에게 깔창을 넣어 발꿈치를 드는 것이 도움이 될 수 있다는 증거도 있다. 족저근(이 근육의 힘줄은 아킬레스건 근처를 지난다)이 뻣뻣하고 과한 전단력 혹은 압력이 아킬레스건에 실릴 때에도 흔치는 않지만 건병증이 발생할 수 있다.[25] 이러한 이유로 깔창을 쓰는 것은 잠재적으로 압력을 줄여 통증을 줄인다.

뒤꿈치만 높이는 깔창은 어떤 사람들에게는 매우 도움이 될 수 있는 반면, 발아치를 만드는 깔창은 그렇지 않다. 연구에 따르면 아킬레스건 건병증 환자의 경우 발 회내를 막는 것을 목적으로 하는 깔창은 증상을 줄이거나 기능을 향상시키는 데 효과적이지 않다고 한다.[26]

'수동적' 치료

나는 다른 재활 전문가들이 관리에 실패한 많은 환자들과 만나 왔다. 이러한 환자들은 대부분 수동적인 치료를 중점적으로 받고 있었다. '수동적' 치료는 당신에게 행해지는 것이지만, '능동적' 치료는 당신이 직접 치료에 참여하는 것이다. 수동적 치료는 다음을 포함한다.

- 냉 치료
- 전기 요법
- 침술
- 초음파 치료
- 이온 도입법(최신 전자 혹은 초음파 기기를 통해 치료하는 과정)
- 금속, 단단한 플라스틱 혹은 뼈로 긁는 괄사

이러한 '치료법'들은 효과를 보지 못하는 경우들이 있고 아킬레스건 부상의 치료에 오용된다. 이러한 방법들은 부상의 근본 원인을 해결하지 못하며 장기적인 효과가 제한적이다.

특히 초음파는 건의 부상을 치료하는 데 사용되는 일반적인 물리치료 방식이다. 하지만 만약 관련 연구를 본다면, 이러한 치료의 효과에 대한 증거가 매우 적다는 것을 발견할 수 있을 것이다! 실제로 2001년 체계적 검토(많은 연구에 대한 조사 연구)에서는 "초음파 치료는 통증이나 연조직 손상 환자의 치료에 위약Placebo 초음파 치료보다 더 도움이 되지는 않는다"라고 발표했다.[27]

많은 재활 전문가들은 통증 있는 건에 콜라겐 성장을 촉진하고 혈류를 해당 부위에 증가시켜 치료하기 위한 도구인 괄사(도구를 사용한 연부조직가동술 또는 IASTM이라고 불리는)를 잘못 사용한다. 첫 번째 아이디어(콜라겐 성장을 자극)는 퇴화된 건에서 증명된 적이 없으며, 두 번째 아이디어(더 많은 혈류)는 대부분의 부상당한 건에서는 이미 더 많은 혈관들이 생성되기 때문에 직관에 반하는 것이다![28]

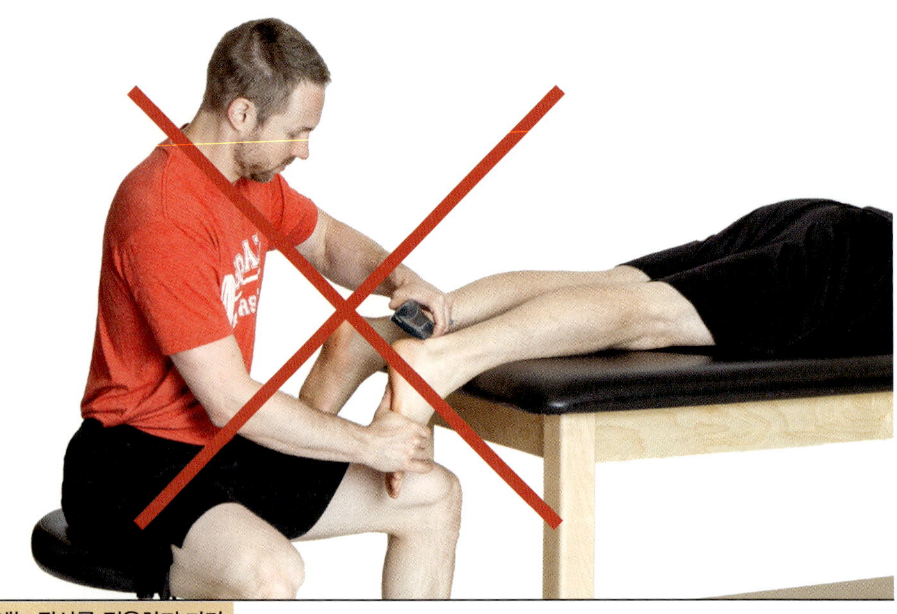

아킬레스건에는 괄사를 적용하지 마라

이 기술이 힘줄에 적용될 때 유익하다고 인식될 수 있는 유일한 원리는 통증을 짧은 기간 감소시키는 것이다. 그러나 이러한 증상의 변화는 주변 신경이 작용하는 방식(생리적 신경 차단이라 불리는)의 변화 때문일 것이다.

이미 통증 있는 반응성 힘줄에 괄사를 수행하는 것은 종종 득보다 실이 많고 자극의 정도를 증가시킨다. IASTM을 사용하고 싶다면 건 자체가 아니라 종아리 근육으로 향해야 한다.

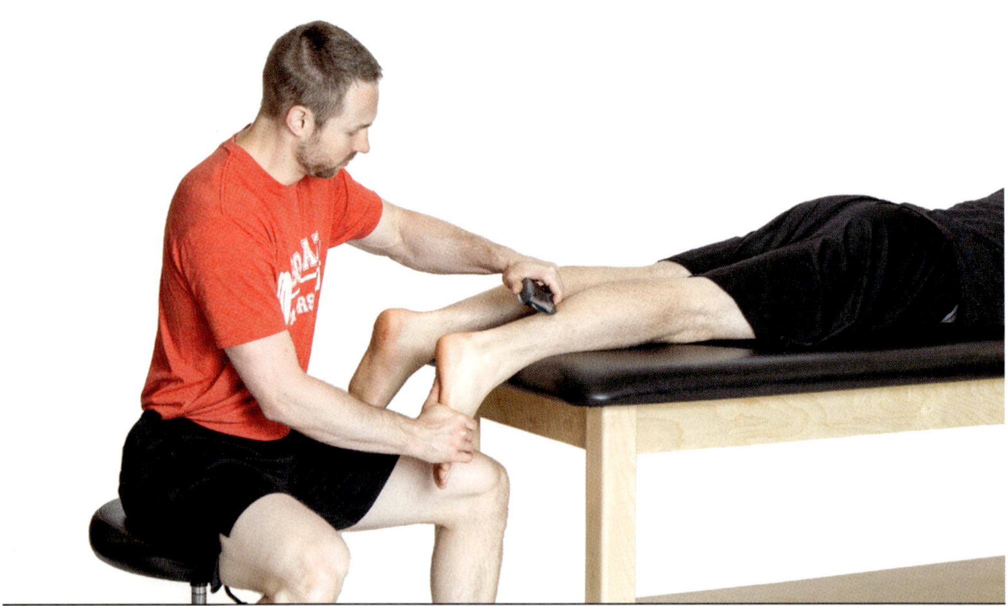

괄사는 종아리 근육에 적용한다

2단계: 재활 계획

운동은 어떤 종류의 힘줄 통증에도 최고의 치료법이다. 의사나 다른 의료인이 주사나 전기 치료나 괄사 같은 다른 '수동적인' 치료를 주요 치료 방법으로 추천한다면, 당신은 잘못된 사람에게 도움을 구한 것이다. 수동적 치료는 단기적으로는 통증을 줄일 수 있지만 애초에 힘줄이 다친 이유를 해결해 주지 못하기 때문에 장기적으로는 도움이 되지 않을 것이다. 힘줄을 강화하고 부하를 견디는 능력을 키워야 한다.

건병증을 치료하기 위한 만능 치료법은 없다. 재활 프로그램은 통증이 나타나는 방식, 부상 및 훈련 내역, 목표에 따라 조정되어야 한다.

1단계: 등척성 운동으로 통증 감소시키기

거의 모든 힘줄 부상을 재활하는 첫 단계는 근육은 수축하지만 관절은 움직이지 않는 운동인 등척성 운동이다. 초기에, 반응성 힘줄에 전통적인 스트렝스 운동을 하는 것은 통증이 발생하기 때문에 어렵다. 등척성 운동은 주된 목적이 고통을 줄이는 것이기 때문에 훌륭한 처방이 될 수 있다!

신체는 종종 신경 출력을 억제함으로써 통증에 반응한다. 이렇게 생각해 보라. 만약 당신의 몸이 점프를 할 때마다 고통을 경험한다면, 결국 뇌는 "그만 해!"라고 말할 것이다. 이는 오랫동안 힘줄 통증을 앓아 온 사람이 결국 퍼포먼스가 떨어지는 이유다. 무거운 등척성 운동은 이러한 궤적을 바꾸는 것으로 나타났다.

연구에 따르면 등척성 운동은 이후 45분 이상 건 통증을 감소시킬 가능성이 있으며 이후 피질 수준 억제Cortical inhibition를 줄여 스트렝스를 향상시킬 수 있다. 등척성 운동은 통증 때문에 이전에 '꺼진' 운동 단위를 더 많이 동원함으로써 스트렝스를 발휘할 수 있도록 한다. 이러한 이점(통증과 방해 감소)은 무겁고 오랜 시간(45초)의 등척성 운동에서만 나타나며, 이러한 효과는 일반적인 스트렝스 운동에서는 발견되지 않는다.[29]

등척성 운동을 수행할 때에는 통증이 비교적 없어야 한다. 처음에는 약간의 통증이 있을 수 있지만, 세 번째나 네 번째 반복까지는 상당히 줄어들어야 한다.

아킬레스건의 등척성 운동은 서서 발꿈치를 부분적으로 올리는 것이다. 이 자세에서 양쪽 종아리 근육(비복근과 가자미근)을 활성화하고 힘줄에 가장 많은 하중을 가한다. 앉아서 발꿈치 등척성 운동을 수행하는 것은 무릎이 90도로 구부려져 있으면 비복근이 짧아지기 때문에 가자미근에 깊이 집중하는 방식이다. 통증이 심한 경우 처음에는 앉아서 가자미근을 사용하는 것이 더 적절한 방식일 수 있다.

서서 발꿈치를 드는 등척성 운동을 수행하는 방법은 현재 스트렝스 수준에 따라 달라진다. 예를 들면 아킬레스건의 가장 간단한 등척성 운동법은 양다리 발꿈치 들기이다(다음 페이지의 사진 A). 만약 이 운동이 너무 쉬우면, 중량을 들고 해 보라. 더 강한 선수는 한 다리 발꿈치 들기(C) 혹은, 무게를 손에 들고 한 다리 발꿈치 들기(D)가 필요할 수도 있다. 여러 변형 동작들을 각각 시도하면서 45초 동안 5세트를 수행할 때 어렵다고 느껴지는 운동을 찾는다. 처음에는 하루 2~3회 정도 하고 각 세트 사이에는 최대 2분 정도 쉬어야 한다.

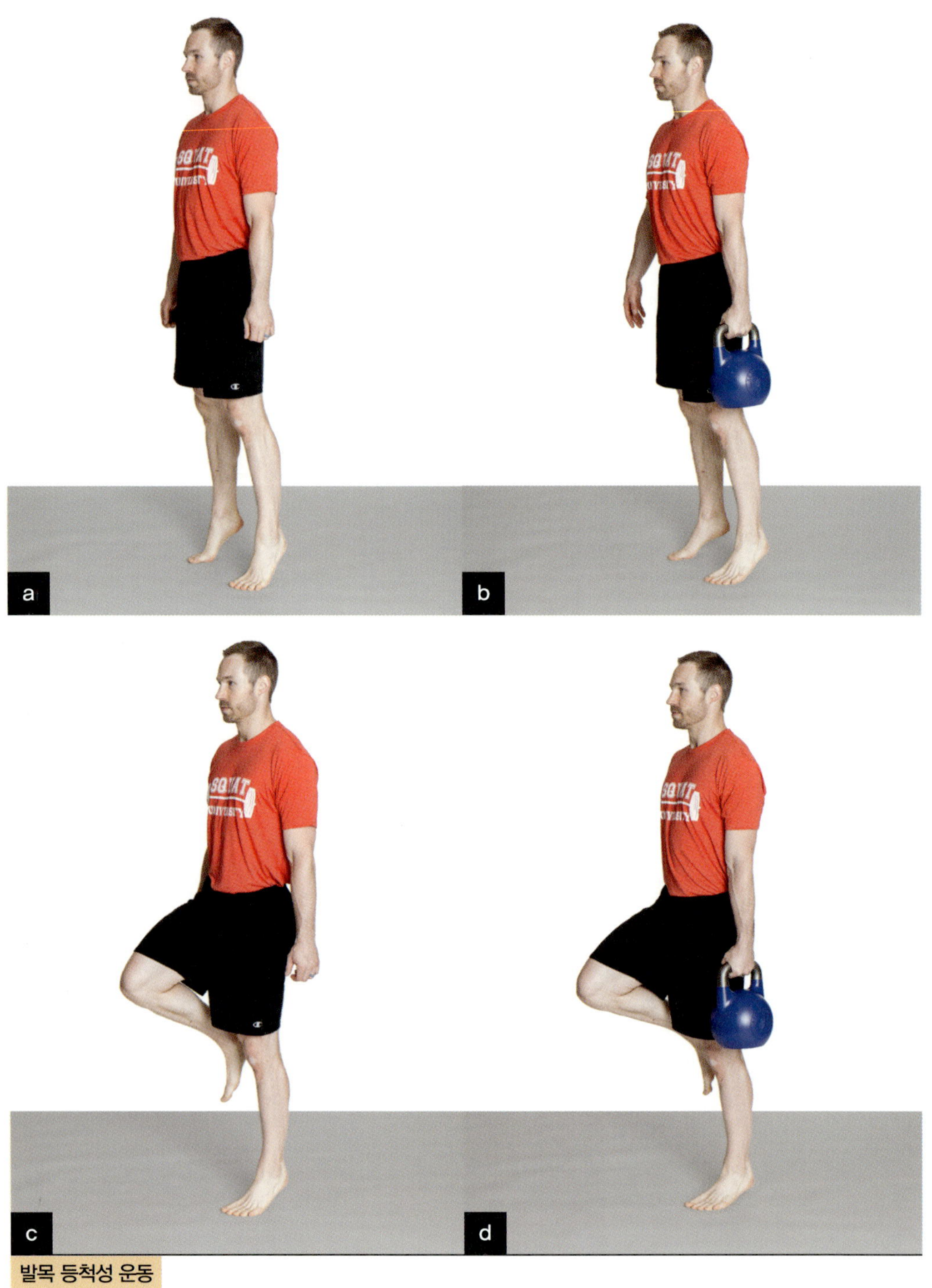

발목 등척성 운동

등척성 운동이 효과를 발휘하기 위해서는 운동이 수행하기 어려워야 한다. 대부분의 사람들이 이 부분을 놓친다. 연구에 따르면 최대 능력의 70%까지 근육을 수축시키는 부하를 찾아야 한다. 이 수준에 대해 정확하게 자가 테스트를 할 수 있는 방법은 없지만, 등척성 운동을 45초 동안 견디기 어렵게 만드는 강도와 부하 조합을 찾아 추정하면 된다. 45초 동안 발꿈치를 올리는 것(양다리 혹은 한 다리)을 끝내고 '최소한 30초는 더 잡고 있을 수 있었는데'라고 생각한다면 힘줄에 충분한 부하를 가한 것이 아니다. 중량을 높여서 다시 해 보라!

등척성 운동은 건초 부상을 포함해 모든 종류의 아킬레스건 건병증에 사용된다. 신발에 발꿈치를 올리는 깔창을 넣는 것이 건초 부상으로 인한 통증을 치료하는 첫 단계이지만, 회복하면서 근육과 힘줄에 약간의 부하를 가해야 한다. 건초 부상으로 인해 단순히 쉬기만 한다면 힘줄의 부하 내성이 줄어들고, 정상적인 훈련을 재개할 때 힘줄 중간 부위나 부착부 부상의 위험이 있다.

등척성 운동은 재활 계획의 시작점일 뿐이다. 이는 고통을 줄이고 스트렝스를 증가시킴으로써 조금 나아졌다고 느끼게 도울 수 있지만, 이것만 해야 하는 것은 아니다. 결국 계획의 다음 단계로 전환해야 한다. 통증 강도가 10점 만점에 3점 이하가 되면 등장성 스트렝스 운동을 시작할 때다.

2단계: 등장성 운동으로 스트렝스 향상하기

건병증 재활 계획의 목표는 건의 부하 내성을 증가시키는 것이다. 당신이 처음 '반응성' 부상을 입었든, '퇴행에 대한 반응성' 부상을 입었든 간에, 결국 이 목표를 달성하기 위해 등척성 운동을 지나 전통적인 스트렝스 운동을 시작해야 한다.

체육관에서 하는 대부분의 운동은 원심성 수축과 구심성 수축, 두 단계로 이루어져 있다. 움직임의 원심성 단계는 텐션을 잡고 근육 섬유가 길어지는 부분이다. 구심성 단계에서는 텐션을 잡고 근섬유가 짧아진다. 서서 발꿈치를 올리는 것으로, 예를 들면 발꿈치를 들면서 비복근과 가자미근이 짧아지고(구심성 구간) 원래 자세로 돌아올 때(원심성 구간) 길어진다.

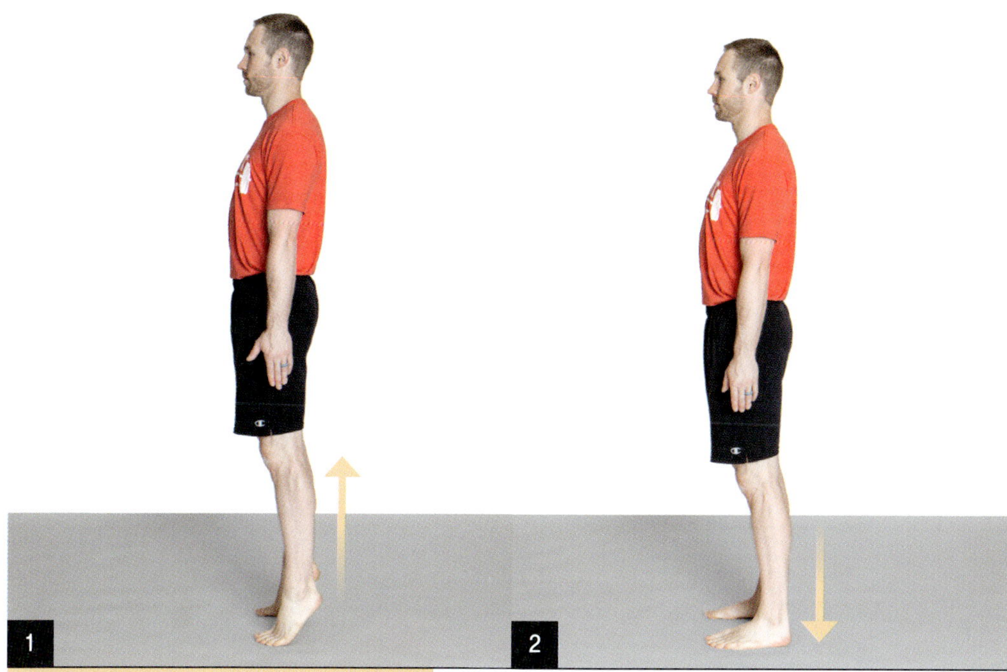

구심성 수축과 원심성 수축을 적용한 힐 레이즈

건병증에 대한 초기 연구들에서, 재활 전문가들은 재활 프로그램의 필수적인 부분으로 원심성 운동을 처방했다.[30] 아킬레스건 부상의 경우, 다치지 않은 다리로 보조해 발꿈치를 올려 자신의 몸을 들고, 모든 체중을 다친 쪽으로 옮긴 다음, 부상당한 다리만으로 원래 자세로 돌아오는 것으로 구성되어 있다. 구심성 구간이 수행되지 않았기 때문에 다음 반복을 수행하기 위해서는, 부상당하지 않은 다리로 다시 위에서 시작할 수 있도록 해야 한다.

원심성 수축만을 하는 운동 재활치료의 사용에 대한 초기 연구는 좋은 결과를 보여주었고, 많은 실험 대상자들은 부상 전 활동 수준으로 돌아갈 수 있었다.[31] 그러나 우리의 몸은 원심성과 구심성 근육 활동을 모두 사용한다. 한 가지 근육 활동에 집중하는 것은 일상, 그리고 훈련 중에 사용되는 활동에 기능적인 전이 효과를 발휘하지 못한다. 트랙을 질주할 때 근육은 원심성으로만 수축하는 것이 아니다. 원심성 수축이 중요치 않다는 것이 아니다. 움직임의 나머지 절반을 무시하지 말자는 이야기이다.

2000년대 초에 건 부상 재활에 무겁고 느린 저항(HSR heavy slow resistance) 훈련을 사용하는 것에 대한 연구가 시작되었다. HSR은 등장성 움직임이라 불리는, 구심성과 원심성 수축 모두를 느리게 수행하는 전통적인 운동들이다. 초기 연구는 이러한 무겁고 느린 운동이 건병증의 재활치료에서 원심성 수축만 하는 운동만큼 효과적이라는 것을 보여주었다.[32] 이 운동은 힘줄을 용수철처럼 쓰지 않으면서 현재 조직의 수용력에 과부하를 주고 악화시키지 않으면서 부하 내성을 쌓는 효과가 탁월하다. 일상적인 활동에서 통증이 10점 만점에 3점으로 줄어든 후 HSR 운동을 시작하는 것을 추천한다.

HSR 운동은 비복근과 가자미근 모두를 대상으로 해야 한다. 달리기를 하는 동안 가자미근이 매우 활성화되기에, 앉아서 발꿈치를 올리는 것은 달리기를 포함하는 훈련 프로그램을 가진 사람들에게 좋은 선택이다.

가자미근을 충분히 겨냥하고 근육/힘줄에 충분한 하중을 가하기 위해서는 앉아서 발꿈치를 들 때 다리 위에 무게를 실어야 한다. 그러나 대부분의 부하가 허벅지에 걸쳐 퍼지기 때문에 원판이나 덤벨을 대퇴골에 걸쳐 놓는 것만으로는 충분하지 않다. 대신, 정강이 바로 위에 무게를 올려야 한다(정강이 뼈).

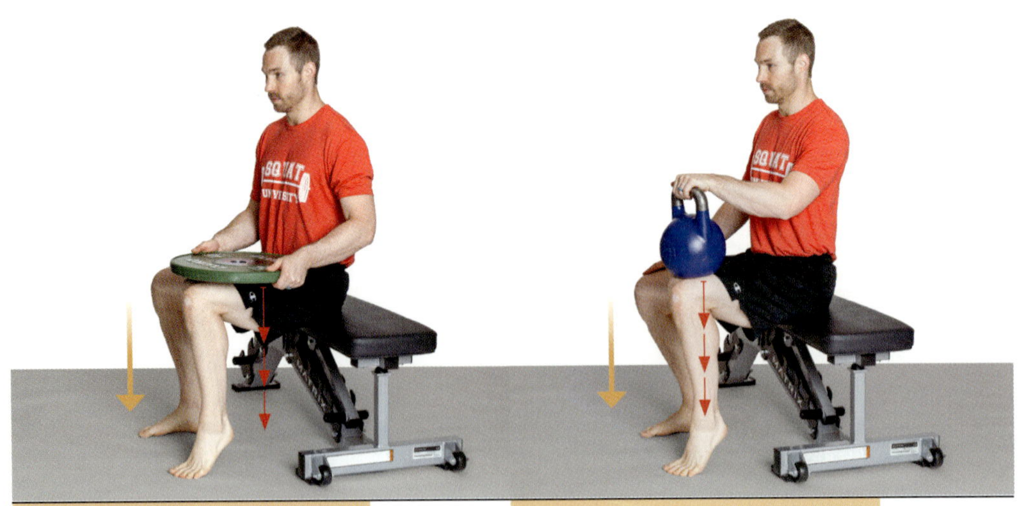

허벅지에 중량을 올린 시티드 힐 레이즈

정강이 바로 위에 중량을 올린 힐 레이즈

앉아서 발꿈치를 올리는 올바른 방법은 사람마다 다르다. 무거운 덤벨을 무릎 위에 수직으로 올리면서 시작하라. 만약 선택한 무게가 10회 반복 4세트 후 충분한 근육 피로를 일으키지 못한다면, 덤벨 중량을 높이거나 무릎을 가로질러 바벨을 놓아라. 그런 다음 바벨에 무게를 추가하여 개별 요구에 맞게 부하를 늘릴 수 있다.

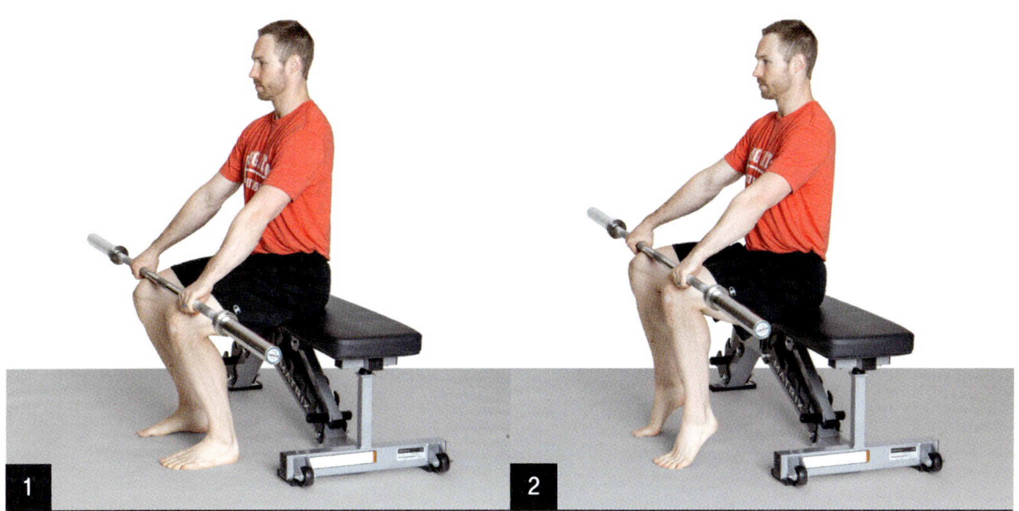

바벨을 사용한 힐 레이즈

비복근이 목표라면 서서 발꿈치를 올리도록 한다. 양다리 발꿈치 올리기가 쉽게 올라간다면 한 다리 발꿈치 올리기로 넘어갈 수 있다. 앉아서 그리고 서서 발꿈치를 매우 느린 템포(이완 하락이 3초, 수축 상승이 3초 상승)로 올리고, 좋은 기술이 유지되는 한 가능한 많은 무게를 사용해야 한다.

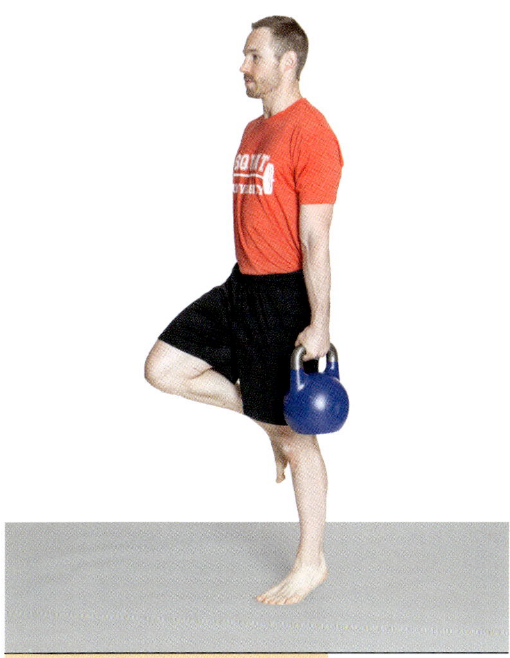
중량을 사용한 싱글 레그 힐 레이즈

HSR 운동으로 정말로 이득을 얻으려면, 천천히 그리고 무겁게 수행해야 한다! 간단하지 않은가?

HSR의 '느린' 부분은 연습이 수행되는 속도를 나타낸다. 이상적으로 원심성 단계에서는 3초, 구심성 단계에서는 3초를 사용해야 한다. 즉 1회당 완료하는 데 6초가 걸린다.[33] HSR의 '무거운' 부분은 운동의 강도 또는 얼마나 많은 무게가 사용되는지를 나타낸다. 이는 대부분의 재활 전문가들이 부상당한 힘줄에 부하를 싣는 것을 두려워하기 때문에 부족하게 되는 것이다. 그렇게 하면 안 된다! 기억하라. 퇴화된 힘줄은 보통의 힘줄보다 더 '건강한' 조직을 가지고 있다.[34]

재활 계획으로 HSR를 시작할 때, 격일로 15회 4세트로 시작하라(쉬는 날에는 1단계에 소개한 등척성 운동을 계속 하라). 등척성 운동에서 유도된 피질 수준 억제 효과는 더 많은 운동 단위를 동원하고 많은 스트렝스 자극을 유도하기에 HSR 이전에 수행해야 한다.

운동을 하기로 선택한 무게는 좋은 기술로 각각의 횟수를 조절할 수 있을 정도로 가벼워야 하지만 네 번째 세트를 마친 후에는 너무 피곤해서 다섯 번째 세트를 수행할 수 없을 정도로 무거워야 한다.[35] 만약 네 번째 세트를 끝내고 다른 세트를 위한 충분한 에너지를 가지고 있다고 느낀다면, 무게를 더하라!

건병증염에 HSR을 사용한 연구에 따르면 이러한 15회 4세트 스트렝스 운동을 일주일 동안 수행하고, 그다음 주에는 중량을 높이고 볼륨을 12회 4세트로 낮춰 2주간 수행하길 권했다.[36] 이러한 방식으로 진행하여 10회 4세트, 8회 4세트, 6회 세트 각각을 2~3주 동안 수행한다.

3단계: 플라이오메트릭으로 '용수철' 회복하기

HSR로 근육/아킬레스건 복합체를 강화하고 나면, 하중을 흡수하고 저장하는 힘줄의 능력을 증가시킬 필요가 있다. 아킬레스건에 가해지는 가장 높은 하중은 용수철로 사용될 때 발생하며, 이를 신장 단축 주기(SSC)라고 한다.

달리기나 반복적인 점프와 같은 강한 동작은 아킬레스건을 이용하여 에너지를 저장하고 방출하여 많은 양의 파워를 발생시킨다. 박스에서 뛰어내리고 착지하는 것과 같은 부하 저장을 강조하는 운동은 건의 최대 에너지 저장 및 방출 능력을 복구하는 가교이다.

뎁스 드롭depth drop을 수행하는 것으로 시작하라. 6~8인치 높이의 작은 상자 위에 서서(사진에서는 범퍼 원판을 쌓아 사용하고 있다) 양발을 얕은 스쿼트 자세로 내려 착지한다. 뻣뻣한 관절로 착지하지 말고 충격을 흡수하도록 하라. 10회 3세트 착지로 시작하라. 일단 당신의 몸이 8인치 높이에 잘 반응한다는 것을 알게 되면, 더 높은 박스(12인치에서 14인치)로 수행하라. 양다리 착지를 터득하고 괜찮다면 한 다리 착지로 넘어갈 수 있다.

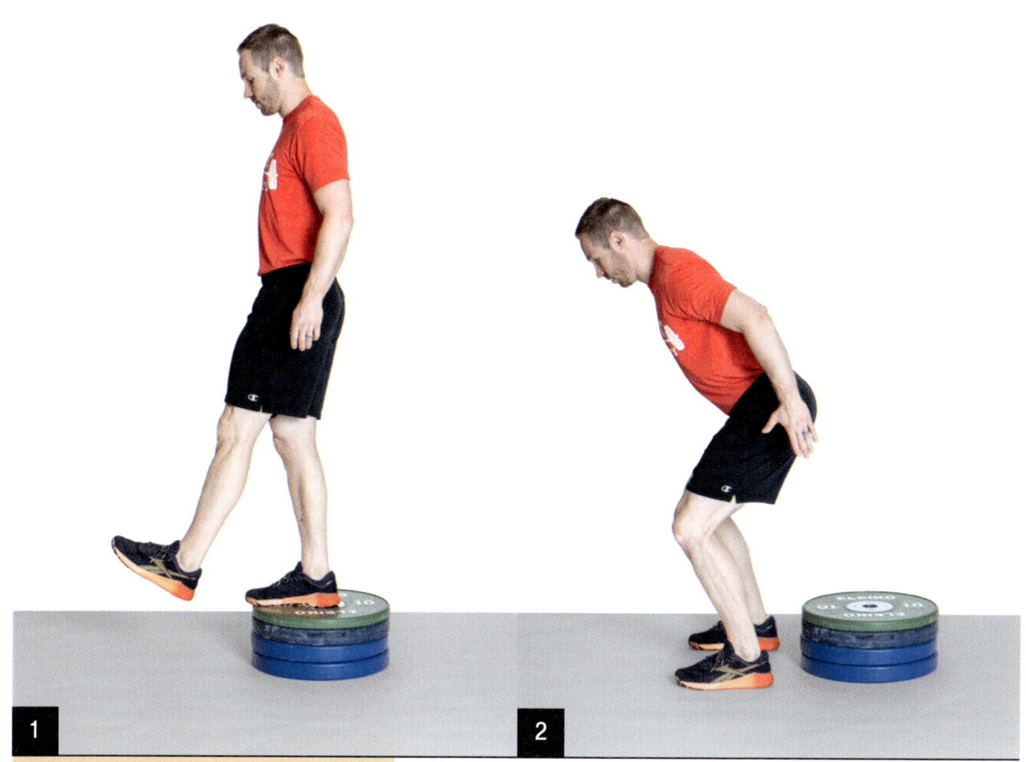

쌓아 올린 플레이트에서의 뎁스 드롭 오프

힘줄이 용수철처럼 에너지를 저장하고 방출하는 플라이오메트릭을 수행하기 전에 반드시 근육의 스트렝스에 변화를 확인해야 한다. 플라이오메트릭을 시도하기 전에 부상당한 다리의 스트렝는 부상을 입지 않은 다리의 스트렝스와 동일해야 한다. 만성 아킬레스건 통증을 겪고 있는 사람들은 근육 크기에 현저한 차이를 보일 수 있다(부상당한 다리에 종아리 위축). 그러나 근육 크기는 스트렝스를 정상화하는 데 훨씬 더 오래 걸리기 때문에 언제 플라이오메트릭 수행에 복귀 가능한지 예측하는 인자로 사용하기에 적합하지 않다.[37]

스트렝스를 평가하는 좋은 방법은 344~346쪽에 나온 부하 테스트 프로토콜을 수행하는 것이다. 양다리 발꿈치 들기 20회 후 한 다리 발꿈치 들기 20회를 한다. 각 다리의 움직임을 수행하는 것이 얼마나 쉬운지 보고 느껴 보라. 같은가? 통증은 없는가?

다음으로, 한 다리를 교차해서 홉을 하는 것과 같이 더 빠르고 폭발적인 움직임을 수행한다. 부상의 초기 단계에는 이러한 움직임이 고통스럽고 수행하기 힘들 것 같다. 재활의 플리오메트릭 단계로 넘어갈 준비가 되었다면, 한 다리 발꿈치 들기 같은 느린 움직임과 한 다리 홉 같은 높은 부하의 기능적인 움직임에서 통증 없이 몸을 잘 조절할 수 있는 능력이 있어야 한다.

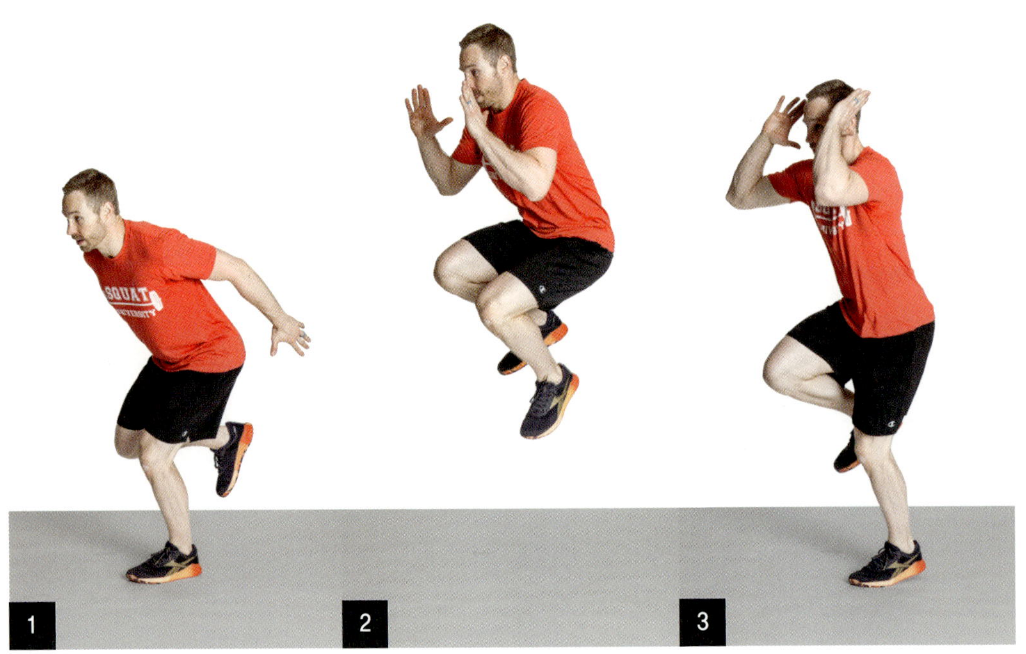

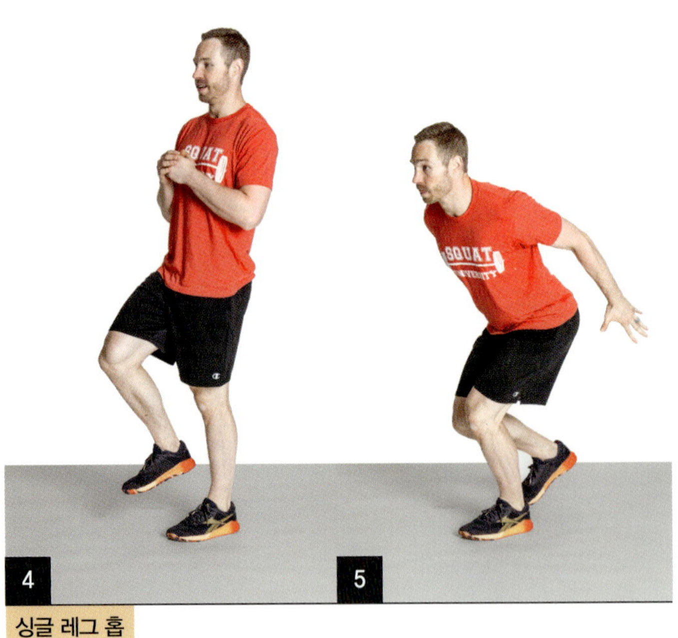

싱글 레그 홉

재활에서 이 단계의 목표는 힘줄을 용수철로 다시 사용하기 시작하고 어떻게 반응하는지 보는 것이다. 도입 레벨의 플라이오메트릭의 예로는 더블 레그 포고 홉이 있다. 포고 스틱(스카이 콩콩)으로 뛰듯이 몇 인치 정도 작은 점프를 반복하면 된다. 30~50회 반복하고 몇 분간 휴식을 취하며 3, 4세트를 수행한다. 통증 없이 포고 홉을 수행할 수 있는 경우 가볍게 조깅(최대 1분 지속)을 해 보도록 한다.

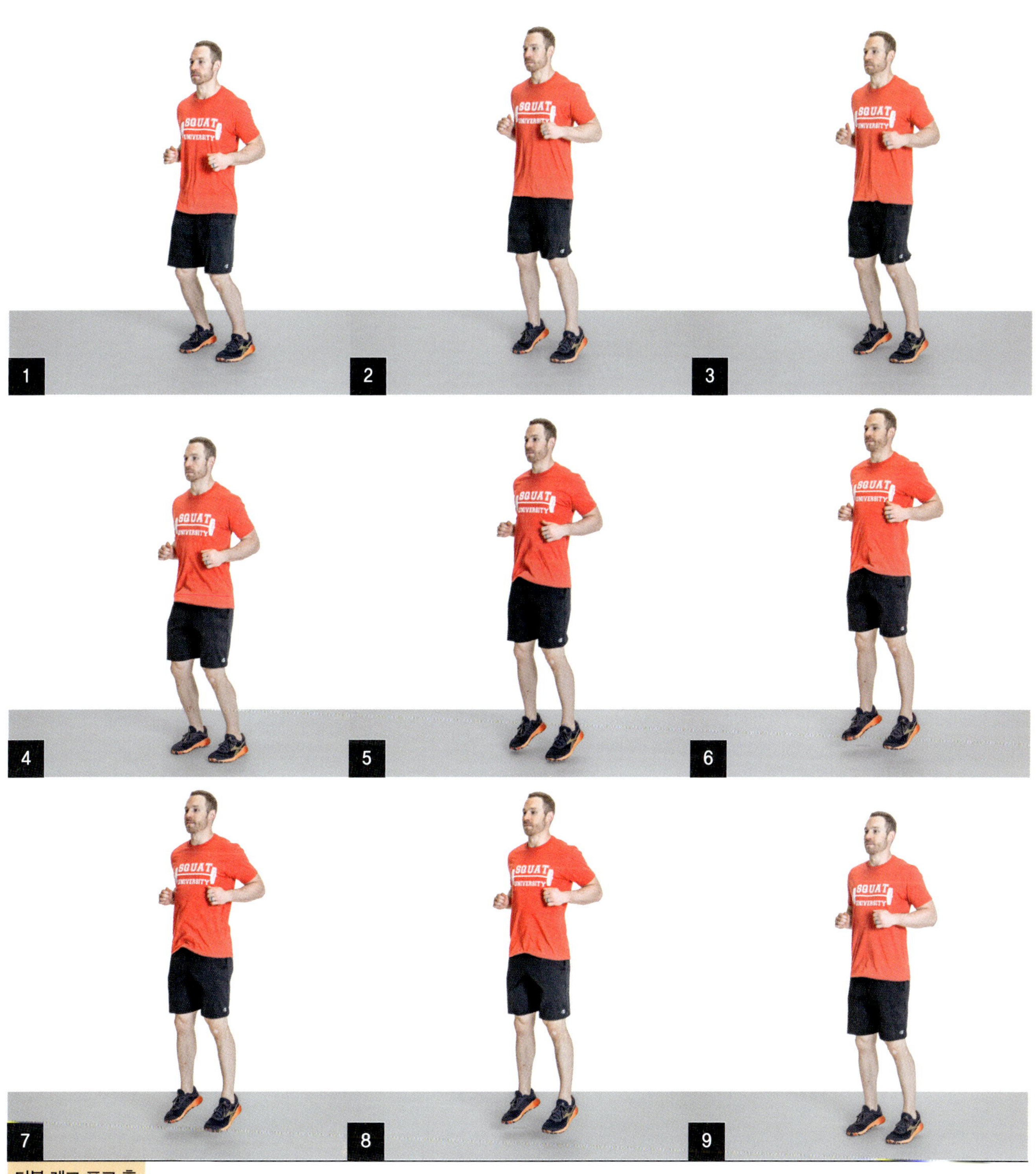

더블 레그 포고 홉

이 과정을 진행하는 동안 아킬레스건이 다음 24시간 이후 부하에 어떻게 반응하는지 관찰하라. 운동을 하는 동안 기분이 좋고 다음 날 힘줄 통증이나 뻣뻣함이 증가하지 않는다면 다음 훈련의 부하를 늘려라. 처음 몇 주 동안, 세트당 점프를 더 추가하거나 힘줄의 수용량을 늘리는 데 도움이 되도록 조금 더 오래 달리기를 하여 부하의 양을 늘려라.

플라이오메트릭 프로그램의 모든 것을 기록하면 이 수용량을 최대한 효율적으로 개발할 수 있다. 예를 들면 운동선수 A와 운동선수 B는 둘 다 첫날 30회 3세트 포고 홉, 1분 조깅 3세트를 수행하였다.

- A 선수는 다음 날 아침 기분이 좋아져 그대로 달리면서 다음 세션에서 포고 홉 50회 3세트를 달리기를 그대로 유지하면서 진행하였다.
- 그러나 B 선수는 아킬레스건 통증이 약간 증가하며 잠에서 깨어났다. 이러한 이유로 B 선수의 계획은 다음 플리오메트릭 세션을 위해 수정될 필요가 있다(홉 또는 조깅에 볼륨을 떨어뜨림).

볼륨 또는 강도를 높이거나 감소시키거나 상관없이 운동 세션당 하나의 변수만 늘려야 한다. 한 번에 너무 많은 변수를 변경하면 힘줄이 버티기 힘든 것이 볼륨인지 강도인지 판단할 수 없다.

일주일에 2~3세션의 가벼운 플라이오메트릭 운동(3일에 한 세션)으로 시작한다. 이 단계에서 아킬레스건은 통증 없이 매일의 플라이오메트릭을 견딜 수 없다. 이러한 이유로, 주간 훈련 중 HSR을 플라이오메트릭 세션 사이에 혼합하여 구성하라. 힘줄이 3일마다 적용되는 플라이오메트릭의 증가에 계속 잘 반응한다면, 당신은 계속해서 더 많은 볼륨을 추가하거나 강도를 증가시키기 시작할 수 있다.

결국 스쿼트 점프, 줄넘기, 그리고 제자리멀리뛰기를 포함한 중간 수준의 플라이오메트릭 운동으로 넘어갈 수 있을 것이다. 만약 육상 선수라면(혹은 당신의 스포츠가 달리기 움직임을 포함한다면), 컷팅/방향 전환 운동과 함께 가속과 감속 훈련을 추가하는 것이 좋은 선택이 될 수 있다.

이러한 훈련을 몇 주 정도 진행하면 한 다리 포고 홉, 이단 뛰기 줄넘기, 민첩성 훈련과 장거리 달리기가 혼합된 스프린트 등 훨씬 더 높은 수준의 플라이오메트릭 활동으로 이동할 수 있다. 스내치와 클린과 같은 역도 움직임을 사용하는 사람이라면, 무게가 실린 바벨과 결합된 폭발적인 움직임 특성은 힘줄이 감당하기에는 너무 과할 수 있기 때문에 이 단계까지 기다린 뒤에 다시 시작할 것을 권한다.

시간이 지나면 3일 대신 2일마다 한 번씩 반복하여 플라이오메트릭의 훈련 빈도를 바꿀 수 있다. 항상 그렇듯이, 아킬레스건이 어떻게 반응하고 그에 따라 조절되는지 보라.

이런 플리오메트릭 단계를 진행하는 데 완벽한 방법은 없다. 모든 사람들은 다르게 반응할 것이니, 어떤 부하가 몸에 가장 잘 작용하는지를 찾을 필요가 있다.

재활에 대한 결론

아킬레스건 부상에 대한 재활 과정은 '주의의 측면에서 실수'라는 간단한 문장으로 요약될 수 있다. 만약 당신이 이 목차를 읽고 있다면, 당신은 의심할 여지없이 발목 통증을 고치고 좋아하는 활동으로 돌아갈 수 있는 가장 빠르고 효율적인 방법을 찾으려고 노력하고 있는 것이다. 천천히 인내심을 가져라. 부상의 심각함에 따라 이러한 과정은 몇 주 또는 몇 달이 걸릴 수 있다.

만약 스스로 이 과정을 진행하려고 할 때 잘 진행되지 않는다고 느낀다면, 재활 전문가에게 도움을 요청할 것을 강력히 추천한다.

Notes

1. S. D. Rosengarten, J. L. Cook, A. L. Bryant, J. T. Cordy, J. Daffy, and S. I. Dock, "Australian football players' Achilles tendons respond to game loads within 2 days: an ultrasound tissue characterization (UTC) study," *British Journal of Sports Medicine* 49 (2015): 183–7.
2. J. L. Cook, E. Rio, C. R. Purdam, and S. I. Docking, "Revisiting the continuum model of tendon pathology: what is its merit in clinical practice and research?" *British Journal of Sports Medicine* 50, no. 19 (2016): 1187–91.
3. K. M. Khan, J. L. Cook, P. Kannus, N. Maffulli, and S. F. Bonar, "Time to abandon the 'tendinitis' myth: painful, overuse tendon conditions have non-inflammatory pathology," *British Medical Journal* 324, no. 7338 (2002): 626–7.
4. N. Maffulli, K. M. Khan, and G. Puddu, "Overuse tendon conditions: time to change a confusing terminology," *Arthroscopy* 14, no. 8 (1998): 840–3.
5. Khan, Cook, Kannus, Maffulli, and Bonar, "Time to abandon the 'tendinitis' myth" (see note 3 above).
6. Cook, Rio, Purdam, and Docking, "Revisiting the continuum model of tendon pathology" (see note 2 above).
7. S. I. Docking, M. A. Girdwood, J. Cook, L. V. Fortington, and E. Rio, "Reduced levels of aligned fibrillar structure are not associated with Achilles and patellar tendon symptoms," *Clinical Journal of Sports Medicine* (published online ahead of print, July 31, 2018).
8. Cook, Rio, Purdam, and Docking, "Revisiting the continuum model of tendon pathology" (see note 2 above).
9. E. K. Rio, R. F. Ellis, J. M. Henry, V. R. Falconer, Z. S. Kiss, M. A. Girdwood, J. L. Cook, and J. E. Gaida, "Don't assume the control group is normal—people with asymptomatic tendon pathology have higher pressure pain thresholds," *Pain Medicine* 19, no. 11 (2018): 2267–73.
10. J. Cook, podcast interview, November 5, 2018.
11. H. Alfredson and J. Cook, "A treatment algorithm for managing Achilles tendinopathy: new treatment options," *British Journal of Sports Medicine* 41, no. 4 (2007): 211–6; J. L. Cook, D. Stasinopoulos, and J. M. Brismée, "Insertional and mid-substance Achilles tendinopathies: eccentric training is not for everyone—updated evidence of non-surgical management," *Journal of Manual & Manipulative Therapy* 26, no. 3 (2018): 119–22; S. I. Docking, C. C. Ooi, and D. Connell, "Tendinopathy: is imaging telling us the entire story?" *Journal of Orthopaedic & Sports Physical Therapy* 45, no. 11 (2015): 842–52.
12. J. L. Cook and C. Purdam, "Is compressive load a factor in the development of tendinopathy?" *British Journal of Sports Medicine* 46, no. 3 (2012): 163–8.
13. N. L. Reynolds and T. W. Worrell, "Chronic Achilles peritendinitis: etiology, pathophysiology, and treatment," *Journal of Orthopaedic & Sports Physical Therapy* 13, no. 4 (1991): 171–6.
14. N. Maffulli, "The clinical diagnosis of subcutaneous tear of the Achilles tendon. A prospective study in 174 patients," *American Journal of Sports Medicine* 26, no. 2 (1998): 266–70.

15. A. Kountouris and J. Cook, "Rehabilitation of Achilles and patellar tendinopathies," *Best Practice & Research Clinical Rheumatology* 21, no. 2 (2007): 295–316.

16. S. I. Docking, E. Rio, J. Cook, D. Carey, and L. Fortington, "Quantification of Achilles and patellar tendon structure on imaging does not enhance ability to predict self-reported symptoms beyond grey-scale ultrasound and previous history," *Journal of Science and Medicine in Sport* 22, no. 2 (2019): 145–50.

17. Reynolds and Worrell, "Chronic Achilles peritendinitis" (see note 13 above).

18. J. Cook, podcast interview, November 5, 2018.

19. K. Bennell, R. Talbot, H. Wajswelner, W. Techovanich, and D. Kelly, "Intra-rater and inter-rater reliability of a weight-bearing lunge measure of ankle dorsiflexion," *Australian Journal of Physiotherapy* 44, no. 3 (1998): 175–80; "Ankle mobility exercises to improve dorsiflexion," MikeReinold.com, accessed April 30, 2020, https://mikereinold.com/ankle-mobility-exercises-to-improve-dorsiflexion/.

20. K. Kubo, H. Akima, J. Ushiyama, I. Tabata, H. Fukuoka, H. Kanehisa, and T. Fukunaga, "Effects of 20 days of bed rest on the viscoelastic properties of tendon structures in lower limb muscles," *British Journal of Sports Medicine* 38, no. 3 (2004): 324–30.

21. Cook and Purdam, "Is compressive load a factor in the development of tendinopathy?" (see note 12 above).

22. S. Kelly and C. Beardsley, "Specific and cross-over effects of foam rolling on ankle dorsiflexion range of motion," *International Journal of Sports Physical Therapy* 11, no. 4 (2016): 544–51; C. Beardsley and J. Škarabot, "Effects of self-myofascial release: a systematic review," *Journal of Bodywork and Movement Therapies* 19, no. 4 (2015): 747–58.

23. B. Vicenzino, M. Branjerdporn, P. Teys, and K. Jordan, "Initial changes in posterior talar glide and dorsiflexion of the ankle after mobilization with movement in individuals with recurrent ankle sprain," *Manual Therapy* 9, no. 2 (2004): 77–82; A. Reid, T. B. Birmingham, and G. Alcock, "Efficacy of mobilization with movement for patients with limited dorsiflexion after ankle sprain: a crossover trial," *Physiotherapy Canada* 59, no. 3 (2007): 166–72.

24. C. Ganderton, J. Cook, S. Docking, and E. Rio, "Achilles tendinopathy: understanding the key concepts to improve clinical management," *Australasian Musculoskeletal Medicine* 19, no. 2 (2015): 12–8.

25. Cook and Purdam, "Is compressive load a factor in the development of tendinopathy?" (see note 12 above).

26. S. E. Munteanu, L. A. Scott, D. R. Bonanno, K. B. Landrof, T. Pizzari, J. L. Cook, and H. B. Menz, "Effectiveness of customized foot orthoses for Achilles tendinopathy: a randomised controlled trial," *British Journal of Sports Medicine* 49, no. 15 (2015): 989–94.

27. V. J. Robertson and K. G. Baker, "A review of therapeutic ultrasound: effectiveness studies," *Physical Therapy* 81, no. 7 (2001): 1339–50.

28. Cook, Rio, Purdam, and Docking, "Revisiting the continuum model of tendon pathology" (see note 2 above).

29. E. Rio, D. Kidgell, C. Purdam, J. Gaida, G. L. Moseley, A. J. Pearce, and J. Cook, "Isometric exercise induces analgesia and reduces inhibition in patellar tendinopathy," *British Journal of Sports Medicine* 49, no. 19 (2015): 1277–83.

30. S. Curwin and W. D. Stanish, *Tendinitis: Its Etiology and Treatment* (Lexington, Mass.: Collamore Press, 1984); H. Alfredson, T. Pietilä, P. Jonsson, and R. Lorentzon, "Heavy-load eccentric calf muscle training for the treatment of chronic Achilles tendinosis," *American Journal of Sports Medicine* 26, no. 3 (1998): 360–6.

31. Alfredson, Pietilä, Jonsson, and Lorentzon, "Heavy-load eccentric calf muscle training for the treatment of chronic Achilles tendinosis" (see note 30 above).

32. M. Kongsgaard, V. Kovanen, P. Aagaard, S. Doessing, P. Hansen, A. H. Laursen, N. C. Kaldau, M. Kjaer, and S. R. Magnusson, "Corticosteroid injections, eccentric decline squat training and heavy slow resistance training in patellar tendinopathy," *Scandinavian Journal of Medicine & Science in Sports* 19, no. 6 (2009): 790–802; P. Malliaras, J. Cook, C. Purdam, and E. Rio, "Patellar tendinopathy: clinical diagnosis, load management, and advice for challenging case presentations," *Journal of Orthopaedic & Sports Physical Therapy* 45, no. 11 (2015): 887–98.

33. Kongsgaard et al., "Corticosteroid injections, eccentric decline squat training and heavy slow resistance training in patellar tendinopathy" (see note 32 above).

34. Docking, Girdwood, Cook, Fortington, and Rio, “Reduced levels of aligned fibrillar structure are not associated with Achilles and patellar tendon symptoms” (see note 7 above).

35. J. Cook, podcast interview, November 5, 2018.

36. Kongsgaard et al., “Corticosteroid injections, eccentric decline squat training and heavy slow resistance training in patellar tendinopathy” (see note 32 above).

37. J. Cook, podcast interview, November 5, 2018.

CHAPTER 7

냉찜질 하지 말고 움직여라!

이 책은 통증을 해결하고 미래의 퍼포먼스를 향상시킬 수 있는 강력한 기반을 구축하는 방법을 단계별로 안내하는 것에 초점을 맞추고 있다. 하지만 오늘날 세계에서 가장 흔한 통증 치료 방법 중 하나인 냉찜질에 대한 논의 없이는 회복하는 과정을 다루는 논의를 완성할 수 없다.

이 마지막 챕터에서 내가 말하고자 하는 것은 당신에게 충격을 줄지도 모른다. 심지어 화가 날 수도 있다. 이제 말하고자 하는 것은 의학계의 많은 사람들이 수십 년 동안 설파해 온 것에 정면으로 맞서는 것이지만, 당신은 이를 들어 볼 필요가 있다.

부상과 근육통에 냉찜질을 사용하는 행위를 멈춰야 한다.

자, 이제 당신이 믿지 못하겠다는 듯 손을 들고 그 진술이 얼마나 터무니없는 것인지에 대해 목청껏 소리를 지르기 전에, 말을 끝까지 들어 보라. 냉찜질은 당신이 생각하는 도움을 주지 못한다. 냉찜질은 부상으로부터 치유되는 과정에 도움이 되지 않는다. 사실, 압도적인 양의 연구들을 보면 이 치료법은 오히려 반대로 작용한다는 것을 보여준다! 일시적으로 통증을 누그러뜨리는 것 외에, 냉찜질은 치유와 회복을 지연시킨다. 하지만 내 말을 믿기 전에, 냉찜질의 역사와 그 사용이 전통적인 '지혜'가 된 이유에 대해 깊이 알아보자.

어릴 때부터, 우리는 어디가 아프면 냉찜질을 한다고 배웠다. 만약 축구 연습에서 발목을 삐었다면, 부상 부위에 얼음주머니를 싸는 것이 기분을 나아지게 하는 첫 번째 단계이다. 우리는 냉찜질이 해로운 염증과 붓기를 줄이고 격렬한 운동 후에 회복 과정을 유도한다고 배웠기에 이 방법을 써 왔다.

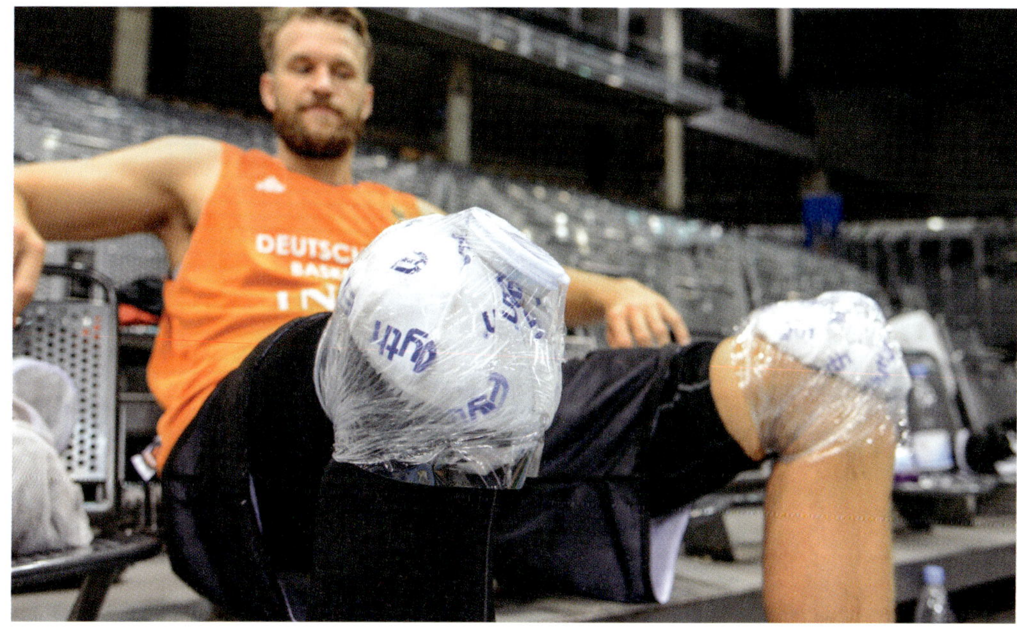

엘리트 선수들이 경기 후 얼음찜질을 하는 것은 너무나 흔히 볼 수 있는 모습이다.

© Harald Tittel/dpa/ Alamy Live News Image ID: W88F0

세계 최고의 선수들이 경기 후 무릎이나 어깨에 얼음주머니를 둘러메고 인터뷰를 하는 것을 보는 것은 드문 일이 아니다. 간단한 온라인 검색으로, 당신은 양쪽 무릎에 얼음이 둘러싸여 있는 마이클 조던Michael Jordan의 사진을 쉽게 찾을 수 있다. 조던과 같은 많은 프로 선수들이 TV에서 연습하고 경기를 한 후에 냉찜질을 사용하기 때문에, 우리 모두가 냉찜질을 사용하기를 원했다는 것은 이해할 만하다! 이른바 속담에 나오듯, 우리 모두는 "마이크처럼 되고 싶었다."

역도 선수로서 나는 강도 높은 훈련 후에 아픈 무릎과 등에 냉찜질을 자주 사용했었다. 나는 이것이 스트렝스 선수라면 하는 정상적인 부분이라고 들었다. 심지어 격렬한 스쿼트 세션 후에 얼음 욕조에 뛰어들면 회복 과정을 빠르게 촉진하거나 적어도 그럴 것이라고 믿어왔다.

재활 영역에서는 물리치료사, 운동 트레이너, 카이로프랙터가 매일 전 세계의 병원과 훈

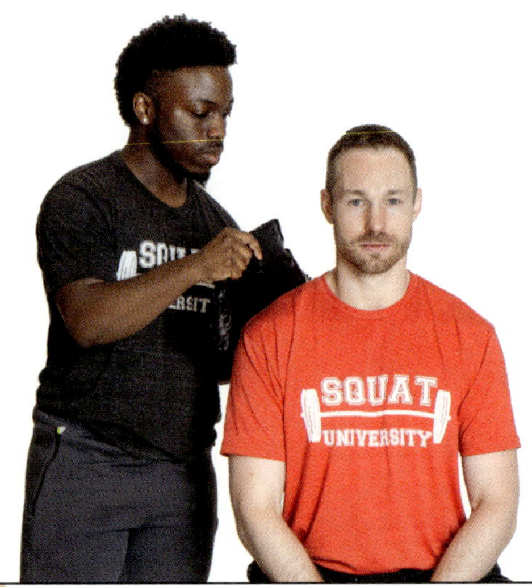

어깨 위에 얼음찜질 하기

련실에서 냉찜질을 사용한다. 물리치료사로서의 경력 초기에, 내 환자들 모두가 재활치료 후 그들의 부상에 냉찜질을 받는 것은 드문 일이 아니었다.

하지만 냉찜질을 가장 오래 사용해 온 분야는 의학이다. 1940년대 초로 거슬러 올라가 기사를 보면 의사들이 일반적으로 감염률을 낮추고, 통증을 멈추고, 절단 수술 중 수술대에서 사망하는 환자의 비율을 줄이기 위해 얼음을 사용한다고 설명한다.[1] 얼음은 세포 대사를 늦춰서 외과의들이 가능한 한 많은 근육 조직을 살릴 수 있게 해 준다. 냉찜질은 원래 절단된 팔다리를 보존하고 수술실의 합병증을 줄이기 위한 것이었지만, 결국 모든 부상에 몰래 사용되기 시작했다.

1978년, 하버드 의사 게이브 미르킨Gabe Mirkin은 그의 기념비적인 책 『The Sports Medicine Book』에서 스포츠 부상의 치료법을 위해 RICERest, Ice, Compression, Elevation(휴식, 냉찜질, 압박, 거상)라는 용어를 만들었다.[2] 그 이후로, 의료계는 급성 부상의 치료를 위해 이 프로토콜을 종교적으로 사용해 왔다.

자, 만약 오늘 당신이 의사에게 왜 흔한 발목 염좌나 허리 통증에 냉찜질을 추천하는지 물어본다면, 그들은 그것이 통증을 완화시키고, 염증을 줄이며, 부기를 억제한다고 말할 것이다. 사실, 이는 일부 외과의들이 환자들에게 수술 후 몇 달 동안 계속해서 얼음을 사용하라고 주장하는 이유이다.

만약 말 그대로 모든 사람들이 냉찜질을 사용하고 있다면, 어떻게 그것이 그렇게 잘못된 것일 수 있는가?

냉찜질이 일시적인 통증 완화를 제공한다는 것을 부인할 수 없다. 아픈 부위에 냉찜질을 하면 즉시 기분이 나아질 것이다. 사실, 만일 당신이 얼음의 사용에 대한 과학적 연구를 본다면, 통증 감소가 가장 큰 이점이다! 하지만 여기의 문제로, 통증이 줄었다고 해서 부상을 고치는 것은 아니다. 사실, 득보다 실이 더 많다.

미르킨 박사가 2013년에 출간된 게리 라인Gary Reinl의 『Iced! The Illusionary Treatment Option』 두 번째 출판본의 서문에서 RICE 프로토콜 지지를 철회했다는 사실(그가 개발한 방법임에도!)은 당신을 혼란스럽게 할 것이다. 그에 따르면, "이후의 연구들은 냉찜질이 실제로 회복을 지연시킬 수 있다는 것을 보여준다. 가벼운 움직임은 조직이 더 빨리 치유되도록 돕고, 냉기의 사용은 면역 반응을 억제하고 회복을 더디게 한다. 냉찜질은 통증을 억제하는 데 도움이 되지만, 운동선수들은 보통 가능한 한 빨리 경기장으로 돌아오는 데 훨씬 더 관심이 있다. 그래서 오늘날 RICE는 심각한 운동 부상에 대해 선호되는 치료법이 아니다."[3]

당신의 관심을 끌었기를 바란다. 냉찜질이 실제로 신체에 어떤 영향을 미치는지 알아보자.

염증과 붓기

우리는 염증과 붓기는 가능한 빨리 멈추어야만 하는 나쁜 것이라고 항상 들어 왔다. 하지만 나는 이것이 나쁘지 않다고 말하고자 한다. 사실, 염증과 붓기는 부상에 대한 정상적인 반응이다.

염증: 회복 과정의 첫 번째 단계

의학 전문가들에게 치유의 세 단계가 무엇인지 물어보라. 그러면 모두 당신에게 같은 말을 할 것이다. 염증, 수복, 그리고 재구축inflammation, repair, remodel. 못 믿겠는가? 의학 서적을 확인해 보면, 답을 찾을 수 있다. 염증은 부상의 위치나 심각성에 관계없이 치료 과정의 첫 단계이다. 만약 그것이 부상에 대한 정상적인 반응이라면, 왜 우리는 그것을 예방하고 싶은가?

발목 염좌와 같은 부상이 발생하면, 백혈구white blood cells라고 불리는 염증 세포inflammatory CELL들이 치유 과정을 시작하기 위해 그 장소로 달려간다. 만일 피부가 열린 상처라면 호중구neutrophils라고 불리는 작은 세포들은 박테리아를 파괴하기 위해 배치되고, 대식세포macrophages라고 불리는 다른 세포들은 초기 외상에 의해 손상된 조직 세포들을 제거한다. 대식세포는 팩맨이 모든 작은 점들을 쪼아 먹는 것과 같다. 이 경우, 첫 외상 때문에 발생한 죽은 세포들이다. 동시에, 이 세포들은 인슐린 유사 성장인자 1(IGF-1)이라고 불리는 동화 호르몬을 주변 지역으로 방출하여 치유 과정의 다음 단계, 즉 근육 회복과 재생을 촉발시킨다.

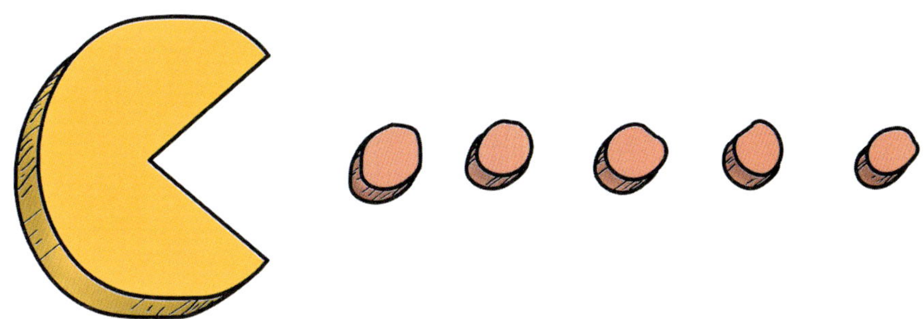

간단명료하게, 치유에는 염증이 필요하다. 이는 전혀 나쁜 것이 아니다. 왜냐하면 상처에 대한 필수적인 생물학적 반응이기 때문이다. 비록 전신의 만성적인 수준의 염증은 류마티스 관절염이나 루푸스 같은 자가면역 질환 등의 특정 질환에는 분명히 나쁜 영향을 끼치지만, 국소적인 염증은 순간적 근육 손상 직후 근육 재생에는 매우 이로운 영향을 미친다. 사실, 염증의 부족은 치료 과정을 흐리게 하고 근육 재생을 지연시킨다![4] 이 치유 과정의 '무뎌짐'은 냉찜질을 사용할 때 일어난다.

부상 부위에 얼음을 놓는 것은 본질적으로 백혈구 앞에 바리케이드를 쳐 그 지역으로 가는 것을 막는 것이다. 얼음 봉지를 몸에 대고 치유 과정을 돕고 있다고 생각하지만, 실제로 몸이 원하고 필요한 것을 하는 것을 막음으로써 치유의 시작을 지연시키고 있다.[5]

이렇게 생각해 보라. 방금 교통사고가 나서 도로 곳곳에 파편(유리 파편, 금속 파편 등)이 흩어져 있고, 119가 호출되어 긴급 차량이 오고 있다. 갑자기, 고속도로 한복판에 바리케이드가 쳐져 들어오는 모든 교통을 즉시 멈추게 한다.

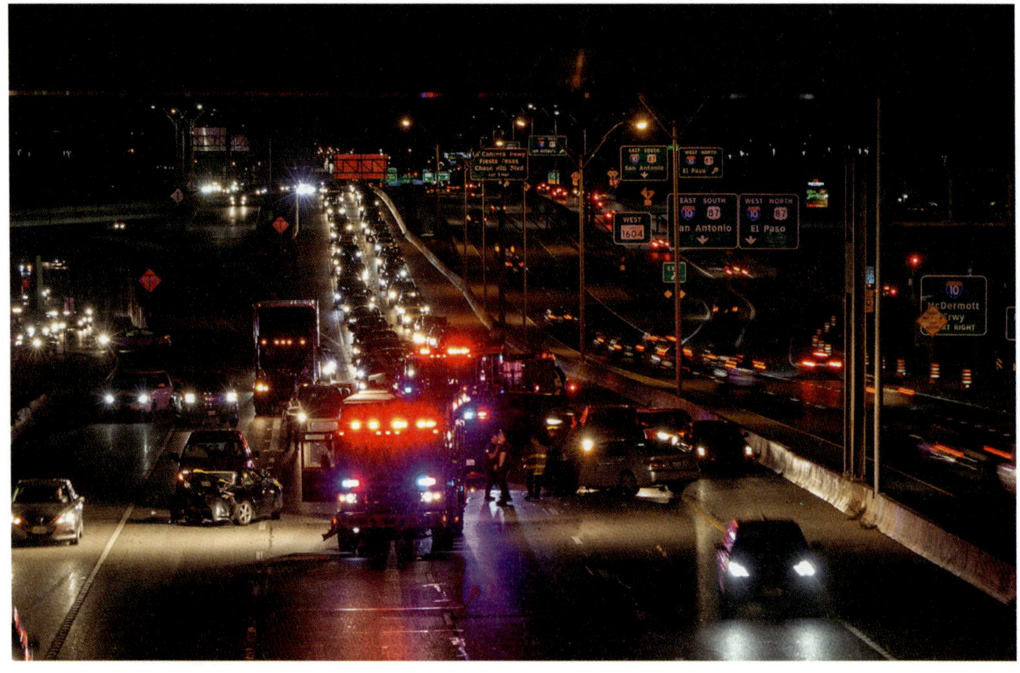

자동차 사고 현장으로 긴급 차량이 접근하는 것을 막는 바리케이드처럼, 얼음찜질은 청소를 위해 찾아오는 백혈구가 손상된 조직에 닿지 않도록 막는다.

Editorial credit: Moab Republic / Shutterstock.com

고속도로의 널려 있는 사고와 난장판의 사람들에게 무슨 일이 일어날 것 같은가? 응급 차량이 현장에 가지 못하게 하는 바리케이드처럼 얼음은 손상된 조직(도로의 잔해)을 청소하는 것이 유일한 목적인 백혈구가 제때 도착하지 못하게 하고 근육의 회복과 재생을 촉진하는 IGF-1의 생산을 지연시킨다. 얼음이 회복 과정의 일시 중지 버튼을 누르면 부상 부위로의 혈액 흐름이 제한되고 염증 세포들이 제 역할을 하지 못하게 된다. 이러한 상황은 때때로 냉찜질이나 얼음주머니를 치운 후에도 오랫동안 지속된다.[6]

붓기는 어떤가? 붓기에 냉찜질이 좋지 않은가?

만일 당신이 의사들에게 왜 붓기에 얼음을 사용하느냐고 묻는다면, 그들은 '지나치게' 붓는 것은 고통의 증가와 움직임의 범위 감소로 이어질 수 있고 회복 시간을 연장시킬 수 있다고 말한다. 이는 사실이다. 관절이 붓는 상태가 지속되면 악영향을 미칠 수 있다. 하지만 붓는 것 자체가 좋거나 나쁜 것은 아니다. 왜냐하면 그것은 단지 염증 주기의 마무리 단계에서 일어나는 현상일 뿐이다. 붓기가 일어났을 때 무엇을 하느냐가 모든 차이를 만든다.

부상 후에 손상된 조직을 둘러싸고 있는 혈관이 '열려서' 염증 세포가 도착하는 것을 볼 수 있다. 이렇게 세포들이 작은 혈관으로부터 손상된 부위로 밀려드는 것은 추가적인 액체를 주변 조직으로 끌어당긴다. 우리는 이러한 액체의 축적을 '붓기'라고 부른다.

하지만 붓는 데는 이유가 있다. 축적된 액체에는 손상된 조직의 부산물이 포함되어 있다. 소방관, 경찰관, 그리고 구급차가 잔해들을 치우기 위해 현장에 도착했고, 그들은 그것을 차도에서 치울 방법이 필요하다. 불행히도, 현재 폐기물을 포함하고 있는 액체는 순환계를 통해 들어온 것과 같은 방식으로 떠날 수 없다. 이는 림프계lymphatic system라고 불리는 복잡한 혈관 네트워크를 통해 배출된다.

당신의 몸은 이곳저곳으로 체액을 이동시키는 다른 경로를 가지고 있다. 하나는 동맥과 정맥으로 구성된 순환계인데, 이는 혈액 세포와 액체를 심장으로 그리고 심장에서 내보낸다. 이 지속적인 운송 시스템은 당신이 돌아다닐 때와 쉴 때 모두 밤낮으로 작동한다.

액체를 운송하는 심장과 같은 '엔진'이 없다는 점을 제외하면, 림프계는 체내를 관통하는 또 다른 튜브 같은 시스템이다. 림프계는 완전히 수동적이어서 당신이 제대로 작동하게 만들어야 한다. 근육을 수축할 때 몸 속 깊은 곳의 림프관을 압박하면 그 안에 있는 액체가 강제로 움직이게 된다(소에게서 젖을 짤 때를 생각해 보라).

혈액 순환계 vs 림프 순환계

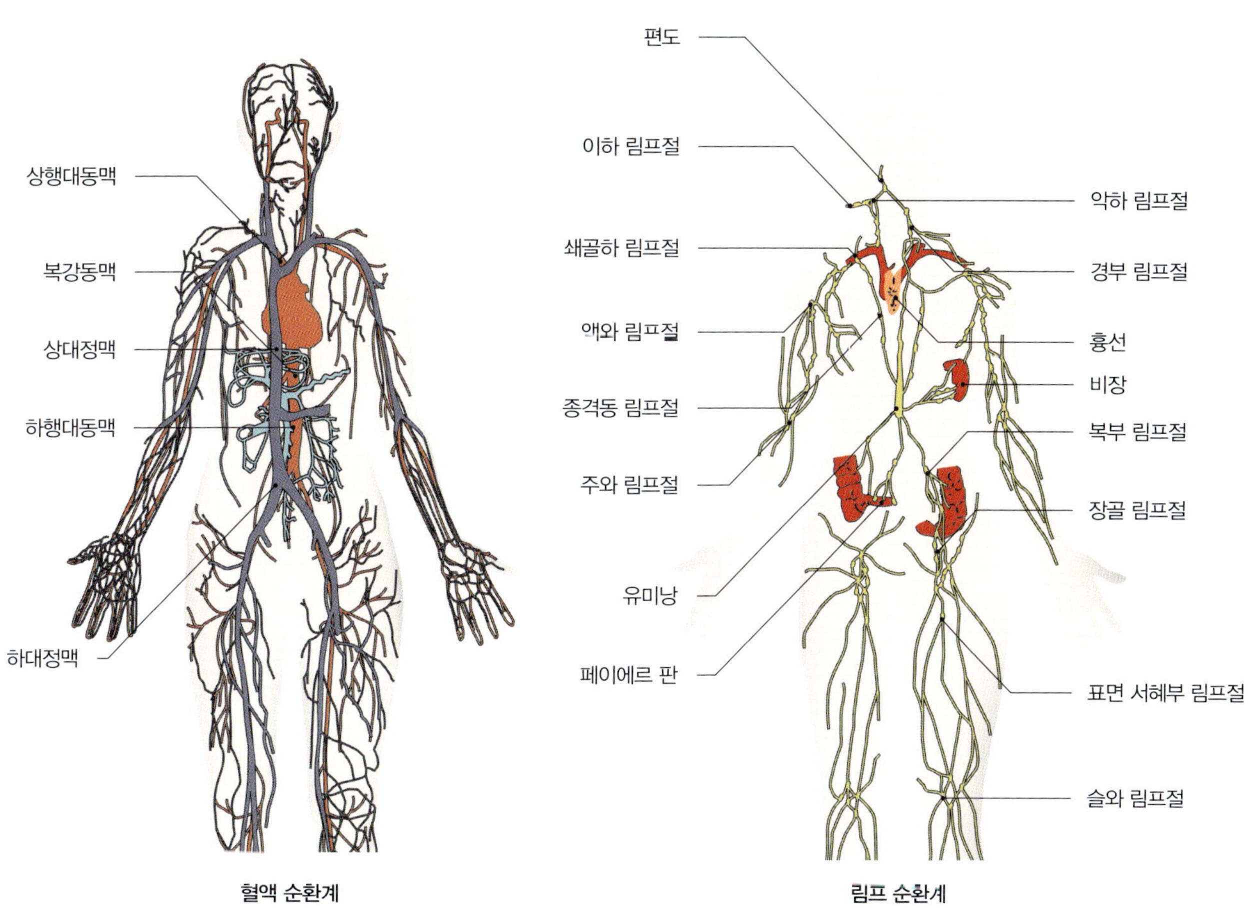

붓기는 단지 림프계를 통해 배출되어야 하는 부상 부위 주변의 노폐물이 쌓이는 것이다. 이는 쓰레기로 가득 찬 액체가 축적될 때를 제외하고는 부상에 대한 자연스러운 반응이다. 발목 염좌 다음 날 아래 다리가 2~3배 부풀어 오른 운동선수를 보면 이는 부종 문제가 아니라 배출 문제이다.

얼음은 수동적 림프계를 통해 부기를 제거하는 것을 촉진하지 않는다. 단기적으로는 휴식과 냉찜질이 기분 좋을 수 있지만, 이러한 접근은 실제로 부상 주위에 잔해를 가두고 자연 치유 과정을 방해한다!

하지만 과학적으로 냉찜질의 효과에 대한 연구들이 있지 않은가?

틀렸다. 과학적 연구는 냉찜질 사용을 지지하지 않는다. 예를 들면 2011년 한 연구는 근육 부상 후 냉찜질의 영향을 조사했다.[7] 한 그룹은 부상 후 20분 동안 냉찜질을 받았고, 다른 그룹은 그렇지 않았다. 그러고 나서 부상자들은 다음 28일 동안 면밀히 관찰되었다. 결과는 당신이 생각하는 것과는 달랐다.

부상 후 처음 몇 시간 동안, 대식세포('청소부')가 이 부위에 범람하는 것을 흔히 볼 수 있다. 연구원들은 '냉찜질을 하지 않은' 그룹의 손상된 근육 섬유들 안에서 몇 가지를 발견했지만, 냉찜질을 받은 사람들은 대식세포의 징후는 거의 보이지 않았다.

부상 후 3일 후, '냉찜질을 안 한' 그룹은 이미 근육 세포를 재생하는 징후를 보였다. 그러나 냉찜질을 한 그룹에서는 이 세포들은 어디에서도 발견되지 않았다. 4일 후, 재생된 근육 세포는 두 그룹에서 발견되었지만, '냉찜질을 안 한' 그룹의 세포들은 냉찜질을 한 그룹의 세포들보다 훨씬 더 컸다. 부상 후 28일 동안, '냉찜질을 안 한' 그룹의 재생 근육은 냉찜질 그룹보다 65% 더 컸다!

게다가 연구원들은 치료되지 않은 '냉찜질을 안 한' 근육에 비해 냉찜질을 한 그룹에서 훨씬 더 많은 흉터를 발견했다. 이 연구의 저자들은 "이러한 발견들로 미루어 볼 때, 비록 그것이 스포츠 의학에서 널리 사용되었지만, 냉찜질을 피하는 것이 더 나을지도 모른다"고 결론지었다. 냉찜질이 좋은 생각이라고 말해 주는 전통적인 '지혜'에도 불구하고, 연구는 냉찜질이 부상 후 근육의 회복을 지연시키고 더 많은 흉터로 이어질 수 있다는 직접적인 증거를 제공한다.

더 심각한 문제는, 냉찜질을 사용하는 방식은 근육의 스트렝스와 크기를 감소시킬 수 있는 가능성을 가지고 있다는 것이다. 일반적인 RICE(휴식, 냉찜질, 압박, 거상) 프로토콜을 기억하는가? 대부분의 사람들이 부상을 입었을 때, 얼음주머니를 아픈 관절이나 근육에 단단히 감고 움직임을 멈춘다. 부상 부위를 움직이면 더 큰 손상을 입을 것이라는 말을 항상 들어왔기 때문이다. 하지만 부상을 고정시키는 것은 득보다 실이 많다!

장시간 동안 움직임을 멈추면, 몸은 근육량을 조절하는 필수적인 과정을 중단하는 것으로 반응한다. 연구에 따르면 하루에 0.5%의 근육을 잃을 수 있고 일주일에 최대 5%의 근육을 잃을 수 있다고 추정했다.[8] 근육 크기의 축소(불활동성 위축이라 하는)는 심각한 부상과 수술이 필요한 부상 이후의 주요 합병증 중 하나이다.

하지만 수술 직후에 하는 것은 어떤가? 수술 이후에 얼음을 사용하는 것이 도움된다는 증거가 있지 않은가?

틀렸다. 연구에 따르면 수술 후 치유를 촉진하기 위해 얼음을 사용하는 것은 전혀 도움이 되지 않는 것으로 나타났다! 2005년에 연구자들은 ACL 재구성 수술 직후 냉동 요법의 사용에 대한 메타 분석(사용 가능한 모든 연구)을 수행했다.[9] 그들은 고통을 줄이는 것이 냉찜질의 유일한 이점이라고 결론지었다. 냉찜질은 유의미하게 무릎의 움직임을 향상시키거나 부종을 감소시키지 않는 것으로 밝혀졌다.

수술 후 특히 ACL 재건과 같은 수술 후 붓기는 의심할 여지없이 중요한 문제이다. 부상 부위와 주변에 남은 부기는 가동성 저하, 스트렝스 약화, 통증 증가 등과 같은 일련의 문제로 이어질 수 있다.[10] 하지만 기억하라. 냉찜질은 붓기를 제거하는 유일한 방법인 림프계통의 '수동' 펌프 작용을 촉진시키는 데 도움이 되지 않는다.

게리 라인은 내가 당신과 공유하고 싶은 이 개념에 대해 훌륭한 비유를 했다. 만약 당신이 다음 12시간 동안 매 시간마다 2인치의 눈이 올 것을 안다면, 어떻게 하겠는가? 당신은 아마 현관문을 열고 매시간 적은 양의 눈을 쓸어낼 것이다. 만약 당신이 눈이 그칠 때까지 미루고 기다린다면, 문을 열고 앞에 24인치가 쌓여 있는 것을 직면할 것이다. 한 번에 2피트의 눈을 삽으로 퍼내는 것이 얼마나 더 어려운지 상상해 보라!

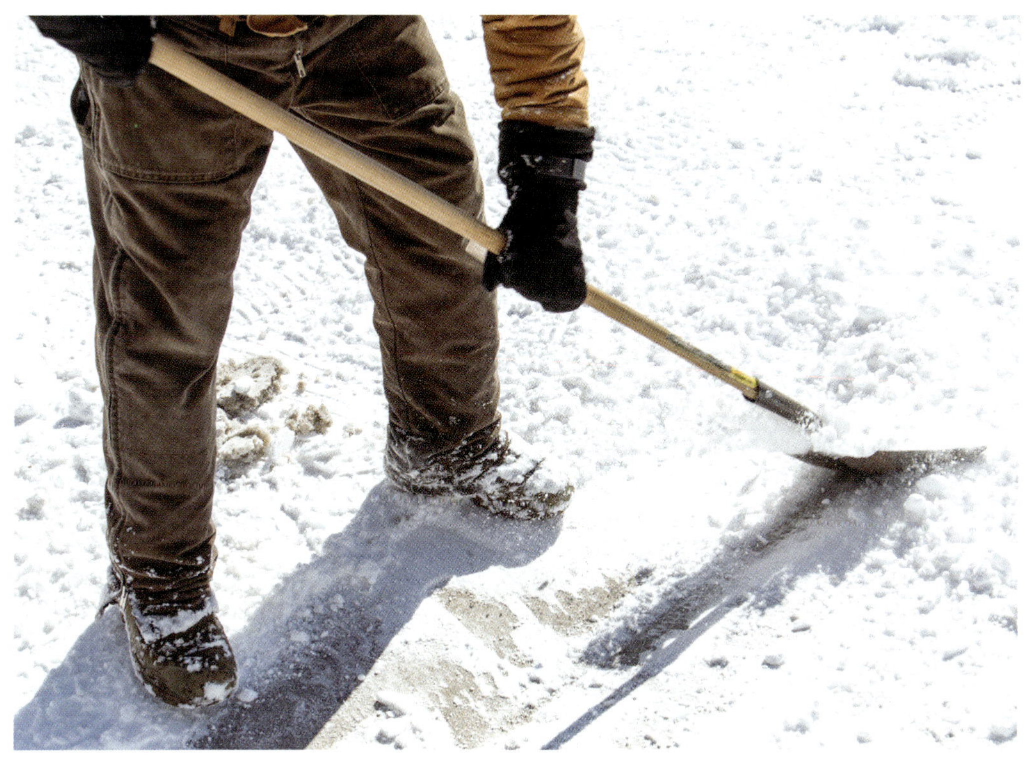

매시간 조금씩 삽질을 하면 눈이 쌓이는 것을 방지할 수 있다. 이는 자주 이리저리 움직이면 림프액이 손상 부위 주변에 쌓이는 것을 막을 수 있는 것과 같다.

© Amyinlondon | Dreamstime.com

마찬가지로, 다친 부위 주변에 붓기가 축적되는 것은 움직이지 않기 때문이다! 이는 '지나친 붓기' 때문이 아니라 이를 빼내기 위해 림프관 배수를 촉진할 수 있는 행동을 아무것도 하지 않고 있기 때문이다. 얼음을 사용하여 붓기가 쌓이는 것을 막는 대신에, 능동적으로 움직이고 축적된 액체와 노폐물의 배출을 개선시킬 필요가 있다. 발목 염좌와 같은 경미한 부상을 입었든, 아니면 찢어진 반월판을 고치기 위해 수술을 받은 지 얼마 되지 않았든 간에, 붓기를 예방하는 것이 아니라 붓기를 빼내는 데 주의를 돌릴 필요가 있다.

하지만 어떻게 이런 배출을 작동시킬 수 있겠는가?

움직여야 한다.

붓기를 줄이고 회복을 촉진하기 위해 근육 수축을 사용하기

어렸을 때 넘어지면 엄마나 아빠가 "걸어!"라고 소리쳤을 때를 기억하라. 부상을 입은 후에도 계속 움직여야 한다는 부모님의 말씀이 옳았을 가능성이 높다. 우리는 너무 빨리 선수들에게 발목이나 무릎 부상 후에 완전히 움직이지 말라고 지시한다. 물론 너무 많이 그리고 너무 공격적으로 움직이는 것은 상황을 악화시킬 수 있다. 나는 단지 가벼운 움직임과 적극적인 회복 방법으로 치료 과정을 시작하는 것을 고려해 볼 것을 제안하는 것이다.

비교적 통증이 없는 방법으로 수행하는 운동은 근육 수축을 통한 부기 제거를 촉진할 뿐만 아니라 더 이상의 손상을 일으키지 않고 치료 과정을 최적화한다. 부상 부위를 움직이면 직관에 어긋나는 것으로 보일 수 있지만, 사실 가장 좋은 방법이다! 부상 후 가능한 한 빨리 손상된 조직에 적절한 운동을 하면 근육과 뼈의 치유 속도가 빨라진다.[11] 당신은 다음 날 혹은 그다음 날에 어떤지 기다려 보면 된다.

부상 후에 통증이 없는 정도의 운동을 하는 것은 셀 수 없이 많은 이점이 있다. 우선, 근육 수축은 대식세포(청소부) 기능을 개선하고 백혈구가 손상된 세포를 제거하도록 함으로써 염증의 회복 과정을 강화시킨다.[12] 또한 근육 회복과 재생을 촉진하고 위성세포라고 불리는 줄기세포의 활성화를 통해 흉터 조직의 형성을 제한한다.[13]

부상 후 움직임의 목표는 추가적인 손상을 유발하지 않고 완치를 촉진하는 것이다. 너무 격렬하게 운동하여 몸에 너무 많은 부하를 가하면 부상을 더 악화시킬 뿐이다. 이것이 발목을 삐고 하루 뒤에 무거운 스쿼트를 하거나 ACL 재건 수술 4주 후에 달리기를 시도하는 것이 좋지 않은 이유이다.

통증 없이 신체에 부하를 싣는 방법은 효율성과 안전한 회복 사이의 절충점을 찾게 해 줄 것이다. 급성 부상과 수술 후 환자들에게 가장 안전한 근육 수축 중 하나는 등척성 수축이다. 등척성 수축이란 관절의 움직임이 없는 근육의 수축 작용을 나타낸다. 다음을 시도해 보라. 먼저 무릎을 펴라. 그런 다음 10초 동안 대퇴사두근을 최대한 세게 쥐어짜라. 방금 당신은 이 근육에서의 등척성 수축을 끝낸 것이다! ACL 재구성 수술 후 초기 재활 단계에서(수술 후 1~4주) 나는 종종 환자에게 등척성 대퇴사두근 세트를 처방하여 대퇴사두근 스트렝스를 회복하고 통증을 줄이는데, 또 다른 효과는 바로 붓기도 감소시킨다는 것이다!

최소량의 근육 수축은 수동 림프계를 통해 붓기를 제거하고, 근육 단백질 합성을 증가시킴으로써 근육을 사용하지 않음으로 유발되는 위축을 예방하고(당신이 회복하는 동안 근육량을 유지시키는 것을 돕는), 통증을 줄이는 데 도움을 줄 수 있다. 이는 발목 펌프(발가락들을 머리로부터 멀어지게 움직이는 것을 반복)와 같은 간단한 운동이 발목 염좌를 일으킨 직후 선수들에게 매우 도움이 될 수 있는 이유이다.

통증이 줄어들면, 치유 과정을 최적화하기 위해 부하를 증가시켜야 한다. 예를 들면 무릎 통증이 있는 사람에게 맨몸 스쿼트를 제한된 깊이에서 최대 깊이까지 진행하고 최종적으로 중량이 실린 바벨을 드는 것을 의미할 수 있다.

움직임이 제한된 경우 NMES를 사용하여 치유 효과를 촉진하기

"심각한 문제로 근육을 수축시킬 수 없거나 수술 후 체중 부하 운동이 제한된 사람들에게는 어떻게 해야 하는가?"라고 질문하는 사람들이 있다.

수의적 운동voluntary exercise이 근육량을 보존하고, 붓기를 줄이고, 부상 후 치유 과정을 시작하는 가장 효과적인 방법이지만, 신경-근육 전기 자극(NMESneuromuscular electrical stimulation) 장치도 차선책으로 사용할 만한 방법이다. NMES는 전기를 통해 근육의 수축을 자극함으로써 작동한다. 전극 패드를 대퇴사두근에 붙이고 강도를 높이면 갑자기 근육이 스스로 수축하기 시작한다!

NMES는 선수가 부상으로부터 회복하는 데 도움이 될 수 있는 여러 용도를 가지고 있다. 가장 잘 알려진 용도 중 하나는 붓기를 줄이는 것이다.[14] 불수의적 근육 수축을 자극함으로써, NMES는 수동적 림프계를 통해 부상 부위에서 과도한 액체/폐기물을 퍼내고 치료 과정을 강화하기 위해 혈관을 확장시켜 영양분과 백혈구를 가져오는 것을 돕는다. 붓기가 계속되면 통증이 생기고 근육 위축(대부분의 사람들은 아픈 부위를 움직이기 싫어하기에)으로 이어질 수 있기 때문에 NMES는 회복 초기에 증상을 줄이고 근육량의 손실을 예방할 수 있다.[15] 사실, 연구는 단 한 번의 NMES 세션이 근육 단백질 합성을 27% 증가시킬 수 있다는 것을 보여주었다.[16]

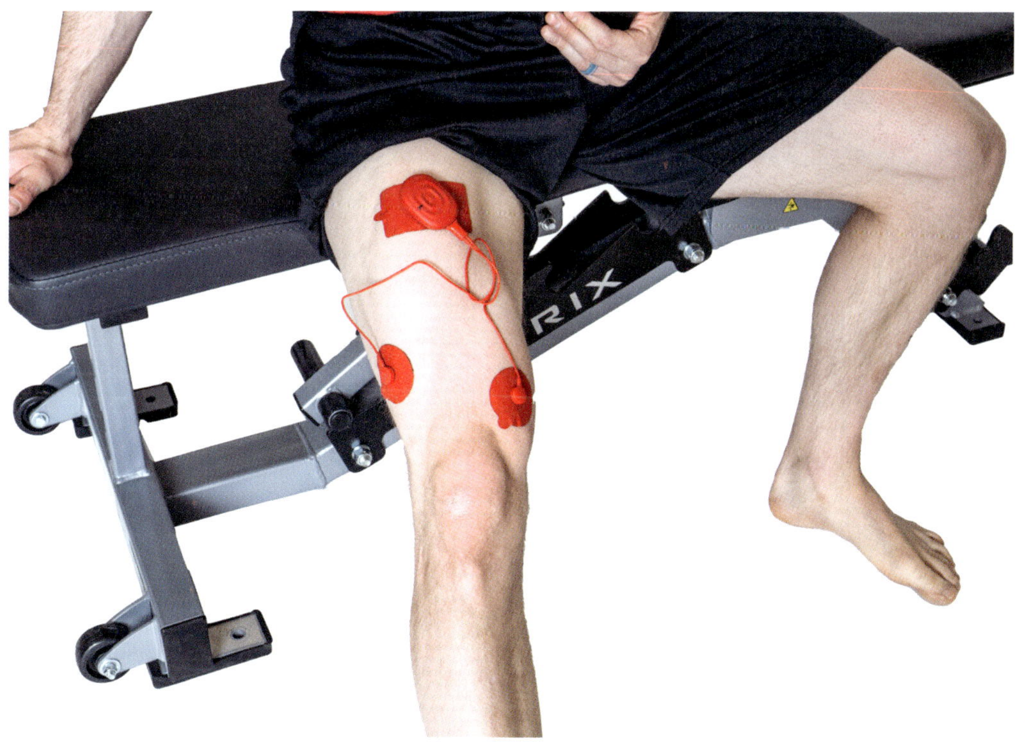

신경-근육 전기 자극(NMES) 장치

NMES의 또 다른 큰 특징은 감각상의 수정sensory modification을 통해 통증을 제거하는 능력이다. 이는 심각한 부상이나 수술에서 회복하는 운동선수가 마취제에 의존하지 않고도 안전하게 통증을 관리할 수 있게 해 준다. 간단히 말하면 부상 후에, 우리는 치유를 최적화하고 좋아하는 스포츠로 안전하게 돌아가기 위해 (전기 자극 기기를 통해 근육을 최소한으로만 수축한다 할지라도) 움직임을 촉진시켜야 한다.

운동 후 냉찜질

지금까지 크거나 작은 부상 후에 냉찜질을 적용했을 때, 자연 치유 과정을 방해할 수 있는 기전에 대해 이야기하였다. 하지만 강렬한 운동 후에 냉찜질을 하는 것은 어떨까?

전 세계의 엘리트 선수들은 항상 회복을 가속화하고 경쟁에서 우위를 점하기 위한 최고의 기술을 찾고 있다. 이와 같은 시도 중에는, 강도 높은 훈련 후에 얼음탕에 뛰어들거나 아이스팩을 다리에 걸치는 선수들도 많다. 나는 얼음 목욕만이 많은 양의 스쿼트 주기를 소화할 수 있는 유일한 회복 기술이라고 주장하는 역도 선수들을 많이 보았다. 하지만 과학적으로 근거 있는 이야기일까?

고강도 운동을 하는 동안, 근육은 아주 적은 양의 손상을 입는다. 이 '손상'은 발목을 삐는 것과 같은 급성 부상 후에 일어나는 것과 유사한 염증을 유발한다. '손상' 부위로 밀려드는 염증 세포는 손상된 세포를 제거한 뒤 주변 조직으로부터 줄기세포를 채취해 새로운 근육세포의 재생을 돕는다.

만약 고강도 운동 후에 얼음을 사용하는 것에 관한 과학적인 내용들을 샅샅이 뒤진다면, 얼음 목욕이 신체가 통증을 느끼는 방법을 바꿈으로써 근육통의 인식을 감소시킨다는 내용들이 대부분임을 찾을 수 있을 것이다.[17] 얼음탕이 다음 훈련에서 경기력 회복에 미치는 영향에 대해서는 연구가 나뉘어져 있다. 어떤 연구들은 5~10분 정도 체온을 내리면 다음 훈련 기간 동안 성적이 향상될 수 있다는 것을 보여주지만, 다른 연구들은 효과가 없다고 말한다. 몇몇은 심지어 그것이 해로울 수 있다고 말한다.[18]

내 의견은 다음과 같다. 얼음 목욕을 주기적으로 사용하면 당일 훈련과 경기 사이에 빨리 회복해야 하는 일부 선수들에게 도움이 될 수 있다. 하지만 일반적으로 얼음의 지속적인 사용이 스트렝스를 발달시키고 근육이 커지는 자연적인 적응 과정에 해로울 수 있기 때문에 정기적인 얼음 목욕의 사용을 피해야 한다. 그 이유는 다음과 같다.

근육통과 근육 피로는 같지 않다. 냉찜질 후 통증을 덜 느낄 수 있지만, 이는 반드시 생리적으로 더 빨리 회복되는 것이 아니다. 기억하라. 아픈 데는 이유가 있다. 염증 과정이 상처에 대한 정상적인 반응인 것처럼, 이는 강도 높은 훈련에 대한 정상적인 반응이다. 하지만 운동선수가 특정한 스타일과 강도에 더 익숙해질수록, 그들은 세션 사이에 빨리 회복되고 덜 아프다고 느낀다.

이러한 이유에서 많은 양의 스쿼트 세션 다음 날, 너무 아파서 의자에서 겨우 일어나는 상황이 벌어지는 것이다. 그러나 같은 훈련 주기가 시작된 지 2주가 지났을 때, 비슷한 운동을 한 후에도 거의 아프지 않다. 몸은 훈련 자극에 적응한다. 이것은 반복 운동 효과repeated

TOYOGO
TOYOGO
FOR RUGBY
TEAM. PLEASE
DO NOT TOUCH
NOR THROW
SOMETHING
INSIDE.

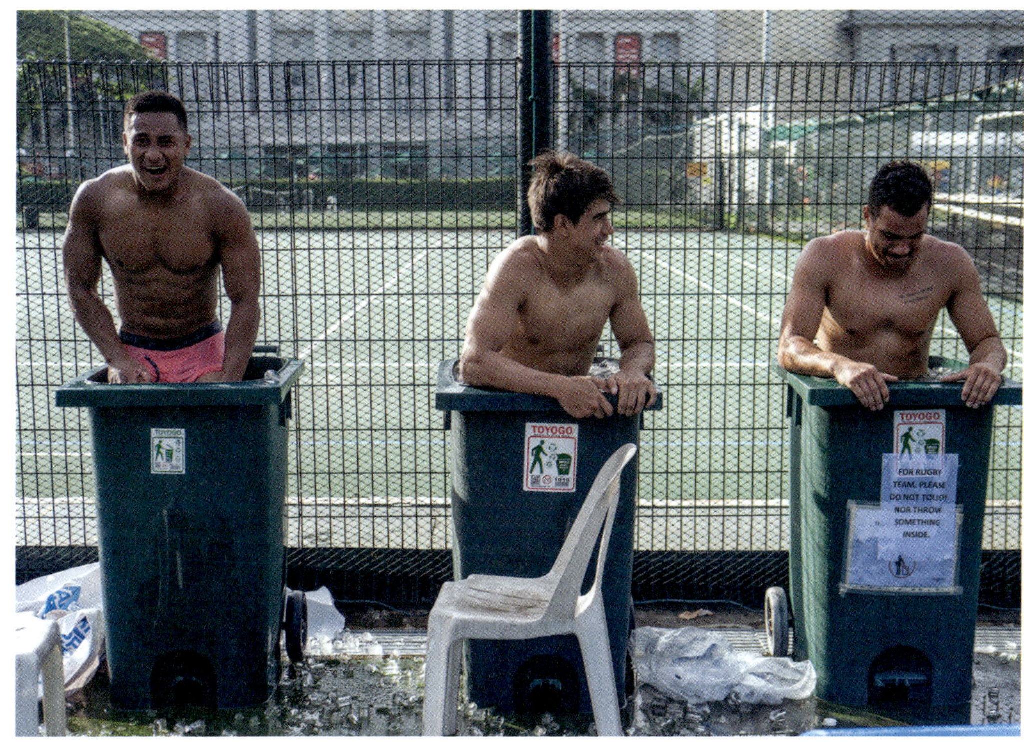

훈련 후 냉탕욕을 했을 때의 이득에 대한 연구는 결론지어지지 않았다.
© Olaf Schuelke / Alamy Stock Photo Image ID: KGKH1E

bout effect로 알려져 있다. 엘리트 운동선수들에 대한 대부분의 연구에서 얼음탕이 회복과 퍼포먼스에 도움을 주지 못하는 데에는 이러한 이유가 있다.[19]

사실 여러 연구들을 보면, 냉찜질이 우리가 회복하고 스트렝스를 얻는 운동에 대한 정상적인 적응 반응을 방해한다는 것을 알 수 있다. 다음은 이러한 내용에 대한 연구 결과를 인용한 것이다. "이 데이터는 일반적으로 사용되는 임상적 개입인 국소적 냉각이 원심섬 운동으로 인한 근육 손상을 개선시키는 것이 아니라 회복을 지연시키는 것으로 보인다."[20]

경기 당일 즉각적인 회복을 찾는 것이 아니라면, 얼음이 회복에 미치는 장기적인 영향에 매우 주의해야 한다. 과학적인 증거들에 따르면, 운동 후에 얼음을 사용하는 것이 장기적으로 보면 근육 성장과 힘의 증가를 방해할 수 있는 가능성을 가지고 있다는 것을 볼 수 있다.[21]

따라서 얼음 팩에 손을 뻗거나 얼음으로 가득 찬 욕조에 뛰어드는 대신, 적극적인 회복 방법을 사용할 것을 권장한다. 10분 정도 걷거나, 가벼운 스쿼트를 하거나, 수영이나 자전거를 타러 가거나 기본적으로, 소파에서 일어나 몸을 움직이고 혈류가 돌게 하되 피곤하지 않은 운동을 하라.

격렬한 운동 후에 심하게 아프다면, 몇 분간의 연부조직에 관련된 작업을 하는 것을 추천한다. 연구에 따르면 폼롤러나 작은 공(라크로스볼 또는 테니스공 같은) 위에서 몸을 몇 분 동안 굴리면 지연성 근육통(DOMS)을 크게 줄일 수 있다.[22]

가벼운 운동을 할 시간이 없거나 몸이 좀 안 좋다면 Marc Pro, Powerdot 또는 Complex와 같은 NMES 기기를 사용해 보라. 이 기기들은 활발한 움직임의 근육 펌프를 모방한다. 이러한 기기들을 사용하면 피로를 유발하지 않는 근 수축을 일으켜, 심한 훈련 후에 축적된 세포 노폐물을 제거하고 혈액 흐름을 증가시켜 회복과 재건 과정을 자극하기 위한 림프계 배수 작용을 손쉽게 만들 수 있다.[23]

냉찜질에 대한 최종 결론

만약 여전히 냉찜질의 효과가 부풀려졌고 많은 경우 완전히 잘못되었다는 것을 확신하지 못한다면, 마지막 증거를 하나 제시하고자 한다.

매년 급성 부상 치료 전문가 그룹이 모여 현재 과학 문헌을 뒤지고 미국 체육 트레이너 협회(NATA)의 입장을 발표한다. 2013년 이 단체는 발목 염좌에 대한 권장 치료법에 대한 성명서를 발표했는데, 발목 염좌는 RICE 프로토콜로 흔히 다루어지는 부상이다.[24]

발목 염좌의 가능한 치료법에 관한 모든 과학 문헌을 평가한 후, 전문가들은 최고('A')에서 최악('C')까지 등급을 부여했다. 냉찜질이 어떤 등급을 받았는지 아는가? 가장 낮은 'C'이다. NATA 팀은 심지어 "냉동 요법을 옹호하는 강력한 임상적 증거는 제한적이다"라고 썼다.

어떤 시술이 'A' 등급을 부여받았는지 아는가? 기능적 재활! 이 발표에 더불어, 운동선수들을 대상으로 대다수의 급성 부상을 보는 전문가는 냉찜질이 우리 모두가 생각했던 것만큼 좋지 못하다는 것을 인정한다. 오히려 가장 좋은 치료 형태는 재활 훈련을 통해 부상 부위를 움직이고 부하를 가하는 것이다.

결국, 훈련 후 부상과 통증을 치료하기 위한 우리의 접근법은 매우 간단하다. 우리는 좋은 물질(백혈구)과 나쁜 물질(손상된 조직으로부터 세포 찌꺼기를 포함하는 수용체)을 제거하기를 원한다. 얼음을 사용하면 이 과정이 최적화되지 못한다는 사실을 알기 바란다.

Notes

1. F. M. Massie, "Refrigeration anesthesia for amputation," *Annals of Surgery* 123, no. 5 (1946): 937–47.
2. G. Mirkin and M. Hoffman, *The Sports Medicine Book* (Boston: Little Brown & Co., 1978).
3. G. Reinl, *Iced! The Illusionary Treatment Option*, 2nd Edition (Henderson, NV: Gary Reinl, 2014).
4. H. Lu, D. Huang, N. Saederup, I. F. Charo, R. M. Ransohoff, and L. Zhou, "Macrophages recruited via CCR2 produce insulin-like growth factor-1 to repair acute skeletal muscle injury," *FASEB Journal* 25, no. 1 (2011): 358–69; M. Summan, G. L. Warren, R. R. Mercer, R. Chapman, T. Hulderman, N. Van Rooijen, and P. P. Simeonova, "Macrophages and skeletal muscle regeneration: a clodronate-containing liposome depletion study," *American Journal of Physiology— Regulatory, Integrative, and Comparative Physiology* 290, no. 6 (2006): R1488–95; L. Pelosi, C. Giacinti, C. Nardis, G. Borsellino, E. Rizzuto, C. Nicoletti, F. Wannenes, and L. Battistini, "Local expression of IGF-1 accelerates muscle regeneration by rapidly modulating inflammatory cytokines and chemokines," *FASEB Journal* 21, no. 7 (2007): 1393–402; D. P. Singh, Z. B. Lonbani, M. A. Woodruff, T. P. Parker, and R. Steck, "Effects of topical icing on inflammation, angiogenesis, revascularization, and myofiber regeneration in skeletal muscle following contusion injury," *Frontiers in Physiology* 8 (2017): 93; R. Takagi, N. Fujita, T. Arakawa, S. Kawada, N. Ishii, and A. Miki, "Influence of icing on muscle regeneration after crush injury to skeletal muscles in rats," *Journal of Applied Physiology* 110, no. 2 (2011): 382–8.
5. P. M. Tiidus, "Alternative treatments for muscle injury: massage, cryotherapy, and hyperbaric oxygen," *Current Reviews in Musculoskeletal Medicine* 8, no. 2 (2015): 162–7.
6. S. Khoshnevis, N. K. Kraik, and K. R. Diller, "Cold-induced vasoconstriction may persist long after cooling ends: an evaluation of multiple cryotherapy units," *Knee Surgery, Sports Traumatology, Arthroscopy* 23, no. 9 (2015): 2475–83.
7. Takagi, Fujita, Arakawa, Kawada, Ishii, and Miki, "Influence of icing on muscle regeneration after crush injury to skeletal muscles in rats" (see note 4 above).
8. M. L. Dirks, B. T. Wall, and L. C. J. van Loon, "Interventional strategies to combat muscle disuse atrophy in humans: focus on neuromuscular electrical stimulation and dietary protein," *Journal of Applied*

Physiology 125, no. 3 (2018): 850–61.

9. M. C. Raynor, R. Pietrobon, U. Guller, and L. D. Higgins, "Cryotherapy after ACL reconstruction: a meta-analysis," *Journal of Knee Surgery* 18, no. 2 (2005): 123–9.

10. J. D. Spencer, K. C. Hayes, and I. J. Alexander, "Knee joint effusion and quadriceps reflex inhibition in man," *Archives of Physical Medicine and Rehabilitation* 65, no. 4 (1984): 171–7.

11. J. A. Buckwalter and A. J. Grodzinsky, "Loading of healing bone, fibrous tissue, and muscle: implications for orthopaedic practice," *Journal of the American Academy of Orthopaedic Surgery* 7, no. 5 (1999): 291–9.

12. E. M. Silveria, M. F. Rodrigues, M. S. Krause, D. R. Vianna, B. S. Almeida, J. S. Rossato, L. P. Oliveira, Jr., R. Curi, and P. I. H. de Bettencourt, Jr., "Acute exercise stimulates macrophage function: possible role of NF-kappaB pathways," *Cell Biochemistry & Function* 25, no. 1 (2007): 63–73.

13. E. Teixeira and J. A. Duarte, "Skeletal muscle loading changes its regenerative capacity," *Sports Medicine* 46, no. 6 (2016): 783–92; H. Richard-Bulteau, B. Serrurier, B. Cassous, S. Banzet, A. Peinnequin, X. Bigard, and N. Koulmann, "Recovery of skeletal muscle mass after extensive injury: positive effects of increased contractile activity," *American Journal of Physiology Cell Physiology* 294, no. 2 (2008): C467–76.

14. L. C. Burgess, T. K. Immins, I. Swain, and T. W. Wainwright, "Effectiveness of neuromuscular electrical stimulation for reducing oedema: a systematic review," *Journal of Rehabilitation Medicine* 51, no. 4 (2019): 237–43; T. W. Wainwright, L. C. Burgess, and R. G. Middleton, "Does neuromuscular electrical stimulation improve recovery following acute ankle sprain? A pilot randomised controlled trial," *Clinical Medicine Insights Arthritis and Musculoskeletal Disorders* 12 (2019): 1–6; Y. D. Choi and J. H. Lee, "Edema and pain reduction using transcutaneous electrical nerve stimulation treatment," *Journal of Physical Therapy Science* 28, no. 11 (2016): 3084–7.

15. Dirks, Wall, and van Loon, "Interventional strategies to combat muscle disuse atrophy in humans" (see note 8 above).

16. B. T. Wall, M. L. Dirks, L. B. Verdijk, T. Snijders, D. Hansen, P. Vranckx, N. A. Burd, P. Dendale, and L. J. C. van Loon, "Neuromuscular electrical stimulation increases muscle protein synthesis in elderly type 2 diabetic men," *American Journal of Physiology: Endocrinology and Metabolism* 303, no. 5 (2012): E614–23.

17. F. Crowther, R. Sealey, M. Crowe, A. Edwards, and S. Halson, "Influence of recovery strategies upon performance and perceptions following fatiguing exercise: a randomized controlled trial," *BMC Sports Science, Medicine and Rehabilitation* 9 (2017): 25; J. Leeder, C. Gissane, K. A. Van Someren, W. Gregson, and G. Howatson, "Cold water immersion and recovery from strenuous exercise: a meta-analysis," *British Journal of Sports Medicine* 46, no. 4 (2011): 233–40.

18. N. G. Versey, S. L. Halson, and B. T. Dawson, "Water immersion recovery for athletes: effect on exercise performance and practical recommendations," *Sports Medicine* 43, no. 11 (2013): 1101–30.

19. M. C. Stenson, M. R. Stenson, T. D. Matthews, and V. J. Paolone, "5000 meter run performance is not enhanced 24 hrs after an intense exercise bout and cold water immersion," *Journal of Sports Science & Medicine* 16, no. 2 (2017): 272–9.

20. C. Y. Tseng, J. P. Lee, Y. S, Tsai, S. D. Lee, C. L. Kao, T. C. Liu, C. H. Lai, M. B. Harris, and C. H. Kuo, "Topical cooling (icing) delays recovery from eccentric exercise-induced muscle damage," *Journal of Strength and Conditioning Research* 27, no. 5 (2013): 1354–61.

21. L. A. Roberts, T. Raastad, J. F. Markworth, V. C. Figueiredo, I. M. Egner, A. Shield, D. Cameron-Smith, et al., "Post-exercise cold water immersion attenuates acute anabolic signalling and long-term adaptations in muscle to strength training." *Journal of Physiology* 593, no. 18 (2015): 4285-301.

22. C. Beardsley and J. Škarabot, "Effects of self-myofascial release: a systematic review," *Journal of Bodywork and Movement Therapies* 19, no. 4 (2015): 747–58.

23. W. L. Westcott, T. Chen, F. B. Neric, N. DiNubile, A. Bowirrat, M. Madigan, B. W. Downs, et al., "The Marc Pro™ device improves muscle performance and recovery from concentric and eccentric exercise induced muscle fatigue in humans: a pilot study," *Journal of Exercise Physiology Online* 14, no. 2 (2011): 55–67; W. Westcott, D. Han, N. DiNubile, F. B. Neric, R. L. R. Loud, S. Whitehead, and K. Blum, "Effects of electrical stimulation using Marc Pro™ device during the recovery period on calf muscle strength and fatigue in adult fitness participants," *Journal of Exercise Physiology Online* 16, no. 2 (2013): 40–9.

24. T. W. Kaminski, J. Hertel, N. Amendola, C. L. Docherty, M. G. Dolan, J. T. Hopkins, E. Nussbaum, et al., "National Athletic Trainers' Association position statement: conservative management and prevention of ankle sprains in athletes," *Journal of Athletic Training* 48, no. 4 (2013): 528–45.

감사의 말

많은 사람들의 도움 없이는 이 책을 완성할 수 없었을 것이다. 그들 중 가장 먼저, 그리고 가장 중요한 사람인, 나의 아내 크리스틴Christine에게 감사의 마음을 전하고 싶다. 당신은 나의 천사이며, 내 삶의 절반이다.

부모님과 형제인 브랜든과 저스틴에게(Brandon and Justin), 나는 너희들을 사랑해!

케빈 손타나(Kevin Sonthana)에게, 우리가 둘러앉아 『스쿼트 바이블(The Squat Bible)』의 집필에 대해 이야기한 것이 엊그제처럼 느껴진다. 글씨를 좀 더 명확하게 쓰는 법을 배우지 못했다면 이 모든 것이 불가능했을 것이다. 많은 사람들을 도울 두 권의 놀라운 책을 집필하는 데 도움을 주었는데, 그 점에 대해 평생 감사하게 생각한다.

라이언 그라우트와 네이트 바렐에게(Ryan Grout and Nate Varel), 당신들의 우정에 감사하며, 항상 나의 사업 아이디어를(몇몇은 좋을지라도 대부분은 나쁜) 떨쳐 낼 수 있게 해 주어서 감사한다.

Boost Physical Therapy & Sports Performance의 우리 팀에게, 나는 이게 얼마나 중요한지 말할 수 없다. 캔자스시티에서 당신들과 함께 보낸 시간을 결코 잊지 못할 것이다. 당신들은 10년 가까이 나의 두 번째 가족이었고, 내 마음속에는 항상 당신들을 위한 자리가 있을 것이다.

젊은 물리치료사로 풀타임으로 일하면서 스쿼트 유니버시티를 시작할 수 있는 기회를 준 트래비스 네프(Travis Neff)에게 특별히 감사하다. 당신은 나를 믿고 내 열정을 따르도록 지지해 주었다. 이에 대해 평생 감사함을 느낀다. 글렌 코르도자, 팸 무루지스, 수전 로이드, 저스틴-아론 벨라스코, 랜스 프라이무스(Glen Cordoza, Pam Mourouzis, Susan Lloyd, Justin-Aaron Velasco, and Lance Freimuth) 등 이 책을 가능케 한 Victory Belt Publishing의 모든 팀에게. 내가 맥북에 쓴 페이지들이 이렇게 아름다운 책으로 나온 것을 보는 것은 정말 놀라운 일이다.

마지막으로, 스튜어트 맥길, 질 쿡, 셜리 셔만, 켈리 스타렛, 채드 본, 에릭 크레시, 마이크 라이놀드, 그리고 그레이 쿡(Stuart McGill, Jill Cook, Shirley Sahrmann, Kelly Starrett, Chad Vaughn, Eric Cressey, Mike Reinold, and Gray Cook)을 포함한 많은 훌륭한 선생님, 교수, 코치, 그리고 임상의사 들에게 감사하고 싶다. 이 책에 나오는 말들이 전 세계의 다른 사람들을 돕기 위해 무엇이든 한다면, 그것은 오직 내가 당신들과 같은 거인들의 어깨 위에 서 있기 때문이다.

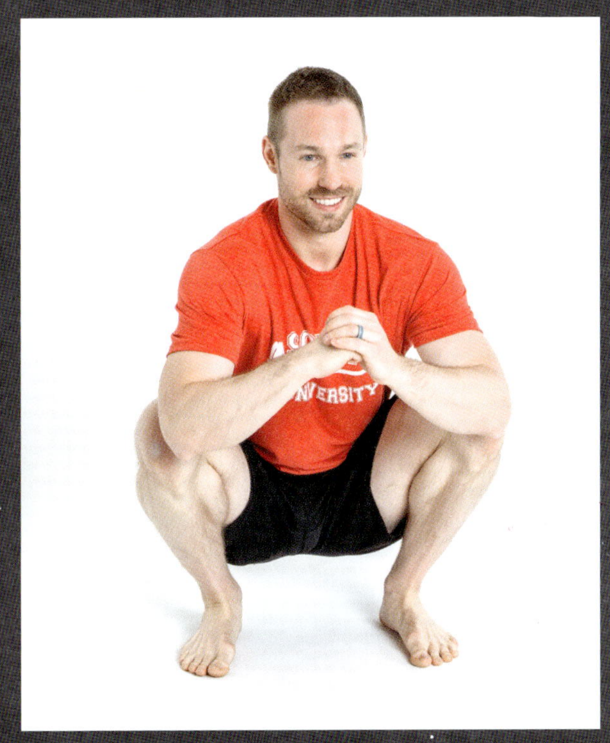

아론 호스히그 박사는 스포츠 물리치료사, 스트렝스 & 컨디셔닝 전문가, 올림픽 역도 코치이며 베스트셀러 『스쿼트 바이블』의 저자이다. 올림픽 역도 스포츠에서 10년 넘게 활동을 한 후 그는 Squat University를 설립하여 전 세계 수백만 명의 운동선수들과 코치들이 더 잘 움직이고 훈련과 관련된 통증을 줄이며 잠재력을 끌어내 진정한 목표에 도달하도록 돕는 그의 혁신적인 접근 방식을 공유하고 있다.

물리치료사로서 아론 박사는 국내 및 세계 수준의 올림픽 역도 선수 및 역도 선수와 함께 일하며, 스트롱맨 선수들 및 크로스핏 게임즈 선수들, 미식축구 선수들, 메이저리그 및 메이저리그 축구 선수들에게 도움을 주고 있다. 그는 아내 크리스틴과 함께 세인트 루이스에 살고 있으며 SSM Physical Therapy에서 모든 연령과 다양한 기술 수준의 사람들의 통증을 줄이고 그들이 좋아하는 스포츠로 돌아갈 수 있도록 돕고 있다.

Cover design by Eli San Juan
Interior design by Allan Santos and Charisse Reyes
Illustrations by Allan Santos

리빌딩 마일로

Rebuilding MILO

1판 1쇄 펴냄: 2022년 8월 11일

지은이: Dr. 아론 호스히그, Dr. 케빈 손타나
옮긴이: 김재걸, 박진우, 전용주, 정재화, 차민기
감　수: 김재걸
펴낸이: 권오현
펴낸곳: 대성의학사

출판등록 2009년 6월 22일(제301-2013-095호)
서울특별시 중구 을지로 126-1 (을지로3가, 3층)
전화 02)2279-3444 / 팩스 02)2285-0108
Homepage www.medibook.co.kr

값 60,000원

ISBN 979-11-90868-24-2(13690)